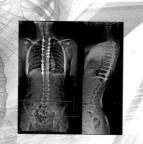

# 脊柱肿瘤学
# Spine Oncology

主　编　胡云洲　宋跃明　曾建成

副主编　屠重棋　胡　豇　王　清　盛伟斌
　　　　王　跃　孔清泉

人民卫生出版社

**图书在版编目（CIP）数据**

脊柱肿瘤学/胡云洲,宋跃明,曾建成主编.—北京：
人民卫生出版社,2015

ISBN 978-7-117-20540-5

Ⅰ.①脊…　Ⅱ.①胡…②宋…③曾…　Ⅲ.①脊柱-
肿瘤-诊疗　Ⅳ.①R739.42

中国版本图书馆 CIP 数据核字(2015)第 070189 号

| | | |
|---|---|---|
| 人卫社官网　www.pmph.com | 出版物查询，在线购书 | |
| 人卫医学网　www.ipmph.com | 医学考试辅导，医学数据库服务，医学教育资源，大众健康资讯 | |

**脊柱肿瘤学**

主　　编：胡云洲　宋跃明　曾建成
出版发行：人民卫生出版社（中继线 010-59780011）
地　　址：北京市朝阳区潘家园南里 19 号
邮　　编：100021
E - mail：pmph @ pmph.com
购书热线：010-59787592　010-59787584　010-65264830
印　　刷：北京铭成印刷有限公司
经　　销：新华书店
开　　本：889×1194　1/16　印张：40
字　　数：1239 千字
版　　次：2015 年 5 月第 1 版　2015 年 5 月第 1 版第 1 次印刷
标准书号：ISBN 978-7-117-20540-5/R·20541
定　　价：245.00 元

**打击盗版举报电话：010-59787491　E -mail：WQ @ pmph.com**
（凡属印装质量问题请与本社市场营销中心联系退换）

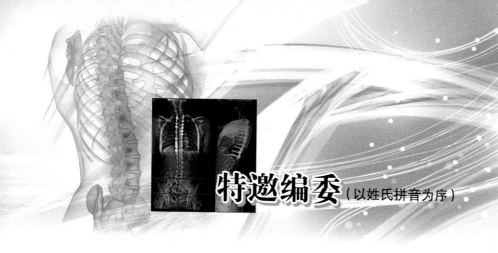

# 特邀编委（以姓氏拼音为序）

| | | | |
|---|---|---|---|
| 陈　果 | 川北医学院附属医院 | 宋跃明 | 四川大学华西医院 |
| 丁振宇 | 四川大学华西医院 | 屠重棋 | 四川大学华西医院 |
| 邓侯富 | 四川大学华西医院 | 田　蓉 | 四川大学华西医院 |
| 段　宏 | 四川大学华西医院 | 王　清 | 泸州医学院附属医院 |
| 樊征夫 | 北京大学肿瘤医院 | 王　松 | 泸州医学院附属医院 |
| 付　波 | 核工业部416医院 | 王　跃 | 四川省人民医院 |
| 胡　豇 | 四川省人民医院 | 王贤帝 | 四川省肿瘤医院 |
| 胡云洲 | 四川大学华西医院 | 伍　骥 | 北京空军总医院 |
| 郝　鹏 | 四川省人民医院 | 汪　雷 | 四川大学华西医院 |
| 鞠　延 | 四川大学华西医院 | 朱　鸿 | 四川省人民医院 |
| 孔清泉 | 四川大学华西医院 | 邹　翎 | 四川大学华西医院 |
| 刘仲前 | 四川省人民医院 | 曾建成 | 四川大学华西医院 |
| 刘立岷 | 四川大学华西医院 | 郑龙坡 | 同济大学附属第十人民医院 |
| 马立泰 | 四川大学华西医院 | 周春光 | 四川大学华西医院 |
| 盛伟斌 | 新疆医科大学附属医院 | 周忠杰 | 四川大学华西医院 |

# 参编人员（以姓氏拼音为序）

曹　云　邓　强　郭海龙　贺　丹　黄蓉蓉　胡　骅　贾云兵　江　霞　鞠　斌　康建平
罗　超　李世昊　李　舒　李柱海　梁卫东　刘　印　刘　畅　买尔旦　聂鸿飞　普拉提
帕尔哈提　盛　军　王永江　王高举　荀传辉　徐　韬　叶　璐　于圣会　张　健
张金康　郑　超

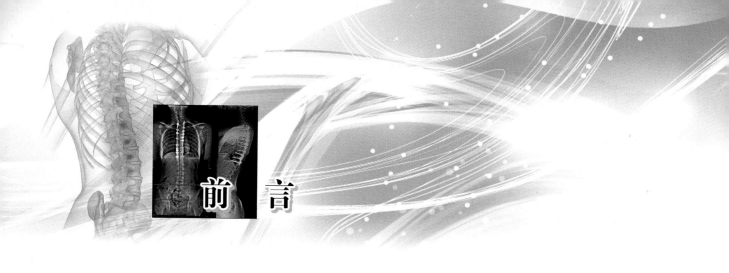

# 前　言

　　脊柱肿瘤,特别是上颈椎、颈胸段和腰骶段的肿瘤,由于上颈椎与延髓生命中枢、椎基底动脉、颈内动脉、咽喉、食管等重要结构毗邻;颈胸段前方有颈总动脉、主动脉、无名静脉、甲状腺下动静脉、喉返神经、交感神经、膈神经、气管、食管、胸腺和胸导管;腰骶段前方有腹主动脉、下腔静脉、髂总动静脉、髂内外动静脉、骶正中动静脉、腰骶神经丛等。椎体部位深在,解剖结构复杂,当肿瘤浸润粘连明显时,显露与切除潜在有很大的危险性,严重者可致残,甚至危及生命,是脊柱外科的难点,常被称为手术的危险区。

　　随着国内外脊柱肿瘤的基础研究和临床运用的发展,脊柱特殊节段的解剖学知识、生物力学理论、诊断和治疗的新理念不断涌现,诊治水平得到普遍提高,危险区手术得到了较好开展。WHO 骨肿瘤分类是全球医学界的共同语言,实用而科学,从 1972 年第 1 版到 2013 年第 4 版,分类不断进步,逐渐明确一些模糊概念,不断增减,重新认识又重新组合分类,每版有新肿瘤的命名,肿瘤概念的更新,新分型的出现,新版体现了 11 年来骨肿瘤研究领域的最新进展。为了将脊柱肿瘤诊治现状与新进展、新理论和新技术融合为一体,进一步推动我国脊柱肿瘤学的发展,我们特邀请国内脊柱外科界脊柱肿瘤的部分专家和学者,根据自己数十年的临床工作经验,参考国内外脊柱肿瘤的新文献、新观点和新技术的基础上编写了这本专著。

　　本书以 WHO(2013)骨肿瘤最新分类为准,将脊柱肿瘤分为原发性和转移性肿瘤,首次将原发性肿瘤分为良性、中间性和恶性肿瘤,较为系统全面地阐述了脊柱肿瘤的病因学、发生生物学、生物学行为与转归;脊柱肿瘤的分类与外科分期;脊柱肿瘤的神经学表现与影像学评价;脊柱肿瘤的诊断治疗原则;脊柱转移性肿瘤;椎管内肿瘤;脊柱肿瘤的手术治疗和非手术治疗的选择;脊柱肿瘤的立体定位技术;经皮椎体强化术与射频消融术;颈椎和胸腰椎全脊椎整块切除术手术适应证选择和手术操作;骶椎肿瘤的切除与重建;脊柱恶性肿瘤的放化疗、生物学治疗、核素治疗和疼痛的治疗;脊柱肿瘤的选择性血管造影和血管栓塞术;脊柱肿瘤治疗中并发症防治、再手术、预后与影响因素。从脊柱肿瘤诊断治疗的基本原则到各种常见与少见脊柱肿瘤的基本概念、临床表现、实验室检查(包括肿瘤标志物)、影像学检查(包括 X 线、CT、MRI、PET/CT、ECT)、病理学检查(包括免疫组织化学、分子病理)、诊断与鉴别诊断、手术治疗与非手术治疗等都作了详细介绍。除文字外,配有 900 余幅插图,突出了临床诊治的实用性。题材新颖、内容丰富、理论联系实际,适合于骨科特别是脊柱外科的各级医师及研究生作为主要参考书,也可供病理科、影像科、肿瘤放化疗与生物治疗科、神经内外科和核医学科等相关科室领域的医师及研究生作为参考资料。

　　鉴于脊柱肿瘤诊治的飞速发展,限于作者水平有限及编写经验不足,错误和疏漏在所难免,本书内容有不全面、不恰当之处,敬请各位同道批评指正。

胡云洲　宋跃明　曾建成

2014 年 8 月于四川大学华西医院

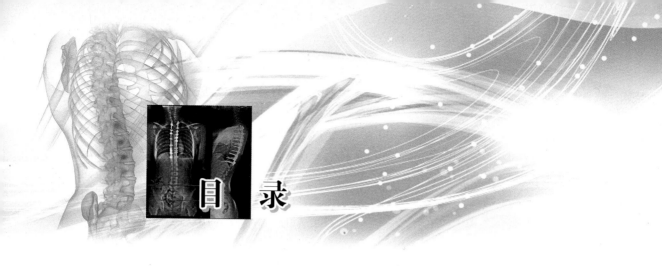

# 目 录

# 第一篇 总 论

# 第二篇　各　　论

# 第三篇 手术治疗

# 第四篇　非手术治疗

# 第五篇　并发症与再手术和预后

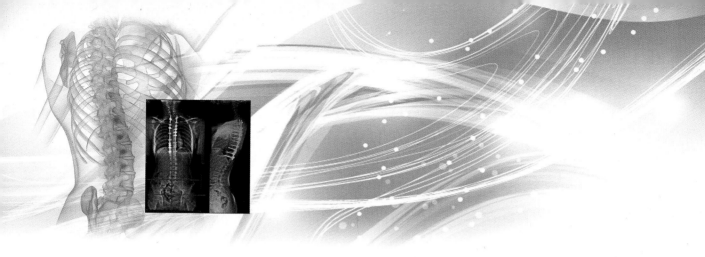

# 第一篇 总 论

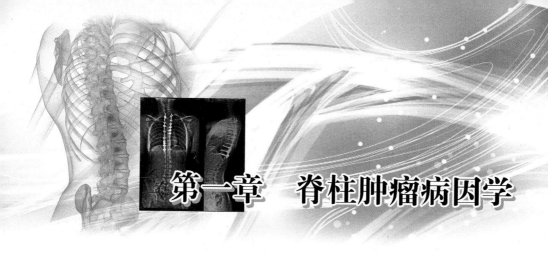

# 第一章　脊柱肿瘤病因学

肿瘤的发生发展,是体内细胞的生长、成熟、衰老过程失去正常调控以后出现,对其发病机制经过多年的研究,揭示了其中一些规律,但由于肿瘤的发生过程错综复杂,没有任何一种单因素或多因素的模型能够完全揭示肿瘤发病的原因,只能通过流行病学调查及相关因素分析得到可能的危险因素。

## 第一节　脊柱转移性肿瘤的病因

根据国内外文献,脊柱肿瘤中原发性肿瘤仅占20%～30%,转移性肿瘤占70%～80%,全身各种癌瘤是引起脊柱转移瘤的病源,是脊柱转移瘤起始的根脉,90%以上的脊柱转移性肿瘤来源于肺癌、乳腺癌、前列腺癌、肾癌、甲状腺癌等,了解其原发癌的发病原因,对于脊柱转移性肿瘤的诊断与治疗有所帮助。

### 一、肺癌的病因

肺癌发生骨转移的几率为30%～40%。吸烟是公认的肺癌发生最主要病因,但是在流行病学调查结果显示全世界约有15%的男性和53%的女性肺癌患者从不吸烟,尤其在亚洲表现尤为突出:韩国仅有约25%,香港有约56%的女性肺癌患者吸烟,在对不吸烟的肺癌患者进一步研究中发现,患者在染色体、癌基因、抑癌基因、DNA修复基因的突变和甲基化等方面均存在不同。在有肺癌家族病史的遗传学研究发现在常染色体6q23-25区域存在肺癌发生的高易感基因,使携带者在较低的累积暴露指数情况下具有较高的肺癌发生风险,这些相关基因的进一步识别与细化对于肺癌发生的研究有较重要的意义。基因多态性与遗传易感性的结合导致机体致癌物质的代谢酶的表达不同,使发生肺癌的风险存在差异,在韩国罹患肺癌的非吸烟妇女身上,广泛存在 CYP1A1Ile462Val 和 MPOG-463A 的基因多态性表达,被证实与其肺癌的发病具有明显关联。染色体3p杂合性缺失几乎是多数肺癌共有的染色体畸变,该区域中2个重要的修复基因 hMLH1 和 Hmsh2 的缺失,是导致发生的高危因素。此外在 16p 和 Xp 染色体上基因的异常表达差异是否与肺癌发生存在相关,也尚无定论。由于染色体异常在基因表达上的错综复杂,使其在肺癌发生的病因学上的意义尚需要更多的研究。此外,雌激素受体高表达,DNA甲基化表达增加,抑癌基因 p53 突变等导致肺癌发生的遗传学因素是因何而来,目前仍需进一步研究。吸烟、氡及其衰变产物产生的 α 辐射,糖尿病,环境因素,职业暴露,病毒、HIV、慢性感染等在分子层面对肺癌的遗传性因素改变产生影响均在继续研究中。

### 二、乳腺癌的病因

由于乳腺癌的治疗水平提高,生存期延长,65%～75%的乳腺癌患者在后期都会出现骨转移,尤其以脊柱转移多见。乳腺癌的发病风险在白种女性中达到1/8,接近女性肿瘤的1/3。一些良性乳腺增生、辐射、内源性激素水平升高、肥胖、环境化合物、高脂高蛋白饮食、激素替代治疗、饮酒、拒绝哺乳、口服避孕药等情况是乳腺癌发病的高危因素。

目前已经公认的与乳腺癌有关的基因包括BRCA1、BRCA2、P53、ATM、PTEN。BRCA1 和 BRCA2

3

基因突变是家族性乳腺癌发病的重要遗传因素,占所有家族遗传性乳腺癌的80%～90%,中国妇女乳腺癌患者中这两个基因的突变率达到8%～10%,具有这两个突变基因的妇女发生乳腺癌的风险高达60%～80%,为普通人群的10倍。

二噁英和多氯联苯为代表的化学污染物对机体的雌激素受体产生影响,干扰雌激素信号转导,诱导肿瘤发生。流行病学调查表明吸烟与饮酒使患乳腺癌的相关风险度明显增加,但二者不是乳腺癌的确切危险因素。胰岛素样生长因子-1的升高与乳腺癌的发病危险升高相关,降低胰岛素样生长因子-1水平可以降低乳腺癌发病,抗氧化剂类胡萝卜素、维生素D衍生物和类视黄醇物质都可以降低内源性雌激素水平,降低乳腺癌的发生率。

### 三、前列腺癌的病因

前列腺癌是男性泌尿生殖系统发病率较高的恶性肿瘤,在美国,前列腺癌已经超过肺癌,成为第一位威胁男性健康的肿瘤。亚洲的前列腺癌发病率远低于欧美,但近年来其发病率呈上升趋势,尤其在老年人群中,其发病率伴随年龄增加逐步增加。在尸检或前列腺增生切除标本的检测结果表明,大于50岁的男性人群中有15%～30%的可以发现前列腺癌,大于80岁的男性中有60%～70%的标本可以检出前列腺癌。但只有约8%的人群会发展为值得注意的疾病。与乳腺癌相似,前列腺癌是最容易发生骨转移的恶性肿瘤,其骨转移发生率可高65%～80%。尸检结果表明超过80%的前列腺癌患者会发生骨转移,其转移部位最常见的是脊柱、骨盆、肋骨和长骨近端等部位。前列腺癌的病因和其他肿瘤一样被认为是多因素共同作用的结果,有研究表明,42%的前列腺癌可以归因于遗传,其他则与环境因素有关。在分子水平的研究结果显示,80%以上的前列腺癌的发病病因与多基因相互作用有关,而非单一基因的作用,其中XRCC1、XPD、GSTM1基因多态性,PCA3基因外显子2SNPAl64C多态性,携带等位基因C的基因型,携带CYP2E1易感基因型,XRC-ClArg194Trp位点多态性,B-微精浆蛋白(MSMB)基因rsl010993994,T变异,染色体7q和8q24区rsl010086908、rsl6901966、rsl447295、rsl1986220和rsl010090154等位点的基因突变与前列腺癌的发病密切相关,随着研究的继续深入,会有更多的基因突变位点被发现与前列腺癌的发生相关。除了这些基因突变,基因的表达异常,染色体的异常,端粒酶的变化等共同构成前列腺癌发生的内在因素,这些内在因素与饮食、吸烟等外在环境的共同作用下产生交互作用,诱导肿瘤的发生,而饮茶则是前列腺癌的保护因素。

### 四、肾癌的病因

肾癌发生骨转移的几率约为25%,其病因未明,流行病学调查显示吸烟、肥胖、高血压、糖尿病、终末期肾病、放射线接触、利尿剂、饮酒、经济文化背景等是肾癌发生的危险因素,此外,一些生长因子如VEGF、PDGF等过度表达,会促进血管生成及细胞过度增殖,最终形成肾癌,抑癌基因VHL的突变被认为是与肾癌发生密切相关,VHL基因编码的蛋白质参与调控细胞生长,该基因的失活导致细胞无节制的生长、增殖和肿瘤血管生成。有60%左右的肾癌患者可查见该基因的突变。VHL基因所在的第3染色体部分缺失及c-myc和EGFR mRNA高表达,cHa-ras、c-fos、c-fms、f-raf-1表达增高等都在肾癌患者有所发现,与肾癌的发生存在相关性。

### 五、甲状腺癌的病因

约有60%的甲状腺癌可以发生骨转移,而且甲状腺癌自身的发病率近年来以断性电离辐射接触,碘负荷及代谢异常,职业接触多环芳烃类物质,特别是多溴联二苯醚等物质的接触增加是甲状腺癌增加的潜在因素。而世界范围内的不同种族、人群的甲状腺癌发病率不同,提示其发生同社会环境与基因遗传等相关。电离辐射是唯一确定的甲状腺癌的致病因素,而过量的摄入硝酸盐是其另一重要的致病因素。

通过分子生物学研究甲状腺癌发生的内在病理变化发现甲状腺癌是单克隆基因选择性疾病,酪氨酸激酶受体(Ret)/PTC基因重排、BRAF基因突变、RAS基因突变及PAX8/PPARγ基因重排等均可能导致甲状腺癌的发生。核辐射对酪氨酸激酶受体/PTC基因重排可产生影响,而碘摄入过度对甲状腺滤泡上皮细胞基底膜的钠碘泵蛋白的表达产生影响,并与BRAF突变是否相关目前尚无明确研究。其他如ras基因突变,甲状腺特异性转录因子Pax8和配体基因移位产生的Pax8-PPARγ1基因重排对甲状腺癌的预警与提前检出有积极意义。

# 第二节　脊柱原发性肿瘤的病因

原发性骨肿瘤在所有原发肿瘤中发病率较低，对其病因、发病机制等相关因素的研究更是难以大规模开展，随着肿瘤多中心广泛合作，免疫组织化学、流式细胞计数、基因芯片等技术的不断深入，研究获得很大进步，但在肿瘤的发生、发展、治疗等方面依然存在较多分歧。

原发性骨肿瘤的病因中，除极少数如多发性骨软骨瘤是常染色体显性遗传性疾病外，目前绝大多数仍不是很清楚，肿瘤的发病特点、发展方式提示其病因可能存在不同，在不同国家、不同地域、不同人种之间存在肿瘤发病的差异。城市人群骨肉瘤发病率高于农村，中国和日本等亚洲国家骨巨细胞瘤的发病率高于欧美，BTRIC 在 1957～1988 年间收集的病例和 BTRIJ 在 1972～1990 年间收集的病例总结骨巨细胞瘤占原发良性肿瘤的 18.4% 和 10.1%，而 SEER 在 1973～1987 年间的资料显示黑种人群的骨巨细胞瘤发病率极低。骨巨细胞瘤和骨肉瘤的发病比率中国为 0.82，日本为 0.66，美国 Mayo clinic 报道为 0.34，这些地域与种族之间的差异有助于对肿瘤的发生原因的研究提供线索。不但如此，黑种人群中尤文肉瘤、脊索瘤等疾病的发生均非常少见。

原发性骨肿瘤的少见使其研究较为困难，多中心的研究可以扩大病例的样本数量。目前实验室及病理学研究表明基因的原发缺陷及后天的二次打击可能是导致恶性骨肿瘤的原因，病毒感染、化学物质接触（如砷剂、绿化乙烯等）、电离辐射、免疫缺陷、慢性损伤及组织刺激（如瘢痕、烧伤、异物植入等）的影响均可能激活潜在的肿瘤基因，引起肿瘤的发生。而金属内置物如人工关节、接骨板螺钉等所含的镍、铬、钴、钛及聚乙烯等物质所引起的肉瘤样变时有报道，这些物质对骨与软组织肿瘤的发生究竟起到多大的作用，有待广泛的流行病学的调查研究，目前尚不肯定，而这些异物植入体内后患者的分子生物学及遗传学特性的改变情况为原发性骨肿瘤的发病机制研究提供了广阔的空间。

尽管大多数原发性骨肿瘤的发生没有征兆，但一些非肿瘤性的病变或良性肿瘤有恶性转变的风险，称之为癌前病变或肿瘤的前驱病变，在临床中如果发现有相关病变的诊断，需要密切关注是否有转变为恶性肿瘤的情况。

Paget 病、良性软骨发育不良、多发性骨软骨瘤，多发性内生软骨瘤病等以及放射线损伤等是目前较为确切的恶性骨肿瘤的前驱病变，而骨折、慢性骨髓炎、骨囊肿、纤维结构不良等发展为恶性骨肿瘤的情况相对少见。在恶性骨肿瘤中恶性纤维组织细胞瘤/骨的未分化高级别多形性肉瘤和骨肉瘤与这些骨的前驱病变关系相对密切。

综合可见，脊柱肿瘤的发生并非某单一因素作用产生，而是人体内在遗传因素的改变和环境不利因素共同作用的结果。

（王跃　郝鹏）

## 参 考 文 献

1. 郭卫. 中华骨科学·骨肿瘤卷. 北京：人民卫生出版社，2010：1-6
2. Schajowicz F. Tumors and tumorlike lesion of bone. 2nd ed. New York：Springer-Verlag，1996：185-220
3. Campanacci M. Bone and soft tissue tumors. New York：springer-verlag，1990：87-120
4. Unni KK. Dahlin's bone tumors. 5th ed. Philadelphia：Lippicott-Raven，1996：56-78n
5. Parkin DM，Bray F，Ferlay J，et al. Global cancer statistics，2002. CA Cancer J Clin，2005，55（2）：74-108
6. PoweU CA，Spira A，Derti A，et al. Gene expression in lung adenocarcinomas of smok-ers and nonsmokers. Am J Respir Cell Mol Biol，2003，29（2）：157-162
7. Bailey-Wilson JE，Amos CI，Pinney SM，et al. A major lung cancer susceptibility locus maps to chromosome 6q23-25. Am J Hum Genet，2004，75（3）：460-474
8. Yoon KA，Kim JH，Gil HJ，et al. CYP1B1，CYP1A1，MPO，and GSTP1 polymorp-hisms and lung cancer risk in never-smoking Korean women. Lung Cancer，2008，60（1）：40-46
9. Hu CP. Advances on epidemiology of lung cancer and tobacco control. Chin J Lung Cancer，2008，11（1）：25-28
10. LI J，WANG Z，KUANG YK. Advances of Molecular Etiology on Lung Cancer in N on Smokers. Chin J Lung Cancer，2009，12（5）：357-360
11. Walsh T，Casadei S，Coats KH，et al. Spectrum of mutations in BRCA1，BRCA2，CHEK2 and TP53 in families at high risk of breast cancer. JAMA，2006，295（12）：1379-1388
12. Song CG. Hu Z，Wu J，et al. The prevalence of BRCA1 and BRCA2 mutations in eastern Chinese women with breast cancer. J Cancer Res Clin Oncol，2006，132（10）：617-626

13. Cotterchio M, Boucher BA, Kreiger N, et al. Dietary phytoestrogen intake-lignans andisoflavones and breast cancer risk (Canada). Cancer Causes Control, 2008. 19 (3):259-272

14. Travis RC, Allen NE, Appleby PN, et al. A prospective study of vegetarianism and isoflavone intake in relation to breast cancer risk in British women. Int J Cancer, 2007, 122 (3): 705-710

15. Lichrenstein P, holm NV, Verkasalo PK, et al. Environment and heritable factors in the causation of Cancer: analysis of cohort of twins from Sweden. denmark, and fin-land. N Eng I J, 2002, 343: 78-85

16. Jemal A, Siegel R, Ward E, et al. Cancer statistics, 2010. CA Cancer J Clin, 2011, 61: 133-134

17. Chen M, Huang YC, Yang S, et al. Common variants at 8q24 are associated with prostate cancer risk in Taiwanese men. Prostate, 2010, 70: 502-507

18. Liu M, Wang J, Xu Y, et al. Risk loci on chromosome 8q24 are associated with prostate cancer in northern chinese men. J Urol, 2012, 187: 315-321

19. Wang M, Liu F, Hsing AW, et al. Replication and cumulative effects of GWAS-identified genetic variations for prostate cancer in Asians: a case-control study in the China PCa consortium. Carcinogenesis Advance. Carcinogenesis, 2012, 33: 356-360

20. Jemal A, Siegel R, Ward E, et al. Cancer statistics, 2009. CA Cancer J Clin, 2009, 59: 225-249

21. Anderas F, Melinda S, Lilly W, et al. Bone metastases from renal cell carcinoma: pat-entsurvival after surgical treatment. BMC Musculoskeletal Disorder, 2010, 11, 145

22. Kusuda Y, Miyake H, Behnsawy HM, et al. Prognostic prediction in patients with metastatic renal cell carcinoma treated with sorafenib based on expression levels of potential molecul markers in radical nephrectomy specimens. Urologic Oncology, 2013, 31 (1): 42-50

23. Shinh R, Masuyer E, Ferlay J, et al. Cancer in Asia-Incidence rates based on data in cancer incidence in five cintinents I X (1998-2002). Asia pac J Cancer Prev, 2010, 11 Supple2: 11-16

24. Jung KW, Park S, Kong HJ, et al. Cancer statistics in Korea: incidence, mortality, sur-vival, and prevalence in 2008. Cancer Res Treat, 2011, 43: 1-11

25. E1-Osta H. Falchook G, Tsimberidou A, et al. BRAF mutations in advanced cancers: clinical characteristics and outcomes. J PLoS One, 2011, 6 (10): e25806

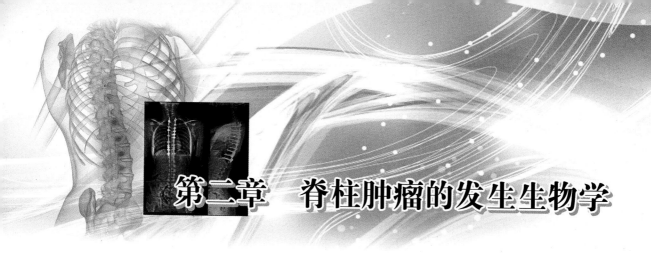

# 第二章　脊柱肿瘤的发生生物学

恶性肿瘤的发病机制一直是众多学者不断研究的方向。1858 年，Virchow 指出癌是细胞的疾病。1914 年，Boveri 认为肿瘤与染色体异常有关，提出肿瘤发生的"染色体不平衡"假说。1954 年，"接触抑制"现象被发现，成为正常细胞与恶性细胞的重要生物学行为区别。1969 年，Huebner 和 Todaro 发现 RNA 肿瘤病毒的癌基因是产生肿瘤的重要因素，而致癌物、辐射和衰老过程均可激活这些基因，提出了著名的癌基因学说。1972 年，Kerr 发现凋亡现象，证实某些凋亡组织的细胞变异而抵制死亡信号以致肿瘤发生。20 世纪 80 年代后分子生物学的兴起，对肿瘤的发生机制研究获得了重大进步，认识到肿瘤是一种多基因复杂性疾病和分子网络性疾病。

脊柱肿瘤虽然在全身肿瘤的发生中仅占较小比例，但其肿瘤的发生生物学机制与其他肿瘤也是一样的，在细胞周期调控，肿瘤基因变异，信号通路调整、免疫系统监控等方面都存在重大变化。

## 第一节　肿瘤的细胞周期调控

细胞周期是指细胞从一次分裂结束后开始生长到下一次分裂结束所经历的过程。细胞周期的调控是高度有序的，需要多种胞内和胞外信号的共同参与。细胞周期的过程受到严格的控制，而癌变常表现为因细胞周期失控导致的细胞生长和增殖的调控异常。

正常细胞周期分为 5 期：$G_0$ 期（静止期）细胞处于休眠状态，$G_1$ 期是细胞的 DNA 合成期，是为 S 期做准备，在各种与 DNA 合成有关的酶的控制下，合成各种核糖核酸（RNA）及核蛋白。S 期主要特点是利用 $G_1$ 期准备的物质条件完成 DNA 复制，并合成一定数量的组蛋白，供 DNA 形成染色体初级结构。在 S 期，细胞核 DNA 含量增加一倍，为细胞分裂做准备。DNA 复制一旦受到阻碍或发生错误，就会抑制细胞的分裂或引起变异，导致异常或畸形细胞的产生。$G_2$ 期主要是为细胞分裂准备物质条件，此时 DNA 合成终止，但 RNA 和蛋白质合成旺盛，主要是组蛋白、微管蛋白、膜蛋白等的合成，为纺锤体和新细胞膜等的形成做准备。M 期即有丝分裂期。这一时期是确保细胞核内染色体能精确、均等地分配给两个子代细胞核，使分裂后的细胞保持遗传上的一致性。

细胞周期的进程同时受到细胞外环境和细胞自身遗传因素的精细调控，表现为严格的时间顺序。"START"基因、周期素依赖激酶（cyclindependentkinase，CDK）、周期素等是调节细胞周期的关键物质。CDK 通过对其他蛋白质的化学作用来驱动细胞周期，在整个细胞周期中的表达量相对恒定，一般以非活性的形式存在，特异性地激活 CDK 是细胞周期调控机制的核心，它主要依赖于周期素在细胞周期不同阶段的特异性表达、累积与分解。

周期素、CDK 及其抑制剂和其他调控分子都需要适时表达和活化，并及时降解，才能保证细胞周期的正常运转。一旦细胞周期调控机制破坏，就会导致细胞出现生长失控、分化受阻、凋亡异常等特征，正常细胞转变为肿瘤细胞，表现出无限增殖、去分化、侵袭性、药物不敏感性等异常。细胞周期调控机制的异常可能因 DNA 负责细胞分裂的部分或是负责产生刺激细胞分裂因子的部分功能不良所致,癌基因突变,生长因子表达异常,信号转导通路异常都是可能的影响因素,具体机制尚不清楚。

# 第二节 癌基因、生长因子与信号转导

癌基因和抑癌基因的发现是肿瘤发病机制研究史上里程碑式的事件。人们从基因的角度提高了对恶性肿瘤的发生、发展以及对细胞增殖与分化的调控机制的认识,为肿瘤的预防、诊断和治疗带来新的突破和希望。

## 一、癌基因

1911 年,Peyton Rous 发现 Rous 肉瘤病毒,含有癌基因 SRC,与许多其他生长因子受体一样,SRC 基因是一种络氨酸激酶,作用于细胞膜到细胞核的信号转导过程。1966 年,美国学者 R. I. 许布纳和 G. I. 托达罗提出了肿瘤发病的癌基因假说,认为在所有的细胞中都包含着致癌病毒的全部遗传信息,其中与致癌有关的信息称为癌基因。癌基因在正常情况下被阻遏,当细胞内有关的调节机制遭到破坏的情况下癌基因才表达。1971 年,美国的分子遗传学家特明发现了致癌的 RNA 病毒中存在与致癌直接有关的核苷酸序列和反转录酶,提出了原病毒假说,认为 RNA 病毒通过反向转录和正向转录以及与宿主细胞 DNA 发生交换或重组,能形成癌基因。20 世纪 70、80 年代,关于癌基因存在的假设在许多实验中得到了肯定的证据,并证明了在正常细胞中也存在与病毒癌基因同源的 DNA 顺序,称为原癌基因或细胞癌基因以区别于病毒中的癌基因。一旦细胞的原癌基因活化为癌基因便引起细胞癌变。

癌基因根据其来源的不同可分为病毒癌基因（V-onc）和细胞癌基因（C-onc）。细胞癌基因又称原癌基因,在正常情况下不但不会引起肿瘤,相反,还具有重要的生理功能,是细胞进行正常的生命活动所必不可少的,一旦被活化,即成为具有转化活性的细胞癌基因。大多数原癌基因编码的蛋白质都是复杂的细胞信号转导网络中的成分,在信号转导途径中有着重要的作用。癌基因编码产物对细胞增殖和分化有调控作用,其编码的产物主要是生长因子、信号转导有关的蛋白、各种反式作用因子等,与胚胎发育、损伤的修复、细胞分化等紧密相关。

sis 癌基因家族就属于生长因子类的癌基因。1983 年,Stiles 首次报道血小板来源生长因子（PDGF）与猿猴肉瘤病毒 SSV 癌基因 V-sis 的氨基酸序列相似,然后 Chiu 通过核苷酸序列分析进一步证明了 PDGF 的结构基因就是 C-sis,PDGFα 链和 β 链与 V-sis 的蛋白产物 p28 V-sis 的同源性分别高达 93% 和 60%。PDGF 是一种作用于结缔组织的强烈的丝裂原,因此,在结缔组织来源的肿瘤（如人胶质母细胞瘤、骨肉瘤、纤维肉瘤和横纹肌肉瘤等）均表达 PDGFmRNA。PDGF 通过与细胞膜上的 PDGF 受体结合,进而激活与受体相连的酪氨酸特异性蛋白激酶,导致细胞增殖。

## 二、抑癌基因

在正常情况下对细胞的生长起到抑制作用,并能抑制细胞癌变,如果发生失活或突变,会产生致癌作用。

自从 1986 年 Friend 等完成视网膜母细胞瘤基因 Rb 的克隆以来,肿瘤的分子发病机制研究由以癌基因为重点过渡到了以抑癌基因为重点的研究阶段,抑癌基因已成为肿瘤分子生物学研究的新热点。随着越来越多的抑癌基因的发现和克隆,人们正在逐步弄清抑癌基因的本质和作用机制。特别是近来发现抑癌基因与细胞周期调节、细胞凋亡有关,使人们对于肿瘤的形成机制有了更深刻、更全面的认识。

抑癌基因功能丧失的机制有:

### （一）点突变

在某些肿瘤中,由于 p53 的一个等位基因发生突变,获得了显性癌基因的特征,丧失抑瘤作用,而另一个等位基因可以是正常的,也就是说,只需要 1 个等位基因的改变即可表现出 p53 基因的致瘤特性。p53 突变的绝大多数是错义突变,在人类肿瘤

中 *p53* 基因突变频率最高的位点依次为第 175、248、249、273 和 282 位密码子,特定类型的肿瘤有其特定的突变热点部位。另外,*Rb* 基因的两个等位基因在被检测的所有视网膜母细胞瘤均有突变。

### (二)基因丢失

等位基因的丢失是肿瘤中抑癌基因丧失功能的重要方式。*p53* 基因的活性除通过基因突变的方式进行调节以外,还可以等位基因丢失的方式进行调节。在乳腺癌、卵巢癌、肺癌和结肠癌等肿瘤中存在 *p53* 等位基因的缺失。新近克隆的抑癌基因 *MTS1* 在多种肿瘤如星形细胞瘤、神经胶质瘤、乳腺癌、黑色素瘤中存在高频率的等位基因缺失。很显然,等位基因丢失后,抑癌基因抑制肿瘤发生的作用就会降低或消失。

### (三)抑癌基因产物与癌基因产物结合

DNA 损伤后 *p53* 可以促进其修复,修复完成后需要使 *p53* 重新失活,鼠双微体 2(MDM2)与 *p53* 基因产物结合使之失活。如果 MDM2 蛋白水平持续升高,则 *p53* 的功能会受到持续抑制,丧失阻滞细胞周期的功能。14%~34% 的成骨肉瘤及其他的肉瘤中可以观察到 MDM2 的过度表达。突变型的 p53 蛋白也可与野生型的 p53 蛋白结合,使后者丧失抑瘤功能。某些 DNA 致癌病毒可编码核内致癌蛋白,它们可与抑癌基因产物结合而使其失活。

### (四)启动子区高甲基化诱导抑癌基因表达沉默

抑癌基因启动子区 CpG 岛的高甲基化可以诱导抑癌基因的表达沉默,是肿瘤细胞中最常见的表观遗传学现象之一。

### (五)miRNA 对抑癌基因的表达抑制

microRNA(miRNA)为长度 21~25 个核苷酸的非编码 RNA,miRNA 能够识别特定的目标 mRNA 并在转录后水平通过促进靶 mRNA 的降解和(或)抑制翻译过程而发挥负调控基因表达的作用。许多抑癌基因的表达受 miRNA 的直接负调控。

肿瘤的发生过程中可以是癌基因激活和(或)抑癌基因的抑制多种方式共同作用的结果,最终使肿瘤细胞不断增殖。

## 第三节　凋亡与细胞永生

凋亡是细胞程序性死亡方式中的一种。具有典型的形态学特征:表现为核固缩、DNA 分解为片段、细胞皱缩、细胞出芽形成凋亡小体。在许多组织器官的发生过程中,凋亡是一种正常的生理现象。包括细胞因子、癌基因、放射线、病毒感染、DNA 损伤以及化疗在内的多种刺激均可诱导细胞凋亡。能够导致凋亡的传导通路有许多,主要途径分为死亡受体介导的外源性凋亡途径和线粒体介导的内源性凋亡途径,凋亡蛋白酶(caspases)是两条凋亡信号通路的交汇点。凋亡蛋白酶是一组半胱氨酸酶,催化大部分细胞坏死所必需的蛋白酶降解过程。

凋亡与恶性肿瘤之间存在重要的联系。正常情况下,凋亡机制可以去除那些出现包括癌基因表达增高、基因变异等异常性状的细胞,防止其发展成为恶性肿瘤,而细胞凋亡受抑制和肿瘤细胞抵抗凋亡对肿瘤发生、发展具有促进作用。

1. 细胞凋亡是对抗肿瘤细胞增殖刺激的重要机制,肿瘤细胞凋亡受抑可使其存活期延长,获得生长优势。细胞的持续生存直接导致细胞总数增加,过度累积。

2. 细胞凋亡是预防细胞恶性转化的有效方式。细胞通过三种途径对致癌物刺激产生反应:①延迟细胞分裂直至损伤修复;②启动凋亡;③不受干扰继续进入细胞分裂。由此可见细胞凋亡可以清除有遗传损伤的细胞。尽管凋亡受阻可能不是导致细胞恶性转化的直接原因,但因凋亡机制障碍导致的遗传损伤累积无疑会增加细胞的恶性转化倾向。凋亡受抑制一方面直接增加细胞总数;另一方面本应进入死亡程序的细胞未能按时凋亡,染色体不稳定性增加,对致癌物易感性高。

3. 凋亡障碍是肿瘤细胞抵抗治疗的重要原因。尽管引起肿瘤对放化疗不敏感的因素很多,但凋亡障碍可能是其中的主要因素之一。

4. 抵抗凋亡促进肿瘤细胞侵袭转移。肿瘤细胞向远处器官转移的先决条件在于癌细胞能在血流中存活和侵入远处组织。通常,上皮源性细胞与胞外基质或相邻细胞脱离接触会诱发细胞凋亡。对凋亡的抵抗作用使从原发灶脱离的细胞能在血液循环中存活,在肿瘤扩散和转移中扮演一个重要角色。

5. 促凋亡基因如 $p53$ 基因的突变或失活,以及抗凋亡基因如 $C$-$myc$、$Bcl$-$2$、$Survivin$ 等的表达异常增高,都使肿瘤发生的风险增加。通过基因治疗的方法逆转骨肉瘤细胞系的 $p53$ 变异后,肿瘤细胞的凋亡及分化均明显增加。Ewing 肉瘤表达 CD95,与 Fas 结合后可以诱导细胞凋亡,但在骨肉瘤病例中大多不表达 Fas。

转录因子 $NF_KB$ 具有包括抑制某些细胞凋亡在内的很多功能。用腺病毒转染的方法将 $NF_KB$ 抑制基因 $I_KB$ 转染到肉瘤细胞系后,肉瘤细胞的活性及增殖能力显著下降。

端粒酶能够通过将 TTAGGG 核酸重复序列连接到染色体末端来保持端粒的长度,使细胞永生化。体细胞不表达端粒酶,因此其寿命有限。多数肿瘤细胞表达端粒酶。应用端粒重复扩增法(telomeric repeat amplication protocol,TRAP)分析后发现,14 个肉瘤标本中只有 8 个表达端粒酶,而 7 个骨肉瘤样本中,多数不表达端粒酶。结果提示,除端粒酶外,还存在其他的机制导致细胞永生化。

# 第四节　肿瘤的免疫监视

20 世纪初,欧洲一名反复复发的滑膜肉瘤患者在接受最后一次手术治疗后出现了严重的局部感染,经过治疗后感染得以控制,此后局部滑膜肉瘤始终未出现复发迹象,当时 Ehrlich 首先提出炎症反应可能对肿瘤有一定的抑制作用,机体能保护自己抵抗癌变的细胞,建立了肿瘤免疫的概念。

20 世纪 50 年代,Prehn 和 Klein 等发现肿瘤表面确实存在特异性移植抗原,机体的免疫系统能识别并对它们产生免疫应答,从而使免疫学在肿瘤的诊断和治疗中的作用引起重视。20 世纪 70 年代,Burnet 提出"免疫监视"理论,认为机体的免疫系统能够通过细胞免疫机制识别并清除癌变的异常细胞。如果此种免疫监视功能不足或缺如,就可能形成肿瘤。此后,对于肿瘤与免疫关系的研究不断深入,发现免疫系统对肿瘤存在特异性和非特异性应答,其机制十分复杂,涉及多种免疫细胞及其分泌的产物,包括 T 淋巴细胞、NK 细胞、巨噬细胞等免疫细胞所介导的特异或非特异的细胞免疫以及抗体介导的体液免疫以及补体、细胞因子的抗肿瘤作用,它们相互影响,相互调节,共同完成免疫监视功能。一般认为,细胞免疫是抗肿瘤免疫的主要方式,体液免疫通常仅在某些情况下起协同作用。对于免疫原性强的肿瘤,特异性免疫应答是主要的;而对于免疫原性弱的肿瘤,非特异性免疫应答可能具有主要的意义。

## 一、肿瘤抗原

肿瘤抗原大多是蛋白质、糖蛋白、蛋白多糖或糖脂,通常呈异质性表达,是细胞在癌变过程中出现的新抗原及过度表达的抗原物质的总称。它是肿瘤免疫的核心,对阐明肿瘤免疫的分子机制和建立新的肿瘤免疫学诊断和防治方法奠定基础。根据其特异性可分为两大类:

1. 肿瘤特异性抗原(tumor specific antigen,TSA) 是指仅表达于某种肿瘤细胞而不存在于正常细胞的新抗原。此类抗原可存在于不同个体同一组织类型的肿瘤中,也可为不同组织学类型的肿瘤所共有。物理或化学因素诱生的肿瘤抗原、病毒诱导的肿瘤抗原及自发性肿瘤抗原多属此类。

2. 肿瘤相关抗原(tumor associated antigen,TAA) 指既存在于肿瘤组织或细胞也存在于正常组织或细胞的抗原物质,只是其在肿瘤细胞的表达量远超过正常细胞,无严格的肿瘤特异性。胚胎抗原、分化抗原等均属于此类。

机体产生肿瘤抗原的机制主要包括:①基因突变;②细胞中原本不表达的基因被激活;③抗原合成过程的某些环节发生异常(30 糖基化异常导致蛋白质特殊降解产物的产生);④胚胎时期抗原或分化抗原的异常、异位表达;⑤某些基因产物尤其是信号转导分子的过度表达;⑥外源性基因(如病毒基因)的表达。

肿瘤抗原可通过 CTL 筛选法、重组 cDNA 表达文库的血清学分析、多肽洗脱法、cDNA 示差分析技术、表位预测法、组合肽库技术等方法进行筛选,一些潜在的肿瘤抗原被陆续发现,为肿瘤的免疫治疗奠定基础。

## 二、体液免疫机制

抗肿瘤抗体虽然可通过以下几种方式发挥作用,但总体来说,抗体并不是抗肿瘤的重要因素。

### (一)激活补体系统溶解肿瘤细胞

某些 IgG 亚类(IgG1、IgG3)和 IgM 与肿瘤表面抗原结合后,可在补体参与下溶解肿瘤细胞。

### (二)抗体依赖性细胞介导的细胞毒作用

NK 细胞、巨噬细胞和中性粒细胞通过其表面 FcγR 与抗肿瘤抗体(IgG 类)结合,借助 ADCC 效应杀伤肿瘤。该类细胞介导型抗体在肿瘤形成早期即可在血清中检出。

### (三)抗体的调理作用

吞噬细胞表面 FcγR 结合 IgG 类抗肿瘤抗体,增强吞噬细胞的吞噬功能,可吞噬结合了抗肿瘤抗体的肿瘤细胞。此外,抗肿瘤抗体与肿瘤抗原结合能活化补体,借助所产生的 C3b 与吞噬细胞表面 CRl 结合,促进其吞噬作用。

### (四)抗体封闭肿瘤细胞上的某些受体

抗体封闭肿瘤细胞表面某些受体可影响肿瘤细胞生物学行为。例如转铁蛋白可促进某些肿瘤细胞生长,其抗体可通过封闭转铁蛋白受体,阻碍其功能,从而抑制肿瘤细胞生长,某些抗肿瘤抗原 p185 的抗体能与瘤细胞表面 p185 结合,抑制肿瘤细胞增殖。

### (五)抗体干扰肿瘤细胞黏附作用

抗体与肿瘤细胞抗原结合后,可修饰其表面结构,阻断肿瘤细胞表面黏附分子与血管内皮细胞或其他细胞表面的黏附分子配体结合,从而阻止肿瘤细胞生长、黏附和转移。

### (六)其他机制

抗肿瘤抗体可与相应肿瘤抗原结合而形成免疫复合物,其中 IgG Fc 段可与 APC 表面 FcγR 结合,从而富集抗原,有利于 APC 向 T 细胞呈递肿瘤抗原。此外,抗肿瘤抗体的独特型可发挥"内影像组"作用,模拟肿瘤抗原而激发和维持机体的抗肿瘤免疫。

## 三、细胞免疫机制

细胞免疫比体液免疫在抗肿瘤效应中发挥着更重要的作用。除了 T 细胞、NK 细胞、巨噬细胞等几种起主要作用的效应细胞外,目前认为中性粒细胞、嗜酸性粒细胞也参与了抗肿瘤作用。此外,DC 细胞作为一种专职的抗原呈递细胞,在机体抗肿瘤免疫中也发挥了重要的作用。

### (一)T 细胞

1. αβT 细胞 在机体抗肿瘤过程中,αβT 细胞介导的免疫应答反应起重要作用。其识别肿瘤抗原受 MHC 限制,包括 MHC-Ⅰ类抗原限制的 $CD_8^+$ 细胞毒性 T 细胞(CTL)和 MHC-Ⅱ类抗原限制的 $CD_4^+$ 辅助性 T 细胞(Th)。若要诱导、激活 T 细胞介导的抗肿瘤免疫反应,肿瘤抗原须在细胞内加工处理成肿瘤抗原肽,然后与 MHC-Ⅰ类分子结合共表达于肿瘤细胞表面,从而被 $CD_8^+$ CTL 识别;或者先从肿瘤细胞上脱落下来,然后由抗原递呈细胞(APC)摄取,加工成多肽分子,再由细胞表面的 MHC-Ⅱ类抗原分子呈递给 $CD_4^+$ Th 细胞。

目前认为,激活 T 细胞需要双重信号刺激:T 细胞抗原受体与肿瘤抗原肽-MHC 分子复合物结合后,提供 T 细胞活化的第一信号;由 APC 上的某些分子如细胞间黏附分子(ICAMs)、淋巴细胞功能相关抗原-3(LFA-3)、血管细胞黏附分子(VCAM-1)、B7 等与 T 细胞上相应的受体结合,向 T 细胞提供活化的第二信号。在提供 T 细胞活化第二信号的膜分子中,B7 分子研究得较清楚。B7 可与 T 细胞上的相应受体 $CD_{28}$/CTLA-4 结合,起到与抗原共同刺激 T 细胞的作用。某些肿瘤细胞虽可表达 MHC-Ⅰ类抗原分子,但缺乏 B7 分子,故不能有效地激活 T 细胞介导的抗肿瘤免疫。$CD_8^+$ CTL 杀伤肿瘤细胞的机制有两方面:一是通过其抗原受体识别肿瘤细胞上的特异性抗原,并在 Th 细胞的辅助下活化后直接杀伤肿瘤细胞;二是活化的 CTL 可分泌淋巴因子如 IFN-γ、淋巴毒素等间接地杀伤肿瘤细胞。$CD_4^+$ T 细胞活化后,可分泌 IL-2、IL-4、IL-5、IL-6、IFN-γ 和 TNF 等多种细胞因子增强 CTL 的功能并可激活巨噬细胞或其他 APC,从而参与抗肿瘤作用。其中 IL-2 为 CTL 活化所必需;IL-2 和 IFN-γ 能够激活和增强 CTL、NK 细胞和巨噬细胞的杀瘤效应;IFN-7 还可以促进肿瘤细胞表达 MHC-Ⅰ类分子,有助于肿瘤抗原的呈递和激活 CTL;TNF 能直接杀伤肿瘤细胞;IL-2、IL-4、IL-5 和 IL-6 等可促进 B 细胞活化、增殖、分化和分泌抗体。另外,体内还存在 $CD_4^+$ CTL,

也具有直接杀伤肿瘤细胞的作用。

2. γδT 细胞  αβT 细胞成为特异性免疫应答的重要执行者,而 γδT 细胞参与构成免疫系统的第一道防线,主要在固有免疫应答中发挥作用。γδT 细胞在抗肿瘤免疫治疗中具有独特的作用,它主要以 MHC 非限制性方式识别抗原;其抗原识别谱广泛,如肽类、非肽类、醇类等,并且可识别 αβT 细胞不能识别的抗原,因此,在功能上可作为 αβT 细胞免疫监视的重要补充;此外,γδTIL 细胞表达 Fc 受体,在 TCR-CD₃ 复合体的表达或(和)组装上有缺陷时仍可传递信号,是 αβT 细胞所不具备的。γδT 细胞杀伤肿瘤细胞的机制与 αβT 细胞相同,既可通过释放颗粒酶、穿孔素直接裂解靶细胞,还可以通过分泌细胞因子如 IFN、TNF 等间接杀伤肿瘤细胞。

### (二) NK 细胞

NK 细胞是细胞免疫中的非特异性成分,它不需要预先致敏即能杀伤肿瘤细胞,其杀伤作用无肿瘤特异性和 MHC 限制性。NK 细胞是一类在肿瘤早期起作用的效应细胞,是机体抗肿瘤的第一道防线。其主要通过诱导靶细胞凋亡、释放效应细胞因子、抗体介导细胞依赖的细胞毒(ADCC)作用等途径杀伤肿瘤细胞。

NK 细胞的识别和杀伤主要通过膜表面 2 种受体即活化性受体(KAR)和抑制性受体(KIR)之间的作用和平衡。NK 的激活和靶细胞表达 MHC-Ⅰ类分子密切相关,因为 MHC-Ⅰ类分子是 KIR 的配体,两者相互作用产生的抑制性信号可抑制 NK 细胞激活。由于肿瘤细胞 MHC-Ⅰ类分子表达缺失或低下,缺乏抑制信号,导致 NK 细胞激活,发挥杀伤效应。此外,肿瘤细胞表面某些糖类配体可与 NK 细胞表面 KAR 结合,使 NK 细胞活化并发挥细胞毒效应。NK 细胞表面可表达 FasL,且分泌细胞毒性蛋白,通过类似于 CTL 的机制杀伤肿瘤细胞。

### (三) 自然杀伤性 T 细胞

自然杀伤性 T 细胞(nature killer T cells,NKT 细胞)是免疫细胞中一类具有 NK 细胞特定标志的 T 细胞亚群。其表面既表达 T 细胞表面标志,又表达 NK 细胞的表面标志,是联系固有免疫和获得性免疫的桥梁之一。NKT 细胞只能识别由 CD1d 分子递呈的特异性糖脂类分子,而不能识

别由 MHC 分子递呈的多肽。NKT 细胞既可直接作为抗肿瘤效应细胞发挥杀伤作用,又可以通过激活其他免疫效应细胞如 NK 细胞而间接实现抗肿瘤作用。研究证实,经 IL-12 或 α-GalCer 活化的 NKT 细胞对多种肿瘤细胞具有显著的杀伤作用。目前认为,NKT 细胞主要通过 Fas/FasL 途径、穿孔素途径以及 TNF-α 发挥其细胞毒作用。活化后的 NKT 细胞还可以分泌大量的 IL-4、IFN-γ、GM-CSF、IL-13 和其他细胞因子和趋化因子,从而发挥免疫调节作用。

但是在某些情况下,NKT 细胞下调机体的免疫监视功能,导致肿瘤的发生。可能是 NKT 细胞分泌 IL-13,导致 IL-12 分泌量的减少或增加 TGF-β 的产生,通过 IL-4R-STAT6 途径抑制 CTL 介导的肿瘤免疫耐受,进而下调对肿瘤的免疫监视。NKT 细胞对免疫反应的作用是促进还是抑制,与 NKT 细胞活化时微环境中所存在的细胞因子类型、抗原呈递细胞递呈给 NKT 细胞抗原信号的强弱等有关。

### (四) 巨噬细胞

巨噬细胞在抗肿瘤免疫中不仅是作为呈递抗原的 APC,而且也是参与杀伤肿瘤的效应细胞。巨噬细胞杀伤肿瘤细胞的机制有以下几方面:①活化的巨噬细胞与肿瘤细胞结合后,通过释放溶细胞酶直接杀伤肿瘤细胞;②吞噬肿瘤细胞或肿瘤抗原-抗体复合物,经加工处理后呈递给 T 细胞,激发特异性 T 细胞免疫应答;③巨噬细胞表面上有 Fc 受体,可通过特异性抗体介导 ADCC 效应杀伤肿瘤细胞;④活化的巨噬细胞可分泌 TNF 等细胞毒性因子直接杀伤肿瘤细胞,还可通过释放细胞因子如 IL-1 等,刺激 T 细胞增殖分化,增强 NK 细胞活性,间接杀伤肿瘤细胞。

### (五) 中性粒细胞

中性粒细胞(polymorphonuclear neutrophils,PMN)是循环白细胞中最多的成分,也是一线抗感染、抗炎症的成员。尽管 PMN 的许多生物学特性已十分清楚,但其潜在的抗肿瘤作用直到近年才逐渐引起重视。新生的 PMN 能够产生若干种细胞毒性介质,包括反应性氧元素、蛋白酶、膜孔因子和杀伤细胞的可溶性介质,如 IL-1 和 TNF。此外,PMN 还可以通过 ADCC 效应杀伤肿瘤细胞。对皮下注射 IL-2、IL-4、IL-10、IL-12、TNF 的动物进行若干免疫组

织化学试验和 PCR 分析显示,所有上述细胞因子均能引起快速和有效的 PMN 抗肿瘤活性。

### （六）嗜酸性粒细胞

嗜酸性粒细胞主要介导抗寄生虫感染和超敏反应。近年研究表明,嗜酸性粒细胞在多种肿瘤组织浸润,在肿瘤患者外周血中数量增多,具有抗肿瘤活性。动物实验发现嗜酸性粒细胞可以抑制肿瘤生长和破坏肿瘤细胞。嗜酸性粒细胞通过 Fas/FasL 途径、释放穿孔素和颗粒酶 B 等杀伤和溶解肿瘤细胞,或通过释放某些活性介质间接抑制肿瘤生长。嗜酸性粒细胞还可以作为抗原递呈细胞将抗原递呈给 T 淋巴细胞,并表达多种协同刺激分子促进 T 细胞活化。嗜酸性粒细胞自身可以产生一系列的细胞因子,如 IL-3、IL-4、IL-5、IL-10、IL-12、GM-CSF、TNF 等参与免疫调节。此外,嗜酸性粒细胞及分泌的细胞因子还可以通过调节肿瘤细胞黏附分子表达而抑制肿瘤的转移。

## 四、补体与细胞因子

### （一）补体

肿瘤细胞能分泌 IL-6、C 反应蛋白等炎症介质,这些介质可激活补体 MBL 途径,从而溶解肿瘤细胞。

### （二）细胞因子

由免疫效应细胞和相关细胞如成纤维细胞和内皮细胞产生的具有重要的生物活性的细胞调节蛋白统称为细胞因子。其范围包括以往由淋巴细胞产生的淋巴因子和由单核、巨噬细胞产生的单核因子等。这些细胞因子在介导机体抗肿瘤免疫反应过程中发挥重要的作用。

1. 主要通过调节免疫功能发挥抗肿瘤作用的细胞因子　包括有 IL-2、IL-12、IFN-γ 等。IL-2 能促进 T 细胞的增殖及 B 细胞的增殖和分化,诱导 LAK 细胞生成,促进 NK 细胞增殖,增强 NK 细胞的杀伤能力。IL-12 由吞噬细胞、B 淋巴细胞和其他抗原呈递细胞产生,能够通过增强 NK 细胞和 LAK 细胞的细胞毒活性、促进特异性细胞毒淋巴细胞反应、诱导 NK 细胞和 T 淋巴细胞分泌 IFN-7 发挥抗肿瘤作用。IFN-γ 是一种很强的免疫调节剂,它主要通过调节机体的免疫功能来发挥作用。IFN-γ 可促进 MHC-Ⅰ类分子的表达,增

强 NK 细胞的活性,并可以通过诱导凋亡来发挥抗肿瘤作用。

2. 主要通过直接抗肿瘤作用发挥功能的细胞因子　包括有 IL-4、IFN-α、IFN-β、TNF 等。IL-4 是由 T 辅助细胞分泌、主要对 T 细胞起作用的一类细胞因子。它可以促进淋巴细胞的生长,刺激胸腺细胞增殖、分化为细胞毒 T 淋巴细胞。在肾癌和恶性黑色素瘤细胞株中,已观察到 IL-4 直接抗肿瘤增殖的作用。α、β 干扰素主要通过抑制肿瘤细胞增殖和分化,促进部分恶性细胞表型的逆转发挥抗肿瘤作用。α、β 干扰素在临床上对各类肿瘤都有作用,而以血液系统恶性肿瘤最为显著。TNF 来源于巨噬细胞和淋巴细胞,对肿瘤具有直接溶解作用,在体内引起肿瘤坏死,使肿瘤体积缩小甚至消失。另外,TNF 还能增强 NK 细胞活性,刺激 T 细胞增殖。

（王跃　郝鹏）

## 参 考 文 献

1. 李桂源. 现代肿瘤学基础. 北京:科学出版社,2011:25-112,114-245

2. Fletcher CDM, Unni kk, Mertens F. World health organization classification of tumors. Pathology and genetics of tumors of soft tissue and bone. IARC Press:Lyon,2002

3. Gabriel D Dakubo, John P Jakupciak, Mark A Bireh-Machin et al. Clinical implications and utility of field cancerization. Cancer Cell International,2007,7(2):1-12

4. Mondello C, Smimova A, Giulotto E. Gene amplification, radiation sensitivity and DNA double-strand breaks. Mutat Res, 2010,704(1-3):29-37

5. Dai Y, Grant S New insights into checkpoint kinase 1 in the DNA damage response signaling network. Clin Cancer Res, 2010,16 (2):376-383

6. Jackson S P, Bartek J. The DNA-damage response in human biology and disease. Nature,2009,461(7267):1071-1078

7. Hoeijmakers J H. DNA damage, aging, and cancer. N Engl J Med,2009,361(15):1475-1485

8. Heaphy C M, Griffith J K, Bisoffi M. Mammary field cancerization:molecular evidence and clinical importance. Breast Cancer Res Treat,2009,118(2):229-239

9. Varmus H. The new era in cancer research. Science,2006, 312(5777):1162-1165

10. Mantovani A, Romero P, Palucka AK, et al. Tumour immunity:effector response to tumour and role of the microenvironment. Lancet,2008,371(9614):771-783

11. Reboulet RA, Hennies CM, Garcia Z, et al. Prolonged anti-gen storage endows merocytic dendritic ceils with enhanced capacity to prime anti-tumor responses in tumor-bearing mice. J Immunol,2010,185(6):3337-3347

12. Luo C, Wang JJ, Li YH, et al. Immunogenicity and efficacy of a DNA vaccine encoding a human anti—idiotype single chain antibody against nasopharyngeal carcinoma. Vaccine, 2010,28(15):2769-2774

13. Capitini CM, Fry TJ, Mackall CL. Cytokines as Adjuvants for Vaccine and Cellular Therapies for Cancer. Am J Immunol, 2009,5(3):65-83

14. Lan MY, Chen CL, Lin KT, et al. From NPC Therapeutic Target Identification to Potential Treatment Strategy. Molec-ular cancer therapeutics,2010,9:2511-2523.

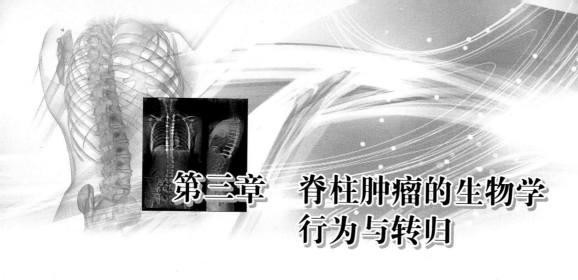

# 第三章 脊柱肿瘤的生物学行为与转归

脊柱肿瘤的发生、发展和转归有其独特性,了解其生物学特点和在脊柱部位特殊的解剖环境中的演变过程,对于脊柱肿瘤的诊断和治疗策略的制定及治疗效果的判断有重要意义。

## 第一节 脊柱肿瘤的生长特点

脊柱肿瘤主要来源于中胚层,良性肿瘤主要有脊柱血管瘤、骨样骨瘤、骨软骨瘤、神经鞘瘤、纤维结构不良;中间型骨肿瘤有脊柱骨巨细胞瘤、骨母细胞瘤、朗格汉斯细胞组织细胞增生症、动脉瘤样骨囊肿;恶性肿瘤主要有脊柱浆细胞骨髓瘤、孤立性浆细胞瘤、恶性淋巴瘤、Ewing肉瘤、骨肉瘤、恶性纤维组织细胞瘤/骨的未分化高级别多形性肉瘤、脊索瘤、恶性神经鞘瘤、恶性巨细胞瘤。

脊柱肿瘤多是实质性包快,一般呈离心性生长,在肿瘤的外层,组织最不成熟,生长最为活跃。其微血管密度及增殖指数均较中心高,具有较强的侵袭性。由于肿瘤具有沿阻力最小的方向蔓延的特性,主要沿滋养该肿瘤的血管旁疏松间隙、骨小梁间隙及哈佛管向外延伸,其外缘一般不规则或呈块状。

在肿瘤的周围通常有一层假包膜包裹,假包膜由肿瘤组织和炎性反应组织共同组成,称为肿瘤反应区。在反应区内的组织中包含了肿瘤细胞、间质细胞、粒细胞与淋巴细胞、纤维组织、新生血管等,其成分复杂,范围因肿瘤组织的性质而不同。

良性肿瘤通常没有症状,一般是在体检时或无意中发现,其生长缓慢,甚至很多肿瘤可长期保持静止状态或自发愈合,只有非常轻微的反应区及很薄的完整的成熟纤维包膜。肿瘤的包膜没有新生血管,也很少有炎性细胞,主要为纤维组织细胞成分,少有肿瘤细胞侵犯。肿瘤通常在间室内生长,很少有突破骨皮质、软骨及深部韧带、筋膜者。良性肿瘤的反应区完全限于间质反应范围内,反应区与包膜

混合,肿瘤与周围组织形成的囊外分离面只是在反应区与正常组织之间,而不是在反应区与包膜之间。在影像学上肿瘤与周围组织间界限较明显,周围组织可表现为硬化或与肿瘤组织具有同质性,没有肿瘤突破周围骨皮质形成软组织内包块的表现。在组织学上,肿瘤细胞的成熟度高,分化良好,没有染色体异常或细胞核多形性的表现,细胞和细胞外基质比例低,肿瘤周围有成熟的纤维组织包膜或骨皮质包膜,间充质细胞核炎细胞浸润程度低,少有血管增生表现。

部分良性肿瘤生长活跃,无自限性,会产生一定的临床症状,有时可由于并发病理性骨折或功能障碍而行检查时发现。肿瘤可以缓慢并持续长大,并穿破骨皮质、关节软骨和深部韧带、筋膜向外扩展。肿瘤存在包膜,肿瘤边缘往往呈结节状,并有小块肿瘤突入包膜内。肿瘤与正常组织之间有一层反应区,其内细胞较丰富,但欠成熟。活跃性肿瘤的反应区主要在成熟的小梁骨内,周围有中度炎性反应和新生血管反应,并有间质增生。影像学检查可见肿瘤不规则,但边缘仍较整齐,其边缘为一骨松质环,而非硬化的骨皮质环,其内部通常不规整,而且边缘在骨皮质或反应骨上可有隆起或畸形。核素扫描可表现为核素摄取增加,肿瘤周围可有细小的晕圈和反应性血管增生。在组织学上,细胞和细胞外基质比例平衡,细胞分化良好,包膜成熟,在包膜与邻近的反应骨之间可存在一不规则的移行界面。

侵袭性良性肿瘤通常有症状,患者局部疼痛或

发现进行性长大的肿块，在应力下可出现病理性骨折，肿瘤生长迅速，并有类似炎症的反应。肿瘤侵袭性强，常可穿透骨皮质、关节软骨和深部韧带、筋膜向外扩展。肿瘤虽有包膜，但肿瘤常生出伪足穿透包膜向周围正常组织生长。在包膜外，肿瘤反应区较宽，组织炎症反应较重，水肿带明显。肿瘤穿透天然屏障后，在髓腔内或周围疏松软组织内生长会比较迅速。侵袭性良性肿瘤对骨组织的破坏较重，可以使骨皮质变得模糊，刺激骨膜反应，周围软组织肿胀，在影像学上可表现为骨质呈现虫蚀样改变，早期就有肿瘤突破骨皮质，形成软组织包块，并有Codman三角表现。核素扫描可发现核素摄取异常增加，而且病变范围较影响学显示范围更广。在组织学上，细胞和细胞外基质比例较高，不同分化成熟度的细胞混杂，但肿瘤的细胞学行为仍偏良性，没有染色体畸变或核异型性，偶尔可见有丝分裂象，肿瘤内血管受侵犯较常见。肿瘤穿透包膜，在包膜与邻近的反应骨之间的反应带较厚，对肿瘤向正常组织内侵犯起到一定的阻隔作用。肿瘤对骨的破坏主要是诱导破骨细胞活性增强引起。

中间性肿瘤通常表现为缓慢而持续生长的无痛性包块，少有症状。肿瘤可以刺激机体产生大量的反应骨或纤维增生，会被误认为包膜，其内以不够成熟的间质成分为主。肿瘤可以在多个部位穿通皮质骨、筋膜层等天然屏障，导致骨外、间室外组织受侵犯。但对关节软骨和神经血管鞘的穿透能力较弱。低度恶性的肿瘤其骨内和软组织内的反应带均较小，比侵袭性良性肿瘤的反应区范围还要狭窄，但肿瘤容易穿透反应区向外延伸，形成与肿瘤主体直接相联系的"卫星灶"，这种卫星灶不是从肿瘤至反应区的血管内转移，而是沿低阻力方向向外延伸，肿瘤骨内的骨小梁间隙被卫星灶填塞，肿瘤边缘邻近的内层反应骨常被破骨细胞所吸收。

影像学上肿瘤常呈不均质性，有较厚的环状反应骨，隐匿的软组织包块和骨内组织浸润。核素扫描在肿瘤的各个节段均表现为核素摄取增加，且病变范围较影像学显示范围更广。在组织学上，肿瘤细胞与细胞外基质比例相对正常，肿瘤细胞的分化程度较为成熟，但细胞多见染色体畸形和多染色质，细胞多形性多见，有丝分裂象中度增生，以此诊断为恶性肿瘤。肿瘤有不同程度的液化坏死和血肿、血管的侵入，在肿瘤的反应区内可出现孤立性的卫星结节现象。在低度恶性的肿瘤中，跳跃灶较为少见，肿瘤生长较慢，但可突破间室屏障累及间室外组织，

同时有较低的远处转移能力和进一步演化发展的能力，多次不成功的手术切除和复发，会诱发其转化为恶性程度更高的肿瘤，同时，发生远处转移的风险也相应增加。

高度恶性肿瘤生长极快，临床表现为有症状的快速生长的肿块，对骨骼的侵犯常常造成病理性骨折。由于肿瘤生长快速，通常来不及形成假性包膜，但肿瘤周围会产生大量的反应性组织，因此其反应区往往较广泛，边界不清，水肿很严重，并深入至正常组织，其内肿瘤组织成分居多。肿瘤的生长不受周围天然间室屏障的限制，可以迅速破坏骨皮质、关节软骨和筋膜、韧带等组织而扩展到周围组织中，周围的神经血管束也会受累及。骺软骨不能阻挡肿瘤的侵蚀，肿瘤可透过骺软骨或经关节囊和韧带的附着点向关节内侵犯。

软组织起源的高度恶性肿瘤通常位置较深，肿瘤体积较大，固定，轻触痛，周围可形成一个水肿、血供丰富的炎性反应区。骨来源的高度恶性肿瘤，由于反应区被肿瘤迅速侵蚀，肿瘤与正常骨之间界面弥散不清，骨质的破坏，早期软组织的浸润以及骨膜反应的破坏，使Codman三角反应较小，而病变在骨髓内的蔓延程度远远超过骨膜反应所显示的情况。

影像学上肿瘤边界不清，与正常组织之间无明显界限，可见骨髓腔内的浸润和跳跃性病灶、隐匿性软组织浸润，穿破骨与软组织筋膜间室外的病变。核素扫描可发现无论在肿瘤的早期或晚期均有较高的核素摄取，且病变范围远大于影像学显示的范围。组织学上在肿瘤周围可见大量的新生血管，这些巨大薄壁的血管穿越反应组织，肿瘤通过血管栓侵入血管，可在反应区以外的正常组织内出现孤立的跳跃性肿瘤结节，形成肿瘤的一个重要组成部分，其实质是血管内的显微转移。肿瘤组织中细胞与细胞外基质的比例较高，细胞的分化程度低，多见染色体畸形和多染色质，细胞多形性、有丝分裂象多见，可见不成熟的低分化的细胞外基质成分。肿瘤细胞直接破坏正常组织，肿瘤周围少有包膜，反应区范围较广，在反应区内可发现孤立的卫星灶，反应区外有时可见到跳跃灶，跳跃灶可发生在同一个间室内，也可以发生在受累的间室外。相对四肢恶性骨与软组织肉瘤而言，脊柱的肉瘤发生跳跃性转移的情况较为少见，累及多个椎体的病变可以是多中心起源的肿瘤或是肿瘤侵破间室后的种植转移。

# 第二节　脊柱肿瘤的局部反应

肿瘤的发生和生长必然或刺激周围正常组织,正常组织对肿瘤刺激的反应程度和反应方式受到多方面因素的影响,其中最为主要的影响因素是肿瘤本身的性质,良性肿瘤与恶性肿瘤由于肿瘤对正常组织的刺激程度不同,肿瘤周围组织在细胞的增殖、血管的生成和炎性反应的形成等方面表现不一。

## 一、间质细胞的增殖

间质细胞的增殖为正常组织受到肿瘤、炎症、创伤等刺激后产生的非特异性的反应,无论是物理的、化学的或代谢性的刺激,均可表现为间质细胞的增殖。骨与软组织肿瘤的间质细胞增殖、组织的生长与修复与创伤或炎症后的反应没有明显区别,在骨形成、骨痂的生长修复、新生细胞的成熟度等方面均极为相似。

肿瘤累及软组织时,周围组织的反应以纤维组织细胞增生为主,而肿瘤累及骨组织时,刺激骨形成反应骨,因此,即使同一肿瘤,在骨内或软组织内其激发产生的反应情况也是不同的,骨内病灶刺激正常骨产生反应骨,软组织内病灶刺激软组织产生纤维组织。

骨内反应骨的成熟度与骨折后骨痂的成熟度相似,受到反应骨所处的物理环境影响,如果反应骨所处的环境为应力性环境,则反应骨表现为软骨性成分居多。如果反应骨处于张力性环境,则表现为纤维性成分居多。如果反应骨处于静止的环境下,则表现为骨性的成分居多。

间质细胞增殖后在肿瘤周围可以形成一个包膜,这个包膜由较成熟的纤维组织构成,介于肿瘤与正常组织之间。在骨内,由于包膜为纤维组织成分,而反应骨为骨性成分,两者比较容易分开,而在软组织内,由于包膜与周围间质的反应组织均为纤维组织,两者可能会混杂在一起。在同一情况下,由不成熟的类骨衍化为原始骨,有原始骨小梁至形成最后的骨皮质,肿瘤周围的反应骨与骨折后骨痂的生长速度是一致的,而软组织病灶的间质反应速度与软组织撕裂后的愈合速度也是一致的。由于间质组织的非特异性,所以难以通过间质反应组织加以区别良性或恶性肿瘤,但良恶性肿瘤中间质反应区域的

量的变化对肿瘤的判断有一定的参考价值。

## 二、血管的生成

肿瘤的新生血管生成可分为特异性和非特异性两类。

1. 特异性反应的血管是由肿瘤细胞释放的肿瘤血管生成因子(tumor-angiogenesis factor, TAF)诱导产生。在 TAF 的作用下,反应区内血管无限制地增殖,新生血管壁较薄,只有 1~2 层细胞,直径数微米到毫米大小,在扭曲前进时并不变细,同时可以在无任何原因的情况下形成动静脉分流。特异性的反应血管与包膜连接,称为大而壁薄的血管池,这种在反应区内的血管池以后将变成病灶外围的血窦,这表明侵袭病灶的倾向是过度生长,在外围的血窦和病灶内的血管池的血液循环减慢,不受到神经或药物的刺激而反应,也不具有营养作用。脊柱肿瘤新生血管的特异性反应可部分反映病灶的性质,病灶的侵袭性越大,新生血管的特异性反应也越旺盛。

2. 非特异性反应的血管是在原来正常组织中的区域性血管受到肿瘤牵拉或扩张后形成的病灶性生长,需要有额外的血液供应。非特异性反应的血管是在正常血管上分支,穿越肿瘤包膜进入病灶,成为肿瘤的滋养血管,越向远处,血管越细。非特异性反应的血管具有正常血管的所有成分,对神经和药物刺激的反应与正常血管一致,血管的生长和间质的增殖同步。在良性或恶性肿瘤中,非特异性反应的血管性质是相同的,仅仅在肿瘤生长的活跃时期和静止时期,血管的增殖速度不一,肿瘤处于增生活跃时,血管的增殖速度快,肿瘤生长缓慢或静止时,血管的增殖速度逐渐减慢至静止。不同类型的肿瘤中,血管增生的量和速度也存在差异。这种非特异性的血管反应主要反映的是病灶的营养需求状况。

## 三、炎性反应

与新生血管反应一样,炎性反应也分为非特异性炎性反应和特异性炎性反应。

1. 非特异性炎性反应　伤口修复和感染小腿的炎性反应显示,有慢性炎性细胞浸润,主要是淋巴

细胞和巨噬细胞,其他为水肿和纤维蛋白。该反应很少成为反应区内的主要现象,甚至可以完全不存在。在侵袭性严重的病灶,非特异性炎性反应表现为恶性病灶的溃烂、坏死和出血反应。

2. 特异性炎性反应　表现为肿瘤相关抗原的细胞免疫反应。参与细胞包括未成熟的免疫活性T淋巴细胞和B淋巴细胞,以及起源于淋巴结和脾脏的浆细胞,这些细胞倾向于在整个反应区内的小血管周围形成簇群血管旁结节,是血管栓塞的形成因素之一。这些血管旁结节内含有不同细胞组成的免疫链,可以进行识别、攻击、杀死和消灭抗原细胞,其反应强度可以从无反应到广泛反应。侵袭性病灶可有剧烈反应,组织生成类型可以更加明显。

# 第三节　脊柱肿瘤的天然屏障与生长通道

## 一、脊柱肿瘤的天然屏障与间室

Enneking 等于 1980 年提出的骨骼肌肉系统肿瘤的外科分期被广泛应用于骨与软组织肿瘤的临床诊治中,在该分期系统中明确提出了肿瘤的天然屏障与间室的概念,即骨、筋膜、滑膜、骨膜或软骨等组织为肿瘤的天然屏障,大多数骨与软组织恶性肿瘤在早期均是位于初始的间室内,后期才对间室壁构成破坏,侵入邻近间室。关节软骨是肿瘤发展的天然屏障,很少有肿瘤经关节软骨侵入关节腔内,关节内肿瘤的浸润通常是病理性骨折或经关节囊侵犯关节内组织的结果。如果肿瘤位于天然屏障内则为间室内,否则为间室外。良性肿瘤分为囊内、间室内和间室外,恶性肿瘤分为间室内和间室外。

由于脊柱解剖和功能的特殊性,脊柱肿瘤的间室和天然屏障与四肢相比有所差异,除骨、骨膜、软骨组织外,椎间盘、纤维环、前后纵韧带、软骨终板、硬膜组织等均为脊柱肿瘤特有的天然屏障。

在椎管内,硬脊膜将组织划分为硬膜外间室和硬膜内间室,脊椎骨性结构可看作单一间室,骨性结构外筋膜、韧带等软组织附着在脊柱各个节段存在差异,因此在肿瘤间室的划分上有所不同,但总体来讲以横突和棘突为界,可以分为椎体前间室和椎体后间室。在椎体前方,前纵韧带与椎前筋膜、胸内筋膜、腹膜后、骨盆后部筋膜组成一筋膜层,将椎体与前方的血管、神经组织及重要脏器分隔开来。在椎体后方,由于颈椎、胸椎、腰椎及骶尾椎有不同的肌群附着,在间室的划分上略有不同,但最主要的为颈椎后方的颈深筋膜和胸腰段脊柱后方的胸腰筋膜。颈深筋膜与椎前筋膜部分相连,包绕颈椎与后方的所有深层肌肉,形成一个封闭的间室。胸腰筋膜较为坚韧,在腰部分为三层。后层附着于腰、骶椎棘突和棘上韧带,中层向内附着于腰椎横突尖端和横突间韧带,向下达髂嵴,向上达第 12 肋下缘和腰肋韧带。胸腰筋膜的后层和中层与脊柱一起构成了包围竖脊肌肌群的骨筋膜间隔。前层覆盖于腰方肌且向内附着于腰大肌后方的腰椎横突前面,向下与髂腰韧带及髂嵴邻接部相连,向上形成外侧弓状韧带。在竖脊肌的外侧,中层与后层融合形成粗缝,在腰方肌的外缘它们与前层融合形成腹横肌腱膜的起始。在骶部,其后层附着髂后上棘和髂嵴后部,并与下方的竖脊肌腱膜融合。在胸腰筋膜的作用下,后方肌群分为竖脊肌和腰方肌间室。

## 二、脊柱肿瘤的生长通道

对于良性肿瘤而言,肿瘤的生长可局限于其起源的组织内,但有时候也可以扩大到较大范围。起源于骨内的肿瘤可局限于骨内,不穿入软组织;起源于肌肉内的病灶可不侵入肌腱筋膜面或间隙内;起源于皮下组织的病灶可不穿入深筋膜;而深部的病灶也不会穿至浅筋膜。良性病灶很少破坏正常组织,其生长受到天然屏障的制约,通过对周围正常组织的挤压,产生其生长的空间。在软组织内,由于缓慢生长,对周围组织逐渐挤压,可以长到很大,如脂肪瘤、纤维瘤等,虽然体积较大,但对周围正常组织仅仅是产生推挤,而不会破坏正常组织的结构。在骨内,肿瘤可以产生足够的压力,激活破骨细胞,促进周围骨质吸收,同时,周围反应骨的增生硬化,使肿瘤仍保留于骨内。

正常细胞生长时产生的压力较大,细胞相互接触可以抑制彼此的生长,称为"接触抑制",良性肿瘤受到该机制的影响,不会无限制生长,临床可见病灶总是向最小阻力的方向生长,在外周阻力较小时,肿瘤可以生长较快。

应用四肢和软组织肿瘤解剖学间室的概念,前、后纵韧带、黄韧带,椎管周围和椎板、关节突的骨膜,棘间韧带、棘上韧带、软骨终板和纤维环是阻碍肿瘤侵袭的天然屏障,然而各部分组织的屏障作用有所差别,相比较而言,前纵韧带、软骨终板和纤维环的屏障功能比较强大,而后纵韧带和椎体侧方的骨膜都是薄弱区,因此常可见到脊柱肿瘤比较容易向椎管内生长,压迫硬膜囊,或从椎体侧方突破骨皮质,向外生长,较少见到直接突破椎间盘向邻近椎体侵犯的生长方式。

椎间孔处椎管腔与椎旁软组织(有时描述为椎旁空隙)相通,没有坚韧的组织间隔,成为椎管内肿瘤向椎管外生长的通路,而椎旁软组织由于组织疏松,常成为肿瘤扩散的重要通道,而椎前筋膜、胸腰筋膜、颈深筋膜等组织坚韧,对肿瘤的局部扩散有限制作用。

骨内良性肿瘤与软组织内肿瘤的扩张方式有所不同,由于骨质不易膨胀,比软组织病灶可产生更大的接触抑制,可扩张性更小,通常情况是骨质被吸收后才能产生肿瘤生长的空间。松质骨比皮质骨会更快地被吸收,所以病灶常沿髓腔扩展,皮质骨受到刺激可缓慢膨胀,肿瘤生长缓慢,反应骨有充足的时间成熟,变为骨皮质外环绕的包壳,产生更大的阻力,限制肿瘤生长。当肿瘤延伸至骨皮质内时,可沿血管通道或哈弗氏管向前穿透,到达关节软骨下骨后,骨的吸收会停止下来。最终,良性肿瘤的大小、形态和生长速度是病灶本身的内在因素和局部解剖结构的制约性能联合作用的结果。

恶性肿瘤的生长不受到接触抑制的影响,因此其生长快速,对周围组织,恶性肿瘤同样会有挤压、刺激破骨细胞活性增强,骨吸收增加的影响,但更主要的是恶性肿瘤会直接破坏正常组织。与良性肿瘤和低度恶性肿瘤不同,恶性程度高的肿瘤可通过酶的作用破坏胶原和其他细胞外基质,直接破坏骨与肌肉,甚至筋膜和软骨等组织屏障,同时由于间质组织中的特异性和非特异性的炎性反应,使周围正常组织变得脆弱,使酶的作用变得更强,加快周围组织的破坏。因此恶性肿瘤的生长受到天然屏障或组织间室的限制较小,越是恶性程度高的肿瘤,其生长速度越快。

## 三、间室和天然屏障对脊柱肿瘤生长的抑制

脊柱肿瘤被间室和天然屏障限制于功能性解剖间室内具有重要的临床意义。良性肿瘤生长缓慢,并有静止倾向,受到天然屏障的限制。部分生长活跃的良性肿瘤生长较快,虽然对周围正常组织推挤明显,可以造成组织结构的扭曲变形等,但始终不会超越其存在的解剖间室。而间室外的肿瘤生长可不受限制,此类肿瘤生长较快,且可能边界不清。

侵袭性良性肿瘤具有囊外穿透的能力,可以超出其起始的解剖间室。由于其反应强烈,与周围正常组织的界限不如其他良性肿瘤清楚,但在反应区内,没有卫星病灶和跳跃灶,所以也不像恶性肿瘤那样有弥散性侵袭。其生长通常是沿血管、神经等穿通的地方向外延伸,而不直接破坏屏障。

恶性肿瘤通常会对天然屏障造成破坏,从而突破解剖间室,一旦突破解剖间室,肿瘤很快扩散到疏松组织内,而原发位置在间室外的恶性肿瘤生长速度更快,可沿神经血管束向上下延伸。解剖间室对恶性肿瘤的生长影响有限,尤其是对恶性程度较高的肿瘤影响更低。

# 第四节  脊柱肿瘤的局部危害

就全身而言,良性肿瘤一般不会对患者的生命构成威胁,除非是生长在上位颈椎处的一些肿瘤可以产生致死性的并发症,而脊柱的恶性肿瘤可能会危及患者的生命。就局部而言,由于脊柱在功能上的重要意义和解剖上的特殊性,决定了脊柱肿瘤局部危害的特殊性。肿瘤不断生长对脊柱强度的破坏而出现的病理性骨折,对周围脏器的压迫、侵犯,肿瘤本身对脊髓及神经根的压迫,是患者产生局部或全身症状的原因。

## 一、肿瘤压迫所致损害

脊柱肿瘤具有向最小阻力方向生长的特性,由于椎旁、椎管内相对于脊柱的骨性结构阻力较小,即使是良性肿瘤也可以突入椎旁、椎管内造成压迫,产生各种临床症状。椎旁压迫的危害依脊柱邻近结构

而异,如位于颈椎的肿瘤可压迫椎旁的食管而出现食管异物感、吞咽困难,压迫气管导致呼吸困难等上呼吸道阻塞症状,压迫刺激椎旁的颈交感神经链出现霍纳综合征等交感神经激惹症状,椎动脉受压可出现头晕等椎动脉缺血症状,位于中下胸段($T_4$ ~ $T_9$)的脊柱肿瘤如压迫胸髓的主要供应血管(脊髓前动脉)则可出现脊髓缺血性损害,这种损害即使在手术解除压迫后也很难恢复,预后较差。相对而言,椎管内压迫是脊柱肿瘤较为常见的严重危害,位于上颈椎的肿瘤压迫延髓和上颈髓更可造成致命的呼吸、循环中枢抑制,直接危及生命。位于下颈椎和胸椎肿瘤压迫脊髓,常造成肢体的运动、感觉功能和括约肌功能障碍,甚至截瘫,严重影响患者生存及生活质量。位于腰椎、骶尾部的肿瘤可压迫圆锥、马尾神经或神经根造成腰腿痛及括约肌功能、性功能障碍而严重影响生活质量。

## 二、肿瘤侵蚀所致损害

脊柱肿瘤对脊柱椎体及附件的侵蚀会对脊柱的稳定性构成影响。在颈椎,椎体破坏体积达正常椎体的35% ~ 45%,胸椎达50%,腰椎达35%,就可以造成椎体塌陷,病理性压缩骨折、后凸畸形、脊柱不稳等。相对于有成熟的反应骨的肿瘤而言,溶骨性破坏的肿瘤更容易发生病理性骨折,造成脊柱的节段性不稳,从而导致继发性脊髓、马尾、神经根的压迫。如果恶性脊柱肿瘤向椎旁侵蚀,还可以对椎旁的重要结构产生严重危害。在颈段,肿瘤可以侵蚀食管气管,引起食管气管瘘,继发严重的并发症,而胸腰段脊柱的前方有主动脉、下腔静脉等大血管,如果受到肿瘤的侵蚀破坏穿孔,可以造成致命性的大出血。

# 第五节 脊柱肿瘤的复发与转移

少数脊柱肿瘤有自愈倾向,一些良性病变可以长期静止,但恶性肿瘤或侵袭性生长的良性肿瘤(中间性)存在复发或转移的现象。

由于脊柱解剖结构的特殊性,按照四肢恶性肿瘤的根治性切除边界进行手术是不可能的,在保留椎管内脊髓神经组织和椎体周围重要大血管及脏器的前提下手术,很多病例仍然只能达到囊内切除或广泛切除水平,手术切除的难度在客观上造成了较高的复发率。通常说的局部复发指因肿瘤没有被完全切除,肿瘤重新再生长而在原来进行手术切除的部位再出现肿瘤,应注意与局部再发相区别。肿瘤被部分切除后,残余瘤组织主要位于肿瘤的周边部位,该部位是肿瘤组织与宿主相互作用的最前线。伤口内非瘤性的修复性细胞对残余肿瘤细胞有一定抑制作用,在伤口修复早期,修复细胞处于主导地位。当伤口在修复高潮下降后,肿瘤细胞的繁殖占到主导地位,替代骨与软组织的修复。对迟发性良性肿瘤,伤口修复有时会破坏肿瘤再生长,使肿瘤消失。但在多数情况下,残留的肿瘤细胞会恢复其侵袭性。这与炎性反应、坏死、缺氧和侵袭性修复有关。一般在3个月后,可见到肿瘤的复发。而脊柱肿瘤术后1年内是局部复发的高峰时间,术后2年后,复发风险下降,因此,术后2年内的定期随访尤为重要。机体对肿瘤的免疫监视可以发挥抑制肿瘤

复发的作用,有研究表明手术区域的感染或慢性炎症会充分地调动机体免疫功能,尤其是触发细胞免疫功能,产生抗肿瘤免疫效应,对肿瘤的复发起到抑制作用。

脊柱肿瘤的转移方式主要是经血行途径,多数高度恶性脊柱肿瘤在血管内有瘤性栓塞,有些在间室内散开,形成跳跃灶;有些被人体防御系统在血液中吞噬;有的到达远处脏器如肺部等。与癌不同,脊柱肿瘤局部转移至淋巴结比远处转移至肺部要少得多。最常见是经血液转移,其次为局部浸润转移,淋巴转移途径少见。因为脊柱本身无淋巴系统,而是由大静脉窦代替淋巴系统的功能,其引流不经过区域淋巴结-胸导管-中心静脉系统,而是直接进入周围静脉系统,进入腔静脉、右心房、右心室,到达肺部,同样不进入门静脉系统,所以少有肝脏转移。多数高度恶性的脊柱肿瘤都有血管内瘤栓存在,从而增加了血液转移的发生。而少数出现局部淋巴结转移的病例,通常是由于肿瘤突破骨皮质,侵袭周围软组织后引起。

90%以上脊柱肿瘤的首发转移部位是肺,很多高度恶性脊柱骨肉瘤在初诊时就有肺部的微小转移灶,有文献表明高达85%的骨肉瘤病例在初次就诊时就发现肺内转移灶。肺内转移病灶的出现可以比原发病灶有6 ~ 24个月左右的延后,这与微小病灶

在肺内的生长周期和手术等治疗措施可能影响机体免疫能力所致。到达肺部的微转移细胞依靠渗透获取氧气和养分,限制生长至 2 ~ 3mm,其细胞动力和凋亡率相当,这一平衡维持直至癌细胞被免疫监视系统所识别和清除或获得支气管新生血管的血供而生长,这种显微转移可以维持很长时间。从隐匿性肺部的显微转移至症状出现,一般需 24 个月。

　　相对而言,高度恶性的软组织肉瘤的转移率较低。因此,对于高度恶性的脊柱骨肉瘤,适宜早期进行全身化疗,以减少肿瘤复发和转移的发生,而高度恶性的软组织肉瘤是否需要早期全身化疗,目前存在争议。

（王跃　郝鹏）

## 参 考 文 献

1. 李桂源. 现代肿瘤学基础,北京:科学出版社,2011,246-358
2. American Joint Committee on Cancer:Bone∥Fleming ID,Cooper JS,Henson DE,eds. AJCC Cancer Staging Manual. 5th ed. Philadelphia:Lippincott-Raven,1997,143-156
3. Sundaresan N,Boriani S,Okuno S. State of the art management in spine oncology. A worldwide perspective on its evolution,current state,and future. Spine,2009,34:S7-S20
4. Mazel C,Balabaud L,Bennis S,et al. Cervical and thoracic spine tumor management:Surgical indications,techniques and outcome. Orthop Clin North Am,2009,40:75-92

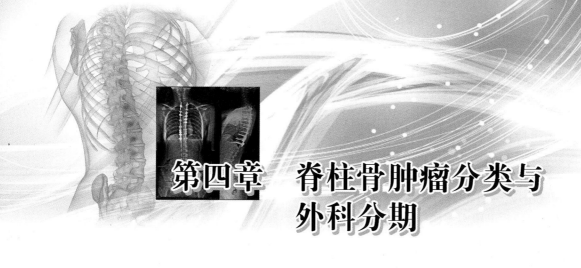

# 第四章　脊柱骨肿瘤分类与外科分期

## 第一节　骨肿瘤分类的进展

骨肿瘤的分类是医学先辈,特别是热心于骨肿瘤的众多专家学者,对长期在临床工作和实验研究中的大量资料与经验的总结。由于骨肿瘤种类繁多,为了学术交流和更深入的研究,对其系统分类,有利于正确认识骨肿瘤,使骨科、病理科、影像科和肿瘤科等,有统一的诊断标准,以指导治疗方法的选择和疗效的评定,使患者获得更好的治疗结果。

1. 1865 年 Virchow 根据光镜下细胞形态来划分肿瘤是骨肿瘤最早的分类。较为系统分类是Ewing在 1939 年根据美国骨肿瘤登记处,17 年间2000 例临床病理资料,按细胞形态推断肿瘤来源而提出的分类。1956 年方先之提出的分类是国内最早的骨肿瘤分类标准。这个分类将骨肿瘤分为原发性和继发性两大类,原发者再分为骨组织肿瘤和骨附属组织肿瘤。后来又出现了天津医院修订的骨肿瘤分类标准。以后 Lichtenstein、Jaffe 和 Dahlim 都通过大量临床和病理组织学研究,重新命名一些新的骨肿瘤,形成进一步的骨肿瘤分类。

2. 1972 年世界卫生组织委托 Schajowicz 领衔编写了 WHO 骨肿瘤分类(表 4-1-1)。以组织学为研究方法,以肿瘤细胞的形态和组织来源为分类依据,对骨肿瘤分门别类。在九大类型中,除真性肿瘤外,还包括类肿瘤性疾病。其中在成骨性、成软骨性和其他结缔组织肿瘤类中又分良、恶性。脉管肿瘤在良、恶性之间又分出了中间性。但此分类总体仍比较笼统。增加类肿瘤性疾病,完全是为了鉴别诊断。该分类的最大贡献在于跳出了单纯形态学分类的圈子,强调了肿瘤细胞的来源。

表 4-1-1　1972 年 WHO 骨肿瘤分类

| 组织来源 | 良性 | 中间性 | 恶性 |
|---|---|---|---|
| 1. 成骨性肿瘤 | (1) 骨瘤<br>(2) 骨样骨瘤<br>(3) 成骨细胞瘤 | | (1) 骨肉瘤(骨源肉瘤)<br>(2) 皮质旁骨肉瘤(骨旁骨肉瘤) |
| 2. 成软骨性肿瘤 | (1) 软骨瘤<br>(2) 骨软骨瘤(外生骨疣)<br>(3) 成软骨细胞瘤<br>(4) 软骨黏液样纤维瘤 | | (1) 软骨肉瘤<br>(2) 皮质旁软骨肉瘤<br>(3) 间叶性软骨肉瘤 |
| 3. 骨巨细胞瘤(破骨细胞瘤) | | | |
| 4. 骨髓肿瘤 | | | (1) 尤文肉瘤<br>(2) 骨网织细胞肉瘤<br>(3) 骨淋巴肉瘤<br>(4) 骨髓瘤 |

续表

| 组织来源 | 良性 | 中间性 | 恶性 |
|---|---|---|---|
| 5. 脉管肿瘤 | （1）血管瘤<br>（2）淋巴管瘤<br>（3）血管球瘤 | （1）血管内皮瘤<br>（2）血管外皮瘤 | （1）血管肉瘤 |
| 6. 其他结缔组织肿瘤 | （1）成纤维性纤维瘤<br>（2）脂肪瘤 | | （1）纤维肉瘤<br>（2）脂肪肉瘤<br>（3）恶性间叶瘤<br>（4）未分化肉瘤 |
| 7. 其他肿瘤 | （1）神经鞘瘤<br>（2）神经纤维瘤 | | （1）脊索瘤<br>（2）长骨"牙釉质瘤" |
| 8. 未分化肿瘤 | | | |

9. 瘤样病变

（1）孤立性骨囊肿（单纯性骨囊肿）

（2）动脉瘤样骨囊肿

（3）近关节性骨囊肿

（4）干骺端纤维性缺陷（非骨化性纤维瘤）

（5）嗜伊红肉芽肿

（6）纤维结构不良

（7）"骨化性肌炎"

（8）甲状旁腺功能亢进性"棕色瘤"

　　3. 1983 年,我国骨肿瘤学者在长春召开了骨肿瘤专题座谈会,通过了中国的骨肿瘤分类标准（表 4-1-2）。这个分类根据大量临床、病理材料的观察与分析,以及应用电子显微镜、组织化学、组织培养等技术深入研究,对骨肿瘤的组织来源及其分化都不断取得新的认识。对于很难划分良性与恶性,具有潜在恶性或低度恶性的肿瘤称为中间性,反映了一些肿瘤分化程度的差异,可以比较客观、有效地预测和认识各类骨肿瘤的生物学行为。

**表 4-1-2　1983 年长春会议骨肿瘤分类**

| 组织来源 | 良性 | 中间性 | 恶性 |
|---|---|---|---|
| 1. 骨来源 | （1）骨瘤<br>（2）骨样骨瘤<br>（3）良性骨母细胞瘤 | | （1）骨肉瘤<br>（2）皮质旁骨肉瘤<br>（3）恶性骨母细胞瘤 |
| 2. 软骨来源 | （1）骨软骨瘤<br>（2）软骨瘤<br>（3）良性软骨母细胞瘤<br>（4）软骨黏液样纤维瘤 | 透明细胞软骨肉瘤 | （1）软骨肉瘤<br>（2）间充质软骨肉瘤<br>（3）未分化软骨肉瘤<br>（4）恶性软骨母细胞瘤<br>（5）恶性软骨黏液样纤维瘤 |
| 3. 纤维来源 | （1）成纤维性纤维瘤<br>（2）骨化性纤维瘤<br>（3）非骨化性纤维瘤 | | （1）纤维肉瘤 |
| 4. 组织细胞或纤维组织来源 | （1）良性纤维组织细胞瘤<br>（2）骨巨细胞瘤Ⅰ级 | 骨巨细胞瘤Ⅱ级 | （1）恶性纤维组织细胞瘤<br>（2）骨巨细胞瘤Ⅲ级 |

续表

| 组织来源 | 良性 | 中间性 | 恶性 |
|---|---|---|---|
| 5. 骨髓来源 | | | （1）骨髓瘤<br>（2）尤文肉瘤<br>（3）恶性淋巴瘤<br>Hodgkin 病<br>非 Hodgkin 病性淋巴瘤 |
| 6. 脉管来源 | （1）血管瘤<br>（2）淋巴管瘤<br>（3）血管球瘤 | 血管内皮细胞瘤<br>侵袭性血管外皮细胞瘤 | （1）血管肉瘤<br>（2）恶性血管外皮细胞瘤 |
| 7. 神经来源 | （1）神经鞘瘤<br>（2）神经纤维瘤<br>（3）节神经瘤 | | （1）恶性神经鞘瘤 |
| 8. 脂肪来源 | （1）脂肪瘤 | | （1）脂肪肉瘤 |
| 9. 脊索来源 | | | （1）脊索瘤 |
| 10. "上皮包涵性"来源 | | | （1）长骨"釉质器瘤"<br>（2）长骨"滑膜肉瘤"<br>（3）长骨"基底细胞癌" |
| 11. 间充质或混合充质来源 | （1）良性间充质瘤 | | （1）恶性间充质瘤 |
| 12. 其他来源 | | | （1）骨的横纹肌肉瘤<br>（2）骨的平滑肌肉瘤<br>（3）骨的腺泡状肉瘤 |

13. 瘤样病变：

（1）孤立性骨囊肿

（2）动脉瘤样骨囊肿

（3）纤维结构不良

（4）组织细胞增生症 X（Langerhans 细胞肉芽肿症）

 嗜酸性肉芽肿

 Hand-Schuller-Christian 病

 Letterer-Siwe 病

（5）甲状旁腺功能亢进性"棕色瘤"

4. 1993 年 WHO 再次委托 Schajowicz 领衔与 9 个国家的病理学者归纳、总结了 20 多年来的研究进展，收入了大量的新发现和研究成果，编写了第 2 版骨肿瘤分类（表 4-1-3）。与第 1 版对照，原则上没有大的变化，但对一些瘤种进行了细化。如骨肉瘤，第 1 版仅分为原发性骨肉瘤和骨旁骨肉瘤，而第 2 版出现了 7 个亚型，中心性（髓性）骨肉瘤 4 个亚型，表面骨肉瘤 3 个亚型。还增加了一些新认识的瘤种，如骨髓肿瘤中的骨原始神经外胚瘤和恶性纤维组织细胞瘤等。在定性方面，除未分化类肿瘤未指出具体的肿瘤和骨巨细胞瘤未定性外，其余 6 大类均分为良性和恶性。而中间性属性，在原脉管肿瘤

的基础上，成骨类肿瘤增加了侵袭性骨母细胞瘤，其他结缔组织类增加了韧带样纤维瘤。第 2 版大大丰富了第 1 版分类的内容，临床应用价值增加。

5. 2002 年 WHO 骨肿瘤的第 3 版问世，147 个作者参加了相关论文的撰写，其中 42 个学者参加了在法国 Lyon 举行的工作会议，大约涉及了 29 个国家和地区。第 3 版分类法在分类的依据和认识方面有了重要的进步。在组织学类型出现重要进展的基础上，进入了遗传学领域。几乎每一篇文献均包括遗传学内容，增加了许多遗传学方面的认识和研究成果。认为大多数肿瘤存在各种染色体异常。这些染色体变异的发生、发展大多经过两个过程：①异常

**表 4-1-3　1993 年 WHO 骨肿瘤分类**

| 组织来源 | 良性 | 中间性 | 恶性 |
|---|---|---|---|
| 1. 成骨性肿瘤 | 骨瘤<br>骨样骨瘤和骨母细胞瘤<br>骨样骨瘤<br>骨母细胞瘤 | 侵袭性(恶性)骨母细胞瘤 | 骨肉瘤<br>中心性(髓性)骨肉瘤<br>　普通性中心性骨肉瘤<br>　毛细血管扩张性中心性<br>　　骨肉瘤<br>　骨内高分化骨肉瘤<br>　圆形细胞骨肉瘤<br>表面骨肉瘤<br>　骨旁(近皮质)骨肉瘤<br>　骨膜骨肉瘤<br>　高度恶性表面骨肉瘤 |
| 2. 成软骨性肿瘤 | 软骨瘤<br>内生软骨瘤<br>骨膜(近皮质)软骨瘤<br>骨软骨瘤<br>孤立性骨软骨瘤<br>多发性遗传性骨软骨瘤<br>软骨母细胞瘤<br>软骨黏液样纤维瘤 |  | 软骨肉瘤<br>　近皮质(骨膜)软骨肉瘤<br>　间叶性软骨肉瘤<br>　去分化软骨肉瘤<br>　透明细胞软骨肉瘤<br>恶性软骨母细胞瘤 |
| 3. 骨巨细胞瘤(破骨细胞瘤) |  |  |  |
| 4. 骨髓肿瘤 |  |  | 尤文肉瘤<br>骨原始神经外胚层瘤<br>恶性淋巴瘤<br>骨髓瘤 |
| 5. 脉管肿瘤 | 血管瘤<br>淋巴管瘤<br>血管球瘤 | 血管内皮瘤<br>血管外皮瘤 | 血管肉瘤<br>恶性血管外皮瘤 |
| 6. 其他结缔组织肿瘤 | 良性纤维组织细胞瘤<br>脂肪瘤 | 韧带样纤维瘤(硬纤维瘤) | 纤维肉瘤<br>恶性纤维组织细胞瘤<br>脂肪肉瘤<br>恶性间叶瘤<br>平滑肌肉瘤<br>未分化肉瘤 |
| 7. 其他肿瘤 | 神经鞘瘤<br>神经纤维瘤 |  | 脊索瘤<br>长骨成釉细胞瘤 |

8. 未分化肿瘤

9. 瘤样病变

（1）孤立性骨囊肿

（2）干骺端纤维性缺陷(非骨化性纤维瘤)

（3）骨化性肌炎

（4）动脉瘤样骨囊肿

（5）嗜酸性肉芽肿(孤立性)

（6）甲状旁腺功能亢进性棕色瘤

（7）巨细胞修复性肉芽肿

（8）近关节骨囊肿

（9）纤维结构不良和骨纤维结不良(骨化纤维瘤)

（10）骨内表皮样骨囊肿

的体细胞变异,产生一个无限制生长并具有侵略性的细胞;②病理性增生,从单细胞发展到多细胞肿瘤。因此这个分类已经超越了肿瘤细胞形态和来源的分类,是一个立体的多元佐证的分类。由于认识领域的拓展和传统的组织学领域的研究成果,对一些肿瘤的传统认识也出现了重要的修正。

第 3 版将骨肿瘤分为 15 大类(表 4-1-4),基本保持了第 2 版的内容,删去了恶性软骨母细胞瘤、恶性间叶瘤、未分化肉瘤和侵袭性骨母细胞瘤。骨肉瘤从 7 个亚型修正到 8 个,而普通骨肉瘤变为具有 3 个亚型的最多见的类型。骨巨细胞瘤在 WHO 骨肿瘤分类第 1、2 版中均未定性,而在第 3 版中明确分为骨巨细胞瘤(交界性)和恶性骨巨细胞瘤。第 2 版的其他结缔组织肿瘤类,罗列了多种不同组织来源或来源不清的肿瘤,第 3 版大多给予了明确分类。其他结缔组织肿瘤类被分为:纤维来源的肿瘤、纤维组织细胞性肿瘤、平滑

肌肿瘤和脂肪源性肿瘤。第 1、2 版骨髓肿瘤类 4 个肿瘤维持了 30 年,第 3 版中把浆细胞骨髓瘤和恶性淋巴瘤归为造血系统肿瘤。把 Ewing 肉瘤和原始神经外胚叶瘤从骨髓肿瘤中剔除,独立成类称 Ewing 肉瘤/原始神经外胚叶肿瘤。将第 2 版的瘤样病变在第 3 版称其他病变,其中增加了胸壁错构瘤和脂肪肉芽肿病,而骨化性肌炎、巨细胞型肉芽肿、甲状旁腺功能亢进性棕色瘤及一些特殊类型的囊肿均被删除。第 3 版与第 2 版 WHO 骨肿瘤分类相比较,增加了 6 个类型:纤维性肿瘤、纤维组织细胞肿瘤、平滑肌肿瘤、脂肪源性肿瘤、神经源性肿瘤和关节病变。按照上述分类方案,绝大多数骨肿瘤不是良性就是恶性,但少数肿瘤则表现出交界性病变特点,比如巨细胞瘤及 Langerhans 组织细胞增生症。此外,一些良性的骨肿瘤及病变具有恶变的倾向,例如:多发性软骨瘤病,纤维结构不良以及骨纤维结构不良等,应该引起注意。

表 4-1-4 2002 年版 WHO 骨肿瘤组织学分类

| 肿瘤名称 | ICD-O 编码/生物学行为 | 肿瘤名称 | ICD-O 编码/生物学行为 |
|---|---|---|---|
| **软骨性肿瘤** | | 成纤维细胞性骨肉瘤 | 9182/3 |
| 骨软骨瘤 | 9210/0 | 骨母细胞性骨肉瘤 | 9180/3 |
| 软骨瘤 | 9220/0 | 血管扩张型骨肉瘤 | 9183/3 |
| 内生性软骨瘤 | 9220/0 | 小细胞性骨肉瘤 | 9185/3 |
| 骨膜软骨瘤 | 9221/0 | 低级别中央型骨肉瘤 | 9187/3 |
| 多发性软骨瘤病 | 9220/1 | 继发性骨肉瘤 | 9180/3 |
| 软骨母细胞瘤 | 9230/0 | 骨旁骨肉瘤 | 9192/3 |
| 软骨黏液样纤维瘤 | 9241/0 | 骨膜骨肉瘤 | 9193/3 |
| 软骨肉瘤 | 9220/3 | 高级别骨表面骨肉瘤 | 9194/3 |
| 中央型软骨肉瘤原发性、继发性 | 9220/3 | **纤维性肿瘤** | |
| 周围型软骨肉瘤 | 9221/3 | 促结缔组织增生性纤维瘤 | 8823/0 |
| 去分化软骨肉瘤 | 9243/3 | 纤维肉瘤 | 8810/3 |
| 间叶性软骨肉瘤 | 9240/3 | **纤维组织细胞性肿瘤** | |
| 透明细胞软骨肉瘤 | 9242/3 | 良性纤维组织细胞瘤 | 8830/0 |
| **骨性肿瘤** | | 恶性纤维组织细胞瘤 | 8830/3 |
| 骨样骨瘤 | 9191/0 | **Ewing 肉瘤/原始神经外胚叶肿瘤** | |
| 骨母细胞瘤 | 9200/0 | Ewing 肉瘤 | 9260/3 |
| 骨肉瘤 | 9180/3 | **淋巴造血系统肿瘤** | |
| 普通型骨肉瘤 | 9181/3 | 浆细胞骨髓瘤 | 9732/3 |
| 软骨母细胞性骨肉瘤 | 9181/3 | 恶性淋巴瘤 | 9590/3 |

续表

| 肿瘤名称 | ICD-O 编码/<br>生物学行为 | 肿瘤名称 | ICD-O 编码/<br>生物学行为 |
|---|---|---|---|
| **巨细胞性肿瘤** | | 神经鞘瘤 | 9560/0 |
| 巨细胞瘤 | 9250/1 | **其他肿瘤** | |
| 恶性巨细胞瘤 | 9250/3 | 成釉细胞瘤 | 9261/3 |
| **脊索肿瘤** | | 转移性恶性肿瘤 | |
| 脊索瘤 | 9370/3 | **其他病变** | |
| **血管肿瘤** | | 动脉瘤样骨囊肿 | |
| 血管瘤 | 9120/0 | 单纯性骨囊肿 | |
| 血管肉瘤 | 9120/3 | 纤维结构不良 | |
| **平滑肌肿瘤** | | 骨纤维结构不良 | |
| 平滑肌瘤 | 8890/0 | Langerhans 组织细胞增生症 | 9751/1 |
| 平滑肌肉瘤 | 8890/3 | Erdheim-Chester 瘤 | |
| **脂肪源性肿瘤** | | 胸壁错构瘤 | |
| 脂肪瘤 | 8850/0 | **关节病变** | |
| 脂肪肉瘤 | 8850/3 | 滑膜软骨瘤病 | 9220/0 |
| **神经源性肿瘤** | | | |

注:表右侧所列为肿瘤国际分类的形态学编码(Morphology code of the international Classification of Oncology),简称 ICD-O 编码。斜线后为肿瘤的生物学行为,/0 为良性肿瘤,/1 为非特异性、交界性或不能确定生物学行为,/2 为原位癌和上皮内瘤变 3 级,/3 为恶性肿瘤

6. 2013 年 WHO 骨肿瘤分类第 4 版问世。时隔 11 年,第 4 版在第 3 版的基础上,将骨肿瘤分为 12 大类(表 4-1-5),删去了第 3 版的神经源性肿瘤类,将第 3 版的 Ewing 肉瘤和其他肿瘤这两类归入第 4 版未明确肿瘤性质的肿瘤一类,将第 3 版的关节病变滑膜软骨瘤病归入第 4 版的软骨源性肿瘤类,这样就由第 3 版的 15 大类减少到第 4 版的 12 大类。第 4 版完善了部分原有病种的内容,更加明确了某些肿瘤的生物学行为,同时增加 12 个新病种:骨软骨黏液瘤、甲下外生骨疣、奇异性骨旁骨软骨瘤样增生、骨瘤、骨的孤立性浆细胞瘤、小骨的巨细胞病变、良性脊索样细胞瘤、上皮样血管瘤、上皮样血管内皮瘤、Rosai-Dorfman 病、巨颌症、Li-Fraumeni 综合征。将"恶性纤维组织细胞瘤"更名为"未分化高级别多形性肉瘤";将"胸壁错构瘤"更名为"软骨间叶性错构瘤";将"先天性和遗传性综合征"更名为"肿瘤综合征"。删去了神经鞘膜瘤、转移性肿瘤和家族性腺瘤性息肉病。

**表 4-1-5 2013 年版 WHO 骨肿瘤组织学分类**

| 肿瘤名称 | ICD-O 编码/<br>生物学行为 | 肿瘤名称 | ICD-O 编码/<br>生物学行为 |
|---|---|---|---|
| **软骨源性肿瘤** | | 奇异性骨旁骨软骨瘤样增生 | 9212/0 |
| 骨软骨瘤 | 9210/0 | 滑膜软骨瘤病 | 9220/0 |
| 软骨瘤 | 9220/0 | 软骨黏液样纤维瘤 | 9241/0 |
| 内生软骨瘤 | 9220/0 | 非典型软骨样肿瘤/软骨肉瘤(Ⅰ级) | 9222/1 |
| 骨膜软骨瘤 | 9221/0 | 软骨母细胞瘤 | 9230/1 |
| 骨软骨黏液瘤 | 9211/0 | 软骨肉瘤(Ⅱ级,Ⅲ级) | 9220/3 |
| 甲下外生性骨疣 | 9213/0 | 去分化软骨肉瘤 | 9243/3 |

续表

| 肿瘤名称 | ICD-O 编码/生物学行为 | 肿瘤名称 | ICD-O 编码/生物学行为 |
|---|---|---|---|
| 间叶性软骨肉瘤 | 9240/3 | **脊索样肿瘤** | |
| 透明细胞软骨肉瘤 | 9242/3 | 良性脊索样细胞瘤 | 9370/0 |
| **骨源性肿瘤** | | 脊索瘤 | 9370/3 |
| 骨瘤 | 9180/0 | **血管性肿瘤** | |
| 骨样骨瘤 | 9191/0 | 血管瘤 | 9120/0 |
| 骨母细胞瘤 | 9200/0 | 上皮样血管瘤 | 9125/0 |
| 低级别中心型骨肉瘤 | 9187/3 | 上皮样血管内皮瘤 | 9133/3 |
| 普通型骨肉瘤 | 9180/3 | 血管肉瘤 | 9120/3 |
| 成软骨型骨肉瘤 | 9181/3 | **肌源性肿瘤** | |
| 成纤维型骨肉瘤 | 9182/3 | 骨的平滑肌瘤 | 8890/0 |
| 成骨型骨肉瘤 | 9180/3 | 骨的平滑肌肉瘤 | 8890/3 |
| 毛细血管扩张型骨肉瘤 | 9183/3 | **脂肪源性肿瘤** | |
| 小细胞骨肉瘤 | 9185/3 | 骨的脂肪瘤 | 8850/0 |
| 继发性骨肉瘤 | 9184/3 | 骨的脂肪肉瘤 | 8850/3 |
| 骨旁骨肉瘤 | 9192/3 | **未明确肿瘤性质的肿瘤** | |
| 骨膜骨肉瘤 | 9193/3 | 单纯性骨囊肿 | |
| 高级别表面骨肉瘤 | 9194/3 | 纤维结构不良 | 8818/0 |
| **纤维源性肿瘤** | | 骨性纤维结构不良 | |
| 骨的促结缔组织增生性纤维瘤 | 8823/1 | 软骨间叶性错构瘤 | |
| 骨的纤维肉瘤 | 8810/3 | Rosai-Dorfman 病 | |
| **纤维组织细胞性肿瘤** | | 动脉瘤样骨囊肿 | 9260/0 |
| 良性纤维组织细胞瘤/非骨化性纤维瘤 | 8830/0 | 朗格汉斯细胞组织细胞增多症 | |
| **造血系统肿瘤** | | 单骨性 | 9752/1 |
| 浆细胞骨髓瘤 | 9732/3 | 多骨性 | 9753/1 |
| 骨的孤立性浆细胞瘤 | 9731/3 | Erdheim-Chester 病 | 9750/1 |
| 骨的原发性非霍奇金淋巴瘤 | 9591/3 | **杂类肿瘤** | |
| **富于巨细胞的破骨细胞肿瘤** | | 尤文肉瘤 | 9364/3 |
| 小骨的巨细胞病变 | | 釉质瘤 | 9261/3 |
| 骨的巨细胞肿瘤 | 9250/1 | 骨的未分化高级别多形性肉瘤 | 8830/3 |
| 骨巨细胞瘤内的恶性 | 9250/3 | | |

注：表右侧所列为肿瘤国际分类的形态学编码（Morphology code of the International Classification of Oncology），简称 ICD-O 编码。斜线后为肿瘤的生物学行为，/0 为良性肿瘤，/1 为非特异性、交界性或不能确定生物学行为，/2 为原位癌和上皮内瘤变 3 级，/3 为恶性肿瘤

（1）原有病种内容的更新：新版 WHO 骨肿瘤分类能引用更多、更新的文献，从而使肿瘤的内容得以更新，例如肿瘤细胞遗传学异常、免疫表型和预后的更新等。以普通性骨肉瘤为例，在相关的遗传学改变上，丰富了基因组分析信息、增加了 3q13 等位基因突变和缺失、6p12-21 扩增、8q 扩增和获得、染色体突变性断裂重组等内容；增加了普通性骨肉瘤的超微结构特征，如瘤细胞富含扩大的粗面内质网

和显著的高尔基复合体等;更新了预后,如由于多药化疗的应用,高级别骨肉瘤的预后已大大改善,70%的患者能长期生存等。在免疫表型上,最值得提及的更新是,MDM2 和 CDK4 两个标志物在低级别中央型骨肉瘤与骨旁骨肉瘤中表达,而其他相似的良性纤维-骨性病变中不表达,这有助于两种低级别骨肉瘤的诊断和鉴别诊断。

(2) 骨肿瘤分级的更新:骨肿瘤生物学行为差异很大,组织学分级的目的是预测其预后。与第3版相比较,新分类明确将骨肿瘤分为良性、局部侵袭中间型、偶有转移中间型和恶性共4组。

良性:局部复发能力有限,即使复发也是非破坏性的,几乎总是能通过完整局部切除或刮除治愈的一组肿瘤。

中间型(局部侵袭):呈浸润性、局部破坏性生长,术后常局部复发的一组肿瘤。该类肿瘤无明确转移的证据,但要求局部切除的范围需带肿瘤周围正常组织。这类肿瘤包括:软骨肉瘤I级、软骨黏液样纤维瘤、骨母细胞瘤、骨的促结缔组织增生性纤维瘤、动脉瘤性骨囊肿、朗格汉斯组织细胞增生症和 Erdheim-Chester 病。

中间型(偶有转移):除了具有局部侵袭能力外,偶尔会发生转移,转移的危险性<2%,但基于组织学形态难以预测的一组肿瘤。这组肿瘤包括:骨巨细胞瘤、软骨母细胞瘤、骨上皮样血管瘤。

恶性:除了具有局部破坏性生长和复发能力外,还具有明显远处转移的能力的一组肿瘤。骨源性肉瘤被明确分级(表4-1-6)。

表 4-1-6　骨的肉瘤分级

| I 级 | II 级 | III 级 |
| --- | --- | --- |
| 骨旁骨肉瘤 | 骨膜骨肉瘤 | 普通性骨肉瘤 |
| | | 毛细血管扩张性骨肉瘤 |
| 低级别中央性骨肉瘤 | 软骨肉瘤 II 级 | 小细胞骨肉瘤 |
| | | 继发性骨肉瘤 |
| 软骨肉瘤 I 级 | 脊索瘤 | 高级别骨表面骨肉瘤 |
| | | 未分化高级别多形性肉瘤 |
| 透明细胞软骨肉瘤 | 尤文肉瘤 | |
| | 软骨肉瘤 III 级 | |
| | 去分化软骨肉瘤 | |
| | 间叶性软骨肉瘤 | |
| | 去分化脊索瘤 | |
| | 恶性骨巨细胞瘤 | |

(3) 新增病种简介:

骨的孤立性浆细胞瘤(solitary plasmacytoma of bone,SPB;ICD-O 编码 973/1):SPB 与浆细胞骨髓瘤(PCM)相比,相同的是两者均为骨髓源性浆细胞克隆性肿瘤性增生,但不同的是 SPB 病变以单中心、局部骨皮质破坏为特征。其诊断标准为:①血清和(或)尿中无或仅有少量 M 蛋白;②仅有单灶骨质破坏;③除了孤立性骨的病变,无终末器官损害。SPB 发病中位年龄 55 岁,最常累及脊椎骨,其次为肋骨、颅骨、骨盆和股骨。病理检查:肿瘤的镜下形态和瘤细胞免疫表型均与 PCM 相似。预后:大多数 SPB 最终进展为 PCM,10 年生存率为 40% ~ 50%。

小骨的巨细胞病变(giant cell lesion of the small bones):又称巨细胞修复性肉芽肿,是一类罕见的纤维性瘤样病变,伴有出血、含铁血黄素沉积、不规则分布的多核巨细胞和反应性骨形成。约50%发生于 30 岁之前。病变主要累及手足骨,掌骨比腕骨和跗骨更常见,影像学上,表现境界清楚的干骺端/骨干膨胀性溶骨性改变,偶尔延伸至骨骺,但当骺板软骨未闭合时发生在干骺端/骨干病变不会穿透骺软骨累及骨骺,病理检查:典型者病变呈灰褐色或棕色,有砂粒感,易碎,常见出血。镜下观察:主要由 3 种成分构成:纤维母/肌纤维母细胞、破骨细胞样巨细胞和反应性骨。纤维母/肌纤维母细胞无异型性,核分裂象易见,但无不典型核分裂象;破骨细胞样巨细胞核的数量比巨细胞瘤者少,15% ~ 50% 与刮除术后复发,但经再治疗后可治愈。

良性脊索细胞瘤(benign notochordal cell tumour,

BNCT;ICD-O 编码 9370/0):一种显示脊索分化的良性肿瘤,又称巨大脊索残余(giant notochordal rest,GNR)、脊索性错构瘤(notochordal hamartoma,NH)或颅内碟枕脊索瘤(ecchordosis physaliphora spheno-occipitalis,EPS)。病理检查:EPS 为位于斜坡的息肉样病变,胶冻样,大小为 1~2cm;其他 BNCT 均位于骨内,平均大小为 2mm×4mm,GNR 能累及整个椎体。镜下观察:BNCT 境界清楚,与脊索瘤相比,无分叶状结构、纤维条带、细胞外黏液性基质、脉管系统和坏死(据此可与脊索瘤区别),瘤细胞无异型性,胞质呈空泡状,核圆形或卵圆形,居中或偏位,有小核仁,瘤细胞相似成熟的脂肪细胞;空泡少的瘤细胞,胞质内可能有玻璃样小球;无核分裂象;肿瘤内常有被包绕的骨髓岛。病变周围有骨硬化现象,BNCT 也许毗邻脊索瘤。EPS 的形态与 BNCT 者相似。免疫表型:与脊索瘤一样,可表达 S-100 蛋白、上皮细胞膜抗原(EMA)、AE1/AE3、CAM5.2 等。临床预后呈良性经过。

上皮样血管内皮瘤(epithelioid haemangioendo-thelioma,ICD-O 编码 9133/3):骨的上皮样血管内皮瘤与软组织者 ICD-O 编码、病理形态、免疫表型、遗传学改变均相同,生物学行为亦相似,故两者属同一肿瘤,与第 3 版软组织分类中的病变相比,主要变化是细胞遗传学的更新,即补充了 3 个分子融合转录变型:WWTRI 第 3 或第 4 号外显子与 CAMTA 第 8 或第 9 号外显子的融合(WWTRI-CAMTAI)。任何骨均可受累,但 50%~60% 累及长管状骨,其次为盆骨、肋骨和脊柱,50%~64% 为多灶性。影像学上表现为境界清楚或不清楚的溶骨性破坏,也可能表现为膨胀性和骨皮质侵蚀性破坏。肿瘤细胞不仅血管性肿瘤标记物 CD$_{31}$、CD$_{34}$ 和 FⅧRag 阳性,而且 CK 阳性。

WHO 骨肿瘤分类是全球医学界的共同语言,实用而科学,从 1972 年第 1 版到 2013 第 4 版,逐渐明确一些模糊概念,明确一些分类,不断增减,重新认识又重新组合分类,每次新版的内容总是较前版丰富,相信随着医学的发展,以后的 WHO 骨肿瘤分类一定会更加科学、更加完善。任何一种分类法都有一定的片面性,不能把复杂的各种骨肿瘤的特性完全正确的反映出来,不完全正确的地方有待病理科、骨科和肿瘤科的有志之士后继研究。随着科学的发展,认识的提高,总会有新肿瘤的命名,肿瘤概念的更新,新的分型和亚型的出现,分类不断进步,只有在临床科研工作中不断实践、不断总结,不断提高对骨肿瘤的认识与诊治水平,才能使骨肿瘤分类更符合临床实际。

# 第二节　骨肿瘤外科分期

Enneking 外科分期依据以下相互关系的 3 种因素:分级(grade,G)、部位(site,T)、转移(metastasis,M)。每一个因素按顺序分层组合,将对预后和治疗产生重要影响。

## 一、外科分期的要素

### (一)组织分级

组织分级是对肿瘤的生物学浸润行为的评价,根据肿瘤的良、恶性及其程度的分级,共分为 G$_0$、G$_1$、G$_2$ 3 期,各期的特点如下。

G$_0$ 期:为良性。组织学特征:良性细胞学行为,细胞分化良好,低至中度的细胞基质比。影像学特征:病变边缘有完整、明确的包膜包被。临床特点:主要发生在青少年和青年,包膜完整,反应区没有卫星结节,没有跳跃转移,极少有远隔转移,生长率不一。

G$_1$ 期:为低度恶性。组织学特征:有丝分裂象少,中度分化,基质较少。影像学特征:有缓慢的浸润性表现。临床特点:生长慢,反应区卫星结节,没有跳跃转移,偶尔有远处转移。

G$_2$ 期:为高度恶性。组织学特征:有丝分裂象多见,分化不良,稀疏和不成熟的基质。细胞学特征:畸变、多染色质、多型性。影像学特征:破坏侵袭性明显。临床特点:生长快,症状重,卫星结节和跳跃性转移并存,常发生局部和远处转移。

G$_0$ 期良性病变的行为具有潜伏性、活跃性和浸润性,其组织学特性不能很好地说明其行为,但影像学改变、分期研究和临床表现却能预测 G$_0$ 期的病变。G$_1$ 期低度恶性肉瘤的组织学特征与高度恶性肉瘤在组织背景上有明显的区别,影像学和临床表现能够支持和确定细胞学上的差异。但是,单纯从组织学上很难区别 G$_0$ 和 G$_1$ 期的病变。在许多病例中,影像学特别是分期研究比组织学应用得多。

通过流式细胞仪对细胞 DNA 含量进行定量分析,是评价分级的有效方法。各自的细胞核用特异性荧光 DNA 染色,应用荧光测量计很快测出 DNA 浓度。正常细胞是二倍体的,$G_1$ 期病变染色体有大量的复制(四倍体);$G_2$ 期有大量异常的四倍体和异常的细胞基线(非倍数染色体),提示为高度恶性肿瘤。这些有关倍体与预后的相关性在其他类的肿瘤也是一致的,说明了这种方法对结缔组织肿瘤的分级是很有帮助的。

脊柱肿瘤的分级同其他肿瘤一样,应用临床、影像学和组织学密切结合的标准。例如,多数脊柱脊索瘤归类于 $G_1$ 期分级,但随访发现较多病例能够迅速升至 $G_2$ 期,特别是在数次的复发之后。

**(二)发病部位**

肿瘤的发病部位与其预后和外科治疗的选择有直接的关系。肿瘤的发病部位有 $T_0$、$T_1$、$T_2$ 三个层次,这些层次是由肿瘤的临床表现和影像学表现决定的。分期研究(核素扫描、血管造影、CT、MRI、超声、脊髓造影等)对术前评价发病部位有重要的价值。各自的特点如下。

$T_0$:肿瘤限制在囊内,没有超出肿瘤间隔的边界,当肿瘤的包膜和(或)间隔发生变形和破坏前,肿瘤和包膜外的组织保持不相接触。

$T_1$:肿瘤病变范围超出囊外,包括在反应区内直接的浸润和孤立的卫星结节,但是病变的范围未穿透所有的间隔,包括骨皮质、关节软骨、关节囊、致密

纤维组织筋膜、韧带或腱鞘等。也就是说,$T_1$ 是指病变和它的假膜均在间室内。如果肿瘤在间隔内,而反应区伸出间隔外,就属于间室外。

$T_2$:肿瘤超出间隔进入没有纵向边界空间的病变,称为间室外或 $T_2$。间室外组织受累的原因可能是既往已经发生的病变,也可能是由外伤或手术引起的囊外转移。肿瘤及其反应区累及神经血管束的均称为间隔外病变。

**(三)肿瘤的转移**

在大多数恶性肿瘤分期中,都把肿瘤转移分为区域性转移(N,淋巴结)和远处转移(M),因为这两处的转移在预后和治疗上有显著的差异。对于肉瘤来说,无论是局部的淋巴转移还是远处转移,都一样具有较差的预后,二者均称为远处转移(M)。转移只分 2 个层面:$M_0$ 和 $M_1$。$M_0$ 是指没有区域性或远处转移,$M_1$ 是指有区域性或远处转移。

## 二、良、恶性肿瘤的外科分期标准

外科分期是由 GTM 联合组成,良性肿瘤的不同分期由 1、2、3 表示,分别代表非活动性、活动性、侵袭性。恶性肿瘤不同分期由不同恶性程度的 Ⅰ、Ⅱ、Ⅲ 期组成,分别代表低度恶性、高度恶性、转移,每期按有无转移、位于间室内或间室外而再分为 2 种不同类型。A 为间室内的肿瘤,B 为间室外的肿瘤(表 4-2-1)。

表 4-2-1　外科分期标准

| 类别 | | 外科分期 | 分级(G) | 部位(T) | 转移(M) |
|---|---|---|---|---|---|
| 良性 | 1 期 | 非活动性 | $G_0$ | $T_0$ | $M_0$ |
| | 2 期 | 活动性 | $G_0$ | $T_0$ | $M_0$ |
| | 3 期 | 侵袭性 | $G_0$ | $T_{1-2}$ | $M_{0-1}$ |
| 恶性 | Ⅰ A | 低恶性、无转移、间室内 | $G_1$ | $T_1$ | $M_0$ |
| | Ⅰ B | 低恶性、无转移、间室外 | $G_1$ | $T_2$ | $M_0$ |
| | Ⅱ A | 高度恶性、无转移、间室内 | $G_2$ | $T_1$ | $M_0$ |
| | Ⅱ B | 高度恶性、无转移、间室外 | $G_2$ | $T_2$ | $M_0$ |
| | Ⅲ A | 低/高度恶性、有转移、间室内 | $G_{1-2}$ | $T_1$ | $M_1$ |
| | Ⅲ B | 低/高度恶性、有转移、间室外 | $G_{1-2}$ | $T_2$ | $M_1$ |

**(一)良性肿瘤的外科分期**

1 期:良性肿瘤在行囊内切除(刮除或咬除)后复发率很低,因为它们有同时愈合的自然史,如单发性囊肿和软骨瘤等。这些肿瘤的行为是非活动性

的,即使在保证不增加死亡率和肢残率的情况下,采取更保险的大块切除或边界切除的方法来达到低危险的边界,对 1 期病变来说亦是不必要的。

2 期:活跃性肿瘤在囊内切除后有明显的复发

率,如果进行界面性大块切除,可以大大降低复发率。因为活动性病变局限在囊内($T_0$),在囊外的反应区切除肿瘤,几乎不会在边界上残存肿瘤。由于囊内切除存在复发的危险,所以在囊内切除之后必须考虑到采用非手术的辅助治疗方法,无论化疗还是放疗,对活动的有丝分裂细胞有效,但对 $G_0$ 期的良性病变作用是有限的,且有较大的副作用。辅助治疗方法,如酚、低渗盐水、局部抗菌剂、甲氨蝶呤和反复的冷冻疗法均会起到一定的作用。据有关文献报道,只有热疗导致肿瘤组织液化和冷冻引起肿瘤细胞的坏死是扩展外科界面的有效方法。以上方法均能引起数毫米的坏死,如果应用恰当,在 2 期肿瘤,同样能达到外科囊外或边界切除一样的降低复发率的效果。

3 期:侵袭性良性肿瘤具有囊外扩展的特性($T_1$甚至是 $T_2$),在囊外或边界切除后均具有较高的复发率。至少广泛反应区外的手术切除是降低复发的方法,当手术边界切除实施有困难时,采用有效的辅助方法也能奏效。边缘性切除加用放疗能有效地降低复发率,手术边界切除不能达到的肿瘤,可以采用联合治疗的方法。

脊柱良性肿瘤的分期与手术边界的结合与四肢良性肿瘤相同。脊柱 2 期肿瘤囊内边界切除复发的危险性与四肢肿瘤也是相同的。在脊柱良性肿瘤的复发与四肢不同的是它将导致神经功能障碍和脊柱不稳。在四肢可以用低温和热疗来扩大囊内切除的边界,但在脊柱,由于脊髓的存在,应用低温和热疗将变得很危险。

**(二)恶性肿瘤的外科分期**

ⅠA 期:低度恶性的 $G_1$ 期,局部侵袭性肿瘤在反应区有隐匿性浸润,并形成卫星结节,无论是囊外切除还是边缘性切除都有较高的复发率。由于肿瘤位于间隔内,所以广泛切除会降低复发率。治疗方式以广泛切除为佳。边缘性切除辅以有效的辅助治疗比单纯边缘切除大大降低了复发的危险性,选择有效的辅助治疗有时是较困难的。在软组织肿瘤中,辅助放疗能有效降低边缘切除的复发,但对骨骼肿瘤作用甚微。对于 $G_1$ 期肉瘤,化疗一直被认为是无效的,对辅助治疗的方法进行了大量的测试,均作用很小,并不能降低肉瘤广泛切除后的复发。

ⅠB 期:间室外的 $G_1$ 期肿瘤与间室内的肿瘤有不同的边界,间室外的肿瘤是难以达到边界的,在四肢将不得不采用截肢的方法或牺牲具有重要作用的血管、神经和关节等结构。界面手术结合辅助治疗在 ⅠB 期肿瘤的作用并不如 ⅠA 期肿瘤有效。间室外肿瘤一旦切除范围不充分,将会引起更大范围的隐匿性播散。截肢将是无奈的选择。在脊柱,由于解剖结构的特殊性,间隔外的肿瘤切除不可能达到边界,术后辅助治疗将是重要的措施。

ⅡA 期:具有高度恶性、极具破坏性的肿瘤很少是间室内的,且多伴有跳跃性转移,即便采用了根治性切除(通常对间室内肿瘤是很有效的)、根治性截肢或是广泛的边缘切除加有效的辅助治疗,仍不能降低肿瘤复发的危险性。软组织肉瘤通常是位于间室内,放疗可以使大部分组织类型的软组织肉瘤得到局部控制。相对于其他软组织肉瘤而言,横纹肌肉瘤对化疗极为敏感;化疗对一些骨骼肉瘤局部控制有一定的效果,如骨肉瘤和恶性纤维组织细胞瘤,但对其他组织来源的肿瘤作用甚微,如软骨肉瘤和纤维肉瘤。

ⅡB 期:根治性边缘切除对肿瘤局部病变的控制是最有效的,ⅡB 期四肢肿瘤的治疗常选择关节离断。但仍有微小病灶沿神经血管束向近端扩展,大范围的切除加辅助治疗的复发率很高,单纯大范围切除 ⅡB 期肿瘤的复发率达 40%~60%,在反应区加有效的辅助治疗可以使复发率降至 20%,通过骨的广泛切除加以辅助治疗可以使复发率降至 10%。

对于脊柱 Ⅰ 期和 Ⅱ 期肿瘤,要做到广泛性切除,往往要牺牲一部分神经功能。在评估治疗策略时,应考虑肿瘤的边界和随后的复发是困难的。综合以上原因,对于脊柱肿瘤的有效的治疗应该是:大范围的手术切除,以达到肿瘤治疗的足够的边界,有效的辅助治疗。

Ⅲ 期:为更好地治疗 Ⅲ 期肿瘤,在恰当地对原发肿瘤进行手术治疗的同时,对肺转移和其他的远处转移也进行有效的控制。除非对转移瘤的控制可以合理地预测,否则在广泛性或根治性切除会引起明显的死亡率和致残率增加的情况下应选择创伤小的治疗方法。根据原发瘤对化疗的敏感度,在切除肺转移灶和原发灶术后可进行有效的化疗。

## 三、外科分期与治疗方法的选择

手术切除所达到的有 4 种边界:囊内切除、边缘切除、广泛切除和根治性切除。

1. 囊内(病损内)切除 指病灶内手术,手术切除边界在肿瘤内,常残留病变,沾染暴露的组织平面。常用于诊断性切开活检,病灶刮除或碎块状切除,还包括姑息性囊内截肢术。

2. 边缘切除　指手术切除边界经反应区内,囊外做病损区整块切除的局部手术,常用于良性病损的切除、活检或剥壳手术,也用于恶性肿瘤姑息性的边缘截肢术或受解剖部位限制不能做更大范围的手术,此类手术可残留卫星结节和跳跃病灶。

3. 广泛切除　指手术切除边界经反应区 2cm 之外达正常组织,将病变假性包囊,以及肿瘤周围正常组织做袖套样整块切除,用于脊柱Ⅰ期和Ⅱ期肿瘤的切除,恶性肿瘤的保肢手术或广泛的间室内截肢术。此类手术可清除卫星灶,但可留下跳跃灶。

4. 根治切除　指手术切除边界在正常组织内,要求将肿瘤占位的整个间室全部切除,即包括病变、假性包囊、反应区以及整块骨、关节、肌肉。纵向包括受累骨骼的上下各一个关节,横向包括超过病变的筋膜间室或超出骨内病变的骨膜,理论上不留任何微细病变。该手术常用于恶性肿瘤的间室内、外的根治性局部切除或根治性超关节离断的截肢术(表 4-2-2)。

表 4-2-2　外科分期与治疗方式的选择

| 分期 | 组织分级(G) | 解剖部位(T) | 转移(M) | 手术方式及其他治疗 |
| --- | --- | --- | --- | --- |
| 良性 | | | | |
| 1 | $G_0$ | $T_0$ | $M_0$ | 病损内(囊内)切除 |
| 2 | $G_0$ | $T_0$ | $M_0$ | 病损内或边缘性切除加辅助治疗 |
| 3 | $G_0$ | $T_{1-2}$ | $M_{1-2}$ | 广泛或边缘性切除加辅助治疗 |
| 恶性 | | | | |
| ⅠA | $G_1$ | $T_1$ | $M_0$ | 广泛局部切除(保肢手术) |
| ⅠB | $G_1$ | $T_1$ | $M_0$ | 广泛切除(截肢或瘤段切除) |
| ⅡA | $G_2$ | $T_1$ | $M_0$ | 根治性切除或广泛切除加辅助治疗 |
| ⅡB | $G_2$ | $T_2$ | $M_0$ | 根治性切除(截肢或关节离断) |
| ⅢA | $G_{1-2}$ | $T_1$ | $M_1$ | 切除肺转移灶,根治切除或姑息治疗加辅助治疗 |
| ⅢB | $G_{1-2}$ | $T_2$ | $M_1$ | 切除肺转移灶,根治切除,姑息治疗加辅助治疗 |

# 第三节　脊柱肿瘤的分类与外科分期

## (一) 骨肿瘤的分类与外科分期在脊柱肿瘤的应用

骨肿瘤分类与外科分期(Enneking GTM 分期)的基本观点也适合脊柱肿瘤,对脊柱肿瘤的手术治疗起着重要的指导作用。脊柱肿瘤并不少见,各种类型的骨肿瘤几乎皆可发生于脊柱,来源复杂,种类繁多,按肿瘤组织来源可将其分为原发性脊柱肿瘤和转移性脊柱肿瘤。其中,原发性脊柱肿瘤较为少见,占脊柱肿瘤的 20%～30%,转移性脊柱肿瘤占 70%～80%。原发性脊柱肿瘤按其肿瘤的生物学特性又分原发良性脊柱肿瘤、原发中间性脊柱肿瘤和原发恶性脊柱肿瘤。主要的原发良性骨肿瘤为骨软骨瘤、骨血管瘤、骨样骨瘤、软骨瘤、神经鞘瘤和纤维

结构不良等;主要的原发中间性脊柱肿瘤为骨巨细胞瘤、骨母细胞瘤、朗格汉斯细胞增生症和动脉瘤样骨囊肿等;主要的原发恶性骨肿瘤为浆细胞骨髓瘤、脊索瘤、软骨肉瘤、恶性骨巨细胞瘤、骨恶性淋巴瘤、恶性纤维组织细胞瘤/骨的未分化高级别多形性肉瘤等。若按肿瘤的生物学特性,也可将其分为良性和恶性两大类,恶性包括原发恶性和转移性,占脊柱肿瘤的 80% 左右。

脊柱肿瘤的组织分级和部位的分级与四肢的分级相同,骨皮质及骨膜、软骨终板、椎间盘、关节突软骨是限制原发性脊柱肿瘤局部侵袭的天然屏障,由骨皮质及外骨膜,连同相邻软骨终板、椎间盘、关节突软骨包绕而成的脊椎可被视为一个间室,骨或椎

旁软组织内的有完整包膜的良性肿瘤均为 $T_0$；椎体或后部椎弓内的囊外肿瘤称为间室内或 $T_1$；从椎体突出到椎旁软组织的肿瘤，称为间室外或 $T_2$；直接来源于椎旁软组织的肿瘤称为间室外或 $T_2$，因为该处的肌肉和筋膜没有抑制肿瘤扩散的纵向屏障。来源于椎体内的肿瘤向椎管内扩展，但仍保持在硬膜外的，也称为间室内或 $T_1$；尽管穿出骨组织，但硬膜是很好的肿瘤生长屏障。穿透硬膜的肿瘤称为间室外或 $T_2$；穿透椎体终板进入椎间盘的肿瘤，只要肿瘤不进一步穿过纤维环或后纵韧带，仍确定为间室内或 $T_1$；全脊椎切除是治疗局限于该间室内的原发性脊柱肿瘤的较好方法。但骨松质、肌肉、脂肪组织及椎旁瘢痕组织不具备屏障作用，对侵袭至上述组织的肿块，切除范围应适当扩大，才能达到广泛性切除的手术边界。

对于脊柱恶性肿瘤，因为脊柱解剖上的限制，如果不牺牲椎管内的神经组织，根治性肿瘤切除是不可能达到的；保留神经功能情况下咬除整个椎体，虽然进行大范围的切除，仍会引起肿瘤细胞界面的污染。界面污染与否取决于切除的界面是在反应区内还是在正常组织内。对于侵犯硬脊膜的肿瘤，大范围切除椎体和相邻的软组织，最终只能达到囊内切除。硬膜外剥除肿瘤属于囊内还是囊外切除，取决于通过切除硬膜是否达到肿瘤完整的切除。在这种情况下，若要达到广泛切除的边界，就必须大块切除包括肿瘤在内的硬膜。如果肿瘤通过终板下，已侵入椎间盘，必须在相邻椎体截骨，完整的切除椎间盘，才能达到广泛切除的手术边界。

**（二）脊柱肿瘤的外科分期**

由于脊柱解剖的特殊性，骨肿瘤外科分期方法也有不完全适合于脊柱肿瘤的方面。如脊柱肿瘤中转移瘤占多数，外科分期对脊柱转移瘤是不完全适用的。因此，Enneking GTM 外科分期在脊柱肿瘤诊断治疗中的作用还需要发展。目前脊柱肿瘤的临床评估系统有两类：①以全身评估为基础，侧重于预后的判断，主要有 Tomita 评分、Tokuhashi 评分等。②以评估肿瘤的局部病变为基础，侧重于手术方式的判断，主要有 Enneking 分期及 WBB 分期。

1. WBB 分期　1994 年,3 个国际性的肿瘤机构( Rizzoli Insyitute, Mayo Clinic 和 University of Iowa Hospital )根据术前脊柱肿瘤三维影像学研究来描述肿瘤的侵袭范围，进而制订合理的肿瘤切除边界所提出一种新的分类方法，即 WBB( Weinstein-Boriani-Biagini )分期系统( 图 4-3-1 )。分期包括 3 部分内容：①脊柱横断面上按顺时针方向分 12 个放射状扇形区域，其中 4～9 区为前部结构,1～3 区和 10～12 区为后部结构。②组织层次从椎旁到椎管共分成 A～E 5 个层区：A 为骨外软组织,B 为骨性结构浅层,C 为骨性结构深层,D 为椎管内硬膜外部分,E 为椎管内硬膜内部分。③纵向则记录受累的脊椎节段。这种表盘式的放射状分区系统能清楚地显示肿瘤所在的部位及破坏范围，每例患者都要记录肿瘤的扇形位置、侵犯组织层次和受累脊椎，从而有助于制定手术方案和对手术方法作出评价。

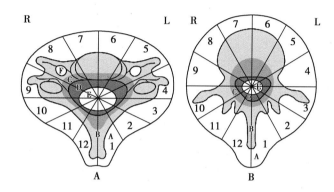

**图 4-3-1　脊椎肿瘤的 WBB 分期系统**
A. 颈椎 WBB 分期；B. 胸腰椎 WBB 分期

WBB 分期的应用和推广，使国际学术交流与比较有了一个相对统一的标准。该分期能够确定肿瘤的空间位置和范围，以及受累节段的毗邻关系，根据肿瘤的空间位置和毗邻关系制定手术方案。在兼顾脊柱肿瘤总体切除的同时，力求保留脊髓这一重要结构。以胸腰椎肿瘤为例手术标准化方案，脊椎切除有 4 种手术方式：

（1）椎体切除（椎体肿瘤的边缘性切除）：如果肿瘤仅限于 4～8 区或 5～9 区，即位于椎体的中心部而至少有一个椎弓根未被侵犯，便可实施椎体肿瘤的边缘性整块切除。

（2）矢状切除：当肿瘤位于 3～5 区或 8～10 区，发生于椎体内而呈偏心性病变，发生于椎弓和横突时，这一方法最为适用。一节以上的脊椎切除同时可切除一条或多条肋骨，前后联合入路可允许 360° 的环形胸腰椎切除。

（3）椎弓切除：当肿瘤位于 1～3 区和 10～12 区或 10～3 区之间时，即肿瘤位于椎弓时，可行后方入路，自椎弓根处离断将其边缘性或广泛性切除，后路稳定性重建。

（4）全脊椎切除：当肿瘤累及 4～9 区伴 1～3 区和（或）10～12 区时，即肿瘤同时累及椎体和椎弓,行前后联合入路,切除椎体及椎弓,或后路全脊椎整块切除,其后均应行前后稳定性重建。

WBB分期适用于脊柱原发性肿瘤,而且对孤立性转移瘤有一定的价值,同时WBB分期为脊柱肿瘤手术提供了标准化的方案。希望能够指导术前制订合理、有效的手术方案,完成脊柱不同部位肿瘤的彻底切除,提高手术治愈率。在临床上所谓的全脊椎肿瘤即是累及4~9区伴1~3区和(或)10~12区的肿瘤,在手术时须同时切除椎体区和椎弓区的肿瘤才能达到肿瘤广泛切除。在WBB分期中全脊椎肿瘤并不是由肿瘤组织侵犯脊椎区域多少而定,而是肿瘤组织侵犯区既包括椎体区又包括椎弓区。

2. Tomita分期 1994年Tomita等提出将脊柱转移瘤分为3类7型(图4-3-2)。第1类局限型(间室内),包括Ⅰ~Ⅲ型,Ⅰ型:肿瘤组织局限于椎体和椎板内;Ⅱ型:肿瘤组织侵犯椎弓根;Ⅲ型:肿瘤组织累积整个脊椎。第2类侵蚀型(间室外),包括Ⅳ~Ⅵ型,Ⅳ型:肿瘤组织累及硬膜外腔;Ⅴ型:肿瘤组织累及椎旁组织;Ⅵ型:肿瘤组织累及相邻椎体。

第3类跳跃型(多节段),即Ⅶ型:多发、跳跃性脊柱转移。Tomita等认为,全脊椎整块切除适用于Ⅱ~Ⅴ型,而Ⅰ型和Ⅵ型相对适应证,不适合Ⅶ型。Tomita等设计了一种后路全脊椎切除术,用特制的T形线锯切断双侧椎弓根,完成椎板切除,然后切除椎体上下椎间盘,完成全椎体切除。他为实现脊柱肿瘤真正的整块切除,即单一后路的脊椎整块切除术,提出指导性的脊柱肿瘤分期系统即Tomita脊柱肿瘤分型。Tomita分期较WBB分期能更具体地描述全脊椎肿瘤,不仅将肿瘤侵犯部位按脊椎解剖区域划分,还按肿瘤侵犯范围将其分为7种类型,其中Ⅲ~Ⅵ型即为典型的全脊柱肿瘤。Tomita分期可以更好地指导全脊椎肿瘤的术前分期和制定科学的手术计划,从而达到瘤椎全切除的目的。

WBB分期和Tomita分期都是根据术前详细的三维影像学检查制定的。在实际应用中,广泛性切除的手术边界应根据病理学决定。在肉眼上,可能认为达到了一个合理的肿瘤切除边界,但是在病理学上切口边缘可能遗留微小卫星病灶,并不是一个

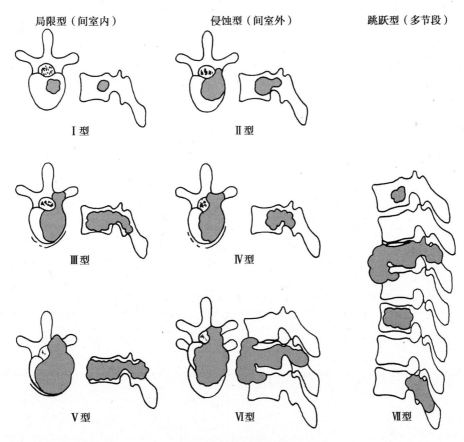

局限型(间室内)　　　　侵蚀型(间室外)　　　　跳跃型(多节段)

Ⅰ型　　　　Ⅱ型

Ⅲ型　　　　Ⅳ型

Ⅴ型　　　　Ⅵ型　　　　Ⅶ型

**图4-3-2 Tomita分型**

Ⅰ型:肿瘤局限在椎体内;Ⅱ型:肿瘤侵犯椎弓根;Ⅲ型:肿瘤从椎体向椎板延伸;Ⅳ型:肿瘤侵犯到硬膜外;Ⅴ型:肿瘤向椎旁侵犯;Ⅵ型:肿瘤侵犯邻近椎体,累及2-3个椎节;Ⅶ型:3个或3个以上椎节的椎体、椎板被侵犯

广泛切除的边界,脊柱肿瘤难以做到广泛切除边界,有时还需要术后辅助放、化疗等综合治疗措施。

（胡豇　胡云洲）

## 参 考 文 献

1. 胡云洲,饶书城,沈怀信,等.2312 例骨肿瘤和瘤样病变的统计分析.中华骨科杂志,1986,6(3):18-187

2. 徐万鹏,冯传汉.骨科肿瘤学.北京:人民军医出版社,2001:248-254

3. 胡云洲,曾建成.骨肿瘤与瘤样病损.陶天遵主编.新编临床骨科学.北京:北京科学技术出版社,2008:775-880

4. Fletcher CDM,Unni KK,Mertens F. World Health Organization classification of tumours. Pathology and genetics of tumours of soft tissue and bone. Lyon:IARC Press,2002:369-373,297

5. Ushigome S,Machinami R,Sorensen PH. Ewing sarcoma/Primitive neuroectodermal tumour(PNET)//Fletcher CDM,Unni KK,Mertens F. World health orgnization classification of tumours. Pathology and genetics of tumours of soft tissue and bone. Lyon:IARC Press,2002:298-300

6. 张如明,卫晓恩.骨肿瘤分类的演进——2002 年 WHO 骨肿瘤分类介绍.中华骨科杂志,2006,26(4):282-285

7. Yanagisawa M,Okada K,Tajino T,et al. A Clinicopathological study of giant cell tumor of small bones[J]. Ups J Med Sci,2011,116(4):265-828

8. Christopher DM Fletcher,julis A Bridge,Pancras CW Hogendoorn,Fredrik Mertens. WHO Classification of Tumours of soft Tissue and Bone. WHO,2013:239-294

9. 王朝夫,朱雄增.第 4 版 WHO 骨肿瘤分类解读.中华病理学杂志,2013,42(10):652-654

10. Tomita K,Kawahara N,Baba H,et al. Total en blocspondylectomy. A new surgical technique for primary malignant vertebral tumors Spine(Phila pa 1976),1997,22(3):324-333

11. Tomita K,Kawahara N,Murakami H,et al. Total en bloc spondylectomy for spinal tumors:improvement of the technique and its associated basic background. J Orthop Sci,2006,11(1):3-12

12. Boriani S,Weinstein JN,Biagini R. Primary bone tumors of the spine:Terminology and surgical staging. Spine,1997,22(9):1036

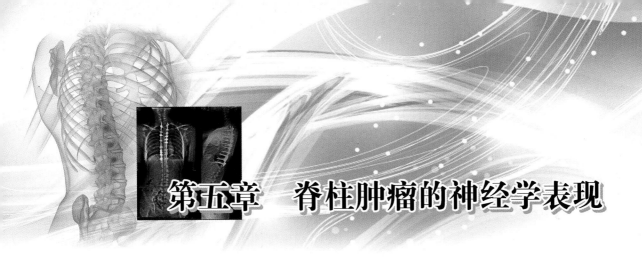

# 第五章 脊柱肿瘤的神经学表现

## 第一节 应用神经解剖

脊柱椎骨和椎管内肿瘤，无论是良性、中间性还是恶性肿瘤，是原发性还是转移性肿瘤，均可以引起脊髓或多条脊神经根的损害。大多发病隐匿，生长特性和生物学行为不同，出现神经损害的时间、速度、程度及性质也不同，早期可能缺乏神经学表现，从轻微不适、根性疼痛加重、步态不稳、肌力减弱、感觉减退、反射减弱、大小便困难等到严重的截瘫、四肢瘫等，临床诊断常延误数月到数年，部分患者确诊时已处于肿瘤中晚期，因此，除采集详细而准确的病史外，熟悉脊柱脊髓各节段的运用神经解剖，了解并仔细检查脊柱脊髓各部位的感觉、运动、肌力、肌张力、生理及病理反射等神经学表现，对脊柱脊髓肿瘤的早期诊断和治疗评估具有重要意义。

### 一、颈部的神经

颈部的神经包括脑神经、颈脊神经和颈交感神经。

#### （一）脑神经

在颈部有舌咽、迷走、副神经和舌下共4对脑神经。①舌咽神经，是混合神经，运动纤维支配茎突咽肌，副交感纤维控制腮腺的分泌，感觉纤维分别管理舌后1/3味觉和咽后部、舌后部、扁桃体、咽鼓管、鼓室等处黏膜以及颈动脉窦、颈静脉球的感受器；②迷走神经，有上、下神经节，上神经节在颈静脉孔内，下神经节甚大，即迷走神经刚出颈静脉孔的膨大部，下神经节同时接受副神经的一大支。迷走神经在颈部的分支，自上而下有耳支、咽支、喉上神经、喉返神经和心支。耳支起于下神经节，由外耳道口后的鼓乳裂穿出，布于外耳道深部和乳突基部之皮肤；③副神

经，脑根起自延髓副神经核，在延髓下橄榄体后外侧沟出脑。脊髓根起自第1~6颈脊髓前角细胞，在脊髓前、后根之间上行入枕骨大孔后，与脑根神经纤维合并为副神经，向后外进入斜方肌深面，支配该肌。副神经脑根可为1条，或由2~4条根丝合并为1条。脊髓根的数目以6~7根为最多，9根者最少。上位根的纤维大部分支配胸锁乳突肌，下位根纤维大部分支配斜方肌。损伤斜方肌常导致头倾斜，上肢不能上抬至水平面以上；④舌下神经，属躯体运动性，由枕骨舌下神经管出颅，与舌咽神经、迷走神经、副神经三神经相邻，介于颈内动静脉之间隙内，前行越过颈内动脉、枕动脉、颈外动脉和舌动脉，随后在二腹肌后腹和舌下腺的深面入舌，支配舌的内、外在肌的运动。舌下神经在绕过枕动脉处发出舌下神经降支，在颈总动脉的前面或颈血管鞘内向下降，与第2~3颈神经组成的降支结合，形成舌下神经襻，支配舌骨下肌群。舌下神经损伤时，有舌肌瘫痪和萎缩，伸舌时，舌尖偏向患侧。

#### （二）颈脊神经

颈脊神经1~4前支组成颈丛，位于胸锁乳突肌与颈神经肌群之间，发出膈神经和以感觉为主的枕小神经、耳大神经（颈2~3）、颈横神经和锁骨上神经。颈脊神经5~8前支组成臂丛，位于颈外侧三角内胸锁乳突肌下部与锁骨夹角（锁骨上窝）的深面，起始部位于斜角肌间隙，其上干、中干、下干向外经过锁骨内侧2/3锁骨下肌斜向腋窝，由4个脊神经前支反复编制组合而成，并组合不同的部位分出具体的到腋窝及上肢各部的神经。

#### （三）颈交感神经

颈交感神经的细胞起始于第1~2胸节段灰质

外侧中间柱内,由此发出的节前纤维在交感干内上升,在颈神经节或在颈中神经交换神经元后,节后纤维至头颅的汗腺、唾液腺、泪腺、脑垂体、瞳孔开大肌、上睑和头颈血管等,包括颅动脉窦。甲状腺神经由颈中神经节或颈上、中、下神经节接受交感神经,其行或者沿颈外动脉分支达到唾液腺,或者沿颈丛的分支到颈部皮肤。通常1/3的颈部交感神经链由3个颈部交感神经节纤维组成,2/3由4个神经节组成,即上、中、中间和下节,上节和下节一般较恒定。交感神经链位于颈长肌的浅面、椎体的两旁和椎前筋膜的深面,有时即位于椎前筋膜中。交感神经链位于颈总动脉和颈内动脉的后方,在手术时如见到交感神经节,就容易寻找交感神经。①颈上神经节,最大,呈菱形或扁圆形,位于第1、2或第2、3颈椎横突的水平,在血管鞘的后方,多数情况下位于迷走神经后方,其发出的灰交通支与上位3~4颈神经的前支相连;②颈中神经节,最小,常位于第6颈椎横突水平,发出的灰交通支至第5、6神经前支,颈中神经节可缺如,可全部或部分与颈下神经节合并;③颈中间神经节,又称椎动脉神经节,多位于椎动脉根部前方及甲状腺下动脉的下方,比颈中神经节更恒定;④颈下神经节,常与第1胸节融合而呈星状神经节,位于第7椎管水平和第1肋骨头前方、椎动脉后方并与椎动脉一起穿入横突孔。颈下神经节发出至第6~8颈脊神经的灰交通支、椎动脉丛、锁骨下丛和心下神经。椎动脉丛支配同侧椎动脉颈段及颅内段,并与颈上神经共同支配基底动脉。

颈部交感神经分布广泛并且与头面、颈及心脏等许多脏器有分支联系,当颈部有外伤或病变时,由于刺激交感神经而引起非常复杂的临床表现。

## 二、脊髓与脊神经

### (一)脊髓是中枢神经系统的低级部分

脊髓位于由椎骨构成的椎管内,具有传导功能、反射功能和神经营养等功能。成年男性平均长42~45cm。上端在枕骨大孔处与延髓相接,其下缘的高度多变。通常,成人脊髓下缘抵止于第1、2腰椎间盘中点高度,儿童位置较低,新生儿脊髓下缘可达第2、3腰椎之间。脊髓外形略呈扁圆柱状,有两处明显的膨大,上为颈膨大,下为腰骶膨大。脊髓末端变细呈圆锥状,称脊髓圆锥,自其尖端向下延续为终丝。终丝是软膜的延续,达第2骶椎水平被硬膜包裹,向下止于尾骨的背面,对脊髓起固定作用。颈膨

大是脊髓全长上最粗大的部位,自第3颈节延伸到第2胸节,相当于第3颈椎到第1胸椎的高度。其最大周径达38mm,在第6颈节(相当于第5颈椎高度)。颈膨大的出现与人的上肢功能相关,支配上肢的神经(臂丛)自颈膨大处发出。腰骶膨大与下肢的神经支配有关,它自第1腰节延伸到第3骶节,相当于第9胸椎至第12胸椎的高度,最大周径位居第12胸椎椎体下部,达35mm,向下迅即缩窄为脊髓圆锥,止于第1腰椎椎体下缘或腰1、2椎间盘中点高度。脊髓由灰质和白质组成。在脊髓横断面上近中央有一管状结构即中央管,中央管周围为一呈H形的灰质,它主要是成自神经细胞体和近端树突。灰质的周围为白质,主要为纵行和横行的纤维束。脊髓外面有三层膜,最外层为坚韧的硬脊膜,最内层为很薄的软脊膜,紧贴脊髓表面,中间为蛛网膜。蛛网膜与软脊膜之间为蛛网膜下腔,其内有脑脊液,软脊膜在脊髓两侧的脊神经根前、后之间形成齿状韧带、韧带向外附着于硬脊膜,起着固定脊髓的作用。硬脊膜与椎管内面的骨膜之间为硬膜外间隙,内含淋巴管、大量的脂肪组织及静脉丛。此腔内有脊神经通过。脊髓在结构上并不分节,但由于脊髓发出31对脊神经,通常,将与每对脊神经相联结的脊髓范围称之为一个脊髓节段,因此脊髓发出31对脊神经,其中颈神经8对,胸神经12对,腰神经5对,骶神经5对,尾神经1对。第1颈神经经寰椎与枕骨之间椎动脉的下方出椎管,又称为枕下神经,第2~7颈神经都经同序数颈椎上方的椎间孔穿出椎管,第8颈神经通过第7颈椎下方的椎间孔穿出,12对胸神经和5对腰神经都由同序数椎骨下方的椎间孔穿出,第1~4骶神经通过同序数的骶前孔和骶后孔穿出,第5骶神经和尾神经由骶管裂孔穿出。成年人脊髓下端平均第1腰椎体下缘,所以各部脊神经根在椎管内走行的方向和长短均不同。颈神经根较短,行程近水平,胸神经根倾斜向下,而腰、骶、尾神经根则较长,在椎管内行程近乎垂直,它们在通过相应的椎间孔之前,围绕终丝在椎管内向下行走一段较长距离,共同形成马尾。

### (二)脊神经由前根和后根在椎间孔处汇合而成

前根和后根分别附于脊髓的前外侧沟和后外侧沟,左右对称,由一系列神经根丝组成。前根属运动性,后根属感觉性,椎间孔附近后根上有一椭圆形膨大,称脊神经节。在胚胎3个月以前,脊髓充满椎管的全长,脊髓的各节段几乎平齐相应的椎骨,31对

脊神经近于直角从相应的椎间孔发出。此后，椎骨发育的速度较脊髓为快，使脊髓的长度较短，以致脊髓节段的位置高于相应的椎骨。与此相应，脊神经改变了以直角达到相应椎间孔的关系，尤以腰骶部为甚，在它们到达相应椎间孔之前，在椎管的硬膜囊内几乎垂直下降很长一段距离，围绕终丝，形成马尾。了解脊髓节段和相应椎骨的位置关系，在临床上对定位脊柱和脊髓肿瘤有很大帮助。通常粗略推算的方法为：上部颈节与椎骨序数相同，如第3颈椎骨肿瘤，可致第3脊髓颈段受压或侵蚀；下部颈节和上胸部脊髓节段与上一节椎骨平齐，如第2脊髓胸节与第1胸椎椎体相对；中胸部脊髓节段与上两节椎骨体平齐，如第7脊髓胸段与第5胸椎体平齐；下胸部脊髓节段与上3节椎骨体平齐，如第10脊髓胸节与第7胸椎体相对；全部脊髓腰节平对第10、11、和12胸椎体。脊髓骶节和尾节平对第1腰椎体。在椎间孔内脊神经的前方为椎间盘和椎体，后方是椎间关节，上方和下方分别为椎骨上切迹和椎骨下切迹。在椎间孔内每一条脊神经有动脉、小静脉丛和脊膜支伴随。脊神经根在穿椎间孔的行程中，可以受到肿瘤的压迫或侵蚀，引起支配区域的感觉减退或疼痛和肌肉萎缩。导致椎骨间的间隙变窄，椎间孔也相应缩小，从而刺激或压迫穿椎间孔的脊神经。引起相应区域的疼痛、感觉减退和肌肉萎缩。神经根受压时，根据受累神经的不同，疼痛部位亦不同，当第6颈神经根受累时，上臂外侧、前臂桡侧和拇指区域发生疼痛，肱二头肌反射减弱。第7颈神经根受累时，前臂背侧、手掌桡侧、手背、中指和示指均有感觉异常，同时肱三头肌腱反射减弱。

脊神经穿椎间孔后立即分为脊膜支、后支和前支。此三支都为混合性神经，即含有运动纤维和感觉纤维。脊神经前支以交通支和交感干神经节相连，内有内脏传出及内脏传入纤维通过。脊神经前支分布于躯干前外侧面和上、下肢。除第1、2颈神经前支较小外，一般都较后支粗大。上4对颈神经前支组成颈丛，下4对颈神经前支与第1胸神经前支大部分组成臂丛。胸神经前支除第1胸神经前支有纤维参加臂丛，第12胸神经前支有纤维参加腰丛外，其余的均不成丛，各自独立经行。其中上11对位于肋间隙，称肋间神经，第12对胸神经前支位于第12肋下方，称肋下神经。当脊柱肿瘤影响肋间神经起始部时，疼痛可涉及其分布区域，如上胸椎肿瘤侵犯到肋间神经起始部，患者会感到胸部有束带感、由后向前的肋间放射痛；下胸椎肿瘤患者会感到腹

壁疼痛，若仅有1对肋间神经被侵犯，疼痛是局限的，若两根以上肋间神经被侵犯，则疼痛较广泛。胸神经前支在胸、腹壁有明显的节段性分布，其中，胸$_2$相当胸骨角平面，胸$_4$相当乳头平面，胸$_6$相当剑突平面，胸$_8$相当肋弓平面，胸$_{10}$相当脐平面，胸$_{12}$则分布于耻骨联合与脐连线中点平面。故临床上常以胸骨角、肋弓、剑突、脐等为标志检查感觉障碍的节段。腰神经前支较为粗大，第1~4腰神经前支主要参与组成腰丛，第4腰神经前支的小部分与第5腰神经合成腰骶干。第1腰神经前支一般分为3支：一支为髂腹下神经，一支为髂腹股沟神经，另外一支与第2腰神经上支组成生殖股神经。第2腰神经下支、第3腰神经和第4腰神经的一部分均分成较小的前股和较大的后股，前股合成闭孔神经，后股组成股外侧皮神经和股神经。股神经自腰大肌下部外侧缘穿出，在髂筋膜深面沿髂肌前面下降，经腹股沟韧带深面的肌腔隙至股部。5对骶神经前支的上4对经骶前孔出椎管，入骨盆内，第5骶神经前支在骶骨与尾骨之间入骨盆。第1骶神经前支最粗大，以下依次减小。尾神经的前支最小，自第1尾骨残留横突和下方呈弓形向前入盆腔。以上骶、尾神经前支彼此相互结合，形成骶丛和尾丛。第4、5腰神经和第1~3骶神经前支发出全身最长、最粗的坐骨神经，自梨状肌下孔出盆腔至臀部，位于臀大肌深面，在坐骨结节与大转子之间的中点下降。

## 三、肿瘤引起瘫痪的定位

### （一）瘫痪的定义

瘫痪是指由于骨骼肌收缩力减弱或消失而引起的运动障碍。人类一切有目的运动都是由脑通过一定的运动传导系统支配骨骼肌收缩来完成的，这种运动叫随意运动。主要运动传导系统至少包括两个神经元：①上运动神经元，又称皮质神经元或中枢神经元，其细胞体是位于大脑皮质运动区的锥体细胞，其轴突自皮质至脑神经的运动核或脊髓的前角细胞，分别称为皮质核束或皮质延髓束和皮质脊髓束，合称锥体束，直接或间接地作用于下运动神经元，执行随意运动；②下运动神经元，其细胞体位于脑干内的脑神经运动核和脊髓前角内，其轴突组成周围神经，到达肌肉形成运动终板，运动终板的神经冲动使肌肉收缩而完成运动。从躯体运动皮质至骨骼肌，脑和脊髓的任何部位受损害均可导致运动功能障碍，也就是引起瘫痪。

**（二）瘫痪的分类**

1. 按病变部位分为上运动神经元性瘫痪和下运动神经元性瘫痪，前者病变部位在大脑皮质运动区或锥体束，后者病变部位在脑干内的脑神经运动核或脊髓前角运动细胞及其发出神经纤维；

2. 按瘫痪属性分神经元性瘫痪（包括上、下运动神经元性瘫痪）和肌源性瘫痪（肌肉本身病变引起的瘫痪）；

3. 按瘫痪的程度分为完全性和不完全性瘫痪。

临床上判断骨骼肌瘫痪的程度，使用0～5级的六级肌力评定标准：

0级　肌力完全消失、无活动。

1级　肌肉能收缩，但关节不活动。

2级　肌肉能收缩，关节有活动，但不能对抗肢体重力。

3级　能对抗肢体重力使关节活动，但不能抗拒外来阻力。

4级　能对抗部分阻力，但较正常肌力差。

5级　正常肌力。

4. 按瘫痪部位分：

1）单瘫：指肢体或肢体的某一部分瘫痪，病变多在皮质运动区或肢体的周围神经；

2）偏瘫：指一侧上、下肢体的瘫痪，病变在一侧大脑半球，多为内囊；

3）截瘫：指双下肢瘫痪。病变部位多在脊髓的胸、腰节；

4）四肢瘫：指双侧上、下肢均瘫痪。病变部位在颈髓或四肢周围神经。

5）交叉性瘫：指一侧脑神经支配的肌肉瘫痪和对侧肢体的瘫痪，病变在脑干。

5. 按瘫痪时肌张力状态分为痉挛性瘫痪和弛缓性瘫痪。

1）痉挛性瘫痪时肌张力明显增高，给肢体动运动时阻抗力大而有僵硬感，故又叫硬瘫。

2）弛缓性瘫痪时肌张力明显降低，肢体被动运动时阻抗力很小，故又叫软瘫。

**（三）上运动神经元性瘫痪**

又叫中枢性瘫痪、痉挛性瘫痪、硬瘫；病变部位在大脑皮质运动神经细胞和锥体束，临床上常见的内囊损害（如脑出血和脑梗死），表现对侧肢体瘫痪、肌张力增高、腱反射亢进、Babinski征阳性、腹壁反射减弱或消失，即"典型的锥体束征"。大脑病变呈偏瘫和单瘫，脑干病变呈交叉性瘫痪，上运动神经元性瘫痪的特点：

1. 瘫痪肢体肌张力增高是牵张反射亢进的表现。

2. 瘫肌无肌萎缩。上运动神经元性瘫痪未损伤下运动神经元，不影响下运动神经元对肌肉的神经营养作用。

3. 瘫痪肢体腱反射（深反射）亢进，可出现踝阵挛和髌阵挛，也是牵张反射亢进的表现。

4. 有病理反射（病理反射阳性）。

5. 肌电图无变性反应（无肌束震颤波，轻瘫表现干扰曲线）。

6. 肛门反射存在，提睾反射和腹壁反射减弱或消失。

**（四）下运动神经元性瘫痪**

又叫周围性瘫痪、弛缓性瘫痪、软瘫。病变部位在脊髓前角运动神经细胞、神经根和周围神经。脊髓病变呈四肢瘫或截瘫。下运动神经元瘫痪的特点：

1. 瘫痪肢体肌张力减退。

2. 瘫肌有明显肌萎缩。

3. 瘫痪肢体腱反射（深反射）减弱或消失，无踝阵挛和髌阵挛。

4. 无病理反射（病理反射阴性）。

5. 肌电图呈变性反应（可有肌纤维震颤波，轻瘫时可表现单个运动电位或混合性曲线）。

6. 肛门反射消失，肛门松弛。

**（五）脊髓损害引起截瘫或四肢瘫**

脊髓是脑和脊神经之间各种运动、感觉和自主神经传导的连结枢纽，也是各种脊髓反射的中枢，因此，脊髓损害引起受损节段以下各种运动、感觉和自主神经功能障碍，以及各种脊髓反射改变。

1. 脊髓半侧损害　出现受损平面以下同侧肢体痉挛性瘫痪和深感觉障碍，对侧痛、温觉（浅感觉）障碍。受损平面的后根因受肿瘤刺激而产生其分布区自发性疼痛（根痛），性质如刀割、烧灼或电击样，夜间疼痛加剧。当咳嗽、喷嚏、转体、负重等用力时可诱发疼痛或使之加重。有时可出现相应节段的束带感，检查会发现该部位皮肤感觉过敏，继之后根被病变破坏而呈节段性各种感觉障碍。如果病变压迫脊髓前根则表现该节段的肌束震颤和肌肉萎缩。神经根症状往往是从病变一侧开始，它对确定病变水平有较大价值。

2. 脊髓横断性损害　脊髓横断性损害引起双下肢截瘫或四肢瘫。脊髓不同节段损害引起的瘫痪各有特点：

（1）上颈髓（$C_1 \sim C_4$）损害引起四肢痉挛性瘫痪,其临床特点如下:

1）颈、枕部自发性疼痛:当颈部活动、咳嗽、喷嚏和用力时疼痛加重,因此常有强迫低头位,此为上位颈神经根刺激症状,有定位价值,也可以引起该区的感觉缺失;

2）头部及颈部的肌肉有不同程度的瘫痪和肌萎缩;

3）四肢出现不同程度的痉挛性瘫痪;

4）损害平面以下各种感觉减退或缺失;

5）颈髓 $3 \sim 5$ 节段受损将出现膈神经受累症状受刺激症状为呃逆、呕吐;膈神经麻痹则出现腹式呼吸减弱或消失,呼吸困难,发声低沉,甚至呼吸肌完全麻痹;

6）副神经核受累可引起胸锁乳突肌和斜方肌无力和萎缩,表现转颈和耸肩无力或不能;

7）可有自主神经功能障碍;

8）若为占位性病变,可因小脑延髓池阻塞而产生颅内压增高,出现头痛、呕吐、视神经乳头水肿。

（2）颈膨大（$C_5 \sim T_2$）损害出现上肢弛缓性瘫痪和下肢痉挛性瘫痪,颈膨大损害的病因有急性脊髓炎、肿瘤、颈椎间盘突出、外伤等,其临床特点如下:

1）神经根痛分布于肩部、上肢和手指,有些脊髓肿瘤的患者,自发性神经根痛出现数月或数年之后,才出现脊髓压迫的症状。

2）双上肢弛缓性瘫痪、双下肢痉挛性瘫痪。

在脊髓休克解除后,可利用神经反射判定病变水平,即反射消失的最高节段可能是病灶存在的节段。临床上常用的神经反射及其神经支配、脊髓节段列表如下（表5-1-1、表5-1-2）。

表 5-1-1　深反射名称、神经支配及脊髓节段

| 反射 | 肌肉 | 神经支配 | 节段 |
| --- | --- | --- | --- |
| 肱二头肌腱反射 | 肱二头肌 | 肌皮神经 | $C_5 \sim C_6$ |
| 桡膜反射 | 肱二头肌 | 正中神经、桡神经、肌皮神经 | $C_5 \sim C_8$ |
| 肱三头肌腱反射 | 三头肌 | 桡神经 | $C_7 \sim C_8$ |
| 膝反射 | 股四头肌 | 股神经 | $L_2 \sim L_4$ |
| 跟腱反射 | 小腿三头肌 | 胫神经 | $L_5 , S_1 \sim S_2$ |

表 5-1-2　浅反射名称、神经支配及脊节段

| 反射 | 肌肉 | 神经支配 | 节段 |
| --- | --- | --- | --- |
| 上腹壁反射 | 腹横肌、腹斜肌、腹直肌 | 肋间神经 | $T_7 \sim T_8$ |
| 中腹壁反射 | 腹横肌、腹斜肌、腹直肌 | 肋间神经 | $T_9 \sim T_{10}$ |
| 下腹壁反射 | 腹横肌、腹斜肌、腹直肌 | 肋间神经 | $T_{11} \sim T_{12}$ |
| 提睾反射 | 提睾肌 | 生殖肌神经 | $L_1 \sim L_2$ |
| 跖反射 | 趾屈肌等 | 坐骨神经 | $L_5 \sim S_1$ |
| 肛门反射 | 肛门括约肌 | 肛尾神经 | $S_4 \sim S_5$ |

（3）胸髓（$T_3 \sim T_{12}$）损害出现双下肢痉挛性瘫痪,即截瘫。胸髓是脊髓中最长的部分,也是脊髓发病最多的部位。$T_4 \sim T_5$ 水平血液供应较差更易发病。胸髓病变的定位主要根据神经根痛的部位和感觉障碍的平面。胸髓病变特征较少,表现如下:

1）神经根痛表现为肋间神经痛,依病变部位的不同,可为上腹部痛、中腹部痛或下腹部痛,并有相应部位的腰背部痛,典型者为由背部向前呈带状放射状疼痛。受损节段常有束带感,即束带状感觉。神经根痛和束带感均有定位价值。

2）双上肢正常,双下肢呈痉挛性瘫痪。

3）病变平面以下出现各种感觉障碍,感觉障碍的平面依病变部位而定。每个脊髓节段或后根支配一定的皮肤区域,称为皮节。这种节段性支配现象在胸段最明显,如乳头平面为 $T_4$,胸骨剑突平面为 $T_6$,剑突与脐连线的中点平面（基本在肋缘水平）为 $T_8$,脐平面为 $T_{10}$,腹股沟平面为 $T_{12}$ 或 $L_1$。

4）双下肢腱反射亢进,腹壁反射减弱或消失,腹壁反射分为上、中、下三部分,上腹壁反射消失表示 $T_7 \sim T_9$ 受损,中腹壁反射消失表示 $T_9 \sim T_{11}$ 受损,

下腹壁反射消失表示 $T_{11} \sim L_1$ 受损。

5）病变位于 $T_8$ 以下，$T_{11}$ 以上时，可导致腹直肌下半部无力。当患者仰卧位用力抬头时，可见脐孔被腹直肌上半部牵拉而向上移动，称比弗征。

（4）腰膨大（$L_1 \sim S_2$）损害出现双下肢弛缓性瘫痪，特点如下：

1）神经根痛位于下背部和下肢，腰膨大上段（$L_1 \sim L_3$）受损时，根痛位于下背部、腹股沟区或股部前面；腰膨大下段（$L_4 \sim S_3$）受损则表现为坐骨神经痛，引起下腰部、腰骶部、坐骨结节与股骨大粗隆之间感觉异常或疼痛，并可向股及小腿后外侧、足底部放射。

2）双下肢弛缓性瘫痪，$L_1 \sim L_3$ 节段病变不能屈髋关节（髂腰肌，$T_{12}$、$L_1 \sim L_3$）、不能股内收（大腿内侧肌群，$L_2 \sim L_4$）、不能伸膝关节（股四头肌，$L_2 \sim L_4$）；膝腱反射消失（神经传入、传出纤维，$L_2 \sim L_4$）。若 $L_5$ 和 $S_1$ 节段病变则不能后伸髋关节（臀大肌，$L_4 \sim L_5$、$S_1 \sim S_2$）足不能背屈（小腿前肌群，$L_4 \sim L_5$，$S_1$）与跖屈（小腿后肌群 $L_4 \sim L_5$、$S_1$）；表现足下垂，膝关节主动屈曲困难（股后肌群和小腿后肌群），踝反射（$L_4 \sim L_5$，$S_1$）消失，跖反射（$L_4 \sim L_5$、$S_1$）也消失。

3）双下肢和会阴部感觉障碍，双下肢（$L_1 \sim S_1$）和会阴部（$S_2 \sim S_4$）各种感觉均减退或缺失。

4）提睾反射（$L_1 \sim L_2$）减弱或消失。

5）自主神经功能障碍，表现二便潴留或失禁。

（5）脊髓圆锥（$S_3 \sim S_5$ 和尾节）损害，引起马鞍区感觉障碍和性功能障碍，表现特点如下：

1）双下肢无运动障碍。

2）肛门和会阴部感觉障碍，称马鞍区（$S_3 \sim S_5$）感觉障碍。

3）性功能减退，包括阳痿和射精不能。这两者并不同时发生，因它们的中枢不同。

4）大小便潴留或失禁。

5）神经反射减弱或消失。

（6）马尾损害，引起马尾综合征，在 $L_1$ 椎体下缘以下椎管内不再有脊髓存在，只有 $L_2$ 至尾1 的神经根及终丝，各走向它相应的椎间孔而先后离开椎管。$L_2$ 神经根在 $L_{2 \sim 3}$ 间隙离开椎管，$L_3$ 神经根在 $L_{3 \sim 4}$ 间隙离开椎管，依此类推。因此，马尾病变的部位越高，受损的神经根也越多，表现的症状也越广泛：

1）有明显的神经根痛：常为单侧，可发展为双侧，根痛部位依受累的神经根而定。临床上表现为一侧坐骨神经痛的最多见，继之发展为双侧坐骨神经痛，这种情况往往提示马尾病变。病变靠下时可有肛门和会阴部放射性疼痛。

2）下肢弛缓性瘫痪：多从一侧开始，两侧瘫痪时，瘫痪的范围和程度也常不对称。常有明显的肌萎缩，以病变部位的不同而定，如股四头肌（$L_2 \sim L_4$）、股内收肌（$L_2 \sim L_4$）、臀大肌（$L_{4,5}$ 和 $S_{1,2}$）、股后肌群（$L_{4,5}$ 和 $S_1$）、胫骨前肌（$L_{4,5}$）、比目鱼肌和腓肠肌（$L_{4,5}$ 和 $S_{1,2}$）、踇长伸肌（$L_{4,5}$、$S_1$），趾长伸肌（$L_{4,5}$ 和 $S_1$）。一般来说，小腿明显肌萎缩常见。

3）常有小腿部根性分布的感觉障碍。

4）膝反射和跟腱反射均消失，若 $L_5 \sim S_1$ 受损则跖反射消失，$S_4 \sim S_5$ 受损肛门反射也消失。

5）大小便障碍出现较晚且轻。

6）鉴别性腰椎穿刺可确定马尾的病变部位：对疑有马尾病变的病例在不同的腰椎间隙做穿刺。在病变水平以上所得的脑脊液正常，没有阻塞现象；但在病变水平以下所得的脑脊液可显示颜色变黄，蛋白量增高，并有阻塞现象（椎管阻塞）。

## 四、脊髓功能评定

### （一）Frankel 分级

脊髓损伤最早的国际标准为 1969 年的 Frankel 分级的 5 级分类法（A ~ E），该分级比较简单，只需要作一般的感觉和运动功能检查就可以完成。然而 Frankel 分级不是很严谨，C 级和 D 级包含的损伤范围较大，对变化的观察缺乏敏感性，对感觉和括约肌功能状况的表达也不详细。目前，Frankel 分级无论是作为脊髓损伤急性期的诊断标准，还是功能的判断标准在很大程度上已逐渐少用。后来出现的很多脊髓功能评定标准如 Benzel 分级和 Botsford 分级等，都是对 Frankel 分级的改良和补充。

### （二）ASIA 分级

1982 年美国脊柱损伤协会（ASIA）提出了新的脊髓损伤神经分类标准，ASIA 标准提出之后经过了多次修订。1989 年的修订包括使用关键感觉区的概念来定义感觉平面，使用肌力分级来判断不完全性脊髓损伤的运动平面并确定 Frankel 分级，重新定义损伤带为感觉及运动的部分保留带。1992 年 ASIA 与国际截瘫医学会（IMOP）合作提出了新的 ASIA 标准。新标准增加了通过关键感觉点检查的感觉评分，引入骶段保留的概念来定义完整性或不完全性脊髓损伤，制定了 ASIA 损伤分级取代原来的 Frankel 分级作为脊髓损伤功能能力的测试工具。感觉评分检查每侧 28 个关键感觉点（$C_2 \sim S_5$，$S_4$ 和

S₅作为一个平面)的针刺觉和轻触觉(每一点分3级,得0~2分),针刺觉和轻触觉分别评分,总分为0~112分。1996年修订了ASIA损伤分级,明确了区分运动不完全性损伤(C和D级)的关键肌的数量。2000年更进一步明确了运动不完全性损伤的定义,运动不完全性损伤患者必须是感觉不完全性损伤,且保留有肛门括约肌自主收缩或者脊髓损伤运动平面以下三个节段以上残存有运动功能,定义更加明确,现已成为脊髓功能评定的国际标准(表5-1-3)。

**表5-1-3　ASIA损伤分级表**

| 等级 | 功能状况 |
| --- | --- |
| A | 完全性损伤,骶段(S₄~S₅)无任何运动及感觉功能保留 |
| B | 不完全性损伤,在神经平面以下,包括骶段(S₄~S₅)存在感觉功能,但无任何运动功能 |
| C | 不完全性损伤,在神经平面以下有运动功能保留,一半以上的关键肌肌力小于3级 |
| D | 不完全性损伤,在神经平面以下有运动功能保留,至少一半的关键肌肌力大于或等于3级 |
| E | 正常,感觉和运动功能正常 |

### (三)JOA评分法

脊髓功能评定还可用日本骨科学会(JOA)制定的17分法。将脊髓损害的程度出现四肢躯干和膀胱的不同临床症状和体征相应记分。分数愈少,损伤程度愈重。经过治疗后相应记分会增加,根据分数的增减可依公式计算出治疗后的脊髓功能改善率。记分依据如下:

1. 上肢运动功能(4分)　0分:自己不能持筷或勺进餐;1分:能持勺,但不能持筷;2分:虽手不灵活,但能持筷;3分:能持筷及一般家务劳动,但手笨拙;4分:正常。

2. 下肢运动功能(4分)　0分:不能行走;1分:即使在平地行走也需要支持物;3分:平地或上楼行走不用支持物,但下肢不灵活;4分:正常。

3. 感觉(6分)　A. 上肢0分;有明显感觉障碍;1分:有轻度感觉障碍或麻木;2分:正常。B. 下肢与上肢评分相同。C. 躯干与上肢评分相同。

4. 膀胱功能(3分)　0分:尿潴留;1分:高度排尿困难,尿费力,尿失禁或淋漓;2分:轻度排尿困难,尿频,尿踌躇;3分:正常。

(于圣会　胡云洲)

# 第二节　颈椎肿瘤的神经学表现

颈椎特别是上颈椎解剖复杂,肿瘤所致的神经学表现也最复杂。颈枕部疼痛、颈椎活动障碍、斜颈畸形、吞咽困难、神经功能障碍等在不同颈节段的肿瘤,神经学表现迥异。颈椎肿瘤纷繁复杂的神经学表现可分别归为脑神经、延髓、颈脊髓、颈神经根及交感神经受累的症状和体征。

## 一、脑神经麻痹

上颈椎近颅底的肿瘤引起脑神经麻痹者临床并不少见,以后组脑神经麻痹为主,其中副神经麻痹发生率最高。副神经麻痹后,胸锁乳突肌和斜方肌瘫痪,使转头困难。临床还发现一个奇特的现象,偶有上颈椎肿瘤患者出现手指麻木,尤其是环指、小指感觉异常,推测为胸锁乳突肌及斜方肌瘫痪后,斜角肌痉挛,臂丛神经发出的尺神经受刺激所致。也有患者出现舌咽、迷走神经麻痹,引起构音障碍、吞咽困难及呛症。舌下神经麻痹引起舌肌萎缩,伸舌向患

侧歪斜。罕见患者会出现三叉神经、面神经、听神经麻痹,引起面部感觉异常、面肌痉挛、听觉障碍等。

## 二、延髓功能受损

延髓是脊髓与脑干相连的重要结构,是控制基本生命活动的中枢。上颈椎肿瘤本身局部的压迫或刺激可引起延髓功能受损;肿瘤压迫致脑脊液循环障碍,局部脑脊液压力增高亦会损伤延髓功能。延髓功能受损可引起呼吸、心跳、消化功能异常,患者表现为恶心、呕吐、猝倒、眩晕、呼吸功能障碍、共济失调,甚至猝死。

延髓也是重要的神经传导束经过的部位,受上颈椎肿瘤压迫患者会出现四肢肌无力和感觉异常,其发生率从百分之几到百分之四五十,文献报道差异较大。典型患者,肌无力开始于一侧上肢,发展到同侧下肢,逐步累及对侧下肢,最后累及对侧上肢。这是因为皮质脊髓束在延髓锥体下端形成锥体交

43

叉,绝大部分纤维交叉到对侧,交叉前运动神经排列由外向内依次是颈、胸、腰、骶的纤维,交叉后的纤维排列相反,上颈椎的髓外肿瘤常在锥体交叉前由外侧压迫脊髓,首先影响单侧上肢的运动功能,最后引起四肢功能障碍。虽然交替轮流发生的肌无力被认为是上颈椎肿瘤较特异性的神经学表现,但这样典型的发展模式在临床中并不常见。

### 三、颈脊髓功能障碍

颈椎肿瘤压迫或浸润颈脊髓时,相应平面的神经及神经传导束受损,致受损平面以下感觉、运动功能障碍,引起不全性或完全性上肢瘫、偏瘫或四肢瘫。肿瘤压迫或浸润的部位不同,瘫痪的性质不同。如脊髓前角细胞以上的锥体束受损,表现为痉挛性瘫痪;如脊髓前角细胞及以下的脊神经受损,表现为迟缓性瘫痪(表 5-2-1)。

表 5-2-1　痉挛性瘫痪与迟缓性瘫痪的鉴别

| 鉴别 | 痉挛性瘫痪 | 迟缓性瘫痪 |
|---|---|---|
| 受累部位 | 脊髓前角细胞以上的锥体束及大脑皮质运动区 | 脊髓前角细胞及以下的脊神经根及周围神经干(支、束) |
| 病理生理 | 脊髓呈失大脑支配,脊髓节间反射增强 | 肌肉失神经支配,脊髓节间反射消失 |
| 瘫痪性质 | 硬瘫 | 软瘫 |
| 股张力 | 增高 | 减低 |
| 腱反射 | 亢进 | 减弱 |
| 肛门反射 | 存在 | 消失 |
| 阴茎勃起 | 有 | 无 |
| 肌肉萎缩 | 无 | 有 |
| 病理反射 | 有 | 无 |
| 膀胱功能 | 反射性膀胱 | 无张力或自主膀胱 |
| 肌电图 | 无变性反应 | 变性反应 |

颈脊髓中有上行的感觉神经传导束和下行的运动神经传导束经过,受髓内或髓外肿瘤压迫部位不同,其神经损害的发展模式不同。髓外肿瘤,由外侧逐步向内生长或压迫,痛温觉障碍首先出现在身体对侧下半部,逐步波及身体对侧上半部;本体感觉及精细触觉障碍首先出现在身体同侧上半部,逐步累及身体同侧下半部;运动障碍首先出现在身体同侧下肢,逐步累及身体同侧上肢,最后

四肢受累。髓内肿瘤其神经损害模式则刚好相反。这种与发生在延髓的肿瘤不同的神经损害发展模式是由神经传导束在脊髓内的排列顺序和神经纤维的交叉部位决定的。无论是上行还是下行的神经传导束,其纤维排列在脊髓内有明确的定位(图 5-2-1)。脊髓丘脑束和皮质脊髓束由外向内,由浅入深排列的依次为骶、腰、胸、颈的纤维,而薄束、楔束由外向内排列的依次为颈、胸、腰、骶的纤维。传导躯干和四肢痛温觉的神经纤维在同侧上升 1~2 节后经脊髓白质前联合交叉到对侧,形成脊髓丘脑束上行到延髓,所以髓外肿瘤压迫致痛温觉障碍首先出现在身体对侧下半部。传导肌、腱、骨、关节的本体感觉(位置觉、运动觉、振动觉)和精细触觉的薄束、楔束在脊髓同侧上升到延髓后交叉,所以髓外肿瘤压迫致本体感觉及精细触觉障碍首先出现在身体同侧上半部。而传导躯干和四肢肌肉运动的皮质脊髓束在延髓交叉后于同侧下行,四肢肌肉运动神经元受单侧皮质脊髓束支配,躯干肌受双侧神经支配,所以髓外肿瘤压迫致肌无力首先出现在身体同侧下肢,而单侧脊髓损害躯干肌不会瘫痪。临床中这样典型的神经损害发展模式很少见,常见的是与肿瘤发生的方位相关的神经学损害,发生在脊髓背侧的肿瘤感觉障碍最先出现,发生于脊髓腹侧的肿瘤运动功能最容易受损,发生于脊髓侧方的肿瘤可引起 Brown-Sequard 综合征(图 5-2-2),而发生在脊髓中央的肿瘤可出现痛温觉障碍而本体感觉及精细触觉完好的感觉分离现象,也可引起脊髓中央综合征的神经学表现。虽然临床中典型患者少见,但熟悉这些脊髓损害的神经学表现,对颈椎肿瘤的早期定位诊断及其危险性的预测有重要意义。

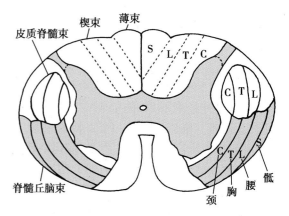

图 5-2-1　神经传导束在脊髓横断面的排列示意图

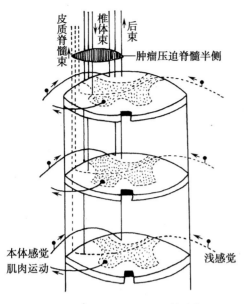

图 5-2-2 **Brown-Sequard** 综合征
神经受累示意图

## 四、颈神经根受累

颈神经根受累通常是单侧、不对称的,受颈椎肿瘤压迫可在其分布区产生放射样疼痛、感觉过敏或丧失,相应神经支配区肌无力、肌萎缩、反射消失及自主运动功能丧失等。脊神经在人体的分布有明显的节段性,每一部位皮肤感觉或肌肉运动受到神经交叉支配,但一些关键点的感觉障碍及关键肌的运动障碍对神经受累的节段定位有重要意义(表5-2-2,图5-2-3)。

上颈椎肿瘤压迫或刺激枕下神经、枕大神经及第3颈神经,可引起颈后、头后、顶枕区放射样疼痛和感觉异常。其中,枕大神经受累最常见,临床症状也最严重。发生在下颈椎的肿瘤压迫或刺激颈神经后支,会引起颈后肌痉挛,颈部、颈肩部或颈背部疼痛,颈椎运动障碍。

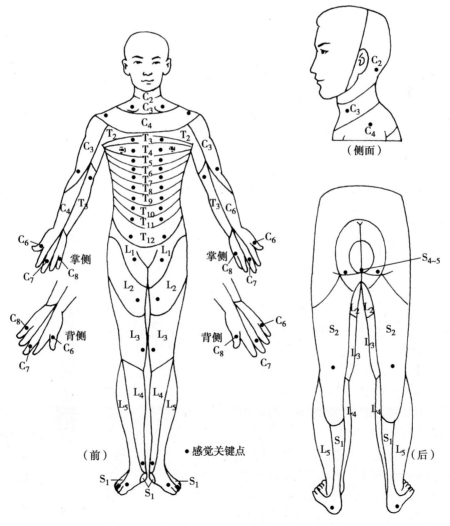

图 5-2-3 神经的节段支配及感觉检查关键点示意图

表 5-2-2　ASIA 标准的 10 对关键肌及其功能表

| 神经平面 | 关键肌 | 功能 |
| --- | --- | --- |
| $C_5$ | 肱二头肌、肱肌 | 屈肘 |
| $C_6$ | 桡侧腕长、短伸肌 | 伸腕 |
| $C_7$ | 肱三头肌 | 伸肘 |
| $C_8$ | 指深屈肌 | 屈中指 |
| $T_1$ | 小指展肌 | 小指外展 |
| $L_2$ | 髂腰肌 | 屈髋关节 |
| $L_3$ | 股四头肌 | 伸膝 |
| $L_4$ | 胫前肌 | 踝关节背伸 |
| $L_5$ | 踇长伸肌 | 踇趾背伸 |
| $S_1 \sim S_2$ | 腓肠肌、比目鱼肌 | 踝关节跖屈 |

颈神经前支受累表现为颈丛或臂丛神经支配区

功能障碍。颈前区、上胸部皮肤接受颈浅丛支配，此部位神经相互吻合，交叉分布，单侧肿瘤很少引起感觉障碍。臂丛是上肢重要的神经丛，受颈椎肿瘤压迫或刺激时，会引起相应神经支配区疼痛，感觉、反射、肌力异常。与退变性疾病不同，肿瘤常常引起多个神经根受损，其神经学表现的范围更大，对上肢的功能影响也更严重。除上述表现外，膈神经也可受颈椎肿瘤刺激，引起患者顽固性呃逆。$T_4$ 平面以上肿瘤患者还可出现心慌、胸闷、呼吸困难等表现。

### 五、颈交感神经麻痹

颈椎肿瘤如刺激颈交感神经，患者会出现 Horner 综合征，引起患侧瞳孔缩小、眼球内陷、上睑下垂及患侧面部无汗等表现。部分患者星状神经节受肿瘤刺激会引起心慌、气短等。

（王松　王清）

# 第三节　胸椎肿瘤的神经学表现

　　胸椎肿瘤患者的神经学表现从胸背部轻微不适到脊髓完全受压导致截瘫，差异很大。与颈椎肿瘤一样，疼痛是最常见的初始症状。疼痛的部位与肿瘤发生的节段相关，上胸椎肿瘤疼痛常位于肩背部，可向背心、肩胛区放射；中胸椎肿瘤疼痛常呈束带感围绕胸背部，可放射到胸前区；下胸椎肿瘤疼痛常发生于胸腰部，可放射到腹前壁。其常见神经学表现与胸脊髓、肋间神经和胸交感链受累相关。

　　肋间神经受累在胸椎骨肿瘤中常见，表现为相应的肋间神经放射样束带样疼痛，感觉过敏或麻木，罕见患者会出现相应神经支配区带状疱疹症。胸交感链如受累表现为自主神经功能紊乱。胸脊髓损害与颈脊髓损害类似，表现为一侧或双侧下肢肌无力、感觉障碍、共济失调等。

　　胸椎肿瘤对脊髓的损害除了肿瘤的直接压迫或浸润外，脊髓血供受损也是重要原因。$T_{1\sim4}$ 和胸腰段脊髓（特别是 $T_4$、$L_1$ 平面）是两个来源不同的血供移行带部分，血供差，称为"危险区"，此区域受肿瘤的压迫更容易引起脊髓缺血。另外，腰膨大处的大根动脉（即 Adamkiewicz 动脉）是中、下段脊髓较恒定而重要的血供来源，参与脊髓前中央动脉的构成，供应脊髓前方 2/3 的血运，胸段上方达 $T_6$ 平面，下方达 $L_1$ 平面（图 5-3-1）。肿瘤压迫或肿瘤切除手术

时可引起大根动脉损伤，导致脊髓缺血，引起弛缓性瘫痪、感觉障碍、内脏功能紊乱。与肿瘤的直接压迫相比，脊髓血供受损引起的神经功能障碍发生迅速

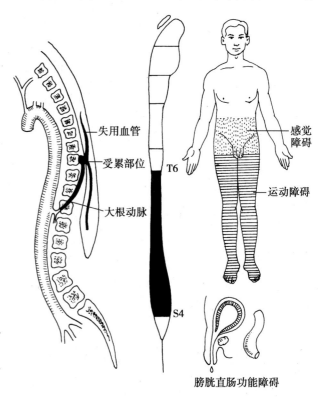

图 5-3-1　大根动脉受累神经损伤示意图

而严重,即使压迫解除,其神经功能也难以恢复,甚至进一步恶化。

胸椎肿瘤在髓内、髓外发生的部位不同,神经学表现不同。胸椎骨肿瘤患者其疼痛明显而严重,常常因肋间神经刺激引起严重的放射样疼痛,同时合并有因椎体骨性结构破坏、椎体内部发生微动引起的结构性疼痛。虽然椎体骨质受到肿瘤破坏,但由于肿瘤组织的填充暂时维持了脊柱部分稳定性,所以因肿瘤造成椎体破坏和脊柱不稳而突发的神经功能损伤临床并不常见,但这类患者在轻微外力(如生活伤)下可导致严重的病理性骨折,造成脊髓损伤,患者常因发生胸椎病理性骨折或下肢瘫痪就诊,对老年患者,特别注意与骨质疏松性脊柱骨折相鉴别。髓外肿瘤患者初期疼痛常不剧烈,随着肿瘤进展出现沿特定区域放射状分布的疼痛,脊髓压迫开始多表现为 Brown-Sequard 综合征,然后出现双下肢无力,也有患者因肿瘤出血或脊髓血供障碍出现迅速的神经功能障碍恶化,因此,髓外肿瘤一经诊断,应早期手术。而髓内肿瘤患者约 30% 首发症状为疼痛,典型的临床进程为神经功能缓慢进行性加重,极少数高度恶性肿瘤患者因肿瘤卒中会使神经功能迅速恶化。这与脊髓炎性病变或脱髓鞘病变不同,它们的神经学表现常常为短期内神经功能进行性恶化,而后出现波动性神经功能障碍。

(王松　王清)

# 第四节　腰椎肿瘤的神经学表现

腰椎位于脊柱下段,运动灵活,是退变性疾病易感区,腰椎的肿瘤的早期表现与退变性疾病常难以鉴别。特别是中年患者,仅有腰部疼痛不适症状,而 X 线片,CT 又未发现椎体肿瘤样破坏,常常以退变性疾病治疗很长一段时间,直到出现肿瘤典型的夜间痛、病理性骨折或神经损伤后,行 MRI 或 PET-CT 检查才被发现。腰椎肿瘤神经学表现复杂而不典型,可有脊髓圆锥、马尾神经、腰神经根或神经丛损害及自主神经功能紊乱的表现。

脊髓圆锥下极位于 $T_{12} \sim L_1$ 之间,内有膀胱中枢和肛门直肠中枢(图 5-4-1)。肿瘤压迫或侵袭可出现膀胱过度膨胀、大小便失禁、性功能障碍、马鞍区感觉障碍,而双下肢感觉、运动正常(图 5-4-2)。

马尾神经包绕脊髓圆锥下行,在各神经孔出椎管。马尾损害的高度、程度不同,其表现不一。全马

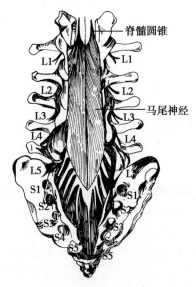

**图 5-4-1　脊髓圆锥、马尾神经及腰骶**
**神经根解剖示意图**

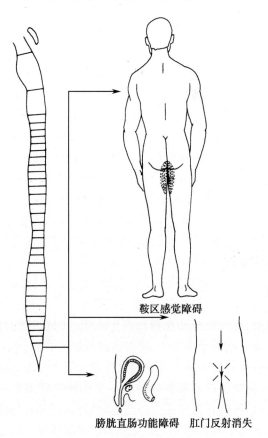

**图 5-4-2　脊髓圆锥损伤示意图**

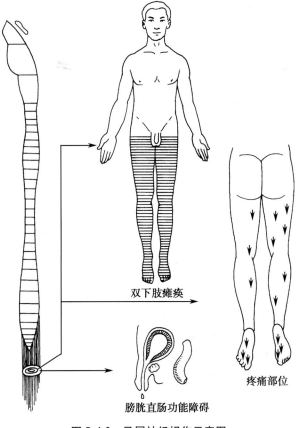

双下肢瘫痪

膀胱直肠功能障碍

疼痛部位

图 5-4-3　马尾神经损伤示意图

尾损害时，感觉障碍上界前为腹股沟，后为髂骨上端、臀部、会阴及下肢全部出现感觉障碍，伴电击样疼痛并向下肢放射；同时并有双下肢运动障碍和大小便、性功能异常（图 5-4-3）。对腰椎肿瘤患者，应仔细检查鞍区感觉、肛门括约肌张力、肛门反射（对男性患者还应检查提睾反射、球海绵体反射），同时测量膀胱内压力、检查尿动力学来判断圆锥和马尾的功能，评估神经损害的程度及恢复的可能性。

单纯的脊髓圆锥和全马尾神经损害者在腰椎肿瘤中发生率低，因腰神经根或神经丛受到肿瘤压迫或侵袭后产生神经学表现而就医者多见。腰神经后支的损害可引起腰骶部椎旁肌疼痛、痉挛、皮肤感觉异常，腰神经前支分布具有明确的节段性，分布支配特定的下肢肌肉运动及皮肤感觉，受累的神经根会导致其支配区疼痛、感觉缺失、肌肉萎缩、肌肉无力、肌腱反射减弱或消失。腰椎肿瘤侵入周围软组织，损害腰骶内脏神经丛，会影响下肢血管的舒缩、汗腺的分泌、竖毛肌的功能；同时会影响盆腔脏器功能，如直肠、输尿管、前列腺、子宫等的功能，对男性可引起逆行射精。

（王松　江霞）

# 第五节　骶骨肿瘤的神经学表现

骶骨由 5 块骶椎合成，骶神经前后支分别由 4 对骶前后孔分出。骶神经在出骶管前后均可受到骶骨肿瘤压迫，表现为骶尾部疼痛，可放射到会阴、肛周、外生殖器、臀部及腿后方，同时可引起下肢及盆底器官功能异常。除骶神经受累外，腰$_4$、腰$_5$ 神经根可受累，引起下肢相应支配区感觉、运动功能障碍；腰骶段交感和副交感神经亦可受累，引起盆底器官功能障碍。

盆底器官包括下泌尿系统、下消化系统及性生殖系统，主要包括排尿、排便和性功能。其神经支配复杂，有内在和外在神经两个系统。内在神经存在于器官壁的平滑肌中，反射活动不经过脊髓，不会受到骶骨肿瘤影响。外在神经来源有 3 种，即交感神经、副交感神经和躯体神经。交感神经纤维起自胸腰段脊髓，在男性起到防止逆向射精的作用，胸腰段肿瘤会影响其功能。副交感神经和躯体神经均起自骶段脊髓（骶$_{2\sim4}$），副交感神经传出纤维支配盆底器官平滑肌的运动，同时对男性阴茎勃起起主要作用；其传入纤维是内脏感觉（痛觉、扩张、便急等）的主要神经。躯体神经传出纤维支配尿道外括约肌、肛门外括约肌和其他盆底横纹肌，传入纤维存在于阴部神经中，传导盆底皮肤感觉和性冲动。骶骨肿瘤生长的部位不同，对排尿、排便和性功能的影响各异。

在骶骨肿瘤手术时，最好能保留双侧 $S_{1\sim4}$ 神经，至少保留双侧 $S_1$、$S_2$ 神经和单侧 $S_3$ 神经（右侧更佳），以保留患者排尿、排便和性功能。这是因为，虽然盆底器官的每一功能均受到多个节段的神经支配，并相互代偿补充，但每一功能均有其相对主要的神经支配。对排尿功能，其膀胱逼尿肌主要受 $S_3$ 支配，尿道外括约肌主要受 $S_2$ 支配；对排便功能，其直肠平滑肌受 $S_2$、$S_3$、$S_4$ 的支配程度比较平均，肛门括约肌主要受 $S_3$ 和 $S_4$ 支配；而性功能主要受 $S_2$ 支配，受 $S_3$ 支配的程度很小。所以保留到单侧 $S_3$ 神经，性功能得以保存,排尿、排便功能可以通过神经代偿及术后训练来康复。但不同患者解剖学上存在较多变异,而且同一节段的左右两侧神经根也常不对称,多数右侧为优势,发挥的作用较大,术前要与患者充分沟通,在肿瘤彻底切除与保留盆底器官功能之间做最合理选择。

(王松　康建平)

## 参 考 文 献

1. [美]Dniel H. Kim 等著,郭卫译. 脊柱肿瘤. 北京:北京大学医学出版社,2010

2. [德]Jörg Klekamp,Madjid Samii 著,范涛译. 脊髓脊柱肿瘤外科手术图谱. 沈阳:辽宁科学技术出版社,2008

3. 王保仓,赵刚. 骶骨肿瘤切刮治疗对排尿功能影响的解剖基础. 中国骨与关节杂志,2012,1(2):174-176

4. 杨天祝. 临床应用神经解剖. 北京:中国协和医科大学出版社,2011

5. Moulding HD,Bilsky MH. Metastases to the craniovertebral junction. Neurosurgery,2010,66(3 Suppl):113-118

6. Amirjamshidi A,Roozbeh H,Sharifi G,et al. Osteoid osteoma of the first 2 cervical vertebrae. Report of 4 cases. Neurosurg Spine,2010,13(6):707-714

7. Menezes AH. Craniovertebral junction neoplasms in the pediatric population. Childs Nerv Syst,2008,24(10):1173-1186

8. Molina CA,Gokaslan ZL,Sciubba DM. Diagnosis and management of metastatic cervical spine tumors. Orthop Clin North Am,2012,43(1):75-87

9. Harrop JS,Schmidt MH,Boriani S,et al. Aggressive "benign" primary spine neoplasms:osteoblastoma, aneurysmal bone cyst,and giant cell tumor. Spine,2009,34(22 Suppl):S39-S47

10. Novais EN,Rose PS,Yaszemski MJ,et al. Aneurysmal bone cyst of the cervical spine in children. J Bone Joint Surg Am,2011,93(16):1534-1543

11. Subach BR,Copay AG,Martin MM,et al. An unusual occurrence of chondromyxoid fibroma with secondary aneurysmal bone cyst in the cervical spine. Spine J,2010,10(2):e5-e9

12. Goel A,Muzumdar D,Nadkarni T,et al. Retrospective analysis of peripheral nerve sheath tumors of the second cervical nerve root in 60 surgically treated patients. J Neurosurg Spine,2008,8(2):129-134

13. Boriani S,Bandiera S,Casadei R,et al. Giant cell tumor of the mobile spine:a review of 49 cases. Spine,2012,37(1):E37-E45

14. Demura S,Kawahara N,Murakami H,et al. Giant cell tumor expanded into the thoracic cavity with spinal involvement. Orthopedics,2012,35(3):e453-e456

15. Antunes A,Beck MF,Strapasson AC,et al. Extradural cavernous hemangioma of thoracic spine. Arq Neuropsiquiatr,2011,69(4):720-721

16. Vinay S,Khan SK,Braybrooke JR. Lumbar vertebral haemangioma causing pathological fracture,epidural haemorrhage,and cord compression:a case report and review of literature. J Spinal Cord Med,2011,34(3):335-339

17. Krishnakumar R,Renjitkumar J. Acute cauda equina syndrome due to primary Ewing's sarcoma of the spine. Neurol India,2011,59(6):931-933

18. Knoeller SM,Uhl M,Gahr N,et al. Differential diagnosis of primary malignant bone tumors in the spine and sacrum. The radiological and clinical spectrum:minireview. Neoplasma,2008,55(1):16-22

19. Nishiguchi T,Mochizuki K,Tsujio T,et al. Lumbar vertebral chordoma arising from an intraosseous benign notochordal cell tumour:radiological findings and histopathological description with a good clinical outcome. Br J Radiol,2010,83(987):e49-e53

20. Murthy NS,Maus TP,Behrns CL. Intraforaminal location of the great anterior radiculomedullary artery(artery of Adamkiewicz):a retrospective review. Pain Med,2010,11(12):1756-1764

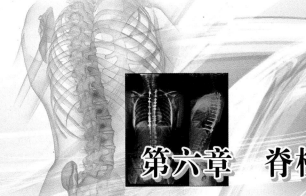

# 第六章　脊柱肿瘤的影像学评价

## 第一节　X线片检查

### 一、X线成像基本原理

X线是一种波长很短的电磁波,X线成像的原理一方面是基于X线的穿透性、荧光作用和感光作用,另一方面是基于人体组织结构之间的厚度和密度差别。当X线穿过人体不同组织结构时,X线被吸收的程度不同,到达后方显像接收载体上的X线量就会有差异,从而形成黑白对比不同的灰阶影像。人体不同的组织结构由于其密度、厚度的不同以及其对X线吸收的不同在X线影像上其图像特点大致分为:

1. 高密度影　比如骨骼、钙化,密度大,吸收的X线量多,在X线影像上显示为白色。手术采用的金属内固定器、金属夹等吸收的X线量更多,在X线影像上为均匀致密的白色影,在影像上一般称作致密影。

2. 中等密度影　皮肤、肌肉、实质器官以及体液等,密度中等,X线影像上显示为灰白色。

3. 低密度影　脂肪、气体,密度低,在X线影像上显示为灰黑色和深黑色。

### 二、脊柱X线检查技术介绍

#### (一) 透视

透视简便易行,并对于高密度的脊柱显示较好,传统的透视技术对影像细节显示不够清晰,X线剂量大,不利于防护。现在的数字化透视技术较过去传统透视提高了影像细节的显示,明显降低了X线剂量,提高了患者及医疗人员的防护安全。数字化

透视技术可以观察并保存脊柱活动的动态影像,可以对脊柱肿瘤治疗前后的脊柱形态学和生物力学改变进行对比。而且脊柱外科各种介入操作也需要在透视下进行。

#### (二) X线摄影

1. 普通X线摄影　即传统X线屏-片系统,是过去临床最常用和最基本的影像检查手段,优点是空间分辨率高,图像清晰,接受的X线剂量较传统透视小;缺点是检查区域受胶片大小限制,不能观察脊柱运动功能,并且胶片冲洗质量受人为因素影响很大,不能保证稳定的图像质量。

2. 计算机X线摄影(CR)　CR以影像板(IP)作为记录信息的载体,经X线曝光后,由激光读出X线影像信息形成数字式平片影像。CR的空间分辨力低于传统的X线片,但密度分辨力明显高于传统X线片,因此对脊柱病变的显示优于传统的X线片。CR实现了常规X线影像信息的数字化,能够提高图像的分辨和显示能力,可实施各种图像后处理功能,增加显示信息的层次;降低X线剂量,曝光剂量减少至传统屏-片系统的50%以下;影像信息读出后转化为数字信息可以进入图像存档与传输系统(PACS)。但是CR成像速度慢;无透视功能;显示脊柱细微结构较普通X线片差。

3. 数字X线摄影(DR)　平板探测器将X线信息直接转换成电信号,再行数字化,X线信息损失少,噪声小,图像质量好,图像质量优于电视影像增强系统及CR系统。因成像时间短,可用于透视和进行时间减影的DSA。DR图像具有较高的空间分辨率和时间分辨,图像锐利度好,细节显示清楚;放射剂量小,只有传统摄影的1/30,也小于CR剂

量;曝光容度大;可以进行各种图像后处理;能够直接进入 PACS,便于临床应用、教学与远程会诊。

4. 床旁 X 线摄影　脊柱肿瘤患者手术后由于体位明显受限,移动困难,为了及时了解患者脊柱术后的改变以及恢复情况,临床上常常需要进行床旁 X 线检摄影检查。床旁 X 线摄影从最开始的屏-片床边摄影到之前使用的 CR 床边摄影,都需要在曝光后将胶片或 IP 板处理,才能得到图像。现在的床旁 DR 在曝光后仅需数秒中,就可以显示在显示屏上,时间上明显缩短,并且通过科室内的医院信息系统(HIS)网络接口图像即刻传输到 PACS,帮助了脊柱外科医师与放射科医师的会诊。床旁 DR 可以明显降低患者的辐射量,比常规床旁屏/胶片及 CR 系统摄影降低 30% ~ 70%。在提高图像分辨率的同时大大降低了患者辐射伤害。

5. 体层摄影　常规的 X 线摄影是 X 线投照路径上所有影像重叠在一起的总和投影,一部分结构因与前后影像重叠而不能显示。体层摄影通过特殊的装置和操作,获得某一选定层面上组织结构的影像,而不属于选定层面的结构则被模糊处理掉。因此过去体层摄影常用于常规平片上重叠较多、部位较深而难以显示的病变,对一些位置较深的脊柱肿瘤以及病变椎体小的骨质破坏等情况有一定应用价值。不过自多层螺旋 CT 出现后,其强大的多平面后处理功能,已经基本替代了体层摄影的作用。

6. 平板 X 线摄影　当脊柱肿瘤跨椎体生长,特别是位于脊柱序列生理弧度转折处的肿瘤,术前为了了解脊柱形态学的改变以及后续的矫形治疗,常常需要进行全脊柱摄影,过去不能在一张 X 线片上显示完整的脊柱影像,需要进行多次摄影然后图像拼接,容易出现误差,给术前计划的制订带来困扰,而且射线剂量也较大。现在新的平板 X 线机技术使得辐射剂量下降,图像分辨力提高,断层后处理时间明显缩短,并且 17×17 英寸的超大视野平板探测器更方便地进行全脊柱摄影,其脊柱完整形态的显示对手术的价值也接近多层螺旋 CT 三维后处理的效果,但与多层螺旋 CT 相比,其射线剂量明显小,因此今后基于超大视野平板的体层摄影可能会重新回到脊柱 X 线检查常用手段中。

## 三、脊柱 X 线正常表现

正位片:椎体呈长方形,从上向下依次增大,主要由松质骨构成,纵行骨小梁比横行骨小梁明显,周围为一层致密的骨皮质,密度均匀,轮廓光滑。椎间盘的纤维软骨板、髓核及周围的纤维环系软组织密度,故呈宽度匀称的横行半透明影,称之为椎间隙。椎体两侧有横突影。在横突内侧可见椭圆形环状致密影,为椎弓根重叠影像,称椎弓环。在椎弓根的上、下方为上、下关节突的影像。椎弓板由椎弓根向后内延续,在中线联合成棘突,投影于椎体中央的偏下方,呈尖向上类三角形的线状致密影,大小与形状可有不同。

侧位片:椎体呈长方形,其上下缘与前后缘成直角,椎弓居其后方。自下胸椎起,椎间隙向下逐渐增宽,侧位片可以更好地观察椎间隙。

椎板位于椎弓根与棘突之间。在椎体后方的椎管显示为纵行的半透亮区。棘突在上胸段斜向后下

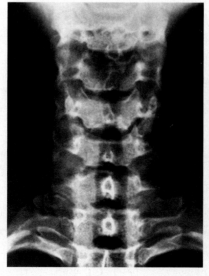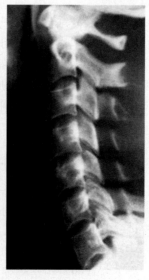

图 6-1-1　正常颈椎正侧位 X 线片

方,不易观察,在腰段则向后突,易于显示。上下关节突分别起于椎弓根与椎弓板连接处之上、下方,下关节突在下个脊椎上关节突的后方,以保持脊椎的稳定,不向前滑。脊椎小关节间隙为匀称的半透明影。颈、胸椎小关节侧位显示清楚(图6-1-1、图6-1-2),腰

椎者则正位清楚(图6-1-3)。椎间孔位于相邻椎弓、椎体、关节突及椎间盘之间,呈类圆形半透明影,侧位显示胸腰椎间孔清楚,而颈椎间孔在斜位显示清楚。

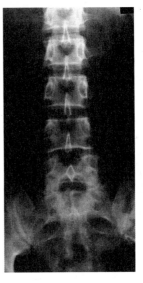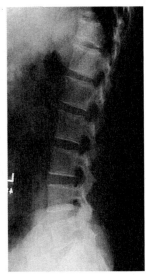

图6-1-3　正常腰椎正侧位 X 线片

（刘畅　邹翎）

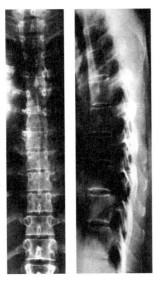

图6-1-2　正常胸椎正侧位 X 线片

# 第二节　CT 检查

## 一、CT 成像基本原理

CT 是用 X 线束对人体检查部位一定厚度的层面进行扫描,由探测器接收到该层面各个不同方向的人体组织透过的 X 线,经模/数转换输入计算机,通过计算机处理后得到扫描层面的组织衰减系数的数字矩阵,再将矩阵内的数值通过数/模转换,用黑白不同的灰度等级显示出来,即 CT 图像。CT 图像与 X 线图像一样以不同的灰度来反映器官和组织对 X 线的吸收程度,但 CT 图像灰度又受窗宽、窗位调节的影响。

## 二、CT 成像的基本概念

1. 窗宽和窗位　窗宽是指 CT 图像上所包括的 CT 值范围。窗位是窗宽的中心 CT 值。同样的窗宽,由于窗位不同,其所包括的 CT 值范围不同。窗宽内所有的 CT 值用 16 个灰阶显示,小于窗宽的组织结构影像能清晰显示,大于窗宽的组织结构则没有灰度差别而不能显示。

2. 层厚　为扫描时选择的层面厚度,是影响图像分辨力的一个重要因素。层厚小,图像空间分辨力好,密度分辨力下降。层厚大,密度分辨力提高,空间分辨力下降。

3. 层距　指相邻两个层面的中点之间的距离。若层距与层厚相等,则为连续扫描,各层之间无间隙。层距大于层厚,则为不连续扫描,各层之间有一定间隙的组织没有被扫描到。层距小于层厚则为重叠扫描,相邻层间有重叠。

4. 密度分辨力　指可区分最小密度差的能力。
空间分辨力:指图像可鉴别物体大小、微细结构的能力,以每厘米几个线对(Lp/cm)来表示。

5. CT 值　反映组织对 X 线的吸收值(衰减系数 u)。

6. 伪影　CT 图像上非真实的阴影或干扰称为伪影。

## 三、CT 扫描检查技术

### （一）CT 平扫

是不注入对比剂的常规检查。平扫是脊柱肿瘤

CT 检查最基本的手段,它弥补了 X 线摄影中脊柱骨结构的重叠及软组织结构分辨不清的缺点,密度分辨力也较 X 线摄影明显提高,即使是微小的脊柱肿瘤骨质破坏也可以很好地检出,并且可以很好地显示骨质破坏的范围和脊柱肿瘤软组织肿块影。

### (二) CT 增强扫描

指在血管内注入对比剂后在进行扫描的检查方法,目的是提高病变组织同正常组织的密度差,显示病灶内的血供情况,通过病变不同强化方式,确定病变的性质。根据注射对比剂后扫描方法的不同,可分为常规增强扫描、动态增强扫描、延迟增强扫描和多期增强扫描。增强扫描在平扫基础上更好地显示了肿瘤的软组织实质成分以及肿瘤在椎旁侵犯的范围。并且增强扫描可以显示肿瘤的血供、供血动脉等生物学特点,有助于手术切除和术后放化疗计划的制订。

### (三) CT 特殊扫描

1. 薄层扫描　扫描层厚小于等于 5mm。其优点是减少了部分容积效应,能更好地显示病变的细节,缺点是信噪比降低。需要进行三维重建的后处理,层面越薄,重建图像的质量越高。

2. 高分辨扫描　采用薄层扫描、高空间分辨力的算法重建及特殊的过滤处理,取得有良好空间分辨力的 CT 图像。对显示小病灶及细微结构优于常规 CT 扫描。薄层扫描和高分辨扫描有助于检出脊柱肿瘤早期很微小的骨质破坏灶。

3. 容积扫描　指在检查范围内,连续地一边曝光一边进床,并进行该部位容积性数据采集的检查方法。其采集的无间隙容积数据可以进行任意层面、任意层距的图像重建,可变换算法进行重建图像,进行相关的图像后处理。由于扫描速度快,还增加了时间分辨力。容积扫描获得信息量大,是脊柱肿瘤的 CT 三维重建基础。

### (四) 双源 CT

双源 CT 是近年来 CT 最重大的进步,虽然其最主要是对心血管系统影像质量的明显提高,但双源 CT 对脊柱肿瘤成像也有相当大的提升,能显示过去 CT 无法清楚显示的韧带、肌腱和软骨。在常规 CT 以及螺旋 CT 这样的单源 CT 中由于韧带、肌腱及软骨的 X 线衰减系数相互之间差异较小,因此无法区别显示。但在这些结构的成分中胶原分子侧链中有密实的羟(基)赖氨酸和羟脯氨酸,对不同能量的 X 线有较明显的衰减差异,因此在双源 CT 高、低能 X 线同时扫描后,运用后处理技术就可以将脊柱与这些附属结构较清楚地区别显示,弥补了以往 CT 检查的不足。另外还可用来进行骨密度测定,反映病变区骨骼的代谢情况。

## 四、脊柱相关 CT 图像重组技术

无论单源 CT(常规 CT 和螺旋 CT)还是双源 CT,扫描后所采集的原始数据都是横断面的图像,对于显示脊柱肿瘤的细节已经提供了足够的信息,但是对于脊柱外科医师来说,这种横断面的图像不能提供肿瘤的整体空间关系信息。为了更好地显示脊柱肿瘤的整体信息,我们可对采集的原始图像数据进行图像后处理,进行多维、多平面的重组,从任意角度、全方位观察脊柱肿瘤影像,对肿瘤的定位、定量、定性更准确,更直观地显示肿瘤与毗邻结构的空间关联,为肿瘤术前计划提供更好的信息。

### (一) 多层面重组

多层面重组(MPR)是在断层扫描的基础上对某些或全部扫描层面进行各个方向范围的重建,得到冠状面、矢状面、斜面及任意面的二维图像。层厚越小,层数越多,重建图像越清晰。可以较好地显示脊柱肿瘤的位置及其与周围的毗邻关系,有利于准确定位(图 6-2-1)。若层厚与螺距选择不当的时候,则容易造成阶梯状伪影。

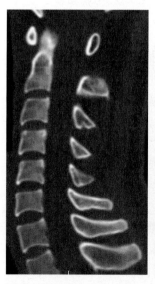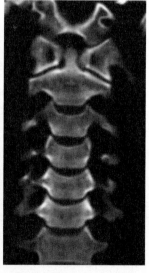

**图 6-2-1　颈椎 CT 多平面重组图像**

### (二) 曲面重组

曲面重组(CPR)指在容积数据的基础上,沿感兴趣器官画一条曲线,计算指定曲面的所有像素的 CT 值,并以二维的图像形式显示出来,曲面重组将扭曲的结构伸展拉直显示在同一平面上,较好的展示其全貌,是 MPR 的延伸和发展。

### (三) 最大密度投影

最大密度投影(MIP)是取每一线束的最大密度进行投影,反映组织的密度差异,对比度较高,临床上常用于显示具有较高密度的组织结构,例如注射对比剂后显影的血管、明显强化的软组织肿块等,对于密度差异较小的组织结构则难以显示。MIP 在脊柱血管显示、术后植入物伪影的处理上有较大的作用(图 6-2-2)。

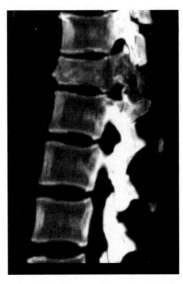

图 6-2-2　胸腰段 CT 最大密度投影图像

### (四) 表面遮盖显示

表面遮盖显示(SSD)指设定密度域值确定位于组织结构表面的像素,显示这些像素,超过限定 CT 域值的像素被当做透明处理后重组成三维图像。脊柱图像后处理常用此技术,空间立体感强,解剖关系清晰,有利于病灶的定位。但由于受 CT 域值选择的影响较大,容积资料丢失较多,常失去利于定性诊断的 CT 密度,使细节显示不佳(图 6-2-3)。

### (五) 容积重组

容积重组(VR)是目前脊柱三维图像后处理中最常用的技术之一。可以立体、直观地显示脊柱骨的外形、脊柱及其附件的骨折、关节脱位、畸形以及骨肿瘤等病变的位置、程度、范围和与周围组织器官的毗邻关系。在重组图像中,不同密度的组织还可以用不同的伪彩色显示,使得图像更生动。

## 五、脊柱正常 CT 表现

椎体在骨窗下显示为由薄层骨皮质包绕的海绵

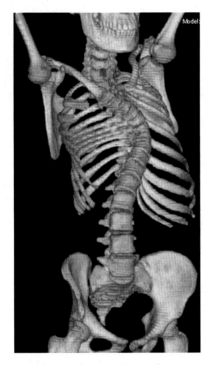

图 6-2-3　脊柱 CT 表面遮盖显示图像

状松质骨结构。CT 经椎体中部层面横断位:椎体松质骨中的椎体静脉管为 Y 形低密度线条影。由椎体、椎弓根和椎弓板构成椎管骨环,硬膜囊居椎管中央,呈低密度影,与周围结构有较好的对比。黄韧带为软组织密度,附着在椎弓板和关节突的内侧,正常厚 2～4mm。CT 经椎体上、下部层面横断位:椎体呈后缘向前凹的肾形,其后方见椎间孔和上下关节突。侧隐窝呈漏斗状,其前方是椎体后外面,后方为关节突,侧方为椎弓根内壁,其前后径不小于 3mm,隐窝内有穿出的神经根(图 6-2-4、图 6-2-5)。

CT 经椎间盘层面横断位:椎间盘由髓核与纤维环组成,其密度低于椎体,CT 值为 50～110HU,表现

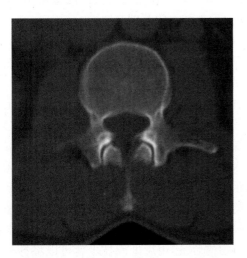

图 6-2-4　经椎体上方层面 CT 横断图像

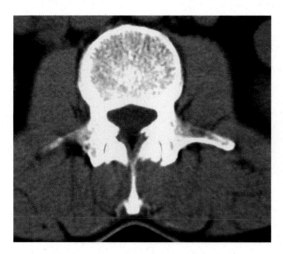

图 6-2-5 经椎体下方层面 CT 横断图像

为均匀的软组织密度影,但由于层厚和扫描位置的原因常见椎体终板影混入其中(图 6-2-6)。

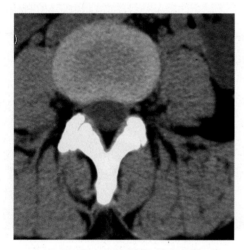

图 6-2-6 经椎间盘层面 CT 横断图像

## 六、X 线及 CT 检查在脊柱肿瘤中的应用及影像特征

X 线摄影检查和 CT 检查都是利用物体对 X 线吸收程度不同为成像基础的。X 线摄影检查是脊柱肿瘤的最基本的检查方法,其应用范围广、价格低廉、图像空间分辨率高,对肿瘤病灶的检出及良、恶性肿瘤的诊断能提供有价值的信息。但 X 线摄影检查也存在一些不足:密度分辨力不高,对早期脊柱肿瘤病变或微小脊柱肿瘤病灶的诊断及分期是相当困难的。并且由于脊椎的解剖结构复杂,其结构在 X 线片上相互重叠较多,位于附件及下胸椎、上胸椎区的脊柱肿瘤极易漏诊;对弥漫性骨髓肿瘤病变不易显示。CT 检查也是脊柱肿瘤最常用的检查手段,

其优点是:密度分辨力高,比 X 线片高 10 ~ 25 倍,因此细小病变比如小钙化、微小的肿瘤骨的显示较 X 线摄影检查更好;没有影像重叠,可以清晰显示脊柱附件及椎旁软组织以及肿瘤的椎管内浸润;增强扫描可以显示肿瘤的血供;可显示骨质破坏及其程度,观察病变内部情况、肿瘤延伸范围及椎管受压程度;对肿瘤病变内的囊性、脂肪和钙化等显示也有重要价值;还可以进行 CT 导引下穿刺活检及介入治疗。CT 检查存在的不足:对肿瘤的早期改变虽然较 X 线摄影检查敏感,但是对于没有骨质破坏,没有形态改变的早期肿瘤病变检出敏感性还是不高;不能直接显示骨髓的异常,弥漫性的骨髓肿瘤病变不易显示完全;难于显示骨髓、椎间盘和软组织的早期病变。体内、体外的金属都可以造成伪影影响对肿瘤病变的观察;射线剂量较 X 线摄影高。由于 X 线摄影检查和 CT 检查的成像基础是一样的,因此脊柱肿瘤病变在 X 线和 CT 图像的表现基本一致,只是 CT 较 X 线摄影能更好的显示早期、细小肿瘤病变,更好的定位,更好地显示肿瘤侵犯范围。

**脊柱肿瘤相关异常 X 线及 CT 表现**

1. 骨质疏松 骨密度减低,在脊椎,椎体内结构呈纵行条纹,周围骨皮质变薄,严重时,椎体内结构消失。椎体变扁,其上下缘内凹,而椎间隙增宽,呈梭形,致椎体呈鱼脊椎状。椎体有时可压缩呈楔状。

2. 骨质破坏 骨质局限性密度减低,骨小梁稀疏消失而形成骨质缺损,其中全无骨质结构。骨松质的早期破坏可形成斑片状的骨小梁缺损。骨皮质破坏在早期发生于哈氏管,引起哈氏管扩大在 X 线上呈筛孔状。骨皮质表层的破坏,则呈虫蚀状。当骨破坏进展到一定程度时,往往有骨皮质和松质的大片缺失。CT 易于区分松质骨和皮质骨的破坏。炎症的急性期或恶性肿瘤,骨质破坏常较迅速,轮廓多不规则,边界模糊。炎症的慢性期或良性骨肿瘤,则骨质破坏进展缓慢,边界清楚;有时还可见一致密带状影围绕,且可使局部骨骼轮廓膨胀等(图 6-2-7A、B)。

3. 骨质增生硬化 骨质密度增高,伴或不伴有骨骼的增大。骨小梁增粗、增多、密集,骨皮质增厚、致密。明显者,则难于分清骨皮质与骨松质,骨髓腔变窄或消失。脊柱肿瘤引起的骨质增生硬化多数是局限性的,如骨肉瘤或成骨性转移瘤(图 6-2-8),严重时也可以看到融合成片状的骨质硬化。

4. 骨膜增生(骨膜反应) 在早期是一段长短

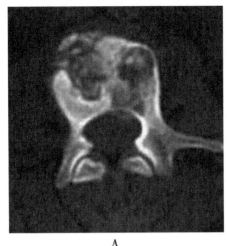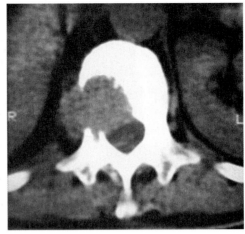

A　　　　　　　　　　　　　B

**图 6-2-7　骨质破坏的 CT 比较**
A. 腰椎结核；B. 胸椎转移瘤

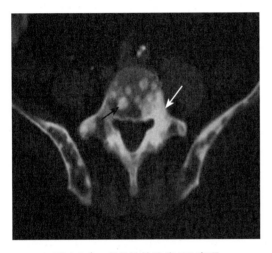

**图 6-2-8　成骨性转移瘤 CT 表现**

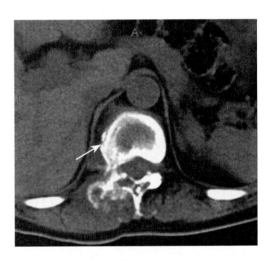

**图 6-2-9　骨膜反应的 CT 表现**

不定,与骨皮质平行的细线状致密影,同骨皮质间可见 1 ~ 2mm 宽的透亮间隙。继而骨膜新生骨增厚,常见的有与骨皮质表面平行排列的线状、层状或花边状骨膜反应(图 6-2-9)。

骨膜增生的厚度与范围同病变发生的部位、性质和发展阶段有关。肿瘤的骨膜增生较局限,炎症的骨膜增生较广泛。针状或日光状骨膜增生常提示病变进展迅速,侵袭性强;层状、葱皮样骨膜增生在良、恶性病变都可见;浅淡的骨膜增生常见于高度恶性肿瘤或急性炎症。

Codman 三角:已形成的骨膜新生骨可被破坏,破坏区两侧的残留骨膜新生骨呈三角形,称为 Codman 三角,常为恶性肿瘤的征象,主要见于管状骨。

骨质坏死:在早期骨小梁和钙质含量无变化,此时 X 线及 CT 上也无确切异常表现。过后在周围骨质被吸收,或在肉芽、积液包绕衬托下,死骨显示为相对高密度。随后坏死骨组织压缩。

5. 骨内与软骨内钙化　软骨类肿瘤可出现肿瘤软骨内钙化,表现为颗粒状、小环或半环状的致密影,数量不等,可在瘤体内广泛分布或局限于某一区域。CT 能显示 X 线片不能见到的小钙化影。

6. 骨骼变形及周围软组织病变　骨肿瘤可使骨局部膨大、变形。恶性骨肿瘤侵犯软组织,可见软组织肿块影。CT 显示周围软组织受侵较 X 线摄影清晰。

脊柱良恶性肿瘤 X 线及 CT 的鉴别见表 6-2-1,脊柱转移肿瘤与脊柱结核 X 线及 CT 鉴别见表 6-2-2。

表 6-2-1　脊柱良恶性肿瘤 X 线及 CT 鉴别

| | 良　性 | 恶　性 |
| --- | --- | --- |
| 生长情况 | 生长缓慢,不侵及邻近组织,但可引起压迫移位,无转移 | 生长迅速,易侵及邻近组织、器官,有转移 |
| 局部骨变化 | 呈膨胀性骨质破坏,与正常骨界限清晰,边缘锐利,骨皮质变薄、膨胀,保持其连续性 | 呈浸润性骨破坏,病变区与正常骨界限不清,边缘不整,累及骨皮质,造成不规则破坏与缺损,可有肿瘤骨 |
| 骨膜增生 | 一般无骨膜增生,病理骨折后可有少量骨膜增生,骨膜新生骨不被破坏 | 多出现不同形式的骨膜增生,并可被肿瘤侵及破坏 |
| 周围软组织变化 | 多无肿胀或肿块影,如有肿块,其边缘清楚 | 侵入软组织形成肿块,与周围组织分界不清 |

表 6-2-2　脊柱转移肿瘤与脊柱结核 X 线及 CT 鉴别

| | 转移性肿瘤 | 脊柱结核 |
| --- | --- | --- |
| 骨质破坏 | 有,并常有椎弓根破坏 | 有,累及附件极少 |
| 椎体变形 | 少见,变形轻 | 常见,形态变扁或呈楔形 |
| 骨质破坏区边缘骨质增生 | 无 | 有 |
| 椎间隙狭窄 | 无 | 有 |
| 椎旁肿块 | 少见,范围局限 | 有,常有钙化 |
| 增强扫描 | 强化不明显 | 病变椎体呈不均匀强化,若有脓肿形成,则脓肿壁明显强化 |

## 七、脊柱常见肿瘤 X 线及 CT 表现

### (一) 脊柱常见良性与中间型肿瘤

1. 骨巨细胞瘤　X 线片上骨巨细胞瘤可发生于单个椎体,也可发生于多个椎体,多数为偏侧性破坏,边界清楚,横径可以大于纵径,肿瘤常内无钙化或骨化影,没有硬化缘。部分病灶内可见纤细的骨嵴。肿瘤明显膨胀时,周围可残留不完全的薄层骨性包壳。椎体可压缩、塌陷,但椎间盘一般保持正常。椎旁少见软组织肿块影。CT 可显示受累椎体的膨胀性骨破坏,骨壳可有小范围的间断。骨破坏与正常骨小梁的交界部多无骨增生硬化带。骨壳内缘多呈波浪状为骨壳内面的骨嵴所致,一般无真性骨性间隔,平片上所见的分房征象实为骨壳内面骨嵴的投影。骨破坏区内为境界清楚的软组织密度影,无钙化和骨化影(图 6-2-10),如肿瘤出现坏死液化则为低密度区。囊变区内偶可见液-液平面,一般下部液体较上部液体密度高,随体位改变。生长活跃的骨巨细胞瘤和恶性巨细胞瘤可见骨壳外的软

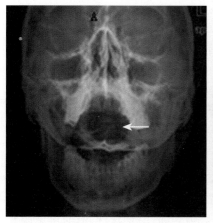
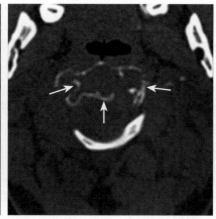
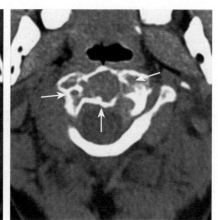

图 6-2-10　枢椎骨巨细胞瘤 X 线和 CT 骨窗与软组织窗表现

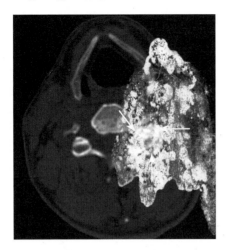

图 6-2-11　$C_4$ 骨样骨瘤 CT 显示椎板
密度增高,椎小关节骨质增生

组织肿块影。增强扫描肿瘤组织有较明显的强化,而坏死囊变区无强化。

2. 骨样骨瘤　X 线片上分为皮质型、松质型、骨膜下型,主要表现为脊柱偏心膨胀性骨质破坏区,周边不同程度的反应性骨硬化,有时病灶内见钙化或骨化,病灶易累及周围椎旁软组织,造成软组织肿胀。皮质型者瘤巢位于骨皮质,周围骨质增生硬化和骨膜反应明显而广泛,有时可遮盖瘤巢。松质型者瘤巢位于骨松质,周围仅有轻度的骨硬化带。骨膜下型者瘤巢所在骨皮质可出现凹陷,肿瘤将骨膜掀起形成骨膜新生骨,邻近骨皮质硬化。CT 上表现为类圆形的低密度骨破坏区,中央见不规则的钙化、骨化影,周围不同程度的骨质硬化带,椎小关节骨质增生(图 6-2-11)。

3. 骨母细胞瘤　骨母细胞瘤较为少见。X 线片上表现多样,可以呈中心低密度骨质破坏区,周围骨质硬化;或者有多发小钙化的膨胀性骨质破坏,周围伴硬化缘;也可以呈侵袭性表现,骨质膨胀性破坏及周围软组织肿胀,内见混杂性钙化。CT 上呈类圆形膨胀性骨质破坏(图 6-2-12),周围有不同程度增生硬化破坏区,骨壳可中断,周围软组织可局限性肿胀。CT 对肿瘤内钙化显示较平片敏感,对复杂部位肿瘤显示较好。

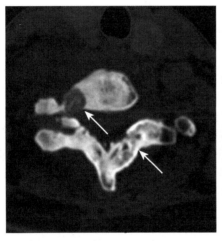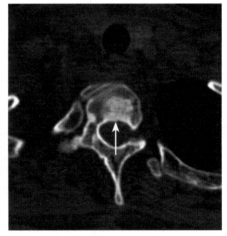

图 6-2-12　$T_2$ 骨母细胞瘤 CT 表现

4. 骨软骨瘤　多发生于长骨,脊椎少见。X 线和 CT 可显示起自脊椎的骨样肿块影,有点状或环形钙化,肿块的基底位于椎骨,其骨皮质及骨小梁结构与所在椎骨相连续。X 线对体积小的病变或是突向椎管内的病变显示困难,CT 可以清楚显示(图 6-2-13)。

5. 骨血管瘤　骨血管瘤好发于脊柱,多见于成年人。X 线片上椎体内松质骨结构部分消失,骨小梁代偿性增粗,垂直排列如栅栏状,有时也呈网眼状、蜂窝状。其间隙增大、密度减低。肿瘤边缘清晰,有或无硬化边。进一步发展可累及椎弓,椎间隙一般不受侵犯。脊柱 DSA 可以显示其滋养血管。CT 片显示局部骨质分叶状扩张,骨皮质变薄但完整(图 6-2-14)。

6. 动脉瘤样骨囊肿　动脉瘤样骨囊肿好发于青年人,最常见的发生部位为下肢长骨的干骺端,椎体及椎体附件也常有发生,椎体常发生在胸椎,发生在骶椎的少见。X 线上为境界清楚的膨胀性透亮影病变,边缘为薄的硬化缘,骨皮质被抬起、侵蚀呈薄的骨壳,骨壳外常见骨膜下新生骨形成;病灶内有不完全的骨小梁分隔或骨嵴,呈泡沫样,有时可见病变引起的骨折。典型的动脉瘤样骨囊肿分为分偏心型

和中央型两种,偏心型呈偏心生长,常突入周围椎旁软组织内,中央型较偏心型少见突入椎旁周围软组

织内。不典型的动脉瘤样骨囊肿呈溶骨性改变,既不分房也不膨胀。有的有较多的钙化和骨化(图6-2-15)。

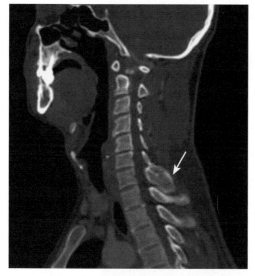

图6-2-13　C$_7$椎弓骨软骨瘤CT表现

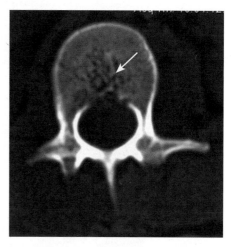

图6-2-14　L$_2$骨血管瘤CT表现

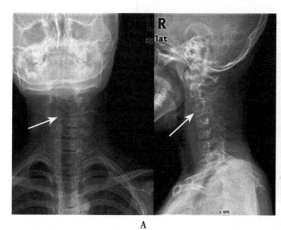
A

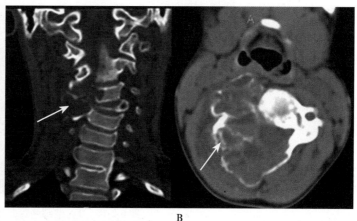
B

图6-2-15　C$_{3、4}$动脉瘤样骨囊肿瘤
A. X线表现;B. CT表现

CT可以更好地显示动脉瘤样骨囊肿膨胀性生长产生的改变以及突入周围软组织的范围,病灶呈分叶状膨胀性骨缺损区,内可见分隔,充满液体,伴有出血时常显示液-液平面,上方为水样密度,下方为高密度的血液。

**(二)脊柱常见恶性肿瘤**

1. 转移性骨肿瘤　转移性骨肿瘤是脊柱最常见的恶性肿瘤。X线片表现可分为溶骨型、成骨型和混合型。溶骨型:椎体广泛或局限性骨质破坏,椎体常变扁,椎间隙多保持完整;椎弓根常受侵蚀破坏。成骨型:少见,呈斑片状、结节状高密度,位于松质骨内,边界清楚或不清,骨皮质多完整,骨轮廓多无改变。成骨型转移多数为前列腺癌转移,少数为

乳癌、鼻咽癌、肺癌和膀胱癌,混合型转移兼有溶骨型和成骨型转移的骨质改变。CT能显示局部软组织肿块的范围、大小及邻近脏器的关系。溶骨型为脊椎低密度骨质破坏缺损区,常伴软组织肿块。成骨型为骨松质内斑点状、片状、棉团状或结节状边缘模糊的高密度灶,一般无软组织肿块。混合型兼有两者改变(图6-2-16)。

2. 浆细胞骨髓瘤　又称多发性骨髓瘤,起源于骨髓网织细胞的恶性肿瘤,为圆而脆软的实质新生物。椎体为其好发部位,绝大多数为多发;单发少见,且约1/3可转变为多发。晚期可广泛扩散。X线片上见受累脊椎广泛性骨质疏松,可伴脊柱压缩骨折;穿凿状、鼠咬状的多发性骨质破坏,边缘清楚,

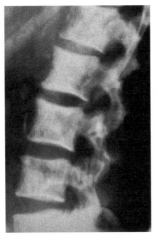
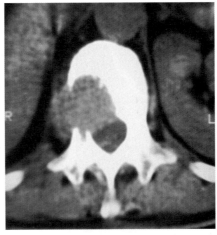

图 6-2-16 T$_{12}$椎体转移瘤 X 线与 CT 表现

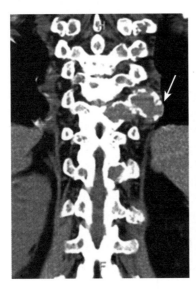
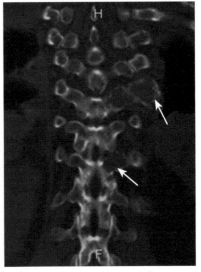

图 6-2-17 T$_{7-8}$浆细胞骨髓瘤 CT 表现

无硬化边和骨膜反应。骨质破坏区周围可见软组织肿块,但很少跨越椎间盘水平至邻近椎旁。硬化型骨髓瘤,表现为单纯硬化或破坏与硬化并存,破坏区周围有硬化缘,病变周围有放射状骨针及弥漫性多发性硬化。不过骨髓瘤治疗后也可出现硬化。少数平片可为正常表现,但在 CT 上显示出骨质的细微破坏和骨质疏松。严重时椎体骨松质内可见呈弥漫性分布、边缘清楚的溶骨性破坏区,周围常见软组织肿块(图 6-2-17)。

3. 软骨肉瘤 主要成分为肿瘤性软骨细胞钙化软骨化骨,呈不规则圆形或葫芦状肿块,肿瘤有特征性的软骨钙化。3% ~ 12%原发于脊柱,胸椎最常见;病变起于椎体 15%,后柱 40%,同时受累 45%。X 线片上见溶骨性破坏,边界多不清楚,邻近骨皮质可不同程度的膨胀变薄,或破坏后形成软组织肿块,

骨破坏区和软组织块内见数量不等、分布不均、疏密不一的钙化影,其中环形钙化具有定性价值。CT 能显示平片不能发现的钙化灶,特征性钙化为点状、环状和半环状,非钙化部分可有坏死、囊变(图 6-2-18)。

4. 脊索瘤 起源于脊索残余,少见,约 50%发生于骶椎,15%发生于其他脊椎,主要是上段脊椎,是骶椎最常见的原发骨肿瘤。肿瘤呈分叶状,有纤维假包膜,内含灰白或浅黄色胶状物;可出血、假囊腔以及肉芽样组织。X 线片上为膨胀性溶骨性破坏,伴软组织肿块,瘤内 50% ~ 70%见钙化,钙化多无定形,位于病变周围,骶椎以上节段患骨较少膨胀改变,并可出现硬化呈"象牙椎"表现。CT 除了显示膨胀骨质破坏外,可见肿瘤呈分叶状,囊实性混杂密度,可见不规则钙化,增强扫描软组织肿块,增强,

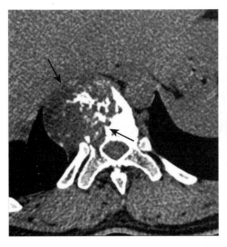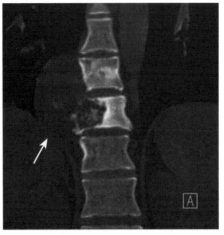

图 6-2-18　T₉、₁₀软骨肉瘤 CT 显示椎体右侧骨质破坏,软组织肿块内有点状钙化

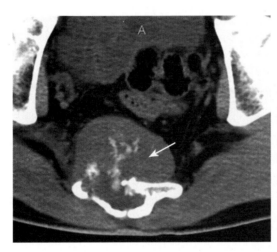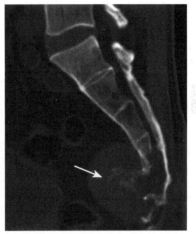

图 6-2-19　骶尾脊索瘤 CT 表现

轻至中度强化,不易与转移瘤鉴别(图 6-2-19)。

5. 骨肉瘤　较少见发生于脊柱,主要组织成分为肿瘤性成骨细胞、肿瘤性骨样组织和肿瘤骨。

X 线片上见骨质破坏区及软组织肿块影,其内见云絮状、斑块状及针状肿瘤骨。肿瘤的外围可见肿瘤软骨钙化。骨肉瘤能引起各种形态的骨膜新生

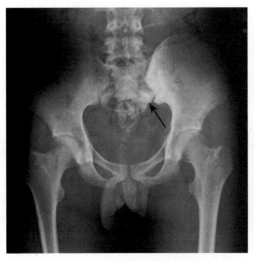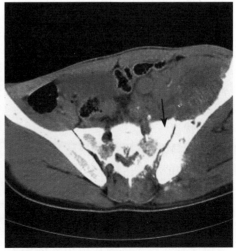

图 6-2-20　男,22 岁,S₂~₃骨肉瘤 X 线片与 CT 表现

骨以及骨膜三角,但这不是骨肉瘤的特有的表现。CT 上可以更好地显示骨质破坏的区域和形态,发现肿瘤骨较 X 线片敏感。肿瘤引起的骨质增生表现为松质骨内不规则斑片高密度和骨皮质增厚。

病变区见混杂密度的软组织肿块,其内常见坏死囊变区,增强扫描,实质部分要明显强化(图 6-2-20)。

(刘畅　邹翎)

# 第三节　MRI 检查

## 一、MRI 成像原理

磁共振成像是利用原子核在磁场内共振所产生信号经重建成像的一种成像技术。含单数质子的原子核,其质子有自旋运动,带正电,产生磁矩,其磁矩自旋轴的排列无一定规律,但如在均匀的强磁场中,则小磁体的自旋轴将按磁场磁力线的方向重新排列。在这种状态下,用特定频率的射频脉冲进行激发,作为小磁体的氢原子核吸收一定量的能而共振,即发生了磁共振现象。停止发射射频脉冲,则被激发的氢原子核把所吸收的能逐步释放出来,其相位和能级都恢复到激发前的状态。这一恢复过程称为弛豫过程,而恢复到原来平衡状态所需的时间则称之为弛豫时间。

弛豫时间有两种,一种是自旋-晶格弛豫时间,又称纵向弛豫时间,反映自旋核把吸收的能传给周围晶格所需要的时间,也是 90° 射频脉冲质子由纵向磁化转到横向磁化之后再恢复到纵向磁化激发前状态所需时间,称 $T_1$。另一种是自旋-自旋弛豫时间,又称横向弛豫时间,反映横向磁化衰减、丧失的过程,也即是横向磁化所维持的时间,称 $T_2$。$T_2$ 衰减是由共振质子之间相互磁化作用所引起,与 $T_1$ 不同,它引起相位的变化。一种组织的弛豫时间是相对固定的,不同组织之间弛豫时间有一定的差别,而这种差别,正是 MRI 的成像基础。人体内氢核丰富,而且用它进行磁共振成像的效果最好,因此目前 MRI 常规用氢核来成像。

### (一) MRI 的优点

1. 无辐射损伤　MRI 所用的射频脉冲属于电磁波,但所用的射频波的波长达数米以上,其能量不会切断生物体中的 C-H 键。因此 MRI 被认为是没有辐射损伤的安全检查手段。

2. 软组织分辨力高　MRI 比 CT 具有更高的软组织分辨力,可更清楚地显示椎旁软组织及椎管内的如脊髓、神经根等。

3. 多参数成像提供更多信息　MRI 可以采用不同的技术来反映组织多参数信息,如组织的 $T_1$ 值、$T_2$ 值、质子密度、流动、水分子扩散等信息,MRS 技术还可提供组织代谢产物的信息,因此 MRI 所能得到的组织信息远比 CT 多得多。获得多参数信息有利于病变的显示和定性诊断。

4. 多方位直接成像　CT 脊柱扫描只能进行横断面扫描,其他方位的图像必须经过后处理重组技术才能获得,而 MRI 可以直接进行任意方位的断面成像,有助于解剖结构和病变的显示。

5. 无骨伪影　CT 检查时在骨与软组织的界面上,特别是在骨突起的部位将产生严重的骨伪影,严重影响局部结构的显示,因此对 MRI 椎管内病变等检查明显优于 CT。

不需要对比剂就可进行血管成像和脊髓成像。

### (二) MRI 的缺点

1. 成像时间较长　CT 的成像速度较快,采用多层螺旋 CT 平均每层的采集时间更短。MRI 的采集时间要慢得多,目前已经开发了很多 MR 超快速成像技术,但有些技术图像质量还欠佳,尚不能完全取代常规序列。

2. 钙化显示不佳　MRI 对钙化不敏感,主要在于钙化在 MR 图像上的表现比较复杂。

3. 骨性结构显示较差　骨结构的质子含量很低,并且 MRI 图像矩阵较小使得空间分辨力相对 CT 较低,因此骨结构在 MR 上显示较 CT 差。不过 MRI 对骨髓内病变特别是骨髓水肿、骨髓内肿瘤浸润等的显示优于 CT。

4. 伪影较多　由于 MRI 多参数成像可以得到较多的信息,同时图像质量受影响的因素也增多,且 MR 成像时间较长,更容易产生运动伪影。

5. 信号变化改变复杂　MRI 属多参数成像,可以为诊断提供更多的信息。但多参数成像带来的问题是影响 MRI 信号的因素较多,同一种信号变化可由不同的原因引起。

6. 禁忌证较多　由于 MRI 采集时间较长,危重患者及幽闭恐惧症的患者一般不宜进行 MRI 检查,安装有心脏起搏器或体内有金属异物的患者不适合 MRI 检查。

## 二、脊柱 MRI 常规技术

MRI 成像技术有别于 CT 扫描,它不仅可行横断面,还可行冠状面、矢状面以及任意斜面的直接成像。同时还可获得多种类型的图像,如 $T_1WI$、$T_2WI$ 等。若要获取这些图像必须选择适当的脉冲序列和成像参数。

### (一) 扫描序列

是指射频脉冲、梯度场和信号采集时刻等相关参数的设置及其在时序上的排列。应用不同的磁共振扫描序列可以得到反映这些因素不同侧重点的图像。

### (二) MRI 扫描技术

1. MRI 普通扫描　MR 普通扫描最常用的序列是:矢状位 SE $T_1WI$,矢状位 FSE $T_2WI$,轴位 FSE $T_2WI$。根据需要可增加冠状面扫描、脂肪抑制技术等。由于是多参数成像,因此 MR 普通扫描就可以对肿瘤内部的成分、周围软组织的改变做很好显示。

2. MRI 增强检查　为了使组织结构之间的对比、正常组织与病变组织之间的对比更明显,提高特异性,更好地反映病变组织的实际形态、影像特征,除了选择适当的脉冲序列和成像参数,还可以使用 MRI 对比剂人为地改变组织和病变的 $T_1$ 和 $T_2$ 弛豫时间,从而提高组织与病变间的对比。MR 增强扫描的目的和 CT 增强扫描一样,不过 MR 增强扫描对肿瘤内部的成分、周围软组织的改变显示比 CT 增强扫描更好。

3. MRI 非常规应用技术　近年来国内外学者在脊柱常规的成像技术上开展了成像技术新的应用研究,在以后的脊柱 MRI 成像上可能会成为常规扫描技术。

(1) 同/反相位成像(IP/OP):选择不同的回波时间使水和脂肪的氢质子磁化矢量处于一致为同相位,两者磁化矢量相加,信号强度增加;磁化矢量处于相反时为反相位,两者磁化矢量相减,信号强度减低。IP/OP 除回波时间不同外,其他参数均相同。

在脊柱肿瘤中的应用:IP/OP 在脊柱及骨关节方面的应用报道不多,近年来的研究提示在脊柱恶性或转移性病变中,肿瘤细胞取代了正常的骨髓组织和脂肪成分,而良性病变中脂肪成分仍存在,因此在反相位成像中,椎体良性病变的信号低于椎体转移性病变的信号。IP/OP 成像简单易行,成像时间短,在鉴别肿瘤性病变与非肿瘤性病变以及骨髓浸润程度的评价中具有一定意义。

(2) 弥散加权成像(DWI):利用体内水分子的随机运动特性进行成像,主要显示细胞外水分子的弥散,以及细胞内水分子的弥散、跨膜运动、微灌注等。

在脊柱肿瘤中的应用:已有的 DWI 在骨关节肿瘤性病变的研究中,部分学者认为在转移性病变尤其是生长活跃的肿瘤中,由于富细胞性高,细胞内外水分子弥散受限,DWI 上信号衰减减低,ADC 值较低;良性病变由于组织间隙水肿、富细胞性低而在 DWI 上信号衰减增加,ADC 值较高。不过有研究显示良恶性病变 ADC 值区间有部分的重叠,并且 DWI 图像存在不可避免的空间几何扭转伪影,空间分辨率低;成像参数的选取(如 b 值)需进一步优化选择。ADC 可以作为区分良恶性肿瘤的辅助手段,但是不能区分感染和恶性肿瘤。同时 Meta 分析研究也是倾向于 DWI 可以作为区分良恶性骨折的可靠检查。

(3) 动态增强磁共振成像(DCE-MRI):动态增强扫描是在注射顺磁性对比剂后对病灶显影的前、中、后期进行快速连续扫描,显示对比剂进、出肿瘤区域的血流动力学过程。可用来评价组织的微循环、灌注和毛细血管通透性的变化。在既往的研究显示出早期动态增强斜率值与微血管密度之间呈线性正相关,表明肌骨系统肿块早期快速强化与血管生长程度有关,反映了肿瘤组织的血管化程度。一些学者认为动态增强 MRI 可以用于鉴别肿瘤的放射性坏死与复发,判断预后及监测放疗后反应,对检测转移瘤有很高的阳性预测值,对良、恶性压缩性骨折也有较高的预测价值。虽然骨骼肌肉的良、恶性肿瘤斜率值的差异有较高的统计学意义,但仍存在良恶性肿瘤斜率值存在重叠部分。比如动脉瘤样骨囊肿、嗜酸性肉芽肿、骨巨细胞瘤这样一些富血供的良性肿瘤及中间性病变,其斜率值也可以位于恶性肿瘤斜率值范围内。而一些放、化疗后复发的低血供恶性肿瘤其斜率值可以位于良性范围内。因此早期动态增强斜率值不能单独用于良、恶性肿瘤的判断。

(4) MRI 全景扫描:将全身由头至足分成五个部分,全脊柱分成两个或者三个部分,一次定位,扫描过程中自动移床跟进,扫描完成一段后,自动移床跟踪扫描下一段,不需要重复移动患者,重复定位,分别完成全身冠状位及全脊柱矢状位扫描。MRI全景扫描主要应用在脊柱转移瘤的检出上。脊柱转移瘤通常为多椎体跳跃性受累,可以发生在脊柱的任何部位,因此扫描范围越大对降低转移瘤检出漏诊率越有帮助。MRI全景扫描提供了高质量的全脊柱以及全身软组织图像,并且明显缩短了检查相同范围的时间,而图像质量并没有降低,可以良好地显示脊柱转移瘤的部位、数目及邻近组织结构侵犯的程度和范围,并且可以同时观察全身软组织情况,便于发现原发病灶。

(5)高场强及超高场强MR的应用:3.0T磁共振在近几年来开始应用于临床,3.0T磁共振较目前主流的1.5T磁共振场强增加一倍,提高了信噪比和空间分辨率,扫描层厚更薄,增强效果更佳,血管成像效果较1.5T磁共振佳,同时扫描时间缩短。因此脊柱在3.0T磁共振上图像更清晰,显示微小解剖结构和微小病变能力明显提高,更有利于发现早期微小的脊柱肿瘤病灶。

## 三、MRI检查在脊柱肿瘤中的应用及影像特征

MRI检查是作为一种无创性的安全检查方法,是脊柱肿瘤诊断必不可少的手段,能清晰地显示脊柱周围软组织及病灶与相邻血管、神经之间的空间关系,亦可判断肿瘤内的多种组成成分及坏死或出血等,再加上新的成像技术不断涌现,MR硬件不断更新,专用型MR机的开发,相控阵线圈的发展,可得到大范围、高质量的脊柱图像。MRI具有良好的软组织分辨率,尤其对骨髓的异常非常敏感,能清晰地显示轻微的、早期的骨髓异常变化。但MR对钙化、骨化、纤维组织和骨的微细结构等观察不如X线片和CT。

### (一)脊柱正常MRI表现

脊柱各骨性结构的骨皮质在$T_1WI$和$T_2WI$上呈低信号,而骨髓呈高或等-高信号。椎间盘在$T_1WI$上信号较低且不能区分纤维环和髓核,在$T_2WI$上纤维环为低信号、髓核为高信号。脊髓在$T_1WI$上呈中等信号,信号高于脑脊液;在$T_2WI$上则脑脊液信号高于脊髓。在分辨力高的MRI $T_2WI$上可见神经根穿行于高信号的脑脊液中。椎体的前纵和后纵韧带在$T_1WI$和$T_2WI$上均为低信号,一般不能与骨皮质区别。椎旁软组织:肌肉在$T_1WI$呈等或略低信号,$T_2WI$为低信号。脂肪在$T_1WI$与$T_2WI$上均为高信号。纤维组织、肌腱、韧带在各序列上均匀低信号。血管呈无信号的圆形或条状结构。神经呈中等信号。

### (二)脊柱肿瘤相关异常MRI表现

1. 骨质疏松　骨密度减低,椎体内脂肪沉积,椎体内小梁结构呈纵行条纹,周围骨皮质变薄,严重时,椎体内结构消失。椎体变扁,其上下缘内凹,而椎间隙增宽,呈梭形,致椎体呈鱼脊椎状。椎体有时可压缩呈楔状(图6-3-1)。

2. 骨质破坏　骨破坏表现为低信号的骨质为不同信号强度的病理组织所取代,骨皮质破坏的形态改变与CT所见相同,松质骨的破坏常表现为高信号的骨髓为较低信号或混杂信号影所取代(图6-3-2)。

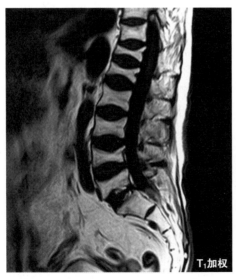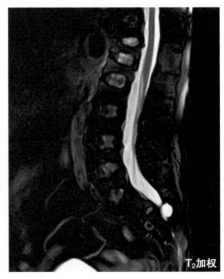

**图6-3-1　腰椎体骨质疏松MRI $T_1$、$T_2$ 加权**

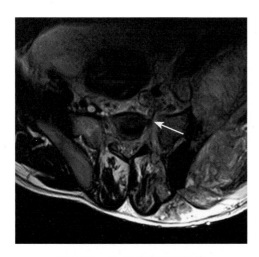

图 6-3-2　$T_8$ 骨肉瘤骨质破坏

3. 骨质增生硬化　增生硬化的骨质在 $T_1WI$ 和 $T_2WI$ 上均为低信号，松质骨的信号也较正常为低。

4. 骨膜增生（骨膜反应）　MRI 显示骨膜增生要早于 X 线和 CT 检出，早期的骨膜增生在 $T_1WI$ 为中等信号，$T_2WI$ 为高信号，骨膜新生骨在各序列均为低信号。但 CT 和 MRI 的空间分辨率均不及 X 线片，不能像 X 线片一样显示骨膜新生骨精细的形态结构。

5. 骨质坏死　MRI 对骨质坏死的显示要早于 CT 和 X 线，在骨密度和形态尚无变化前就可以出现骨髓信号的改变，坏死区形态多不规则，$T_1WI$ 上呈均匀或不均匀的低信号，$T_2WI$ 上呈中到高信号。坏死区外周为低信号的新生骨质硬化带，最外侧为 $T_2WI$ 高信号的肉芽组织和软骨化生组织带。晚期坏死区可出现纤维化和骨质增生硬化，一般为低信号影。

6. 骨内与软骨内钙化　MRI 对发现和确定细小的钙化不敏感。

7. 周围软组织改变　大多数肿瘤在 $T_1WI$ 为低信号，$T_2WI$ 为高信号。软组织水肿为 $T_1WI$ 低信号，$T_2WI$ 高信号。出血和血肿在 $T_1WI$ 和 $T_2WI$ 上多均为高信号。当骨髓内脂肪成分有改变或被病变组织取代，则信号强度发生变化，在 $T_1WI$ 上信号减弱，$T_2WI$ 上信号强度的改变取决于病变的组织类型。

### （三）脊柱良恶性肿瘤的 MRI 鉴别

1. 脊柱良性或中间型肿瘤的影像学表现　多呈局限性膨胀，质地较均匀，前后径和横径增大。在 $T_1WI$ 多表现为不均匀低信号，破坏缘清楚，多数伴有反应性成骨，一般骨皮质完整或受压破坏后形成

骨壳。在椎体上、下终板或上、下后角处保存正常骨髓信号及结构。多无椎旁软组织肿块，或皮质轻度破缺形成边界清晰的瘤灶旁软组织肿块，不破坏椎间盘，多数呈均匀强化。在弥散加权（DWI）MR 成像上，均呈低或等信号。

2. 脊柱恶性骨肿瘤的影像学表现　多呈不规则破坏，或溶骨与成骨混合性存在，边缘模糊不整，在 $T_1WI$ 上未见正常骨髓信号，仅少数正常骨髓尚未被肿瘤所取代，残存的少量骨髓边界不规则。由于肿瘤的占位效应多使椎体前缘或后缘向外膨隆，这是恶性肿瘤细胞以膨胀和离心性的方式增殖生长。椎间盘一般不受侵犯。由于肿瘤浸润性生长，使椎静脉受侵破坏，椎弓根多整个被侵犯而呈膨胀性结节样改变，故椎弓根在 $T_2WI$ 像上膨大呈高信号，并累及邻近软组织形成不规则软组织肿块。增强后多呈不均匀斑块状强化，肿瘤边缘区域较中心区域强化为快，是由于新生的肿瘤血管主要分布于生长活跃的边缘区。

## 四、脊柱常见典型肿瘤的 MRI 影像学表现

### （一）脊柱常见良性与中间型肿瘤

1. 骨巨细胞瘤　MRI 上肿瘤在 $T_1WI$ 上多呈低或中等信号强度，在 $T_2WI$ 上多为高信号（图 6-3-3）。坏死区在 $T_1WI$ 上信号较低，在 $T_2WI$ 呈高信号。如果肿瘤内出血，则 $T_1WI$ 和 $T_2WI$ 上均为高信号。液-液平面在 $T_1WI$ 上常下部信号高于上部，而在 $T_2WI$ 上则相反。若肿瘤内有含铁血黄素沉积区则在 $T_1WI$ 和 $T_2WI$ 上均为低信号。

2. 骨样骨瘤　MRI 上肿瘤未钙化部分 $T_1WI$ 呈低至中等信号，$T_2WI$ 呈高信号。钙化及周围硬化带均呈低信号。瘤巢周围水肿呈 $T_1WI$ 低信号，$T_2WI$ 高信号。增强扫描，病变强化明显。大部分骨样骨瘤使用 X 线及 CT 成像即可诊断。

3. 骨母细胞瘤　图 6-3-4A、B MRI 上病灶非钙化部分 $T_1WI$ 呈低至中等信号，$T_2WI$ 呈高信号，钙化部分呈低信号。病灶周围骨髓和软组织可见长 $T_1$ 长 $T_2$ 信号的水肿影，可显示骨壳中断。

4. 骨软骨瘤　MRI 病灶中心 $T_1WI$ 呈高信号，$T_2WI$ 呈中等信号，边缘皮质均呈低信号，软骨帽 $T_1WI$ 呈低至中等信号，$T_2WI$ 呈高信号。如软骨帽明显增厚（大于 1～2cm）则应怀疑恶变倾向。大部分骨软骨瘤使用 X 线及 CT 成像即可诊断。

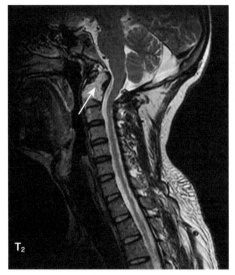
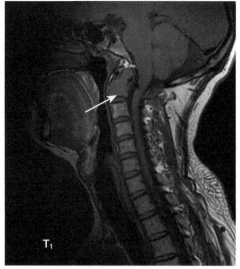

图 6-3-3 C$_{1\sim2}$骨巨细胞瘤 MRI 表现

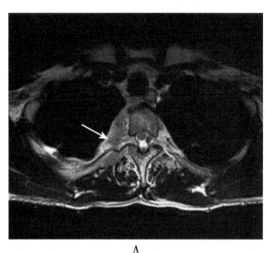
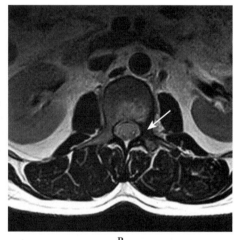

A                                   B

图 6-3-4 骨母细胞瘤
A. T$_3$骨母细胞瘤 MRI 右侧附件区骨质信号不均匀,有软组织肿块;B. L$_2$骨
母细胞瘤 MRI 椎体后份、左侧椎弓长 T$_1$ 信号

5. 骨血管瘤　MRI T$_1$WI 呈斑片状较高信号,强度不一,增粗的骨小梁呈低信号影。当椎体膨胀或是压缩明显,病灶内出现基质成分信号或密度时,须注意血管瘤具有侵袭性倾向(图 6-3-5)。

6. 动脉瘤样骨囊肿　MRI 上病灶边缘有境界清楚的薄层低信号影围绕,囊腔内液体一般呈 T$_1$WI 低信号,T$_2$WI 高信号,间隔呈低信号;出血后病灶内出现多层的液-液平面,在出血不同分解阶段液-液平面的信号也不一样。增强扫描动脉瘤样骨囊肿的分隔和边缘可以强化。虽然在 CT 和 MRI 上囊腔内出现液-液平面是动脉瘤样骨囊肿的典型表现,但并不是特异性征象。液-液平面也可见于毛细血管扩张性骨肉瘤和骨巨细胞瘤。但动脉瘤样骨囊肿囊腔

内有较规则低信号间隔以及境界清楚的薄层低信号边缘,骨壳外常有骨膜下新生骨(图 6-3-6)。

(二) 脊柱常见恶性肿瘤

1. 转移性肿瘤　MRI 对骨髓信号改变较放射性核素更敏感。在骨转移的极早期阶段,即癌细胞仅在骨小梁之间浸润而未累及骨质时,MRI 就能发现病灶。"骨髓脂肪替代"是脊柱转移瘤的早期征象,T$_1$WI 上在高信号骨髓脂肪的衬托下很容易发现低信号转移灶。并且肿瘤组织游离水含量增加,MR 表现为 T$_1$WI 上肿瘤低信号,T$_2$WI 上肿瘤稍高信号。但成骨性转移灶 T$_2$WI 上呈低信号(图 6-3-7)。

2. 浆细胞骨髓瘤　MRI 对检出病变以及确定病变范围非常敏感,病变区 T$_1$WI 上呈低信号,在高

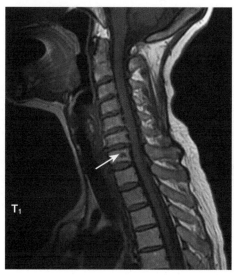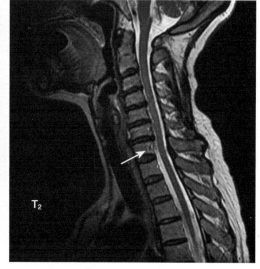

图 6-3-5　T₁ 椎体血管瘤 MRI 表现

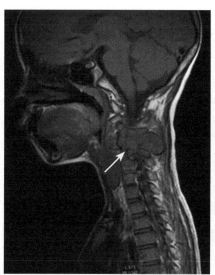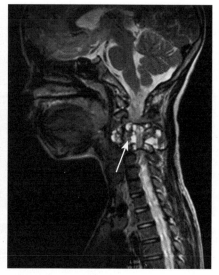

图 6-3-6　C₂~₃ 动脉瘤样骨囊肿 MRI 表现

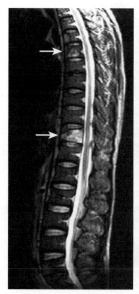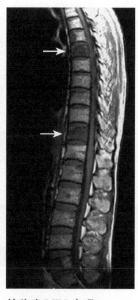

图 6-3-7　T₇ 与 T₁₂ 转移瘤 MRI 表现

信号的骨髓信号背景下,形似"椒盐状"为特征性表现;T₂WI 上呈高信号,T₂WI 脂肪抑制序列较 T₂WI 更能发现病变高信号。浆细胞骨髓瘤与转移瘤的鉴别:转移瘤病灶大小不一,边缘模糊,不伴明显的骨质疏松,一般不伴软组织肿块,椎弓及附件可以早期受累;浆细胞骨髓瘤病灶大小大多较一致,边界较清楚,伴广泛骨质疏松及软组织肿块(图 6-3-8)。

3. 软骨肉瘤　MRI 上肿瘤 T₁WI 等或低信号,恶性度高的信号强度更低;T₂WI 很高信号,恶性度高的信号强度不均匀。骨钙化和骨化均呈低信号(图 6-3-9)。

4. 脊索瘤　MRI 肿瘤在 T₁WI 上呈中等信号为主的中低混杂信号,T₂WI 呈高信号,肿瘤内伴有出血时,信号更加变化复杂;增强扫描肿块有明显强化(图 6-3-10A、B)。

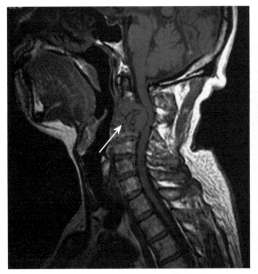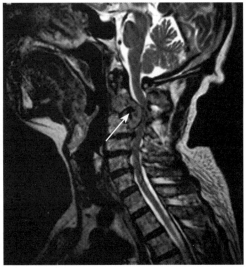

图 6-3-8　C$_{2-3}$浆细胞骨髓瘤 MRI 表现

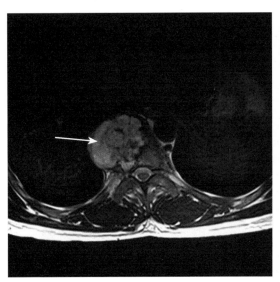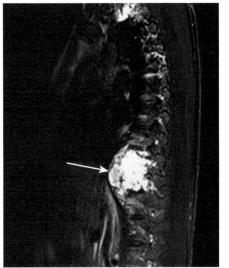

图 6-3-9　T$_{5-6}$软骨肉瘤 MRI 表现

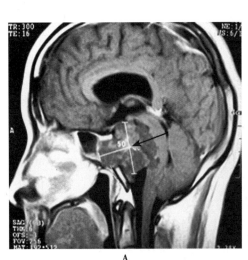

A

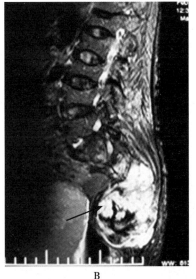

B

图 6-3-10
A. 斜坡脊索瘤；B. 骶骨脊索瘤

5. 骨肉瘤　MRI 上骨肉瘤在 $T_1WI$ 为不均匀的低信号影,$T_2WI$ 为不均匀高信号。骨质破坏,骨膜反应,瘤骨及瘤软骨钙化在 $T_2WI$ 上显示最好。对大多数骨肉瘤,X 线片即可满足诊断,CT 对细小的骨化和钙化敏感,MRI 能了解肿块侵犯的范围(图 6-3-11)。

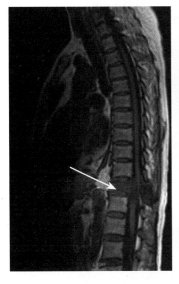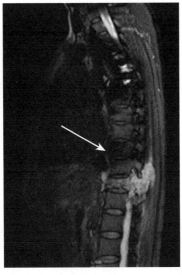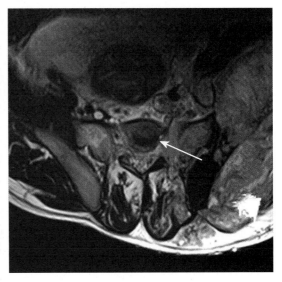

图 6-3-11　$T_9$ 椎骨肉瘤 MRI 表现

## 五、术后脊柱植入物 CT 及 MRI 图像伪影

脊柱肿瘤术后,为了重建脊柱的正常序列和骨性融合,常常会植入内固定物。内固定的优势就在于矫正因手术导致的畸形、促进融合而利于早期康复。脊柱术后也可能产生一些并发症,包括:血肿、感染、瘢痕粘连、神经损伤;植骨术后植骨块吸收、移位、脱出,植骨不愈合致假关节形成;术后植入物的松动、断裂、移位等。

以往术后随访评价的主要手段是普通 X 线片,X 线片简单、易行,没有金属伪影,可以提供解剖区的总体影像,但不能提供三维信息。而 CT,特别是多排螺旋 CT(MDCT)和 MRI 能比 X 线片提供更多的信息,更好地帮助临床医师发现术后存在的问题。但对于带有金属置入物的术后患者在行 CT 和磁共振成像检查时会涉及两个问题:①安全性:金属植入物在强磁场作用下被磁化而产生力学作用,有可能改变其在人体内的空间位置。同时金属植入物在磁共振成像检查时射频波的作用下会产生热效应。②金属植入物所致伪影:CT 与磁共振成像检查时植入物都会造成程度不等的伪影使图像质量下降。

### (一) 植入物 CT 图像伪影

1. 植入物在 CT 图像上伪影产生的机制　CT 扫描仪采用扇形 X 射线光束,与环绕 CT 机架的探测器阵列相对应。在 X 射线源与探测器阵列旋转的过程中多重曝光,在一定的角度对患者进行射线投射。用滤波反向投影技术把系列投影用以重建 CT 影像。由于是在滤波反射投影中,射束硬化未被准确纠正,因此用滤波反射投影重建图像会在图像处理过程中生成条纹状伪影,特别是金属物体表面附近,这就降低了图像质量。CT 扫描器装备的校正软件,可以用来优化机体组织(包括骨组织),但并不能对高度衰减的物体(如金属)的信息进行优化。金属具有更多的原子数和更高的密度,在特征能量范围内的射线衰减比软组织和骨组织大得多,因此会在 CT 投射数据的各自部分产生数据的不完整或产生数据缺失(图 6-3-12)。

2. 植入物 CT 伪影的影响因素　CT 图像上植入物的伪影取决于其本身物理特性,如密度、厚度及形状等以及与扫描相关的因素,如图像采集和重建参数。

(1) 植入物成分:伪影的产生与植入物的成分有重要关系,使 X 线衰减越少的物质所产生的伪影越小,比如:塑料植入物导致的伪影<骨水泥植入物导致的伪影<钛金属植入物导致的伪影<不锈钢植入物导致的伪影<钴铬合金植入物导致的伪影。

(2) 几何外形因素:X 线束的衰减与投射路径上植入物的厚度成正比,所以伪影主要产生在 X 线

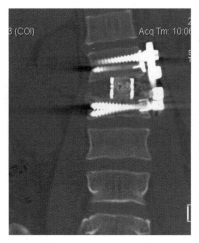
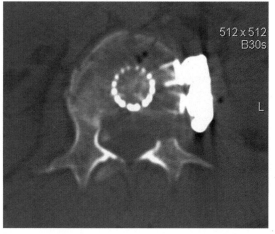

图 6-3-12　金属伪影

投射路径上植入物最厚的方向上,在有多个植入物存在的情况下必须考虑 X 线多次衰减的可能,比如在椎体双侧都有置入物存在的情况下,对侧的 X 线束衰减最严重的伪影会在内外侧方向上发生。所以在不影响诊断的情况下尽可能改变身体的位置使 X 线束通过植入物最小的区域。

3. CT 伪影的后处理　①滤波:用软组织或平滑重建滤波能显著减少金属伪影,特别是金属密度高的植入物以及体型比较大的患者。不过采用软组织或平滑重建滤波同时也减小了图像的空间分辨率。②多平面重组(MPR):多平面重组可以获得比用层内平均像素值获得的初始图像层厚更厚的图像。在更大层厚的重组图像上,金属伪影较初始图像减轻,同时增加了图像的信噪比。采用多平面重建时需要注意的是选择合适的层厚及窗技术,使图像在减少金属伪影的同时,能有满足诊断需要的空间分辨力和密度分辨力。③容积重建(VR)容积重建成像对显示植入物与骨结构的空间关系及区域解剖的整体观有一定的帮助。对于植入物周围的骨折显示较 MPR 优越。容积重建还可以提供骨的半透明视图,减少金属伪影,较清楚地显示植入物的位置和与邻近骨组织的关系。VR 技术的关键在于设置合适的容积阈值参数,使图像既减少了伪影,又满足诊断要求(图 6-3-13)。

窗技术:调整合适的图像窗设置,特别是采用宽的窗宽(比如 3000 ~ 4000Hu 的窗宽,700 ~ 800Hu 的窗位)可以有效地减少金属伪影影响,金属置入物毗邻的结构显示的更清楚。扩展 CT 的使用和精细的工作站允许更大窗宽也减少金属伪影的表现。

最大密度投影(MIP):MIP 技术结合了 MPR 以及 VR 的部分特点。

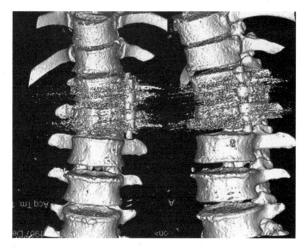

图 6-3-13　腰椎 CT 容积重建

**(二) 植入物相关 MRI 图像伪影**

1. 植入物伪影产生的机制　金属植入物与周围物质的磁化率差异明显时,会造成局部磁场不均匀,改变局部质子自旋的相位和进动频率,使得这部分质子在随后的成像中定位错误,其结果是金属植入物沿频率编码和所选层面轴位方向上的外形变形以及信号丢失(图 6-3-14)。

2. 植入物伪影影响因素　在 MR 图像上植入物伪影影响因素包括植入物的成分、大小、在外部磁场中的空间位置、所用脉冲序列的类型、扫描参数的设置等。

(1) 植入物的成分:骨水泥和移植骨等填充材料一般不引起明显的 MRI 伪影。钛是非铁磁性材料,产生的伪影明显小于钢等铁磁性材料,含镍、钴和铁的材料有严重伪影。氧化锆与人体组织的磁化率相似,锆涂层的陶瓷相对传统金属结构产生伪影更少。

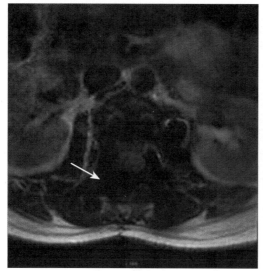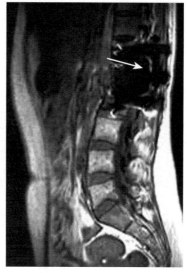

图 6-3-14　MRI 图像伪影

（2） 植入物的几何外形及空间位置：相同成分的植入物体积越大，其伪影就越大。植入物纵向长轴方向与主磁场方向平行时伪影明显减小。因此根据植入物的几何外形和目标解剖区域调整植入物成像方向，使兴趣区的金属伪影尽可能小。不过闭合式 MRI 限制了患者体位，只有开放式 MR 允许对患者体位进行一定程度的自由调整，对于脊柱外科患者更为适合。

（3） 扫描序列及参数选择：MRI 的金属相关伪影包括体素内失相位、散射相关的信号丢失、层厚变异、记录失真以及脂肪饱和技术所致的不均一或异常的组织选择性信号抑制。伪影的大小和类型与脉冲序列及参数的选择有关。

3. MRI 伪影的处理　手术时选择伪影小的金属植入物（如钛）；扫描时使植入物长轴与主磁场方向一致；最好采用快速自旋回波序列（fast SE），避免使用 GRE 序列；压脂序列最好使用短 $T_1$ 反相恢复序列（STIR）；采用低场强可以减少伪影，如果现有 MRI 是高场强，那么选择小的视野、高分辨的图像矩阵、小体素的更高梯度场可以减少伪影。

（刘畅　邹翎　鞠斌）

# 第四节　核素骨显像

核素骨显像敏感性高，对于肿瘤髓腔侵犯较 X 线片敏感，一般可较 X 线片早 3～6 个月，甚至更长的时间显示病变，且能覆盖全身，有利于发现病变。可以较真实显示原发性骨肿瘤的实际范围，作为手术切除和放疗布野的依据。恶性肿瘤放疗后影像范围缩小，说明疗效较好，恶性肿瘤全身骨显像出现多发性散在热区时，骨转移的几率很高，"超级显像" 常提示广泛弥漫骨转移瘤的可能。好发部位为胸部、脊柱和骨盆（图 6-4-1）。目前全身骨显像已成为恶性肿瘤患者治疗前后随访的常规定期检查项目。核素骨显像的缺点是易出现假阳性，因为骨与软组织的任何病理变化都可能增加血流量或使骨代谢加快，包括肿瘤引起的充血和水肿也可以使核素浓聚。骨显像特异性低，对单发病灶骨良性病变，难以做出准确诊断。

## 一、骨显像的放射性药物

### （一）骨显像剂

自从 1971 年 Subramanian 和 McAfee 等介绍 $^{99m}$Tc-磷酸盐化合物用于骨骼显像以后，以氯化亚锡为还原剂，用 $^{99m}$Tc 标记的磷酸盐和磷酸盐两大类骨显像剂在临床核医学中得到了广泛的应用，其中以焦磷酸（PYP）、乙烯羟基二磷酸（EHDP）、亚甲基二磷酸（MDP）和亚甲基羟基二磷酸（HMDP）使用最为广泛。磷酸盐具有无机的 P-O-P 腱，而二磷酸盐具有有机的 P-C-P 腱。后者在体内极为稳定，且在活体内对酸水解作用有抵抗性。亚甲基二磷酸盐

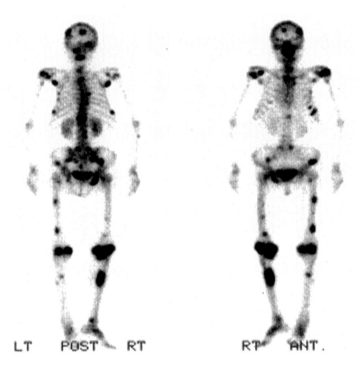

**图 6-4-1  男性,52 岁。骨显像发现颅骨,脊柱,骨盆,肋骨,四肢骨等广泛性骨转移**

(MDP)和亚甲基羟基二磷酸盐(HMDP)从血中清除最快,因而是比较理想的骨显像剂。焦磷酸盐由于其在软组织中清除较慢,较之亚甲基二磷酸盐(MDP)和亚甲基羟基二磷酸盐(HMDP)为差。$^{99m}$Tc标记二磷酸盐注入机体后2~3小时,大部分的放射性出现在骨中,余下的由肾脏排除。MDP和HMDP从肾脏排除率大于焦磷酸盐从肾脏的排除率,因而在注射后2~3小时靶和非靶组织比值较高。

**(二)骨骼摄取酸盐化合物的原理**

骨骼与酸盐化合物的结合原理目前仍不十分清楚。但与下列因素有关:

(1)骨的晶体结构中的磷酸盐化合物是一种化学吸附。

(2)离子交换:发现呈疏松状态结合的 $Ca^{2+}$, $PO_4^{3-}$ 和 $OH^-$,这些离子能很快地与血清中的离子进行交换。

(3)与血流有关:静脉注射二磷酸盐以后,从血管到血管外间隙的半清除时间是2~4分钟。正常水化3小时以后,有30%~40%的放射性物质与骨结合,约35%由肾排泄,其他组织内的含量占10%~15%,还有5%~10%的剂量仍然残留在血中。残存在血中的显像剂大部分与蛋白结合,被结合后又有少部分很快从血中被清除掉。注射骨显像剂65分钟后,骨摄取达到较大值,较好的显像时间

是2~3小时。

(4)显像剂的分布特点:磷酸盐化合物在骨骼的分布是骨小梁多于骨皮质,干骺端及关节周围积聚特别多,骶髂关节附近尤甚。

(5)其他如毛细血管通透性、局部酸碱平衡、骨中的液压、激素水平、骨中矿物质的量和骨中放射性药物的转换率等也具有重要的作用。上述任一因素的作用的加强均会导致骨中放射性的增加,例如血流量增加导致放射性药物在骨中的累积增加。相反,上述任一因素作用的减弱,则会导致骨中放射性的降低。例如心排出量降低,骨中放射性药物的累积也降低,骨显像的质量也较差。

## 二、骨显像的方法

**(一)平面显像**

平面显像除了患者的主诉、病史以外,使用最适当的准直器,患者体位,每帧的计数密度都应该周密考虑。中轴骨病变的显像,推荐需要采集 $8 \times 10^5$ 或 $1.5 \times 10^6$ 计数/每帧。四肢则需要采集 $4 \times 10^5 \sim 5 \times 10^5$ 计数/每帧。全身显像时,每次计数可换算成为 $2.5 \times 10^6 \sim 3.5 \times 10^6$ 计数。用256×256矩阵采集。

**(二)动态显像**

弹丸式静脉注射$^{99m}$Tc-MDP 或$^{99m}$Tc-HMDP15~

20mCi(555～740MBq),立即以 3～5 秒/每帧的速度连续收集 60 秒,再以每分钟 1 帧的速度收集16～32 分钟信息贮存于电脑内。重放处理时可以计算出股骨头与股骨干的计数比,并可显现出某骨骼区域内的时间-放射性曲线,以观察该放射性药物在该区浓集及清除的情况。

### (三) 三时相骨显像和四时相骨显像

第一相为动态血流显像,弹丸静脉注射$^{99m}$Tc-MDP 或$^{99m}$Tc-HMDP15～20mCi(555～740MBq)后,立即以 3～5 秒/每帧的速度连续摄像,采集 60 秒。第二相为血池显像,即注射后 1～2 分钟影像,一般 30～60 秒/每帧,反映局部血供的情况。第三相为延迟显像,即注射后 2～4 小时的静态显像。注射后 24 小时的静态显像加上三时相骨显像称为四相骨显像。

### (四) SPECT 断层显像

骨的单光子发射型计算机断层显像(SPECT),最适合用于评价例如颅骨,脊柱,髋和膝等较为复杂的骨结构。SPECT 显像也应注意质量控制。显示腰椎时,让患者俯卧,可能会更好显示损害部位而获得较好的对比度(图 6-4-2)。

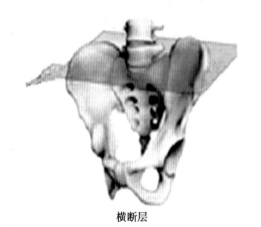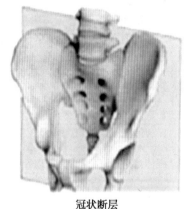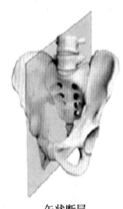

横断层　　　　　　　　冠状断层　　　　　　　　矢状断层

图 6-4-2　横断与矢状和冠状面的断层图像

### (五) SPECT/CT

SPECT 的图像缺乏对应的解剖位置,即使发现病灶却无法精确定位;而 CT 影像的分辨率高,可发现精细的解剖结构变化。为了准确诊断,常用各种方法将 SPECT 图像和 CT 图像互相比较,反复对照分析。由于 SPECT/CT 由 SPECT 和 CT 结合而成,两者轴心一致,共用一个扫描床,这样就使得在一次检查中可以获得同一部位的功能图像和解剖图像,进而实现图像的融合。除了图像融合外,SPECT/CT 中的 CT 还可为 SPECT 提供衰减和散射校正数据,提高 SPECT 图像的视觉质量和定量准确性。

融合显像是将不同图像经过处理,使它们的空间位置、空间坐标达到匹配后进行叠加,获得互补信息,主要是增加信息量。融合显像的优势是同机采集,定位精确,明显改善了对骨性病变的检出率及鉴别诊断能力,降低了骨显像诊断骨转移的假阳性,提高诊断特异性(图 6-4-3A、B)。尤其是对诊断骨转移的类型例如成骨型、溶骨型和混合型病灶有较大价值。

骨显像特异性较低,难以对非典型表现做出准确诊断。SPECT 可提高诊断准确性,但其解剖定位能力有限,对脊柱单发病灶的准确诊断仍困难。CT 有良好的解剖分辨率,特异性高,对溶骨性改变和骨良性病变等均具有特征性的影像学表现,有较好的诊断准确性,但敏感性较低,且受检查视野的限制。SPECT/CT 融合显像可以提高诊断的准确性,解决了常规骨显像对阳性病灶精确解剖定位的问题,降低了骨显像诊断骨转移的假阳性,提高了诊断特异性,减少了溶骨性病灶的假阴性,对诊断脊柱骨转移瘤的成骨型、溶骨型或混合型有较大价值。对未明确原发瘤的脊柱转移,有助于寻找原发肿瘤。骨显像可灵敏地发现小及早期病变,弥补 CT 的不足。早期而准确诊断是临床工作者长期追求的目标,因此更多的使用融合显像将成为必然趋势。

## 三、正常骨显像

静脉注射磷(膦)酸盐放射性药物 1～3 小时后进行骨显像,观察图像的清晰度和对比度,药物分布的均匀性和对称性是骨显像最重要的标准。清晰度和对比度的降低和年龄、骨显像剂血中清除延迟,肾功能受损以及全身骨质疏松等有关;而

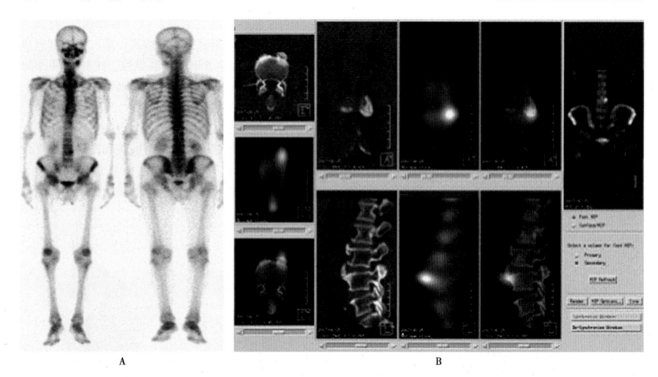

图 6-4-3

A. 普通平面骨显像　L$_4$ 椎体浓聚灶；B. 同机 CT 以及融合影像显示的病灶与 A 相同，为同一患者

清晰度和对比度的增高则和普遍骨代谢加速，肥大性骨关节病变，原发或继发甲状旁腺亢进以及高钙血症等有关。

在正常骨显像中（图 6-4-4），由于对称性和均匀性地骨摄取能清晰显示颅骨，颅底，上颌和下颌，

脊柱和椎体，有时还能见到椎弓，胸骨、锁骨、肩胛骨和肋骨骨盆和骶骨，长骨和关节。尺桡骨单独地分辨开来是不可能的，除非出现如上述清晰度和对比度增加的病变，可能清楚显示尺桡骨。

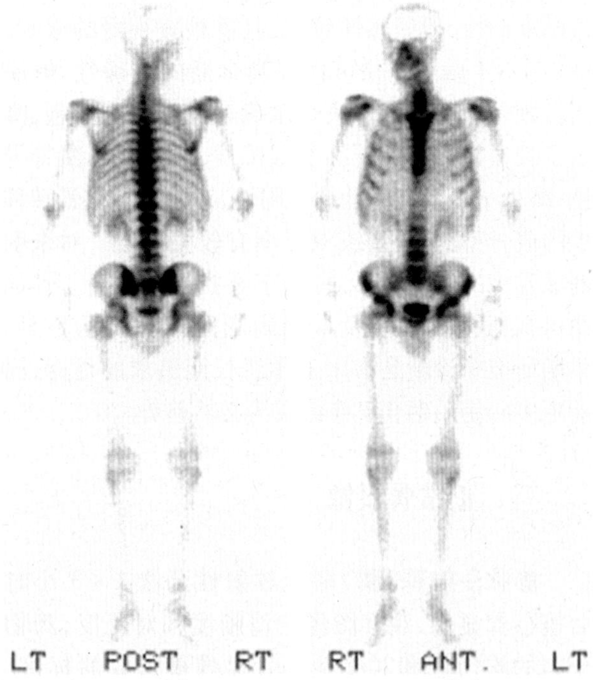

正常成人和儿童的骨显像征象有明显的差异。在儿童，骨骺的骨生长区有明显的骨显像剂累积。在成人，骨显像的质量和年龄有关，年龄越大质量越差。一般颅骨均显示较好，鼻咽部累积较高的放射性，可能和这个区域的高血流量有关。在正常成年人颅骨的放射性常为斑点状，故在评价颅骨病变时必须充分注意。整个脊柱的放射性不是一致的，在颈椎下段出现放射性增高是经常见到的征象，常常表示退行性变而不代表甲状腺软骨和甲状腺本身。肌腱附着，承重和骨形成等区域也常出现放射性增高。在前位骨显像图上，胸骨、胸锁关节、肩、髂嵴和髋部均显示很清楚，老年人膝部放射性较高。在后位骨显像图上，胸椎和肩胛下角显示很清楚，脊椎常在肥大性退行性变的区域出现放射性增高，骶髂关节出现类似的变化也并非少见。

因为骨显像剂均经肾脏排泄，因而肾脏膀胱甚至输尿管均能在常规的全身骨显像图上见到，因而能确定这些器官的相对位置和骨显像剂在它们中的分布，若见到分布明显的不对称则表明肾功能障碍。

LT　POST　RT　　RT　ANT.　LT

A. 后位　　　　　　B. 前位

图 6-4-4　正常人后位、前位骨显像

## 四、异常骨显像

### （一）局部放射性增高

放射性较对侧和邻近骨组织增高的区域称为"热区"。热区见于各种骨骼疾病的早期破骨、成骨过程和相伴的进行期,是最常见的骨骼影像异常表现。恶性骨肿瘤较良性肿瘤的放射性聚集增高。

### （二）局部放射性减低

放射性较对侧和邻近骨组织减低的区域称为"冷区"。冷区较少见,可见于骨囊肿等缺血性病变、溶骨性病变和病变进展迅速而成骨反应不佳者。

### （三）"超级显像"

肾不显影的骨骼影像称为"超级显像",是显像剂聚集在骨组织明显增加的表现。这种影像常提示广泛弥漫骨转移瘤的可能。

## 五、骨显像的临床应用

### （一）早期诊断转移性骨肿瘤

骨显像对探测恶性肿瘤骨转移有较高的敏感性,对研究全身骨骼系统的受累状况最有价值。骨显像与X线照片比较,具有明显的优势。X线片所显示的损害区骨显像完全能够发现,不能够显示者不足5%;有10%～40%的骨转移,X线照片正常,显像则为异常。还有大约30%的恶性肿瘤患者有骨疼痛,X线照片正常,但显像则证实有转移。尽管骨显像对骨肿瘤显示的影像质量不算最佳,但由于能够显示骨中肿瘤的存在且早于X线出现的变化。放射性核素显像的敏感性是基于骨的病理生理性摄取,这种摄取可以在有5%～15%的局部骨代谢变化时即能显示出来。常规X线检查能显示溶骨性病变的最小直径为1cm或局部骨丢失至少50%的矿物质,而显示骨硬化型损害时,骨矿物质含量至少增加3%。虽然CT和MRI也能显示骨骼的转移,但是需要做多体位,且MRI检查费时较长,价格昂贵。正好相反,骨显像价廉、时间短、一次成像,是一种最简便的方法。

1. 骨转移瘤的显像征象

（1）典型征象:肿瘤向骨骼转移后最常见的征象是多发病变,转移灶呈随机化分布(图6-4-5)。由于骨转移导致成骨反应增加而浓聚示踪剂的强度、密度都有不同程度的增加,局部摄取增强或呈"热区"改变。显像图上最典型的征象是形态、大小和密度表现各异的多数性或者广泛性,不规则的放射性分布异常。影像的表现为椎体有不对称性损害,损害范围大,其形态有针尖状、圆形、椭圆形、局灶形、巨块形、有时候某些病灶融合成大片样或梭形。

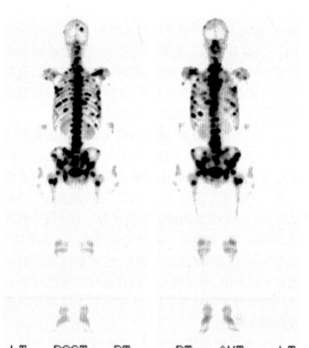

LT　POST　RT　　RT　ANT.　LT

图6-4-5　颅骨、脊柱、骨盆、肋骨和肢体骨多发性转移

转移性肿瘤入侵骨骼后,肿瘤细胞分泌的某些因子刺激破骨细胞,使破骨细胞的活性增高而引起骨溶解,因此大约有5%的转移瘤患者骨显像图上出现稀疏缺损或者出现"冷区"(缺光子区)损害。在某些情况下,肿瘤广泛或者弥漫性转移到骨组织后,可能引起骨与软组织的对比度增强,骨显像的影像类似于代谢性骨疾患的"过度扫描"或称"过度曝光影像征",放射性浓聚呈"补丁样"改变。在这种影像图上难以发现个别的转移灶,实际上整个骨髓可能已经受到侵犯,全身骨摄取密度普遍增高,显像图上难以发现肾影,有时只有在延迟影像上可见肾影。然而微弱的肾影或无肾影也不能与有广泛转移相联系,因为该征象也与肾衰竭有关。

虽然多数骨转移是血源性扩散,即肿瘤的分布反映了红骨髓的分布,然而90%的转移灶都局限在中轴骨,10%在四肢骨。向骨皮质转移也是可能的,曾经认为只有支气管肺癌才出现骨皮质转移,但发现乳腺癌、肾细胞癌和其他癌也可能发生向骨皮质转移。

一般说来,恶性病变在随访期间,病灶可以越来越大,放射性密度可以增强;而良性病灶,在随访期间的影像仍然与基础显像相同,无明显变化,或随访时病灶已消失。

已经接受了化疗的患者,定期作骨显像可以证明"耀斑现象"(Flare sign)的存在。骨显像剂摄取增加则是反映有活性新骨形成,与治愈好转有关。虽然"耀斑现象"可以持续较长时间,但以治疗后最初1~3月最明显。有时候某些病灶由于浓聚显像剂而变得更明显,此时不能解释为病变在进展,这是好转的标志。在治疗6个月以后出现的新的浓聚显像剂区,一般是骨转移瘤发展的可能性最大。

(2)不典型征象:骨转移瘤无典型的成骨反应时,骨扫描可以完全正常。病理组织学上无骨的修复也可能有肿瘤浸润,还可能进一步向恶化的方面发展。骨显像常常以完全"冷区"或"缺光子"的形式出现。在有明显的溶骨性损害时,"缺光子"的异常区域的周围可能有一圈放射性明显增加的影像,表明周围骨有修复反应。相反,生长速度较慢的肿瘤如甲状腺癌,有时候在骨转移病灶的周围可以出现一圈少量散在缺光子区,这是由于少量成骨细胞反应增生所致。

2.能对肿瘤进行分期、对疼痛和治疗进行评价 对已知有恶性肿瘤的患者,骨显像主要是用于对疾病进行分期、评价骨疼痛和确定骨骼受损害的范围以及观察治疗反应等。骨显像的非创伤性可以允许作连续观察,可用于观察病变的变化和随访显像所发现的对治疗的反应。骨显像出现"耀斑"现象时,与成骨细胞反应有关,但也可能是由于肿瘤侵蚀、破坏骨组织而造成炎性反应,引起血流增加有关,二者的鉴别比较困难,但再次随访骨显像,若出现骨摄取放射性减低或者称为消退,是好转的征兆。因此,骨显像对骨转移瘤治疗的评价,若观察到随着病灶的愈合,病变区摄取放射性的密度降低或者消退,其范围逐渐缩小,临床症状进一步得到改善。若显像时病灶有发展,病变区摄取放射性的密度越来越强,其范围还在不断扩大,临床症状不仅没有好转反而在进一步发展,这是恶化的征象。综上,评价骨转移瘤的治疗,一系列骨显像是十分必要的。

(1)乳腺癌骨转移:乳腺癌骨转移发生率为65%~75%,主要发生于椎骨(图6-4-6)。有研究发现临床Ⅰ期无骨转移,Ⅱ期骨转移率为3%,Ⅲ期骨转移率为7%,Ⅳ期骨转移率为47%。原发肿瘤直径小于2cm或为临床Ⅰ期,骨显像多为阴性。但Ⅲ或者Ⅳ期患者,骨转移的发生率高,Sherry证实,

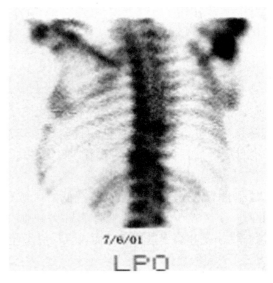

7/6/01
LPO

图6-4-6 乳腺癌胸椎椎骨骨转移

乳腺癌Ⅳ期骨转移患者,平均生存期为33个月。多数学者推荐Ⅲ期和Ⅳ期的患者以及任何出现骨痛或者碱性磷酸酶升高的患者,做基础骨显像和系列随访骨显像是必要的。

(2)前列腺癌骨转移:骨显像是诊断前列腺癌骨转移瘤的主要手段,影像主要表现为多发点状、球状放射性浓聚灶,部分病变融合成条状或片状浓聚影。假如骨显像的相对敏感性为1.0;X线检查的相对敏感性为0.68;碱性磷酸酶的测定为0.54~0.77;血清酸性磷酸酶试验(非放射免疫法)为0.5~0.6。Paulson观察到190例前列腺癌X线骨检查阴性和血清酸性磷酸酶正常的患者中,有33例骨显像为阳性;血清酸性磷酸酶增高而X线检查阴性患者中则骨显像阳性增至30%。另外,血清酸性磷酸酶增高而骨显像和X线检查均为阴性者中,最大可能是淋巴结转移骨显像检查出有24%的前列腺癌患者已经有骨转移,在被检查出的这些患者中,有27%的人X线检查阴性,29%的人血清酸性磷酸酶正常,只有26%的骨转移瘤患者出现骨疼痛。骨显像为阴性的患者,没有其他的检查可以证实骨转移呈阳性。这样,当骨显像检查为阴性,可以认为没有必要去作X线检查。文献报道用用血清标志物来预测骨显像的必要性,两种最有价值的标志物是碱性磷酸酶骨异酶(B-ALP)和前列腺特异抗原(PSA),有学者发现PSA≤8ng/ml可以排除骨转移的可能性;还认为B-ALP是最敏感的标志物。其值在正常范围内,则骨转移的可能性非常小。动态骨显像用来评价化疗过程中或化疗以后的骨转移的状况是有意义的。用病灶区数量的改变和摄取示踪剂

的密度变化来判断肿瘤的消退状况,再次骨显像所获得的参数与基础显像没有明显改变时,可以推断病灶区呈静止或稳定状态。前列腺癌多数患者为老年,同时伴有骨质增生,容易出现假阳性。对骨显像阳性的区域需进行 X 线或 CT 检查。存在骨质破坏表明有骨转移,无骨质破坏需定期复查,以排除骨转移。

(3)肺癌骨转移:肺癌骨转移的显像征象是显像图上表现为骨骼系统有不规则的放射性药物浓聚增强或者稀疏改变。其损坏包括颅骨、椎体、骨盆、肋骨以及四肢骨等有不对称性损害,病灶的形态变化各异,有圆形、卵圆形、不规则和巨块状(图 6-4-7)。对于有骨转移症状、胸痛或血清钙、碱性磷酸酶升高的非小细胞肺癌,应做骨扫描检查。

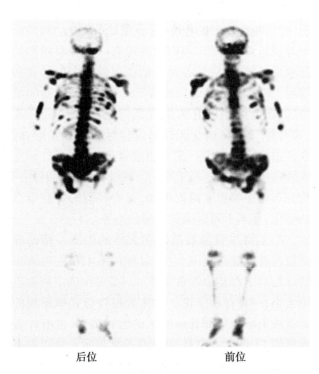

后位　　　　　　前位

**图 6-4-7　肺癌骨转移,颅骨、椎体、骨盆、肋骨以及四肢骨等有多数性异常浓聚灶**

肺癌在治疗前进行骨显像有助于治疗方案的确定。骨显像证实有远处转移,治疗前行骨显像是必要的。特别是小细胞肺癌患者,有骨疼痛或血清碱性磷酸酶和钙离子升高者,虽无症状,但原发灶较广泛的患者。肺癌患者的随访骨显像的方案尚无统一意见,但在非小细胞肺癌,对病情似乎在恶化的患者但又无临床发现时均采取每年做骨显像,这样会尽可能较早发现骨转移,以免漏诊。

(4)鼻咽癌骨转移:鼻咽癌发生骨转移后,骨显像图上的表现形式多种多样,没有规律可循。影

像学征象类似于乳腺癌和前列腺癌骨转移所表现出来的常见征象。①椎骨转移:骨显像提示椎体有多数性放射性显像剂浓聚增强区,病灶的影像为局灶样针尖改变,圆形、卵圆形、梭形、不规则形改变(图 6-4-8)。②颅骨、骨盆、肋骨以及四肢骨等有不对称损害,形态各异,有时候可见到巨块状融合性损坏。③还有一些病例可以出现骨髓转移,以及手指和脚趾的转移。

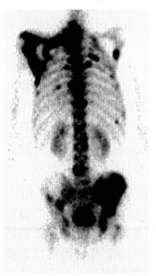 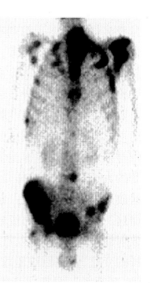

A.后位显像　　　　　　B.前位显像

**图 6-4-8　鼻咽癌骨显像发现多个椎体,骨盆,双侧肩胛骨和肋骨等多发转移**

(5)肾癌骨转移:骨显像是肾癌骨转移诊断的主要手段,病变主要表现为放射性稀疏,也可为放射性浓聚,或周边浓聚中心稀疏。定期进行骨显像对评价治疗效果,了解病情进展及判断预后有很大价值。肾癌患者有 42% 和 50% 的患者骨显像呈阳性结果,但是 Clyne 等发现 23 例患者有 8 例骨显像为真阳性。显像时已有骨疼痛。他们认为骨显像作为一个常规分期并无重要价值,但是骨显像在确定肾癌骨转移较之碱性磷酸酶升高或 X 线检查更敏感,所以在肾癌患者中做骨显像仍有重要意义。Kim 等发现肾细胞癌患者骨显像的 62 个病灶区有 7 个(占 11%)是"冷区",这就增加了真阳性率的百分数。同类型的研究还注意到,45% 的"冷区"转移性损害在 X 线上没有发现病变。因此,NIH 认为每年对肾癌患者做常规骨显像有意义。

**(二)判断原发性骨肿瘤的范围和观察疗效**

1. 对原发骨肿瘤病灶的评价　良性肿瘤的代谢活性较低,理应伴有放射性药物的低浓聚,但并不完全是这样。如单纯性骨囊肿骨显像无异常征象,

但骨纤维发育不良则骨显像出现边缘较清晰的浓聚显像剂增加的征象。纤维皮质缺损X线检查异常，而骨显像无变化，但非骨化纤维瘤可能出现不同程度的示踪剂浓聚。骨软骨瘤的骨显像也决定于骨化状况，以减少和骨骺的混淆，应注意骨成熟后的示踪剂摄取，特别是多发性、外生性骨疣的患者。多发性软骨瘤的患者会发生恶变，而骨显像难于判断，用示踪剂摄取的强度与均匀性来评价软骨肿瘤的良恶性是不可能的，但是，软骨瘤的病变不仅明显长大，而且骨显像显示出示踪剂有明显亲和性，特别是像软骨肉瘤中所见到的征象，则应高度怀疑有恶变的可能性。恶性肿瘤有高度血管性，三时相骨显像有重要价值。但三时相骨显像对良性骨肿瘤的检查也有重要意义。在一些良性肿瘤如骨样骨瘤和骨母细胞瘤可以在血池像见到病变区有放射性浓聚，而延迟像时浓聚影增大但血池像的浓聚区可真实地反映病变的大小；在动脉瘤样骨囊肿，延迟相可以见到一环状放射性增高区围绕一放射性减低区或缺光子区，而这一缺光子区在血流相和血池相时正是高充血的放射性浓聚的病变区；在软骨黏液纤维瘤也见到同样的变化，但是巨细胞瘤在延迟影像时仍可以表现为"环行征"，早期血管化相更加明显。在恶性骨肿瘤，除血管化更加明显外，偶尔可见因骨质破坏而出现较大的缺光子区，如恶性纤维组织细胞瘤和血管肉瘤可以见到高度血管化和放射性示踪剂的明显摄取呈"斑片状"征象并伴有骨的变形，但不像Paget病的改变。为了增强骨显像在区别诊断良、恶性病变上的特异性，有学者对57例患者进行了$^{99m}$Tc-MDP和$^{67}$Ga的显像。发现$^{99m}$Tc-MDP显像几乎在所有恶性肿瘤的损害区摄取增强，并强调指出若邻近病灶的骨组织呈弥漫性放射性增加，则完全是恶性肿瘤。还发现所有恶性肿瘤摄取$^{67}$Ga也增加（除软骨肉瘤外），若肿瘤部位无放射性摄取增加，则可能是良性肿瘤。还观察到良性或恶性肿瘤时邻近骨组织均无$^{67}$Ga摄取。用评价骨肿瘤对示踪剂亲和性的半定量方法，观察骨肉瘤的$^{67}$Ga摄取和其中度累积增加的程度密切相关。高度或中度$^{67}$Ga摄取肿瘤往往和高血管化肿瘤有关联，且多见于骨母细胞瘤。肿瘤浓聚$^{201}$TL受血流和肿瘤包块的影响，主要取决于$Na^+ K^+$-ATP酶活性，摄取$^{201}$TL反映细胞有活性，$^{201}$TL对肿瘤细胞的亲和力增高。由于骨显像的敏感性高，在骨样骨瘤的检查中，断层显像是必不可少的方法。当休息时出现典型的疼痛病史，用前列腺抑制剂（如阿司匹林）能够缓解，骨显像阳性，则应高度怀疑骨样骨瘤的存在。当患者无典型的病史，但有持续性疼痛史，X线显示又有困难的部位（如脊柱、股骨颈、手以及足部的小骨骼），则做骨显像是有重要意义的。外科手术需要确定切除骨的范围，尤其是要切除椎体后部的骨肿瘤（有10%的骨样骨瘤好发于此）时，了解是否完全切除以及切除以后是否有肿瘤复发等，骨显像是有价值的。Good-gold报道，巨细胞瘤的影像特征是，在显像图上可以看见病变边缘呈中等环状示踪剂浓聚增加，而病变中心部位为缺光子区。Van Nostrand研究了23例巨细胞瘤患者的显像图后，观察到约52%的患者其肿瘤内放射性聚积呈"轮圈征"，但骨显像不能够做出良恶性巨细胞瘤的区别诊断。Mclean等分析了52例患者（22例骨肉瘤，16例尤文肉瘤，14例软骨肉瘤），对浓聚放射性的强度，放射性药物的分布状况，骨骼轮廓变形的程度，骨显像显示病变边缘的征象等进行总体评价，他们发现没有一种肿瘤的影像征象是特异的，只是各种肿瘤在影像的表现形式和程度上略有差异。骨肉瘤浓聚放射性几乎总是明显增加；在高浓聚区有浓聚较低的区域呈"补丁"或"斑片样"征象；病变区骨影像轮廓有显著变形，病变区边缘极不规则。尤文瘤浓聚药物也较强，但比成骨肉瘤的分布更趋于均匀。软骨肉瘤的放射性药物分布呈中等程度摄取增加，仅有轻微的骨骼形态的变化，基本上可以确定肿瘤的边界。

2. 对原发骨肿瘤范围和大小的评价 精确确定原发骨肿瘤的范围大小，对外科手术和放射治疗的计划判定都是非常重要的。对骨显像确定肿瘤范围大小，一直存在争论。有作者报告骨显像出现的异常浓集区与局部骨病变区的数目接近，也有作者观察到13例患者中有10例骨显像显示长骨末端有相对放射性浓聚增加，但都误诊为血源性骨转移，但是Mickillop等报告，在确定成骨肉瘤的范围上，48例中46例的骨显像图像，X线检查和病理学结果有很好的相关性，这些报告与近来更多的研究是矛盾的。有作者报告18例成骨肉瘤中有11例患者，由于骨髓充血、髓质骨反应或骨膜新骨形成以及失用所致的骨质疏松，使骨显像会过高地显示肿瘤的范围。Van Nostrand等观察23例巨细胞瘤患者中有19例病变区的放射性扩大，而肿瘤并未真正地扩展，因此，骨显像过高地显示肿瘤的范围已是不争的事实，基于此，$^{67}$Ga显像在骨确定骨肿瘤的范围大小上优于磷酸盐骨显像，因为骨肿瘤周围骨组织很少或没有$^{67}$Ga的摄取。

3. 对原发骨肿瘤治疗的评价　对原发性骨肿瘤,适当选择治疗方法能明显改善生存期,肿瘤手术切除或化疗后,骨显像能为观察疗效提供有用的参数。Knop 对 13 例患者进行了系列研究以评价术前的化疗效果,血池显像的改变与 MDP 血浆清除率提示,手术前预测肿瘤的消退分别为 88% 和 96%。在化疗进行到一半的时候行骨显像,可能预测出对治疗反应的优劣。用半定量的方法测定骨肉瘤对治疗的反应,即以骨肿瘤/正常部位摄取中$^{67}$Ga 的比值作为半定量的参数,发现对治疗有反应时,$^{67}$Ga 摄取比值下降。治疗后$^{67}$Ga 摄取明显降低的比值下降患者只有 4 名患者后期有复发。观察原发性恶性骨肿瘤的治疗效果是对生存期能否改善至关重要。因此建立常规、动态骨显像是很必要的。Mckillop 等对骨肉瘤患者进行系列观察发现 5 例患者的残端局部放射性强度增高,6 个月以后仍增高,后期继续增高,最后证实有 3 名患者局部癌复发。常规定期骨显像不仅能证实局部的复发,还能发现骨肉瘤的骨转移。Murray 等报告最初无转移的 48 例骨肉瘤患者,随访骨显像发现 11 例(23%)有骨转移。还有报告骨肉

瘤明确诊断后 5～29 个月之间骨显像发现骨转移以每月按 1% 的速度递增。骨显像不仅能发现骨转移,还能发现骨外转移如肺转移。

Woolfenden 等在 51 例浆细胞骨髓瘤的 562 个病灶中,发现有 27% 的病变部位骨显像未见异常。在整个疾病过程中,病变的可探测性是在变化的,其典型的变化如下:骨显像异常,X 线正常;骨显像和X 线均有异常;骨显像正常而 X 线异常。他们推测在损害开始的初期阶段,在 X 线可能表现为阳性之前,因为骨代谢活性高,此时骨显像为阳性。在疾病的后期阶段,由于钙离子的丢失,X 线可以发现病灶区,因为此时由于其损害区代谢活性降低,骨显像阴性。骨显像阴性而 X 线阳性这些病例,其损害已成晚期,整个损害呈"溶骨性"改变。在骨髓瘤的初期阶段,MRI 显像的灵敏度最高。骨显像可用于治疗后的随访,骨显像所发现的活动性骨损害与临床上发现的活动性疾病呈相关关系,骨显像提示病变已消退也与临床上疾病的治愈好转有相关关系。因此,骨显像对疾病的预后评价有价值。

(邓候富)

# 第五节　PET/CT 检查

## 一、PET 显像的基本原理与分析方法

### (一) PET 基本原理

正电子发射型计算机断层扫描是利用正电子核素标记或合成相应的显像剂,引入人体后定位于靶器官或靶病灶,这些核素在衰变过程中发射正电子,正电子在组织中穿行很短的距离后,即与周围物质中的电子相互作用,发生湮灭辐射,发射出方向相反、能量相等(511keV)的两个光子。在体外利用 PET 显像设备探测湮灭辐射光子,从而获得正电子核素在机体内分布的断层图像,显示病变的位置、形态、大小和代谢功能。PET/CT 是融 PET 和 CT 于一体的大型医学影像设备,其将 PET(功能代谢显像)与 CT(解剖结构显像)两种成熟的技术进行同机融合,一次成像可同时获得 PET 图像、相应部位 CT 图像、PET 与CT 的融合图像,既可以准确地定性,又能准确定位,PET 和 CT 结果可以互相印证,相互补充,提高了诊断价值。

最常使用的正电子显像剂是$^{18}$F 标记的葡萄糖类似物 FDG($^{18}$F-FDG)。其在体内与葡萄糖有相似的生物学行为,静脉注射$^{18}$F-FDG 后,在细胞膜葡萄糖转运蛋白的作用下通过细胞膜进入细胞,在己糖激酶的作用下磷酸化后,不能再通过细胞膜,从而滞留于细胞内。其在细胞内积聚的程度与细胞内葡萄糖的消耗量成正比。大多数恶性肿瘤葡萄糖代谢增强,肿瘤细胞内能积聚大量的$^{18}$F-FDG。通过 PET/CT 显像可以显示肿瘤的部位、大小、形态、数量和肿瘤内葡萄糖代谢情况。肿瘤组织的原发灶和转移灶具有相似的代谢特性,一次注射$^{18}$F-FDG 就能进行全身显像,对于了解肿瘤的全身累及范围具有独特价值。

### (二) 分析方法

可以采用目测法,即如果发现局限性或弥漫性$^{18}$F-FDG 摄取高于周围本底组织而排除正常生理性摄取则为"阳性"。较常用的是半定量分析法,半定量指标有多种,但最常用的是标准化摄取值(standardized uptake value,SUV),通常将 SUV≥2.5 视为恶性。

## 二、PET/CT 在脊柱肿瘤中的应用

### （一）原发性骨肿瘤

1. 良恶性骨肿瘤鉴别 大多数恶性骨肿瘤摄取$^{18}$F-FDG 明显增高（SUV≥2.5）（图 6-5-1），而大多数良性骨病变摄取$^{18}$F-FDG 则不会增高（SUV<2.5）（图 6-5-2A、B）。文献报道，良性与恶性骨病变间 SUV 有显著差异，恶性病变的 SUV 明显高于良性病变。但是，两者间 SUV 存在明显交叉，部分恶性病变的 SUV<2.5，而部分良性病变的 SUV 却>2.5，因而可出现假阳性与假阴性。其中，假阳性包括骨样骨瘤、软骨母细胞瘤、内生软骨瘤、骨纤维结构不良、骨母细胞瘤、朗格汉斯细胞组织细胞增多症、动脉瘤样骨囊肿等。假阴性主要包括软骨肉瘤、部分浆细胞骨髓瘤。因此，单独的$^{18}$F-FDG PET 显像在骨肿瘤良恶性鉴别中存在局限性。但是，有作者认为，摄取 FDG 较高的良性肿瘤，在组织学上常常表现为具有"侵袭性"，这也可以给临床治疗决策提供参考信息。

由于 PET/CT 的出现，将功能显像与形态学改变相结合，使其在骨肿瘤良恶性鉴别中的敏感性和特异性有了一定程度的提高。尽管如此，传统影像学检查如 X 线片、CT 及 MRI 仍是诊断原发骨肿瘤的主要方法。这些方法可以提供重要的解剖信息，例如肿瘤大小和范围，肿瘤的边缘和邻近结构的累及程度等。

2. 恶性肿瘤分期及再分期 在原发性恶性骨肿瘤分期方面，PET 较平片、CT 及 MRI 有明显优势。由于 PET/CT 通常为全身显像，经过一次显像，不仅可以判断原发病灶的性质、肿瘤大小和邻近结

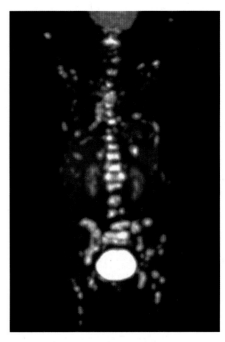

**图 6-5-1 肺癌脊柱骨转移**
全身骨骼可见多处葡萄糖代谢增高灶

构的累及程度，还可以探查全身其他部位有无转移病灶（图 6-5-3）。由于$^{18}$F-FDG PET 是一种代谢显像，因此$^{18}$F-FDG PET 较 CT 及 MRI 更能早期发现转移灶。根据肿瘤病灶摄取 FDG 的程度，还可以预测患者的预后。Franzius 分析了 29 例原发骨肉瘤病灶的 SUV 与患者预后的关系，认为病灶最大 SUV 越大，患者的预后越差。这一结果表明，可以根据肿瘤摄取 FDG 的程度判断肿瘤的生物学行为。

PET 还可以用于原发骨肿瘤治疗后的疗效评估及再分期。由于$^{18}$F-FDG PET 可直接反映肿瘤组织的葡萄糖代谢情况，故能区分有活性的肿瘤组织和肿瘤组织坏死，因而可以评价放化疗的效果。通

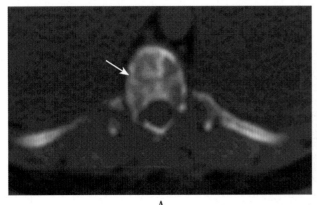

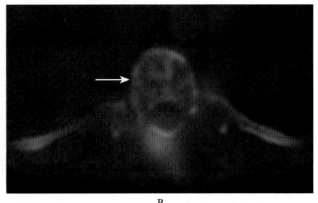

| A | B |

**图 6-5-2 T$_{10}$血管瘤**
A. CT 显示呈栅栏样；B. PET/CT 融合图像 T$_{10}$葡萄糖代谢未见增高

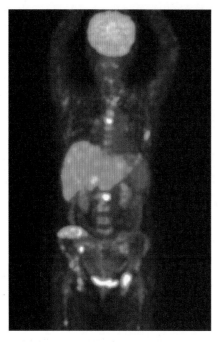

**图 6-5-3 乳腺癌术后脊柱多处骨转移**

常采用治疗前后 SUV 的变化判断治疗是否有效。通常认为,如果治疗后肿瘤组织 SUV 降低 40%,即能可靠地反映其病灶内肿瘤组织坏死率大于 90%。恶性骨肿瘤治疗后,常常容易复发。由于一些金属植入物的患者不宜做 MRI,而 CT 检查会产生伪影,加之治疗产生的局部水肿、纤维化和瘢痕,使放射性检查难以准确评价骨肿瘤局部复发。而 $^{18}$F-FDG PET 在判断骨肿瘤是否发生局部复发方面较 MRI 及 CT 有明显优势。

**(二) 转移性骨肿瘤**

对恶性肿瘤患者来说,是否发现转移对分期、治疗和预后有重要的影响。而许多恶性肿瘤容易发生骨转移。显像的目的在于尽早发现转移灶,确定转移灶的范围,确定是否有并发症(如病理性骨折以及脊髓压迫),观察疗效及指导穿刺活检。XR、CT、MRI、全身骨显像(BS)、PET、SPECT/CT 及 PET/CT 等均可用于探查骨转移性病变。传统的 XR 由于敏感性较低,难以发现早期骨转移因而很少使用。CT

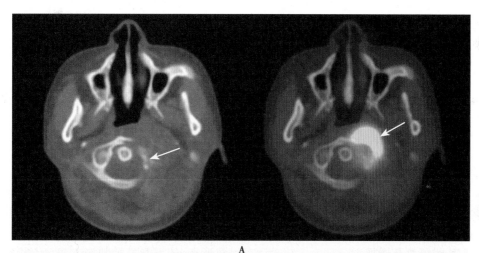

A

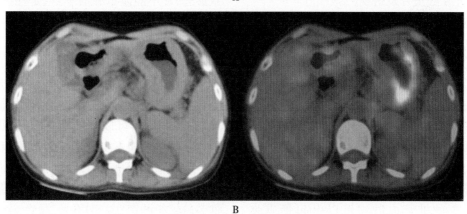

B

**图 6-5-4 C$_1$ 椎骨转移瘤**

A. CT 显示 C$_1$ 椎骨质破坏,PET/CT 融合图像示相应部位葡萄糖代谢明显增高;B. PET/CT 发现原发病灶为胃癌(术后病检证实为胃腺癌)

扫描较 X 线片检测骨质破坏的灵敏度高,但软组织分辨率低,不能发现早期存在于骨髓内的转移。另外,全身骨 CT 扫描患者接受的吸收剂量大,不适用于早期骨转移瘤的筛查。MRI 对软组织有极高的分辨率,使其在发现存在于骨髓腔内的极早期转移灶有很高的灵敏度,并且图像清晰,可多平面成像,能准确显示肿瘤侵犯部位、范围及周围软组织情况。但是,MRI 对骨皮质破坏的探查不如 CT 敏感。一些良性的病变如椎间盘退变、骨坏死、瘢痕形成、骨髓炎、良性压缩骨折、Schmorl 结节在 MRI 上的表现容易与转移灶混淆。$^{99m}$Tc-MDP 全身骨显像(BS)是目前临床应用最为广泛的骨转移瘤检查方法,具有较高的灵敏度,但其特异度低,任何可以引起骨转换增加的疾病均可以导致放射性核素局部浓聚增加,产生假阳性。另外,少部分不引起骨转换增加的转移瘤会出现假阴性。

PET/CT 具有以下优势:①PET 显像通过局部葡萄糖代谢活性的改变直接探知肿瘤灶,能够更早地显示骨髓内小的转移灶,并且可以同时对肺、淋巴结以及其他软组织的转移灶进行检测,有助于指导临床选择更加合理的治疗方案。②PET 可以寻找脊柱转移性病灶的来源(图6-5-4A、B)。由于脊柱肿瘤多为转移性肿瘤,寻找原发病灶对于选择治疗方案非常重要。③PET 有更高的空间分辨率,可以做多平面断层显像。另外 PET/CT 可将 PET 与 CT 断层图像进行融合,弥补了单纯 PET 图像空间分辨率低的缺点,进一步提高了对病灶进行解剖定位的能力。

PET/CT 也存在局限性:①研究表明 PET/CT 在检测单纯溶骨性病灶方面较 BS 更加灵敏,并具有更高的特异性。但对成骨性转移病灶的敏感性不如 BS 高。②转移病灶的检出率受肿瘤类型的影响。有研究显示 PET/CT 在显示前列腺癌、移行细胞癌和肾细胞癌骨转移方面效果欠佳,在对乳腺癌骨转移灶的检测中,对溶骨性病灶检出灵敏度高,但对单纯成骨性病灶的检出灵敏度很低。上述现象可能是因为成骨性肿瘤病灶含有的肿瘤细胞成分较少,葡萄糖代谢活性较低所致。③由于人体正常脑组织葡萄糖代谢率高,表现为局部放射性摄取量高,使得 PET 在发现颅骨转移灶方面有一定困难。④PET/CT 检查价格昂贵。

(田 蓉)

# 第六节 椎管内肿瘤的影像学检查

## 一、椎管内肿瘤的影像检查方法

影像学诊断方法可以帮助临床医师发现椎管内肿瘤,并对其定位及定性,主要有以下几种方法。

### (一) 普通 X 线摄片及透视

普通 X 线摄影及透视可观察椎管的骨性结构,包括椎体、椎小关节及椎间孔等,软组织分辨率较差,主要通过观察肿瘤的间接征象:

(1) 椎弓根的变形、间距增加;

(2) 骨质改变(椎体受压、骨质破坏、横突、肋骨骨质改变);

(3) 椎管内钙化灶;

(4) 椎间孔扩大;

(5) 椎旁软组织影;

但仅约 1/3 的椎管内肿瘤可以引起骨质改变,所以 X 线片发现病变的几率很低,对定性诊断更加困难,对椎管内肿瘤诊断及术后评价价值有限。

### (二) 椎管造影

椎管造影是通过有床方式向蛛网膜下腔内注入造影剂(非离子水溶性造影剂),在 X 线设备下观察椎管造影剂充盈情况,间接显示椎管内占位的位置及大致形态。椎管造影虽然可显示肿瘤的位置及大致形态,却不能显示肿瘤本身,定性诊断困难,且为有创检查,当前 CT 及 MRI 的广泛普及,已基本被取代。

### (三) 常规 CT 扫描

脊柱的常规 CT 扫描现已成为发现椎管内肿瘤的常规筛查手段,根据临床症状及体征选择扫描节段,与 X 线比较可以观察椎管的细微解剖结构,并更直观观察肿瘤本身与椎管及周围组织的关系,特别是配合增强扫描,可以了解肿瘤的血供情况以大致鉴别肿瘤的良恶性。但由于椎管内肿瘤的密度与椎旁软组织的密度差别不大,漏诊、误诊率较高。

### (四) 脊髓造影后 CT 扫描(CT myelography, CTM)

CTM 是一种脊髓造影剂与 CT 相结合的技术,

不同于椎管造影后 CT 扫描,所用造影剂量是常规脊髓造影的 1/3,是轻微有创检查,可了解椎管内脑脊液的循环状态,且解剖结构显示清晰。现已基本被 MRI 检查替代。

### (五) 磁共振(MRI)检查

磁共振的软组织分辨力强,可以不同方位观察椎管内肿瘤本身,并显示肿瘤与周围组织的关系,结合各种不同序列及增强扫描,给临床手术医师提供丰富的信息,是目前对椎管内肿瘤进行诊断的最好方法,已逐渐成为诊断椎管内肿瘤的首选方法。如医师的技术成熟,其对椎管内肿瘤的定位诊断率能达 97% 以上,定性诊断率也能达到 70% 以上。

## 二、椎管内肿瘤影像学表现

### (一) 髓内肿瘤

髓内肿瘤具有共同的脊髓造影表现:

(1) 脊髓膨大,可以超过数个节段,但无脊髓移位;

(2) 若肿瘤只占据部分椎管,可见蛛网膜下腔内造影剂充盈缺损;

(3) 若肿瘤长大致椎管完全梗阻则呈一横贯整个蛛网膜下腔横径的大杯口,不论何种方位投照,此"大杯口"始终位于中央,杯口之下是膨大的脊髓。且髓内肿瘤一般不会造成神经鞘袖的变形和移位;

(4) 体积较小的髓内肿瘤可以无阳性发现;X线椎管内造影虽然可以大致显示肿瘤的位置,但进一步定性诊断就很困难。

1. 室管膜瘤 好发于 30 ~ 70 岁,平均年龄是 43 岁,好发部位是腰骶段、脊髓圆锥和终丝。

CT 及 CTM 表现:可见椎管扩大,椎体后缘凹陷,有时神经根管亦见扩大,可见软组织密度占位,与周围密度差异不大。MRI 表现:肿瘤呈梭形,长轴与脊髓长轴平行,可见脊髓膨大,多位于脊髓的正中。肿瘤可有实性及囊性部分,与正常脊髓相比,实性成分 T₁ 序列呈等或低信号,T₂ 序列呈高信号,囊性部分 $T_1$ 序列呈更低信号,$T_2$ 序列呈更高信号。注入 Gd-DTPA 后,肿瘤的实性部分可见明显强化。可以表现为沿脊髓分布多个小灶且呈跳跃分布。(图 6-6-1、图 6-6-2)

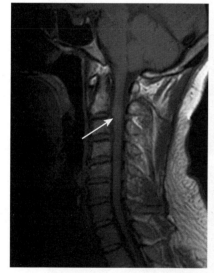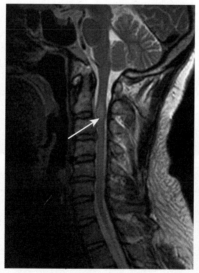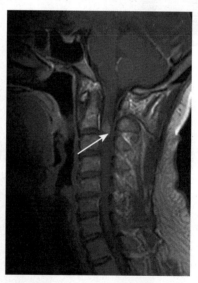

图 6-6-1 $C_{1~2}$ 椎间隙水平髓内结节,有强化(术后病理为室管膜瘤)

2. 星形细胞瘤 好发于 30 ~ 60 岁,好发部位是颈胸段。可呈浸润性生长,累及脊髓的数个节段,尤其当发生于儿童时。肿瘤多为实性,内可有囊变或出血,由于出现症状较早,当发现时多体积较小。CT 及 CTM 表现:椎管增宽,蛛网膜下腔变窄,肿瘤头尾侧的范围只能通过椎管扩大的范围大致估计。且不能分辨肿瘤的良恶性。MRI 表现:多累及脊髓的多个节段,MRI 矢状位可以显示脊髓的局限性扩大,实性部分信号在 $T_1$ 加权上低于或者等于正常脊髓;在 $T_2$ 加权上明显增高;有囊变时囊变区信号在 $T_1$、$T_2$ 加权上均高于脑脊液信号。肿瘤内出血时可以见到新月形含铁血黄素沉着(图 6-6-3)。星形细胞瘤与室管膜瘤在影像学表现相近,鉴别较困难,主要通过肿瘤的发生部位鉴别,髓内星形细胞瘤很少发生于下段胸髓及腰髓。室管膜瘤更易发生蛛网膜下腔出血。

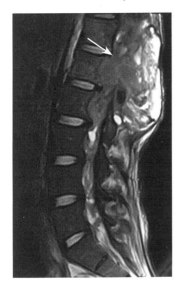
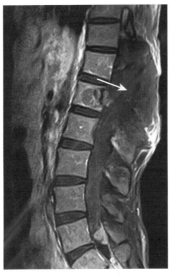
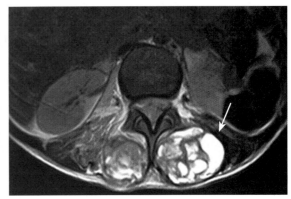

图 6-6-2　$L_{1 \sim 3}$ 椎管内占位侵及周围椎体及皮下软组织,增强后可见 $L_5$ 水平亦有病灶(术后病理为室管膜瘤)

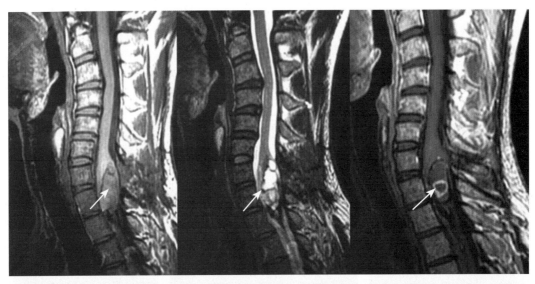
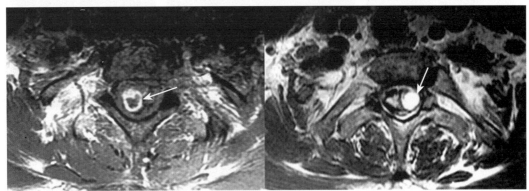

图 6-6-3　颈髓内占位,周围轻度脊髓水肿。病理证实为星形细胞

3. 血管网状细胞瘤　为罕见髓内肿瘤。好发年龄较小,多为单发;多位于脊髓背侧。约 1/3 的髓内血管网状细胞瘤合并于 Von Hippel-Lindau 综合征(伴发小脑、延髓的血管网状细胞瘤及胰腺、肾

脏、卵巢囊肿)。

CT 及 CTM 表现:与室管膜瘤、星形细胞瘤相比较,CT 及 CTM 发现血管网状细胞瘤的敏感度较低。CT 平扫表现为少低密度的占位,增强扫描时可见瘤

体明显强化。MRI 表现:大范围的脊髓增粗,与正常脊髓无明显分界。由于瘤体内有丰富的血管,并伴有囊变和钙化,因此 MRI 信号多呈不均匀。T$_1$加权呈低信号,T$_2$加权呈高信号,周围可出现迂曲的流空

信号,提示为扩张的血管(此可作为髓内血管网状细胞瘤的特征性表现)。注入 Gd-DTPA 后增强扫描,可显示肿瘤的实性结节,与囊性部分区分。此可作为手术指征的判断(图 6-6-4、图 6-6-5)。

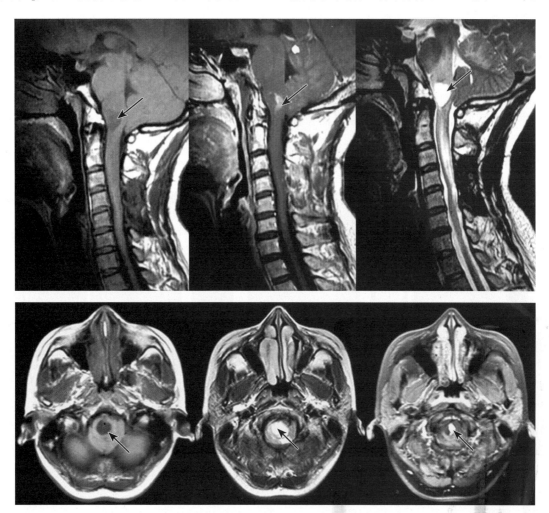

图 6-6-4　延髓内囊实性占位

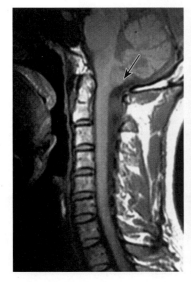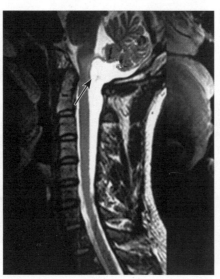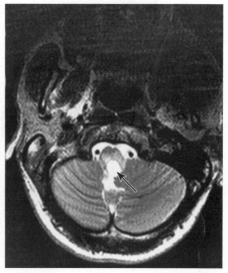

图 6-6-5　血管母细胞瘤(T$_1$、T$_2$、增强　轴位+矢状位)

## （二）髓外硬膜下肿瘤

是最常见的椎管内肿瘤，以神经鞘瘤和神经根瘤最为常见，其次为脊膜瘤。髓外硬膜下肿瘤多生长缓慢，偶然发现，有包膜，与周边组织分界清楚，会将脊髓推向健侧。髓外硬膜下肿瘤 X 线脊髓造影表现：

（1）蛛网膜下腔充盈缺损，若蛛网膜下腔完全阻塞，则可见"杯口征"；

（2）脊髓受压，向健侧移位；

（3）椎管内硬膜外间隙狭窄：肿瘤端碘柱与椎弓根内侧缘距离<1.5mm；

（4）肿瘤侧神经鞘可发生抬高、歪斜、变形。

1. 脊膜瘤 常单发，多见于中年女性，起自软脊膜，好发于胸段，多位于脊髓的前方，多为实性。

CT 及 CTM 表：CT 平扫多为实性，密度稍高于脊髓，内多有钙化。CTM 表现为蛛网膜下腔间隙增宽。CT 增强扫描瘤体明显增强。MRI 表现：

边界清楚，以宽基底与硬脊膜相连，$T_1$ 呈等信号或稍低信号，$T_2$ 呈稍高或接近等信号。注入 Gd-DTPA 后增强扫描，肿瘤呈显著强化，邻近肿瘤的硬脊膜亦有明显强化并与肿瘤相连，呈"硬脊膜尾征"。周围相邻椎体结构件骨质增生，$T_2$ 呈低信号（图 6-6-6、图 6-6-7）。

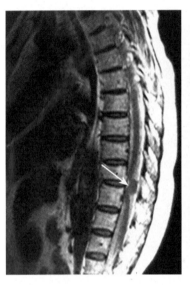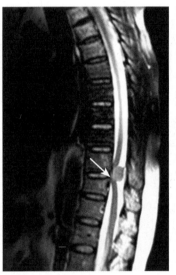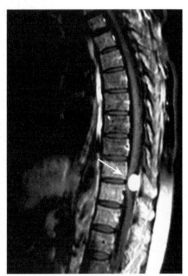

图 6-6-6 胸椎管内脊膜瘤（胸髓受压改变）

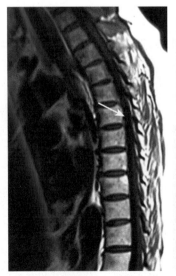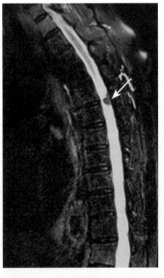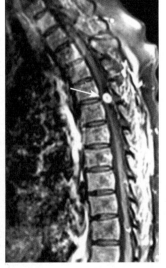

图 6-6-7 胸椎管内脊膜瘤

2. 神经根瘤　椎管内神经根瘤占成人髓外硬膜下肿瘤的 5%，多为发生在各段椎管的单发肿瘤。MRI 对术前定性、定位及制定手术方案具有非常重要的作用。常多发，多见于 30～40 岁中年人，好发于胸段。CT 及 CTM 表现：肿瘤呈圆形实质性肿块，密度略高于正常脊髓，脊髓受压移位。CTM 可见肿瘤上下方蛛网膜下腔增宽，脊髓变形移位，对侧蛛网膜下腔狭窄或消失。中路沿椎间

孔突出到椎旁时，椎间孔扩大，此征象是神经根瘤的特征性表现。增强 CT 扫描，肿块呈中等强度强化。MRI 表现：呈圆形或卵圆形，$T_1$ 呈低信号，$T_2$ 呈高信号，肿瘤可有包膜，包膜无论在 $T_1$、$T_2$ 上皆能呈低信号包绕肿块；注入 Gd-DTPA 后增强扫描，肿瘤呈均匀强化，冠状位、横断位上可见椎间孔的"哑铃状"肿块。邻近椎体骨质可有吸收（图 6-6-8）。

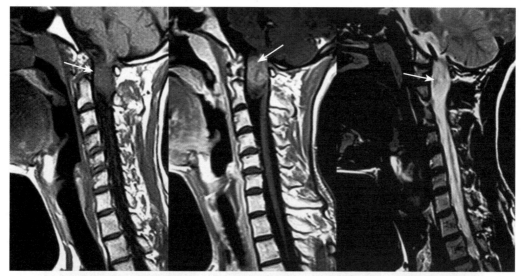

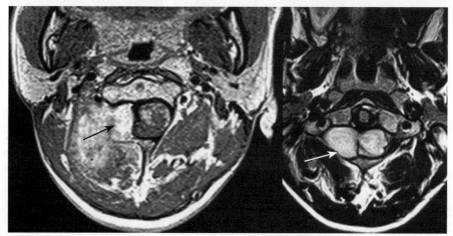

图 6-6-8　上段颈椎神经根瘤 $C_{1,2}$ 右侧椎间孔扩大

### （三）椎管内硬膜外肿瘤

肿瘤位于硬膜外腔，约占所有椎管内肿瘤的 27%。根据来源分为原发肿瘤和继发肿瘤。绝大多数来源于椎管内的软组织、先天组织及各种转移肿瘤。椎管内硬膜外肿瘤 X 线脊髓造影表现：肿瘤侧碘柱外侧缘与椎弓根内侧缘之间距离增宽，大于 2mm，即"硬膜外组织增宽征"；经脑脊液转移的转移瘤可见多发硬脊膜下多发大小不等的充盈缺损；双侧神经鞘袖不对称、变形或移位。

1. 转移瘤　椎管内转移瘤来源可分为转移和种植两类，前者占多数。有血行转移、邻近病灶直接侵入、淋巴系统转移三种途径。血行转移主要来自肺癌、肾癌、甲状腺癌、前列腺癌等。种植型转移多来源于颅内髓母细胞瘤、室管膜瘤等。白血病及和黑色素瘤可浸润硬脊膜、脊髓或神经根。CT 及 CTM 表现：平扫显示椎体、椎弓根不同程度的骨质破坏，大多呈溶骨性，边缘不清楚，可见边缘不规则的组织肿块，多向椎旁弥漫浸润生长，密度与椎旁肌

肉组织相似。CTM 可较清晰显示转移性小病灶,表现为马尾神经局限性增粗。MRI 表现:转移瘤多位于硬膜外的侧后方,形成软组织肿块,伴多个椎体受累出现异常信号。表现为 $T_1$ 呈低信号,$T_2$ 呈等或稍高信号,增强后病灶有强化。

2. 淋巴瘤　0.5% ~ 15% 的淋巴瘤累及椎管,可分为霍奇金及非霍奇金淋巴瘤,主要由后腹膜淋巴瘤扩散所致,肿瘤多位于硬膜外,多由血行转移和神经周围淋巴管播散而来。本病好发于胸段,其次为腰段、颈段和骶段。肿瘤易侵入椎旁形成较大的软组织肿块,肿块纵径常常大于横径而呈长梭形,还可形成其他形态如长条形、椭圆形或斑块状,其中梭形为该肿瘤的主要形态,多为实性的均匀软组织。

肿块累及范围一般较长,可达两个椎体节段以上,周围多无水肿。边界一般较清楚,以低信号硬脊膜线为界,与脊髓分界清晰。CT 及 CTM 表现:通常多节段受累,平扫清晰显示脊柱骨质呈溶骨性破坏,椎旁软组织肿块从椎间孔侵入硬膜外腔,肿瘤多成实性,环绕脊髓及神经根生长,硬膜囊变窄甚至闭塞,脊髓受压或移位。增强后肿瘤边缘不规则强化。MRI 表现:肿瘤主要在椎管纵向方向上生长,形态不规则,$T_1$、$T_2$ 序列均呈中等信号,可清楚显示肿瘤与脊髓之间有线状低信号的硬脊膜,肿瘤不侵及脊髓(与椎管内转移瘤鉴别)。椎旁有大软组织肿块,呈高低混杂信号。增强扫描肿瘤呈显著强化(图 6-6-9)。

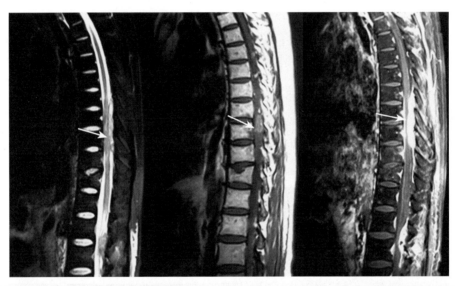

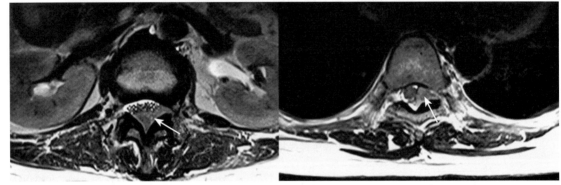

图 6-6-9　胸腰椎椎管内硬膜外淋巴瘤

### (四) 椎管内其他肿瘤

1. 脂肪瘤　椎管内脂肪瘤较少见,脂肪瘤好发于胸段,可位于脊髓背侧、腹侧或者环绕脊髓生长,可发生在硬膜外及蛛网膜下,也可发生在脊髓内,有时可同时累及多个节段。X 线及 CT 表现:X线椎管局部膨大,椎弓根受压变形。脊髓造影根

据生长位置不同出现相应表现。CT 是诊断脂肪瘤最简便也是最准确的方法,CT 平扫肿瘤边界清楚,呈均匀脂肪密度,CT 值 -20 ~ -100HU 之间,可见肿瘤对位于脊髓背侧,脊髓相应受压移位,增强后肿瘤无强化。MRI 表现:MRI 成像是肿瘤呈长条状,呈均匀脂肪信号,即 $T_1$ 呈高信号,$T_2$ 呈中等高信号,

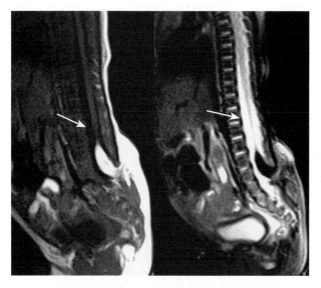

图 6-6-10　腰骶段椎管内脂肪瘤合并脊柱裂畸形

尚可见肿瘤信号明显压低。与其他肿瘤不难鉴别（图 6-6-10）。

2. 表皮样囊肿和皮样囊肿　椎管内表皮样囊肿和皮样囊肿也属罕见病例，来源于胚胎残留组织。多发生于颅内，椎管内皮样囊肿好发年龄多在 20～40 岁，好发部位为脊髓圆锥附近，病灶多呈梭形，边缘清晰；病灶信号多混杂，$T_1WI$ 以略低信号为主，$T_2WI$ 为高信号，其中可见点状脂肪信号（$T_1WI$ 高信号、$T_2WI$ 等信号），且多位于病灶后上方，增强后病灶无强化，部分病灶包膜及边缘可见轻度强化。部分病灶内可见低信号钙化灶。总之，在椎管内皮样囊肿的诊断中，MR 具有独特的优势，对于皮样囊肿的定位、定性及与其脊髓及马尾的关系均具有十分重要的价值（图 6-6-11）。

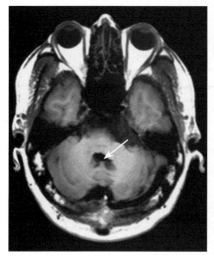 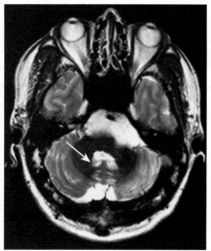 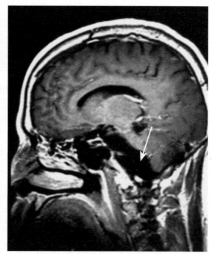

图 6-6-11　左侧桥小脑角区表皮样囊肿（向上段颈髓内生长）

3. 肠源性囊肿　肠源性囊肿较罕见，是早期胚胎异常发育的结果。肠源性囊肿的 CT 检查虽能显示其部位及囊性特征，但难以做出定性诊断，MRI 在确定其发生部位和定性方面有一定的优越性，其矢状面图像能够清晰显示病灶的形状及与脊髓的关系，为术前定性定位诊断、制定手术方案及判断预后等提供有利依据。MR 平扫表现为圆形、类圆形或椭圆形，一般边界清楚，脊髓局部受压变扁。主要表现为 $T_1WI$ 上呈等或略高于脑脊液的低、等信号，$T_2WI$ 上呈等信号或高于脑脊液的高信号，信号通常较均匀。信号强度取决于其内容物的成分，如含较多蛋白质成分或囊内出血，在平扫 $T_1WI$ 可呈高信号和（或）$T_2WI$ 低信号，较为特征的是在 MRI 横断面或矢状面图像上囊肿部分或大部分被镶嵌在脊髓中呈"脊髓嵌入征"或"成角征"，病灶与脊髓交界面锐利，部分界面不规整（图 6-6-12）。

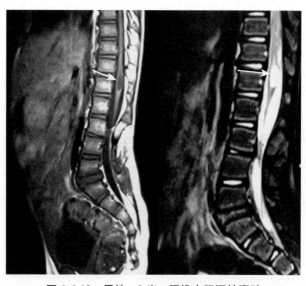

图 6-6-12　男性　9 岁　腰椎内肠源性囊肿

4. 原始神经外胚层肿瘤（PNET）　椎管内 PNET 首选的影像学检查仍为 MRI。因病例少见，并无特异的影像学特征。病变在 T₁ 加权像上为低信号或者等信号，在 T₂ 加权像上一般为高信号，可位于髓内、髓外、硬膜内或者硬膜外，可累及椎体、椎弓等结构。

PNET 的强化方式较具特征性，虽为富血供肿瘤，但表现为早期轻至中度强化，并有延时强化的倾向。如肿瘤内有坏死区，则无明显强化，表现为肿瘤内的小灶性不均匀强化灶。发生于椎管内的 PNET 需与神经鞘瘤、转移瘤、白血病等鉴别（图 6-6-13）。

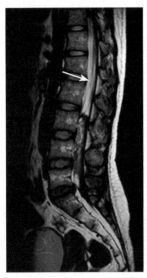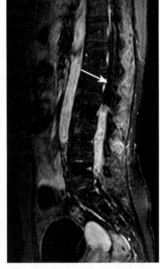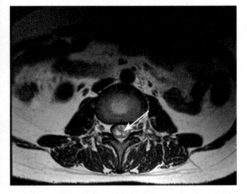

图 6-6-13　腰椎管内原始神经外胚层肿瘤（PNET）

（鞠斌　邹翎）

# 参 考 文 献

1. 李坤成. 比较神经影像学. 第 2 版. 北京:科学技术文献出版社,2011
2. 匡安仁,李林. 核医学. 北京:高等教育出版社,2008
3. 周易,陈绍亮. 骨 SPECT 显像由于脊柱孤立性"热区"良恶性鉴别. 中华核医学杂志,2007,27(1):58-59
4. 贾志云,青春,邓候富. ⁹⁹Tcm-MIBI 骨显像判断骨良恶性病变的初步应用. 四川大学学报(医学版),2007,38(4):689-692
5. Sijia G,Mengwei Z,Xi-ping L,et al. The clinical application studies of CT spinal angiography with 64-detector row spiral CT in diagnosing spinal vascular malformations. Eur J Radiol,2009,71(1):22-28
6. Karchevsky M,Babb JS,Schweitzer ME. Can diffusion-weighted imaging be used to differentiate benign from pathologic fractures? A meta-analysis. Skeletal Radiol. 2008;37(9):791-795
7. Balliu E,Vilanova JC,Peláez I,et al. Diagnostic value of apparent diffusion coefficients to differentiate benign from malignant vertebral bone marrow lesions. Eur J Radiol,2009,69(3):560-566
8. Theodorou DJ,Theodorou SJ,Sartoris DJ. An imaging overview of primary tumors of the spine:Part 1. Benign tumors.

Clin Imaging,2008,,32(3):196-203
9. Theodorou DJ,Theodorou SJ,Sartoris DJ. An imaging overview of primary tumors of the spine:Part 2. Malignant tumors. Clin Imaging,2008,32(3):204-211
10. Rodallec MH,Feydy A,Larousserie F,et al. Diagnostic imaging of solitary tumors of the spine:what to do and say. Radiographics,2008,28(4):1019-1041.
11. Knoeller SM,Uhl M,Gahr N,et al. Differential diagnosis of primary malignant bone tumors in the spine and sacrum. The radiological and clinical spectrum:minireview. Neoplasma,2008,55(1):16-22
12. Stradiotti P,Curti A,Castellazzi G,et al. Metal-related artifacts in instrumented spine. Techniques for reducing artifacts in CT and MRI:state of the art. Eur Spine J,2009,Suppl 1:102-108
13. Rager O,Schaller K,Payer M,et al. SPECT/CT in differentiation of pseudarthrosis from other causes of back pain in lumbar spinal fusion:report on 10 consecutive cases. Clin Nucl Med,2012 ,37(4):339-343
14. Alaoui NI,Sergent-Alaoui A,de Labriolle-Vaylet C. Nuclear medicine procedures in paediatric patients. Rev Prat,2012,62(2):161-166
15. Brenner AI,Koshy J,Morey J,Lin C,DiPoce J. The bone scan. Semin Nucl Med,2012,42(1):11-26

16. Chen CY,Wu K,Lin WH,Lan TY,et al. High false negative rate of Tc-99m MDP whole-body bone scintigraphy in detecting skeletal metastases for patients with hepatoma. J Formos Med Assoc,2012,111(3):140-146

17. Ul Hassan F,Enayat M,Mohammed F,et al. Heterotrophic ossification in a patient suspected of having osteomyelitis: additional value of SPECT/CT. Clin Nucl Med, 2012, 37 (2):170-171

18. Hongwei Cheng. Spinal Cord Ependymoma Associated with Neurofibromatosis 1:Case Report and Review of the Literature Korean Neurosurg Soc,2014,55:43-47

19. Loyola V. Gressot. Cervicothoracic nonterminal myelocystocele with mature teratoma [J]. Neurosurg Pediatrics,2014, 13:204-208

20. Byung Soo Kim. Extra and Intramedullary Anaplastic Ependymoma in Thoracic Spinal Cord[J]. Korean J Spine, 2013,10(3):177-180

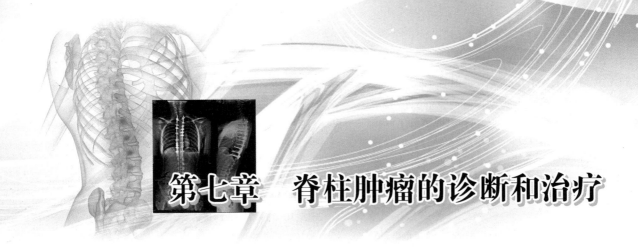

# 第七章 脊柱肿瘤的诊断和治疗

各种类型的骨肿瘤几乎皆可发生于脊柱,由于部位深在,解剖关系复杂,种类繁多。早期缺乏特征性的临床表现和特异性检查,除少数良性肿瘤外,多数恶性肿瘤的诊断多被延误。难以在早期发现,容易出现误诊和漏诊。大部分患者就诊时已处于中晚期,给治疗带来一定困难,并影响治疗效果。

早期诊断和早期治疗是提高疗效最有力的措施,要努力提高对脊柱肿瘤的诊断技能,不断探索早期诊治的新方法与新技术,不断提高诊断的准确性。根据患者的具体病情和具体条件,在尽早明确诊断的前提下,选择最适合患者的治疗方式与方法。不断提高疗效,救治患者,这是我们永远不变的符合科学发展观的追求。

## 第一节 临 床 表 现

脊柱肿瘤无论是良性还是恶性,是原发性还是转移性,其典型的临床表现可以归纳为:发病过程、疼痛与叩痛、活动受限、神经功能障碍、肿块、畸形和全身症状。少数无症状的脊柱肿瘤,通常是在常规体检中被发现。

### (一) 发病过程

良性肿瘤常无确切的起病时间,发展慢,病程长,无症状或仅有轻微的症状,不少是体检时才被发现,从轻微不适、微痛或肿块等症状出现到确诊,一般为 1~2 年。恶性肿瘤发展快,疼痛等症状重,病程短,一般为 2~10 个月,进行性加重。转移性肿瘤,发展更快,症状更重,病程更短,一般为 1~2 个月,但最长也有达 1~2 年者。

### (二) 疼痛与叩痛

疼痛是脊柱肿瘤最常见最主要的症状,80%~90% 脊柱肿瘤在确诊时疼痛是首发症状,有时是唯一的症状。疼痛由轻到重、由间歇性到持续性,夜间为甚,休息无缓解,恶性肿瘤呈进行性。病变部位多有恒定的压痛、叩击痛。应着重了解和掌握疼痛的部位、性质和程度。

1. 局部恒定性疼痛 肿瘤对椎骨的浸润和破坏,牵拉骨膜引起骨膜膨胀或局部刺激骨膜引起局部的炎症刺激;常为肿瘤病变椎节区域持续性钝痛或酸胀痛。最初往往较轻微,较局限,发展较慢,甚至不引起注意,在轻微外伤的作用下产生病理性骨折时才发现肿瘤的存在。

2. 机械性疼痛 肿瘤破坏椎骨使椎体变形,病理性骨折,结构不稳导致活动时疼痛,咳嗽、打喷嚏、用力或其他使腹内压增加的动作可使疼痛加重,休息与制动可减轻。

3. 神经根性疼痛 肿瘤对脊髓、神经根或神经丛的压迫和侵蚀刺激神经根导致相应神经支配区域的放射痛,夜间疼痛明显,休息与制动无效。不同椎骨节段肿瘤表现不同部位的放射性疼痛:颈椎($C_{1~6}$)肿瘤:常以枕部和颈后部疼痛起病,伴有枕大神经分布区域的放射痛,经枕部放射到头顶部。由于 $C_{1~2}$ 部位椎管较宽,早期患者并没有脊髓的压迫症状,此时疼痛可为唯一的症状。典型的表现为患者用手扶持头部以缓解疼痛。在早期疼痛较轻,呈间歇性,逐渐变为持续性钝痛或酸痛。旋转活动颈部易诱发疼痛,屈颈产生触电样麻木痛;颈胸段($C_7~T_3$)肿瘤:肩及上肢有放射痛,疼痛可从一侧或双侧肩后部经上臂内侧达肘部、前臂或手的尺侧痛伴环小指麻木无力,手内在肌、伸腕伸指肌、肱三头肌失用性萎缩;中胸段($T_4 \sim T_{10}$)肿瘤:疼痛由胸背部向胸前放射性肋间痛伴束带感,甚至与胸绞痛相似;胸腰段($T_{11} \sim L_2$)肿瘤:疼痛可放射到腹前壁,与阑尾炎、胆囊炎或肠梗阻相似,也可放射到骶髂部、髂前上棘或腹股沟,产生膀胱直肠症状;下腰椎($L_{3 \sim 5}$)肿瘤:可产生坐骨神经痛与腰椎间突出相似;骶椎肿瘤:常为腰骶痛或腿痛,向下肢或会阴放射痛,随坐位或卧位加重。上述疼痛部位常有助于病变部位的定位诊断。

#### (三) 活动受限

早期由于疼痛和肌肉痉挛使脊柱各方活动受限,晚期由于肿块、病理性骨折和畸形,使脊柱各方活动受限加重。脊柱肿瘤累及寰枢关节时会引起头颈部的活动受限、僵硬,甚至完全不能动。部分患者可出现斜颈,长期斜颈可导致头面部发育不对称。

#### (四) 神经功能障碍

当肿瘤压迫或侵犯脊髓、神经根或椎旁神经丛时会出现相应的不同程度的神经功能障碍。脊髓神经功能障碍表现为脊髓损伤平面以下肌肉无力、感觉与反射减弱或消失,常伴有膀胱、直肠及性功能障碍,由神经麻痹、肢体麻木无力、行走困难、跛行、不全截瘫到完全截瘫,尿失禁或尿潴留,大便秘结或失禁。$C_4$平面以上脊髓受累还可引起心慌、胸闷、呼吸困难,呼吸抑制。脊髓功能障碍可由肿瘤本身直接侵袭脊髓引起,也可由肿瘤导致的骨性结构破坏继发病理骨折引起。寰枢椎病理性骨折、脱位引起脊髓功能障碍远较肿瘤本身直接侵蚀压迫脊髓引起的功能障碍为多。$C_{1,2}$高位截瘫常威胁生命。神经根或神经丛功能障碍表现为不对称的可在其受累神经的分布区产生根性疼痛、麻木无力、肌肉萎缩、肌力下降、感觉减弱至丧失、反射减弱至消失及自主运动功能减弱至丧失。在硬膜外脊髓压迫水平偶尔会出现带状疱疹,可能与肿瘤侵犯背根神经节,激活了潜伏的病毒有关。

#### (五) 肿块

以肿块为首发表现的患者,主要见于脊柱后方椎弓结构的肿瘤,由于脊柱肿瘤多发生在椎体,因椎体的位置深在,而难以在体表发现。形成较大肿块的脊柱良性肿瘤主要见于骨软骨瘤和哑铃形神经鞘瘤。脊柱中间性肿瘤主要见于骨母细胞瘤、这些肿瘤生长缓慢,有时只在体检或影像学检查时偶然被

发现,无明显疼痛或有轻微疼痛。脊柱恶性肿瘤中的恶性神经鞘瘤、软骨肉瘤和骨的未分化高级别多形性肉瘤(恶性纤维组织细胞瘤)偶尔也可以在胸背部(图7-1-1),椎旁或腹膜后触及有压痛的肿块。恶性肿瘤的肿块增长较快,对周围组织形成压迫,常伴有患部疼痛和不适等表现。背部巨大而表浅的肿块,可有皮温升高。转移性脊柱肿瘤一般恶性程度高,生长迅速,常有疼痛和神经症状,多数在形成肿块前即可被发现,仅少数患者在脊柱以外的部位可发现肿块。

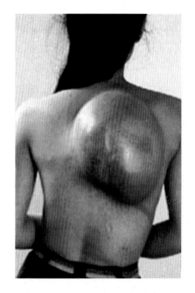

图7-1-1　胸$_{7 \sim 8}$椎弓未分化高级别
多形性肉瘤术后复发

#### (六) 病理性骨折畸形

肿瘤侵蚀椎骨,骨性结构破坏时,有轻微外伤或根本没有任何诱因即可发生病理性骨折,造成脊柱不稳,压迫脊髓神经根或神经丛使疼痛加重,并引起脊髓压迫症状。骨巨细胞瘤、恶性淋巴瘤、浆细胞骨髓瘤以及转移性肿瘤引起椎体的溶骨性破坏,造成椎体塌陷,形成脊柱后凸畸形;骨样骨瘤、骨母细胞瘤和某些椎管内肿瘤,由于脊柱周围组织的痉挛性反应以及肿瘤体积增大对周围结构的挤压等,均可形成脊柱侧弯畸形。

#### (七) 全身症状

有些恶性肿瘤,如恶性淋巴瘤和尤文肉瘤等有发热、脉快、身软无力;转移性脊柱肿瘤约40%患者有原发恶性肿瘤的病史与症状,但多数未发现原发恶性肿瘤病灶,而以转移瘤为首发症状。存在有原发癌瘤的患者,全身情况差,常有贫血、逐渐消瘦、低热、乏力等恶性肿瘤的恶病质表现。

# 第二节　实验室检查

## （一）一般检查

包括血尿常规、红细胞沉降率、肝肾功能、血清钙、血清磷、碱性磷酸酶（AKP）、尿钙及尿磷等。良性肿瘤与中间性肿瘤，实验室检查多无异常，但嗜酸性肉芽肿可有白细胞及嗜酸细胞增多。恶性肿瘤患者可出现血红蛋白降低、血红细胞减少、血白细胞计数略升高、红细胞沉降率增快、碱性磷酸酶升高、血浆蛋白下降和白蛋白与球蛋白倒置，尤文肉瘤和恶性淋巴瘤有白细胞升高。溶骨性转移先有尿钙显著增高，若病情进展血钙将进一步增高。当骨骼有正常或异常成骨时，如骨折愈合、骨肉瘤、成骨性转移瘤、畸形性

骨炎等，AKP 将会增高。血清酸性磷酸酶（ACP）增高，多见于前列腺癌转移。浆细胞骨髓瘤有正常细胞性贫血，血中有骨髓瘤细胞，血沉增快，血钙与血磷升高，电泳蛋白异常，蛋白尿，尿素氮与肌酐升高，血中有大量 M 蛋白，尿本周蛋白>1g/24 小时，骨髓中浆细胞>15%。

## （二）肿瘤标志物

浆细胞骨髓瘤患者在尿和血清中可出现 M 蛋白。转移性肿瘤根据原发肿瘤的不同可有一些不同的肿瘤相关标志物，如结、直肠癌血清 CEA、CA19-9、CA-125 多为阳性，前列腺癌血清前列腺特异性抗原（PSA）多为阳性。以下检查项目可供参考（表7-2-1）：

表 7-2-1　肿瘤标志物检测项目及参考值

| 序号 | 项　目 | 正常参考值 | 序号 | 项　目 | 正常参考值 |
|---|---|---|---|---|---|
| 1 | 免疫球蛋白 G（IGG） | 8～15.5g/L | 20 | 血 KAP/LAM 比值（KAP/LAM） | 1.5～2.56 |
| 2 | 免疫球蛋白 A（IGA） | 836～2900mg/L | 21 | 结合珠蛋白（HPT） | 500～2200mg/L |
| 3 | 免疫球蛋白 M（IGM） | 700～2200mg/L | 22 | 转铁蛋白（TRF） | 2.5～4.3g/L |
| 4 | 免疫球蛋白 E（IGE） | 0.1～150U/ml | 23 | 前白蛋白（PAB） | 180～450mg/L |
| 5 | 补体 C3（C3） | 0.785～1.52g/L | 24 | 铁蛋白（FERRITIN） | 24～336ng/ml |
| 6 | 补体 C4（C4） | 0.145～0.36g/L | 25 | 甲胎蛋白（AFP） | <8ng/ml |
| 7 | 类风湿因子（RF） | <20U/ml | 26 | 癌胚抗原（CEA） | <3.4ng/ml |
| 8 | 循环免疫复合物（CIC） | 2.3～6.3mg/L | 27 | 血清 CA15-3（CA15-3） | <21U/ml |
| 9 | 抗核抗体（ANA） | 阴性（-） | 28 | 血清 CA19-9（CA19-9） | <22U/ml |
| 10 | 抗双链 DNA 抗体（DNA） | 阴性（-） | 29 | 骨特异碱性磷酸酶（B-ALP） | 11.4～24.6μg/L |
| 11 | 抗 RNP 抗体（RNP） | 阴性（-） | 30 | 糖类抗原 72-4（CA72-4） | <6.5U/ml |
| 12 | 抗 SM 抗体（SM） | 阴性（-） | 31 | 非小细胞肺癌抗原（CYFRA21-1） | <3ng/ml |
| 13 | 抗 SSA 抗体（SSA） | 阴性（-） | 32 | 血清 CA-125（CA-125） | <35U/ml |
| 14 | 抗 SSB 抗体（SSB） | 阴性（-） | 33 | 前列腺总特异抗原（T-PSA） | <3ng/ml |
| 15 | 抗 SCL-70 抗体（SCL） | 阴性（-） | 34 | 游离 PSA（F-PSA） | <0.75ng/ml |
| 16 | 抗 Jo-1 抗体（JO） | 阴性（-） | 35 | 前列腺抗原百分比（F-PSA/PSA） | 25%～100% |
| 17 | 抗 Rib 抗体（RIB） | 阴性（-） | 36 | 烯醇化酶（NSE） | <15ng/ml |
| 18 | KAP 轻链（KAP） | 6.98～13.0g/L | 37 | β-绒毛膜促性腺激素（β-HCG） | <3.8MU/ml |
| 19 | LAM 轻链（LAM） | 3.80～6.50g/L | | | |

## （三）生化标志物

研究发现，血清和尿含有多种反映骨代谢早期

改变的生化标志物，可反映骨吸收和形成的速度，提示骨破坏和修复程度，然而这些标志物的特异性还

有待于进一步临床验证。溶骨性标志物还可用于双磷酸盐治疗骨转移的疗效评价。

1. 反映溶骨代谢水平的标志物　Ⅰ型胶原羟基末端肽(ICTP)、Ⅰ型胶原 N 末端肽(NTX)、Ⅰ型胶原 αl 羟基末端肽(CTX)、骨唾液蛋白(BSP)、尿吡啶酚(PYD)和脱氧吡啶酚(D-PDY)。

2. 反映成骨代谢水平的标志物　骨特异性碱性磷酸酶(BALP)、碱性磷酸酶(ALP)、Ⅰ型胶溶原 N 末端肽(PINP)、血清骨钙素(BGP)、吡啉啶等。

# 第三节　影像学检查

## 一、X 线检查

X 线片较简单、低廉,仍是目前发现脊柱骨肿瘤最基本和首选的常规检查,能发现大部分脊柱肿瘤。疑有颈椎、胸椎、腰椎和骶椎肿瘤的患者应分别摄颈椎、胸椎、腰椎或骶椎正、侧位片。若是寰枢椎还要做斜位和张口位片,认真观察枕骨及寰枢椎的解剖形态和相对关系有无异常,了解有无寰枕和寰枢关节脱位,并测量 AO 间距、$C_{1\sim2}$ 及 $C_{2\sim3}$ 移位和成角的大小。为了解脊柱,特别是寰枢关节的稳定程度,可让患者在不施加外力的情况下,自己作过伸过屈位时动态位摄片。脊柱骨肿瘤来源复杂,种类繁多,在阅读 X 线片时,应着重观察:

1. 肿瘤边界　绝大多数良性肿瘤,均有完整的骨壳,边缘清晰,周围有硬化新生骨(图 7-3-1、图 7-3-2)。恶性肿瘤骨质破坏无明显边界,周围常无硬化新骨包绕,边界模糊不清。

2. 反应骨　是分化正常的骨,具有骨小梁结构,但比正常骨小梁密集和增粗。

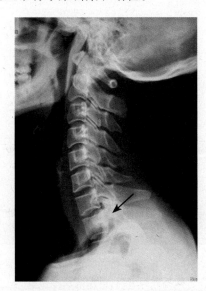

图 7-3-1　颈椎 X 线示 $C_7$ 椎左侧骨软骨瘤

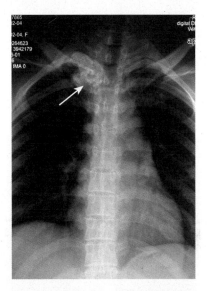

图 7-3-2　X 线片见 $T_2$ 椎右侧骨软骨瘤

3. 骨膜反应　良性骨肿瘤一般无骨膜反应,仅少数有少量整齐的骨膜反应。恶性肿瘤如骨肉瘤可有不规则的骨膜反应,软骨肉瘤可见环状或云雾状钙化。

4. 软组织肿块　良性骨肿瘤多无软组织肿块,肿瘤局限于骨内生长并有完整的骨壳。当囊状,皂泡样膨胀性改变明显时,部分肿瘤包壳不完整,可有软组织肿块突出,如骨巨细胞瘤的软组织肿块呈圆形,边缘清晰光滑,与周围组织之间界限分明,不呈浸润状。恶性骨肿瘤发展迅速,皮质极易突破,侵入四周软组织内,形成肿瘤性软组织肿块,肿块与周围的分界不清。

5. 骨质破坏　有 30% ~ 50% 患者出现 X 线片改变以前椎骨就有破坏,轻微的椎骨破坏 X 线片不能显示,如果 X 线片显示椎骨有破坏时,椎骨已有 30% 以上被破坏,分为溶骨性(图 7-3-3)、成骨性或混合性。椎骨恶性肿瘤主要表现为虫蚀状、筛孔状或斑点状等低密度骨破坏区,边缘模糊不清(图 7-3-4)。多数脊柱转移瘤主要表现为溶骨性破坏。

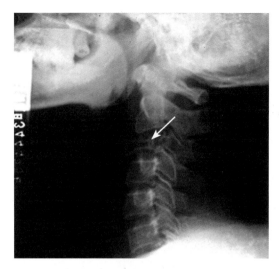

图 7-3-3　C$_3$ 浆细胞骨髓瘤的溶骨性
破坏 X 线片表现

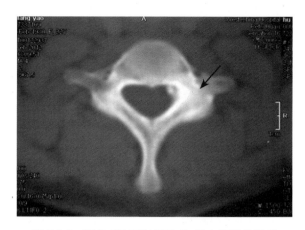

图 7-3-5　颈椎 CT 平扫显示 C$_7$ 椎左侧骨软骨瘤

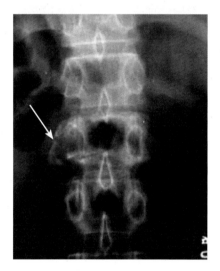

图 7-3-4　L$_1$ 椎骨巨细胞瘤呈
偏心性破坏,累及椎弓根

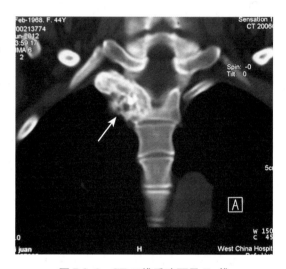

图 7-3-6　CT 三维重建可见 T$_2$ 椎
右侧骨软骨瘤

## 二、CT 检查

分为平扫和增强扫描。增强扫描可提高病变组织同正常组织间的密度对比,扫描图像具有较高的密度分辨率,可直接显示 X 线片无法显示的部位和病变(图 7-3-5 ~ 图 7-3-9),是显示椎骨破坏最好的方法,是诊断脊柱肿瘤的重要手段。

1. 能较 X 线片更清晰、更早期地显示肿瘤对皮质骨侵蚀破坏所形成的溶骨缺损低密度区、向髓腔内侵蚀破坏形成的较高密度区和肿瘤突破皮质形成肿瘤性软组织肿块。

2. 较 X 线片更清晰地显示脊椎部的解剖位置变化,早期发现颈、胸、腰、骶移位,特别是寰枢椎关节或寰枕关节脱位。

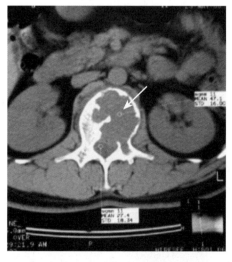

图 7-3-7　CT 示 L$_2$ 椎体骨巨细胞瘤的溶骨性
破坏并有分隔,肿瘤累及椎弓根

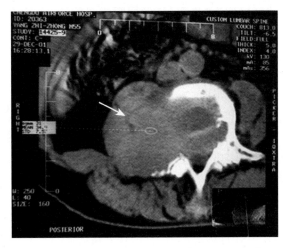

图 7-3-8　CT 显示 L₃ 神经鞘瘤

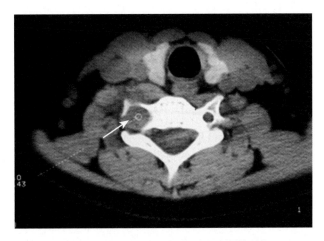

图 7-3-9　CT 显示 C₄ 椎动脉孔溶骨性破坏

3. 能通过窗宽、窗位的调整同时观察骨肿瘤的大小并进行 CT 值的测量和分析,初步判断肿瘤的性质。

4. 能显示脊柱横断面结构,能较平片更充分地显示肿瘤与肌肉、血管、脊髓和神经根之间的关系。

## 三、MRI 检查

MRI 是诊断脊柱肿瘤的重要手段。其主要的优点:

1. 分辨率较 X 线片和 CT 片高,而且没有骨伪影。T₁ 加权像能提供清晰的解剖图像。T₂ 加权像可达到脊髓造影的效果,能显示脊髓水肿、出血、胶质增生、肿瘤和炎症等。能清晰地显示肿瘤的界面、侵犯范围,对手术方式的选择,手术范围的确定,放、化疗后的疗效观察均有帮助。

2. 能用 T₁ 和 T₂ 加权的横断面、矢状面及冠状面图像,必要时三维立体成像以充分显示病变,全面观察肿瘤,做到空间立体定位。大多数肿瘤病灶在

T₁ 加权像上为减弱的信号强度影像,在 T₂ 加权像上为增强的信号强度影像。

3. MRI 对松质骨的变化尤为灵敏。成人椎体松质骨中以黄骨髓为主,内富含脂肪,故呈高信号,肿瘤侵犯替代后,黄骨髓向红骨髓的再翻转、弥漫性骨髓浸润等均可使骨髓信号减低,或信号消失而产生不正常的信号,因此用 MRI 很容易发现占据正常骨髓的肿瘤。能较早发现 X 线片、核素、CT 不易检出的肿瘤(图 7-3-10 ~ 图 7-3-12),勾画出瘤灶的分布、数量、大小及是否侵犯邻近组织,能显示肿瘤沿髓腔呈跳跃性转移的瘤灶。受累椎体多呈 T₁ 加权像低信号、T₂ 加权呈高信号及高低混杂信号,但信号变化缺乏特异性,不能仅凭信号强度的改变而做出

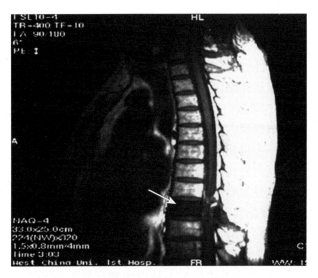

图 7-3-10　T₁₁ 转移瘤 MRI 表现

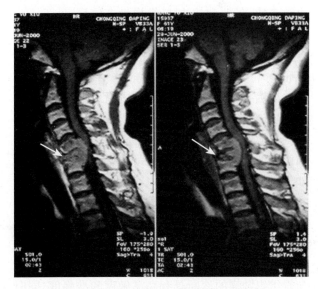

图 7-3-11　MRI 显示 C₅,₆ 椎体浆细胞骨髓瘤
突入椎管并压迫脊髓

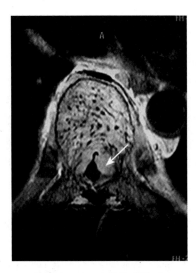

图7-3-12　T₈椎体血管瘤
MRI显示脊髓受压

定性诊断,若在信号改变基础上有多发椎体跳跃性受累、椎间盘嵌入征或椎间隙扩大征、椎弓受累等,是脊柱转移瘤诊断依据之一。

4. 增强扫描可显示肿块与重要血管的关系,同时可根据动态扫描病灶内增强情况下信号强度的变化进一步判断大部分肿瘤的良、恶性。平扫 $T_2$ 加权像呈高信号或高低混杂信号,无法区别骨髓水肿、坏死区域及肿瘤活性部分,而增强后显示椎体区域性强化,强化部分相当于有血供部分,即肿瘤组织。有些肿瘤在 MRI 上有其特殊表现,如脂肪瘤在 $T_1$ 和 $T_2$ 加权像上均表现为高信号;液-气平面常见于动脉瘤样骨囊肿;骨纤维结构不良由于缺乏易感质子而在 $T_1$ 和 $T_2$ 加权像上均表现为明显的低信号;而圆形、边缘清楚、在 $T_1$ 和 $T_2$ 加权像均为高信号,见于无症状椎骨血管瘤; $T_1$ 加权像呈低信号, $T_2$ 加权像为高信号,增强后凸向硬膜外和椎旁,见于有症状的椎骨血管瘤。

虽然 MRI 无放射性,是一种无损伤的检查方法,但仍有一些缺点,其特异性仍然受到限制;带有心脏起搏器的患者、幽闭症患者等不能进入 MRI 扫描机;对肿瘤的钙化、骨化和骨膜反应的显示图像不如 X 线片和 CT 片。

## 四、核素骨显像

核素骨显像又称为骨 SPECT(ECT)显像,对骨与软组织肿瘤的诊断具有高灵敏度和准确度,同时具有安全、简便等优点,临床上把活跃而血运丰富的病变和成骨活动增强的过程都表现为显影剂吸收增

高的区域称为"热区"。发展缓慢或静止、血运差的病变和无明显成骨的过程都表现为无放射性增强或放射性减低的区域称为"冷区"。在脊柱肿瘤中以热区阳性显影多见,是诊断脊柱骨肿瘤及随访疗效的一种有力手段。

1. 用骨显像来早期发现原发性脊柱骨肿瘤。许多原发恶性脊柱肿瘤早期即可在骨显像上出现改变。骨肉瘤患者的骨显像可见病变部位高度浓集显影剂,热区中可见到冷斑块,骨的轮廓变形。三时相的血管相显示病灶部位血供丰富。

尤文肉瘤骨显像可见病变部位高度浓聚显影剂,放射性呈均匀性增高,少数在热区中可见放射性减低或增高区,三时相显像反映出血供丰富。多发性骨髓瘤有骨广泛破坏时,骨显像可表现为放射性分布稀疏的异常区。脊索瘤可表现为放射性吸收减低呈"冷区"或分布正常。骨巨细胞瘤可见显像剂摄取,为弥漫性增高,也可表现为边缘浓聚而中央稀疏。良性肿瘤或瘤样病变在骨显像上也可出现改变。骨样骨瘤的瘤巢中心由于良性骨母细胞成骨过程活跃,含有丰富的血管而形成一个异常浓聚的"热区",而周围致密的硬化骨摄取显像剂减少,因此瘤巢边界清晰,形成典型的"双密度"征。其他良性的肿瘤和瘤样病变,如纤维结构不良、内生软骨瘤、骨软骨瘤和软骨母细胞瘤等,骨显像都产生热区病灶。

2. 用骨显像来早期发现脊柱转移瘤。骨显像对骨转移瘤的灵敏度高,对怀疑转移瘤的患者应行全身骨显像检查(图7-3-13),在患有骨外恶性肿瘤的患者出现骨痛、身体其他部位发现转移灶、血生化指标异常的情况下,应及时行核素全身显像检查以证实有无骨转移。对恶性骨肿瘤的患者行全身骨显像检查,以判断是否发生远处转移。

脊柱转移瘤以多发常见。由于骨转移瘤的破坏常常是骨性,或溶骨与成骨的混合性,并常伴有病理性骨折,转移瘤病灶多表现为异常放射性浓聚(热区),而冷区较少。因此,脊柱骨显像中表现为多个"热区"时几乎可判断为脊柱转移瘤(图7-3-14)。如果转移瘤未达到足够的成骨反应,但病灶的大小达到了显像设备的分辨标准时,骨显像可表现为"冷区"。有2%~10%的转移瘤表现为"冷区",最多见于肾癌和黑色素瘤的脊柱转移。

在骨显像中,骨转移灶、Paget 病、骨创伤、骨感染都会导致明显的显影剂吸收增多。因此对于单个孤立病灶,是否为骨转移灶,或为良性代谢性疾病,

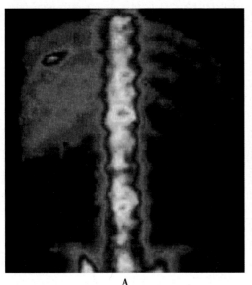
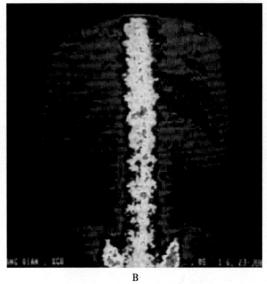

**图 7-3-13　胸腰椎多发性转移瘤**
A. $T_{12}$ 和 $L_4$ 椎体有明显转移病灶；B. 除 $T_{12}$ 和 $L_4$ 椎体外，$L_{1-3}$ 椎体有微小病灶

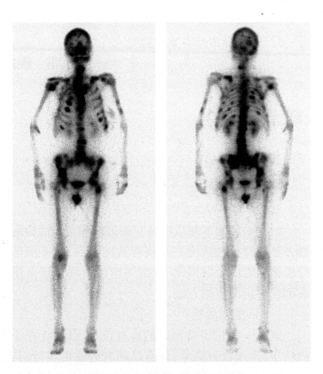

**图 7-3-14　乳腺癌全身骨广泛转移**

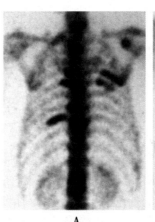
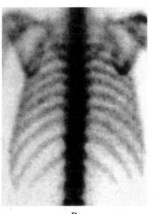

**图 7-3-15　用放射性药物 $^{89}SrCl_2$ 治疗骨转移的疗效比较**
A. 治疗前骨 SPECT（ECT）显像提示右肩胛骨、肋骨和胸椎有骨转移；B. 用 $^{89}SrCl_2$ 777MBq 治疗后 20 个月复查 ECT，原转移灶基本消失

（邓候富）

必须慎重鉴别。应详细询问有无创伤史，结合 X 线片、CT 和 MRI 检查。如仍有疑问，可于 2~3 个月后重复骨显像或病变区活检以明确诊断。

3. 用骨显像来评价骨转移瘤的疗效，是一种较为客观、准确的方法。将转移瘤患者治疗后与治疗前的骨显像相比较，转移灶缩小或数目减少，常常意味着治疗有效（图 7-3-15）；相反，瘤灶扩大或数目增多说明肿瘤在继续发展。

## 五、PET/CT 检查

PET 是正电子发射计算机断层显像（positron emission computed tomography）是一种分子功能影像设备。采用正电子核素作为示踪剂，通过病灶部位对示踪剂的摄取了解病灶功能代谢状态，从而对病灶做出定性诊断。CT 即计算机体层扫描，它可以清晰地显示病变的大小、位置、形态等解剖学特征，但对病变的性质判断有时较困难。PET/CT 即是将 PET 和 CT 两个设备有机结合起来，使用同一个检

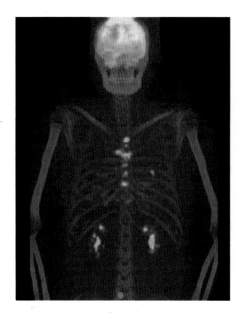

**图 7-3-16 PET/CT 显示肺癌胸椎转移**

查床和同一个图像处理工作站。PET/CT 同时兼具 PET 和 CT 的功能,二者优势互补,PET 可以显示病灶的病理生理特征,有助于早期发现病灶和定性;CT 可以显示病灶结构变化,有助于精确定位。

PET/CT 除了具有 PET 和 CT 各自的功能外,其独特的融合图像,将 PET 图像和 CT 图像同机融合,可以同时反映病灶的病理生理变化及形态结构变化,显著提高了诊断的准确性(图 7-3-16)。当然,PET/CT 也有假阳性和假阴性发生,其总的诊断准确率在 90% 左右。

PET/CT 在脊柱肿瘤的诊断、治疗决策与预后评估方面具有以下优点:①鉴别肿瘤的良恶性:经 PET/CT 检查,若肿瘤的代谢活性不高,提示良性肿瘤的可能性大;若肿瘤代谢活性增高,尤其是延迟相摄取明显增强,提示恶性可能。②帮助恶性骨肿瘤的临床分期:PET/CT 全身显像可了解全身器官有无转移,有利于对脊柱恶性骨肿瘤进行精确的临床分期,指导治疗决策。③搜索转移瘤原发灶:脊柱转移瘤患者,可通过 PET/CT 搜寻原发灶。④帮助制订脊柱骨肿瘤的放疗计划:PET/CT 能够帮助放射治疗人员勾画更为合理的生物靶区,指导放疗计划的制订。⑤评估脊柱骨肿瘤的疗效:可鉴别骨肿瘤治疗后坏死、纤维化与残留或复发,判断手术和放化疗的疗效,指导治疗方案的调整。

(田 蓉)

# 第四节 病 理 检 查

区分一种骨肿瘤病变是良性、中间型、恶性,对病理医师来讲要比放射医师复杂得多。脊柱的肿瘤同其他部位的骨肿瘤一样,在做出正确的病理诊断前,需全面了解临床、影像和手术所见资料。由于受到各种取材局限,如小块组织活检、穿刺活检、术中冰冻活检等,病变的代表性受到影响,仅凭显微镜下的组织学图像作诊断是非常危险的。比如,骨肉瘤中 X 线表现为骨密质日光放射状成骨反应的区域在显微镜下为增生活跃的反应性新生骨,如果仅取到这些部位,很可能把骨肉瘤低诊断为良性病变;同样,良性的骨肿瘤或囊肿由于有病理性骨折,出现旺炽性反应性新生骨,取材局限于这些区域,显微镜下貌似骨肉瘤,容易导致过诊断;或者,在软骨肉瘤中,没有取到 X 线上浸润性溶骨性病变区域,可能漏掉去分化软骨肉瘤成分而大大低估了肿瘤的恶性程度。因此,只有骨科医师、放射医师和病理医师在复习病史、X 线表现和活检材料后,紧密合作,才能对脊柱肿瘤作出正确诊断。

## 一、术前活检

目前采用的术前活检有穿刺活检和切开活检两种方法。每一种活检方法均有其优缺点,临床医师应根据患者的全身情况、肿瘤的影像学表现以及所在部位决定活检的方法。

### (一)穿刺活检

这是一种快速微创性的检查技术,其优点在于创伤小,操作较为简单,只需局部麻醉就可实行,其有软组织污染轻,感染、血肿以及病理性骨折等并发症发生率低等优点。特别适合脊柱、骨盆等具有复杂解剖部位的肿瘤。穿刺活检包括针吸活检和芯针活检。①针吸活检是使用 0.7~0.9mm(20-22 针规格)的针抽吸取材,已广泛应用于非骨骼系统肿瘤诊断中,近年来也逐渐在骨肿瘤诊断中应用,适用于骨髓源性肿瘤、转移癌以及细胞成分丰富的肿瘤,但对于含有胶原、骨及软骨丰富的肿瘤及病变取材较为困难。②芯针活检是使用带有套管的针管深入肿瘤中,留取其中的核芯组织,所取得组织量要较针吸活检多,是骨肿瘤穿刺活检中较为常用的方法。其准确性高于针吸活检,而安全性没有明显差异。对于骨肿瘤的穿刺活检以芯针活检作为首选。然而,无论采用哪种穿刺活检方法,它具有一定的局限性,这主要是由于取材量较少以及取材位置的局限,病变不能代表整个疾病的特性所造成的。例如一些良性病变周围的反应性骨及创伤后的骨痂,新生的骨梁可以很活跃,其中的骨母细胞也可以具有一定的异型性,并且可出现骨样组织,有可能被误诊为骨肉瘤。相反,一些高分化的骨肉瘤或软骨肉瘤在少量穿刺活检标本中,细胞可能缺乏恶性特征,造成过低诊断。因而穿刺活检对于成骨性和软骨性肿瘤的良恶性鉴别具有一定的困难,对于一些特殊类型的骨肉瘤诊断,如血管扩张型骨肉瘤、髓内高分化骨肉瘤、骨旁骨肉瘤等也很难作出准确的诊断。对血管肿瘤、囊肿性病变等穿刺活检也很少有诊断意义。然而,穿刺活检对于骨转移瘤和既往有明确病理诊断的复发性骨病变的诊断最为有效,有作者研究显示芯针活检对骨转移瘤的诊断准确率可达到95%。对于恶性淋巴瘤,浆细胞骨髓瘤和高级别的普通型骨肉瘤等,穿刺活检也十分有用,结合临床和影像学表现,穿刺活检往往可以作出明确的诊断。对于Langerhans组织细胞增生症、尤文肉瘤和巨细胞瘤穿刺活检也具有一定的诊断价值。

**(二) 切开活检**

对于穿刺活检不能确诊的病例,需要进一步行切开活检。切开活检包括切开活检和切除活检,前者是指活检过程中,直接切开肿瘤,取出部分肿瘤组织,而不将整个肿瘤完整切除,适用于大于3～4cm的肿瘤病灶;而切除活检是指在活检时切除整个肿瘤,在这种情况下,肿瘤的外科切除边界通常为边缘性边界。切除活检的优点在于获得的标本量大,除可供常规组织学检查外,还可留作电镜和分子生物学检查,提高了诊断的准确性,只要切除活检的病例选择恰当,特别是对于良性或中间性病变,如病灶能完整切除送检,切除活检后就不需要再次手术。

## 二、术中冰冻检查

骨肿瘤的病理诊断是外科病理学中公认的难点,其原因在于发病率小,病理医师不容易积累经验。而骨科术中冷冻切片诊断因涉及截肢等致残性的根治手术,更被认为是一种风险极高的诊疗行为。临床送检术中冷冻切片的目的主要有三方面:一是

了解病变的性质和组织学类型;二是排除病理性骨折,了解有无引起骨折的原发性骨病的性质和类型;三是了解手术切缘有无肿瘤浸润。到目前为止,术中冷冻切片诊断仍然是一门以形态学为主的经验科学,病理医师需要在术前和术中与临床医师有良好的沟通,充分利用现代影像学技术提供的帮助,不断总结和积累经验才能做出恰当的诊断。虽然近年来随着影像学诊断技术的飞速发展,术前微创活检诊断水平的提高以及原发性恶性骨肿瘤的综合治疗模式的改变在一定程度上降低了术中冰冻风险,但局限性依然十分明显,误诊和漏诊的风险依然存在。

## 三、脊柱肿瘤术后大体标本检查

这是脊柱骨肿瘤诊断中的最后环节,送检病理标本须放置在10%的甲醛溶液液中。对送检标本应做送检组织的大小、色泽、质地、肿瘤所在的位置、肿瘤的大小等大体描述。脊柱肿瘤送检的标本通常是碎块状组织,其内混有骨组织和软组织,如果软组织成分较多,可以首先选取软组织送检,不需要脱钙,而含骨组织的成分则需要脱钙。取材的一般原则:肿瘤与正常骨或肿瘤与正常软组织交界区域是取材的重点,如果肉眼不能区分这种病变的界限,则需充分取材,病变区域内不同质地,不同色泽部分都要取材,在X线上有不同表现的区域也应充分取材。骨组织应切成5mm厚的骨片,固定过夜然后先脱脂后脱钙。脱钙时间的长短取决于多种因素,通常小的骨松质标本所需时间短,而大的高度硬化的骨标本需要较长的脱钙时间。脱钙的过程会对组织结构和细胞形态造成不同程度的影响,导致染色不良或形态细节的丢失,也会造成细胞内各种抗原的丢失或核酸的改变,从而影响免疫组织化学染色和分子生物学检测结果。

## 四、特殊染色及免疫组织化学染色

对于骨的未明确肿瘤性质的肿瘤(瘤样病变)、软骨性肿瘤和成骨性肿瘤的诊断,特殊染色及免疫组织化学染色应用有限;而对于骨的纤维性肿瘤、纤维组织细胞肿瘤、尤文肉瘤、淋巴造血系统肿瘤以及各类软组织肿瘤的诊断有很大的帮助。还可以通过不同免疫组织化学标记套餐的选择,辅助判断转移癌的来源。免疫组织化学标记的应用将在脊柱肿瘤各论中详细讨论。

## 五、细胞遗传和分子遗传病理学

随着细胞和分子遗传学研究取得的进展,人们对软组织和骨肿瘤的发生、发展有了深入的认识;许多相关的癌基因和抑癌基因相继被发现、克隆和定位;缘于染色体易位的基因融合、抑癌基因的缺失和癌基因的扩增等提供了新的诊断标志物;许多肿瘤的遗传标志物具有判断预后的作用,甚至一些肿瘤标志物对于靶向治疗具有潜在的应用价值。

### (一) 骨肿瘤发生的遗传学

Hanahan 和 Weinberg 在 2000 年发表的综述将癌症的病理生物学特征归纳为六点:对生长信号的自足性;对生长抑制信号的不敏感性;能逃避细胞的程序性死亡(细胞凋亡);无限制复制能力;持续性血管生成;组织浸润性和转移。由于拥有的特异性基因不同,不同的癌症获得这六个标志性特点的途径也不同。基因变异使得克隆细胞获得癌症的六个标志性特征,主要影响三大类基因:癌基因、抑癌基因和看护(caretaker)基因。癌基因是一种致癌基因,通过增强或下调同源基因中的单体活性,来达到致癌作用。而癌基因的产生可通过突变、基因扩增、易位或上述多种机制的联合作用来实现。抑癌基因是通过两个功能性基因拷贝的全部丢失来完成致癌作用的。广谱肿瘤抑制因子 p53(TP53)和 Rb1 是研究得比较多的两种抑癌基因,TP53 和 EXT 抑癌基因的突变对骨肿瘤的发生具有重要的作用。看护基因不会直接产生恶性表型,而是通过功能丧失致癌,功能丧失可提高癌基因活性或是抑癌基因失活。看护基因用来保持基因组和染色体的完整性,又称为稳定基因。

染色体易位是肉瘤最主要的特异性遗传学改变。在人类肿瘤中,75% 以上的体细胞基因改变是易位,而易位导致的特异性基因重组或基因融合,代表了人类癌症体细胞基因改变中最常见的一种类型。融合基因相关性肉瘤占所有肉瘤的 1/3,这些融合基因的高度特异性和在特定肉瘤中的频发性使其成为这类肿瘤的决定性特征,这些特征可通过分子生物学方法快速检测成为诊断性分子标记物(表7-4-1)。

表 7-4-1　软组织和骨肿瘤中检测到的染色体易位和融合基因

| 肿瘤 | 染色体易位 | 融合基因 |
| --- | --- | --- |
| 腺泡状横纹肌肉瘤 | t(2;13)(q35;q14) | PAX3-FKHR |
| 腺泡状软组织肉瘤 | T(X;17)(p11;q25) | ASPL-TFE3 |
| 透明细胞肉瘤 | t(12;22)(q13;q12) | EWS-ATF1 |
| 骨外黏液样软骨肉瘤 | t(9;22)(q22-q3;q12) | EWS-NR4A3 |
|  | t(9;7)(q22;q11) | TAF15-NR4A3 |
| 尤文肉瘤/原始神经外胚瘤 | t(11;12)(q24;q12) | EWS-FLI1 |
|  | t(21;12)(q22;q12) | EWS-ERG |
|  | t(7;22)(q24;q12) | EWS-ETV1 |
| 腱鞘巨细胞瘤 | t(1;2)(p13;q37) | CSF1-COL6A3 |
| 黏液样/圆细胞脂肪肉瘤 | t(12;16)(q13;p11) | FUS-CHOP |
| 滑膜肉瘤 | t(X;8)(p11.2;q11.2) | SYT-SSX1 |

### (二) 检测方法

如上述,染色体易位产生融合基因(DNA),再转录成嵌合 RNA,然后再翻译成融合蛋白。这条路径上的多个位点都可以成为检测对象,通过不同的检测方法直接或间接找到染色体易位或融合基因存在的证据,从而作出特异性肉瘤的诊断。目前临床上应用比较多的方法为荧光原位杂交(fluorescence in situ hybridization, FISH)技术和反转录聚合酶链反应(RT-PCR)技术。同传统的细胞遗传学技术相比,FISH 技术采用特异性探针,可以用于检测非分裂期的细胞核上的特定 DNA 序列,因此,可以用于新鲜或陈旧性样本检测,不用作活组织细胞培养,尤其可以检测甲醛固定过的组织切片。通过不同颜色标记,在杂交后染色体轴上颜色分布的异常来确定异常的染色体。RT-PCR 技术用于检测染色体易位导致的特异性基因重排,其敏感性高,可以检测那些传统细胞遗传学技术或 FISH 方法不能检测的低丰度病变。同 FISH 技术一样，RT-PCR 检测不需要依靠细胞培养来获得，实验周期短。缺点在于只能检测已经被发现和验证的染色体异常，而传统的细胞遗传学技术却能检测到几乎所有主要的染色体异常。

（朱　鸿）

# 第五节　诊断与鉴别诊断

## 一、诊断原则与程序

脊柱肿瘤的诊断原则是临床表现、影像学检查和病理所见三方面综合分析，首先根据症状，体征，实验室检查及影像学表现进行分析，提出初步诊断与鉴别诊断，作为骨科，影像科与病理科三结合共同研究的基础，而后经病理证实，才能得出正确的最后诊断，有些脊柱肿瘤的诊断确有一定的困难，一个医院、一个科室或一个医师做出诊断，可能会片面，应提倡多科会诊，包括院外及远方会诊，并结合临床表现与影像学检查来提高病理诊断的准确性，同时骨科医师要全面综合分析各种检查结果，使病理报告能解释患者的病情，对某些肿瘤患者应加强随访，动态观察，提高诊断水平，才能有效减少或避免误诊错治。

脊柱肿瘤的诊断程序是：

1. 区分肿瘤与非肿瘤病变；

2. 区分原发性肿瘤与转移性肿瘤；

3. 区分原发良性肿瘤、中间性和恶性肿瘤；

4. 区分肿瘤组织学分型，确诊是原发的哪一种肿瘤或哪一种癌症的转移瘤。

## 二、诊断依据

### （一）临床表现

假若在脊柱的某一局部有不明原因的疼痛，由轻到重，由间隙性到持续性钝痛或酸胀痛，夜间为甚，休息制动无缓解，脊柱活动受限，逐渐出现沿神经根支配区的放射痛，四肢麻木无力，走路不稳，甚至知觉丧失，大小便困难，截瘫，颈、胸、腰、骶肿块，脊柱侧弯或后凸畸形等，这是脊柱肿瘤典型的临床表现，是脊柱肿瘤的临床依据，若过去有恶性肿瘤病史或手术史者，脊柱转移瘤的可能性最大。

### （二）体检发现

脊柱患部多有恒定的叩击痛、压痛、僵硬、肌肉痉挛、活动受限。若某脊髓节段平面以下有感觉、反射、肌力的减弱或消失，有神经根或神经丛支配区域的感觉、反射或肌力的减弱或消失。可以判断脊柱肿瘤的部位和受累程度。

### （三）影像学依据

根据 X 线片显示的溶骨性，还是成骨性或混合性骨破坏，是呈虫蚀状、斑点状、筛孔状，还是囊状、蜂窝状，肿瘤边界是否清楚，有无反应骨、骨膜反应和软组织肿块，结合 CT 表现，可进一步分辨肿瘤的性质，浸润范围。MRI 早期显示占据正常骨髓的肿瘤。ECT 显示的核素浓集可早期发现肿瘤，特别是转移瘤和是否多处转移，PET/CT 图像可鉴别肿瘤的良、恶性和搜索到转移瘤的原发灶。

### （四）检验发现

贫血、肝肾功能损害，白细胞升高，SR、AKP、ACP、PSA 升高，血钙血磷升高，血中大量 M 蛋白、蛋白尿，尿本周氏蛋白>1g/24 小时。电泳蛋白异常，骨髓中浆细胞>15%。

### （五）病理所见

闭合活检和切开活检的病理切片、免疫组织化学、分子病理技术均显示各类骨肿瘤的病理特征，综合临床与影像学表现，足以最后确定诊断。

## 三、鉴别诊断

### （一）脊柱肿瘤和非肿瘤病变的鉴别

1. 脊柱结核　脊柱结核病灶 90% 为一处，10% 为两处或两处以上形成的跳跃性病灶，这种跳跃病灶，有时可与脊柱多发转移瘤混淆。由于椎体骨破坏，椎体软骨与椎间盘坏死，椎体或相邻椎体被压缩在一起呈楔形变，成为边缘型多椎体结核。肿瘤多为单椎体破坏，椎间隙多正常，易与多椎体结核区别。而少数成人椎体中心型结核，病变可长期局限于一个椎体内，不侵犯椎间盘与邻近椎体，即单椎体结核容易与椎体肿瘤混淆。主要鉴别要点：

（1）脊柱结核一般发病缓慢，病程常为数月到数年，早期多无全身症状，局部症状亦轻微，部分患者感全身不适，午后低热，盗汗，食欲缺乏、消瘦。疼痛多为轻微的钝痛,劳累后加重,夜间能睡好,当病变压迫或侵犯神经根时,可有剧烈的放射痛,但卧床休息及抗结核治疗后能减轻。

(2)冷脓肿与脊柱畸形常是脊柱结核就诊的首发体征。若脓肿部位较深,有时不易早期发现,应在脓肿好发部位去寻找。望诊和触诊可发现病椎棘突后凸或侧凸畸形,以后凸最明显和最常见。

(3)脊柱结核影像学表现:①X线正侧位片:颈椎和腰椎前凸减少或消失,胸椎后凸增加;病变椎体骨质破坏,残缺畸形,骨小梁模糊,可有空洞和死骨;相邻多个椎体严重破坏,压缩楔形变,2~3个椎体压缩在一起,要通过椎弓根才能辨认。多数有椎间隙变窄或消失,这是椎体结核的X线片特征之一,仅少数单椎体中心型结核也可以长期保持椎间隙正常;多有椎前或椎旁软组织阴影梭形扩大,腰大肌阴影隆起;②CT可以精确显示结核性脓液、肉芽、死骨及干酪坏死组织阴影,脓肿与死骨是结核的特异性病变;③在MRI上,单椎体结核$T_1$加权主要为低信号,在$T_2$加权主要为高信号;脊柱恶性肿瘤尽管在MRI上表现多种多样,但大多$T_1$加权主要为低信号,在$T_2$加权主要为略高信号。结核软组织影范围大(多跨越一个椎体以上),$T_1$加权像为高信号,强化后内部为低信号;肿瘤软组织影范围比较局限(一般为单个椎体),$T_1$、$T_2$加权像为中高信号,强化后呈高信号。

2. 化脓性脊椎炎 尤文肉瘤和恶性淋巴瘤可有体温升高,脉搏增快,剧烈疼痛、叩压痛、活动受限、全身不适、卧床不起,类似全身中毒症状时,应与少数急性化脓性脊椎炎鉴别,化脓性脊椎炎起病急骤,全身中毒症状明显,患部剧痛,椎旁肌痉挛、脊柱活动受限、棘突叩压痛、白细胞计数与中性粒细胞计数明显升高,早期血培养多有细菌生长。穿刺液可培养出致病菌,一般起病半月后X线摄片已有椎体破坏,早期以破坏为主,椎旁阴影增宽。起病1个月后椎体明显破坏,骨质密度增高,骨破坏与增生同时进行,椎间隙变窄;后期以增生为主,在骨质破坏的同时,骨质增生和硬化更为突出。

3. 骨质疏松性椎体压缩骨折 老年腰背痛患者,当X线片发现有胸腰段椎体压缩性骨折时,骨质疏松性骨折容易与脊柱骨髓瘤和转移瘤混淆,主要鉴别要点:①椎体骨质疏松性骨折是椎体内的小梁骨折,多见于50岁以上的老年女性,多有长期慢性腰背痛伴腿痛,无进行性加重,多无脊髓神经功能障碍;②血生化检查与骨髓涂片检查正常;③X线片

上广泛性骨小梁模糊、疏松、骨小梁减少与变细、小梁间连接减少,间隙增宽。可表现多椎体或单椎体双凹形或楔形改变,椎体后缘较直,椎间隙一般不变窄。CT显示椎体无骨破坏,椎旁软组织不肿;MRI显示椎体后缘骨皮质不后凸,硬膜外与椎旁无肿胀和肿块,$T_1$加权像无椎体或椎弓根弥漫性低信号,$T_2$加权像或增强无高信号或不均匀信号改变。

4. 强直性脊柱炎 常累及长段脊柱,骶髂关节或髋关节,疼痛范围宽广,脊柱和髋关节僵硬活动受限。病变多由骶髂关节、腰椎逐渐向胸椎和颈椎发展。X线片显示有竹节样韧带钙化影,椎旁无增宽的软组织影。外周血T淋巴抗原基因HLA-B27表达为阳性。

**(二)脊柱良、恶性骨肿瘤的鉴别**

1. 脊柱良性骨肿瘤 起病慢,病程长,无全身症状,患部无疼痛或轻微疼痛,无或仅有轻微脊髓神经受压表现,脊柱活动受限,骨破坏局限,呈膨胀性骨质破坏,与正常骨界限清晰,边缘锐利,骨皮质变薄、膨胀、保持其连续性,不侵及邻近组织,但可引起压迫移位无转移,一般无骨膜增生,病理骨折后可有少量骨膜增生,骨膜新生骨不被破坏,多无软组织肿块影,如有肿块,其边缘清楚。

2. 脊柱恶性骨肿瘤 起病快,生长迅速,病程短,可有全身症状,贫血,血沉与AKP增高多有脊髓神经受压表现,并进行性加重,脊柱疼痛剧烈,脊柱活动受限,易侵及邻近组织、器官有转移,呈浸润性骨破坏广泛,病变区与正常骨界限不清,边缘不整齐,不规则,累及骨皮质,造成不规则破坏与缺损,可有肿瘤骨,多出现不同形式的骨膜增生并可被肿瘤侵及破坏,侵入软组织形成肿块,与周围组织分界不清。

## 四、脊柱稳定性的判断

如何判断脊柱不稳定,目前有以下五种评估方法,各种评估方法各有优劣之处,应综合考虑得出相应判断:

1. White等根据椎体能不能承载身体负荷,能不能防止原发或继发神经损害,顽固性疼痛存在与否,有无椎体变形等进行颈椎不稳定的评估;

2. 对于胸腰椎创伤患者,Denis将脊柱分为前中后三柱(前柱:前纵韧带至椎体前1/2;中柱:椎体后1/2至后纵韧带;后柱:椎体的后方结构),存在任何两柱的损伤都定义为脊柱不稳定;

3. Kostuik 和 Errico 在 Denis 三柱理论基础上,将脊柱从正中间分出左右两部分,发展为六柱理论,用来评估胸腰段肿瘤的稳定性。其定义为:任何三柱受累都存在脊柱不稳定;

4. Taneichi 等分析了 100 例胸腰椎溶骨性病变,得出以下情况为存在椎体不稳定:

(1) 胸椎($T_1 \sim T_{10}$)椎体受累 50% ~ 60%;

(2) 或椎体受累 25% ~ 30% 并伴有肋椎关节破坏;

(3) 胸腰段及腰椎($T_1 \sim L_5$)椎体受累 35% ~ 40%;

(4) 或椎体受累 20% ~ 25% 伴有后方结构的破坏。

5. 肿瘤性脊柱稳定性的判断　如何判断脊柱肿瘤所致的脊柱不稳定或濒临脊柱不稳定? Fisher 等于 2010 年提出了一套新的肿瘤性脊柱不稳定评分(spinal instability neoplastic score,SINS)系统以评估肿瘤所致脊柱不稳定的严重程度,将脊柱不稳定义为因肿瘤进展导致的脊柱整体性丢失,以及由此引起的活动相关疼痛、症状性或进展性畸形和生理负荷下的神经并发症。肿瘤性脊柱不稳评分系统(SINS)包括:肿瘤部位、疼痛的出现与类型、骨病变特点、脊柱序列、椎体塌陷的程度以及脊柱后外侧结构受累情况 6 项因素,各项因素的相对重要性给予相应的评分(表 7-5-1)。

SINS 评分的结果由 6 个因素的得分相加而成,总分最小为 0 分,最大为 18 分,0 ~ 6 分为稳定,不需手术处理;7 ~ 12 分为濒临不稳定,提示发生脊柱

**表 7-5-1　肿瘤性脊柱不稳评分系统(SINS)**

| SINS 评分因素 | 得分 |
| --- | --- |
| 1. 部位 | |
| 结合部(枕骨 ~ $C_2$,$C_7$ ~ $T_2$,$T_{11}$ ~ $L_1$,$L_5$ ~ $S_1$) | 3 |
| 活动节段($C_{3 \sim 6}$,$L_{2 \sim 4}$) | 2 |
| 半固定节段($T_{3 \sim 10}$) | 1 |
| 2. 卧位时疼痛缓解和运动或负重时疼痛 | |
| 是 | 3 |
| 否 | 1 |
| 3. 骨病变 | |
| 溶骨性 | 2 |
| 混合性 | 1 |
| 4. 放射学上脊柱序列 | |
| 半脱位/平移 | 4 |
| 新发生的畸形(后凸/侧方) | 2 |
| 5. 椎体塌陷 | 3 |
| 塌陷>50% | 2 |
| 塌陷<50% | 1 |
| 6. 脊椎后外侧结构受累(关节突,椎弓根或肋椎关节骨折或为肿瘤代替) | |
| 双侧 | 3 |
| 单侧 | 1 |

不稳定可能性大,需结合多种因素后决定是否需要手术处理;13 ~ 18 分为不稳定,提示已存在脊柱不稳定,多需手术处理。具体病例 $C_2$ 侧块肿瘤合并寰枢半脱位 SINS 评分(图 7-5-1)为:病变部位(结合部)3 分,机械性疼痛(有)3 分,骨病变

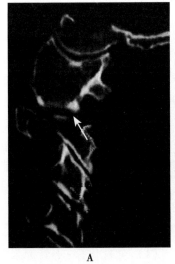
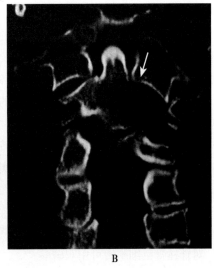

A　　　　　　　　　　　　B

**图 7-5-1**
A. 矢状位 CT 显示 $C_2$ 左侧侧块的溶骨性破坏并病理骨折寰枢半脱位;
B. 冠状位 CT 见病变范围和寰枢椎右侧侧块关节病理骨折脱位

性质(溶骨性)2分,影像学上脊柱序列(半脱位)4分,椎体塌陷(受累>50%)1分,后外侧结构受累(单侧)1分,总分为14分,提示患者脊柱不稳定。

# 第六节　治　　疗

## 一、治疗原则

### (一) 良性肿瘤的治疗原则

1. 暂时观察　少数无临床症状,不发展,无侵袭性影像学征象,又不影响脊柱功能的良性骨肿瘤,如脊柱骨血管瘤和向椎管外生长的小的单发性骨软骨瘤等,可暂时观察、定期随访,不急于手术,也无特效药可用。

2. 放射治疗　有临床症状,在发展,对射线又敏感的骨血管瘤等,可根治性放疗。

3. 微创治疗　有疼痛症状或有侵袭性影像学征象的骨血管瘤,若椎体后壁完整无明确神经受压症状或体征者,可行经皮椎体成形术。对椎体后壁突入椎管,有脊髓神经压迫症状的骨血管瘤,可选择性动脉栓塞后再手术。

4. 手术治疗　适用于①肿瘤发展易引起病理骨折、脊柱不稳定或向椎管内生长易引起脊髓神经受压者,如向椎管内生长的骨软骨瘤,宜早行肿瘤边缘性切除;②已有截瘫和病理骨折致脊柱不稳定者,应尽早行肿瘤切除,脊髓减压,充分植骨与坚强的内固定,以解除对脊髓的压迫,恢复脊髓功能,重建脊柱的稳定性。

### (二) 中间性肿瘤的治疗原则

1. 放射治疗　动脉瘤样骨囊肿和朗格汉斯细胞组织细胞增生症等,可根治性放疗。

2. 手术治疗　对脊柱骨巨细胞瘤、骨母细胞瘤、动脉瘤样骨囊肿和朗格汉斯细胞组织细胞增生症等,有病理骨折、截瘫和脊柱不稳定而疼痛者,应作肿瘤彻底切除、脊髓减压、椎间大块嵌入植骨或钛网植骨,前路钉板、钉棒或后路椎弓根或侧块螺钉内固定,恢复神经功能,重建脊柱稳定性。

3. 双磷酸盐治疗　对脊柱骨巨细胞瘤可用双磷酸盐有效控制骨溶解骨破坏,提高疗效,减少术后复发。

### (三) 恶性肿瘤的治疗原则

1. 放、化疗　对放、化疗敏感的肿瘤,如浆细胞骨髓瘤、恶性淋巴瘤、尤文肉瘤等,应以放、化疗为主要治疗手段,效果明显。只在有截瘫或脊柱不稳定时,才手术切除肿瘤,脊髓减压,内固定重建脊柱稳定性。手术前、后辅助放疗或化疗。

2. 微创治疗　浆细胞骨髓瘤等椎体溶骨性病变,有椎体压缩骨折,局部剧烈疼痛,活动受限而椎体后壁皮质完整无损时,可行经皮椎体成形术,能立即缓解疼痛,增加脊椎的强度和稳定性,提高生活质量,有利于进一步的化疗和放疗。

3. 手术治疗　适用于:①原发恶性骨肿瘤对射线和药物均不敏感者,应广泛切除肿瘤,术后免疫治疗;②肿瘤组织或病理骨折块压迫脊髓致截瘫或濒临截瘫者,应切除肿瘤,解除脊髓压迫,改善瘫痪,手术前、后辅助放疗或化疗;③肿瘤破坏椎骨致脊柱不稳定者,应在切除肿瘤的同时重建脊柱的稳定性,手术前、后辅助化疗或放疗。

4. 双磷酸盐治疗　如浆细胞骨髓瘤等,可用双磷酸盐有效控制骨溶解骨破坏,提高疗效。

### (四) 转移性肿瘤的治疗原则

对脊柱转移瘤应积极想办法恰当地治疗,以争取最后的机会,缓解症状,提高生存质量,延长生命。

1. 对症支持治疗　脊柱转移瘤已是各种癌瘤的晚期,多数患者有疼痛、消瘦、贫血、食欲缺乏,需要镇痛,输血输液,维持水电解质平衡,补充营养和各种维生素,增强免疫能力,改善全身情况和各器官的功能。

2. 积极治疗原发瘤　原发瘤不明者,要在处理转移瘤的之前或同时寻找原发瘤,对找到的原发瘤实行根治性或姑息性切除,不能手术切除者可根治性放疗或介入治疗。去除原发灶,避免原发癌瘤继续向全身转移。

3. 综合治疗转移瘤

(1) 全身化疗:不管原发瘤是否切除或复发,均可联合运用对原发瘤有效的化疗药物,以消灭亚临床病灶和微小转移灶,降低转移率。

(2) 激素治疗:乳腺癌转移者可切除卵巢,前列腺癌转移者可切除睾丸。

（3）放射性核素治疗：脊柱多发性转移瘤，放、化疗无效而疼痛剧烈者可用$^{89}$Sr（锶）或$^{153}$Sm-ED-MTP（钐）治疗。

（4）局部放疗：原发瘤已根治的单发转移瘤对射线敏感者可根治性放疗；晚期无法手术与化疗者，可姑息性放疗。

（5）微创技术：椎体溶骨性转移瘤，椎体变形引起严重疼痛，但椎体后缘完整，无神经根受压的症状和体征者，是经皮椎体成形术较好的适应证，可供综合治疗选择。

（6）手术治疗：适用于原发瘤灶不明的单发转移瘤；对放、化疗不敏感的单发转移瘤；转移瘤致截瘫或濒临截瘫者；转移瘤致病理骨折、脊柱不稳定者；非手术治疗无效，存在有难以忍受的疼痛者；需要明确病理诊断以便进一步治疗者。手术必须具备的条件是全身情况和各器官功能，能耐受手术，且预期寿命大于3~6个月。

（7）双磷酸盐治疗：乳腺癌、前列腺癌和肺癌等脊柱转移，均可用唑来磷酸盐治疗。

## 二、手术治疗的特点

由于脊柱的部位深在，解剖关系复杂，早期症状无特异性且体征常不明显，除少数良性肿瘤外，多数恶性肿瘤诊断常被延误致出现脊髓神经症状，这时肿瘤多已广泛浸润，手术又是现阶段治愈脊柱肿瘤最基本、最重要的手段，能否彻底切除肿瘤病灶往往直接关系患者的预后。手术既要切除肿瘤，解除对脊髓的压迫，防止损伤脊髓神经和重要血管，又要重建脊柱的稳定性，常存在一定的难度和危险性，特别是上颈椎，风险较大，术者必须高度重视并应有充分准备，严格掌握手术适应证，熟悉手术方法及辅助治疗。脊柱恶性肿瘤的切除允许以边缘切除为主，当肿瘤侵入椎管或椎体外组织时，最大限度也只能做到肿瘤边缘切除，目前还不能达到准确确定广泛切除的边界。当肿瘤侵犯椎体和椎弓根时，即使做全脊椎整块切除术，也只能分椎弓整块切除与椎体整块切除两步完成，进行椎弓根截骨也是一种囊内操作，难以避免肿瘤细胞的污染，所以我们在注意防止肿瘤细胞残留的同时，更要注意防止肿瘤细胞的污染。有些情况下肿瘤很容易破溃，只能进入肿瘤大

块切除后，再行小块切除术。对恶性肿瘤来说，手术只是综合治疗的一部分，需要并用或辅助化疗、放疗、免疫治疗和对症治疗等。

1. 手术的目的

（1）广泛切除或边缘切除肿瘤，消灭病灶；姑息性切除肿瘤，缓解疼痛症状；

（2）解除肿瘤对脊髓和神经根的压迫，改善瘫痪；

（3）重建脊柱的稳定性，解除疼痛，提高生活质量。

2. 手术的适应证

（1）肿瘤发展易引起病理骨折、脊柱不稳或压迫脊髓神经，而放、化疗无效者；

（2）肿瘤已压迫脊髓或神经根致瘫痪或濒临瘫痪者；

（3）肿瘤破坏椎骨致脊柱不稳者；

（4）恶性肿瘤对放、化疗不敏感者。

## 三、手术方法的选择

1. 后路肿瘤椎弓切除，椎管减压、经椎弓根螺钉内固定　适用于侵犯脊柱椎弓（包括棘突、双侧椎板、关节突、横突及椎弓根）的肿瘤。即WBB分期位于1~3区和10~12区或10~3区的肿瘤。

2. 前路肿瘤椎体切除、椎管减压、椎间嵌入植骨或钛网植骨，接骨板螺钉内固定或人工椎体置换　适用于侵犯单椎体或单椎体连同一侧椎弓根的肿瘤。即WBB分期位于4~8区或5~9区的肿瘤。

3. 前后路联合全脊椎切除或后路一期全脊椎整块切除术（后路椎弓整块切除、椎管减压、椎弓根螺钉内固定；前路椎体整块切除、钛网植骨或人工椎体置换）　适用于侵犯一个脊椎的椎弓和椎体的原发性恶性肿瘤和中间性（侵袭性生长的良性肿瘤）肿瘤，Tomita分型的3~6型，WBB分期的4~9区伴1~3区和（或）10~12区受累者。对于少数脊椎的椎弓和椎体均受累的单发转移瘤，假若原发灶已得到有效控制（已根治切除或还可根治切除），重要器官无转移，肿瘤未侵犯硬膜囊或大动、静脉，身体条件能承受大手术，预期存活时间超过6个月，有脊髓压迫或脊柱不稳定引起非手术治疗难以控制局部

疼痛者,也是全脊椎切除的适应证。

近年来,脊柱肿瘤的治疗水平不断提高,尤其脊柱肿瘤的手术切除技术取得长足进步。全脊椎切除术的意义已经为国内越来越多的同道所认可,相关技术也为越来越多的医生所掌握。国内外临床实践结果也已证明,全脊椎切除术的疗效是确实的,提高了治愈率,减少了复发率。但总体而言,脊柱肿瘤治疗领域尚未完全解决的问题仍然较多,手术技术仍然有不完善之处,脊柱肿瘤的总体疗效尚存较大需要提升的空间,全脊椎切除术的远期疗效有待进一步举证。

## 四、手术的并发症

脊柱肿瘤手术并发症包括颈椎肿瘤:脊髓损伤,硬膜撕裂,舌下神经牵拉伤,喉返神经牵拉伤,食管损伤,椎动脉损伤,咽后壁感染,咽后壁黏膜不愈合或迟缓愈合,迟发性椎动脉破裂出血,切口不愈合,脑脊液漏。胸腰椎肿瘤:奇静脉破裂,胸主动脉破裂,髂总静脉撕裂,脊髓或神经根损伤,气胸,胸腔积液等。骶骨肿瘤:髂内动静脉与骶正中动静脉损伤,骶神经损伤,脑脊漏,切口不愈等。其他手术相关并发症与脊柱其他疾病的手术类似,如肺部感染,伤口感染,尿路感染,深静脉血栓形成,内植物松动,断裂,位置不良,内置物移位,植骨吸收,植骨融合于倾斜位置。总体而言,脊柱肿瘤切除由于手术显露范围广,手术难度高,手术时间长,术中出血多,脊柱结构破坏严重等因素,手术中及手术后的并发症都较多,也更难处理,需要在整个围术期都高度重视并发症的防范。

（胡豇　胡云洲）

## 参 考 文 献

1. 胡云洲,饶书城,沈怀信,等.2312例骨肿瘤和瘤样病变的统计分析.中华骨科杂志,1986,6(3):183-187

2. Feng F,Tang,H,Chen H,et al. Percutaneous vertebroplasty for Langerhans cell histiocytosis of the lumber spine in an adult:Case report and review of the literature〔J〕. Expl Ther Med,2013,5(1):128

3. 郭卫.脊柱原发性恶性肿瘤的外科治疗策略〔J〕.中国脊柱脊髓杂志,2010,20(8):622-623

4. Mills SE. Sternberg's Diagnostic Surgical Pathology,5th edition. Philadelphia:Lipoincott Williams & Wilkins,2010

5. 胡豇,曾建成,宋跃明,等.胸腰椎肿瘤手术中脊柱稳定性的重建.四川医学,2003,24:333-335

6. Kikkawa I,Aihara T,Morimoto A,et al. Langerhans cell histiocytosis case with dense metaphyseal band sign〔J〕. Pediatr Iot,2013,55(1):96-98

7. 胡豇,刘仲前,万伦,等.全脊椎切除不同术式治疗腰椎转移瘤的比较研究.中国骨伤,2014,27(9):49-56

8. 李晓,郭卫,杨荣利,等,脊柱原发尤文家族肿瘤的治疗及预后,中国脊柱脊髓杂志,2014,24(2):127-132

9. 曲新华,郝永强.双磷酸盐在骨科相关疾病治疗中的地位及再认识,中华骨科杂志,2014,34(1):78-80

10. 胡永成,夏群,范经涛,等.同体位一期前后联合入路脊柱肿瘤切除术.中华骨科杂志.2008,28(2):89-95

11. Fisber CG,DiPaola CP,Ryken TC,et al. A novel classification system for spinal instability in neoplastic disease:an evidencebased approach and expert consensus from the Spine Oncology Study Group. Spine(phila pa 1976),2010,35:E1221-1229

12. 徐辉,肖嵩华,刘郑生,等.胸腰椎转移瘤的外科治疗策略和效果分析[J].中国骨伤,2014,27(1):25-28

13. 欧阳汉强,姜亮,宋世兵,等.分化型甲状腺癌脊柱转移的治疗进展,中国脊柱脊髓杂志,2014,24(6):570-573

14. 范彧,赵宏,仉建国,等.后路一期全脊椎切除术治疗脊柱肿瘤的并发症分析[J].中华医学杂志,2012,92(23):1587-1590

15. Farooki A,Leung V,Tala H,et al. Skeletal-related events due to bone metastases from differentiated thyroid cancer J Clin Endocrnol Metab,2012,97:2433-2439

16. 韦峰,刘忠军,刘晓光,等,上颈椎原发肿瘤全脊椎切除术的术中及术后并发症,中国脊柱脊髓杂志,2014,24(3):227-233

17. Lee BH,Kin TH,Chong HS,et al. Prognostic factor analysis in patients with metastatic spine disease depending on surgery and conservative treatment:review of 577 cases. Ann Surg Oncol,2013,20:40-46

18. Luzzati AD,Shah SP,Gaglino FS,et al. Four- and Five- Level En Bloc Spondylectomy for Malignant Spinal Tumors[J]. Spine,2014,39(2):129-139

19. Kato S,Murakari H,Demura S,et al. More than 10-year follow-up after total en blocspondylectomy for spinal tumors[J]. Ann Surg Oncol,2014,21(4):1330-1336

20. Yang XH,Wu ZP,Xiao JR,et al. Chondrosarcomas of the Cervical and Cervicothoracic Spine Surgical Management and Long-term Clinical Outcome[J]. Spinal Disord Tech J,2012,25:1-9

21. 尉然,郭卫,杨荣利,等,脊柱转移瘤外科治疗策略及预

后因素分析,中华外科杂志,2013,51(12):1057-1061

22. Yoshioka K,Murakami H,Demura S,et al. Clinical Outcome of Spinal Reconstruction After Total En Bloc Spondylectomy at 3 or More Levels[J]. Spine,2013,38(24):1511-1516

23. Huang L,Chen K,Ye J C,et al. Modified total en bloc spon- dylectomy for thoracolumbar spinal tumors via a single pos- terior approach[J]. Eur Spine J,2013,22(3):556-564

24. Stulik J,Kozak J,Sebesta P,et al. Total spondylectomy of C2:reprt of three cases and review of the lierature[J],J Spinal Disord Tech,2010,23(8):e53-58

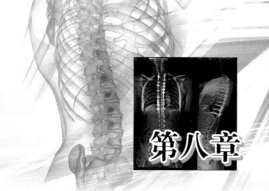

# 第八章　脊柱肿瘤手术中神经电生理监测

## 第一节　概　述

诱发电位(EP)是指神经系统某一特定位置接受刺激后,在中枢或外周,感觉或运动神经系统的相应部位记录到与刺激有固定潜伏期关系即锁时关系的生物电反应。在感觉系统,包括感受器、感觉神经和感觉传出通道刺激后,从脊髓和脑部引出的电位称为感觉诱发电位,主要包括躯体感觉诱发电位、视觉诱发电位、听觉诱发电位等。在运动系统中,刺激脑和脊髓的运动中枢或传出通道,在刺激点下方的传出通道和效应器——肌肉记录的电位称为运动诱发电位。

脊柱肿瘤术中神经电生理监测是指应用各种神经电生理技术以及血流动力学监测技术,监测手术中处于危险状态的神经系统功能的完整性,以降低和(或)避免术后神经功能缺损的风险。

基本方法:

1. 躯体感觉诱发电位,监测上行感觉神经传导系统的功能;

2. 运动诱发电位,监测下行运动神经传导系统的功能;

3. 脑干听觉诱发电位,通过听觉传导通路监测脑干功能状态及听神经功能;

4. 肌电图及神经肌肉激发电位,监测支配肌肉活动的脑神经、脊髓神经根丝以及外周神经的功能;

5. 经颅脑血管多普勒超声波,直接显示大脑基底动脉环各大血管及压力状态,了解大脑供血状态;

6. 脑电图显示大脑半球皮质功能;

7. 脑局部血氧饱和度测定,了解大脑皮质血氧代谢状态。

在脊柱肿瘤手术中由于解剖、专业等原因目前运用最多的是躯体感觉诱发电位、运动诱发电位和肌电图三种监测方法。

## 第二节　躯体感觉诱发电位

### 感觉诱发电位

简单地说就是记录感觉传导系统对于刺激(通常是电刺激)引发的反应。刺激外周神经引发的感觉冲动经脊髓上传至大脑,在整个传导通路上的不同部位记录电极,所记录的神经传导信号经过监测仪放大器放大后的波形就是感觉诱发电位。按记录部位的不同分为:皮质体感诱发电位(CSEP)、脊髓体感诱发电位(SSEP)、节段性体感诱发电位(SegSEP)。在外科手术中感觉诱发电位的监测是用来评估手术中可能造成缺血和损失危险的中枢神经系统——脊髓和脑

功能的完整性。感觉神经诱发电位的波形是由不同反应时间、不同幅度的电压形成的系列波峰、波谷组成的,通常以波幅和刺激反应时间或称潜伏期来记录波形。在手术监测中的波幅是指峰到谷的电压差值,刺激反应时间则是指从刺激到反应波形高峰的时间。峰到峰反应时,又称峰间潜伏期,是指两个不同的波幅之间的反应时间的长短(图8-2-1)。

诱发电位波形的标记:诱发电位的波形可以是单相、双相、三相波,多为双相和三相波。双相波有开始的正相(波形向下偏折),随着为较大的负相

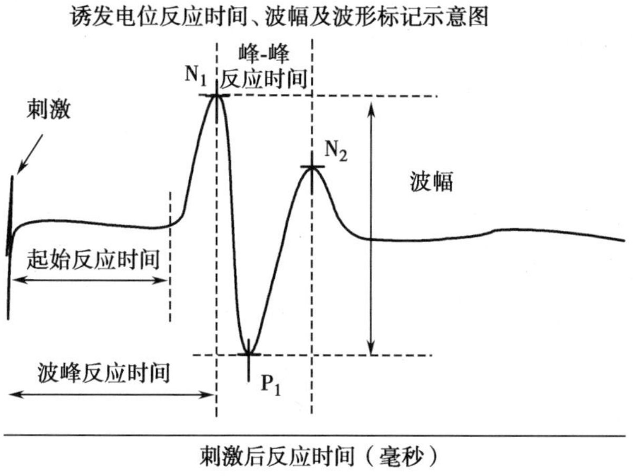

诱发电位反应时间、波幅及波形标记示意图

图 8-2-1　反应时间,波幅及波形标记示意图

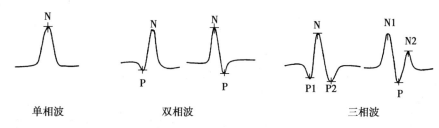

单相波　　　　双相波　　　　　　三相波

图 8-2-2　诱发电位波形标记

（波形向上偏折）:三相波则开始为正相波,随之为负相,继而出现终末的正相。标记的规则是向上的负相波标为“N、N1…”,向下的正相波标记为“P、P1…”(图 8-2-2)。

如果从刺激到向上的反应波峰潜伏期的时间为20ms,则反应波峰的标记为 N20。同理,正相波的反应时间为 23～25ms,标记则为 P25。

**（一）皮质体感诱发电位（CSEP）**

是刺激神经(上肢正中神经、尺神经,下肢胫后神经、腓总神经)在脑皮质感觉区所记录到的电位。1947 年 Dawson 首先在人头皮上记录 CSEP,1954 年采用计算机叠加技术,20 世纪 60 年代后在临床得到广泛应用。

**（二）脊髓体感诱发电位**

又称皮质下体感诱发电位,是刺激周围神经或脊髓远端,在相应脊髓近端侧记录到与刺激有锁时关系的节段性和传导性电位。节段性指记录电极邻近脊髓后角的突触后电位,表示该节段的神经功能。传导性则指经后索传导的动作电位,表示脊髓的传导功能。自 1946 年 Pool 首先测定截瘫患者的脊髓电位变化,20 世纪 70 年代开始应用于临床。

**（三）节段性体感诱发电位（SegSEP）**

是通过刺激脊神经后根感觉纤维特定的皮肤感觉分布区即皮节,在皮质记录到皮节体感诱发电位(DSEP)或直接刺激感觉皮神经或混合神经的皮节即皮神经干,在头皮记录的 SegSEP。前者 DSEP 的波幅较低,波形也欠清晰,颈髓和腰髓电位难以检出,并由于皮节受邻近神经根的重叠支配,故对神经根功能障碍定位欠准确;后者的图像较前者清晰,也同时记录感觉神经动作电位和脊髓诱发电位,对神经根、脊髓等节段性感觉损害的定位有独特的作用,但是皮神经多涉及 2 条神经根,有时对刺激点的准确定位较难。

值得注意的是,在临床工作中,主刀医师在手术时往往都是避免对脊髓、神经根的直接刺激,尽量减少对其刺激干扰,这些监测都是方便服务于临床工作,协助医师安全有效地手术。因此对于技术要求高,刺激脊髓而获得的 SSEP 和 SegSEP 的局限性在临床工作中实际很少使用。本章节重点讲述在实际临床工作中使用最广泛最成熟的躯体感觉诱发电位是皮质体感诱发电位。

**（四）正中神经、尺神经感觉诱发电位**

1. 刺激部位　阴极(刺激)电极放置在掌长肌和尺侧屈腕肌的肌腱之间,约在腕褶上 3cm 处,阳极(参考电极)放置在离阴极电极 2～3cm 的掌侧,接地电极放在前臂肩头或头皮处,如若外伤或其他原因不能放在腕部放置电极,可将肘部内侧中央部位作为正中神经的刺激点,同样,也可以在尺骨内上髁附近作为尺神经的刺激部位(图 8-2-3)。

2. 刺激参数　刺激参数包括刺激强度、刺激频率和刺激间期。

（1）刺激强度:对于体感诱发电位来说,没有一个绝对固定的刺激强度,能否成功地引出体感诱发电位受很多因素的影响,如:患者的胖瘦、脊髓病变、刺激电极的种类、麻醉药品的使用及麻醉深浅等。一般来说刺激时引起远端指(趾)微动为止。通常不超过 40mA。

（2）刺激频率:是指在单位时间内重复刺激发生的次数。一般是 2.1～4.7Hz。

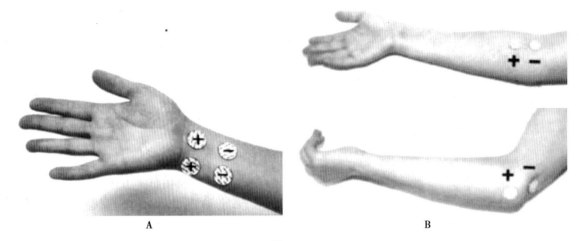

图 8-2-3
A. 正中；B. 尺神经刺激部位

（3）刺激间期：是指单个电刺激所持续的时间。每个刺激间期的时间越长，所提供的刺激量就越大。通常使用 100 ~ 300μs。

3. 记录部位　正中神经、尺神经感觉诱发电位的记录部位是沿着整个外周及中枢神经传导途径上不同部位安置电极，记录各节段神经电位的反应。根据解剖结构，上肢感觉神经诱发电位的记录部位包括：锁骨上窝处的 Erb 点，记录从刺激点到锁骨上窝处外周神经产生的神经电位反应；颈椎 $_{2~5}$ 水平（$C_2S$）放置颈部电极，记录颈电位；头皮电极记录点位 $C_3'$ 和 $C_4'$，记录中央区感觉皮质产生的皮质电位。颈部电极、头皮电极常选用 Fz 作为参考电极。

最常用的头部电极安放法是根据国际会议所建议的 10/20 系统（图 8-2-4），测量方法是前后方向从鼻根部到枕外粗隆的中央连线，在这条线上定出额极（Fp）、额（F）、中央（C）、顶（P）和枕（O）五点，其间距离各为 1/5 头的两侧是以左右耳屏前点通过中央的连线，在这条线上也定出五点，其间的距离也是各为 1/5，离耳屏前点线上 1/10 为颞点（T），在颞叶上安放电极的前后连线，是从中线上的 Fp 点经过

中央线上的 T 点，再回到中线额 O 点连线。Fp 就在前端离开方线 1/10 距离的位置上，O 点也在后端离开中线 1/10 的距离处，其余各点相距均为 1/5。其中 $C_3'$ 是选在距 $C_3$ 2cm 之后，$C_4'$ 选在 $C_4$ 2cm 之后。

记录导联

导联 1：EPi（-）—EPc（+）　Erb 点电位，记录外周神经动作电位。

导联 2：$C_2S$（-）— Fz（+）　颈部电位，记录脊髓灰质的突触后电位。

导联 3：$C_4'$（-）— Fz（+）　皮质电位，记录对侧皮质突触后电位。

导联 4：$C_4'$（-）— $C_3'$（+）　皮质电位，记录皮质的突触后电位。

EPi—同侧（左）Erb 点，EPc—对侧（右）Erb 点。右侧正中神经感觉诱发电位的记录，导联 3 应为 $C_3'$（-）—Fz（+），导联 4 为 $C_3'$（-）—$C_4'$（+）。

刺激正中神经或尺神经后的传入冲动，可以在不同记录点上记录到诱发电位。神经冲动从腕部到达臂丛（记录点是 Erb 点）的时间是 9 ~ 11ms，随后是神经冲动由脊神经根进入脊髓引发的颈电位，记

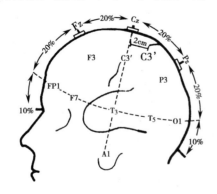
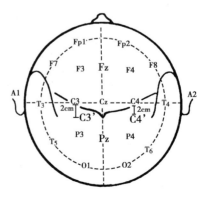

图 8-2-4　电极安置的侧面观与正面观

录点在颈$_{2-5}$，神经冲动传导时间是 13～16ms，上传的感觉纤维在薄束核交叉后的纤维经丘脑最后传到

中央后回感觉皮质，引发皮质电位，记录点在 $C_3$'、$C_4$'，传导时间是 20～22ms（图 8-2-5）。

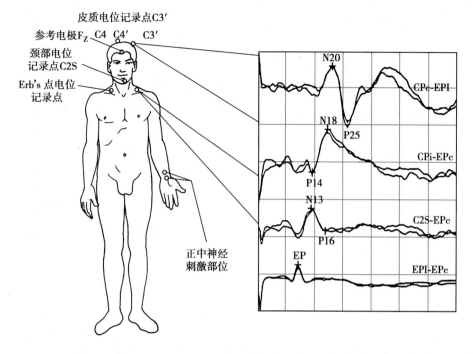

图 8-2-5　刺激正中与尺神经记录诱发电位

**（五）胫后神经感觉诱发电位**

1. 刺激部位和刺激参数　下肢感觉神经刺激通常采用内踝部胫后神经和膝部后外侧腓总神经作为刺激点，由于胫后神经相比腓总神经来说，解剖部位个体差异小，也可以采用腘窝部位记录"腘窝电位"，作为外周神经刺激的对照，因此胫后神经是手术监测最常用的刺激点。胫后神经刺激的刺激电极（阴极电极）放在跟腱与内踝之间的部位，靠头侧，阳极电极（参考电极）放在离阴极 3cm 处的尾侧（图8-2-6）。刺激参数与正中神经刺激参数大体相同，由于传导的距离较上肢远，刺激强度要稍高于上肢神经刺激。

2. 记录部位　记录胫后神经诱发电位，通常需要有三至四个导联，即外周神经的腘窝电位、颈部记录的皮质下电位以及皮质电位。

腘窝电位：在腘窝处放置 2 个电极，记录电极（负极）在远端，参考电极（正极）在近端，记录刺激胫后神经后在腘窝处产生的外周神经电位，传导时间约 10ms。

腰电位：刺激反应信号继续上传经坐骨神经分出的不同的神经根从 L$_2$ 到 S$_1$ 的椎间孔进入脊髓的不同节段。在下胸部（T$_{12}$）上腰部（L$_1$）用记录电极和髂前上棘的参考电极为导联可以记录到腰电位，传导时间

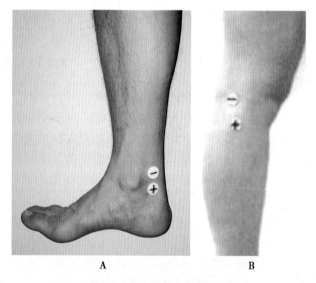

图 8-2-6　胫后神经刺激部位

约为 20ms。记录电极（阴极）放置在 L$_1$ 水平，参考电极（阳极）放置在髂嵴处。由于腰电位记录电极放置位置限制，通常胸腰部用手术电位。

皮质下电位：上传的神经到达脑干、皮质下结构的时间为 28～30ms。与正中神经颈电位不同的是，由于皮质下电位是"远场电位"，因此放置在 C$_2$ 水平的颈部电极相对而言是作为参考电极（阳极），而记录电极（阴极）通常采用额部的 Fz。波形标记为：

113

P31，N34。

皮质电位：刺激胫后神经产生的神经冲动传至延髓下部楔束核，交换神经元后，传入纤维交叉到对侧，经丘脑传至大脑中线对侧皮质下肢感觉代表区，传导时间为 37～40ms。皮质电位通常采用 Cz 作为记录电位，以 Fz 作为参考电极。

3. 记录导联

导联 1：PF（-）—PF（+）　腘窝电位，记录外周神经动作电位。

导联 2：LP（-）—LP（+）　腰电位。

导联 3：C₂S（-）—Fz（+）　皮质下电位，记录脑干、丘脑的突触后电位。

导联 4：Cz（-）—Fz（+）　皮质电位，记录皮质的突触后电位（图 8-2-7）。

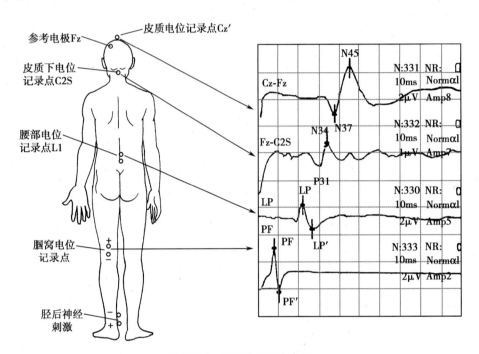

图 8-2-7　胫后神经诱发电位

**（六）影响感觉诱发电位的因素**

1. 麻醉对感觉诱发电位的影响　由于全身性麻醉对神经传递有抑制作用，特别是对大脑皮质细胞传递有明显的抑制作用，所以对感觉诱发电位也有明显的抑制。麻醉对突触传递的抑制作用比对轴突传导的抑制作用大，因此记录的皮质电位远比记录的脊髓、皮质下电位受到的麻醉抑制的影响要大得多。

感觉诱发电位的影响与麻醉深度、麻醉用药种类及用量有关。通常是氟烷类＞$N_2O$＞异丙酚＞芬太尼＞肌松剂。对于术中的监测，我们则是关心术中诱发电位的变化，麻醉药物虽说会削减诱发电位的波幅和潜伏期，乃至整个波形的形态。只要在整个监测过程中麻醉的深度、用药、用量没有明显的变化，那么单纯对于麻醉来讲我们的诱发电位是没有变化的。如果监测者没有及时了解麻醉的变化及认识麻醉剂的影响作用，那么就无法合理、正确的解释诱发电位的变化，甚至导致监测失败。

鉴于麻醉的影响，诱发电位监测在麻醉师的密切配合下进行，通常就能记录到恒定、可靠的诱发电位。比较理想的全麻方案是使用纯静脉麻醉，或者是按照一定比例复合麻醉，并加用人工控制性降压。

2. 温度对感觉诱发电位的影响　一般来说，当体温低于 32℃ 时，神经功能活动会降低，这是由于减少了神经递质的释放和降低了突触传递过程。在神经电生理方面的变化表现为静息膜电位的降低、波幅降低、神经动作电位反应时间增加和神经传导速度减少。突触传递（大脑神经元）比轴突传导（皮质下、脊髓）对低温的反应更敏感。体温每下降 1℃，外周神经传导和中枢神经传导都会相应地延迟 5% 和 15%。

降低体温时所引起的感觉诱发电位潜伏期的变化发生比较快，一般是随着体温的下降，诱发电位的潜伏期也随之延长。低温对感觉诱发电位潜伏期的延长是非常明确的，但对波幅的影响无明确的报道。

3. 动脉血压的变化及缺血对感觉诱发电位的影响　血压的变化，特别是平均动脉压的降低到自动调节阈值水平以下，就会引起感觉诱发电位的波幅的进行性降低,但是一般不会引起潜伏期的延长,这种波幅的降低可以是可逆性的,也可是不可逆性的。这就取决于血压降低造成脊髓缺血的程度和时间。往往在临床操作中平均动脉压低于 6.65kPa(50mmHg),可造成感觉诱发电位波幅的降低,此时,监测者应引起注意,尽快提高患者的平均动脉压,避免平均动脉的继续下降而加重脊髓缺血程度和时间,造成脊髓不可逆的损伤。对此,大量的临床工作证实在手术中最低应维持患者的平均动脉压在 7.98kPa(60mmHg)以上。

### (七)感觉诱发电位的报警标准和译释

手术中监测患者的感觉诱发电位波幅及潜伏期的数值,要以该患者在麻醉平稳后的基数值为准,衡量手术中躯体感觉诱发电位的变化。正确地解释手术中体感诱发电位的变化,来自于完整的、清晰的、可靠的诱发电位反应的记录。首先要在切口完全暴露后建立诱发电位的基准线(在实际操作中,患者体位完全确定后,手术开始时麻醉医师都会加深插管时麻醉状态以维持整个手术过程,此时如果按照传统的在插完管体位确定好设定基线的方法,我们的监测将会失败。因为开始手术时麻醉的加深,导致暴露过程中的诱发电位的波幅和潜伏期与基准线不一致,实际此时主刀医师还没有操做到脊髓,误导手术的节奏,出现假阳性的结果),这一基线应该清晰地显示各诱发电位的波形,并在整个监测过程中

保留在显示上以做比较。

手术中体感诱发电位发生实质性改变的辨别标准,是与基线数值相比较,波幅和潜伏期有明显的变化。这些变化必须是可靠的,而且信号的变化是可以重复获得的(也就是说,在其他记录参数一致的情况下,多次重复获得并贮存的波形)。在此条件下,如果反应波幅降低>50% 和(或)潜伏期延长>10% 则为报警标准。即所谓经典的50/10 法则。

由于波幅及潜伏期的变化可能来自多方面的原因,因此正确的诠释体感诱发电位的变化还应综合考虑其他因素的影响。①变化的类型:是急速变化还是渐进性的变化,变化仅涉及皮质电位还是累及皮质下电位及外周神经电位的变化,是单侧的变化还是两侧的变化。②变化的相应因素,手术操作的影响、血压的变化、麻醉因素、体温的变化以及各种技术上的原因造成的假象影响。一般来说,由于手术操作(如脊髓受到牵拉或挤压),或是急性脊髓缺血造成的躯体感觉诱发电位的改变多数是急速的变化,通常仅影响一侧性的变化,或是一侧先改变,继而发展成两侧的变化。麻醉或体温等因素引起的变化则是全身性的变化,同时影响两侧躯体感觉诱发电位的变化,而且相对比较缓慢。因此,要正确认识到体感诱发电位在监测中的重要性,又要考虑到它的局限性。在解释它的变化时,更要综合考虑多种因素。

## 第三节 运动诱发电位

运动诱发电位(MEP)是用电或磁刺激大脑运动区或其传出通路,在刺激下方的传出通路及效应器——肌肉所记录的电反应。它是继体感诱发电位监测感觉神经系统后进一步检查运动神经系统的功能。更好地确保了脊髓传导功能的完整性。

运动诱发电位主要有经颅(头皮)和经脊髓刺激两种方法:经颅(头皮)电刺激运动皮质产生肌肉动作电位的方法称为经颅(头皮)电刺激运动神经诱发电位(TES-MEPE),经颅(头皮)磁性刺激运动皮质产生肌肉动作电位的方法称为经颅(头皮)磁刺激运动神经诱发电位(TMS-MEP),经硬膜外或硬膜下直接刺激脊髓,并在手术区域下段脊髓记录诱发电位的方法称为脊髓刺激运动诱发电位,经椎板、椎间盘、棘间韧带间接刺激脊髓,在外周神经干记录神经诱发电位的方法称为下行神经源性诱发电位

(DNEP)。

记录电极放置于肌肉上所记录的反应称为"肌肉发生性、肌源性的",所记录的电位称为复合性肌肉动作电位(CMAPs),记录电极放置于外周神经干上所记录的反应称为"神经发生性、神经源性的",所记录的电位称为复合性神经动作电位(CNAPs)。

### (一)经脊髓刺激,运动神经诱发电位

1. 直接刺激脊髓,记录脊髓的诱发电位 直接刺激脊髓上端,在脊髓下端记录的诱发电位反应称为脊髓诱发电位,该监测技术是将刺激电极和记录电极放置在硬膜外或硬膜下(图8-3-1)。刺激手术部位以上脊髓,记录手术部位以下的脊髓引发出的电位反应。由于脊髓上行和下行的传导束,因此,从脊髓下段接收的反应电位可能是来自于下行和上行传导束的动作电位,即下行的传导束引发的顺行反

应电位和上行的传导束所引发的逆行下传的反应电位的电活动的总和。由于上行和下行的传导束有不同的传导特性,因此从脊髓所记录反应电位显示出两种明显不同的波形:即较短反应期,振幅较高的单相波形称为"D"波,又称直接波,而随后反应期稍长的,振幅较小得多相波称为"I"波,又称间接波(图8-3-2)。

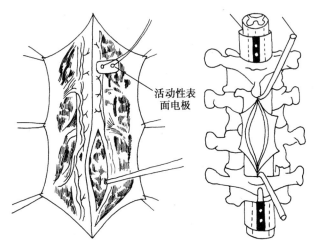

图 8-3-1 电极放置硬膜外刺激与硬膜下刺激

"D"波现在认为是来自下行的皮质脊髓束所产生的,因此它的波幅较高,反应期较短。"I"波则可能是由于上行感觉传导束逆行传导产生的,因此波形呈多相而分散,振幅较小,潜伏期也稍长。但是,这一推论还没有得到临床大量患者及相关病理的完全证实。此法不能明确辨别所记录的反应电位是来自感觉的后索电位还是运动的皮质脊髓束所产生的,还有的报道认为此法对髓内肿瘤切除的术中监测缺乏明确的指导意义。

2. 间接刺激脊髓,记录外周神经和肌肉的反应电位 间接刺激脊髓法是以插入两个邻近的椎骨水平的椎板、脊突、脊间韧带或椎间盘上刺激针电极

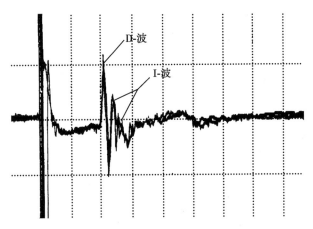

图 8-3-2 直接波与间接波

(图8-3-3与图8-3-4),非选择性地通过骨性组织或软组织间接刺激脊髓。记录电极通常放置在外周神经干通过的皮肤上,如放在腘窝处以接收来自脊髓—胫神经的动作电位,或放置在上肢或下肢肌肉上,以接收来自不同肌肉组的肌肉诱发电位。

值得注意的是,经脊髓刺激,运动神经诱发电位监测上的技术要求较高,例如需要手术医师帮助放置在硬膜外或硬膜下,多数情况下刺激和(或)记录电极放置在手术视野范围内影响手术进行或手术造成电极移动而影响记录反应的电位,并且刺激和(或)记录电极的位置相对不易固定,造成不必要的脊髓损伤。因此在实际应用中受到一定限制。

**(二) 经颅(头皮)刺激运动皮质引发的运动诱发电位**

即经颅头皮电刺激运动神经诱发电位(TES-MEPE)和经颅头皮磁刺激运动神经诱发电位(TMS-MEP)。两者的原理、操作方式基本相同,但在实际临床应用中,由于磁刺激器设备笨重,价格昂贵,刺激位置很难准确定位,使用最多、最便捷的是经颅头皮电刺激运动神经诱发电位(TES-MEPE)。

对于运动诱发电位,阳极是有效电极,即刺激电

脊髓棘间韧带、椎间盘刺激电极放置部位

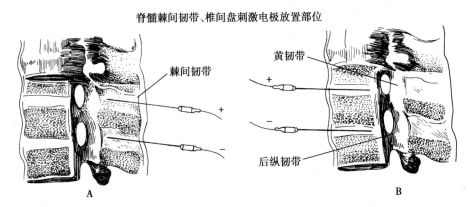

图 8-3-3 电极插入两个相邻椎骨的脊间韧带或椎间盘

经椎板间接刺激脊髓法

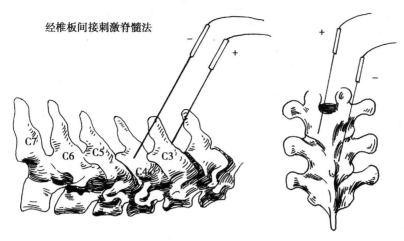

图 8-3-4　电极插入两个邻近的椎骨水平的椎板和棘突

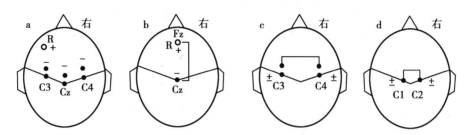

图 8-3-5　刺激电极安放位置

极,阴极则是参考电极。

1. 刺激电极安放　A:阳极(刺激极)放在脑皮质手部和足部的投射区,即在 10/20 系统中 $C_3$、$C_4$、和 Cz 点的前方 2cm 处,阴极则放在头部的一侧任意部位。B:单一阳极在 Cz,阴极在 Fz。C:阳极在 $C_3 \sim C_4$ 或 $C_1 \sim C_2$,其中 $C_3 \sim C_4$ 互相作为对侧的参考电极,$C_1 \sim C_2$ 互相作为对侧的参考电极,而阳极(刺激极)总是放在记录肢体肌肉反应的对侧(图 8-3-5)。

2. 记录电极安放　电刺激大脑中央前回皮质引起的肌肉收缩反应,理论上讲,可以在身体的任何部位记录,但是由于监测仪器导联数目的限制,一般只记录几组主要的肌肉组。如颈椎的手术,以上肢的拇短展肌、掌长肌、尺侧腕屈肌肱桡肌作为直接监测的肌肉组。胸腰部的手术,只需以下肢的股直肌、胫前肌、腓肠肌、踇展肌作为直接监测的肌肉组。两者可相互作为参考电位(图 8-3-6)。

3. 刺激与记录的参数

刺激参数:

刺激部位和导联:$C_3$、$C_4$(阳极为刺激极,放在记录部位的对侧)。

刺激强度:100～400V。

刺激间歇时间:1～10ms。

刺激间期:0.1～0.5ms。

系列刺激:2～10/次

记录参数:

滤波范围:30～2000Hz

信号平均次数:1 次(运动诱发电位不需要多次平均)。

信号分析时间:100ms。

4. 经颅刺激脑皮质中麻醉的影响及使用　经颅刺激脑皮质对麻醉剂的使用要求较高,多种吸入性的麻醉剂都可明显减少甚至安全抑制大脑皮质神经元的活动,从而影响诱发电位的产生。麻醉过深会造成复合性肌肉动作电位反应波幅降低。术中平均动脉压降低到 7.98kPa(60mmHg)以下,也会造成复合肌肉动作电位反应波幅降低。在具体临床手术监测中,没有一个固定的麻醉模式,每个医疗单位有自己的麻醉习惯和方式,要根据自己的具体情况,找出一套适合本院的麻醉组合方案。

5. 经颅刺激脑皮质诱发肌电位的报警标准　总体上讲,经颅刺激脑皮质诱发运动电位的方法,对于监测神经损伤和估计预后是非常敏感的,对脊髓运动传导损伤的预报则比躯体感觉诱发电位、下传神经源性诱发电位和脊髓诱发电位要更敏感得多,根据传统报警标准,经颅刺激脑皮质在脊髓硬膜

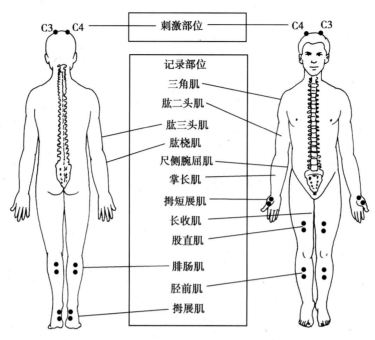

图 8-3-6 记录电极安放位置

外腔记录的诱发电位的报警标准是：与改变之前的波幅相比，波幅降低大于50%则为报警标准。波幅降低20%～30%应高度重视，严密观察，检查波幅降低的原因，波幅降低是否为进行性，以便综合考虑提高警惕。目前，对于经颅刺激脑皮质在肌肉接受复合肌肉诱发电位反应，尚没有非常明确的报警标准线。有人建议用波幅降低大于50%的相同标准作为警报标准。但是，有人报道波幅降低基线80%与手术后的神经损伤没有相关的联系。由于这一原因，大量的临床工作表明，采用"全或无"的标准作为报警的标准，在同样麻醉的情况下，能否引出运动诱发电位作为判断标准。

# 第四节 肌 电 图

观察肌肉中自由产生的或由随意收缩所引起的动作电位，并记录肌肉电活动的方法称为肌电描记法，所描记的肌电波形称为肌电图（EMG）。主要监测不同肌肉组的整体肌电活动而不包括临床上用于诊断神经肌肉病变的单一肌纤维和肌束的肌电图记录。包括：自由肌电图和激发性肌电图。

（一）自由肌电图

通常又称自发性肌电图，是指在正常状态下，通过表面电极或针电极连续记录肌肉静息电活动，所记录的肌电图为"平线"。当手术操作过程中碰到神经，或因牵拉、分离等因素造成对神经根机械性的刺激时，其受到刺激的神经所支配的肌肉就会产生动作电位而收缩，此时表现为平静的肌电图基线上突然出现一个或多个突发的肌肉收缩的电活动（图8-4-1）。操作方法是：直接将针式或皮肤表面电极插入所监测神经支配的肌腹内。

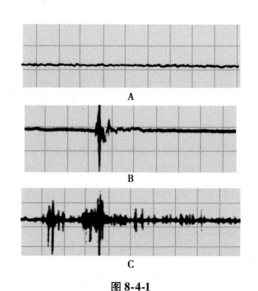

图 8-4-1

A. 为正常情况下肌肉的静息状态的肌电图；B. 为单个爆发的肌电图；C. 为多个爆发肌电图

**（二）激发性肌电图**

是指有目的的用电刺激外周或脊髓神经根的方法,使该神经所支配的肌肉组收缩,通过肌电图描记的记录结果得到的肌肉产生诱发电位。

1. 直接刺激法　通常用小量的电流对正在分离或已经分离暴露出的外周神经根（干）的电刺激,记录特定神经所支配肌肉的诱发电位反应（图8-4-2）。适用于神经根减压,术后脊髓及神经根瘢痕粘连松解,椎弓根螺钉内置,臂丛神经根损伤探查确定运动神经纤维。刺激强度是以恒定脉冲电流刺激,见轻微肌肉收缩为宜。

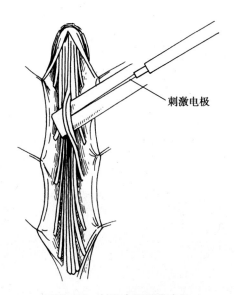

**图8-4-2　刺激电极诱发电位**

2. 间接刺激法:指通过特殊刺激电极,采用逐渐增大的刺激电量,刺激已经植入体内的金属物体后试图刺激神经根（图8-4-3）。适用于椎弓根螺钉置入过程中保护神经根。其设想是基于结构完整的骨组织是电流的相对绝缘体,实质性骨组织的电阻

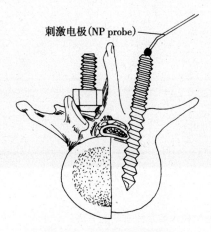

**图8-4-3　刺激电极神经根**

抗要比软组织高25~100倍。当椎弓根因植入金属螺钉而破裂,而使电流很容易通过破裂的骨组织兴奋周围的神经结构。因此,需要引发肌电反应的刺激电流越大,椎弓根结构破裂可能性越小,植入金属螺钉安全系数越高。

3. 刺激及记录参数

刺激参数:

（1）刺激电极:Prass电极,参考电极为针电极。

（2）刺激频率:2.1~4.7Hz。

（3）刺激强度:从0开始,逐渐增大刺激电量至肌肉出现诱发电位反应。

记录参数:

（1）滤波范围:30~3000Hz。

（2）时基:500ms/Div。

（3）显示敏感度:50~100uv/Div。

（4）记录部位:记录电极置入被刺激神经根支配的肌肉,可采用针式或皮肤表面电极,正负电极相距约5cm。

**（三）自由肌电图和激发肌电图的报警标准**

1. 自由肌电图的译释及报警标准　手术中自由肌电图正常反应是没有任何肌肉收缩反应的直线静息波形,如果监测中出现任何形式的肌电反应均说明神经受到一定程度的激惹或损伤。肌肉收缩反应的形式是"全或无"式的。在手术中无论哪个阶段出现肌肉收缩反应,特别是出现了连续的暴发性肌肉收缩反应,都应及时告之手术医师,防止出现不可逆的神经损伤。应当强调的是,肌电图记录的神经受到刺激后的肌肉收缩反应,因此,要特别注意的是神经肌肉接头阻断剂（肌松剂）的使用,如果术中使用肌松剂后肌肉完全松弛,则不可能记录到任何肌肉反应活动。

2. 激发肌电图的报警阈值标准　根据文献的综合报道,金属螺钉刺激安全阈值的参考标准为8.2mA,也就是说,刺激金属螺钉的电流小于8mA,则金属螺钉有可能植入椎弓根之外。1995年,Lenke等综合报道实验室和临床研究结果,建议下列金属螺钉刺激阈值的参考标准。

（1）刺激阈值>8mA,表明固定螺钉完全植入在椎弓根内。

（2）刺激阈值4~8mA,显示植入的固定螺钉可能造成椎弓根破裂。

（3）刺激阈值<4mA,强烈显示植入的固定螺钉已造成椎弓根破裂,并可能与神经根或硬膜接触。

总之,在肌电图操作过程中,均会涉及肌松剂的

问题。监测者需要肌肉保持一定的紧张度以便于监测神经肌肉的功能活动,而手术医师要求放松肌肉以利于手术的操作需要,怎样才能平衡这样的关系呢? 以作者所在医院为例:在暴露过程中使用肌松剂,暴露完后不再加肌松剂至手术结束,在暴露完后,主刀医师主要操作脊柱和神经,对肌松剂的要求低,仅需打断患者呼吸以满足基础的麻醉,同时也达到监测的要求。

# 第五节　脊柱肿瘤手术中诱发电位监测

## 一、颈椎手术中诱发电位的应用

### (一) 上颈椎($C_{1,2}$)

手术因为解剖结构的原因,相对来说危险性较大。高位颈椎与脑干延髓相邻,手术中可能造成延髓受累,造成生命体征的变化。因此在这类手术中神经监测通常采用上肢正中神经、下肢胫后神经的体感诱发电位和经颅电刺激运动诱发电位。

体感诱发电位的敏感性一般来说在高位颈椎手术监测中是非常敏感的,尽管体感诱发电位是监测的脊髓后索感觉功能,但是由于椎管比较狭窄,当脊髓腹面或侧面刺激时,同时也会影响脊髓背侧后索的感觉功能,从而引起体感诱发电位的变化。当然会有假阴性的结果出现,即患者术中监测上下肢体感诱发电位正常无变化,而术后患者出现运动功能障碍,因此也就产生了高位颈椎手术中监测是否使用经颅电刺激运动诱发电位的问题。

经颅电刺激运动诱发电位本身是比较安全有效的术中监测运动神经功能的方法,但是由于每当刺激时,头面部、颈部、上肢等肌肉都会有收缩运动,造成患者的"抖动",这对于高位颈椎的术中操作是非

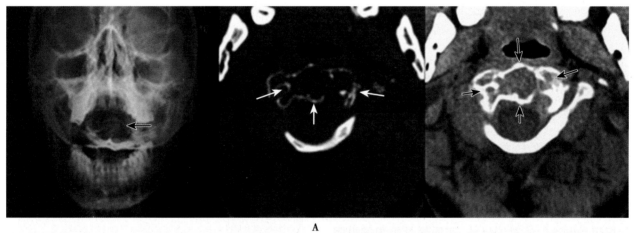

A

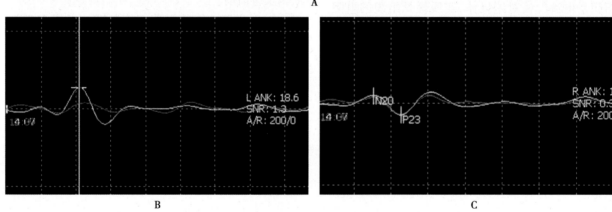

B　　　　　　　　　　　　　　C

图 8-5-1　$C_2$ 骨巨细胞瘤

A. 术前 X 线和 CT 表现;B. $C_2$ 肿瘤切除减压后右侧波幅较术前基线有明显升高;

C. $C_2$ 肿瘤切除减压后左侧波幅无明显异常变化

常不利的。因此,对于一些高位颈椎肿瘤,在手术医师的配合下,经颅电刺激运动诱发电位结合体感诱发电位监测才是最佳的监测选择。

上颈椎后路手术可能累及后组脑神经(Ⅸ、Ⅹ、Ⅺ、Ⅻ)时,手术监测还可以使用肌电图监测(图8-5-1)。

### (二) 下颈椎(C₃~₇)

监测同样采用上肢正中神经、下肢胫后神经的体感诱发电位和经颅电刺激运动诱发电位。同时可以监测相应节段神经根支配肌肉的自由肌电图。对于在分离切除一些和神经根粘连在一起的肿瘤组织时,避免了神经根的不可逆损伤,最大限度的保留了脊髓和神经根的完整性(图8-5-2)。

值得注意的是对于一些过于肥胖、颈部粗短需要宽胶布将患者的双肩向脚侧牵拉,尽可能暴露颈部时,由于一侧或双侧牵拉过重,造成臂丛神经受压,影响外周神经感觉传递功能,出现尺神经的感觉诱发电位的改变,如果持续时间过长就会引起臂丛神经的损伤。因此可以在外周神经的 Erb 锁骨上点电位作为上肢正中神经体感诱发电位的参考电位。但是应先排除刺激电极的因素,因为有时在固定患者体位时,无意中将刺激电极碰落,也会出现诱发电位的改变,通常电位波幅为直线。这样体感诱发电位和 Erb 参考电位就可辨别究竟是否是机器(或刺激电极)的问题还是手术操作引起的问题:若 Erb 电位下降,正中神经体感诱发电位必然下降;而正中神经体感诱发电位下降,Erb 电位不一定下降。

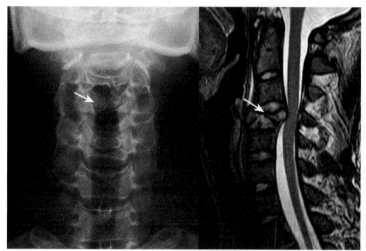

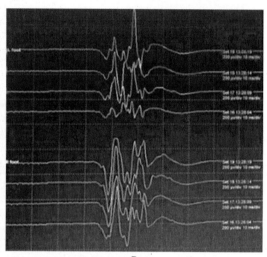

A

B

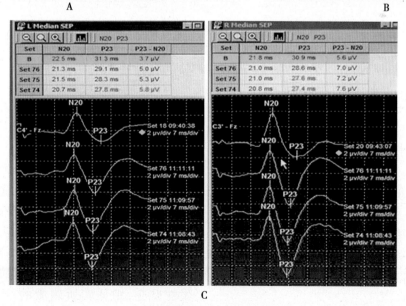

C

**图 8-5-2　C₄ 转移瘤**

A. 术前 X 线片与 MRI 表现;B. C₄ 手术减压后双上肢运动诱发电位在肌松恢复后可正常引出;
C. C₄ 手术减压后双侧正中神经的体感诱发电位波幅较术前基线有明显的改善

## 二、胸椎肿瘤中诱发电位的应用

在胸椎肿瘤中监测和颈椎肿瘤监测一致,但是由于操作节段的缘故,通常可以只做下肢胫后神经的体感诱发电位和运动诱发电位,而上肢的正中神经体感诱发电位和运动诱发电位仅作为下肢监测的一个参考电位(8-5-3)。

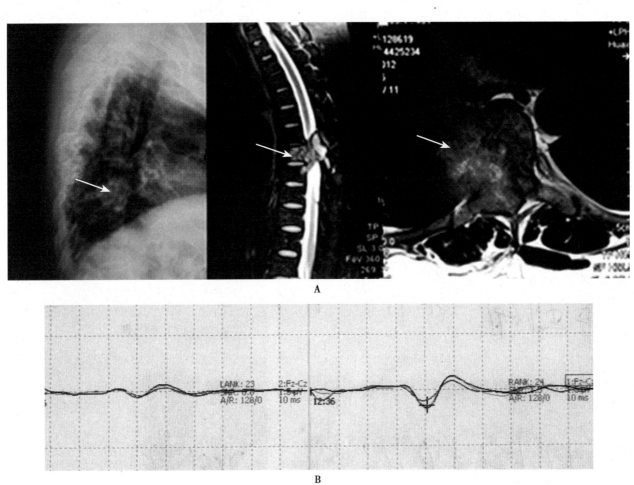

**A**

**B**

**图 8-5-3　$T_8$ 软骨肉瘤**
A. 术前 X 线片与 MRI 表现;B. 肿瘤切除减压后右侧胫后神经体感诱发电位
波幅较术前基线有明显升高,左侧无明显变化

对于颈胸交界的肿瘤我们则通常要监测正中神经、胫后神经感觉诱发电位和运动诱发电位了解脊髓本身功能的完整性和通过监测上肢主要肌肉群(三角肌、肱二头肌、肱三头肌)的肌电图了解神经根功能的完整性。在分离肿瘤过程中可能伤及神经根,一个神经根可支配多组不同的肌肉,因此术中应尽可能的监测多组功能不同的肌肉,在分离肿瘤时,对要切断的组织有疑问,应使用激发电刺激的方法加以鉴别,避免伤害神经组织。

## 三、腰骶椎肿瘤中诱发电位的应用

腰骶部肿瘤手术中神经监测的重点是脊髓和神经根功能的完整性,与手术有关的脊髓损伤多数是由于分离肿瘤或者牵拉血管造成脊髓缺血变化。由于脊髓多数终止于 $L_{1\sim2}$ 水平,$L_2$ 水平以下为马尾神经根丝,因此大部分手术中监测都以监测神经根功能为主,肌电图可作为首选。特别是肿瘤组织与神经根粘连分离时,为鉴别神经根组织或其他组织结构,常常需要使用小量电流通过刺激电极刺激需要鉴别的组织,如有相应支配区肌肉的收缩,连续监测的肌电图上会出现暴发性反应,则证实所刺激的纤维组织为神经组织,应予保留。

(罗超　曾建成)

# 参 考 文 献

1. Kramer JK, Taylor P, Steeves JD, et al. Dermatomal somato-sensory evoked potentials and electrical perception thresholds during recovery from cervical spinal cord injury[J]. Neurore-habil Neural Repair,2010,24(4):309-317

2. 饶书成,宋跃明. 脊柱外科手术学. 第3版. 北京:人民卫生出版社,2007

3. 周琪琪,张小锋. 神经监测技术在临床手术中的应用. 北京:中国社会出版社,2005

4. 窦万臣. 术中神经电生理监测. 北京:人民卫生出版社,2009

5. Forster MT, Marquardt G, Seifert V, et al. Spinal cord tumor surgery-importance of continuous intraoperative neurophysio-logical monitoring after tumor resection[J]. Spine,2012,37(16):E1001-E1008

6. 陈裕光,彭新生,万勇,等. 脊柱手术中TES-MEP和CSEP联合监测脊髓功能的作用评价. 中华外科杂志,2010,48(3):209-212

7. Schwartz DM, Auerbach JD, Dormans JP, et al. Neurophsio-logical detection of Impending spinal cord injury during scoli-osis surgery J Bone Joint Surg Am,2007,89:2440-2449

8. 郑超君,姜建元. 神经电生理技术在颈椎退变性疾病诊疗中的应用进展. 中国脊柱脊髓杂志,2014,24(1):77-80

9. Ando M, Tamaki T, Kawakami M, et al. Electrophysiological diagnosis using sensory nerve action potential for the intrafo-raminal and extraforaforaminal 15 Nerve root entrapment[J]. Eur Spine J,2013,22(4):833-839

10. Hammett TC, Boreham B, Quraishi NA, et al. Intraoperative spinal cord monitoring during the surgical correction of scol-iosis due to cerebral palsy and Other neuromuscular disor-ders[J]. Eur Spine J,2013,22(Suppl 1):38-41

11. 党静霞. 肌电图诊断与临床应用. 北京:人民卫生出版社,2013:12

12. Zheng C, Zhu Y, Lu F, et al. Diagnostic advantage of S1 fo-ramen-evoked H-refles for S1 radiculopathy in patients with diabetes mellitus[J], Int J Neurosci,2013,[Epub ahead of print]

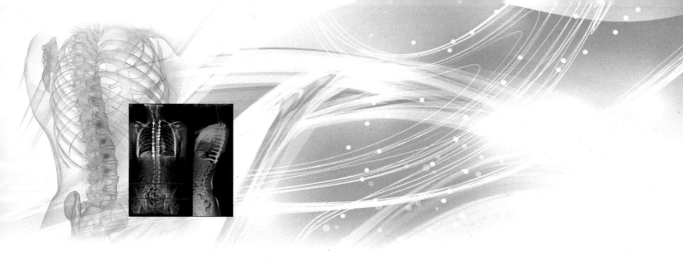

# 第二篇 各 论

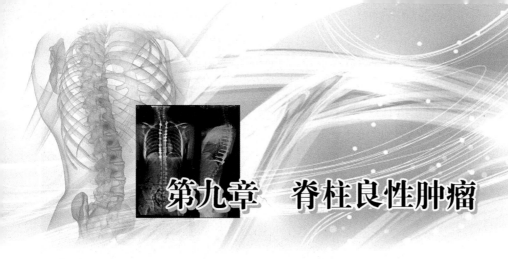

# 第九章 脊柱良性肿瘤

## 第一节 脊柱骨样骨瘤

### 一、概述

骨样骨瘤(osteoid osteoma)是一种骨组织来源的生长缓慢的良性成骨性肿瘤。由 Jaffe 于 1935 年首次提出,为起源于成骨性间胚叶组织且具有形成大量骨样组织倾向的骨肿瘤,其特征性表现为圆形巢状肿瘤组织,直径一般不超过 2cm,以小于 1cm 左右居多。瘤巢是由含类骨组织的、富有血管和细胞的组织所组成:类骨组织可以是完全透明的或有一个硬化的中心。许多病例其瘤巢被反应性骨所形成的硬化带所包绕。曾被认为是骨的慢性局限性感染、血管类肿瘤或先天性胚胎组织残留。1935 年 Jaffe 认为既不是炎性病变,也不是先天性胚胎组织残余,更不是巨细胞瘤愈合之后果,而是一个特殊类型的独立的良性肿瘤。原因是:①肿瘤病变主要包括骨样组织及不典型的骨组织;②肿瘤虽然生长缓慢,但保持其独立性,与周围组织无关联;③肿瘤组织与周围骨组织有别,但其自身结构一致。Jaffe 根据其主要组织成分为骨样组织而命名为骨样骨瘤。根据病变在骨骼上的位置,可分为:皮质骨型、松质骨型(髓质型)和骨膜下型三型。松质骨型相对少见,且松质骨内的瘤巢周围反应较少,诊断比较困难。骨样骨瘤发生在近关节表面,当出现在滑膜返折处时,称关节内骨样骨瘤,髋部股骨颈和转子间最常见,其余为关节囊外形。关节内骨样骨瘤也有报道病变发生在肘、足、腕、膝和脊柱的小关节。这些部位的骨样骨瘤常无特异性的表现,往往呈感染性滑膜炎的症状,可缺少骨硬化和无骨膜反应,物理检查可确认有关节积液和滑囊炎。关节内病变也可引

起早期关节炎的表现。典型的骨样骨瘤的病史能提供重要的诊断线索,但其瘤巢不一定被 X 线所发现。如果病变靠近骨骺生长板,特别是较小的儿童,可引起骨生长加速,青少年的骨样骨瘤相对活跃,但数年后可能骨化自愈。

骨样骨瘤占良性骨肿瘤的 10% 左右,占所有原发骨肿瘤的 2% ~ 3%。国外的报道高于我国。大多数骨样骨瘤发生于 10 ~ 35 岁,但有报道 8 个月 ~ 72 岁,平均在 19 岁。70% 的患者小于 20 岁,但有 3% 的小于 5 岁。男性发病率明显高于女性,许多研究报道男:女为 2:1 ~ 4:1。

骨样骨瘤可发生于全身所有骨骼,主要好发于长管状骨的皮质内,70% ~ 80% 的病变发生于长骨,特别好发于股骨和胫骨,超过全部骨样骨瘤的 53%,病变可位于骨干或靠近骨端。少见于手足骨、脊柱和肱骨。有 10% 的骨样骨瘤可累及中轴骨。脊柱的骨样骨瘤最常累及节段依次为腰椎、颈椎、胸椎、骶椎,有作者统计 59% 累及腰椎,27% 累及颈椎,12% 累及胸椎,2% 累及骶椎,多发生于椎弓,椎体少见。

### 二、临床表现

持续数月的颈、胸、腰、骶背部局限性持续性疼痛伴活动受限是骨样骨瘤最主要的症状,较浅的部位可触及反应骨造成局部隆起,局部疼痛夜间加重,几乎所有患者都有恒定夜间疼痛的主诉,多为严重的钝痛,足以使人痛醒,患部叩击痛,活动受限;大部分患者口服非甾体抗炎药物(NSAIDs),如阿司匹林能在半小时内明显有效地缓解症状;这种特殊的临

床表现对75%以上的患者提供了重要的诊断线索，无痛者罕见，但儿童较成人多。有些患者也可有神经症状与体征，包括肌肉萎缩、深部腱反射减弱和不同程度的感觉丧失。病变发生在椎弓根的患者，常有痉挛引起的疼痛性斜颈、脊柱侧弯和脊柱僵硬，侧凸的凹面向着病变侧，平卧时侧凸畸形加重。

### 三、影像学表现

#### （一）X线片

临床上疼痛出现一段时间内，X线片常无异常发现。如有典型临床症状，则应间隔1～2月复查拍片，病变早期仅表现为密度增高，有时数月后X线片才能发现病变，主要表现为一小圆形的透亮溶骨区（瘤巢），大多数直径<1cm，周围有不同程度的致密硬化骨包绕（图9-1-1），还可伴有骨膜反应、周围软组织或相邻关节的肿胀。近50%的病例溶骨区中央可见一不透X线的高密度钙化核体。随病变的发展，肿瘤的骨样骨瘤组织表现为密度较低的、边缘清楚的瘤巢，此时的瘤巢最为典型，多为单发的圆形、椭圆形透亮区，少数病例有2～3个瘤巢，瘤巢边缘清新，直径一般在0.5～2cm。瘤巢生长快慢不一，有的数月内明显增大，亦可多年不变。瘤巢和瘤巢周围骨质增生硬化是本瘤的特征性表现，常能提示诊断。发生于长骨骨干或骨端骨皮质时，瘤灶周围常有广泛的骨膜反应骨，骨皮质增厚硬化，有时整个骨干均显示增厚硬化；发生于脊柱者，瘤巢周围轻微骨致密环，逐渐显示骨硬化（图9-1-2）。

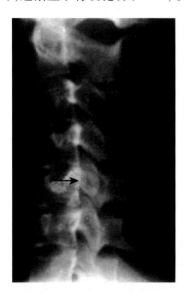

图9-1-1　男性，21岁，C<sub>5</sub>椎板骨样骨瘤的X线表现

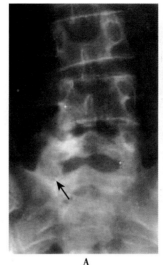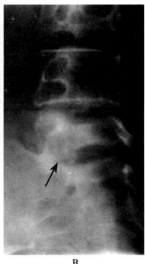

图9-1-2　女性，19岁，L<sub>5</sub>右侧椎弓骨样骨瘤的X线片表现

#### （二）CT扫描

CT扫描不仅能确认病灶的存在，而且也能精确地确定病灶的范围、大小和瘤巢的部位。瘤巢常表现为边缘清楚的低密度区，其周围被范围不等的高密度的反应性骨硬化包绕。为了显示病变，CT薄层（2mm）连续扫描最为合适。CT扫描特别有助于确定发生在脊柱的病变，因这些部位解剖结构复杂，在X线片上病灶常显示不清楚。由于瘤巢血运丰富，造影后增强明显。CT可以清晰显示病灶并精确定位瘤巢，被认为是最有价值的，但松质骨型的骨样骨瘤即使在CT下，有时也很难找到瘤巢。

#### （三）MRI

MRI对骨样骨瘤中心瘤巢的显示率不如CT，瘤巢表现在T<sub>1</sub>WI上等信号，T<sub>2</sub>WI上高信号，增强后有强化；其中央钙化斑呈低信号；瘤巢周围广泛骨硬化及骨皮质在MRI上常规均为低信号。低信号的瘤巢很容易与高信号的松质骨和骨髓区别，所以在脊柱松质骨型骨样骨瘤，MRI要比CT优越。

#### （四）骨扫描

对确定骨样骨瘤的瘤巢，骨扫描是高度敏感的方法，特别有益于症状不典型和最初X线片表现正常的病例。建议用三时相核素骨扫描，这一技术对骨髓内用传统X线不能清楚显示的病变有特殊的价值。放射性核素示踪剂的活性能够在即时和延时显像上观察到。骨样骨瘤的有趣的特征是所谓的"双高密度"征象与X线片上病变的表现是一致的，这种"双高密度"征象是指：瘤巢的示踪剂活性增加，而其周围是大范围的示踪剂活性较少区域，后者与瘤巢周围反应性骨硬化有关。认识"双高密度"征象有助于骨样骨瘤同骨脓肿的鉴别。

#### （五）血管造影

血管造影显示骨样骨瘤血管丰富,瘤巢内出现均匀的肿瘤染色,可持续到静脉期。

### 四、病理表现

#### （一）肉眼观

骨样骨瘤是位于骨密质内小的圆形病变,呈红色、砂粒状或肉芽样。病变被象牙状白色硬化骨包绕,界限分明。骨样骨瘤的生长有自限性,即使病程长达数年,最大径也很少超过 1cm。如果超过 2cm 的骨样骨瘤就应该诊断为骨母细胞瘤,意指这样的病变没有自限性,而 1cm 的界限是人为设置的。

#### （二）镜下所见

肿瘤的中央区由网状结构的骨样组织和钙化程度不等的编织骨小梁构成,称为"瘤巢"。在骨样组织和编织骨表面有形态良性的但增生活跃的成骨细胞围绕,骨小梁吻合成网,小梁之间缺乏正常的红骨髓和黄骨髓,而是充满疏松血管纤维性间质,内含良性的但增生活跃的成骨细胞和破骨样巨细胞。瘤巢中心钙化明显,骨组织也比较成熟,较大的骨小梁可见粘合线。瘤巢与周围反应性骨之间有明显的界限,常有一薄层纤维血管组织将瘤巢与周围非肿瘤性反应性骨分界,因此,肿瘤与周围反应性骨的转变是突然的,没有移行。周围反应性骨有明显硬化倾向,越是靠近骨膜这一倾向越明显。骨样骨瘤病理形态依据病程长短和成熟度不同而有所不同;病变早期增生活跃,主要为大量增生的成骨细胞位于富于血管的间质中;中期最具有典型形态,出现骨样组织和不同程度钙化;成熟期骨样组织钙化形成编织骨小梁,甚至瘤巢充分骨化,以致在肉眼上与周围硬化性反应性骨无法区别。

（朱　鸿）

### 五、诊断与鉴别诊断

#### （一）诊断依据

1. 颈、胸、腰、骶背部持续数月的局限性持续性钝痛,夜间疼痛明显,非甾体抗炎类药物（NSAIDs）可使疼痛不同程度缓解;

2. 常有痉挛引起的疼痛性斜颈、脊柱侧弯和脊柱僵硬,侧凸的凹面向着病变侧,平卧时侧凸畸形加重;

3. 影像学检查发现有瘤巢或"双高密度"征象;

4. 病检瘤巢中央为不定型的、杂乱无章的骨样组织,大量深染的骨母细胞陷入其中。瘤巢周边为增生的纤维血管组织,由增殖期的幼稚间叶细胞和毛细血管组成。

#### （二）鉴别诊断

1. 脊柱慢性感染　①多有急性化脓性脊柱炎急性感染的发热和白细胞增高等感染病史或手术史;②有间歇性疼痛症状,但程度较骨样骨瘤轻,无夜间痛;③X 线与 CT 检查多为脊柱增生性改变,无骨样骨瘤的瘤巢;④ECT 的"双高密度"征象有助于骨样骨瘤同骨脓肿的鉴别。

2. 脊柱骨母细胞瘤　①骨母细胞瘤从出现首发症状至初步确诊的时间平均需 6 个月以上,常表现为进行性加重的局限性钝痛、神经受压及脊柱侧弯等。约 80% 患者出现患部疼痛,活动后可加重,且只有 1/3 患者口服阿司匹林或其他水杨酸类药物后可缓解,临床无夜间痛特点;②骨母细胞瘤影像学表现瘤体大于 2cm,多位于椎体松质骨,肿块可以很大,有脊柱巨大骨母细胞瘤的报告,反应骨壳薄。而骨样骨瘤多位于椎弓皮质内,瘤巢小于 2cm,反应骨多;③在组织学上,骨母细胞瘤的骨母细胞更丰富,新生血管更多。高倍镜下,它们的细胞特征几乎一样。从超微结构上来看,骨样骨瘤的成骨细胞的形态学表现常类似于正常的成骨细胞,然而这些成骨细胞具有不规则、呈锯齿状的核（表明有高的代谢活动）,有糖原颗粒,有丰富而且纤细的细胞内纤维,偶尔有含铁的溶酶体。部分骨样骨瘤的成骨细胞尚具有非典型的线粒体,呈分叶状或蜂窝状改变。钙化的基质区显示出粗糙的编织骨形态。

3. 原发性脊柱侧弯　①无典型的夜间痛;②站立时侧凸畸形加重;③影像学检查无瘤巢和双高密度征象。

### 六、治疗

此瘤数年后有可能骨化自愈,但因其疼痛症状明显,一般发现后可根据病变部位的深浅和脊髓神经血管的关系,如位于寰枢椎应首先考虑 NSAIDs 治疗,其短期疗效肯定,对于保守治疗无效,引起续发损害的患者,应当采取开窗刮除瘤巢、保留周边硬化骨的方法,辅以自体松质骨或异体骨填充残腔进行局部融合,避免使用内固定物。其他部位也可先药物治疗，缓解症状，无效者，宜在 CT 引导下经皮彻底切除瘤巢、经皮射频消融或计算机导航精确定位，微创化彻底去除瘤巢，防止复发。

### （一）局限性瘤巢切除术

脊柱骨样骨瘤多位于椎弓，手术治疗是极为有效的，手术治疗的关键是瘤巢的定位。术前 X 线与 CT 等检查定位，术中 C 形臂机准确定位瘤巢，采用局限性手术切除骨样骨瘤。局限性切除术中通常需准确暴露瘤巢所在的区域，瘤巢表面为不规则的反应骨，这个特征有利于直视下定位。利用骨刀或者球形磨钻在直视下行瘤巢表面骨薄层切除，直至见到红色的瘤巢，再用刮匙刮除瘤巢，用磨钻扩大基床 2~5mm 以保证完全切除瘤巢，可用自体骨或同种异体骨填充骨腔。手术治疗的是切除瘤巢，而术后复发率的高低实际上就是瘤巢去除彻底程度的体现。瘤巢明确，去除较肯定的病例，复发的几率应在 5% 以下，而影像上瘤巢不明确，术中瘤巢不肯定或不完全，则复发率就要高得多。术前影像上瘤巢位置明确，术中可明显找到，则单纯去除瘤巢及巢窝即可。反应骨可以自行吸收，因此一般没有必要手术切除，实际上，残留反应骨可减少术后骨折的危险。而对那些术前瘤巢就不明显的病例，最好术中行连同周围反应骨一起大块切除，以免遗漏瘤巢。有时非大块切除时，切除的标本中瘤巢不明显，会给病理检查带来困难。切除肿瘤后，依骨缺损的大小、对骨强度影响的多少来决定是否植骨和固定。有作者报告应用计算机导航辅助切除骨样骨瘤 26 例，总结计算机导航手术的最大优势在于不仅能够术中实时、精确地显示解剖位置和手术刀的位置，并且能够实时显示手术刀与肿瘤边缘的关系，可以实现理想的切除范围，避免重要骨结构的过度受损，同时还能指导、验证术者术前的手术计划和术中的操作结果。经皮切除骨样骨瘤技术因安全、创伤小、复发率低及费用低等优点而被广泛应用于临床。

### （二）经皮微创手术切除

CT 引导下经皮骨样骨瘤切除术，手术均应用环锯，并配大口径空心钻，皮肤做 1~2cm 切口，将空心钻沿切口穿过软组织到达瘤巢，再用环锯破坏瘤巢，可以同时钻取病理组织标本进行病理学检查，切口应用可吸收线进行皮内缝合。注意防止环锯速度过快造成皮肤及组织的热灼伤、周围神经激惹、短暂性麻痹及骨髓炎等并发症。术后患者可在支具保护下早期进行功能锻炼。

近年来国内外有报道采用直径 3~4mm、长 20cm 的骨穿刺针代替环锯，针头为锯齿状，锯齿间为刀刃状，故该穿刺针兼有钻和切的功能。术中以 CT 薄层横断扫描患病部位确定病灶部位，应用骨穿刺针经皮穿入瘤巢中心，再次 CT 扫描证实穿刺针位置准确后，撤出针芯，以穿刺针套管刮除瘤巢瘤壁及其内肿瘤组织。再次 CT 扫描确认病灶已被完全破坏并切除彻底。并可将切取的肿瘤组织用甲醛溶液进行固定后送病理检验。术后患者疼痛症状可明显缓解，并能早期下床活动，术后感染、血肿、病理性骨折等并发症少见。

1993 年 Graham 等报告 7 例骨样骨瘤，全部采用 CT 引导下经皮骨样骨瘤切除术，其中 6 例患者术后影像学发现病灶完全切除，1 例手术失败，再次经切开手术切除。术后 6 例患者疼痛症状完全消失，随访 2 年未见复发。1999 年 Sans 等报告 38 例骨样骨瘤，应用 CT 引导下经皮骨样骨瘤切除术治疗，术后所有患者疼痛症状消失。2 例患者在经皮切除部位出现病理性骨折，所有患者无复发。

### （三）经皮射频消融术

近年来基于 CT 引导下经皮骨样骨瘤切除术基础上还使用射频消融及激光等手段，以进一步对肿瘤进行物理或化学性损毁来避免复发，其中以 CT 引导下经皮射频消融治疗骨样骨瘤技术发展速度最快，它的精确度和有效率高，复发率低，明显优于长期水杨酸类药物治疗、完整手术切除及单纯经皮切除术等传统治疗方法，被国外学者公认为对于经影像学检查结合临床表现诊断为骨样骨瘤患者的首选治疗方法。有文献报道经皮射频消融切除骨样骨瘤 70 例，术后 1 周所有患者疼痛消失，平均随访 22 个月，未见复发，首次手术成功率 94%。

### （四）经皮激光凝固切除

经皮激光凝固切除骨样骨瘤是通过激光对瘤巢局部发热而达到热凝固的方法，其疗效与经皮射频消融治疗骨样骨瘤技术相同。经皮激光凝固切除骨样骨瘤手术与经皮射频消融手术程序相同，不同的是将光学纤维经穿刺针插入瘤巢，启动波长为 805nm 的二极管激光器使功率达到 2W，维持 4~6 分钟。经皮激光凝固等强调由于热传导对脊髓具有破坏性，在应用经皮激光凝固切除治疗脊柱骨样骨瘤时，瘤巢应距脊髓至少 8mm。无论是激光还是经皮消融都是对周围软组织的热损伤或对脊柱重要神经系统的损伤，如应用适当，也不会产生神经损害。

### （五）CT 引导下经皮切除加无水乙醇注入

2003 年 Mowafi 等总结 15 例骨样骨瘤，在 CT 引导下经皮切除骨样骨瘤后,用高速磨钻打磨病灶,再用无水乙醇灭活。术后 CT 检查显示病灶消失,经过平均 19 个月(6~24 个月)的随访,症状完全缓解。

2007 年 Akhlaghpoor 等报告 54 例骨样骨瘤,采用 CT 引导下经皮微波射频切除骨样骨瘤,之后再将浓度为 99.8% 的无水乙醇通过导针直接注入瘤巢。术后 24 小时患者出院,有效率 100%。术后随访 13~48 个月,2 例患者分别在术后 1 和 3 个月复发,再次行 CT 引导下经皮微波射频加无水乙醇注入治疗后治愈。首次手术治愈率 96.3%,再次手术治愈率 100%。

## 七、预后

骨样骨瘤为可自愈性疾病,数年后有可能骨化自愈,有少量病例未经治疗而病变消失。少部分症状轻微者,可行对症保守治疗等待其愈合,但绝大多数因其疼痛症状较明显,持续时间较长,所以应行手术治疗。术中彻底切除瘤巢,术后疼痛迅速缓解,只要将瘤巢切除,则极少复发,预后良好,未见恶变报道。但瘤巢切除不全,有瘤巢残留者容易复发。

(胡豇　胡云洲)

# 第二节　脊柱骨软骨瘤

## 一、概述

骨软骨瘤(osteochondroma)也被称为骨软骨外生骨疣(osteocartilaginous)或外生性骨疣(exostosis),它是指骨的表面覆以软骨帽的骨性突出物,曾经被认为正常骨生长过程中的异常表现,后经研究发现,在软骨帽部位存在细胞学遗传学异常、非整倍体及杂合性的丢失,它是一种真正的肿瘤病变,为最常见的骨良性肿瘤,是骨的错构瘤,占全身骨肿瘤的 8.5%~12%,占良性骨肿瘤的 31.6%~36%。临床上骨软骨瘤可全无症状或仅为偶然发现的局部无痛性肿块,多数生长缓慢,可分为单发和多发性两种,后者被称为多发性外生骨疣(multiple exostosis)、骨软骨瘤病(osteochondromatosis)或 Bessel-Hagel 综合征(Bessel-Hagel syndrome),占骨软骨瘤的 12%。骨软骨瘤病可以散发,公认具有常染色体显性遗传性,65%~75% 的患者有阳性家庭史,即患者双亲之一是患者,或连续几代人患有同一疾病,故也称为遗传性多发性骨软骨瘤(hereditary multiple exostoses),是一种常染色体显性遗传性疾病,主要有三大特征:①遗传性;②骨短缩与畸形;③易恶变为软骨肉瘤。与单发性骨软骨瘤相比,其发生率为 1:10。骨软骨瘤多发于长骨的干骺端,最常见于股骨远端(30%),胫骨近端(17%),肱骨近端和骨盆(20%),只有 1.3%~4.1% 的孤立性骨软骨瘤起自脊柱,占椎管内肿瘤的 0.4%,占孤立性脊柱肿瘤的 3.9%。大约 9% 的骨软骨瘤病的患者可累及脊柱,但实际发生率可能要高些,因为很多患者可终身无

症状,常因压迫脊髓才引起人们的注意。

脊柱骨软骨瘤较少见,多数为单发性骨软骨瘤,少数是多发性骨软骨瘤病累及脊柱。Albrecht 等回顾分析文献报道的 130 例脊柱骨软骨瘤,其中孤立性脊柱骨软骨瘤 96 例,多发性骨软骨瘤病累及脊柱的患者 32 例。姜亮等报告 21 例脊柱骨软骨瘤,其中 19 例为孤立性骨软骨瘤,2 例为多发性骨软骨瘤病,累及上、下肢等多个部位。

## 二、临床表现

骨软骨瘤常见于儿童或青少年,20 岁以前占 70%~80%,多发性骨软骨瘤病发病年龄较单发骨软骨瘤早,通常情况下在 2 岁左右被发现,自婴幼儿到青少年发病率逐渐降低,20 岁以后少见,遗传性多发骨软骨瘤在新生儿期很难发现,特别在女性。有些病例可以表现为终身亚临状态而不被发现,多数患者直到发生脊髓或神经根压迫症状经影像学检查时才发现。多发性骨软骨瘤的数量不一,多的可超过 100 个。男性患者与遗传无关,而女性则可以是隐性携带者,并可将疾病传给后代。与单发骨软骨瘤一样,随人体生长,骺闭合后也停止生长,恶变者少见,单发性骨软骨瘤恶变率 1%,多发性骨软骨瘤恶变率为 5%。

脊柱骨软骨瘤可累及脊柱的任何节段,最好发于颈椎,约占 50%,其中 C2 最常受累,其次好发于胸椎,约占 25%。多数脊柱骨软骨瘤生长于椎板、椎弓根、关节突或棘突等后柱结构,少数生长于椎体。其临床症状主要与瘤体的生长部位和生长速度

有关,多为无症状或仅有局部疼痛或不适。当瘤体向椎管内或椎间孔内生长时,使椎管和椎间孔受累变窄,直接压迫脊髓或神经根,导致相应部位的感觉、运动障碍,部分患者表现为椎管狭窄症状,临床上偶见急性神经损害,文献曾报告1例轻微外伤后突发死亡的病例,是由于枢椎骨软骨瘤造成的。脊柱骨软骨瘤引起神经损害最早由Reid于1843年报道;Gille等回顾分析2004年之前报道的150例孤立性脊柱骨软骨瘤患者,其中60例出现脊髓受压,占40%。Albrecht等回顾分析1907~1992年间报道的脊柱骨软骨瘤病例99例,其中30%的孤立性脊柱骨软骨瘤病例出现脊髓受压,而骨软骨瘤病累及脊柱的患者有50%以上会出现神经损害。2011年姜亮等报告19例孤立性脊柱骨软骨瘤中13例有神经损害表现。其中8例有脊髓受压,占42.1%;2例多发性骨软骨瘤病患者,1例有脊髓受压,1例仅局部疼痛。

## 三、影像学检查

### (一)X线表现

骨软骨瘤无论是单发还是多发,一般都具有一个特征性的骨表面覆以软骨帽的骨性突出物,此骨性突出物即是骨软骨瘤(图9-2-1)。其皮质和松质与正常骨相连,有蒂的骨软骨瘤显示出一个细长的蒂,无蒂的骨软骨瘤表现出一个宽的基底,附着于骨皮质。其共同特点是:

(1)受累椎骨的皮质和松质与骨软骨瘤皮质和松质相连续,之间没有间隔,肿瘤尖端可见透亮软骨阴影。

(2)软骨帽:骨性突出物的尖端有软骨帽,正常软骨帽的厚度<1cm,儿童较可较厚,其外有一层纤维血管组织包膜,软骨帽未发生钙化时X线不能显示,软骨帽钙化呈不规则形斑片状致密影。

(3)软骨钙化:软骨钙化是诊断骨软骨瘤的重要征象,也是判断肿瘤生长活跃性的指标。缓慢生长的肿瘤,软骨钙化带薄,生长活跃的肿瘤,软骨钙化带厚薄不均,当肿瘤生长异常活跃时,钙化带呈环形、半环形,且密度不均,边缘模糊。

(4)骨软骨瘤如出现以下征象时,应高度怀疑恶变的可能:①肿瘤表面钙化带中断、不连续;②软骨帽明显增厚或出现软组织肿块;③钙化带密度减低、边缘模糊、局部骨质破坏和出现骨膜反应;④软组织内出现斑点状或低密度钙化环;⑤瘤体内有瘤骨形成。

### (二)CT扫描

CT扫描可以显示肿瘤的软骨和骨化部分,可肯定病灶的松质骨与受累骨的松质骨相延续,可以发现X线片难以显示的部位(图9-2-2、图9-2-3)。骨软骨瘤的生长方向与肌腱或韧带所产生力的方向一致,一般是骨骺端向骨干方向生长。肿瘤表面有透明软骨帽覆盖,其厚薄不一。较薄的一般X线不易显影,较厚的则可见菜花样致密影,但边界清楚。软骨帽的厚薄与生长年龄相关。越年轻的患者,软骨帽可较厚,成年时则较薄。儿童软骨帽超过3cm时才考虑恶性变可能,而成年人软骨帽超过1cm则有恶性变的可能。病变分布点状或环状钙化,也是骨软骨瘤的典型特征。这些特点可使本病与偶尔呈类似表现的骨瘤、皮质旁骨肉瘤、软组织骨肉瘤和皮质旁骨化性肌炎相区别。

### (三)MRI

显示软骨帽,在MRI $T_2$加权和梯度回波序列上,软骨帽表现为高信号强度,软骨膜表现为包绕软骨帽的窄带状低信号,不同程度的信号缺乏和低信号强度小区域代表了软骨钙化。钆剂增强的MRI可见骨软骨瘤周围强化,其代表了覆盖在未被增强的软骨帽上的纤维血管组织。瘤体在MRI $T_1$和$T_2$相均为等信号,软骨帽在$T_1$相为低信号,在$T_2$相为高信号(图9-2-4)。

### (四)骨扫描

骨软骨瘤骨扫描可显示病变区放射性浓集,放射浓集是在软骨帽周围,而软骨肉瘤或恶变后的软

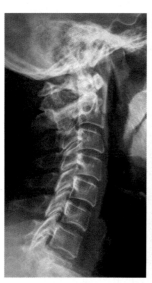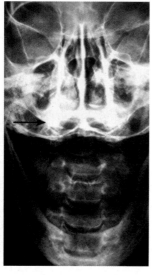

**图9-2-1  男性,20岁,枢椎椎弓骨软骨瘤的X线片表现**

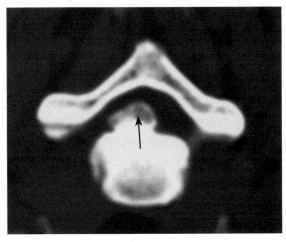
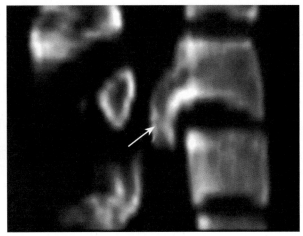

图 9-2-2　女性,23 岁,C₃ 椎体骨软骨瘤,CT 显示 C₃ 椎椎体后缘骨软骨瘤,突入椎管压迫脊髓

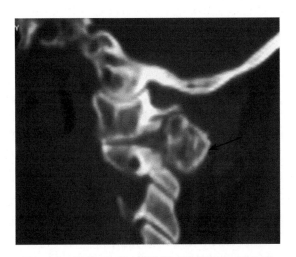

图 9-2-3　男性,20 岁, 枢椎椎弓骨软骨瘤 CT 表现

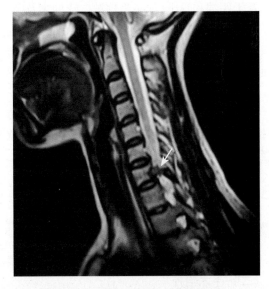

图 9-2-4　男性,28 岁,C₇ 椎骨软骨瘤
MRI 显示肿瘤突入椎管压迫脊髓

骨肉瘤,放射性浓集则是整个肿瘤体的浓集且放射浓集更显著。

## 四、病理表现

### (一) 肉眼观

骨软骨瘤好发于软骨化骨的部位,椎骨的骨软骨瘤往往位于椎体后部继发性骨化中心部位,如椎骨突起部分的尖端、椎弓和椎骨-肋骨交界处。肿瘤呈广基或有长蒂或二者之间的各种中间状态,骨密质和髓腔都与附着骨相连续。瘤旁常有滑囊形成。肿瘤大小不等,平均约 4cm。大体取材需纵行切开测量表面软骨帽的厚度。软骨帽厚薄不等,骨骼生长期的青少年软骨帽偏厚,达 1cm 甚至更厚,但表面光滑厚薄均匀。成人软骨帽厚度不应大于 1cm,如果大于 1cm,需要充分取材以除外恶性。继发性软骨肉瘤软骨帽常大于 2cm。骨骼停止生长后,软骨帽可逐渐变薄,消失。

### (二) 镜下所见

骨软骨瘤分三层:最表面为纤维膜,相当于肿瘤在生长过程中被逐渐抬高的骨膜,且与附着骨的骨膜相连续;骨膜下为薄层软骨帽,厚度应小于 2cm,且随年龄增加而变薄。软骨帽为分化良好的透明软骨,其内表浅的软骨细胞呈簇状排列,邻近骨移行区的软骨细胞呈条索状排列,类似骺板软骨,并有软骨内骨化。在骨骼生长期软骨帽的软骨细胞可有轻度的不典型性,并可出现双核细胞。软骨帽下软骨化骨形成分化成熟的松质骨,骨小梁间充满脂肪细胞和正常的造血组织(图9-2-5)。

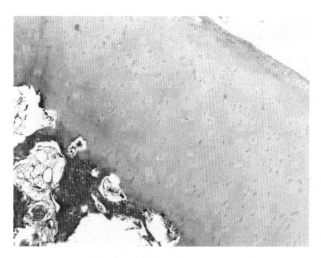

图 9-2-5　骨软骨瘤软骨帽为分化良好的透明软骨，
软骨帽下软骨化骨形成分化成熟的松质骨，骨小梁
间充满脂肪细胞和正常的造血组织　HE×40

### （三）遗传学改变

长期以来，关于骨软骨瘤是一种发育异常还是真性肿瘤一直有争议。然而，细胞遗传学研究发现，骨软骨瘤染色体异常累及 8q22～q22.4，即 *EXT*1 基因定位处。DNA 流式细胞检测发现软骨帽中的软骨细胞有异倍体现象，荧光原位杂交发现 79% 的病例有 8q22～q22.4 的丢失，这些现象都提示骨软骨瘤都是真性肿瘤，应该和骨关节炎患者在关节边缘生长的骨赘，以及创伤引起的甲下外生骨疣发生的机制完全不同，外生骨疣的名称不应与骨软骨瘤混合使用，以免引起误解。

（朱　鸿）

## 五、诊断与鉴别诊断

### （一）诊断

骨软骨瘤根据典型的临床表现及影像学特征，95% 以上就可确定诊断，不容易与其他肿瘤相混淆，但需要诊断是单发还是多发。多发性骨软骨瘤常伴有家族遗传性病史，CT 和 MRI 可显示被普通 X 线片遮挡的结构，是发现本病的首先检查。CT 对骨软骨瘤本身显示较 MRI 为优，而 MRI 对脊髓神经结构的显示较 CT 更为清晰。本病诊断容易，不易误诊。骨软骨瘤是否恶变，需要根据临床表现、影像学特征结合病理检查确诊。

### （二）鉴别诊断

1. 恶变后的软骨肉瘤　最重要的鉴别诊断是区分良性骨软骨瘤和恶变后的软骨肉瘤。骨软骨瘤恶变为软骨肉瘤后具有较厚的软骨帽（厚度常超过 2～3cm），其中可有散在的钙化，且与蒂中含有的钙化分开，并伴有软组织肿块。X 线片、CT 及 MRI 均可以显示以上特点。骨软骨瘤恶变后，在骨扫描上能显示出病灶部位较高的核素浓聚。然而，有时良性骨软骨瘤也有类似表现。鉴别骨软骨瘤恶变需要进行动态的影像学观察。骨骼发育成熟后，出现软骨帽轮廓的不规整和大小改变，或出现远离原先轮廓的钙化时，通常提示恶变。当这些征象合并基底部或颈部骨质破坏，以及出现软组织肿块时，则高度怀疑恶变。组织学上的恶性依据是软骨组织中细胞成分丰富，细胞分布不均匀，细胞有多形性，细胞核有异型性。

2. 骨骺骨软骨瘤　可能会与骨软骨瘤相混淆的病变是骨骺骨软骨瘤或关节内骨软骨瘤，更常见的名称是半肢性骨骺发育异常或 Trevor-Fairbank 病，这是一种发育性病变，以不对称性的一个或多个骨骺的过度生长为特征，常发生在下肢，偶尔发生于上肢。距骨、股骨远端和胫骨远端是最常见的好发部位。典型的病变发生于被侵及肢体的一侧，并使骨骼变形。基本病理过程是骨骺内的软骨的异常增生。半肢性骨骺发育异常与常见的骨软骨瘤及软骨瘤相关，组织学上，二者几乎一样。该病的临床特点是受累关节的疼痛、变形和运动受限。影像学检查可见化骨中心的一侧呈不规则、球状过度生长，随着病变的增大，关节变形则更明显。

3. 多发内生软骨瘤病（Ollier 病；en-chondroma-tosis）　内生软骨瘤病以多发的内生软骨瘤为特点，常累及干骺端和骨干，如果骨骼被广泛的累及，特别是在累及单侧的情况下（1899 年首次由 Ollier 描述的病例），则称之为 Ollier 病。与多发骨软骨瘤不同，它无遗传和家族倾向，是一种具有基因异常的肿瘤。

4. 脊柱软骨肉瘤　对于复发的病例，需要鉴别是骨软骨瘤复发还是骨软骨瘤恶变，还是低度软骨肉瘤。

## 六、治疗

### （一）观察

无症状或发展缓慢的病例可以密切随访观察。

### （二）手术治疗

有手术适应证者可以手术治疗。

1. 手术适应证

（1）成年后肿瘤持续生长；

（2）出现疼痛；

（3）出现有神经损害；

（4）长期疼痛保守治疗效果不佳或诊断不明确的患者；

（5）有邻近骨骼、血管、神经压迫；

（6）瘤体在成年后，继续生长或突然生长，影像学提示有恶变倾向者。

2. 手术方法 手术时应行骨软骨瘤的膜外游离，充分显露，并于基底部周围的正常骨边缘做整块切除（图9-2-6）。基底部切除过少，局部可遗留有

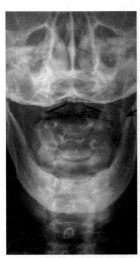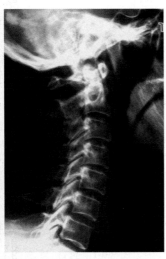

图9-2-6 男性，20岁，枢椎椎弓骨软骨瘤
切除术后9年X线片无复发

骨性突起。软骨帽切除不干净容易复发。由于脊柱骨软骨瘤多生长于脊柱后方或侧后方，多选择后方入路，将肿瘤相邻骨质及其起源附件彻底切除；若有脊柱不稳定，可行关节突或椎弓根内固定；对于位于椎体的骨软骨瘤，可选择前方或侧方入路，宜行边缘性切除肿瘤。假若椎体无缺损而稳定性良好者，则不需要重建。

## 七、预后

多发性骨软骨瘤的预后与单发性骨软骨瘤一样，随人体生长，骺闭合后也就停止生长。脊柱骨软骨瘤手术切除后复发者少见。Gille等报道的脊柱孤立性骨软骨瘤中仅有7例（4%）复发，最短6个月，最长14年，平均为5年；多数学者认为，术后复发与瘤体或软骨帽残留有关，故务必彻底切除病灶，骨软骨瘤可恶变为软骨肉瘤。多发性骨软骨瘤的恶变约为15%，而孤立性骨软骨瘤的恶变率仅为1%。据文献报道，脊柱骨软骨瘤恶变率相对于四肢较高，骨软骨瘤恶变多见于术后肿瘤复发，瘤体较大并有较厚的软骨帽。成年后肿瘤持续生长均提示恶性可能，尤其是软骨帽大于1cm时要怀疑恶变。姜亮等报告获得随访的17例患者，肿瘤切除彻底，无瘤体及软骨帽残留，未见复发或恶变的病例。

（胡豇 胡云洲）

# 第三节 脊柱血管瘤

## 一、概述

骨的血管瘤（hemangioma of bone）是由新生的毛细血管或海绵状血管构成的良性病变，起源于骨内血管。有学者认为并非真性肿瘤，而是血管发育异常造成的错构性血管畸形或局部静脉曲张，属血管病变或血管畸形的一种。组织学上可分为毛细血管瘤和海绵状血管瘤两型。前者好发于扁骨和长管状骨，后者好发生于脊柱和颅骨，多为单发，但是可以表现为单骨多中心或是多骨受累，亦可同时累及软组织或内脏，称为多发性骨血管瘤或骨血管瘤病。骨血管瘤病因未明，可能与先天畸形或局部血液淤滞有关，有报道与外伤关系密切。

2002年WHO骨肿瘤分类将血管性肿瘤分为两类：①血管瘤，属于血管畸形，包括海绵状血管瘤、毛细血管瘤、组织细胞血管瘤、静脉血管瘤及血管瘤病；②血管肉瘤（angiosarcoma），由内皮分化的肿瘤细胞形成，包括血管肉瘤、血管内皮瘤（hemangioen-dotheliomas）、血管内皮肉瘤及上皮样血管内皮瘤（epithelioid hemangioendothelioma）。2013年WHO骨肿瘤分类第4版将血管性肿瘤细分为4类：①血管瘤（ICD-O编码9120/0）；②上皮样血管瘤（ICD-O编码9125/0）；③上皮样血管内皮瘤（ICD-O编码9133/3）；④血管肉瘤（ICD-O编码9120/3）。

脊柱血管瘤是常见的脊柱良性肿瘤，表现为脊椎内血管组织的异常增生，约占脊柱原发肿瘤的2%～3%。Schmorl在3829例尸检脊柱标本中，

10.7%有无症状的血管病变。大宗尸检报道,约10% ~12%的脊柱标本发现骨血管瘤,多见于胸椎,其次是腰椎和颈椎。常累及椎体,也可累及椎弓,少数也会延及椎间隙及椎管内外。可在任意年龄发生,70%的患者发病在30 ~60 岁,女性多于男性,多在40 岁以后被发现。

## 二、临床表现

脊柱血管瘤患者大多数病变无临床症状,多由影像学检查偶然发现,由无症状进展为有症状的约为3.4%,称为脊柱侵袭性血管瘤(aggressive hemangioma)或症状性椎体血管瘤。脊柱血管瘤患者就诊时平均年龄为44 岁。平均病程13 个月,疼痛者平均病程11 个月。侵犯部位胸椎最多,其次是颈椎,再次是腰椎,可累及相邻2 个节段,瘤体均侵及椎体,部分侵及椎弓,可侵入椎管内,并伴有椎旁软组织团块。1/4 患者仅表现为局部疼痛,3/4 例伴有脊髓或神经根损害,表现为四肢无力,感觉减退,肌力减弱,活动障碍,大小便困难。妊娠期第三个月可急剧进展,1 个月内进展至不全截瘫,脊髓功能损害可达 Frankel C 级。产生脊髓压迫的可能原因:①病变椎体膨大向后移位压迫脊髓;②病变突破椎体骨皮质向椎体外生长,常侵及横突、椎弓根及硬膜外间隙引起脊髓压迫;③椎体骨折引起部分椎体或瘤体向后移位压迫脊髓;④肿瘤出血进入硬膜外间隙造成脊髓压迫。

## 三、影像学表现

### (一) X 线片

脊椎血管瘤 X 线检查典型表现为栅栏状改变。

这是由于水平的、非承重骨小梁被吸收,而垂直的骨小梁代偿增粗,纵行排列,间以低密度间隙,呈栅栏状(图9-3-1)。这些垂直的骨小梁在轴向 CT 上表现为"圆点花纹"状。有时水平骨小梁也有增粗而呈网状。还有一些血管瘤可呈蜂窝状外观,椎体边缘可轻度或明显膨出,不典型的血管瘤可呈溶骨性、硬化性或斑点状改变。肿瘤主要侵犯椎体,并逐渐侵入椎弓根、横突、椎板及棘突,也可直接侵犯椎间盘及邻近肋骨。受累椎体可见不同程度压缩或扁平,横向稍有膨大,皮质骨变得不规则,少见软组织受累。受累的椎弓根界限不清楚,与转移瘤所致破坏类似。

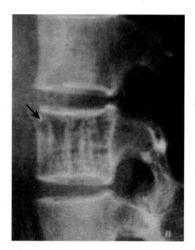

图9-3-1　男性,38 岁,$L_4$ 椎体血管瘤 X 线片
可见椎体呈栅栏状改变

### (二) CT 表现

脊椎血管瘤的 CT 表现为椎体松质骨呈致密圆点影或网眼状改变,残留骨小梁增粗,呈稀疏排列的高密度斑点,矢状面或冠状面重建图像呈栅栏状改变(图9-3-2)。偶尔可见椎旁软组织肿块。骨小梁

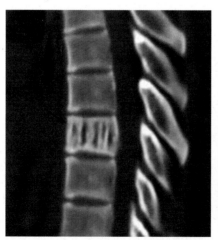
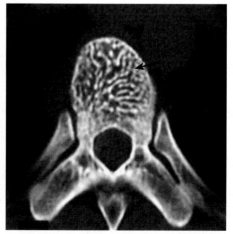

图9-3-2　女性,30 岁,$T_7$ 血管瘤,CT 矢状面 $T_7$ 椎体呈栅栏样,冠状面呈蜂巢样

减少,增粗,形成致密圆点状影或粗细网眼征象是脊椎血管瘤的特征性表现。椎体大小形态多保持正常或轻度向周围膨胀,椎体皮质变粗糙模糊,病程长、椎体破坏严重者可产生压缩性骨折。附件受累可呈轻度膨胀性改变,松质骨亦可出现典型或者不典型的栅栏状或网眼状表现,破坏严重时骨皮质模糊中断,但轮廓完整。椎间盘一般保持正常,但可以合并椎间盘的膨出或者突出。

CT 对评价血管瘤骨内病变是最有效的,因血管瘤所在位置骨小梁增粗形成结节而表现为高密度的"圆点征"。血管瘤侵袭征象包括:①侵犯整个椎体;②侵犯神经弓;③不规则结节;④骨皮质扩张、破损;⑤软组织团块;⑥多位于 $T_3 \sim T_9$。而恶性血管病变也可有类似表现。血管肉瘤较血管瘤多骨质破坏、侵袭性软组织扩张(尤见于恶性度高的血管肉瘤),有时也可见硬化带。故 CT 难以鉴别带有侵袭性的血管瘤(血管畸形)和血管肉瘤(恶性肿瘤)。

### (三) MRI 表现

MRI 检查对长骨血管瘤定性诊断有较高特异性,$T_1WI$ 呈与肌肉相似等信号,$T_2WI$ 呈明显高信号,且随回波时间延长而逐渐增高,有时可见低信号分隔;增强扫描病变呈网格样强化。

椎体血管瘤在 MRI $T_1$ 加权像上可因间质内的血细胞成分减少、脂肪成分增加而表现为高信号,$T_2$ 加权像上表现为高信号(图 9-3-3)。椎体血管瘤运用旋转回声技术所进行的 MRI 检查,发现病变内不同的信号强度很大程度上是由变化的血流速度所决定的。

MRI 可以用来评价软组织扩张程度、脂肪成分和脊髓受压程度。由于脂肪相对增生,MRI 上无症状的脊柱血管瘤常显示为长 $T_1$ 信号(取决于脂肪增生的程度)、长 $T_2$ 信号。增粗的骨小梁结节在横断面 $T_1$ 相上与周围脂肪组织对比,可以表现为低信号。引起神经损害的血管瘤多位于胸椎、侵及整个椎体、扩张到神经弓和神经根,常在 $T_1$ 相表现为低信号,$T_2$ 相为高信号,提示其中脂肪增生较少。这对判断血管瘤预后有一定意义。

### (四) 骨显像(ECT)

骨血管瘤在血管期及骨期均表现为核素摄取增加。血管期摄取增加是由于病变的血管特性。后期摄取增加是由于病灶内大量的反应骨形成。

### (五) 血管造影

血管造影在一些病例表现为病灶内血运增加,在另一些病例,因病灶内血管与体循环无交通,呈现无血管现象,缺乏血运丰富的影像特点,此时不能除外血管瘤的可能。

## 四、病理检查

### (一) 肉眼观

椎骨的血管瘤体积一般不大,呈暗红色,境界清楚,质地软。也可呈蜂窝状或多房囊性,房间有隔,隔内有骨小梁。

### (二) 镜下所见

血管瘤有不同的组织学特征,可分为毛细血管瘤、海绵状血管瘤、静脉性血管瘤、上皮样血管瘤、血管瘤病,其中以海绵状血管瘤多见或是上述几种的混合,且血管瘤和淋巴管瘤常常混合存在。毛细血

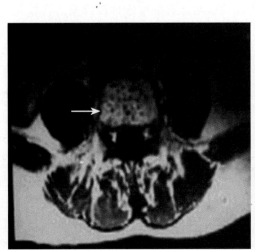
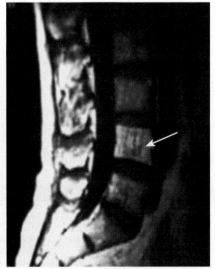

图 9-3-3　男性,38 岁,$L_4$ 椎体血管瘤,MRI 显示呈蜂窝状与栅栏状

管瘤有特征性的小叶状结构和较大的滋养血管,由单层扁平内皮细胞衬覆,细胞形态规则一致,可有核分裂象。海绵状血管瘤由大量扩张的血窦构成,内衬单层扁平的内皮细胞(图9-3-4)。血管瘤内肿瘤性血管被反应性新生骨小梁和纤维结缔组织分隔围绕,可能起到支撑作用。上皮样血管瘤又称为组织细胞样血管瘤或血管淋巴样增生伴嗜酸性细胞浸润,病变内含有不成熟毛细血管,内皮细胞增生肥胖呈上皮样,胞质嗜酸性,核仁明显;间质有大量的淋巴细胞、嗜酸性粒细胞浸润,可有淋巴滤泡形成。

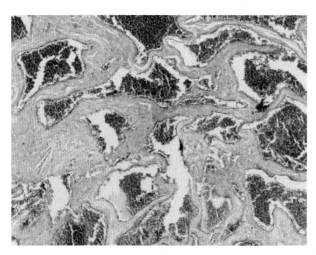

图9-3-4　海绵状血管瘤由大量扩张的血窦构成,
内衬单层扁平的内皮细胞　HE×40

### (三) 免疫组织化学

血管内皮细胞为 $CD_{31}$、$CD_{34}$、Ⅷ因子阳性。而上皮细胞血管瘤除了血管内皮标记阳性外,还可以有上皮性标记 CK、EMA 阳性。淋巴管瘤的内皮细胞除表达部分血管内皮细胞表型外,还可表达 D2-40、$PROX_1$、$LYVE_1$ 和 VEGFR3。

## 五、诊断与鉴别诊断

### (一) 诊断

脊柱血管瘤诊断依据:

1. X 线片与 CT 特征性表现是椎体呈栅栏状或网状阴影,可侵犯椎体的一部分或全部或累及多个椎体;

2. MRI 显示纵行椎体之栅栏状征象和横断面椎体的网眼状征象。胸椎小的局限性血管瘤 X 线片难以发现时,MRI 横切面成像可清楚显示椎体异常高信号区域,其与正常椎体信号界限清楚;

3. 对于非典型表现的血管瘤(X 线片上或 CT 片上未见栅栏状或网格状改变)或椎体压缩变扁致典型的栅栏状改变不复存在时,MRI 在 $T_2$ 加权像上随回波时间的延长,血管瘤体信号逐渐变亮;

4. 影像学表现典型者不需要活检,影像学表现不典型、症状进展缓慢者选择术前 CT 引导下穿刺活检。组织学上以血管的瘤样畸形、薄壁的毛细血管或大血管增生、管腔扩大以及血窦形成为特点,血管腔及血窦中充满红细胞,内衬单层内皮细胞,空隙间为纤维组织或脂肪组织。

### (二) 鉴别诊断

1. 脊椎结核　由于血管瘤侵袭所致椎旁软组织肿块较少具有特征性,容易误诊为脊柱结核;但脊柱结核患者常有肺结核病史,临床症状常有腰背痛、驼背、活动障碍及保护性强迫体位,椎体可出现不规则溶骨性破坏,使椎体楔形变,因侵犯椎间盘使间隙变窄,并形成椎旁脓肿,冷脓肿或骨桥形成及椎体融合等表现均有别于脊椎血管瘤。CT 除能显示以上征象外,并能显示椎体破坏区内死骨形成及脓肿的侵犯范围。

2. 脊椎转移瘤　血管瘤受累椎弓根界限不清楚者可与转移瘤所导致的破坏相混淆;椎体塌陷压缩骨折,X 线表现无法区别诱因,易与转移癌相混淆。脊椎转移瘤发病年龄较大,临床症状明显,可出现剧烈疼痛,进行性加重,一般有原发瘤灶。X 线及 CT 主要表现溶骨性骨质破坏,呈斑片状或大片状,边界不清,无栅栏状及网眼状表现,椎体皮质常受侵犯并伴有软组织包块。MRI $T_2$ 加权像上瘤体信号不像血管瘤那样逐渐变亮是鉴别要点。

3. 脊椎骨质疏松症　椎体骨质疏松以 50 岁以上老年女性为多见,为全身性改变,有长期腰腿痛症状,动态观察无进行性加重。在长期腰背痛基础上可发生压缩性骨折,无脊髓神经功能障碍。骨质疏松所引起的椎体骨折 X 线片上可表现为双凹形或楔形改变,椎体后缘完整较直。CT 显示椎体无破坏,椎旁软组织不肿。X 线与 CT 检查无典型的栅栏样改变,且 MRI 增强扫描椎体没有强化。

4. 脊椎血管肉瘤　病程短,发展快,症状明显,影像学上多出现椎骨溶骨性破坏,椎体病理性压缩骨折和椎旁软组织肿块,无脊柱血管瘤的栅栏状或网状改变。Aflatoon 等总结的 8 例脊柱血管肉瘤患者 4 例存在弥漫椎体侵犯,50% 椎体溶骨性改变,3 例侵犯椎体一半,伴部分椎体溶骨性改变和脊柱侧弯。

## 六、治疗

由于椎骨血管瘤生长过程中可出现静止或退化，可由纤维组织替代血管组织而自行消退愈合，因此，对无症状的脊柱血管瘤可不急于治疗，仅予以动态观察，有症状或病变扩大可能发生病理骨折的脊柱侵袭性血管瘤或症状性椎体血管瘤才需要治疗。治疗指征：①病灶局限，临床症状仅表现为单纯疼痛的患者可选择椎体成形、放疗和病椎内无水乙醇注射；②神经损害轻微或进展缓慢时，可放疗、无水乙醇病椎注射或者手术切除；③神经损害严重（重要肌群肌力＜Ⅳ级，生理反射减弱或消失，病理反射阳性）、进展迅速、保守治疗无效或病理诊断不明确者选择手术治疗。

（一）微创治疗

1. 椎体成形术（vertebroplasty）

（1）经皮椎体成形术（percutaneous vertebroplasty，PVP）：目前，对于病变局限仅有疼痛、没有神经症状的病例，多数学者首选椎体成形术，单纯应用PVP可以取得良好的效果。下胸椎和腰椎在C形臂X线辅助下即可较顺利通过病椎椎弓根穿刺进行PVP，对于上胸椎和颈椎，由于椎体较小，椎弓根较窄，最好术中在CT辅助下进行。颈椎通过右前侧入路进入椎体，上胸椎通过肋椎关节进入椎体。注入骨水泥2~10ml，平均5ml左右。Cohen使用椎体成形术治疗了31例脊柱血管瘤，76%的疼痛得到了缓解。沈彬等单纯应用PVP治疗病灶局限于椎体内，不超出椎体后缘水平的症状性椎体血管瘤13例，均取得良好的效果（图9-3-5、图9-3-6）。椎体成

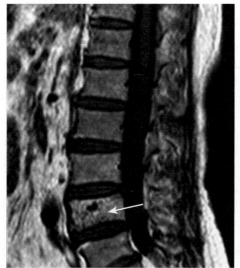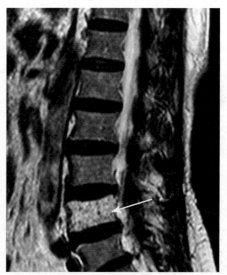

图 9-3-5　MRI 显示 $L_4$ 椎体血管瘤，$T_1$ 加权为中等信号，$T_2$ 加权为高信号

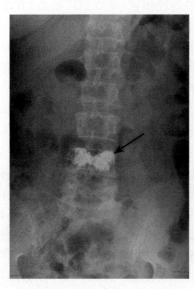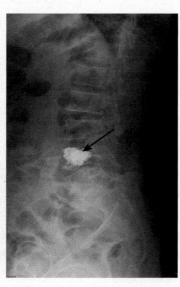

图 9-3-6　$L_4$ 椎体血管瘤行 PVP 术后

形术缓解疼痛的可能机制是：①稳定微小骨折和预防进一步的压缩；②起到"逆向栓塞"的效果，使得血管瘤体积缩小，甚至坏死。它的缺点是不能直接消除血管瘤和去除脊髓压迫。椎体成形术并发症是骨水泥外漏到椎管内或椎间孔，引起脊髓或神经根受压，另外相邻节段应力增加，导致椎体骨折的可能性增加。由于伴神经损害的血管瘤常常侵入椎管，使骨水泥外漏可能性增大，可压迫脊髓和（或）神经根。因而已有进行性神经功能损害的血管瘤不推荐使用经皮椎体成形术。

（2）开放椎体成形：对于病灶呈膨胀性生长但仍局限且伴有轻度神经症状者可行全椎板切除减压辅以术中椎体成形（图9-3-7），直视下病椎注射骨水泥，出现骨水泥椎管内渗漏时，较易清除。对累及全椎体伴有严种神经损害者行全椎体切除重建时，可联合术中椎体成形，或减压前对所切病椎进行椎体成形处理。

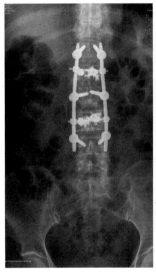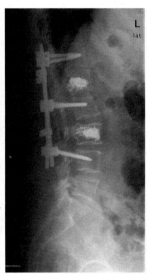

**图9-3-7　L₁和L₃椎体血管瘤行椎板切除减压并辅以术中椎体成形**

2. 射频消融术（radiofrequency ablation）　射频消融术对于脊柱骨样骨瘤、溶骨性骨转移瘤、复发难治性脊柱原发肿瘤提供了一种治疗新选择。但伴有椎体后壁破损及椎弓根侵袭的肿瘤，射频治疗有损伤脊髓及神经根的危险，部分学者认为是禁忌。目前射频消融术正应用于椎体后壁完整未侵及椎管或椎弓根的脊椎血管瘤的治疗，常与椎体成形和手术联合运用，有待更多的病例总结，评定临床疗效。

**（二）放射治疗**

放疗一直是一线治疗。主要适应证是：①单纯疼痛患者；②神经损害轻微患者；一般建议总剂量为

30～40Gy。放疗的机制为长期的血管损伤和修复导致血管纤维化，消除异常的静脉和毛细血管，可有效镇痛，但放疗后再骨化率不高。Heyd回顾文献，放疗治疗骨血管瘤共347例，其中57.6%疼痛完全控制，27.7%部分控制，14.7%无效，但再骨化比例仅为26.2%。Heyd等提出10～30Gy足够起效，但放疗剂量≥34Gy时，疗效更佳。Templin等报告，总剂量36～40Gy时，82%的患者疼痛完全缓解。放疗对截瘫也有一定的效果。Asthana等对9例截瘫患者进行了单独放疗，6例完全康复，1例好转，2例没有反应。由于手术存在出血多、术后症状不缓解等缺点，如果神经损害发展缓慢，可以考虑放疗和血管栓塞治疗。虽有研究表明，40Gy分为20日，每次2Gy，对神经组织是安全的，但放疗又存在以下缺点：①可能有放射性脊髓损伤；②有肉瘤变风险（0.6%～0.9%）；③对于已出现神经损害病例，放疗后局部病灶水肿、皮肤条件更差，导致手术并发症增多。近来随着微创技术的迅猛发展，放疗在脊柱血管瘤治疗中的地位有所下降。

Rades等对文献资料汇总分析有症状的脊柱血管瘤放射治疗的疗效，总数为117例，放疗后疼痛完全缓解者达59%，部分缓解34%，只有7%患者无效。按照射剂量分组研究，照射剂量在20～34Gy组疼痛完全缓解率为39%，而照射剂量达36～44Gy组疼痛完全缓解率为82%。因此认为有症状血管瘤做放疗时，照射剂量以2Gy/次，总量40Gy为宜。

**（三）手术治疗**

基于血管瘤是错构性血管畸形或局部静脉曲张，即便临床上表现为侵袭性，也属于良性病变，术式选择可广泛切除，也可姑息手术。我们认为脊椎血管瘤出现急性神经损害（重要肌群肌力<Ⅳ级，生理反射减弱或消失，病理反射阳性），尤其是椎骨破坏严重并压缩骨折、神经损害迅速加重，保守治疗无效或病理诊断不明确者，应手术切除血管瘤减除脊髓压迫，重建脊柱稳定性（图9-3-8～图9-3-10），对手术切除不完全者，术后再考虑辅助放疗。由于术前穿刺难以明确病理诊断，可结合术中冰冻结果，除外血管肉瘤后，应以姑息性手术为主，在行椎弓切除术、刮除术或椎骨切除术后应视锥骨缺损情况行内固定术以保持脊柱的稳定性，要根据每个患者的具体情况做全面的评估，权衡利弊，一般情况下不轻易做全脊椎切除、脊髓侧前方减压和椎间植骨融合，特别是血管瘤侵犯椎管内外和椎旁软组织时，术中可能会遇到难以控制的出血，为减少术中出血即使在

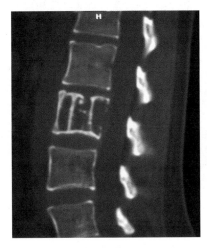
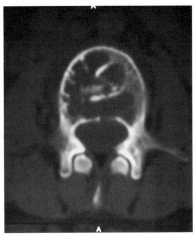

图 9-3-8　L₃ 椎体血管瘤的 CT 表现

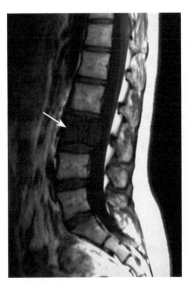
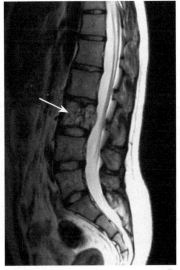

图 9-3-9　L₃ 椎体血管瘤 MRI 表现

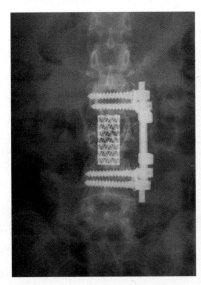
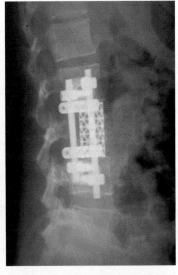

图 9-3-10　L₃ 椎体血管瘤切除,前路椎间钛网植骨钉棒系统内固定

术前先做病椎供血的选择性血管栓塞或术中应用液氮冷冻以减少术中出血,术中操作仍十分困难,出血可能难以控制。对此,术者必须有充分的准备。如采取部分切除或单纯减压术,术中可在病椎注射无水乙醇或骨水泥,或术后辅助放疗,也可选择动脉栓塞后椎板切除、脊髓减压、椎体成形、椎弓根螺钉固定,效果均良好。因为脊椎血管瘤为丰富血供组织,椎体切除时术中出血较多,而且合并脊髓功能损害的症状性脊椎血管瘤治疗的主要目的并不是切除病变,而是进行脊髓减压挽救其功能。

脊柱血管瘤单纯减压存在有复发可能,少数术后复发需广泛切除或根治切除,也可采用复发部分切除或单纯减压术后再辅以病椎放疗,或复发部分切除辅以术中无水乙醇注射或辅以术中椎体成形术。有报告当病变位于后方附件、无软组织浸润时,椎板切除减压的治愈率为70%～80%。对于有神经损害的患者,动脉栓塞+手术减压+放疗是过去常规疗法。2011年 Acosta 等报道10例症状性脊椎血管瘤合并脊髓功能损害的患者,术前影像学检查显示病变不仅侵及椎体,而且累及椎体后侧附件,包括椎弓根、椎板、横突和硬膜外隙,造成脊髓的环形受压,他们采用前路360°脊髓环形减压钛网植入联合后路椎弓根钉-棒内固定术,结果所有患者脊髓减压彻底,术后患者神经功能均恢复正常,而且随访期内未见肿瘤复发。认为累及椎体及椎体附件的症状性脊椎血管瘤合并脊髓功能损害的患者,脊髓压迫较为严重,椎体成形术、椎板切除减压和放疗均不能使脊髓获得完全减压,而椎体切除重建术可能是最佳的治疗方法。

### (四)无水乙醇注射治疗

1998年 Lonser 等人提出术中瘤内注射无水乙醇,可减少术中出血。以后陆续有应用无水乙醇治疗的病例报道。Chen Liang 等人提出了骨水泥和无水乙醇联合治疗的方法,取得了满意疗效。病椎注射无水乙醇可有效缓解疼痛,甚至可改善神经压迫。Teresa Bas 等报道了18例有症状的脊柱血管瘤,经椎弓根注射无水乙醇5～10ml 后,疼痛均得到了不同程度的缓解。Doppman 等报道无水乙醇注射治疗了11例患者,单次或多次注射,总剂量为5～50ml,6例截瘫患者中5例完全康复,5例神经根损害患者中4例好转。Goyal 等人也报道了无水乙醇治疗14例,其中13例伴有神经损害,有效率可达85%。目前无水乙醇注射主要适应证为疼痛或者存在脊髓压迫但无症状或神经损害较轻的患者,可单独应用或者在减压术中联合应用。无水乙醇的并发症包括渗漏发生率25%(类似 PMMA)、注射总剂量>30ml 时可有椎体病理性骨、Brown-Sequard 综合征等。

乙醇的硬化作用和代谢特点可以用于术中控制出血,主要作用机制为病变椎体内注入无水乙醇后,促使异常增生的毛细血管内血栓形成,从而减少切除病变时的出血量。Singh 报道10例症状性脊椎血管瘤合并脊髓功能损害的患者,后路充分显露后经椎弓根缓慢向病变椎体内注入无水乙醇,椎板切除减压术中平均出血仅为511.12±279.25ml,认为术中病变部位内注入无水乙醇可以立即产生血管栓塞作用,减少切除病变时的出血量。由于无水乙醇的硬化和栓塞作用,可以使椎管周围血管瘤组织固缩,达到脊髓减压的目的。Heiss 首次报道2例采用经皮病变椎体内注射无水乙醇治疗症状性脊椎血管瘤合并脊髓功能损害的患者,2例患者神经症状均缓解。其后,他们继续采用上述方法治疗了11例脊椎血管瘤伴有脊髓或神经根压迫的患者,9例患者乙醇注射量小于15ml,2例注射42ml 和50ml 的患者术后4周和16周时发生病变椎体压缩性骨折,行前路病变椎体切除钛网植入 Z 接骨板固定术。所有患者术后脊柱 MRI 显示:脊髓压迫缓解,而且患者神经功能恢复正常。

经皮注射无水乙醇虽然是症状性脊椎血管瘤合并脊髓功能损害的一种微创治疗方法,也取得了良好的治疗效果,但其并发症仍然不可忽视。Yadav 等监测11例脊椎血管瘤无水乙醇注射过程中患者生命体征变化,发现所有患者均存在心动过缓和(或)血压下降(下降约20%),原因可能与兴奋迷走神经有关,但均不需要药物干预。Niemeyer 等报1例 $T_8$ 脊椎血管瘤注射7ml 无水乙醇后,患者突发背部疼痛,随后逐渐出现脊髓半截综合征(Brown-Sequard syndrome)表现;另外,Goyal 等报道无水乙醇注射后继发性椎体骨折发生率接近20%,尤其是注射剂量超过15ml 更容易发生。综合文献报道,经皮注射无水乙醇应注意:①在全麻下进行,并实时监测心跳、呼吸、血压等生命体征;②单次注射剂量不超过15ml;③应缓慢注射,每次注射0.5～1ml 后观察一段时间,待患者生命体征平稳后再继续注射;④病变椎体内注射骨水泥可以降低后期椎体病理性骨折的发生率。

### (五)血管栓塞术(embolization)

脊椎血管瘤为丰富血供组织,椎体切除时术中出血较多,而且合并脊髓功能损害的症状性脊椎血管瘤治疗目的并不是切除病变,而是进行脊髓减压挽救其功能。无论采取何种脊髓减压方法,术前肿瘤滋养动脉栓塞可以作为一种首选的控制术中大量出血的方法,文献报道成功率为65%。脊椎血管瘤滋养动脉多起源于供应椎体的肋间动脉或节段动脉的腹侧分支,通过血管介入栓塞技术选择性栓塞肿瘤滋养动脉,常用栓塞剂包括吸收性明胶海绵、冻干硬脊膜、甲基丙烯酸甲酯等。Jayakumar等报道12例合并脊髓功能损害的症状性脊椎血管瘤,所有患者椎板减压术前均选择性的栓塞肿瘤滋养动脉,他们发现不同栓塞材料的栓塞效果无差异,脊髓减压术应在肿瘤滋养动脉栓塞术后4天内完成,可以显著控制术中出血。

血管栓塞治疗可以造成血管瘤闭塞、坏死、钙化,从而达到缓解疼痛的目的。主要并发症是脊髓缺血、复发,目前主要用于减少术中出血,术前辅以血管栓塞。单独使用血管栓塞术,尚待积累更多的病例资料。

## 七、预后

血管瘤在病理上属血管畸形,定为良性肿瘤,生长过程中可出现静止或退化,可由纤维组织替代血管组织而自行消退愈合,临床上很多无症状的脊柱血管瘤,在体检时被发现,观察若干年无进展,或因其他疾病死后尸检时瘤灶无变化,预后十分良好,局部复发率低,发展为血管肉瘤者罕见。

姜亮等2003~2010年收治有临床症状的脊柱血管瘤20例,其中有脊髓损害12例、神经根损害3例、仅有局部疼痛5例,1例单纯疼痛行椎体成形术和2例单纯疼痛行放疗后疼痛缓解;4例轻微神经损害者放疗后1例神经功能完全恢复,3例无效改行手术治疗后症状缓解,13例伴脊髓神经损害、压缩骨折或诊断不明确行开放手术治疗患者术后神经症状完全缓解。随访3~78个月,平均31.9个月,19例无复发,1例因术中出血多仅行减压,术后17个月复发,再次行减压、术后放疗,随访15个月未见复发。

（朱鸿 胡豇 胡云洲）

# 第四节 脊柱神经纤维瘤

## 一、概述

神经纤维瘤是指起源于神经嵴细胞的一种良性的周围神经瘤样增生性病变。神经纤维瘤可以独立发生,当神经纤维瘤多发或伴发全身其他系统疾患时如出现牛奶咖啡斑、皮下神经纤维瘤和听神经瘤等特征性表现时,称为神经纤维瘤病(neurofibromatosis,NF),是累及外胚层和中胚层组织的疾病,主要表现为神经嵴细胞的异常增生,分NF I 和 NF II 两型,前者常表现为骨骼、皮肤及软组织的各种异常,又称周围型神经纤维瘤病 I;后者的特征是双侧听神经瘤,故又称中枢型神经纤维瘤病 II。一般所指的神经纤维瘤又称孤立性神经纤维瘤(solitary neurofibroma)。可原发于骨,也可继发于骨,骨神经纤维瘤生长缓慢,病程较长,可发生于周围神经的任何部位,多见于躯干、四肢、头颈皮肤及皮下组织,也可发生在神经末梢或沿神经干的任何部位,如纵隔和腹膜后等部位。男女发病无明显差别,好发年龄为20~40岁,占原发骨肿瘤的0.19%~0.6%,良性骨肿瘤的0.42%~1.1%。

脊柱的神经纤维瘤可以是孤立性神经纤维瘤,也可以是神经纤维瘤病侵犯脊椎骨的一种表现,除脊柱损害外,几乎所有病例出生时可见皮肤牛奶咖啡斑,形状大小不一,边缘不整,不凸出皮面,好发于躯干非暴露部位;青春期前6个以上>5mm皮肤牛奶咖啡斑(青春期后>15mm)具有高度诊断价值,全身和腋窝雀斑也是特征之一。大而黑的色素沉着提示簇状神经纤维瘤,位于中线提示脊髓肿瘤。多数皮肤和皮下神经纤维瘤在儿童期发病,直到中老年,主要分布于躯干和面部皮肤,也见于四肢,多呈粉红色,数目不定,可多达数千个、大小不等,多为芝麻、绿豆至柑橘大小的软性肿块(图9-4-1、图9-4-2);软瘤固定或有蒂,触之柔软而有弹性;浅表皮神经的神经纤维瘤似珠样结节,可移动,可引起疼痛、压痛、放射痛或感觉异常;丛状神经纤维瘤是神经干及其分支弥漫性神经纤维瘤,常伴皮肤和皮下组织大量增生,引起该区域或肢体弥漫性肥大,称神经纤维瘤性象皮病。约50%的患者出现神经系统症状,主要由中枢、周围神经肿瘤压迫引起,其次为胶质细胞增生、血管增生和骨骼畸形所致。脊髓任何平面均可发生单个或多个神经纤维瘤、脊膜瘤,可合并脊柱畸形、脊髓膨胀出和脊髓空洞症;周围神经均可累及,马尾好发,肿瘤呈串珠状沿神经干分布,如突然长大或剧烈疼痛可能为恶变。部分患者常见先天性骨发育异常,包括脊柱侧弯、前凸和后凸畸形、颅骨不对

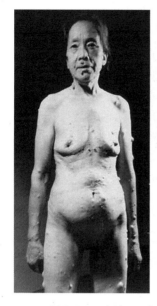
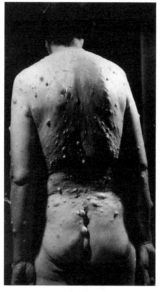
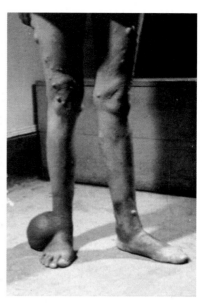

图 9-4-1　女性,68 岁,全身皮肤皮下散在数百个大小不等的神经纤维瘤与牛奶咖啡斑

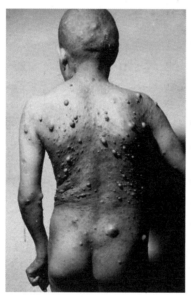
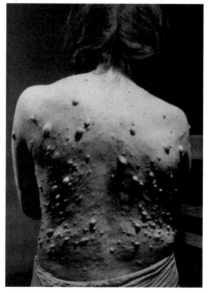

图 9-4-2　女性,42 岁,全身皮肤皮下遍布乳头状神经纤维瘤与牛奶咖啡斑

称、缺损和凹陷等。肿瘤直接压迫可导致骨骼改变,如听神经瘤引起内听道扩大,脊神经瘤引起椎间孔扩大、骨质破坏;长骨、面骨和胸骨过度生长、长骨骨质增生、骨干弯曲和假关节形成也较常见。

## 二、临床表现

脊柱的单发神经纤维瘤,由于该肿瘤起始于神经根,靠近椎间孔,常在椎管内生长至一定程度后(一般长 2~8cm,直径 1~1.5cm),通过椎间孔向椎管外生长,呈"哑铃"状。颈段者在颈部侧方,胸椎者可至胸腔,腰椎者可至腹膜后形成较大肿瘤。肿瘤发生部位和脊柱受压程度不同,其临床表现各异:发生于颈段者早期主要表现为颈枕部疼痛及上肢麻木、无力等,后期发展至四肢瘫痪、呼吸麻痹,发生于胸段者早期表现为胸腹部束带感、肋间神经痛及下肢无力等,发生于腰骶部则主要表现为下肢及会阴部疼痛,膀胱、直肠括约肌功能障碍发生较早。从病程上看,临床症状可分为三期:早期为刺激期,肿瘤压迫或刺激神经根引起疼痛,例如在胸腰段之神经纤维瘤,开始可表现为肋间神经痛或髂部疼痛,咳嗽致椎管内压增高,使疼痛加重。中期为脊髓部分受压期,肿瘤逐渐增大,产生对该侧脊髓的压迫,脊髓视丘束和锥体束的排列都是下肢者在外,故首先压迫下肢神经纤维,产生自下而上的感觉减退、麻木及上运动神经元损伤的症状,此时疼痛减轻。晚期为脊髓完全受压期,此期肿瘤增大,产生脊髓完全受压的症状。

脊柱的多发神经纤维瘤,常是神经纤维瘤病的一部分,皮肤皮下肿瘤、牛奶咖啡斑、腋部雀斑各有特点,牛奶咖啡斑是本病最常见(约99%的患者将出现)和最早的表现,40%~50%的患者出生时即存在,为棕色或牛奶咖啡色斑疹,随着年龄的增长而逐渐变大,颜色变深且数目增多皮肤肿瘤为发生于皮肤及皮下的多发性皮肤神经纤维瘤,在儿童期即可出现,青春期后明显增多,大多数分布于躯干、四肢和面部。约50%的NFⅠ患者具有骨骼肌肉系统的表现,其中最常见的是脊柱侧弯、尺骨缺损(图9-4-3)、胫骨假关节和一侧肢体的异常生长。其他的骨骼病变包括骨内囊肿、骨膜下骨增生和弥漫性骨病变,亦有髋内翻和髋臼内陷的报道。

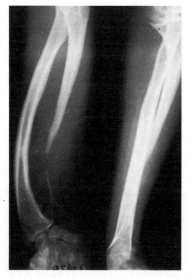
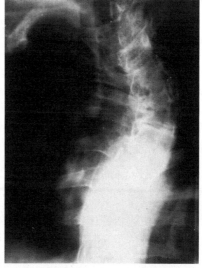

图9-4-3　女性,42岁,左尺骨中下1/3骨缺损,桡骨弓状畸形,$T_{5\sim7}$椎体楔形变,侧弯畸形

## 三、影像学表现

### (一) X线片

脊柱神经纤维瘤表现为脊柱侧弯并椎旁局限性软组织肿块影(图9-4-4),可见各种骨骼畸形,如角状脊柱侧弯、后凸、肋骨变细和椎间孔扩大(图9-4-5),椎弓根间距加宽;发生于骶骨者,可见骶骨孔扩大和骶前软组织肿块。

### (二) CT

椎体或骶骨的病变多呈溶骨性破坏或外压性弧形骨质缺损,围以硬化缘,病变部可形成巨大软组织肿块,轮廓锐利,瘤内有坏死囊变,相应骶孔扩大,压迫神经根(图9-4-6、图9-4-7)。

### (三) MRI 表现

MR在诊断NF上有很大的优势,能显示病灶部位、数目、大小、边缘及病灶与周围组织的关系(图9-4-8)。MRI矢状位可更好显示椎管内NF的生长情况。横断位及冠状位可以很好显示椎间孔内外的

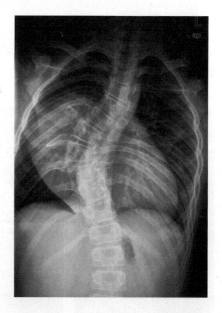

图9-4-4　男性,13岁,$T_{7\sim9}$神经纤维瘤并胸椎侧凸,右胸腔巨大肿瘤

肿瘤形态及生长方向。椎管内神经纤维瘤多位于髓外硬膜下腔,表现为圆形或类圆形异常信号占位,

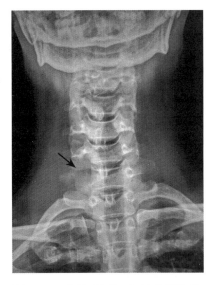
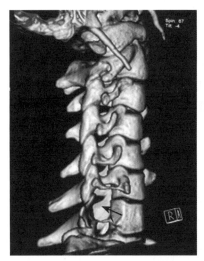
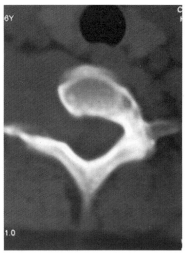

图 9-4-5　女性,21 岁,C₇ 神经纤维瘤,
X 线片见右侧颈₆₋₇椎间孔明显扩大

图 9-4-6　女性,21 岁,CT 平扫及三维重建图像上见
C₆₋₇右侧神经根管明显扩大

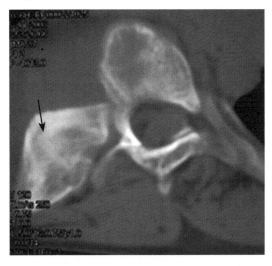
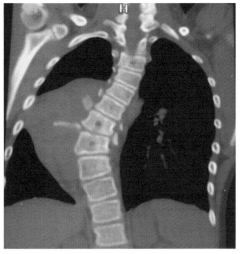

图 9-4-7　男性,13 岁,T₇₋₉神经纤维瘤并胸椎侧凸,右胸腔巨大肿瘤

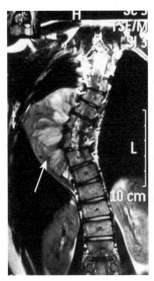
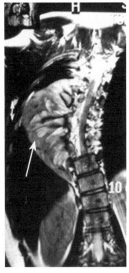

图 9-4-8　男性,13 岁,T₇₋₉神经纤维瘤并胸椎
侧凸,右胸腔巨大肿瘤

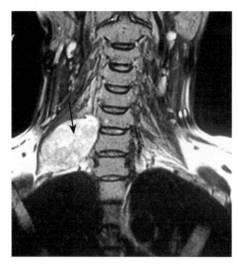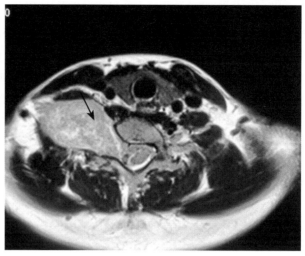

图 9-4-9　女性,21 岁,MRI 显示 C₇ 神经纤维瘤穿出神经根孔,呈哑铃状生长

T₁WI 为等或低信号,T₂WI 为等信号,增强扫描呈明显均匀强化,脊髓可受压,可沿一侧椎间孔扩大。对脊柱神经纤维瘤,特别是椎管内神经纤维瘤的定位诊断有较高的价值(图 9-4-9),在定性诊断方面尚为困难,因神经纤维瘤与脊膜瘤都位于椎管内脊髓外、硬脊膜下,在信号及形态改变差异又不很大。

## 四、病理表现

肿瘤的组织形态是由增生的构成周围神经的所有成分组成。包括神经鞘细胞、轴突、成纤维细胞和神经束膜细胞。神经鞘细胞是最主要成分。每个肿瘤常呈现不同的组织形态,这取决于肿瘤细胞、黏液和胶原纤维成分的多少。肉眼观察:如果肿瘤被神经外膜所包绕,则具有真包膜,神经不穿过瘤体,多与包膜粘连,瘤质较硬,切面为白色或半透明,有些区呈现奶黄色及小囊改变。在光镜下最为特征性的神经纤维瘤,表现为肿瘤细胞为梭形排列呈旋涡状,部分细胞呈栅状排列,核呈波浪状,深染的细长形细胞交织成束,细胞与胶原紧密排列,间质有少量的黏液样物质,病灶基质中偶见肥大细胞、淋巴细胞和少量的黄色瘤细胞。有些神经纤维瘤没有黏液样物质,均为施万细胞及较均匀的胶原组织,肿瘤内细胞排列为索状或旋涡状。神经纤维瘤的细胞成分分化良好,核分裂象罕见。如果存在较多核分裂象、过度表达细胞增生标志如 Ki67 和增殖细胞核抗原(PC-NA)或一些肿瘤细胞存在 p53 过表达则提示恶性变。电镜下观察:肿瘤主要由神经鞘细胞和成纤维细胞构成。神经鞘细胞有完整的基膜包绕,胞浆突起细长有包绕轴突的倾向。细胞内细胞器稀少,中间丝呈 S-100 阳性反应。此外还见到神经轴索和类似成纤维细胞的神经束膜细胞。

## 五、诊断与鉴别诊断

### (一) 诊断

1. 神经纤维瘤的诊断　①临床表现为颈胸腰骶节段的疼痛,麻木无力,束带感、肋间神经痛及下肢无力,感觉减退,逐渐瘫痪等;②影像学表现为椎间孔扩大,椎旁或骶前软组织肿块,脊柱后凸、侧凸、椎骨破坏缺损等;③病理检查为神经纤维瘤。

2. 神经纤维瘤病 NF Ⅰ 诊断标准　①青春期前的个体有 ≥6 个最大直径>5mm 及青春期后的个体有最大直径>15mm 的牛奶咖啡色斑;②有 ≥2 个任何类型神经纤维瘤或 1 个丛状神经纤维瘤;③腋窝或腹股沟区见雀斑;④视神经胶质瘤;⑤有 ≥2 个 Lisch 结节;⑥具有特色的骨病损如蝶骨发育异常或长骨皮质变薄,伴或不伴有假关节形成;⑦嫡系亲属有 NF Ⅰ(有家族史)。凡具有上述 2 项及 2 项以上者即可诊断为 NF Ⅰ。上述症状中,皮肤皮下纤维瘤、牛奶咖啡斑、腋部雀斑各有特点,牛奶咖啡斑是本病最常见(约 99% 的患者将出现)和最早的表现,40%~50% 的患者出生时即存在,为棕色或牛奶咖啡色斑疹,随着年龄的增长而逐渐变大,颜色变深且数目增多皮肤肿瘤为发生于皮肤及皮下的多发性皮肤神经纤维瘤,在儿童期即可出现,青春期后明显增多,大多数分布于躯干、四肢和面部。

## （二）鉴别诊断

1. 脊柱神经鞘瘤　神经鞘瘤是人体中很少的几种具有真正包膜的肿瘤之一，几乎总是单发，常见有囊性破坏，其镜下可见神经鞘膜瘤细胞形态各异，细胞排列疏松，常含类脂质而为泡沫状细胞。神经纤维瘤破坏区内可有高密度条状影。

2. 骶骨的巨细胞瘤和脊索瘤　骶骨巨细胞瘤常位于骶骨翼侧生长，向耳状关节面方向呈偏侧性膨胀生长，内有皂泡状改变。脊索瘤边缘可有轻度硬化，常伴软组织肿块，肿瘤内可有残留骨片或钙化影。

# 六、治疗

## （一）肿瘤切除

本瘤对放化疗不敏感，手术切除肿瘤是治疗本瘤最有效的方法。神经纤维瘤多为椭圆形，单发实质性肿瘤，位于髓外，常规手术全部切除肿瘤并不难，应用手术显微镜和双极电凝，手术野显露好，止血完善，切除肿瘤更易。对单纯椎管内者，可以经后路完全切除，受累神经根不能完全分离者，可随肿瘤切除，对于"哑铃"型病灶需选择适宜的手术入路，

一般先切除椎管内部分，以解除对脊髓的压迫，同期或二期手术切除椎管外部分，可选择前路手术在直视下清晰分辨肿瘤与周围结构的关系，易于控制出血，减少误伤，便于处理肿瘤峡部，防止复发。术中应整块切除有症状的病变及受累的不重要的结构，否则应行显微手术以保留未受累的神经束。

## （二）畸形矫正

神经纤维瘤病为全身皮肤及多系统的病变，常有骨关节的病损，特别是脊柱神经纤维瘤引起脊柱后凸和侧凸畸形，应进行积极的矫正手术，否则会急剧进展。

# 七、预后

主要神经病变只能做肿瘤切除，如果肿瘤能完全切除，则预后良好，不能完全切除者随着时间的延长有一定的复发率；为了避免手术切除过于彻底引起的神经损伤，有时只进行对症治疗，缓解症状。脊柱神经纤维瘤特别神经纤维瘤病 NF I 有 20% 的病变会发生恶变，恶变后预后较差。

（胡豇　汪雷　宋跃明）

# 第五节　脊柱神经鞘瘤

## 一、概述

神经鞘瘤又称施万（Schwann）细胞瘤，是一种由施万细胞构成的外周神经鞘瘤，可发生于身体的任何部位，如会阴部、阴蒂、睾丸鞘膜、肾被膜、后腹膜、乳腺、甲状腺、胃肠道、子宫、卵巢等。但绝大多数发生于头颈躯干和四肢的周围神经，有报告椎管内哑铃形神经鞘瘤占椎管内肿瘤的 10% ~ 15%，颈段哑铃形神经鞘瘤占椎管内哑铃形神经鞘瘤的 50%，一般单发，多发少见。神经鞘瘤好发部位为躯干及四肢近端神经干，常见于骶骨和下颌骨，亦有报道发于椎体、耻骨、肱骨、股骨、胫骨髌骨、肩胛骨、肋骨、上颌骨以及手部短骨者，原发于脊椎骨或累及脊椎骨（继发性骨破坏）者并不少见。脊柱神经鞘瘤起源于脊神经，多表现为脊柱骨性结构破坏伴椎旁软组织内肿块，沿椎间孔向椎管内外生长，形成椎管内外哑铃形肿瘤，并伴有脊柱骨性结构的破坏，有一定影像学特征，手术中

可见受累的载瘤神经根。

## 二、临床表现

一般病史较长，病程进展缓慢，最初多无临床症状或症状不明显，许多患者是因为发现颈部、胸部、腹部隆起，触及无痛性包块或查体时发现颈部、胸部、背部、腹部包块才到医院就诊，女性多见，好发于 20 ~ 50 岁，有报道因发现腹部隆起和触及下腹部包块到医院就诊，而体检和 B 超不能提供准确的定位信息，被误诊为盆腔肿瘤而收住妇科，CT 提示为骶骨肿瘤骶前巨大包块，病理确诊为神经鞘瘤。因多数神经鞘瘤由椎管内经椎间孔向外生长，只有当肿瘤向椎管内外生长到很大时才会有临床症状，最常见的症状是颈、肩、胸、腰骶背局部疼痛、活动障碍，多有脊髓神经或马尾神经受压症状，根性痛、坐骨神经痛、大小便功能障碍等，查体可有上肢或四肌力减退、四肢肌张力增高、髌阵挛或踝阵挛阳性、腹壁反射减弱、Babinsk

征阳性、病变部位可见肿块等,少有椎体病理性压缩骨折与后凸畸形。骶骨神经鞘瘤出骶神经孔向前生长,形成巨大骶前肿块时,肛门指诊可扪及骶前包块;肿瘤向前、向后生长,骶骨前后均形成肿块时,可在骶后扪及包块,肛门指诊也可扪及骶前肿块。颈、胸、腰椎哑铃形神经鞘瘤可在相应的部位查见局部肿胀、压痛和肿块。

## 三、影像学表现

椎骨呈溶骨性改变,其周边可见窄硬化带。受累骨外形可膨胀,可见骨膜反应。皮质可变薄,但见不到肿瘤破坏皮质,突入软组织。尽管基本的病变为溶骨性破坏,但有时病灶内可见不完全的小梁化和分叶。影像学上常呈良性病变表现,但仅从影像学上不能明确该病诊断。它很难与一些其他如单纯骨囊肿、软骨母细胞瘤、软骨黏液样纤维瘤和巨细胞瘤等疾病鉴别。

### (一) X 线片

可见椎间孔或骶神经孔扩大,椎旁或骶前软组织肿块,椎骨呈溶骨性破坏(图9-5-1,图9-5-2),椎体病理压缩骨折,脊柱后凸畸形。

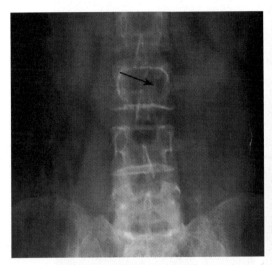
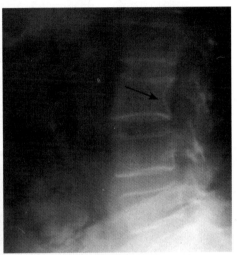

图 9-5-1 女性,53 岁,L₃ 神经鞘瘤 X 线片表现有骨破坏

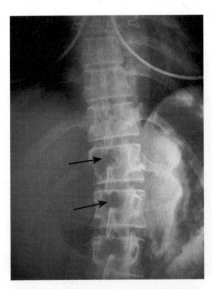

图 9-5-2 男性,20 岁,T₁₂L₁ 神经鞘瘤
X 线片表现有骨破坏

### (二) CT

可见椎管或者骶管扩大,椎管或骶管内肿瘤沿神经孔向外生长,椎旁或者骶前有较大的软组织包块,椎骨有溶骨性破坏,骨皮质不完整,椎管内及椎旁软组织侵及(图9-5-3,图9-5-4)。

### (三) MRI

肿瘤表现为T₁像为低信号、T₂信号为高信号,边界清楚,内部信号混杂,增强可见不均匀强化,病灶周围水肿,可见椎体及附件破坏、椎旁软组织及椎管内侵犯(图9-5-5)。

## 四、病理表现

### (一) 肉眼观

脊柱的神经鞘瘤境界十分清楚,可显示纤维性包膜。肿瘤可呈灰白色、黄色或出血性暗红色,有光泽。肿瘤周围有薄层反应性硬化骨围绕纤维性包膜。

### (二) 镜下所见

肿瘤由特征性的安东尼 A 区和安东尼 B 区结

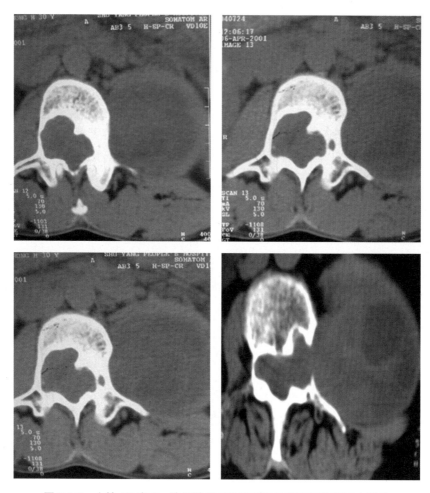

图 9-5-3　女性,53 岁,L$_3$ 神经鞘瘤 CT 显示溶骨性破坏椎旁巨大肿块

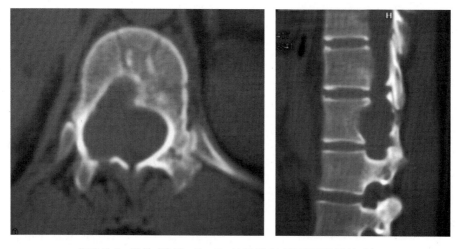

图 9-5-4　男性,20 岁, T$_{12}$、L$_1$ 神经鞘瘤 CT 显示溶骨性破坏

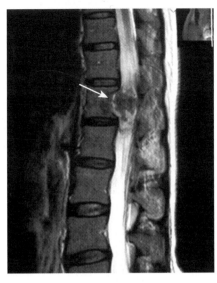

**图 9-5-5 男性,20 岁,$T_{12}L_1$ 神经鞘瘤 MRI 显示椎体后缘破坏,肿瘤压迫脊髓**

构构成;在安东尼 A 区内梭形细胞排列紧密,细胞核呈栅栏状排列,或形成维罗凯小体(Verocay body)(图9-5-6);B 区组织疏松,细胞密度低,梭形细胞随意排列,间质呈黏液样或水肿样。肿瘤内常见厚壁血管、泡沫样细胞、出血囊性变、含铁血黄色素沉积改变。部分瘤细胞因退变而出现非典型性,不代表有恶性行为。

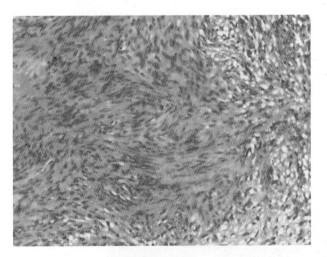

**图 9-5-6 神经鞘瘤中安东尼 A 区肿瘤细胞呈栅栏状排列 HE×200**

### (三) 免疫组织化学

肿瘤细胞几乎都表达 S-100 蛋白和波形蛋白,多数表达 Leu-7(CD57),少数可表达胶质纤维酸性蛋白(GFAP)。

（朱 鸿）

## 五、诊断与鉴别诊断

### (一) 诊断

脊柱神经鞘瘤的临床症状及影像学检查无特异性,患者病史长,症状进展慢,X 线片可有椎骨呈溶骨性破坏,多侵犯神经孔,可见椎间孔扩大,病理压缩骨折,后凸畸形。CT 表现为溶骨性软组织包块影,MRI 提示 $T_1$ 像等和(或)低混杂信号、$T_2$ 像略高信号为主的混杂信号,增强呈不均匀强化,边界不清,多可侵破骨皮质至椎旁软组织内,多有椎管内侵及,均提示恶性侵袭性表现,难以与脊柱转移瘤等椎体溶骨性恶性肿瘤相区别。术前 CT 引导下病灶穿刺取标本行组织学及免疫组织化学分析是术前诊断的主要依据。肿瘤由特征性的安东尼 A 区和安东尼 B 区结构构成;在安东尼 A 区内梭形细胞排列紧密,细胞核呈栅栏状排列,或形成维罗凯小体(Verocay body);B 区组织疏松,细胞密度低,梭形细胞随意排列,间质呈黏液样或水肿样。肿瘤内常见厚壁血管、泡沫样细胞、出血囊性变、含铁血黄色素沉积改变。部分瘤细胞因退变而出现非典型性,不代表有恶性行为。

免疫组织化学肿瘤细胞几乎都表达 S-100 蛋白和波形蛋白,多数表达 Leu-7(CD57),少数可表达胶质纤维酸性蛋白(GFAP)。

在与恶性梭形细胞瘤的鉴别中,重要的是要知道不典型核分裂象从不在良性神经鞘瘤出现。在良性神经鞘瘤中出现的核不典型性是一种变性的表现。另外,如果在富含细胞的肿瘤中看到神经鞘细胞的表型特征,则表明该肿瘤更倾向于是良性神经鞘瘤,而不是恶性梭形细胞瘤。神经鞘瘤特殊的组织学和影像学表现常可使其易于和其他骨内良性病变(如纤维结构不良和非骨化性纤维瘤)鉴别。

除了组织学表现不同,硬纤维瘤的 S-100 蛋白染色呈阴性。可与神经鞘瘤鉴别。

### (二) 鉴别诊断

1. 神经纤维瘤 影像学表现为椎间孔扩大,椎旁或骶前软组织肿块,脊柱后凸、侧凸、椎骨破坏缺损等;破坏区内可有高密度条状影,神经鞘瘤是人体中很少的几种具有真正包膜的肿瘤之一,几乎总是单发,常见有囊性破坏,其镜下可见神经鞘膜瘤细胞形态各异,细胞排列疏松,常含类脂质而为泡沫状细胞。

2. 骨巨细胞瘤 好发于 20～40 岁,在椎骨的任何部位,偏心性,溶骨性破坏,可有囊状、分隔状或肥皂泡样,偶有肺转移,病程发展较慢,彻底刮除手术后容易复发。

## 六、治疗

### (一) 手术切除

脊柱神经鞘瘤最有效的治疗方法是手术切除。颈、胸、腰椎神经鞘瘤多沿椎间孔内外生长呈哑铃状,根据不同部位和不同大小的肿瘤采取不同的手术切除方法,有些肿瘤就诊时往往已侵及椎体或(和)附件,侵破骨皮质并伴软组织内和椎管内侵及,造成肿瘤的完整切除困难,多行肿瘤包膜外分离,分块切除,较大的哑铃形肿瘤可先切除椎骨和椎管内的部分肿瘤,脊髓减压,避免损伤脊神经,再切除椎旁的部分肿瘤,再根据脊柱稳定性丧失情况,采用不同的前路或后路植骨、内固定器械重建脊柱的稳定性。肿瘤切除不完全往往导致局部复发率。因

此应尽量采用肿瘤边缘性切除,彻底完整切除肿瘤,以免复发。

对于颈椎管前外侧肿瘤、颈椎体有破坏者,应经颈前外侧手术入路,使肿瘤显露充分,周围结构可以在直视下辨认清楚,避免损伤颈髓、椎动脉及脊神经根。对于瘤体向后外侧侵犯椎板为主的颈椎管哑铃形肿瘤则应行颈椎后路手术。颈椎后路手术可以清楚地显露脊髓和肿瘤之间的间隙,将肿瘤与脊髓分开,因肿瘤多包裹或伴行颈神经根,仔细分离保护脊髓或神经根,避免将神经节误认为肿瘤予以切除而导致相应的感觉、运动功能障碍。$C_1$、$C_2$ 神经根多支配感觉,可以与肿瘤一并切除,其他神经根应尽量将肿瘤剥离,确实难以分离者,日后此神经根功能可被其上下神经根代偿,可予以切断。对于肿瘤包绕椎动脉的患者,术中应预先暴露椎动脉起始段并预留橡皮片,以便在发生椎动脉损伤时及时阻断或结扎。

骶椎单纯后路肿瘤切除适合于肿瘤生长只限于骶管内,仅累及椎管或后方骶骨(图 9-5-7A/B)或

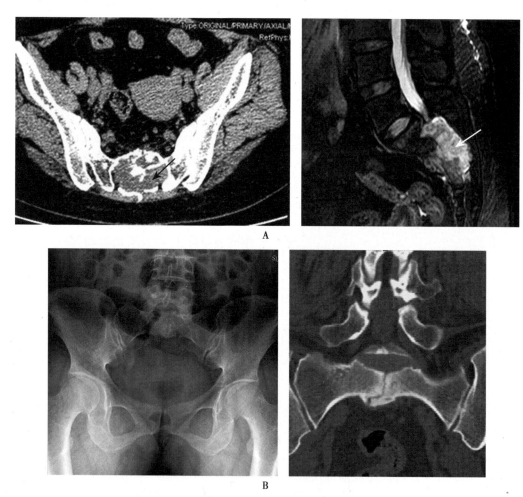

**图 9-5-7　女性,34 岁,$S_{1-3}$ 神经鞘膜瘤**
A. 术前 CT 与 MRI 表现;B. 经骶$_1$ 神经孔骶骨次全切除术后

骶₃及以下伴有前方肿块者;单纯前路肿瘤切除适应于生长只限于骶前,骶管内没有肿瘤者;前后路联合肿瘤切除适应于 $S_1$、$S_2$ 伴有骶前后肿块。前路手术肿瘤创面及骶前出血往往难以控制,术前可栓塞双侧髂内动脉或术中结扎双侧髂内动脉以减少出血,利于边缘性肿瘤切除边界的判断和骶₁～骶₃神经根的解剖,保护骶神经功能,使括约肌功能不受影响同时降低术后肿瘤复发率。

### (二)稳定性重建

1. 颈椎　颈椎肿瘤切除后依据椎板、侧块和关节突切除范围判断颈椎稳定性。颈部肿瘤切除术后有 20% 的患者发生了颈椎不稳,Toyama 分类建议对于肿瘤累及多节段、累及多方向或者肿瘤为恶性时,

切除容易破坏脊柱的稳定性,多需要内固定重建。寰枢椎间肿瘤行寰枢椎椎弓根螺钉内固定术,椎体破坏较重而行椎体次全切并椎间 Cage 植骨融合螺钉内固定。

2. 胸腰椎　根据脊柱稳定性丧失情况,采用不同的前路或后路植骨、内固定器械重建脊柱的稳定性(图 9-5-8)。

3. 骶椎　如果 $S_{1,2}$ 神经鞘瘤肿瘤切除后影响骶髂关节的 50% 以上的术后需要早期的功能锻炼、预计生存期长的年轻患者需做髂腰稳定性重建。对年龄较大和术后软组织条件较差,术后感染风险大者,可不行髂腰重建,术后卧床 8 周后佩戴支具下床,依靠术后瘢痕可限制腰椎的下沉。

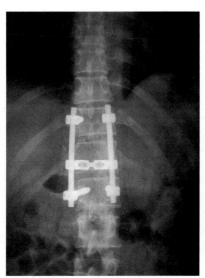
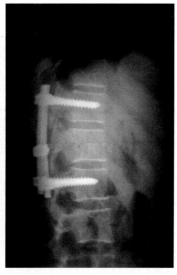

图 9-5-8　男性,20 岁,$T_{12}$、$L_1$ 神经鞘瘤,肿瘤切除内固定术后

## 七、预后

脊柱神经鞘瘤为良性肿瘤,一般预后良好,手术完整切除肿瘤可治愈,不完全切除或刮除的复发率很高。文献报道肿瘤完整切除与不完整切除者 5 年局部复发率分别为 33%～34.8% 和 56.2%～77%,多次复发有恶变的可能。鉴于脊柱神经鞘瘤发病率较低,目前尚无多中心大宗病例的长期随访报告。

(胡豇　胡云洲)

# 第六节　脊柱纤维结构不良

## 一、概述

纤维结构不良(fibrous dysplasia,FD)又称为纤维异样增殖症,是由于基因突变引起的良性非遗传性病变,是常见的发育异常,其发病机制目前未完全

清楚,有人认为是间充质功能障碍所致的先天异常。表现为正常骨组织被吸收,而代之以均质梭形细胞为主的纤维组织和发育不良的编织骨小梁。本病分三型:单骨型、多骨型及多骨病变伴皮肤色素沉着、内分泌障碍的 Albright 综合征。可发生在儿童和成年,没有种族和性别差异。单骨型为多骨型的 6 倍,

单骨型多发生在 11~25 岁；多骨型发病年龄较小，多在 10 岁以前发病；Albright 综合征几乎仅见于女性，常在 3~4 岁发病，但到青少年或成年期才被发现。单骨型随骨骼发育而长大，骨发育成熟后趋于静止和修复；多骨型骨发育成熟后常继续进展。多骨型常累及颅面骨、骨盆、脊柱和上肢带骨。骨纤维结构不良约占良性瘤样病变的 7%。累及脊柱者仅占 1.4%~5.5%。

1972 年与 1993 年 WHO 骨肿瘤分类均将纤维结构不良分类为瘤样病变。2002 年 WHO 骨肿瘤分类将纤维结构不良分类为其他病变。2013 年 WHO 骨肿瘤分类将纤维结构不良分类为未明确肿瘤性质的肿瘤（ICD-O 编码 8818/0）定为良性。

## 二、临床表现

单骨型患者多无症状，有时可出现局部疼痛、肿块，病变后期出现肢体畸形、功能障碍，甚至病理性骨折；Albright 综合征与多骨型密切相关，即多发骨病变外，还可以出现内分泌紊乱（如性早熟、肢端肥大症、甲状腺功能亢进、甲状旁腺功能亢进、Cushing 综合征）和皮肤色素沉着（如牛奶咖啡斑），此种牛奶咖啡斑边缘呈现不规则碎布样。Schoenfeld 等回顾总结 30 年来诊治的 7 例脊柱单骨型纤维结构不良患者，发现单骨型纤维结构不良以一过性的局部疼痛为主，疼痛的机制与病变部位的疲劳骨折相关，无神经功能损伤的症状体征，且均无病理性骨折发生。累及脊柱的多骨型纤维结构不良患者多有进行性、局限性疼痛，常伴病理性骨折和脊髓神经根损伤，而神经功能损伤患者的症状多由病

理性骨折所致的脊柱后凸畸形、脊柱不稳定引起（图 9-6-1）。

欧洲儿童骨科协会（the European Paediatric Orthopaedic Society）的多中心回顾性研究认为：单骨型纤维结构不良患者在成年后病变停滞发展，多骨型纤维结构不良的溶骨性病变，尤其是连续型，可能是广泛累及的病变节段支撑力降低，在应力长期作用下，即便成人，病情仍可能继续发展，并引起病理性骨折或畸形。其临床症状均与病理性骨折引起的神经系统损害或畸形相关。

## 三、影像学表现

### （一）X 线片

骨干和干骺端膨胀增粗，髓腔扩大，皮质变薄，无骨小梁结构，呈"磨砂玻璃"样改变，是正常骨组织被成骨不全的纤维组织代替所致。其密度取决于病变内骨与纤维组织的比例，成骨程度越高则密度越高，成骨程度越低则密度越低，有部分病例呈囊样改变。病变内可见散在骨嵴或类似于软骨钙化的表现，亦谓之为"丝瓜络"、"大理石"样纹理。骨皮质变薄，但一般不破坏皮质，无骨膜反应，罕见软组织侵润。股骨"牧羊拐"改变是病变部位反复微骨折与骨愈合的结果。累及椎骨者因解剖结构复杂，上述 X 线表现不典型，但多见椎骨有膨胀性、溶骨性破坏、病理压缩性骨折、脊柱后凸畸形（图 9-6-2），少数伴有边缘硬化，并可以延伸至椎旁形成软组织包块。

### （二）CT

可以清晰地显示椎骨纤维结构不良膨胀性、溶

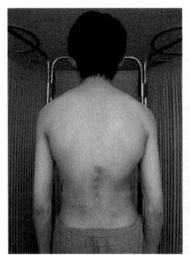
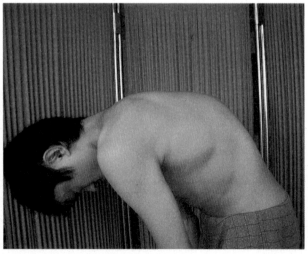

**图 9-6-1**　男性，16 岁，T₁₂、L₁ 纤维结构不良后凸畸形

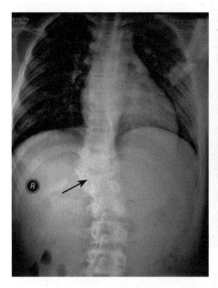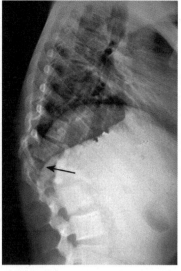

图 9-6-2　男性,16 岁, T$_{12}$、L$_1$ 纤维结构不良后凸畸形

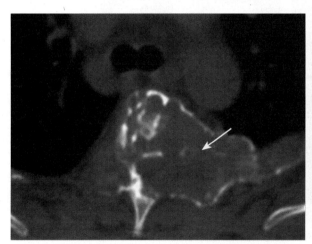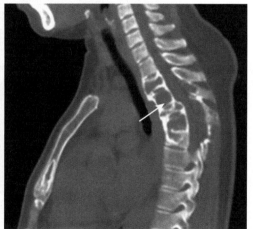

图 9-6-3　女性,15 岁, T$_{1~4}$纤维结构不良,CT 矢状位显示溶骨性、膨胀性骨质破坏,
边缘硬化;冠状位显示椎旁软组织肿块

骨性破坏、病理压缩性骨折、后凸畸形的具体病变的范围(图 9-6-3)、皮质的边界、新生反应骨、均质的矿化不良病变组织,明显椎旁软组织,偶见毛玻璃样改变。囊性改变呈囊状透光区,囊内可见玻璃状钙化。硬化性改变表现为不均匀密度增高,在高密度区内可见散在颗粒状透亮区,CT 三维重建能更清楚地显示病变(图 9-6-4A、B)。

（三）MRI

由于病变主要由纤维组织和含水量低的类骨质组成,T$_1$ 加权像往往表现为低信号。而 T$_2$ 加权像表现为稍高信号,强度低于肿瘤、脂肪及液体。部分由于合并软骨分化、退行性囊变和出血,信号表现可以为异质性。且增强相会有中度到显著性的强化(图 9-6-5、图 9-6-6)。

## 四、病理表现

（一）肉眼观

典型病例一般境界清楚,病变骨膨胀,骨密质变薄,髓腔结构消失,病变为实性,黄褐色或灰色,质地韧实、砂粒样。可有囊腔形成,内含淡黄色液体。有时病灶内见软骨样成分(图 9-6-7)。

（二）镜下所见

病变的边界较清楚,正常骨结构消失,由梭形的成纤维细胞和不成熟编织骨成分构成,在不同区域二者的比例不同。不成熟编织骨形成的骨小梁纤细,排列不规则,无极性,与骨的应力方向无关,呈字母形,逗点状,被大量纤维组织分隔缺乏连接,骨小

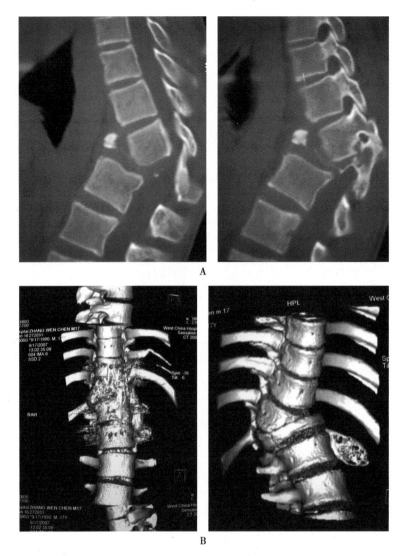

图 9-6-4 男性,16 岁, T$_{12}$、L$_1$ 纤维结构不良
A. CT 显示病理骨折后凸畸形;B. CT 容积重建显示病理骨折后凸畸形

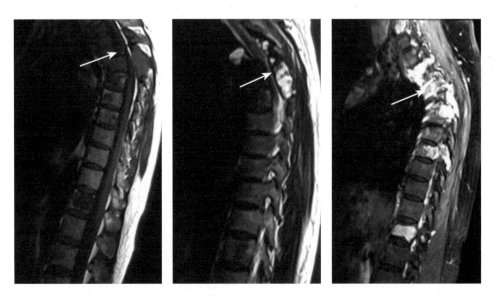

图 9-6-5 女性,15 岁,T$_{1~4}$ 纤维结构不良,MRI 显示 T$_1$ 加权像为低信号;
T$_2$ 加权像为中等信号;增强显示明显强化

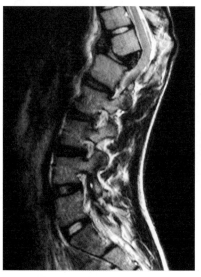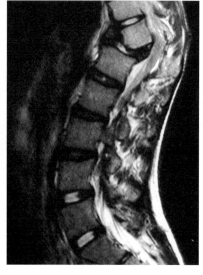

图 9-6-6 男性,16 岁, T₁₂、L₁ 纤维结构不良、MRI 显示病理骨折后凸畸形

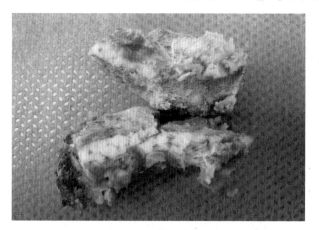

图 9-6-7 男性,16 岁,T₁₂、L₁ 纤维结构不良、
病椎切除大标本

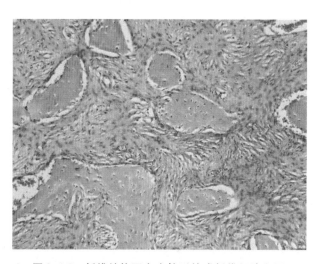

图 9-6-8 纤维结构不良由梭形的成纤维细胞和不
成熟编织骨成分构成,骨小梁周围无增生活跃的成
骨细胞围绕 HE×100

梁周围无增生活跃的成骨细胞围绕,且很少有成熟板层骨形成,提示有骨成熟障碍,有十分重要的鉴别诊断意义(图 9-6-8)。纤维部分为增生的成纤维细胞,这些细胞形态温和,核分裂象少见,间质疏松,有丰富的薄壁血管,也可有破骨样巨细胞聚集和泡沫状组织细胞反应。纤维结构不良也可出现继发改变,继发动脉瘤样骨囊肿时可有巨细胞肉芽肿性囊壁结构,其内有新生骨样基质和反应性骨痂形成;黏液变也是一种常见的改变,一般为局灶性。纤维结构不良的组织学变异:一种在典型的纤维结构不良的背景中出现形态成熟的软骨岛,常位于生长期骨的干骺端,以多骨型多见,称为纤维软骨性结构不良;另一种为牙骨质样纤维结构不良,出现类似牙骨质样或砂粒体样结构,多见于颅面骨。单骨型和多骨型纤维结构不良的病理改变完全一致。

（三）遗传学改变

近年来的研究表明,纤维结构不良存在 GNAS1 基因激活性突变,染色体克隆性异常、畸变,c-fas 癌基因的过度表达等,提示为真性肿瘤性病变,不应该视为骨的发育不良。

（朱 鸿）

## 五、诊断与鉴别诊断

（一）诊断

脊柱纤维结构不良的诊断主要依据病史、发病年龄、病变部位、影像学特点(膨胀性、溶骨性改变伴边缘硬化)可考虑本病。确诊需病理学检查证实。单骨型需与骨囊肿、软骨瘤、骨母细胞瘤等鉴别。多骨型需与多发性内生软骨瘤、甲状旁腺功能亢进症等鉴别。而 CT 引导下穿刺活检有助于明确病变性质。

**（二）鉴别诊断**

1. 脊柱骨囊肿 好发于儿童及青少年，X 线表现为干骺端圆形或椭圆形溶骨性病变，单房性，无骨性间隔，中心性生长，囊内无钙化斑点。有时可见特征性的"悬片征"或"碎片陷落征"。位脊柱的骨囊肿罕少见。

2. 脊柱软骨瘤 放射学上，表现为干骺端中心性或偏心性溶骨性破坏，骨密度减低区内多有散在不透 X 线的钙化灶，呈环状、斑点状或棉絮状。发生在脊柱的软骨瘤大多数是多发性软骨瘤病位于半侧躯体的一部分，单独侵犯脊柱的软骨瘤罕少见。

3. 脊柱骨母细胞瘤 影像学改变相似，鉴别主要依靠组织学，骨母细胞瘤无纤维性基质，骨小梁周围有大量骨母细胞，基质有丰富的血管组织。

4. 甲状旁腺功能亢进症 所致多发性纤维囊性骨炎多见于成年人或老年人，病变骨骼部位疼痛较明显。放射学上骨骼改变更广泛，在病变区外也可见骨质软化表现。血生化检查示：血钙高、血磷低、碱性磷酸酶高。血 PTH（甲状旁腺素）异常升高。

5. 多发性内生软骨瘤 也多发生于一侧肢体，但多发性内生软骨瘤发病部位与本病明显不同，常累及干骺端和骨干，累及单侧多数干骺端的病例，称之为 Ollier 病。影像学上有其特征性，易与本病相鉴别。

# 六、治疗

脊柱纤维结构不良大部分单骨型、无症状的病例不需要治疗，但需要密切随访观察，防治脊柱畸形的发展和病理性骨折；多骨型在发展、有症状者需酌情采用手术治疗、微创治疗和双磷酸盐药物治疗。本病对放、化疗无效，放疗易引起恶变。

**（一）手术治疗**

1. 手术目的 矫正畸形、预防病理性骨折、去除病变、稳定脊柱。

2. 手术适应证

（1）出现神经症状者；

（2）脊柱病理性骨折引起严重畸形者；

（3）椎骨溶骨性破坏，引起脊柱不稳定者；

（4）进行性、局限性疼痛，姑息治疗无效，有恶变侵倾向者。

3. 手术方法

（1）病灶刮除、植骨、内固定；

（2）姑息性切除、植骨、内固定；

（3）病椎切除、植骨、椎弓根螺钉内固定（图 9-6-9）。

除有恶变倾向者外，一般姑息性手术治疗多可获得满意的临床疗效，但也有病灶刮除植骨，植骨被病灶侵蚀的报告。对单骨型患者，可彻底切除纤维结构不良病灶。但多骨型病灶广泛，难以彻底切除，虽然病变可广泛累及脊柱、常伴有病理性骨折，但其实质仍为良性肿瘤样病变，不需要广泛性或根治性

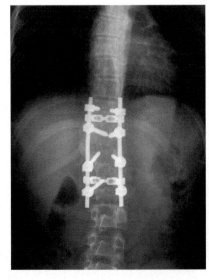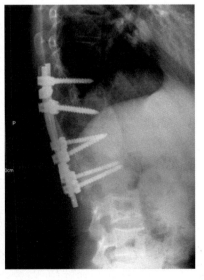

图 9-6-9 男性，16 岁，$T_{12}$、$L_1$ 纤维结构不良病灶切除、矫正畸形，$T_{10} \sim L_3$ 椎弓根螺钉内固定术

切除。

### （二）微创治疗

经皮穿刺椎体成形术（PVP）与后凸椎体成形术（PKP），可有效的缓解多骨型纤维结构不良患者的疼痛症状、预防病理性骨折。多数学者越来越倾向于单独使用或与姑息性手术中辅助使用 PVP、PKP 来治疗。对于神经损害患者进行有限的减压和固定，辅助以 PVP；对于仅有疼痛或者病理性骨折风险的患者，可单行 PVP。PVP 应用于多骨型纤维结构不良（图 9-6-10）有如下优点：①多骨型纤维结构不良硬化边缘的特点，可防止骨水泥溢漏，降低手术风险，减少创伤，患者康复快、住院时间短。②甲基丙烯酸甲酯（polymethylmethacrylate，PMMA）是理想的骨填充物，不仅可提供良好的机械性支撑，有效减少局部疼痛，同时还能避免植骨再吸收。③PVP 之前

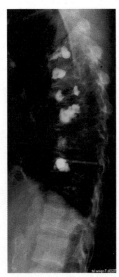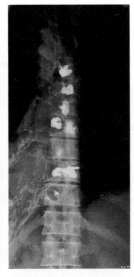

图 9-6-10　$T_{5\sim10}$ 纤维结构不良，椎体成形术后

可先进行术中活组织标本的取材，明确病变性质。一般来说，PKP 并不适用于纤维结构不良。绝大多数的纤维结构不良病灶进展缓慢、边缘硬化，PKP 难以撑开、矫形；即便强行撑开，反而增大了骨水泥渗漏的风险。

### （三）双磷酸盐药物治疗

多骨型纤维结构不良是全身性疾病，因而治疗不能仅关注骨骼系统。双磷酸盐已广泛应用于纤维结构不良的全身治疗，效果良好。它可降低骨转化、改善成骨，改善疼痛、预防或降低病理性骨折的风险。多骨型纤维结构不良患者往往伴有明显的矿化不足及维生素 D 缺乏，因此对上述患者同时补充钙剂及活性维生素 D。术后阿仑磷酸钠 70mg，每周 1 次或者术前术后唑来磷酸 4mg 静脉注射，并每半年重复应用唑来磷酸 1 次。结合活性维生素 D 20μg 及碳酸钙 600mg 口服，一日 1 次。虽然多骨型纤维结构不良患者使用双磷酸盐后，疼痛的症状可得到明显的改善，但很难见到溶骨区成骨或骨皮质增厚的影像学表现。影像学上病变区域的再成骨是否可以作为双磷酸盐治疗的标准仍存在争议。

## 七、预后

纤维结构不良是一种良性病变，预后良好，在青春期后常停止生长。完全切除后复发少见，恶性变极少见。恶变多发生在放疗后或多骨型者。恶变的组织类型多为纤维肉瘤、骨肉瘤或软骨肉瘤。多骨病变伴皮肤色素沉着、内分泌障碍的 Albright 综合征患者，可因其他系统并发症导致死亡。

（胡豇　胡云洲）

# 第七节　脊柱软骨瘤

## 一、概述

软骨瘤可发生于骨内，位于髓内中心部位，称内生软骨瘤；可发生于骨表面，称骨膜软骨瘤，可以是单病灶，也可以是多发灶，称内生软骨瘤病，也可以伴有软组织血管瘤，称 Maffucci 综合征。软骨瘤以多发的软骨瘤为特点，常累及干骺端和骨干，骨骼被广泛累及，1899 年首次由 Ollier 描述累及单侧多数干骺端的病例，称之为 Ollier 病。与多发骨软骨瘤不同，本病无遗传和家族倾向，多发性软骨瘤倾向于在半侧躯体上分布，曾考虑其为错构瘤。软骨错构瘤既可由于骺端透明软骨衍生，也可来源于深层骨膜。多发软骨瘤不像单发软骨瘤、外生骨疣和其他许多错构瘤，在身体生长结束时，肿瘤也趋向于停止发展。多发性软骨瘤可长期保持其增殖能力，甚至一直到成人阶段。一些学者认为该病是发育性的，而不是新生物，故归类为骨结构不良的一种表现。但多数研究证实这是一种具有基因异常的肿瘤。一项研究发现了混合性软骨瘤病患者在 PTPN11 位点

上的无功能突变。混合性软骨瘤病是一种罕见的常染色体显性遗传病,患者表现为多发的内生软骨瘤和多发的骨软骨瘤。在已知存在混合性软骨瘤病的17个家庭当中,有11个家庭存在这种突变,但在多发内生软骨瘤,例如 Ollier 病或 Maffucci 综合征当中却没有发现这种突变。1972—2013 年 WHO 骨肿瘤分类 1~4 版均将软骨瘤分类为软骨源性肿瘤,软骨瘤(ICD-O 编码 9220/0)定为良性肿瘤。

多发性软骨瘤较单发软骨瘤少见,男性占62%,女性占38%。与单发性软骨瘤不同,多发性软骨瘤生长较单发性软骨瘤快,并可导致肢体短缩和弯曲畸形。在严重的病例中,幼儿期即表现出症状与体征,常见于 10 岁以内的儿童。近 90% 的病例发生在 30 岁以前,50 岁以后很少见。病变同单发软骨瘤相类似,但呈多发性、不对称性分布,多在身体的一侧发病。病变可发生于手及同一肢体近侧端,病变也可发生在两个肢体或脊柱等躯干的骨骼,呈偏心性。软骨瘤很少同时扩散至全部四肢和躯干骨,但却好发于躯干的半侧,易受侵犯的骨骼依次是手足的管状骨、股骨、胫骨、肱骨、尺桡骨、骨盆、脊柱和颅面骨。

## 二、临床表现

软骨瘤常常在儿童期和青春期即可发现,典型的病例,因为生长板常被累及,发病的长骨可以变短,肢体短缩畸形好发于一个肢体或身体的半侧。在手部,多发性软骨瘤可以出现典型的球形或结节样肿胀。病变严重时,还可合并手指的短缩和偏斜,畸形明显。除非发生病理骨折,否则肿胀、疼痛等症状一般较轻。在肢体,干骺端有轻微的膨胀,由于影响骨的正常生长,而可出现肢体短缩和畸形。前臂的短缩和畸形一般为桡骨向侧方凸起,手尺偏、下尺桡骨分离、桡骨头脱位。下肢可出现严重的膝外翻,发病儿童早在 2 岁时就可因肢体长度的差异变得明显而开始跛行。脊柱单发软骨瘤极少见,发生在脊柱的软骨瘤大多是多发性软骨瘤病位于半侧躯体的一部分,儿童或少年时发病,无明显症状,随着年龄增长、肿瘤影响骨骺的生长发育而逐渐出现脊柱畸形,驼背和姿势异常方引起注意或重视而就诊。

## 三、影像学表现

多发性软骨瘤有明显 X 线特征,在病变累及的

手和足,可见多发的、有钙化的、非常类似于单发性软骨瘤的透光性软骨肿块使骨骼明显变形,该处的软骨瘤可以是皮质内的或骨膜的。有时病灶从长骨或短骨的骨干突出,类似于骨软骨瘤,但这些突出的软骨瘤既没有软骨帽,也无骨蒂,也不朝相邻关节的反方向生长,这些表现有别于骨软骨瘤。

在长骨中,有透光的纵行条纹柱自生长板伸进骨干。干骺端软骨瘤的融合常引起长骨的不对称性膨大和干骺端的增宽,病变影响生长板导致骨的变短和变形。可见溶骨性破坏,呈偏心性,像一大的垂直的水滴,自骨骺向骨干发展。溶骨性破坏的边界清晰,并见一薄层硬化骨,在两水滴状破坏区之间有骨化影,这些骨化可能呈 W 形或 M 形征象。有些病例的溶骨呈多房状或泡沫状。在骨盆,特别是在髂骨,扇形排列的线状影是特征性表现。脊柱多发性软骨瘤因幼儿时生长板被累及,随着年龄增长表现为椎骨发育畸形,多个椎体溶骨破坏,压缩旋转变形,严重而不规则的侧凸或后凸畸形(图 9-7-1),常和一侧髂骨和(或)下肢骨的软骨瘤合并存在。

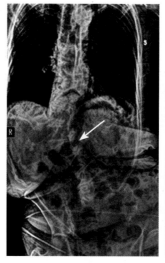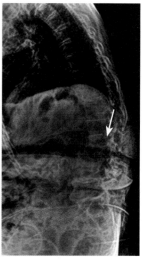

**图 9-7-1　男性,19 岁,$L_{2-4}$ 椎骨多发软骨瘤 X 线片**
**显示严重而不规则旋转的侧后凸畸形**

## 四、病理表现

### (一) 肉眼观

多发性软骨瘤又称为多发性内生性软骨瘤病、Ollier 病、Maffucci 综合征。大体改变与孤立性软骨瘤类似。但差异较大,部分病例可见显著的膨胀及骨密质变薄。

### (二) 镜下所见

多发性软骨瘤的镜下表现与长骨孤立性内生软

骨瘤相似,但软骨细胞更丰富,细胞非典型性更明显,有更多的双核细胞。Ollier病多灶性生长的倾向十分明显,在肿瘤周围正常的骨髓腔内,由骨髓组织和薄层梁状骨包绕的软骨岛十分常见,提示肿瘤的多中心性生长。这种软骨岛使病理医师对Ollier病是否有软骨肉瘤变的判断十分困难。

### (三) 分子病理学

一些试验发现,部分多发软骨瘤的病例中存在IHH/PTHrP信号系统的异常,并与恶变为软骨肉瘤有关。在生长板,IHH保持软骨细胞处于增生状态,而PTHrP则对IHH起抑制作用。在一些多发软骨瘤病的病例中发现了PTHrP受体的突变,从而导致骺板细胞总是处于增生状态,形成软骨瘤。PTHrP受体突变的转基因鼠模型也证明了这一点。但进一步的研究表明,大量的软骨肉瘤、Ollier病及Maffucci综合征的分子发病机制仍不清楚。

## 五、诊断与鉴别诊断

### (一) 诊断

多发性软骨瘤在临床、影像学和解剖学等方面都具有明显特征性畸形,根据临床和影像学表现出的特征性畸形即可诊断本病。脊柱单发软骨瘤少见,发生在脊柱的软骨瘤大多是多发性软骨瘤,病变位于半侧躯体的一部分,儿童或少年时发病,无明显症状,随着年龄增长、肿瘤影响骨骺的生长发育而逐渐出现严重脊柱后凸、侧凸与旋转畸形,驼背和姿势异常方引起注意或重视而就诊。

### (二) 鉴别诊断

1. 脊柱纤维结构不良 多发性软骨瘤易与纤维结构不良相混淆,纤维结构不良也好发于单侧躯体并可累及手部骨骼,其组织内也同样含有软骨岛,如果病理切片正好取到孤立的软骨岛,而又未参考X线片,在显微镜下会把纤维结构不良误诊为软骨瘤病。两者发病部位明显不同,纤维结构不良常发生在长管状骨和扁平骨,特殊畸形性往往只在下肢,呈"牧羊拐"样,影像学上脊柱纤维结构不良多见椎骨有膨胀性、溶骨性破坏、病理压缩性骨折、脊柱后凸畸形,少数伴有边缘硬化,并可以延伸至椎旁形成软组织包块。

2. 脊柱多发性骨软骨瘤 多发骨软骨瘤有遗传和家族倾向,多有家族史,呈对称性分布,影像学上一般都具有一个特征性的骨表面覆以软骨帽的骨性突出物,此骨性突出物即是骨软骨瘤。其皮质和松质与正常骨相连,有蒂的骨软骨瘤显示出一个细长的蒂,无蒂的骨软骨瘤表现出一个宽的基底,附着于骨皮质。其特点是:①受累椎骨的皮质和松质与骨软骨瘤皮质和松质相连续,之间没有间隔,肿瘤尖端可见透亮软骨阴影。②软骨帽:骨性突出物的尖端有软骨帽,正常软骨帽的厚度<1cm,儿童可较厚,其外有一层纤维血管组织包膜,软骨帽未发生钙化时X线不能显示,软骨帽钙化呈不规则形斑片状致密影。③软骨钙化:软骨钙化是诊断骨软骨瘤的重要征象,也是判断肿瘤生长活跃性的指标。缓慢生长的肿瘤,软骨钙化带薄,生长活跃的肿瘤,软骨钙化带厚薄不均,当肿瘤生长异常活跃时,钙化带呈环形、半环形,且密度不均,边缘模糊。

## 六、治疗

1. 对有神经症状的脊柱畸形,可进行椎管减压内固定以缓解神经症状,但对脊柱严重畸形的矫正很困难:

(1) 旋转侧后凸畸形很严重;

(2) 畸形是幼年时生长板受损造成的发育性畸形;

(3) 脊柱多发性软骨瘤罕见,对这样严重的畸形缺乏矫正经验;

(4) 骨骼强度很弱,难以矫正和内固定。

2. 如发现肿瘤恶变时,则对其治疗的措施与软骨肉瘤或其他肉瘤相同,可行广泛切除,稳定性重建。

3. 脊柱多发性软骨瘤多同时有四肢骨的多发性软骨瘤,对其治疗的方法是刮除植骨,对严重的畸形需要进行反复的截骨,矫正畸形。由于骨骼强度较弱,以及存在软骨瘤的原因,内固定的方法很难获得成功。大范围的骨异常使获得正常植骨变得非常困难。Jesus-Garcia等采用外固定支架的方法对Ollier病肢体畸形进行矫正,收到一定效果,但无法用于脊柱畸形的矫正。

## 七、预后

多发性软骨瘤病最常见和最严重的后果是一个或多个软骨瘤恶变为软骨肉瘤。Schajowicz认为Ollier病患者中约30%将发展为软骨肉瘤,由于软骨瘤病或Ollier病的患者可产生数百个软骨瘤,其中单个病灶发生恶变的危险性可能不会高于单发性软骨瘤。多发性软骨瘤患者，即使在短管状骨内的病灶，也可恶变为软骨肉瘤，这一点不同于单发性软骨瘤，这也是 Maffucci 综合征患者中的特殊情况。

脊柱多发性软骨瘤起自儿童期，软骨瘤较为活跃，除影响椎骨的生长发育出现严重脊柱畸形外，一般预后良好，一部分肿瘤在发育停止后仍可生长，容易发生恶变，恶变往往是在成年期出现，有时甚至在老年人，发生恶变的年龄大约在 40 岁以后，发生率约 25%。大多恶变为低级别软骨肉瘤，也有纤维肉瘤、恶性纤维组织细胞瘤和骨肉瘤，偶尔也恶变为去分化软骨肉瘤，预后最差。

（胡骅　朱鸿　胡云洲）

## 参 考 文 献

1. 胡云洲,饶书城,沈怀信,等. 2312 例骨肿瘤和瘤样病变统计分析. 中华骨科杂志,1986,6(3):183-187

2. 赵旻暐,韦峰,姜亮,等.寰枢椎骨样骨瘤治疗初探. 中国脊柱脊髓杂志,2012,22(8):697-701

3. 蔡郑东,郑龙坡,左长京,等. CT 引导下经皮穿刺骨样骨瘤射频消融术. 中华骨科杂志,2008,28(2):122-126

4. 王涛,张清,牛晓辉,等.计算机导航辅助骨样骨瘤的外科治疗. 中华外科杂志,2011,49(9):808-811

5. Kaner T, Sasani M, Oktenoglu T, et al. Osteoid osteoma and osteoblastoma of the cervical spine:the cause of unusual persistent neck pain. Pain Physician. 2010,13(6):549-554

6. Motamedi D, Learch TJ, Ishimitsu DN, et al. Thermal ablation of osteoid osteoma:overview and step-by-step guide. Radiographics,2009,29:2127-2141

7. Liberman B, Gerniak A, Eshed I, et al. Percutaneous CT guided radio-frequency ablation of osteoid osteoma and osteoblastoma. Harefuah,2010,149(8):494-497

8. 蒋智铭.骨关节肿瘤和瘤样病变的病理诊断.上海:上海科技教育出版社,2008

9. 姜亮,崔岩,刘晓光,等.脊柱骨软骨瘤的诊断与外科治疗,中国脊柱脊髓杂志.2011,21(2):103-107

10. Wang V, Chou D. Anterior C1-2 osteochondroma presenting with dysphagia and sleep apnea [J]. Journal of Clinical Neuro-science,2009,16(4):581-582

11. Tubbs RS, Maddox GE, Grabb PA,et al. Cervical osteochondroma with postoperative recurrence, case report and review of the literature[J]. Childs Nerv Syst,2010,26(1):101-104

12. MasaakiChazono, Fumiaki Masui, Yasuhiko Kawaguchi, et al. Dumbbell-shaped osteochondroma of the fifth rib causing spinal cord comprdssion[J]. J Orthop Sci,2009,14(3):336-338

13. 史福东,刘仕杰,左金增,等.颈椎棘突后缘巨大骨软骨瘤一例报告.中国骨与关节杂志,2013,2(1):59-60

14. 姜亮、李杰、刘忠军,等.脊柱血管瘤的诊断与治疗,中国脊柱脊髓杂志,2011,21(1):38-42

15. 汪礼军,胡侦明,郝杰.经皮椎体成形术治疗症状性椎体血管瘤[J].中国脊柱脊髓杂志,2011,21(3)

16. 刘孝萍,吴春根,李明华,等.脊柱血管瘤的病理、临床及影像学分型与 PVP 的应用[J].中国医学计算机成像杂志,2011,17(6):4

17. 沈彬,孟阳,赵卫东,等.症状性椎体血管瘤影像学表现及手术治疗.中国脊柱脊髓杂志,2013,23(3):251-256

18. AHeyd R, Seegenschmiedt MH, Rades D, et al. Radiotherapy for symptomatic vertebral hemangiomas:results of a multi-center study and literature review. [J] Int J Radiat Oncol Biol Phys,2010,77(1):217-225

19. Urrutia J, Postigo R, Larrondo R, et al. Clinical and imaging findings in patients with aggressive spinal hemangioma requiring surgical treatment [J]. J Clin Neurosci, 2011, 18(2):209-212

20. Kiroglu Y, Benek B, Yagci B, et al. Spinal cord compression caused by vertebral hemangioma being symptomatic during pregnancy [J]. Surg Neurol,2009,71(4):487-492

21. Yadav N, Prabhakar H, Singh GP, et al. Acute hemodynamic instability during alcohol ablation of symptomatic vertebral hemangioma:A prospective study [J]. J Clin Neurosci, 2010,17(6):810-811

22. Heyd R, Seegenschmiedt MH, Rades D, et al. The significance of radiation therapy for symptomatic vertebral hemangiomas (SVH) [J]. Strahlenther Onkol, 2010, 186(8):430-435

23. Boschi V, Pogorelic Z, Gulan G, et al. Management of cement vertebroplasty in the treatment of vertebral hemangioma [J]. Scand J Surg,2011,100(2):120-124

24. Blecher R, Smorgick Y, Anekstein Y, et al. Management of symptomatic vertebral hemangioma:follow-up of 6 patients [J]. J Spinal Disord Tech,2011,24(3):196-201

25. Singh P, Mishra NK, Dash HH, et al. Treatment of Vertebral Hemangiomas With Absolute Alcohol (Ethanol) Embolization, Cord Decompression, and Single Level Instrumentation: A Pilot Study[J]. Neurosurgery,2011,68(1):78-84

26. 胡云洲,饶书城.神经纤维瘤的骨关节改变.天津医药骨科附刊,1979,12(1):19-22

27. 孙伟,马小军,张帆,等.骶骨神经源性肿瘤的外科治疗.中国骨与关节杂志,2012,1(2):115-118

28. Schoenfeld AJ, Koplin SA, Garcia R. Monostotic fibrous dysplasia of the spine:a report of seven cases. The Journal of bone and joint surgery American volume,2010,92(4):984-988

29. Chen G,Yang H,Gan M. Polyostotic fibrous dysplasia of the thoracic spine：case report and review of the literature. Spine,2011,36(22)：1485-1488

30. Bowen ME,Boyden ED,Holm IA,et al. Loss of function mutations in PTPN11 cause metachon dromatosis,but not Ollier disease or Maffucci syndrome. PLOS Genet. 2011,7(4)

31. Unni KK,Inwards CY. Dahlin'S Bone Tumors：General Aspects And Data on 10 165 Cases. 6th ed. Philadelphia：Lippincott Williams & Wilkins,2009：102-111

32. Mills SE. Sternberg's Diagnostic Surgical Pathology. 5th ed. Philadelphia：Lipoincott Williams & Wilkins,2010

33. Ozkan E,Gupta S. Embolization of Spinal Tumors：Vascular Anatomy,Indications,and Technique［J］. Tech Vasc Intervent Radiol,2011,14(3)：129-140

34. Mills SE. Sternberg's Diagnostic Surgical Pathology. 5th edition. Philadelphia：Lipoincott Williams & Wilkins,2010

35. Bowen ME,Boyden ED,Holm IA,et al. Loss of function mutations in PTPN11 cause metachon dromatosis,but not Ollier disease or Maffucci syndrome. PLOS Genet,2011,7(4)

36. Jiang L,Liu XG,Yuan HS,et al. Diagnosis and treatment of vertebral hemangiomas with neurologic deficit：a report of 29 cases andlierature review［J］. Spine J,2014,14(6)：944-954

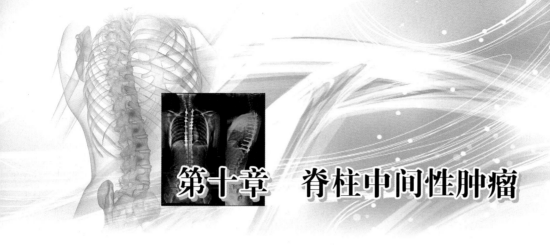

# 第十章　脊柱中间性肿瘤

## 第一节　脊柱骨母细胞瘤

### 一、概述

骨母细胞瘤（osteoblastoma）是一种起源于成骨细胞及骨样组织的良性成骨性或局部侵袭性肿瘤，其特点为产生大量的矿化不良的肿瘤性骨样基质。1932 年 Jaffe 和 Mayer 报告了首例骨母细胞瘤，称其为"成骨性骨样组织肿瘤"。1952 年 Lichtenstein 称其为"成骨纤维瘤"；1954 年 Dahlin 回顾了 11 例同种病例，未发现此类肿瘤中有明显的纤维瘤样成分，但在组织上与骨样骨瘤具有相似性，称其为"巨大骨样骨瘤"。1956 年 Jaffe 和 Lichtenstein 各自提出了"良性骨母细胞瘤（benign osteoblastoma）"一词。上述命名均有其局限性，该瘤活跃程度差别很大，可以相对静止，也可呈很强的侵袭性，跨越了 Enneking 骨肿瘤分期的 2～3 期，曾有良、恶性骨母细胞瘤之分，也有"假恶性骨母细胞瘤"、"侵袭性骨母细胞瘤"这样的中间概念。恶性骨母细胞瘤与骨母细胞型的骨肉瘤是否同一概念，支持骨母细胞型骨肉瘤者占多数。良性的骨母细胞瘤同骨样骨瘤极为相似，被部分学者认为是同一肿瘤的不同发展阶段，但因临床表现和影像差异很大，2002 年新版 WHO 分类仍认为是不同的肿瘤，将骨母细胞瘤分类为良性骨肿瘤（ICD-O 编码：9200/0）。

经典的骨母细胞瘤在瘤巢周边有完整且较厚的反应骨（Enneking S2 期）。临床上术后局部复发率很低；而有些病例的瘤巢边界不清、反应骨较薄弱、肿瘤突破间室侵入椎管或累及周边软组织（即 Enneking S3 期），病理上细胞有丝分裂象较多，临床上术后局部复发率高，被称为侵袭性骨母细胞瘤。有些学者指出这类肿瘤在临床上的侵袭性表现与其在组织学上的表现无对应关系。因此，多数学者认为"侵袭性骨母细胞瘤"并非特定病理类型，而是综合临床、影像和病理结果作出的临床诊断。2013 年 WHO 骨肿瘤分类将骨母细胞瘤分类为中间型（局部侵袭性）骨肿瘤（ICD-O 编码：9200/0）。

骨母细胞瘤临床较为少见，可发生于任何骨组织，比较好发于脊柱及四肢长骨，其次为手足骨，约占原发性骨肿瘤的 1%。自 1956 年 Jaffe 和 Lichtenstein 正式命名骨母细胞瘤以来，陆续有不少关于脊柱骨母细胞瘤的报道，发生于脊柱的骨母细胞瘤占所有骨母细胞瘤的 30%～40%，常见于椎弓，可蔓延到椎体，原发于椎体者极为少见，男性多于女性，男女比例约为 2∶1，青少年发病较多，高峰年龄在 15～30 岁。有学者报告 75 例脊柱骨母细胞瘤，其中颈椎 39%，胸椎 21%、腰椎 23%，骶椎 17%，节段无明显差异，因缺乏多中心、大样本的病例研究故脊柱骨母细胞瘤好发节段尚无定论。该病临床表现不典型，早期症状隐匿，常延误诊断。

### 二、临床表现

脊柱骨母细胞瘤缺乏特异性临床症状，从出现首发症状至初步确诊的时间平均需 6 个月以上（1～72 个月），常表现为进行性加重的局限性钝痛、神经受压及脊柱侧弯等。约 80% 患者出现患部疼痛，活动后可加重，且只有 1/3 患者口服阿司匹林或其他水杨酸类药物后可缓解。颈椎骨母细胞瘤患者最常见且最明显的症状为颈部肿瘤区域持续性疼痛，多伴有根性痛放射至肩部与上肢，部分有夜间痛，这对于早期发现肿瘤具有重要意义。神经受损症状取决于肿瘤在椎管内侵占情况，发生率约为30%，表现为病变节段以下感觉、运动和括约肌功能障碍；椎骨病变可产生渐进性脊柱侧弯（图10-1-1），伴有神经根刺激症状，少部分较大的肿瘤可引起感觉障碍、肌力下降、肌肉萎缩及反射异常，甚至截瘫。脊柱侧弯最常见于腰椎，发生率甚至可达100%；颈胸椎侧凸较少见，常表现为斜颈。Saifuddin等早先报道显示，脊柱骨母细胞瘤常位于侧凸的凹侧，脊柱侧弯即因患侧肌肉痉挛所致，其发生与患者性别、年龄及症状持续时间无关。如果肿瘤靠近体表，可有局部肿胀、肿块等表现，并伴有压痛，除非有神经功能损害，一般查体常无阳性体征，实验室检查也多在正常范围内。

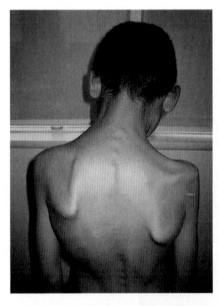

图 10-1-1　男性，15 岁，T$_1$ 骨母
细胞瘤脊柱侧弯

## 三、影像学表现

### （一）X 线表现

X 线片检查对于骨母细胞瘤诊断具有重要价值。其典型表现为局限性、膨胀性圆形或椭圆形肿块，周围界线清楚，有反应性骨形成，瘤体内常有斑点状或索状基质钙化或骨化影，其间混有溶骨性透亮影，病灶边缘常有明显的硬化环（图10-1-2）。骨母细胞瘤常位于脊柱后部结构，大小在 1 ～ 2cm 以上（图10-1-3）。亦有较为少见的整个病灶呈"象牙状"硬化影。发生于椎体的骨母细胞瘤，多表现为局限性囊状膨胀性低密度区，边缘清晰，骨皮质可变薄甚至断裂，病灶周围出现清晰的薄壳状钙化为特征，肿瘤内斑点状或大片状钙化或骨化。有时表现为压缩性骨折。

### （二）CT

能较清楚地显示脊柱骨母细胞瘤产生部位、范围、基质钙化等，可观察到病灶内微细结构，且对病灶边缘蛋壳状硬化环的显示更为清晰（图10-1-4、图10-1-5）。此外，CT 还可显示周围软组织水肿及坏死灶，亦能清楚地观察到椎管内侵占、神经组织受压情况。病灶位于脊柱的附件，典型的 CT 表现为膨胀性溶骨性破坏，病灶内部为片状、斑点状或砂粒状骨化或钙化影，边缘常有硬化带，边界欠清晰，可见软组织肿块。

### （三）MRI

MRI 多表现为膨胀性占位影（图 10-1-6 ～ 图 10-1-8），T$_1$WI 等、稍低或等信号，T$_2$WI 可为低、等信号或高信号或高低混杂信号，病灶可见单发或多发囊状骨质破坏，有时可见液平，周围软组织可轻度肿胀，而软组织肿块大多不明显。增强扫描骨样组织血管丰富，呈明显强化，而钙化或骨化、囊变、出血却无强化。可显示脊髓受压变形、脊髓水肿、椎管相对狭窄。

### （四）骨扫描

对于高度怀疑骨母细胞瘤而 MRI 及 CT 等均无

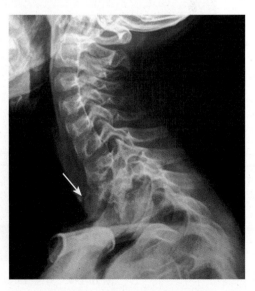

图 10-1-2　男性，15 岁，T$_1$ 椎骨
母细胞瘤 X 线片表现

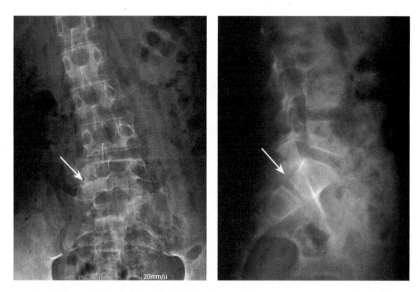

图 10-1-3 男性,18 岁, L$_5$ 骨母细胞瘤 X 线片显示 L$_5$ 右后侧骨性肿块

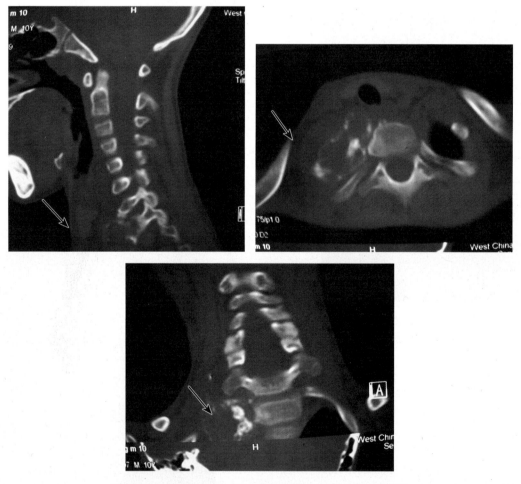

图 10-1-4 男性,15 岁, T$_1$ 骨母细胞瘤 CT 显示溶骨性肿块

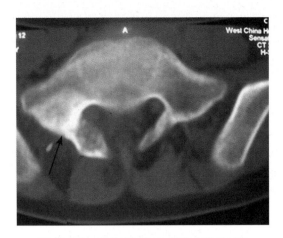

图 10-1-5 男性,18 岁 L₅ 骨母细胞瘤 CT 显示骨性肿块

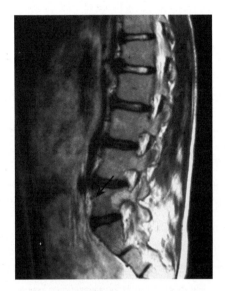

图 10-1-6 男性,18 岁, L₅ 椎弓根骨母细胞瘤的 MRI 表现

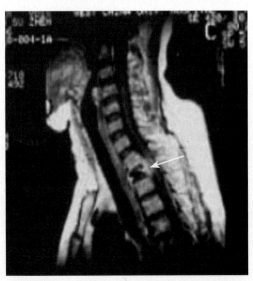

图 10-1-7 女性,21 岁,C₇ 椎体骨母细胞瘤, MRI 显示脊髓受压

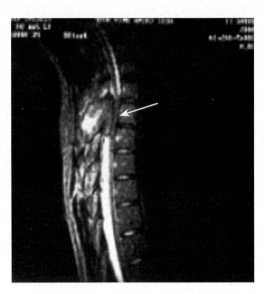

图 10-1-8 男性,23 岁, T₃₋₄ 椎弓骨母细胞瘤的 MRI 显示脊髓受压

明显发现的病例,骨扫描是一重要的辅助检查方法,病损处局灶性放射性浓聚有可能是唯一的阳性改变。此外,骨扫描对于多发性病灶具有重要意义。

## 四、病理检查

### (一)肉眼观

骨母细胞瘤好发于脊柱,尤其好发于椎体的后部,如椎弓、棘突和横突。完整切除标本可见肿瘤为圆形或卵圆形,向周围膨胀生长致骨密质变薄,骨密质破坏时可见周边有薄层骨膜反应性骨壳。肿瘤血管丰富,呈红色或红棕色,术中出血十分明显。部分病例出现囊性变,如有明确的囊腔形成,提示伴有动脉瘤样骨囊肿。临床送检的标本大多为刮除标本,很少见到完整切除标本。

### (二)镜下所见

骨母细胞瘤和骨样骨瘤有相似的组织学特点。肿瘤与周围正常的松质骨和骨密质分界清楚,周围没有骨样骨瘤那样的大片反应性硬化骨。肿瘤由肿瘤性骨小梁和小梁间纤维血管性间质构成。这些骨小梁随意、无序排列,缺乏力学结构,骨小梁衬覆单层成骨细胞,可有核分裂象,但没有病理性核分裂象。不同病例或同一病例的不同区域骨小梁成熟度不等,有的为大量原始的骨样组织的骨小梁,而有的骨样组织钙化明显,形成编织骨,骨小梁粗大出现粘合线,甚至形成板层骨,有的吻合的编织骨聚集形成

167

结节状。骨小梁间为富含血管的纤维性间质,红细胞渗出明显,破骨样巨细胞常见。部分病例肿瘤局部坏死囊性变或继发动脉瘤样骨囊肿,囊腔内充满血液。

## 五、诊断与鉴别诊断

### (一) 诊断

1. 症状与体征　主要表现为局部疼痛、活动受限以及神经肌肉受到刺激引起的脊柱侧弯畸形。当病灶累及神经根或脊髓时,则表现为神经根损伤症状和脊髓受压的症状,出现感觉、运动功能障碍,如肢体放射性疼痛、麻木等神经根损伤症状。早期诊断并不容易,临床实践中应重视长期慢性颈肩、胸腰背部疼痛的年轻患者,要考虑罹患此病的可能。

2. 影像学表现　脊柱骨母细胞瘤通常发生在椎体附件,典型X线片表现为局限性囊状膨胀性低密度区,边缘清晰,骨皮质可变薄甚至断裂,病灶周围出现清晰的薄壳状钙化为特征,肿瘤内斑点状或大片状钙化或骨化对诊断帮助较大。典型的CT表现是病灶位于脊柱的附件,膨胀性骨质破坏,边缘有硬化,边界欠清晰,可有软组织肿块影,病灶内可见斑点状钙化影。MRI表现为$T_1WI$等、低信号,$T_2WI$表现为高低混杂信号,病灶可见单发或多发囊状骨质破坏,有时可见液平,周围软组织可轻度肿胀,而软组织肿块大多不明显。增强扫描骨样组织血管丰富,呈明显强化,而钙化或骨化、囊变、出血却无强化。

3. 病理检查　根据临床结合影像学表现仍不能明确诊断者,应在CT引导下穿刺活检,阳性诊断率为90%,诊断准确率为93%。病理主要成分为血管丰富的成纤维细胞组织、排列规整或分化不全的骨样组织及钙化组织。其间有大量成骨细胞,偶尔可见破骨细胞,未见有软骨细胞。网织状骨组织由骨样组织钙化形成,新形成的骨小梁由成骨细胞排列而成。

### (二) 鉴别诊断

1. 脊柱骨样骨瘤　骨母细胞瘤与骨样骨瘤在组织学上极为相似,两者均为成骨性肿瘤。典型的骨母细胞瘤病理显示为骨小梁宽而长,且不连续。骨母细胞瘤缺乏黏附层,骨样骨瘤几乎均有黏附层;电镜下骨母细胞瘤幼稚细胞较多,骨样骨瘤则粗面

内质网极发达。骨母细胞瘤呈无限制生长,其直径往往大于2cm,且可产生恶性或类似低恶性的成骨肉瘤;典型的骨样骨瘤相对体积较小,瘤体直径1cm以内,肿瘤生长呈一定的自限性,伴明显疼痛,夜间更甚,服用水杨酸类药物有效。两者一般以2cm为界定的标准,当肿瘤直径大于2cm,疼痛较轻微者为骨母细胞瘤。当瘤体直径在1~2cm之间时,如果位于髓腔认为是骨母细胞瘤,位于骨皮质认为是骨样骨瘤。

2. 脊柱转移瘤　脊柱转移瘤具有:①年龄较大,发展快,病程短;②有恶性肿瘤病史或有恶性肿瘤手术史并有病理切片诊断结果;③椎骨呈溶骨性、虫蚀样、地图样或渗透性破坏,以后融合成大片;④PET/CT能找到确切的原发瘤灶;⑤常为多发病灶;⑥肿瘤标志物检查多为阳性。

3. 脊柱巨细胞瘤　脊柱巨细胞瘤年龄多为20~40岁的成人,易发生在胸椎和骶椎,多见于椎体,X线片显示溶骨性破坏,皮质膨胀变薄,边界清楚,中间常有囊状分隔,无新生骨与骨膜反应,轻微外力影响下即发生病理性骨折,使结构不清,一般为平行压缩,椎间隙完整。肿瘤穿破皮质后可有软组织肿块阴影。CT与MRI可准确显示肿瘤的范围和对脊髓的压迫情况。

4. 脊柱软骨肉瘤　起自骨内的中央型软骨肉瘤,发病年龄在中老年,临床表现轻微,发展缓慢,病史较长,主要症状是深部的轻微疼痛,间隙性发作,肿瘤生长较大时,可有肿块出现,典型的影像学表现为骨内溶骨性破坏,其中有大量的钙化,可出现特征性骨内扇贝样的花边状改变和钙化,软骨钙化特征性表现为无结构的、不规则散布的"喷雾状颗粒",或结节样、环形钙化。肿块内可伴有斑点状小叶样钙化。

## 六、治疗

脊柱骨母细胞瘤保守治疗一般无效,一旦确诊,应首选手术切除。对于不能完整手术切除、不能耐受手术及术后复发患者,放疗和化疗不失为辅助性或替代性治疗手段。

### (一) 手术治疗

根据文献报道,手术切除的边界有三种,囊内切除、边缘性切除和整块切除,这三种方式中以整

块切除的复发率为最低。部分切除复发率明显增高,因此完整的病灶切除是减少复发率的关键。肿瘤主要累及附件时,采取单纯后路切除(图10-1-9),主要累及椎体时,采取前路肿瘤切除,椎体及附件受累较多时,采取前后联合入路切除。对

于非侵袭性骨母细胞瘤可以采取囊内或边缘切除(图10-1-10),但对侵袭性骨母细胞瘤或复发的骨母细胞瘤在条件允许的情况下宜采取整块切除,甚至全脊椎切除。对脊柱病理性骨折造成的不稳定或在切除肿瘤、解除神经或脊髓压迫的过程中

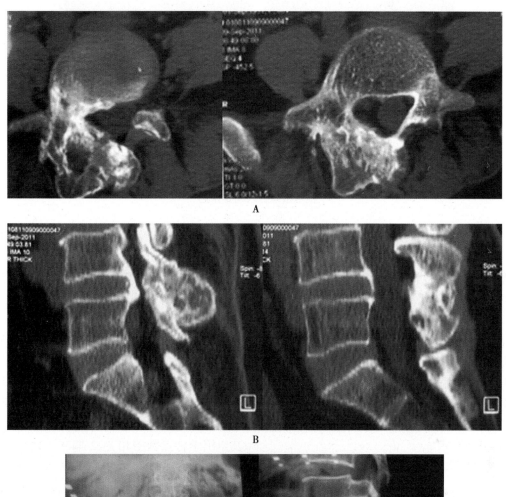

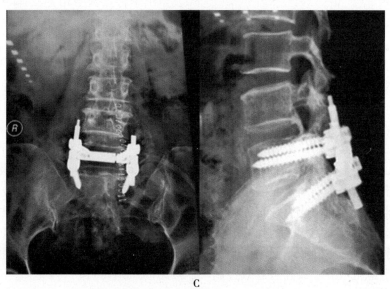

图10-1-9 女性,38岁,L₅椎板骨母细胞瘤
A. CT表现;B. CT重建;C. 椎板切除内固定术后

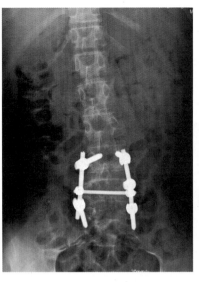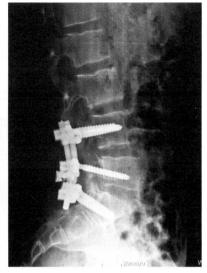

图 10-1-10  男性,18 岁, $L_5$ 椎弓骨母细胞瘤切除, $L_4 \sim S_1$
椎弓根螺钉内固定术后

造成的脊柱失稳,可经前路或后路施行植骨内固定术,重建脊柱稳定性或恢复其解剖序列及良好力线。肿瘤完整切除后脊柱骨母细胞瘤复发率为 10% 以下,复发时间平均为术后 12 个月,术后患者神经功能障碍可完全修复。复发的病例可再次肿瘤切除,仍可有效防治再次复发,并改善神经功能状况。对于血供丰富的脊柱骨母细胞瘤,术前可考虑行血管造影栓塞较大的肿瘤血管,以达到减少术中出血、提高完整切除、减少术后复发的作用。

**(二) 经皮消融术**

经皮射频消融术治疗脊柱骨母细胞瘤,已取得初步临床疗效。这是一种简单、安全、有效的治疗手段,准确放置探头和应用水冷式电极尖端可改善手术总体效果,并减少相关并发症。

计算机导航技术能实时提供脊椎解剖、病变范围及边界等多平面影像,也是肿瘤切除的重要技术手段之一。

**(三) 放疗**

与脊柱其他肿瘤一样,并非所有脊柱骨母细胞瘤均可完整切除,且即使完整切除仍有一定的复发率,因此放疗在治疗脊柱骨母细胞瘤中的作用开始受到关注。对于不能完整手术切除、不能耐受手术及术后复发患者,可考虑行放疗。放疗可有效控制一些患者的肿瘤生长并使患者长期带瘤存活。对于体积较大、周围组织侵犯较广的肿瘤,放疗可作为手术治疗的辅助或替代方式,为完整手术切除创造条件。

## 七、预后

多数脊柱骨母细胞瘤行病灶刮除或切除后,预后良好,复发少见。复发常因生长部位手术操作困难,刮除不彻底所致。部分病例术后复发,其预后与其组织学特点紧密相关,2 期和 3 期病变行刮除术后其复发率明显不同,2 期复发率在 10% ~ 20% ,3 期则在 30% ~ 50% 。远处转移较少见,偶尔有报道骨母细胞瘤恶变为骨肉瘤。李忠海等报告 11 例脊柱骨母细胞瘤,9 例采用单纯后路肿瘤切除术,2 例采用一期前后联合入路肿瘤切除术,8 例辅以内固定加植骨融合重建脊柱稳定性,随访 12 ~ 64 个月,平均 28.4 个月,未见肿瘤复发与恶变,内固定无松动、退出及断裂。Boriani 先后报告 2 宗单中心脊柱骨母细胞瘤手术切除病例,其复发率分别为 13% 和 14% 。李光学等随访 10 例脊柱骨母细胞瘤 1 ~ 8 年,复发 2 例,复发率与国外报告相似。

(胡豇  朱鸿  胡云洲)

# 第二节　脊柱骨巨细胞瘤

## 一、概述

骨巨细胞瘤（giant cell tumor，GCT）又称破骨细胞瘤（osteoclastoma）。1940 年，Jaffe 等使用光学显微镜将这些富含巨细胞的肿瘤或者瘤样病变分门别类，其中包括真正良性的骨巨细胞瘤、成骨细胞瘤、成软骨细胞瘤和动脉瘤样骨囊肿。1961 年，Schajowicz使用组织化学染色的方法，来区分所有的巨细胞性病变包括肿瘤和非肿瘤性病变，发现这些疾病的染色特定和许多消化酶一样。尽管有了这一发现，但在 1972 年由 Schajowicz 领衔编写的 WHO 分类中，使用了破骨细胞瘤这个名词，直至今日。

骨巨细胞瘤好发于 20~45 岁，男女比例基本相同，占所有原发骨肿瘤的 5%，其好发于长骨的骨端，骨骺闭合前一般发生于干骺端。脊柱 GCT 仅占所有 GCT 的 2%~4%。侵犯部位依次为胸椎、腰椎、骶椎、颈椎。肿瘤主要侵犯单个椎体，少数侵犯椎弓，有极少数文献报道可累及多个脊椎，有研究显示肿瘤累积多个椎体，约占所有脊柱 GCT 中的 1%。

1972 年与 1993 年 WHO 第 1 版与第 2 版骨肿瘤分类均将骨巨细胞瘤单独分为一类，未能定性。2002 年 WHO 第 3 版骨肿瘤分类将骨巨细胞瘤分类为中间性（交界性）骨巨细胞瘤（ICD-O 编码：9025/1）与恶性巨细胞瘤（ICD-O 编码：9025/3）。2013 年 WHO 第 4 版骨肿瘤分类，富于巨细胞的破骨细胞肿瘤：①小骨的巨细胞病变（Giant cell lesion of the small bones）；②中间型骨巨细胞肿瘤（偶见转移型），（ICD-O 编码：9025/1），组织形态为良性，但局部侵袭性生长，少数也可以发生远处转移，但死亡率低；③恶性骨巨细胞瘤（Malignancy in giant cell tumor，MGCT；ICD-O 编码：9025/3），组织学为恶性，预后相当于高恶性级别的肉瘤。

## 二、临床表现

最常见的症状是局部疼痛与叩痛。约 1/3 病例由轻微外伤史（例如工作和生活中头部碰撞引起的颈项痛）而引起注意。症状初发时疼痛局限在病变部位，疼痛程度初起较轻微，逐渐加重。有时疼痛难忍或影响患者睡眠，需服用止痛药。自开始疼痛到就诊时间 5 个月至 2 年不等，多数病例疼痛史在半年左右。肿瘤侵犯或压迫脊髓、神经根可引起的神经症状。颈椎 GCT 可致上肢麻木、疼痛或四肢不全瘫。胸腰椎者可致下肢麻木、放射痛或双下肢不全瘫。部分患者有鞍区麻木、大小便功能障碍。有些患者直到肿瘤侵犯椎体致椎体病理性骨折，局部疼痛加重、脊柱畸形或引起神经症状后才就诊。

脊柱 GCT 可发生所谓的"良性肺转移"，常无胸痛、咳嗽、咳痰、咯血等呼吸系统症状，大多患者是在原发肿瘤局部复发后就诊发现的，可有患者在复查时照射胸片时发现。但部分患者可出现背部疼痛。需要注意的是，胸椎肿瘤灶可形成巨大软组织肿块，突出胸腔，引起相应呼吸系统症状，但这种病例较少发生。

## 三、影像学表现

### （一）X 线片

X 线片上受累椎体呈偏心性膨胀性溶骨性破坏，可有椎体压缩性骨折，压缩程度从椎体轻微变扁，到完全塌陷。常伴较大软组织肿块。多数椎间隙正常、椎体无硬化边缘和骨膜反应。可见到肿瘤侵犯椎弓根。

### （二）CT

CT 表现为椎体呈膨胀性、偏心性、溶骨性骨质破坏。密度表现为软组织密度，夹杂囊性密度灶。多数病灶呈侵袭性生长。骨质破坏范围大，周围形成软组织肿块。骨皮质连续性中断，"骨包壳"不完整。病灶发展较大时累及相邻的多个椎体及附件、邻近的肋骨等，向后方可累及椎管及神经受压。

### （三）MRI

脊柱 GCT 的 MRI 信号变化较多，表现缺乏特征性，但信号改变有一定的病理基础。$T_1WI$ 表现为等、低信号，$T_2WI$ 为不均匀低高混杂信号，并可显示瘤内坏死、囊变、出血等。$T_1WI$、$T_2WI$ 为中等信号，代表肿瘤的实质部分，高信号区为出血、囊变、坏死区所致；$T_1WI$、$T_2WI$ 均为低信号区，为含铁血黄素沉着所致。伴有病理骨折的椎体变扁呈哑铃状，椎体后缘呈球形向后突入椎管内，病灶突破骨皮质显示很清楚,低信号的骨皮质为异常信号的肿瘤组织替代并形成软组织肿块(图 10-2-1、图 10-2-2)。

**(四)脊柱 GCT 影像学表现有一定特征性**

Campanacci 根据 GCT 的影像学表现对其进行分级:

Ⅰ级:为静止的病变,发生在网状骨的微小皮质骨病变。病灶边界清晰,四周有硬化带环绕,基本无骨皮质累及。这一级很少见,常有较好的预后。

Ⅱ级:最常见,为活跃的病变,肿瘤有明显的边界,无硬化骨,皮质骨变薄膨胀,可能呈现轻度动脉瘤样改变,骨膜限制肿瘤的生长。

Ⅲ级:是侵袭性病变。肿瘤边界不清,有皮质骨穿破、软组织侵袭。局部复发率高,可进行扩大切除,以代替单纯的刮除术。

## 四、病理表现

### (一)肉眼观

完整切除的巨细胞瘤同影像学改变是一致的,肿瘤为境界清楚的偏心性骨破坏区,常包绕薄的不完整的反应性骨壳。尽管病变常侵蚀关节软骨下,但很少穿透。肿瘤内有梁状纤维分隔。病变组织质地常柔软,棕红色,也有淡黄色区域,是黄瘤样改变所致;质韧的区域是纤维化导致。肿瘤常有继发性

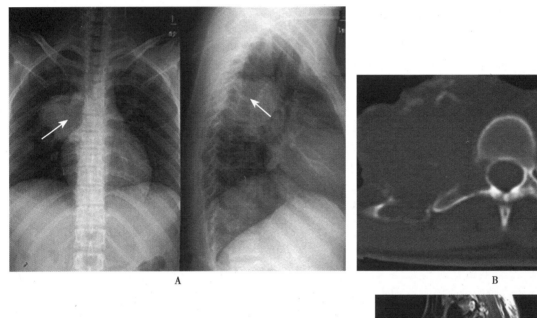

A

B

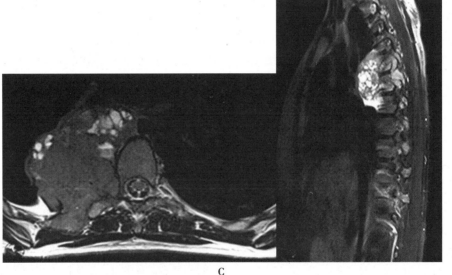

C

**图 10-2-1 女性,24 岁,$T_{5\sim7}$椎巨细胞瘤**

A. X 片示肿瘤呈偏心性溶骨性破坏,侵犯右侧椎弓根,伴椎旁巨大软组织肿块;B. CT 示肿瘤为软组织密度,呈侵袭性生长,右侧椎弓根、椎板、横突、肋骨破坏,骨皮质连续性中断;C. MRI $T_2WI$ 示为不均匀高低混杂信号,可显示肿瘤实质及瘤内坏死、囊变、出血

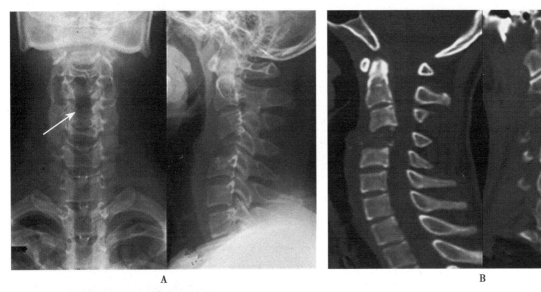

A

B

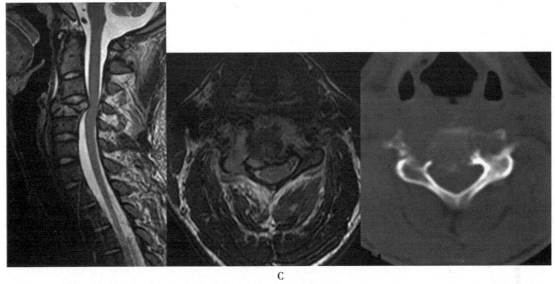

C

**图 10-2-2 男性,21 岁,C₄ 椎骨巨细胞瘤**
A. X 线片示 C₄ 溶骨性破坏;B. CT 示溶骨性破坏范围;C. MRI 示脊髓受压

坏死或囊性变区域,类似动脉瘤样骨囊肿。

**(二) 镜下所见**

巨细胞瘤主要由两种细胞构成(图 10-2-3):一种是单核细胞,是真正的肿瘤细胞,呈圆形、卵圆形,细胞边界不清,也称作基质细胞,以期同来源于单核-吞噬细胞系统的单核-吞噬细胞、组织细胞相区别。单核细胞能产生胶原纤维,但一般不产生骨和软骨基质。核分裂象多少不等,多者可达 20 个/10 高倍视野,但无病理性核分裂象。第二种细胞为破骨样巨细胞,数量很多,均匀分布在单核细胞中。巨细胞中的核数量很多,常达到 50~100 个,而正常的破骨细胞核一般不超过 20 个。单核细胞的细胞核同巨细胞的核形态类似,且二者之间有移行过渡。

目前普遍认为,巨细胞瘤中的破骨样巨细胞并非肿瘤成分,而是一种缺乏增殖活性的临终细胞,它从不出现核分裂象,也缺乏 Ki-67 核的阳性表达。在一些病例,单核细胞更趋向梭形,可以排列呈车辐状,偶尔有大量泡沫细胞,而类似纤维组织细胞瘤。约10% 的病例可继发 ABC。也可出现纤维化或小灶性新骨形成,特别是发生了病理性骨折的病例。肿瘤可向周围软组织扩展或转移到肺,在肿瘤周围与邻近软组织的界面上可以出现薄层反应性骨壳。巨细胞瘤间质常有丰富的薄壁血管,可见到血管内瘤栓,特别是在肿瘤周边部,没有预后意义。肿瘤内坏死常见,可见鬼影细胞。

以往常采用的巨细胞瘤分级被认为是不恰当

173

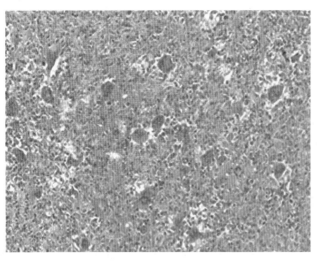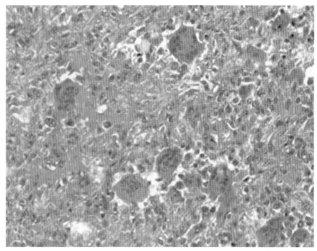

图 10-2-3 女性,48 岁,T$_7$ 椎巨细胞瘤
HE×200 与 HE×400,可见圆形、卵圆形的基质细胞及多核破骨样巨细胞

的。目前通常根据肿瘤术前影像学检查,术中临床所见和术后病理组织学检查结果,将巨细胞瘤分为非侵袭性和侵袭性两种。侵袭性巨细胞瘤有影像学、术中所见和病理学上侵袭的证据。有 1%~2% 的组织学典型的巨细胞瘤会发生良性转移,最常见的转移部位是肺,转移瘤与原发瘤形态学一致。

### (三) 遗传学改变

巨细胞瘤中出现特征性的细胞遗传学改变被称为"端粒相联",表现为末端-末端的融合形成"部分"或"完整"的染色体。与自体的白细胞相比,证实肿瘤细胞端粒长度减少(平均缺失 500 个碱基),这种端粒的改变常影响 11p、13p、14p、15p、19q、20q 和 21p。

## 五、生物学行为的评估

### (一) 生长因子与受体

大量研究表明,生长因子可通过自分泌或旁分泌的方式过度表达,并对相应的效应细胞产生慢性刺激,参与这些细胞的生物学行为调节,促进其过度增生、恶变。因此,生长因子在肿瘤细胞的表达情况可在一定程度上反映肿瘤的生物学行为,为治疗方案的制订和预后判断提供一定的参考信息。已知 VEGF、IGF、TGF-β 等生长因子在 GCT 中有表达,且表达信号的强弱在复发组与未复发组之间存在显著差异。受体在 GCT 复发组阳性率高达 89%,表明该受体与 GCT 的生物学行为密切相关。

### (二) 基质金属蛋白酶与抑制因子

基质金属蛋白酶(MMPs)及其抑制因子(TIMPs)在肿瘤的侵袭与转移过程中扮演着重要角色。MMPs 家族中的成员 MMP-1、MMP-2、MMP-3、MMP-9 在 GCT 中均有表达,且复发组阳性率及表达信号强度均明显高于未复发组。TIMP-1、TIMP-2 在 GCT 中也有不同程度的表达,二者在复发组的基质细胞和多核巨细胞表达信号均减弱。与未复发组相比,复发组普遍存在低表达,同时伴有比例失衡。

### (三) P27

是新近发现的细胞周期素依赖激酶抑制蛋白家族成员之一,主要参与细胞周期的负调控。基因位于 12P12-13.1,其编码的蛋白 P27 可抑制细胞从 G$_1$ 期进入 S 期,诱发 G$_1$ 期停滞及细胞凋亡,从而防止细胞过度增生。P27 蛋白水平的改变与骨肿瘤的良恶性程度存在一定的相关性,可作为 GCT 生物学行为判断的参考指标。

### (四) nm23-H1

是一个肿瘤转移抑制基因,其表达水平降低与乳癌、肝癌等多种肿瘤转移有关。nm23-H1 在初发的 GCT 有阳性表达,在复发组则为阴性,提示该基因表达水平与 GCT 的复发存在一定相关性。

### (五) GCF-5

是体外长期培养的 GCT 细胞产生的一种单克隆抗体,GCT 的 GCF-5 阳性率与 S+G$_2$/M 期细胞所占比率显著相关($P<0.05$),且原发瘤与复发瘤之间有明显差异($P<0.01$),提示 GCF-5 可反映的生长潜能,可作为其预后评估指标之一。

## 六、诊断与鉴别诊断

### （一）诊断

与长骨 GCT 不同的是，脊柱 GCT 的影像学虽亦可表现为膨胀性、溶骨性破坏病灶，但不具有特征性，与其他溶骨病变没有明显区别，故其早期诊断相当困难。故对 20～40 岁以下有脊柱局部疼痛不适，X 线片显示椎体膨胀性溶骨性破坏的患者，应想到本病。诊断原则仍是根据临床表现、影像学检查和病理检查相结合，确诊靠病理。CT 引导下穿刺活检和某些穿刺困难病例的切开活检均有利于肿瘤的确诊。病理学诊断对治疗方案的选择有重要意义。

### （二）鉴别诊断

1. 脊柱嗜酸性肉芽肿　多见于儿童与青少年。具有骨破坏明显而临床症状相对轻微的特点，常因肿块或病理性骨折而偶然发现，早期为椎体溶骨性破坏，可累及一侧椎弓根，后期可发生椎体对称性塌陷呈楔形或钱币状，谓之"扁平椎"、"铜钱征"。该椎体前后及左右径均增加，相邻椎间隙无明显变窄，受压变扁椎体可向后突入椎管。病变主要累及椎体，附体很少受累，相邻椎间盘一般不受累。X 线片显示椎体中心区骨质破坏，呈现局灶性溶骨性或囊性病损，这种影像表现持续时间不长，很快出现进行性椎体压缩、塌陷、最终形成扁平椎。扁平椎是脊柱嗜酸性肉芽肿特征性影像学表现。

2. 脊柱动脉瘤样骨囊肿　动脉瘤样骨囊肿多见于 20 岁以下青少年。好发于椎体附件，内部出血时间不一，密度混杂，内常见多发液-液平面。GCT 病变会向 ABC 转变，成骨性肿瘤和 ABC 常累及椎体附件，而脊柱 GCT 常累及椎体。脊柱成骨细胞瘤常可见到附件偏心性膨胀性改变伴有明显钙化和成骨为其特征。但对于缺乏影像学特征的病灶，最终确诊还需活检。

3. 脊柱血管瘤　血管瘤多位于椎体，一般无明显症状，X 线检查表现为条状呈栅栏状排列纵向骨嵴，CT 可清晰显示病灶内密度增高的骨嵴。血管瘤内粗大纵行的骨小梁使其在 CT 三维重建矢状位上呈"栅栏样"改变，横断面上呈"烟花样"改变，此为其特征性影像学表现。

4. 脊柱转移瘤　多数患者有癌瘤病史或可查到原发瘤灶，椎骨病理性骨折，脊柱不稳和脊髓神经根压迫症状，严重癌性疼痛，以静止时及夜间明显；血清肿瘤标记物阳性，高钙血症；在骨质破坏的区域抽取骨髓标本、骨髓涂片或穿刺活检均可见成堆的癌细胞。

5. 小骨的巨细胞病变（giant cell lesion of the small bones）　又称巨细胞修复性肉芽肿，是一类罕见的纤维性瘤样病变，伴有出血、含铁血黄素沉积、不规则分布的多核巨细胞和反应性骨形成。约 50% 发生于 30 岁之前。病变主要累及手足骨，掌骨比腕骨和跗骨更常见，影像学上，表现境界清楚的干骺端或骨干膨胀性溶骨性改变，偶尔延伸至骨骺，但当骺板软骨未闭合时发生在干骺端或骨干病变不会穿透骺软骨累及骨骺，病理检查：典型者病变呈灰褐色或棕色，有砂粒感，易碎，常见出血。镜下观察：主要由 3 种成分构成：纤维或肌纤维母细胞、破骨细胞样巨细胞和反应性骨。纤维或肌纤维母细胞无异型性，核分裂象易见，但无不典型核分裂象；破骨细胞样巨细胞核的数量比巨细胞瘤者少，15%～50% 与刮除术后复发，但经再治疗后可治愈。

## 七、治疗

### （一）手术治疗

与四肢 GCT 相比，脊柱 GCT 因局部解剖复杂，具有不易彻底切除，化学或物理（氯化锌、无水乙醇、冰冻等）辅助治疗方法实施难度大的特点，因此脊柱 GCT 的治疗比较困难。必须在考虑到最大限度保存神经功能的基础上进行肿瘤控制。也就是说，需要在肿瘤控制、神经功能保存及脊柱功能重建之间找到理想平衡点。近年来不断更新的手术方法及固定器械对大多数胸、腰椎 GCT 可以做到广泛或边界切除，使其局部复发率控制在理想的范围内。

1. 以 WBB 分期制定的手术治疗方案　WBB 分期能够确定肿瘤的空间位置和范围，以及受累节段的毗邻关系，根据肿瘤的空间位置和毗邻关系制定手术方案。根据 WBB 分期，脊柱 GCT 的手术方式分为以下四种：

（1）椎体切除（椎体肿瘤的边缘性切除）：如果肿瘤仅限于 4～8 区或 5～9 区，即位于椎体的中心部而至少有一个椎弓根未被侵犯，可实施肿瘤的椎体切除。前方入路（经胸、或腹膜后）能充分显露椎体，有利于减压、重建与固定。此外，在手术中常需要去除部分未被肿瘤累及的相邻骨质。与后方入路相比，应用前方入路不仅能减少这部分骨质损失量，而且能有效重建负重的前柱，实施短节段固定。

（2）矢状切除：当肿瘤呈偏心性生长而累及一

侧椎弓根或(和)横突时(3～5区或8～10区),为了获得良好手术边界,宜进行病椎的矢状切除。即先从后路切除部分正常的后方结构和病变对侧椎弓根,游离硬膜囊和神经根(必要时切断病变侧的神经根),再从前路分离病变侧的椎体并对前方重要结构加以保护,然后自后向前用骨凿矢状截断椎体,从前方整块取出病变组织。

(3) 椎弓切除:当肿瘤位于1～3区和10～12区或10～3区之间时,即肿瘤位于椎弓时,可单纯从后方入路,自椎弓根处离断,将其边缘性或广泛性切除,并从后路重建稳定性。两侧椎弓根是肿瘤与前方椎体离断的部位。

(4) 全脊椎切除:当肿瘤累及4～9区伴1～3区和(或)10～12区时,即肿瘤同时累及椎体和椎弓,行前后联合入路,切除椎体及椎弓,或后路全脊椎整块切除,其后均应行前后方稳定性重建。一期后路全脊椎切除术式由Tomita于1997年首先报告,后路单一正中切口,先切除后方结构,游离硬膜囊和神经根。再从后路整块切除病变椎体。前后路联合全脊椎切除术由Boriani于1996年报告。从前方显露病变椎体不仅可以更容易处理节段血管,还能获得尽量充分的切除边界,同时可以保留全部神经根;但该术式耗时较长。文献报道,这两种术式均可将局部复发率降至5%左右。

全脊椎切除旨在隔着正常的组织将肿瘤整块切除。根据切除组织边缘的病理分析,又可将全脊椎切除分为以下三类:

瘤内切除:若术中为保护重要的神经结构,有意或无意地穿透了肿瘤的包膜,肿瘤组织污染了手术区域,则为瘤内切除。

边缘切除:隔着一层菲薄的组织将肿瘤切除。病理检查,切除边界未见肿瘤细胞。

广泛切除:隔着一层较厚的组织将肿瘤切除,或有一层致密的纤维组织(如筋膜)覆盖肿瘤,或有一层解剖上的屏障(如胸膜)覆盖肿瘤。

2. 不同部位脊柱骨巨细胞瘤手术治疗　脊椎GCT较少累及颈椎。由于颈椎及其邻近复杂的解剖结构,使得全脊椎切除实施起来难度较大。椎动脉的损伤或结扎双侧椎动脉可能导致脑部延髓的不可逆缺血损伤;颈神经根的损伤使上肢一些重要功能丧失;颈椎椎弓根的截骨难度也较胸腰椎更高。颈椎GCT整块切除主要适用于后外侧椎板、棘突或者横突的孤立病变,而此类病变较为少见。临床上,很大一部分颈椎GCT发生于椎体,且常累及椎动脉

及颈神经根,甚至多达数个脊椎节段。因而在技术层面上很难做到真正意义的全脊椎切除。大多颈椎GCT的外科治疗仅能做到瘤内刮除或者次全切除(图10-2-4),这样的外科处理局部复发率可高达40%以上。

胸腰椎GCT较颈椎常见,单纯瘤内刮除的复发率在30%～50%左右,瘤内刮除后辅助放疗能降低局部复发风险。随着近年脊柱外科技术的进步,全脊椎切除更多的用于胸腰椎GCT的治疗。多项研究表明,全脊椎切除能有效地控制胸腰椎脊柱GCT,减少复发。对于术中未能达到整块切除或可能造成局部污染的病例可行术后放疗以最大限度减少术后复发。

全脊椎切除手术设计目的是完整切除肿瘤,包括完全间室内切除主要的肿瘤和卫星病灶,以减少局部复发。全脊椎切除技术是将受累脊椎分为后部附件和前部椎体两部分完整切除,在保护脊髓的同时,最大限度减少术野的污染。其根据病变累及范围和具体病理类型可以分为如下三种手术入路:①单纯后正中入路;②后路联合前入路;③后路联合侧入路。

全脊椎切除术前需准确评估肿瘤范围及肿瘤与前方血管的关系,确定合适的手术入路、椎体和附件的截骨平面。需注意如下风险:①后方向前方分离过程中椎体肿瘤破裂导致的污染和外科边界的破坏;②截骨平面可能的肿瘤污染;③瘤体与前方重要血管之间粘连,致分离过程中不可控制的出血;④多节段椎体血管结扎导致的脊髓功能受损。

**(二) 放疗和化疗**

GCT对放化疗均不敏感。当肿瘤切除困难、切除不完全或复发时,放疗常常作为一种辅助的治疗手段。但是,文献报道放疗会导致多种并发症,包括病理性骨折、放射性神经炎、脊髓水肿以及可能会增加肉瘤变的发生率。而且采用放疗后,肿瘤局部控制率,尤其脊柱部位的局部控制率不理想。所以对GCT应用放射治疗一直存在争议。随着放疗技术的发展、改进,现代高能放疗技术的应用使部分骨肿瘤局部控制率可达90%,同时放疗并发症和肿瘤恶变率也有所降低。近年来,计算机和影像技术的发展使三维适形放疗,特别是调强放疗和图像引导放疗应用于临床,给脊柱原发和转移肿瘤的放疗带来又一次革新。三维适形放疗可以将射线更加集中地投照到肿瘤组织,并减少周围正常组织对射线的吸收,达到更有效的治疗效果和更低的射线相关并发

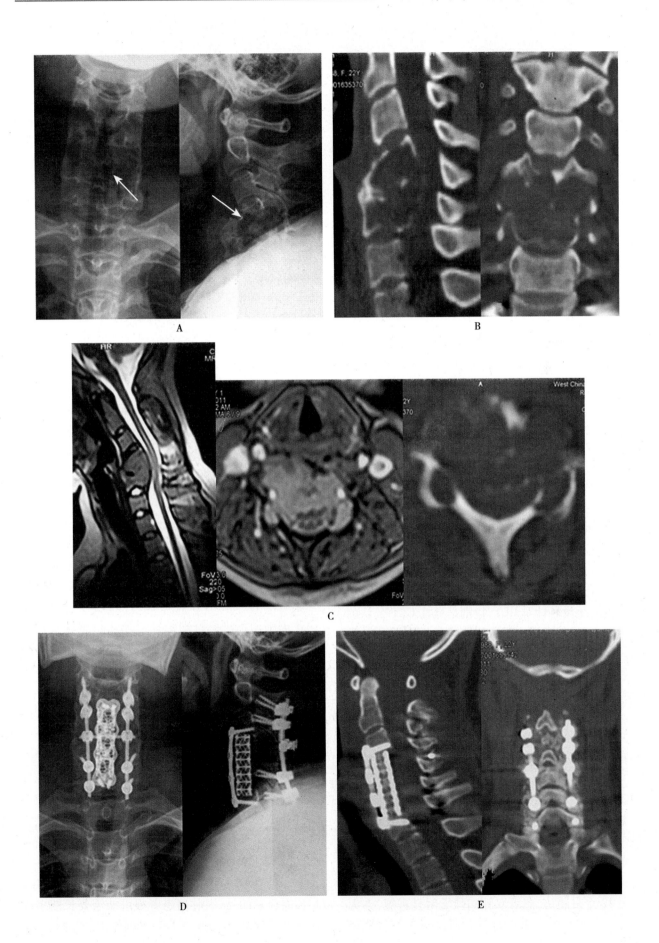

A

B

C

D

E

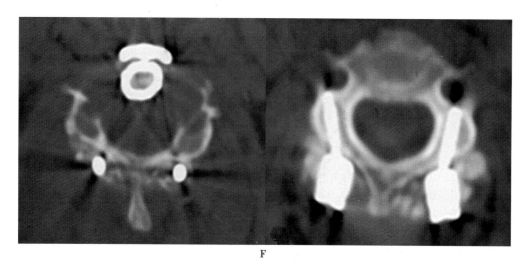

图 10-2-4 女性,22 岁,C$_{4-6}$椎骨巨细胞瘤病理性骨折脱位伴不全四肢瘫(Frankel C)

A. 术前 X 线示 C$_{4-6}$椎骨破坏;B. CT 示 C$_{4-6}$溶骨膨胀破坏;C. MRI 示脊髓受压;D. C$_{4-6}$椎肿瘤次全切除,椎管减压,前路 C$_{3-7}$椎自体髂骨+钛网植骨重建,钢板内固定,后路 C$_{2-7}$椎椎弓根螺钉内固定自体髂骨植骨融合术;E. 术后 X 线片;F. 术后三维 CT 重建

症发生率。Roeder 等对 5 例 GCT 患者(4 例骶骨 GCT,1 例蝶窦 GCT)行调强放疗,放射剂量 57.6 ~ 66Gy,平均随访 46 个月,4 例局部控制,控制率满意。虽然放疗后肿瘤体积没有明显缩小,但有 2 例出现肿瘤大量坏死,且 4 名患者症状都有好转,无明显放疗相关毒性反应和肉瘤变。在回顾以前的文献后,他们认为以往陈旧的放疗和影像学技术及应用平片对肿瘤进行定位,导致局部控制不理想。与此同时,以前应用的常压放疗技术能量较低,放射剂量分布不佳,一定程度上增加了肉瘤变的机会。对于 GCT,多数学者认为现在的放疗技术是较安全有效的,可以作为手术困难或术后复发病例的辅助治疗。然而目前还没有针对 GCT,特别是脊柱 GCT 公认的放射剂量,虽然有研究显示剂量越高,肿瘤控制效果越好。但高放射剂量所引起的放射性神经炎、脊髓水肿等并发症会给患者带来严重的后果。因此,对于脊柱 GCT 的放射治疗,还有待进一步研究。

目前,对于 GCT 化疗方案的选择、确切疗效等方面尚存在争议。对于 GCT 伴肺转移,转移灶分散不宜手术切除者,化疗成为一种可供选择的治疗方式。韩国学者 Moon 等予一位 54 岁的左手掌骨 GCT 肿瘤整块切除术后,双肺广泛转移的患者行 6 周期的化疗。每周期的化疗方案为静脉滴注多柔比星(多柔比星),25mg/(m$^2$·d),疗程 3 天;静脉滴注顺铂 25mg/(m$^2$·d),疗程 1 天。化疗 6 个周期后,随访胸片显示,患者双肺病灶几乎完全消失。化疗后 12 个月随访,患者双肺病灶无明显进展,亦无化疗相关并发症。Shirzadi 等学者亦报道 1 位罹患枢椎齿状突 GCT 的 15 岁男孩。患者在分次接受肿瘤的完全切除后,辅以放疗及 10 个周期的化疗。末次术后 10 年随访,患者齿状突 GCT 无复发,四肢神经功能得到完全保留。尽管化疗剂量与方案不一,目前在 GCT 肺转移的化疗药物中仍以多柔比星(多柔比星)、环磷酰胺等骨与软组织肿瘤常见的有效化疗药物为主。

（三）双磷酸盐

主要作用于人体骨骼,通过对破骨细胞的抑制,从而抑制骨吸收。双磷酸盐作为一种抗骨吸收药物,常用于骨髓瘤和骨转移瘤患者,以减缓疾病,减少患者痛苦。近来有研究表明,其同样可以用于 GCT 的辅助治理。特别是针对无法行整块切除的脊柱 GCT。Gille 等对 1 例侵及颈$_{5-6}$椎体,由切开活检证实的 GCT 患者行颈托固定颈椎并静脉滴注唑来磷酸。在 3 年的随访中,患者颈部疼痛明显缓解,影像学证实病变范围明显减小。在 Maurice 研究的病例中,12 例发生肺转移。其中一例肺部有多个转移病灶。这 12 例患者中,有 2 例在初诊时就已经发现肺转移。而其余 10 例,是在 GCT 复发后出现的肺转移。使用双磷酸盐后,患者接受了胸片和胸部 CT 检查。X 线片及 CT 均显示肺部转移灶在数量和大小上没有变化,疾病趋于稳定。而其中 1 例患者的肺部病灶较前有所缩小。在 Maurice 的研究中,没有一例患者使用双磷酸盐后出现严重的副作用。但需要注意的是,因肿瘤患者很可能需要长期多次使用双磷酸盐,绝不能忽视对其副作用的监测。

有报道靶向药物(如全人源化单克隆抗体等)、干扰素 a-2b、抗血管生成药物(如贝伐单抗、恩度等)亦可用于 GCT 的化疗,但其具体方案、有效性尚需进一步探索。

**(四) 栓塞治疗**

由于脊柱解剖结构复杂,脊柱 GCT 血供丰富,术中出血亦较多。有学者报道 26 例骶骨 GCT,平均出血量为 7500ml。另有报道 6 例脊柱 GCT,术中出血 2400～6700ml,平均 5250ml。术中大量出血常常危及患者生命,并会影响肿瘤的彻底切除。栓塞治疗一方面可以一定程度上阻断肿瘤血供,减少术中出血,减少术中出血相关并发症。并且清晰的手术视野有利于更加彻底地切除肿瘤,缩短手术时间。另一方面,文献报道,栓塞治疗可以使肿瘤的体积减小,从而使肿瘤能够更加完整地被切除。对于术前栓塞治疗的疗效,文献报道从 29%～50% 不等。Martin、McCarthy 等建议,针对那些肿瘤过大而无法实现整块切除的患者,可将术前栓塞治疗加上肿瘤病灶内切除作为治疗上的一种选择。

而针对不可整块切除的骶骨 GCT,肿瘤血管的栓塞治疗作为一种治疗选择,可达到一定程度上缓解病痛和防止疾病进展的作用。Hosalkar 等应用连续动脉内栓塞治疗 9 例骶骨 GCT。每 6 周栓塞 1 次,平均栓塞 4.8 次,平均随访 8.96 年。7 例效果良好,术后平均疼痛评分 1.44 分,影像学上显示肿瘤血管数量减少,肿瘤体积稳定,并出现肿瘤边缘的骨化。除 1 例因骶髂关节失稳行原位腰骶融合外,其余 6 例未接受其他治疗方式。Balke 等报道 1 例腰 4 椎 GCT 术后复发的患者,由于腹主动脉被肿瘤包绕,手术难度较大,选择连续动脉内栓塞治疗。随访 19 个月,肿瘤未明显进展且神经功能基本恢复。由于连续动脉内栓塞创伤小,并发症少,中远期效果可,故对于手术切除困难或复发的病例,可将连续动脉内栓塞作为一种治疗。

动脉栓塞最严重的并发症是栓塞脊髓供血动脉造成截瘫。虽然这种并发症发生率很低,但必须引起重视。因此,在栓塞血管前必须先行血管造影,明确肿瘤的部位、大小、血供情况以及与周围组织关系。对于包绕椎动脉的颈椎肿瘤,整块切除时需要牺牲该侧的椎动脉。这时需要通过血管造影显示椎动脉的走行,并利用球囊闭塞试验证明结扎椎动脉后不会造成大脑或脊髓缺血。而对于胸腰段肿瘤,必须仔细识别有无根髓动脉同时供应肿瘤组织,若造影发现存在根髓动脉且无法避开,则必须放弃栓塞,以免引起脊髓缺血。

栓塞材料可选择吸收性明胶海绵,可尝试先用吸收性明胶海绵碎粒将肿瘤区内小动脉栓塞,然后以吸收性明胶海绵细条栓塞肿瘤供血动脉主干,使整个肿瘤从瘤内小血管到主干血管全部栓塞,以达到尽量完全栓塞肿瘤的目的。使用吸收性明胶海绵栓塞后,血管内血栓在栓塞后 24 小时内开始溶解。所以最好在栓塞后 24 小时内手术,防止血管再通以及周围侧支循环重建。

## 八、复发与转移及恶变

**(一) 复发**

自 Jaffe(1940)首次报道该肿瘤以来,人们逐渐认识到该肿瘤具有较强的侵袭性,多数学者将其列为低度恶性肿瘤或潜在恶性肿瘤范畴,各家报道复发率均较高。Martin、McCarthy 等报道其治疗的脊柱 GCT,病变在骶骨者 22% 发生了复发,病变在脊柱者 31% 发生了复发,而病变在长骨者复发率为 10%。考虑到 GCT 有恶变为肉瘤的风险,所以一旦发生肿瘤复发,无论是否发生转移,都需对其复发病灶及转移病灶做病理活检,明确性质。许多研究均显示,肿瘤的大小、部位、X 线表现、病理性骨折的有无、肿瘤的组织学分级均与肿瘤是否复发、是否具有侵袭性、是否会出现远处转移无关。而 Bridge 等报道大多数复发的 GCT 有某种染色体异常。Schoedel 等发现复发或转移的病例基质蛋白酶(MMPs)高表达。此外,P53、P18 蛋白及血管内皮生长因子(VEGF)的高表达与复发的可能性有一定相关。

GCT 复发时以局部肿块和轻度疼痛或活动受限为主要症状。复发病灶位于脊柱时,可出现不同程度神经压迫症状。而部分患者临床无明显疼痛或功能障碍。复发的主要影像学表现:如果初次手术植入自体骨或异体骨,在随访的 X 线片中可见骨质局部吸收,病灶周围的骨质硬化。如果植入骨水泥,可见骨水泥和骨质间有 2～4mm 的透亮区,但这不代表复发;但如果出现新的骨质吸收、骨皮质连续性中断、膨胀性改变加重和软组织肿块形成,或新生骨的吸收则代表着复发。CT 能清晰显示刮除病灶内结构、骨皮质中断和周围软组织肿块,及早发现移植物的吸收及骨水泥周围骨质破坏、软组织肿块。CT 二维或三维重建图像可更好显示病灶范围及关节软骨下骨质破坏。MRI 利用其良好的组织分辨能力,能更好显示复发病灶的软组织肿块。尤其 MRI 增强扫描对病灶内外肿瘤复发和手术瘢痕的鉴别有一定帮助。GCT术后复发率高,除与其生物学行为具有侵袭性特点外,与手术方案的选择和手术技巧的掌握有很大关系。Campanacci等对327例GCT患者不同外科治疗方式的随访结果进行分析发现:瘤内切除的复发率为27%,边缘切除为8%,根治切除者无局部复发。Junming等报道了22例颈椎GCT,行全脊椎切除手术的患者复发率为7.7%,而行脊椎次全切除的患者复发率高达71%。Boriani、Bandiera对49例脊柱GCT患者进行手术治疗,并随访了24~145个月不等。22%的患者出现了肿瘤复发,12%的患者出现了肿瘤转移。其试验还得出,"Enbloc"式整块切除在控制EnnekingⅢ期脊柱GCT患者术后复发方面,更有优势。而病灶内切除对于控制EnnekingⅡ期肿瘤患者,亦能提供较好的愈后。而在远离骨质的软组织内出现的肿瘤复发,可能与手术时肿瘤细胞种植有关。在行广泛的瘤体切除时,我们应遵循不接触原则,术中需尽量保证肿瘤包膜的完整性,在行肿瘤刮除过程中要避免肿瘤细胞散落周围组织中。另外,术后伤口要反复多次冲洗,力争使伤口内无肿瘤细胞残存,这是避免肿瘤细胞种植简单而有效的方法。

### (二) 转移

文献报道,GCT转移的几率为1.8%~9.1%不等,转移发生在初次诊断后的4个月~11年不等,发生转移的男女比例约为1.6:1,转移部位包括:骨骼(与多发GCT较难鉴别)、肺、头皮、腓肠肌、乳房、阴茎包皮、纵隔及局部淋巴结等。多数患者在GCT发生转移前或转移时,其局部病灶经历了复发。转移灶与原发灶有相同的组织病理学、形态学表现。有文献报道,影响原发性骨巨细胞瘤转移的主要因素为肿瘤的侵袭性(Enneking分期)及局部复发。有学者的研究认为,原发性骨巨细胞瘤的增殖越活跃,越可能发生侵袭性肺转移。另有报道,局部复发患者的转移率为6%,而局部无复发患者的远处转移率仅为1%。但亦有研究得出相反的结论,即原发肿瘤的侵袭性与是否发生转移无直接关系。不同的治疗措施(如整块切除或病灶内切除,是否放疗等)才是主要影响原发性骨巨细胞瘤转移的因素。鉴于GCT转移灶往往生长较缓慢,也有学者认为:其所谓的GCT转移灶,在GCT原发灶确诊时就已经存在。其经历数年的生长后,才足以被影像学检查确诊。

肺部是发生转移的最常见部位,文献报道从1%~9%不等,尤以肺的边缘及基底部最易受累。Boriani、Bandiera的研究表明,脊柱GCT发生转移的几率较长骨GCT大,但肺转移后肿瘤的生物学行为及愈后没有太大差别。肺部转移灶的生物学行为较难预测。小部分患者未接受相关治疗,转移肿瘤病灶自行好转(范围变小,数目变少)。有学者报道,其随访的470例GCT患者中24例发生转移。尽管这些患者分别接受了转移灶切除术,化疗或者对症治疗,且最长随访时间为16年,但没有患者在其随访时间内因为GCT转移而死亡。而另有一部分患者,无论采取何种处理,肿瘤仍不断进展,最终因呼吸衰竭等原因致患者死亡。但总的来说,GCT肺转移灶的生长具有一定程度的自限性,其预后也较好。治疗的方法包括放疗、化疗及手术切除治疗,而更多的文献支持手术切除治疗更为直接和有效。

### (三) 恶变

GCT有恶变倾向这在骨肿瘤的WHO分类中已达成共识,但其恶变的几率较低,在所有GCT当中<10%。其分为两类:原发性恶性骨巨细胞瘤(primary malignant giant cell tumor, PMGCT),即在典型GCT受累部位旁生长出高度恶性的肉瘤;继发性恶性骨巨细胞瘤(secondary malignant giant cell tumor, SMGCT),即在接受过放射治疗或手术治疗的GCT原发部位处生长出高度恶性的肉瘤。GCT恶变的诊断需要借助病理学检查。组织切片镜下可见核坏死及零散的核有丝分裂象。文献报道,放射治疗具有诱发其恶变的风险。以往结果表明未接受放疗者GCT的恶变率小于1%。而接受放疗者的GCT恶变率可高达15%~20%。放疗对于脊柱GCT治疗方面的影响表现为诱发近10%的远期恶变。也有学者认为放疗诱发的恶变主要是与陈旧设备和技术密切相关。一些新式放疗设备和方法,如三维立体适形放疗可有效降低放疗并发症。除此之外,有文献报道,在反复液氮冷冻治疗时,也会增加局部的转移、恶变几率。对于SMGCT,其最常恶变为骨肉瘤和恶性纤维组织细胞瘤。其次是纤维肉瘤和未分化肉瘤。GCT恶变后,侵袭性增强,可发生肺、脑、纵隔、脊髓、骨等全身多处转移,患者预后不佳。

## 九、预后

中间型骨巨细胞瘤有局部侵袭性,偶有远处转移的生物学行为,组织学不能预测局部侵袭的程度。

经刮除术、骨移植、骨水泥充填、冷冻治疗或苯酚滴注等治疗措施后，仍有大约25%的病例复发，常在2年内。2%的患者可发生肺转移，多在原发灶诊断后3~4年，转移灶为孤立性或多发性，部分转移灶生长极为缓慢，还有部分病例转移灶可自发消退，少部分也可致死。

骨巨细胞瘤应该说是可以治愈的，笔者在手术切除骶骨骨巨细胞瘤术后长期存活的病例中，有1例女性，25岁，护士，患$S_{2~3}$骨巨细胞瘤，于33年前在四川大学华西医院作$S_2$以下骶骨整块切除术，切除肿块14cm×12cm×9cm病检为骨巨细胞瘤，术后放疗2次（剂量不详），术后4个月恢复护士工作至退休，现年58岁身体健康，精力充沛。经复查全身无转移，肿瘤无复发（图10-2-5）。

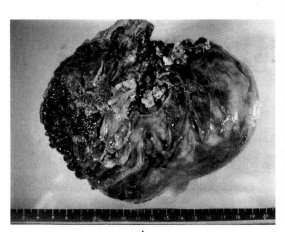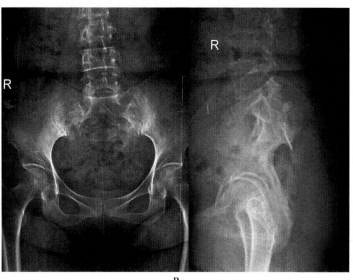

A        B

图10-2-5 女性,25岁,$S_{2~3}$骨巨细胞瘤
A. 33年前行$S_2$以下骶骨整块切除的肿块14cm×12cm×9cm；B. 术后33年X线片显示肿瘤局部无复发

（陈果 曾建成 胡云洲）

# 第三节 脊柱朗格汉斯细胞组织细胞增生症

## 一、概述

朗格汉斯细胞组织细胞增生症(Langerhans cell histiocytosis,LCH)是一组以朗格汉斯细胞肿瘤样增生和播散为特征的疾病，是儿童组织细胞增生症中最常见的一种。可引起孤立性或多发性骨质破坏，可累及其他脏器。临床上分为：嗜酸性肉芽肿(eosinophilic granuloma,EG,约占75%)、黄色瘤病(Hand-Schuller-Christian,汉雪病,约占15%)和Letterer-Siwe里斯病(约占10%)。是一种疾病在不同年龄、不同系统的不同表现，各型间可转化或重叠，其共同的病理特点为光学显微镜下病变组织中有大量朗格汉斯细胞增生伴嗜酸性粒细胞、淋巴细胞侵润。1953年,Lichtenstein提出了"组织细胞增多症-X"的概念，使得EG、HSC与LS病的临床病理病种得到统一。因为这些病种都是由于朗格汉斯细胞的增生和播散造成的。1973年,Nezelof提出用朗格汉斯细胞组织细胞增生症(Langerhans' cell histiocytosis,LCH)这一名词来替代组织细胞增生症-X。目前该病的病因尚不十分明确，有学者认为该病是组织细胞对炎症或感染的继发反应，或是一种原发性免疫缺陷性疾病。Alice等发现在LCH患者中粒-巨噬细胞集落刺激因子升高和细胞黏附分子的异常表达。William等认为该病是一种克隆增殖性疾病，其重要证据在于通过X染色体连锁的探针研究证实病变组织中朗格汉斯细胞均为单克隆性CD1a阳性的组织细胞，而病变组织中的T细胞则多克隆性。提示本病是由于单克隆性朗格汉斯细胞与其他免疫细胞互相作用，产生大量各种细胞因子，导致全身和

病灶局部免疫调节异常,是决定 LCH 病变类型、临床表型和预后的重要因素。

发病率 1/150 万,发病年龄多为婴幼儿和青少年,约 1/3 的病例见于 4 岁以下的幼儿,3/4 的病例见于 20 岁以下的青少年。发病的高峰年龄是 5 ~ 15 岁,男性发病率高于女性,男女比例约为 2:1。可侵犯单一或多个组织器官。常累及皮肤、骨骼、淋巴结、骨髓、肝、脾、肺、胸腺、消化道、内分泌腺、口腔、眼、耳及中枢神经系统。对于仅发生在骨骼的 Langerhans 组织细胞增生症称为骨的嗜酸性细胞肉芽肿,可累及全身任何骨,但多见于扁平骨、脊柱和长骨干。脊柱 EG 占所有骨病患者的 6.5% ~ 25%,其中胸椎的发生率最高,其次是腰椎和颈椎。

1972 年与 1993 年 WHO 骨肿瘤分类均将朗格汉斯组织细胞增生症分类为瘤样病变。2002 年 WHO 骨肿瘤分类将朗格汉斯组织细胞增生症分类为其他病变。2013 年 WHO 骨肿瘤分类将朗格汉斯组织细胞增生症分类为未明确肿瘤性质的肿瘤(ICD-O 编码:单灶 9752/1,多灶 9753/1)定为中间型(局部侵袭性)肿瘤。

## 二、临床表现

根据受侵犯部位的不同,临床表现多样化,并可相互移行和转变。皮肤受累者可出现红色斑丘疹、出血性或表面水疱;淋巴系统病变者可出现淋巴结、脾大,肝功能损害;垂体受累者出现尿崩症;肺侵犯者可有间质性肺炎、胸腔积液;以及发热、贫血、突眼、牙齿松动脱落、慢性中耳炎等。Hand-Schuller-Christian 病以骨骼病变、尿崩症和眼球突出为特点。Letterer-Siwe 病为播散型,以消瘦、淋巴结肿大、肝脾肿大和贫血为特征。骨嗜酸性肉芽肿具有骨破坏明显而临床症状相对轻微的特点,常因肿块或病理性骨折而偶然发现,有时也可出现炎性表现。

脊柱嗜酸性肉芽肿占 6.5% ~ 25%。其中以胸椎发病率最高(54%),其次是腰椎(35%),颈椎最少(11%)。最常见的临床症状往往是椎体压缩性骨折引起颈胸腰背痛,又因脊髓神经受压迫而产生相应的神经症状。当病变导致脊柱出现不同程度的后凸畸形或累及脊髓神经根时可出现不同程度的瘫痪和放射痛。Bertam 等回顾文献报道的 53 例脊柱嗜酸性细胞肉芽肿病例,指出颈椎嗜酸性细胞肉芽肿患者主要表现为颈椎活动受限和斜颈,神经症状的发生率约为 33%;胸腰椎的首发症状

为局部疼痛,神经症状的发生率(胸椎 64%,腰椎 75%)高于颈椎。实验室检查可有白细胞计数增高或嗜酸性粒细胞分类增高,有些患者血沉增快。具有骨破坏明显而临床症状相对轻、自限性修复过程和多发病变此起彼伏的特点。脊柱病变亦可为单发或多发,早期为椎体溶骨性破坏,可累及一侧椎弓根,后期可发生椎体对称性塌陷呈楔形或钱币状,谓之"扁平椎"、"铜钱征",该椎体前后及左右径均增加,相邻椎间隙无明显变窄,受压变扁椎体可向后突入椎管。

## 三、影像学表现

### (一) X 线片

X 线片检查是诊断脊柱嗜酸性肉芽肿最常用的方法。脊柱病变亦可为单发或多发,早期为椎体溶骨性破坏,可累及一侧椎弓根,后期可发生椎体对称性塌陷呈楔形或钱币状,谓之"扁平椎"、"铜钱征"(图 10-3-1),该椎体前后及左右径均增加,相邻椎间隙无明显变窄,受压变扁椎体可向后突入椎管。病变主要累及椎体,附体很少受累,相邻椎间盘一般不受累,椎间盘完整。X 线片显示椎体中心区骨质破坏,呈现局灶性溶骨性或囊性病损,这种影像表现持续时间不长,很快出现进行性椎体压缩、塌陷、最终形成扁平椎。扁平椎是脊柱嗜酸性肉芽肿特征性影像学表现,它表现为对称性椎体扁平塌陷,多见于年轻患者。造成扁平椎最常见的原因(70%),其中,颈、胸腰椎病变扁平椎的发生率分别为 18%、

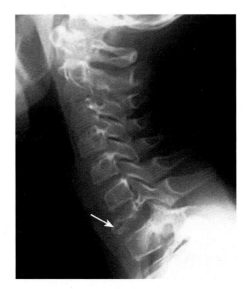

图 10-3-1　C₇ 椎嗜酸性肉芽肿,
扁平椎,椎间隙不窄

84%和40%;大部分病变椎体表现为不同程度的椎体塌陷和局灶性溶骨性病灶。Hoover等认为具有诊断意义的X线表现是:①病损仅累及1个椎体的扁平椎;②受累椎体的椎间盘完整不受累;③受累椎体比上下相邻的正常椎体增宽;④受累椎体骨密度与正常椎体相同。

### （二）CT

CT检查常用于X线片显示不清的病例,可以有效地显示骨质破坏、骨膜反应和病灶边缘,显示椎体病损为溶骨性改变,皮质骨完整或不完整,部分病灶周围显示有硬化带和新生骨(图10-3-2)。

### （三）MRI

MRI检查的表现呈多样性,最常见的是:局灶性病变的周围,来自骨髓或软组织的、大范围边界不清的信号,呈长$T_1WI$、长$T_2WI$的特点。影像在青少年和成人不尽相同,$T_1$加权像上青少年和成人EG病损大都显示为均匀等信号病损区,部分成人显示为低信号增高;青少年$T_2$加权像显示均匀的高信号区。MRI同样可以显示邻近组织和椎管中侵润的EG组织(图10-3-3)。

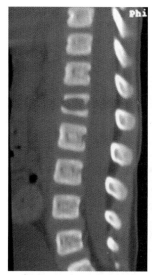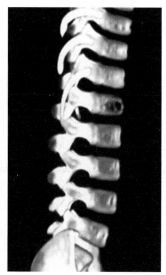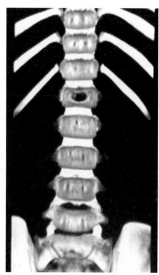

图10-3-2 男性,14岁,$L_1$椎体嗜酸性肉芽肿的CT表现

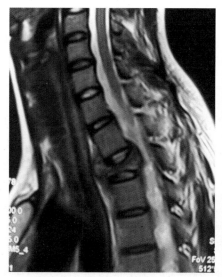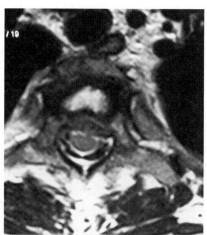

图10-3-3 男性,17岁,$T_2$椎体嗜酸性肉芽肿的MRI表现

### （四）骨扫描（ECT）

骨扫描特异性不高,但是具有较强的敏感性,能够发现微小病变区骨组织与正常骨组织的差别,对于脊柱EG的早期筛查具有一定意义。放射性核素检查可确定病灶的分布情况,有助于辨别无症状的病灶。核素的浓聚与反应骨形成有关,但大约有

35%的病例出现假阴性。

## 四、病理表现

### （一）肉眼观

活检或切除的骨内病变质地较软，呈灰红、暗红色。

### （二）镜下观

病理诊断取决于朗格汉斯细胞的识别。瘤细胞呈上皮样，有呈巢的倾向。细胞中等大小，界限不清，胞质透明或嗜酸性，细胞核卵圆形，外形不规则，可见特征性的类似"咖啡豆"样的核沟。背景常有大量的嗜酸性粒细胞，还有淋巴细胞、中性粒细胞和浆细胞浸润。还可见泡沫样组织细胞和多核巨细胞。组织中出现嗜酸性粒细胞浸润是本病的特征之一，但并非诊断的必要条件。

### （三）免疫组织化学

朗格汉斯细胞具有特征性的免疫表型，即 $CD_{1a}$ 膜表达和 S100 蛋白细胞核与胞质都表达，不表达 $CD_{45}$。

### （四）超微结构

朗格汉斯细胞胞质内含有特征性的 Birbeck 颗粒，呈"网球拍"样。

## 五、诊断与鉴别诊断

### （一）诊断

诊断需依靠临床表现、影像学表现和病理检查的紧密结合、综合分析。由于许多恶性肿瘤如尤文肉瘤、淋巴瘤、白血病、神经母细胞瘤等累及椎体时均可表现为骨质破坏及扁平椎等，其影像学表现与朗格汉斯细胞增生症类似，故单纯通过影像资料做出明确诊断较困难。但活检组织病理学检查发现异常累积的朗格汉斯细胞则可明确诊断。朗格汉斯细胞异常累积的原因不明，但由于朗格汉斯细胞为免疫系统的重要组成部分，本病可能为免疫系统成熟障碍所致。另也有主张本病为肿瘤性疾病或感染导致。其中病理检查是本病最可靠的依据，免疫组织化学检查病变中含有大量 S100 蛋白和 $CD_{1a}$ 阳性的 Langerhans 组织细胞，其中 $CD_{1a}$ 对诊断此病具有特异性。电镜下发现 Birbeck 颗粒或免疫组织化学染色 $CD_{1a}$ 和 S100 阳性可作为诊断的依据。尤其是在电镜下找到具有 Birbeck 颗粒的朗格汉斯细胞，结合临床即可确诊。

### （二）鉴别诊断

骨的嗜酸性细胞肉芽肿主要应与同样存在骨质不规则破坏、骨膜反应、软组织肿胀的疾病鉴别。脊柱单发病变应与脊柱化脓性骨髓炎、脊柱结核鉴别；脊柱多发病变应与脊柱浆细胞骨髓瘤、脊柱多发性转移瘤鉴别。

1. 脊柱化脓性骨髓炎　化脓性脊柱炎包括椎体骨髓炎、椎间盘炎、化脓性小关节感染和硬膜外脓肿，一般发病较急，全身症状明显，常表现为急骤高热寒战、病变部位疼痛甚至全身疼痛等症状。化脓性脊柱炎以椎体型及椎间型多见，多有急性化脓性炎症的全身和局部临床表现，起病突然且有持续性高热，白细胞升高等，其临床表现以根性痛为主；椎体破坏后塌陷椎间盘容易受累，椎间隙变窄。X 线片、CT 检查在疾病早期很难发现椎体密度的改变及椎体终板的侵蚀破坏和椎间盘异常，一般晚于临床症状 2~3 周。MRI 对早期病变敏感，表现为相邻椎体的上下边缘部呈长 $T_1$ 加权像低信号，与椎间盘信号融合，而椎体破坏、水肿、纤维肉芽组织增生等使 $T_2$ 加权像上呈以长 $T_2$ 为主的混杂信号，范围较局限，椎旁软组织肿胀，界限不清，椎旁周围炎性信号表现为 $T_2$ 加权像肌肉间弥漫性高信号。因此 MRI 是早期诊断本病较准确的方法之一。随着病程进展，影像学上骨质的增生和硬化更为明显，在破坏的骨质周围一般伴随有骨质修复和增生。

2. 椎体结核　多继发于肺结核，起病多较缓慢，症状隐匿，一般有结核中毒的全身症状，潮热、盗汗，血沉增快，结核菌素实验阳性，X 线片边缘型结核常累及 1 个或数个相邻椎体，病灶椎间盘破坏是本病的特征，因而椎间隙变窄或消失，椎旁冷脓肿，脊柱后突畸形，而嗜酸性肉芽肿的扁平椎，椎间隙多不受累，其中是否累及椎间盘是与骨的嗜酸性细胞肉芽肿鉴别的重要依据。椎间隙变窄视为脊椎结核的典型表现之一，椎体破坏后形成的寒性脓肿多跨越多个椎体，范围较大，脓肿内可见斑点状、片状钙化。抗结核治疗有效，出现冷脓肿影像或穿刺抽出脓液等特点均可帮助鉴别。椎体中心型结核可长期局限于一个椎体内而不侵犯间盘组织，有时鉴别相当困难，需结合临床及病理检查，但中心型椎体结核者多无椎旁软组织阴影，且几乎发生于 10 岁以下的儿童，好发于胸椎，病变进展快，整个椎体溶骨性破坏楔形压缩或平行压缩，可伴有砂粒样死骨，一般只侵犯一个椎体，也有穿透椎间盘累及邻近椎体，大多不同时累及附件。CT 可显示椎体的骨质破坏可由于结核的干酪化作用表现为低密度,亦可由于结核性肉芽组织充满骨髓腔和动脉内膜炎形成而表现为高密度。附件破坏较少见。脊柱嗜酸性肉芽肿主要表现为椎体不规则溶骨性破坏,病灶边缘清楚而不整齐,可伴破坏骨缘增生,其内可见残留的斑片或斑点状死骨。同时能够显示椎旁或周围局限性软组织肿块及侵犯椎管压迫硬膜囊情况。椎体 MRI 图像上 $T_1WI$ 上呈低信号或等信号,$T_2WI$ 和短时反转恢复序列上呈高信号,病变可均匀或呈混杂信号,椎间盘信号多为正常。

3. 脊柱浆细胞骨髓瘤　浆细胞骨髓瘤一般病程进展迅速,多发生于 40 岁以上的成年人,颈胸腰骶部疼痛,逐渐加重,全身无力,进行性贫血,血尿、蛋白尿、肾功能损害、出血倾向、反复感染、尿中本周氏蛋白阳性,血红蛋白降低,血沉加快,血钙升高,骨髓涂片:浆细胞>30%。影像学表现为椎骨广泛骨质疏松,多发性溶骨性穿凿样骨质破坏伴病理性压缩骨折,边缘清晰,周边无硬化现象。

4. 脊柱多发性转移瘤　脊柱多发转移瘤往往是中老年恶性肿瘤的晚期表现,好发于中老年,大部分患者应有明确的原发癌实体肿瘤病史,多数患者可查到原发瘤灶,椎骨病理性骨折,脊柱不稳和脊髓神经根压迫症状,严重癌性疼痛,以静止时及夜间明显;血清肿瘤标记物阳性,高钙血症;在骨质破坏的区域抽取骨髓标本、骨髓涂片或穿刺活检均可见成堆的癌细胞。脊柱嗜酸性肉芽肿可以多发,椎骨破坏可以较重,但临床症状可以不明显。

## 六、治疗

脊柱嗜酸性肉芽肿是具有一定自限性的骨肿瘤性疾病,一般可自愈并且椎体高度可部分恢复,宜保守治疗为主,除非有脊柱不稳或神经功能障碍。随着对发病机制的进一步认识,目前有较多的治疗方法可供选择。

### (一)临床观察及支具制动

脊柱嗜酸性肉芽肿具有自限性,有自愈的可能,对轻度的孤立性脊柱 EG 病变且无脊髓受压症状和脊柱不稳定的患者,可采用制动、卧床、支具制动治疗。不但可以缓解脊柱 EG 患者的症状而且可以恢复塌陷椎体的高度,对于有疼痛及神经症状轻微的患者效果明显。Mammaano 等报道 9 例脊柱嗜酸性肉芽肿患者,行制动治疗后随访 10 年,5 例患者症

状缓解,椎体高度恢复。Sohn 等报道 38 例脊柱嗜酸性肉芽肿无神经压迫症状,在早期有疼痛症状时卧床,部分患者疼痛仍不能缓解时牵引治疗。待疼痛减轻后,行支具固定治疗 1~74 个月,多数患者在 3 个月内后症状均可缓解,复查 X 线片发现病变椎体高度均有不同程度恢复,椎体高度平均为相邻正常椎体的 76%。Raab 等报道 14 例患者,行制动治疗后随访 10 年,有 10 例患者随访期间再次出现症状,6 例行放疗,4 例行化疗后缓解,14 例患者病变椎体高度均明显恢复,治疗前患者椎体高度于相邻正常椎体高度比为 18.2%~63.8%,治疗后为 72.%~97%。较多文献报道制动治疗可获得满意的疗效。但应注意行制动治疗后每 4 周需复查 1 次 MRI,明确嗜酸性肉芽肿是否进一步发展,若影像学发现病变发展,则不论是否有临床症状,均需行放疗等进一步处理,若制动治疗过程中出现神经压迫症状,则应立即手术治疗。

### (二)药物治疗

脊柱 EG 溶骨性破坏引起的骨性疼痛是比较常见的症状,非甾体抗炎药(nonsteroidal anti-lnflammatory drugs,NSAIDs)通过抑制环氧化酶,阻断花生四烯酸-前列腺素途径而起到镇痛作用,是治疗脊柱 EG 源性疼痛的一线药物。在治疗儿童孤立性 LCH 骨破坏 NSAIDs 的疗效是确切的,但 NSAIDs 是否影响疾病的过程还是仅起到镇痛作用目前仍不清楚。唑来磷酸是近几年发现的一种焦磷酸的衍生物,具有抑制破骨细胞增生和降低其活性及寿命的作用,能明显缓解疼痛,提高患者的生活质量。目前唑来磷酸已被广泛用于治疗各种骨性疾病,包括骨质疏松,成骨不全症,佩吉特氏和浆细胞骨髓瘤及其他恶性肿瘤的溶骨性被破坏,已成为 LCH 的标准治疗之一。

### (三)化疗

化疗用于脊柱 EG 多灶性病变,特别是多系统疾病及手术、放疗失败的患者,或用于儿童孤立性嗜酸性肉芽肿局部病灶不能安全彻底切除的初始治疗。化疗对于软组织受累的脊柱 EG 的治疗是安全和有效的,可以显著降低复发率。有学者建议对于多灶性发病患者先行化疗。对于多部位损害的患者,尤其是有软组织肿块的脊柱病灶应作为首先治疗方法。建议采用长春新碱(vincristine)1.5mg/($m^2$·w)+泼尼松(VP)、长春新碱(vincristine)1.5mg/($m^2$·w)+环磷酰胺+泼尼松(VCP)、足叶乙苷+阿糖胞苷(EA)或改良 LCH-1 方案(长春新碱+泼尼松或足叶乙苷+泼尼松)、甲氨蝶呤(MTX)

$30mg/m^2$ 每周 1~2 次化疗,治愈和好转率达 91.2%。Azouz 等认为针对多部位骨病损化疗在减少复发等方面效果显著,化疗药物以 VP-16、泼尼松等为主。目前上述单一化疗药多与肾上腺皮质激素如泼尼松 $40mg/(m^2 \cdot d)$ 联合应用,疗效较好。治疗 4~6 周病情无好转则改换其他药物。停药后复发,再用原治疗方案多仍有效。近年来依托泊苷(VP$_{16}$)已被当做治疗本病的一线化疗药物。

Peng 等报道了一项包括 18 例颈椎朗格汉斯细胞增生症的患者的回顾性研究,所有患者均进行了包括长春新碱、甲氨蝶呤、泼尼松、6-巯嘌呤的化疗,平均随访 30.3 个月,其中 9 例有软组织肿块患者化疗后软组织肿块消失,8 例有神经压迫症状的化疗后症状缓解,随访无 1 例患者病灶复发。Arkader 等回顾了 30 年的研究认为化疗应用于累及多部位多系统的病灶具有较好的效果。化疗药物多限于长春新碱、甲氨蝶呤、泼尼松、6-巯嘌呤等,化疗后病灶消失,且无严重的不良反应。

**(四)放射治疗**

脊柱 EG 对放射线中度敏感,有报道认为对于有神经症状,特别是 EG 病变造成脊柱不可逆性破坏的患者可行放疗。目前推荐放疗剂量为低剂量(<45Gy)。主要用于化疗或手术治疗后病情进展,持续性疼痛和复发的患者。采用 20~30Gy,对制动治疗失败、局部复发或出现新病灶者,仍可获得较满意疗效。Bertram 等指出对于制动治疗不能缓解症状或病变进展者,可选放射治疗。有报道对 12 例经病理证实的脊柱嗜酸性肉芽肿患者行放射治疗,具体为 6MevX 线或 6~12Mev 电子线,放射野包括病灶外 1.5cm;常规分割,每周 5 次,每次 2Gy,总量均为 30Gy,随访 1.5~6 年,11 例患者治愈,1 例复发后再行放疗治愈。但是也有学者指出放疗有可能发生放射性骨炎,放疗后骨缺损更难修复,且易破坏脊柱生长的潜能甚至出现恶变。Jiang 等的一项研究发现放疗患者中仍可观察到椎体重建和椎体高度的恢复,认为小剂量的放疗对于椎体单发的朗格汉斯细胞增生症是有效且安全的,且不影响儿童椎体骨骺的发育。

**(五)病灶内皮质激素治疗**

CT 引导下病灶内注射糖皮质激素治疗脊柱 EG 是安全、微创、有效的,不但可以减轻病灶内的水肿,而且可以缓解疼痛,既可以作为一种辅助性治疗,又可以作为一种主要治疗手段。适用于孤立性嗜酸性肉芽肿患者。有学者认为组织细胞增生是对炎症或感染的继发反应,皮质激素能减少组胺、5-羟色胺及其他活性物质的形成和释放,从而能减轻炎症反应引起的充血水肿,抑制炎性侵润和渗出;到后期该药物能抑制毛细血管和成纤维细胞增生,从而能进一步抑制肉芽组织形成,因此可用于嗜酸性肉芽肿的治疗。有报道 9 例病理确诊的孤立性嗜酸性肉芽肿,在透视导向下局部注射醋酸泼尼松龙混悬液 4~5ml(100~125mg),每月 1 次,共 2~4 次,依病灶大小及其修复程度增减用药剂量和注药次数。全部病例注药后 1 周内疼痛缓解,6~20 个月后骨破坏修复,随访 1 年~4 年 5 个月,无复发及并发症。Raab 等报道了一项包含 9 例患者的病灶内注射甲泼尼龙治疗孤立朗格汉斯细胞增生症的研究,平均随访 4 年 4 个月,7 例患者完全康复,其中包括 4 例有软组织肿块的患者,治疗后骨内病灶及软组织肿块均消失。Yasko 等认为与其他治疗方法相比,该治疗安全有效,治愈率可达 97%。但该治疗一旦发生感染将加重疾病,对可疑骨折及软组织浸润的患者不适合该治疗,也不适用于儿童患者。

**(六)经皮穿刺椎体成形术**

对于脊柱 EG 有进展性病变和渐进性椎体压缩性骨折及存在神经受压潜在风险患者,当保守治疗无效,又未达到手术治疗指征时,应选择 PVP 治疗。PVP 联合化疗治疗椎旁和椎管内软组织受累是安全有效的,能够减少复发。PVP 治疗具有以下优点:微创操作,不需要植入物和开放手术,快速缓解疼痛,通过加强椎体的刚度和强度稳定骨折,允许患者早期负重运动。由于脊柱 EG 病变呈溶骨性改变,对于单一部位的病例,可考虑行 CT 引导下经皮穿刺椎体成形术。向病变椎体中注入骨水泥,重建椎体的生物机械强度、恢复脊柱的稳定性和预防截瘫发生。文献报道使用该技术治疗孤立性脊柱嗜酸性肉芽肿,术后症状缓解,病变椎体高度恢复,术后 6 个月复查 X 线示椎体高度无丢失。

**(七)手术治疗**

脊柱嗜酸性肉芽肿单发者常可自愈,少有手术治疗的适应证。只有当保守治疗无效、诊断不明、怀疑为恶性肿瘤和脊柱病变引起脊柱显著的不稳定、畸形或压迫硬膜导致脊髓神经损害者,才考虑手术治疗,应严格掌握手术适应证:①相邻或不相邻多节段椎体受损,引起脊柱显著的不稳定,有病理骨折或病理骨折造成严重畸形者;②放、化疗等保守治疗无效、有脊髓神经压迫症状者;③诊断不明,怀疑为恶性肿瘤,需手术切除病检以明确诊断者。手术治疗的目的是明确脊柱 EG 的病理性质,脊髓和神经根减压,恢复脊柱的稳定性和缩短治疗周期。手术多采用:①单纯病灶清除术不影响脊柱稳定性者,可仅行单纯病灶清除术;②影响脊柱稳定性者,则宜行病灶清除、器械内固定、植骨融合术;③由于脊柱病变范围主要是椎体前方者,手术应以前方入路为主或前后联合(图10-3-4),病变累及中柱及后柱的患者,为了更好地暴露术野及获得坚强的固定效果,可选择后方入路。病灶清除术后可酌情采用放疗或化疗,或应用支具固定保护。目前有许多回顾性的研究表明手术干预可能对许多患者来说是没有必要的。

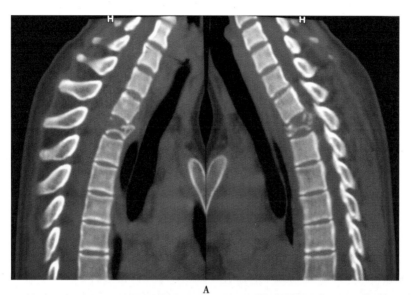

A

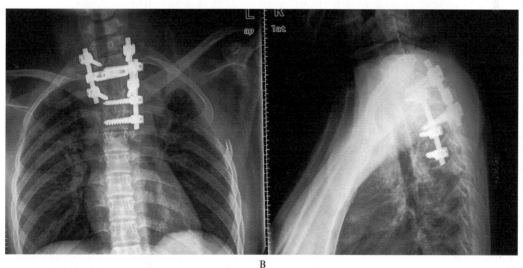

B

**图 10-3-4 男性,17 岁,$T_2$ 椎体嗜酸性肉芽肿**
A. 术前 CT 表现;B. $T_2$ 椎体嗜酸性肉芽肿切除内固定术后 X 线片

## 七、预后

本病具有一定自限性,单骨型和限制性多骨型者,是一种预后较好的自限性疾病;治疗方式的选择对 EG 的治疗影响较小。脊髓并发症多数是由侵袭性治疗引起的而非疾病的自然进展。多数学者认为无论是否采取治疗,椎体高度的恢复通常是满意的,但是没有证据显示治疗能影响脊柱 EG 的自然病程。播散型患者,幼儿尤其发病年龄 3 岁以下者则预后较差。临床上采用的 Lavin-Osband 分级法对判断预后准确性强且简单易行。发病年龄:>2 岁为 1 分,<2 岁为 0 分;受累器官数:<40 为 0 分,≥41 为 1 分;器官功能障碍:无为 0 分,有为 1 分。按 0~3 分依次分为 Ⅰ~Ⅳ级,Ⅰ级预后最好,而Ⅳ级最差,可用于指导临床治疗方案的选择。

(胡豇 朱鸿 胡云洲)

# 第四节　脊柱动脉瘤样骨囊肿

## 一、概述

动脉瘤样骨囊肿(aneurysmal bone cyst,ABC)是发生于骨内由反应性出血组织构成的类似动脉瘤样膨胀性、进行性发展的骨肿瘤性病变,自1942年Jaffe和Lichtenstein命名以来,经过多年观察,发现它可以原发于骨而独立存在,称原发性动脉瘤样骨囊肿,是骨组织中常见的肿瘤样病变;也可伴发良、恶性肿瘤和肿瘤样病变,作为其他肿瘤的一个表现,称继发性动脉瘤样骨囊肿,与软骨母细胞瘤、成骨细胞瘤、骨巨细胞瘤、骨肉瘤和骨纤维结构不良等合并存在,在诊断上应予以区别。文献上动脉瘤样骨囊肿曾有很多同义名。如:骨膜下血肿、骨膜下巨细胞瘤、骨化性骨膜下血肿、良性骨动脉瘤、出血性骨囊肿等。原发性动脉瘤样骨囊肿好发于30岁以下年轻人,几乎半数以上的患者年龄在10～20岁,约占骨肿瘤的1.3%,男、女发病率相当。全身骨骼均可发病,但长管状骨的干骺端和脊柱为好发部位。

1972年与1993年WHO骨肿瘤分类均将动脉瘤样骨囊肿分类为瘤样病变。2002年WHO骨肿瘤分类将动脉瘤样骨囊肿分类为其他病变。2013年WHO骨肿瘤分类将动脉瘤性骨囊肿分类为未明确肿瘤性质的肿瘤(ICD-O编码9260/0)定为中间型(局部侵袭性)。

## 二、临床表现

动脉瘤样骨囊肿约11%的病例发生于脊柱,脊柱动脉瘤样骨囊肿占脊柱原发性肿瘤的10%～15%。常见于胸椎和颈椎,且多数在20岁以下发病,病情发展缓慢,大多数患者因疼痛或神经症状就诊时,多数在影像学上已有病理骨折或侵及范围较广。Rizzoli Institute报道40例脊柱动脉瘤样骨囊肿,32例发生于10～20岁,20岁以上者仅1例。杨诚等报告12例脊柱动脉瘤样骨囊肿,年龄16～52岁,平均29岁。发生部位颈椎4例,胸椎4例,腰椎3例,胸腰段1例。诊断前平均有3～10个月的局部疼痛、肢体麻木、乏力等不典型病史,其中3例于外伤后出现症状。脊柱的动脉瘤样骨囊肿主要侵犯椎弓,也可侵犯邻近的椎骨,颈椎主要表现为枕颈部不适,疼痛,颈部活动受限,少数病例压迫脊髓和神经根,可产生相应的神经症状。胸腰椎主要表现为胸背局部疼痛、肿胀,呈慢性、进行性加重,活动受限,叩压痛,侵犯椎体或椎弓骨质破坏严重者可出现椎体病理骨折,脊柱后凸畸形,并压迫脊髓出现相应的神经症状。引起肌肉痉挛,四肢麻木无力,放射痛,感觉减退,肌力减弱,大小便困难,最后出现截瘫。肿瘤穿刺时可抽出血性液体,且压力较高。

## 三、影像学表现

### (一) X线片

椎体或椎弓中心性或偏心性、膨胀性溶骨性骨质破坏(图10-4-1～图10-4-3),骨破坏的内部有粗细不等的骨嵴和骨小梁间隔,病变大小介于2～4cm,与正常骨分界清晰并有硬化的完整骨壳,骨皮质膨胀变薄扩张,病变内有粗细不规则的骨性间隔,可有轻度的骨膜反应。病变多位于椎弓根及横突,累及椎体者,椎体因囊性变而压缩,伴有不同程度的椎体高度丢失,可出现病理性骨折,甚至合并椎骨移位,则失去其典型表现,少数动脉瘤样骨囊肿可跨越

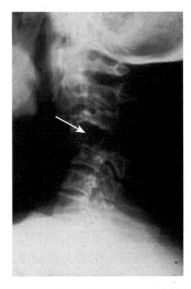

**图10-4-1　女性,48岁,C<sub>3-4</sub>椎骨动脉瘤样骨囊肿**

椎间盘累及邻近椎体。

（二）CT

能帮助观察脊柱病灶的内部特征和解剖关系，脊柱动脉瘤样骨囊肿 CT 表现为囊状膨胀性骨破坏，边缘骨壳菲薄硬化（图 10-4-4、图 10-4-5），囊内无钙化，可有骨性间隔，部分动脉瘤样骨囊肿病例可见到特征性"液-液平面"征象，即上方为水样低密度，下方为密度较高的血液。可以显示囊内的液体成分，囊内的出血因时期不同，而表现为不同密度的液-液平，也可显示内部细小的钙化和骨化，还可显示囊腔软组织密度的间隔，增强后间隔有强化。

（三）MRI

可以多方位的显示病变由大小不一、信号强度不等的囊腔组成，其间围以纤维性间隔（图 10-4-6），有时可见动脉瘤样骨囊肿特有的海绵样改变。

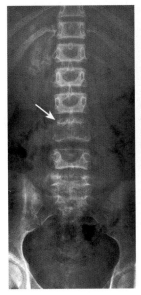
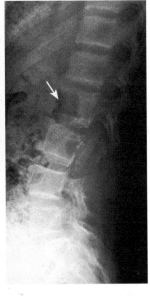

图 10-4-2　男性,22 岁,L₃ 动脉瘤样骨囊肿的 X 线表现

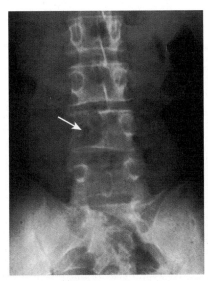
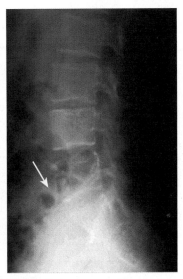

图 10-4-3　女性,24 岁,L₄ 动脉瘤样骨囊肿的 X 线片表现

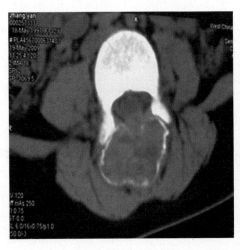
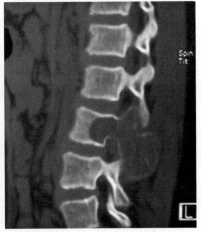

图 10-4-4　男性,27 岁, L₃ 动脉瘤样骨囊肿的 CT 表现

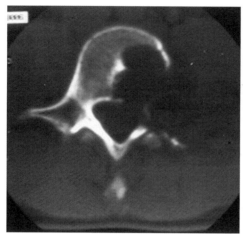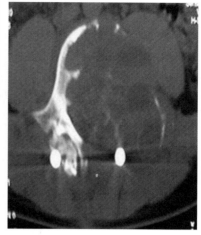

图 10-4-5 女性,24 岁,L₄ 动脉瘤样骨囊肿的 CT 表现

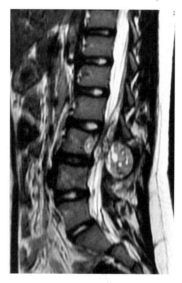

图 10-4-6 男性,27 岁,L₃ 动脉瘤样骨囊肿的 MRI 表现

表现为边界清楚的膨胀性骨质破坏区,$T_1WI$ 上信号不均,多为低信号,存在正铁血红蛋白时可以见到高信号;在 $T_2WI$ 病变的信号变化较大,中上层的高信号可能是浆液性或新近出血的正铁血红蛋白,下层低信号主要是陈旧性出血及含铁血黄素沉积;增强扫描后病变有不均匀强化,囊腔内严重分隔。

**（四）血管造影**

可见病椎骨壳上有较多的新生血管,有时可见动静脉短路表现。

**（五）核素扫描**

表现为病椎边缘放射性浓聚较多,而中央放射性浓聚较少。

## 四、病理表现

**（一）肉眼观**

动脉瘤样骨囊肿完整切除标本为境界清楚的充盈血液的多房囊性包快,表面有薄层骨壳,囊内充满不凝固的血液成分,混有棕黄色-灰白色砂粒样间隔。由于治疗通常以刮出为主,大体上很少能见到完整切除标本,通常为灰褐色或暗红色肉芽样组织碎片。偶尔会有实性成分,这些实性成分可以是动脉瘤样骨囊肿本身成分,或是继发性动脉瘤样骨囊肿中原发肿瘤成分。

**（二）镜下所见**

动脉瘤样骨囊肿可分为原发性和继发性。原发性动脉瘤样骨囊肿境界清楚,由充满血液的囊腔构成,囊壁和囊内间隔中含有中等密度的、形态温和的成纤维细胞、成肌纤维细胞、组织细胞、散在破骨样巨细胞和反应性编织骨图（图 10-4-7）。囊内壁缺乏血管内皮细胞、平滑肌细胞和弹力纤维板。核分裂象常见,但没有病理性核分裂象。编织骨往往沿着纤维间隔分布,出现软骨样钙化带,这种软骨样组织常为纤维黏液样钙化,而不是典型的透明软骨,常规 HE 染色呈嗜碱性,称为"蓝骨",有一定的诊断意义,但不特异。偶尔的病例为实体型动脉瘤样骨囊肿,实性成分由成纤维细胞、成肌纤维细胞、组织细胞、破骨样巨细胞构成,类似囊性型的囊壁或间隔成分,当成骨细胞增生明显时,可同成骨细胞瘤甚至骨肉瘤混淆。但大多数实性病变中有扩张的血窦样腔隙,是一个诊断提示点。继发性动脉瘤样骨囊肿常常与骨的良性肿瘤有关,最常见的是巨细胞瘤、成骨

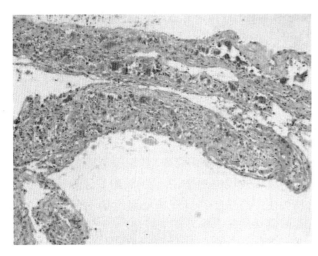

图 10-4-7　动脉瘤样骨囊肿中囊壁和囊内间隔中含有中等密度的、形态温和的成纤维细胞、成肌纤维细胞、组织细胞、散在破骨样巨细胞和反应性编织骨　HE×40

细胞瘤、成软骨细胞瘤和纤维结构不良。然而，动脉瘤样骨囊肿也伴发于骨肉瘤中，容易掉入诊断陷阱。

### （三）遗传学改变

最显著的遗传学特征为 16 号和 17 号染色体的异常，最常见的是 t（16；17）（q22；p13）导致 CDH11（成骨细胞钙黏蛋白 11）基因启动子易位到 USP6（泛素特异性蛋白酶 6）编码区附近，导致 USP6 基因转录活性增强，对该基因的活化起到了作用。这些染色体异常可作为与毛细血管扩张型骨肉瘤的鉴别诊断依据。

## 五、诊断与鉴别诊断

### （一）诊断要点

1. 脊柱原发动脉瘤样骨囊肿好发年龄在 10 ~ 20 岁。多发于脊柱的后部结构，进而侵犯椎弓根及椎体，最终导致椎骨病理骨折。

2. 颈、胸、腰患部有慢性疼痛、局部叩压痛、肿块，椎骨病理骨折可引起脊髓或神经根压迫症状。

3. 影像学表现为囊性膨胀性溶骨破坏，透明区内有条纹状分隔。病变多呈偏心性，边缘清晰，骨质可明显扩张，呈吹泡样膨胀，骨壳菲薄，或部分缺损，穿破或病理骨折后可见骨膜反应。当影像学提示病灶有明显的液-液平面时基本上可诊断为动脉瘤样骨囊肿。

4. 病变囊腔穿刺可抽得多量血性液体。手术发现病变为囊状或蜂窝状血腔、无搏动性出血。除病理骨折者外，一般无实质性肿瘤组织，仅能刮出囊壁。

5. 病检见病变呈蜂窝状或囊状扩张，囊腔大小不等，内含血液或凝血块，囊壁内面光滑、厚薄不均。镜下见囊壁基本结构为纤维组织，其中可见数量不等的多核巨细胞，体积小，核较小，并有泡沫细胞、陈旧出血和新生骨等。囊腔内充满红细胞，有时尚可见散在的多核巨细胞或单核间质细胞，个别囊腔有血栓形成。

### （二）鉴别诊断

由于本病可作为其他肿瘤的一个表现与其他肿瘤合并存在，缺乏特征性的临床和影像学表现，常给诊断带来困难。根据文献报道，原发性动脉瘤样骨囊肿最重要的诊断依据是术中所见和病理表现。若囊状血腔内有较多的实质性组织，需根据镜下所见此实质性组织的性质来确定原发肿瘤的诊断，动脉瘤样骨囊肿只是一种继发的改变。有研究表明原发动脉瘤样骨囊肿的肿瘤细胞中的致癌基因 USP6 和（或）CDH11 发生了基因排序改变，而继发动脉瘤样骨囊肿的肿瘤细胞基因中并未发现类似变化。在诊断过程中需与脊柱骨囊肿、骨巨细胞瘤、椎体骨血管瘤、骨母细胞瘤等作鉴别。

1. 脊椎骨囊肿　骨囊肿好发于儿童及青少年四肢长骨干骺端，脊椎骨囊肿罕见，无临床症状，X线表现为椎体圆形或椭圆形单房透亮区，中心性生长，囊内无钙化斑点，无骨膜反应，无骨性间隔。病变中心穿刺可抽出为囊性液体。

2. 脊椎骨巨细胞瘤　脊柱巨细胞瘤多见于 20 ~ 40 岁青壮年男性，好发于椎体。X 线片与 CT 表现椎体呈多囊状偏心性溶骨性破坏，可有不规则的压缩变形，无骨膜反应及硬化带，无液-液平面。

3. 椎体骨血管瘤　椎体骨血管瘤一般无明显症状，X 线检查有较特征性改变，表现为条状呈栅栏状排列纵向骨嵴，CT 矢状面椎体栅栏样，可清晰显示病灶内密度增高的骨嵴，冠状面呈蜂巢状。

4. 脊椎骨母细胞瘤　80% 的患者出现患部疼痛，活动后加重，病变常发生在椎弓，多数的骨母细胞瘤影像学表现为局限性、膨胀性圆形或椭圆形肿块，界限清楚，有反应性骨形成，瘤体内有斑点状或索状基质钙化或骨化影，病灶周边有硬化。溶骨破坏区内有较高密度区，可以从毛玻璃样到正常骨小梁，CT 上可明显显示上述特征。

## 六、治疗

### （一）观察

未成年人的脊柱原发动脉瘤样骨囊肿有一定的自愈性,对生长缓慢的无症状脊柱动脉瘤样骨囊肿可以观察,有自愈可能。但成年患者自愈的可能性不大。

### （二）手术治疗

对有病理性骨折、脊髓压迫等神经症状的患者需首选手术治疗;对有症状的脊柱原发性动脉瘤样骨囊肿,大多数病变以手术治疗为主。根据病变的不同分期采用刮除、边缘切除或广泛切除。术前要充分估计有大量出血的可能,并做好止血准备。其常规治疗方法是术前根据病情首先采取选择性动脉栓塞,再行手术切除病灶组织,常用下列两种手术方式:

1. 病灶包膜内切除术,此手术方式比较安全,对大多数病例均能做到有效切除,故为脊柱外科医师普遍采用(图 10-4-8),但这种手术很难将囊壁及周围软组织切除干净,其术后复发率为 25% ~ 60%。

2. 病灶包膜外切除术,其切除范围包括肿瘤囊壁、内膜以及周围疏松、质脆的软组织和静脉膜样组织等,使用高速磨钻清理囊壁组织到正常骨结构为止,可完全切除囊壁及周围软组织,能有效地控制复发率。适用于侵及范围较广、前后柱均有破坏并且压迫脊髓(图 10-4-9)、有严重神经症状以及一些术后复发的病例。

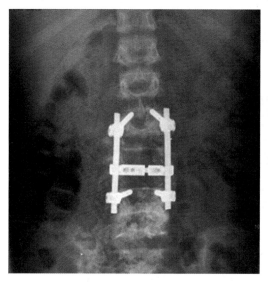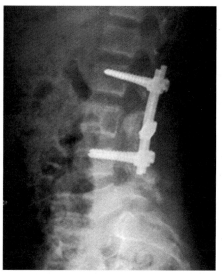

**图 10-4-8**　男性,27 岁,$L_3$ 动脉瘤样骨囊肿切除,椎弓根螺钉内固定术后

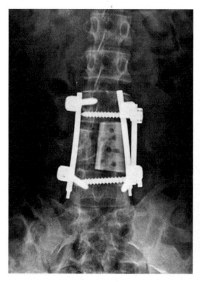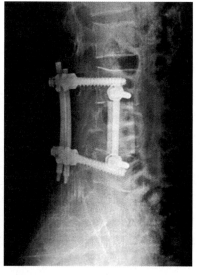

**图 10-4-9**　女性,24 岁,$L_4$ 动脉瘤样骨囊肿切除植骨,前后路内固定术后

**（三）选择性动脉栓塞**

选择性动脉栓塞可作为术前准备以降低术中出血量,也可作为单独的治疗手段。有报告仅用栓塞治疗法成功治愈动脉瘤样骨囊肿者,并提出为控制病变,需反复多次栓塞。术中应尽量彻底切除病变组织,特别注意囊壁的切除。

**（四）放疗**

1. 单纯放疗　对于病变部位特殊,手术治疗困难者可考虑放射治疗,有一定的疗效,有报告用1500rad 可使大多数静止期或活跃期 ABC 患者出现自发骨化,但放射治疗并发症较多且增加恶变的风险,故不可作为首选的治疗方法。对有病理性骨折、脊髓压迫等神经症状的患者需首选手术治疗。

2. 辅助放疗　适用于:①因解剖关系复杂而刮除术难以彻底者;②术时出血不止而未能彻底刮除者;③病变广泛若手术切除而术后会遗留功能障碍者。术后可结合具体病情进行放疗,但因放疗有导致动脉样骨囊肿恶变的倾向,故不推荐术前放疗。④对手术难以切除的病变,可采用栓塞疗法联合放射治疗。

# 七、预后

脊柱原发动脉瘤样骨囊肿是中间型肿瘤,有复发潜能。采用各种治疗方法仍有一定的复发率,刮除治疗后复发率差异较大,从 20% ～70% 不等,但总体预后较好。个别病例有自发消退的报道。手术的彻底性是防止复发的关键因素。脊柱继发性动脉瘤样骨囊肿的预后与伴随的良、恶性肿瘤和中间型肿瘤的性质有关。放疗后复发的病例有恶变倾向,总体预后不佳。

**（胡豇　朱鸿　胡云洲）**

# 参 考 文 献

1. Poleksic ZR, Lalosevic VJ, Milinkovic ZB. Osteoblastoma of the spine. Acta Chir Iugosl,2010,5:63-68

2. Aydeniz A, Erkutlu I, Altindag O, et al. Severe neck and back pain in adolescence:remember osteoblastoma. Rheumatol Int, 2010,30(9):1243-1244

3. Rajasekaran S, Kanna RM, Kamath V, et al. Computer navigation-guided excision of cervical osteoblastoma. Eur Spine J, 2010,19(6):1046-1047

4. Boriani S, Amendola L, Bandiera S, et al. Staging and treatment of osteoblastoma in the mobile spine:a review of 51 cases[J]. Eur Spine J,2012,21(10):2003-2010

5. Rehnitz C, Sprengel SD, Lehner B, et al. CT-guided radiofrequency ablation of osteoid osteoma aned osteoblastoma:clinical success and long-term follow up in 77 patients [J]. Eur J Radiol,2012,81(11):3426-3434

6. 李广学,郭卫,唐顺,等. 脊柱骨母细胞瘤的诊断与治疗. 中国骨肿瘤骨病,2011,10(2)127-131

7. 唐浩,邹丹凤,陈卫国. 侵袭性骨母细胞瘤影像学分析. 临床放射学杂志,2011,30:76-78

8. 李忠海,马辉,付强,等. 脊柱骨母细胞瘤的临床特点与手术治疗. 中华外科杂志,2012,50(2):110-114

9. 曾建成,裴福兴,胡云洲,等. 骨巨细胞瘤生物学行为的研究现状 [J]. 中国骨肿瘤骨病,2002,1(4):236-238

10. 曾建成,胡云洲,宁蒙,等. 脊柱骨巨细胞瘤 31 例临床分析[J]. 四川医学,2003,24(4):336-337

11. 周明,杨惠林,陈康武. 脊柱骨巨细胞瘤治疗进展. 实用骨科杂志,2013,19(2),139-142

12. 彭晓新,程志远,范志斌,等. 术前经动脉栓塞脊柱骨巨细胞瘤[J]. 中国介入影像与治疗学,2011,8(1):10-12

13. 赵辉,胡永成,王林森,等. 脊柱骨巨细胞瘤的影像学诊断及临床相关性研究,中国肿瘤临床,2013,40(8):466-470

14. 石磊,姜亮,刘晓光,等. 胸腰椎骨巨细胞瘤手术治疗后复发的原因分析[J]. 中国脊柱脊髓杂志,2013,23(9):815-820

15. Gille O, Oliveira Bde A, Guerin P, et al. Regression of giant cell tumor of the cervical spine with bisphosphonate as single therapy [J]. Spine,2012,37(6):E396-399

16. Metkar U, Wardak Z, Katz D A, et al. Giant cell tumor of a lumbar vertebra in a 7-year-old child:a case report [J]. Journal of pediatric orthopedics,2012,32(8):e76-80

17. Moon J C, Kim S R, Chung M J, et al. Multiple pulmonary metastases from giant cell tumor of a hand [J]. The American journal of the medical sciences,2012,343(2):171-173

18. Shirzadi A, Drazin D, Bannykh S, et al. Giant cell tumor of the odontoid in an adolescent male:radiation, chemotherapy, and resection for recurrence with 10-year follow-up [J]. Journal of neurosurgery Pediatrics,2011,8(4):367-371

19. Boriani S, Bandiera S, Casadei R, et al. Giant cell tumor of the mobile spine:a review of 49 cases [J]. Spine,2012,37(1):E37-45

20. Balke M, Henrichs M P, Gosheger G, et al. Giant cell tumors of the axial skeleton [J]. Sarcoma,2012:410973

21. Chaudhary P, Khadim H, Gajra A, et al. Bisphosphonate therapy is effective in the treatment of sacral giant cell tumor [J]. Onkologie,2011,34(12):702-704

22. Munoz-Bendix C, Cornelius J F, Bostelmann R, et al. Giant cell tumor of the lumbar spine with intraperitoneal growth: case report and review of literature[J]. Acta neurochirurgi-

ca,2013,155(7):1223-1228

23. Zhou M,Kangwu C,Huilin Y,et al. Analysis of Risk Factors for Recurrence of Giant Cell Tumor of the Sacrum and Mobile Spine Combined with Preoperative Embolization[J]. Turkish neurosurgery,2013,23(5):645-652

24. Si M J,Wang C S,Ding X Y,et al. Differentiation of primary chordoma,giant cell tumor and schwannoma of the sacrum by CT and MRI[J]. European journal of radiology,2013,82(12):2309-2315

25. Boriani S,et al. Giant cell tumor of the mobile spine:a review of 49 cases. Spine,2012, 37(1):E37-45

26. 郑伟,吴娟,胡晓媛,等. 唑来磷酸可能有助于抑制脊柱骨巨细胞瘤术中出血及预防术后复发[J]. 第二军医大学学报,2013,34(009):990-993

27. 许炜,徐乐勤,李磊,等. 脊柱骨巨细胞瘤术后复发的预后因素[J]. 中华骨科杂志,2014,34(4)487-493

28. Gille O,et al. Regression of giant cell tumor of the cervical spine with bisphosphonate as single therapy. Spine,2012,37(5):E396-399

29. Branstter DG,Nelson SD,Manivel JC,et al. Denosumab Induces Tumor Reduction and Bone Formation in patients with Giant Cell Tumor of Bone Formation in Patients with Giant Cell Tumor of Bone[J]. Clin Cancer Res,2012,18(16):4415-4424

30. Yanagisawa M,Kakizaki H,Okada K,et al. p63 as a prognostic marker for giant cell tumor of bone[J]. Ups J Med Sci,2013,118(1):23-28

31. 胡云洲,饶书城. 骨嗜酸性肉芽肿的诊断和治疗,中华医学杂志,1986,67(6):354

32. Feng F,Tang H,Chen H,et al percutaneousvertebor-plasty for Langerhans cell histiocytosis of the lumbar spine in an adult;Case report and review of the literature [J]. Expl Ther Med,2013,5(1):128

33. 许霞,刘卫平,杨群培,等. Langerhans 细胞组织细胞增生症 258 例临床病理特征及免疫表型分析. 中华病理学杂志,2012,41(2):91-96

34. Kikkawa I,Aihara T. Morimoto A et al Langerhans cell histiocytosis case with dense metaphyseal band sign[J]. Pediatr Int,2013,55(1):96-98

35. 胡云洲,饶书城,张贤良. 原发性动脉瘤样骨囊肿的诊断和治疗,中华骨科杂志,1988,8(6):412-415

36. 杨诚,马俊明,杨墨松,等. 活动节段脊柱动脉瘤样骨囊肿的外科治疗及预后分析,中华外科杂志,2008,46(8):584-587

37. Wu Z,et al. Aneurysmal bone cyst secondary to giant cell tumor of the mobile spine;a report of 11 cases. Spine,2012,36(10):E1385-1390

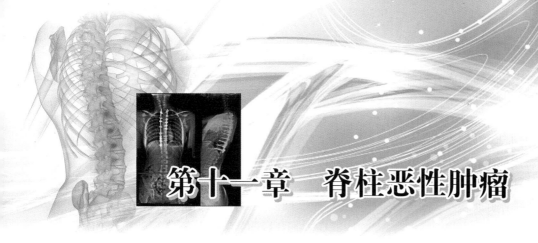

# 第十一章　脊柱恶性肿瘤

## 第一节　脊柱浆细胞骨髓瘤

### 一、概述

恶性浆细胞病包括浆细胞骨髓瘤（多发性骨髓瘤）、孤立性浆细胞瘤、意义未明单克隆免疫球蛋白血症、原发性巨球蛋白血症、重链病和原发性淀粉样变等。

浆细胞骨髓瘤（plasma cell myeloma，PCM）是起源于骨髓造血组织，浆细胞过度增生所致的恶性肿瘤。由于其产生多发性骨损害，故习惯称为多发性骨髓瘤（multiple myeloma，MM）。2002年第3版和2013年第4版WHO造血和淋巴组织肿瘤分类与骨软组织肿瘤分类中均采纳浆细胞骨髓瘤这一术语，比较符合肿瘤的本质和特性，多发性骨髓瘤作为浆细胞骨髓瘤的同义名，是最常见的骨髓浆细胞异常增殖累积形成并产生过多单克隆免疫球蛋白（M蛋白）的恶性浆细胞病。

在世界范围内，浆细胞骨髓瘤约占所有肿瘤的0.8%，每年约有86 000例初发病例。在不同地区人群中的发病率为0.4/10万~5/10万。近年来，浆细胞骨髓瘤的发病率呈逐年上升的趋势。在美国，其发病率已超过白血病，成为血液系统第二大常见的恶性疾病。在中国，随着人口寿命的增加，PCM的发病人数不断增加，大多发生在40~70岁，而以50~60岁最常见。成人有造血性红骨髓的部位均可发生骨髓瘤，是威胁老年人健康的重要疾病之一。PCM主要表现为骨痛、骨质疏松、溶骨性骨破坏、血尿、蛋白尿、肾功能不全、贫血和反复发生的感染。由于症状或体征的非特异性，误诊率较高，提高浆细胞骨髓瘤诊断水平，避免误诊，是临床医生所面临的重要任务。随着对浆细胞骨髓瘤生物特性认识的深化，干细胞移植和靶向治疗药物的应用，浆细胞骨髓瘤患者的完全缓解率明显提高，10年以上生存期患者逐渐增加，目前追求的和未来的治疗目的是临床治愈（持续缓解≥10年），使浆细胞骨髓瘤可望成为一种被彻底治愈的疾病。

### 二、临床表现

#### （一）骨痛、局部肿块和病理性骨折

骨质损害是浆细胞骨髓瘤特征性的临床表现之一，约75%的浆细胞骨髓瘤患者在诊断时即有骨骼浸润，如骨痛，溶骨病变，弥漫性骨质疏松或病理性骨折，几乎所有的患者在临床病程中都会出现骨损害的表现。国内文献报告以骨痛为首发症状者，占55%~74%。骨髓瘤细胞在骨髓腔内大量增生、刺激由基质细胞衍变而来的成骨细胞过度表达IL-6，激活破骨细胞，侵犯骨骼和骨膜，导致骨质疏松及溶骨性破坏，引起骨痛。骨痛常常是早期和主要症状，其中以腰骶痛最常见，其次是胸痛、肢体和其他部位疼痛。早期疼痛较轻，可为游走性或间歇性，因而易误诊为风湿病、类风湿关节炎、肋软骨炎、腰椎骨质增生、腰扭伤、腰椎间盘突出、脊椎结核等。数周或数月内渐变为持续性，后期疼痛较剧烈，常随活动、负重或咳嗽等情况而加重，休息及治疗后减轻。活动或扭伤后骤然剧痛者有自发性骨折可能，多发生在肋骨、锁骨、下胸椎、上腰椎。多处肋骨或脊椎骨骨折可引起胸廓或脊柱畸形。约10%的患者因脊髓压迫而出现截瘫。

骨髓瘤细胞自骨髓向外浸润，侵及骨皮质、骨膜

及邻近组织,引起骨骼局灶性隆起形成骨骼肿块,发生率可高达90%,好发于胸骨、肋骨、颅骨、锁骨、脊椎和四肢长骨远端。胸、肋、锁骨连接处发生串珠结节者为本病特征。肿块大小差别较大,可小至豌豆,大至核桃,肿块局部可有压痛,骨皮质可有波动感,甚至有响声,当肋骨骨骼肿块处按之有弹性或有响声时,常提示发生了病理性骨折。

### (二) 贫血和出血倾向

贫血是本病的常见临床表现。因贫血发生缓慢,贫血症状多不明显,故以贫血为首发症状就诊者仅占10%~30%,但其发生率在初诊病人中达70%以上。浆细胞骨髓瘤早期或无症状期血红蛋白浓度可在正常范围,但随着疾病的进展,患者常有不同程度的贫血。贫血通常为正细胞正色素性,有时血红蛋白浓度降低但红细胞容积常无改变,这种不协调的贫血是由于高浓度M蛋白使血容量增加引起血液稀释所致。引起患者贫血的因素很多:骨髓瘤内瘤细胞增生使红系生成相对受抑;细胞因子抑制红系造血;红系前体细胞凋亡增多;肾衰竭所致内源性促红细胞生成素的产生缺乏;此外,反复感染、营养不良、红细胞自身寿命缩短、伴发自身免疫性溶血、失血及化疗引起的骨髓抑制;铁利用障碍等都可导致不同程度的贫血,贫血的程度与瘤细胞的负荷有直接相关。

出血倾向在本病也不少见。国内一组2547例PCM中以出血为首发症状者为171例,占13.8%。出血程度一般不严重,多表现为黏膜渗血和皮肤紫癜,常见部位为鼻腔、牙龈、皮肤;疾病过程中尚可出现皮下血肿;晚期可能发生内脏出血及颅内出血。导致出血的原因是血小板减少和凝血障碍。血小板减少是因为骨髓造血功能受抑制。因大量克隆免疫球蛋白覆盖于血小板和凝血因子的表面导致凝血障碍。

### (三) 反复感染

感染是本病常见的初诊表现之一,也是治疗过程中的严重并发症之一。更是病人死亡病因之一。反复感染以呼吸系统细菌性肺炎多见,其次是尿路感染,败血症;也可发生皮肤和软组织的细菌感染;病毒感染以带状疱疹多见。易感染的原因是异常增生的单克隆浆细胞产生了大量单克隆免疫球蛋白(M蛋白),导致机体免疫功能下降,易发生各种感染。

### (四) 肾功损害

50%的患者早期即出现蛋白尿、血尿、管型尿。

约20%的骨髓瘤患者仅有本-周蛋白尿。在所有的PCM中,近50%的患者可发展为肾衰竭,25%的病人死于肾衰竭,是仅次于感染的第2大死亡原因。患者往往因水肿、多尿、腰痛就诊,查尿常规和血生化发现蛋白尿和(或)血尿、管型尿,血尿素氮增高,血肌酐增高,因而有些病例被误诊为慢性肾炎、肾病综合征、间质性肾炎、肾小管酸中毒及肾衰竭等。骨髓瘤细胞合成的异常免疫球蛋白的重链比例失调,轻链生成过多是肾脏损害最主要的原因。

### (五) 神经系统损害

神经系统损害症状是多种多样的,表现为神经根痛,常在咳嗽、打喷嚏或伸腰时加重,晚期表现出感觉和运动丧失,并进展到括约肌功能障碍或截瘫。脊髓受压是典型的也是较为严重的神经受损表现,胸脊髓累及较多,常造成截瘫。累及脑神经以及分支时可产生脑神经麻痹,5%~10%患者有周围神经炎,表现为肌肉无力、肢体麻木和感觉迟钝。肿瘤直接压迫、浸润、高钙血症、高黏滞综合征、淀粉样变性以及病理骨折均可成为神经损害的原因。

### (六) 高钙血症和高尿酸血症

血钙升高的原因主要是骨髓瘤细胞分泌的M蛋白与钙结合的结果;其次,PCM产生多种细胞因子引起广泛的骨质破坏,导致大量的血钙进入到血液循环;另外,肾小管对钙的外分泌不足也是引起血钙升高的另一原因。增多的血钙主要是结合钙而非离子钙。血钙>2.58mmol/L,即为高钙血症。高钙血症可引起头痛、呕吐、厌食、烦渴、多尿、便秘、脱水、思维混乱(神志模糊),重者心律失常、昏迷甚至死亡。由于PCM患者肾功能损害较多,并且脱水进一步损害肾排泄钙离子,使高钙血症加重。血尿酸升高是由于瘤细胞裂解产生尿酸增多和肾脏排泄尿酸减少的结果。血尿酸升高虽然很少引起明显的临床症状,但严重者可并发尿路结石,影响肾功能。

## 三、实验室检查

### (一) 血象

1. 白细胞计数绝大多数减少或正常,多数病例外周血涂片中红细胞排列成钱串状(缗钱状叠加),可伴有少数幼粒、幼红细胞;

2. 贫血可为首见征象,多属正常细胞性贫血;

3. 血沉显著增高,通常在100mm/h左右。晚期骨髓瘤细胞在血中大量出现,形成浆细胞白血病;

4. 血小板早期正常或减少,晚期由于瘤细胞出

现骨髓明显减少;

5. 外周血涂片多不见浆细胞,当外周血浆细胞>50%时,应怀疑继发于PCM的浆细胞白血病,晚期骨髓瘤细胞在血中大量出现,形成浆细胞白血病。

**（二）血液生化检查**

1. 单株免疫球蛋白血症的检查

（1）蛋白电泳:骨髓瘤细胞克隆产生分子结构相同的单株免疫球蛋白或轻链片段。因此血清或尿液在蛋白电泳时可见一浓而密集的染色带,扫描呈现基底较窄单峰突起的M蛋白。

（2）固定免疫电泳:可确定M蛋白的种类并对骨髓瘤进行分型:①IgG型骨髓瘤约占52%,IgA型占21%,轻链型骨髓瘤约占15%。IgD型少见,IgE型及IgM型极罕见。②伴随单株免疫球蛋白的轻链,不是κ链即为λ链。③约1%的患者血清或尿中无M蛋白,称为不分泌型骨髓瘤。少数患者血中存在冷球蛋白。免疫电泳发现重链(γ、α及μ)是诊断重链病的重要证据。

（3）血清免疫球蛋白定量测定:显示M蛋白增多,正常免疫球蛋白减少。

2. 血钙、磷测定　因骨质破坏,出现高钙血症约占全部病例的1/3;通常血磷正常,只有在肾功不全发展到终末期时才会升高。本病的溶骨不伴成骨过程,通常血清碱性磷酸酶正常,只有在伴病理骨折时才会升高。

3. 血清 $\beta_2$ 微球蛋白和血清白蛋白　$\beta_2$ 微球蛋白由浆细胞分泌,与全身骨髓瘤细胞总数有显著相关性。血清白蛋白量与骨髓瘤生长因子IL-6的活性呈负相关。均可用于评估肿瘤负荷及预后。

4. C-反应蛋白（CRP）和血清乳酸脱氢酶（LDH）　LDH与肿瘤细胞活动有关,CRP和血清IL-6呈正相关,故可反映疾病的严重程度。

5. 尿和肾功能　90%患者有蛋白尿,血清尿素氮和肌酐可增高。约半数患者尿中出现本周蛋白。本周蛋白的特点:①由游离轻链κ或λ构成,分子量小,可在尿中大量排出。②当尿液逐渐加温至45~60℃时,本周蛋白开始凝固,继续加热至沸点时重新溶解,再冷至60℃以下,又出现沉淀。③尿蛋白电泳时出现浓集区带。

**（三）骨髓**

1. 骨髓涂片　是诊断PCM(MM)的主要方法,血液内科的绝大多数PCM可通过骨髓检查确诊,但其骨髓象变异大,也有个别病例或疾病早期病例单部位穿刺不一定检出骨髓瘤,多部位穿刺检查有助于诊断。

PCM患者异常浆细胞大于10%,并伴有质的改变。该细胞大小形态不一。细胞浆呈灰蓝色,有时可见多核(2~3个核),核内有核仁1~4个,核旁淡染区消失,胞浆内可有少数嗜苯胺蓝颗粒,偶见嗜酸性球状包涵体或大小不等的空泡。核染色质疏松,有时凝集成大块,但不呈车轮状排列。自骨压痛处穿刺,可提高阳性率。骨髓瘤细胞免疫表型为 $CD38^+$、$CD56^+$,80%的骨髓瘤患者IgH基因重排阳性。

2. 骨髓印片　骨髓活组织检查时作组织印片检查,对骨髓抽吸不良的涂片标本的诊断有重要辅助意义。浆细胞骨髓瘤时,骨髓组织印片细胞常比涂片多,浆细胞呈弥散性或簇状分布,通常为弥散性分布,形态接近骨髓涂片所见。

3. 骨髓切片　病变骨的骨小梁破坏,骨髓腔内为灰白色瘤组织所充填,骨皮质被腐蚀破坏,瘤细胞可穿透骨皮质,浸润骨膜及周围组织,故在作骨髓穿刺或获取骨髓组织时,有些病人的骨皮质似豆渣样松软。骨髓组织检查对PCM有一定帮助,尤其对于PCM伴有骨髓纤维化时更有独到之处。骨髓瘤细胞浸润骨髓腔多数呈针尖至绿豆大小结节,少数可大至拳头样,但由于PCM可呈病灶性生长,骨髓切片组织材料多,易于观察,同时可以观察组织结构,如浆细胞聚集成结节常有较为可靠的诊断意义。

## 四、影像学检查

**（一）局部影像学检查**

1. X线片表现

（1）正常:少数患者临床已经确诊,但骨质尚未被侵犯或病灶太小,X线片不能显示。恶性增生的浆细胞未破坏或较少破坏骨质时,常规X线片检查由于其敏感性的限制而不能发现早期的溶骨性病变。

（2）骨质稀疏:骨密度普遍降低,以脊柱表现最为明显,多发于腰椎、下部胸椎,再次为颈椎,X线片表现为广泛的骨质疏松,骨小梁少而细,皮质变薄,发生椎体压缩性骨折。骨髓瘤的骨质疏松80%能在X线片上表现出来。

（3）溶骨性骨质破坏:病变进一步发展出现局部溶骨性骨质破坏。多发骨质缺损,包括穿凿状、囊状、地图状、鼠咬状及皂泡状骨质破坏。可出现在多处骨骼,同一骨骼也可以发生多个病灶。溶骨性损害80%能在X线片上表现出来。

（4）椎旁软组织肿：骨髓瘤可累及软组织，椎体骨髓瘤可伴或不伴椎旁软组织肿块，但肿块较局限。

（5）受累椎体破坏：常见椎体溶骨性破坏，不同程度的病理性压缩骨折，椎体变形（图11-1-1），少数可破坏椎弓，椎管受累但不侵犯椎间盘。

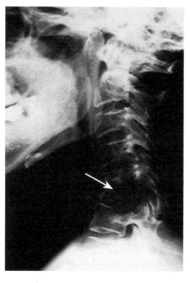
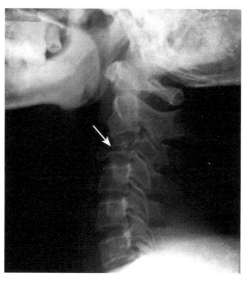

图11-1-1　男性,58岁,C$_{5\sim6}$椎浆细胞骨髓瘤病理骨折后凸畸形女性,61岁,C$_3$椎浆细胞骨髓瘤椎体压缩变扁

2. CT表现　CT扫描可以发现常规X线片不能发现的小的浆细胞骨髓瘤溶骨性病灶，能准确描述相关软组织肿块的程度，多排螺旋CT可检测出脊柱小于5mm的溶骨性病变。脊柱浆细胞骨髓瘤常为多发性溶骨性破坏，生长缓慢者可有轻度膨胀，硬化者少见；50%可浸及椎旁软组织形成软组织肿块，但一般肿块不大，且跨越椎间盘到达上下椎体者少见；常见继发性骨质疏松；90%浸入椎管压迫硬膜囊或者神经根；CT还可评价脊柱稳定性，椎骨破坏严重程度及侵蚀范围（图11-1-2、图11-1-3）。

3. MRI　MRI较常规X线检查和CT扫描的优越性在于：①由于其敏感性可以对中轴骨骼进行出色的成像；②将骨髓瘤与正常的骨髓区分开；③可精确显示脊髓角和（或）神经根压迫、软组织浸润。MRI可清晰显示肿瘤与硬膜囊、神经根等周围软组织的关系。MRI检测骨髓瘤患者的骨髓可有5种表现形式：①尽管显微镜下有少量的浆细胞浸润，但骨髓显像正常；②骨髓局灶性浸润；③均匀弥漫性浸润；④弥漫性和局灶性浸润混合存在（图11-1-4）；⑤在脂肪髓与骨髓之间的"盐和胡椒"型不均匀浸润灶。

**（二）全身影像学检查**

1. 核素骨显像　$^{99m}$Tc-sestamibi（MIBI显像）能

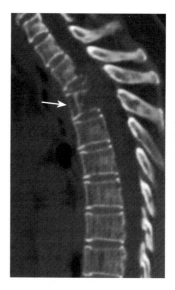

图11-1-2　男,54岁,T$_2$浆细胞骨髓瘤的CT显示椎体溶骨性破坏

较活跃地聚集在各种恶性肿瘤，如肉瘤、乳腺癌、脑癌、肺癌和甲状腺癌。MIBI显像能较严密地反映骨髓瘤骨髓病变的活动情况，具有极高的灵敏度和特异性。MIBI显像可以发现PCM患者的软组织和骨骼病变情况，且比常规X线检查更敏感。其总的灵敏度约92%，特异性为96%。然而，MIBI显像的灵敏度较FDG-PETCT略差。ECT可以早期发现全身不同部位的多发病灶，多见于肋骨、脊柱或骨盆，阳

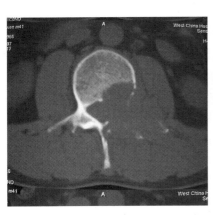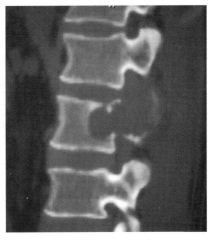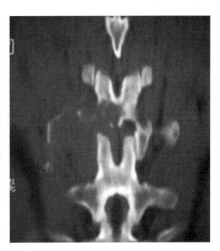

**图 11-1-3　女,61 岁,L₂ 椎浆细胞骨髓瘤,CT 显示椎体与椎弓严重破坏**

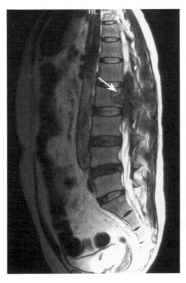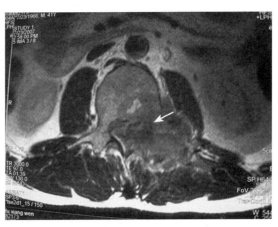

**图 11-1-4　女,61 岁,L₂ 椎浆细胞骨髓瘤 MRI 显示 L₂ 椎骨严重破坏,侵犯椎管**

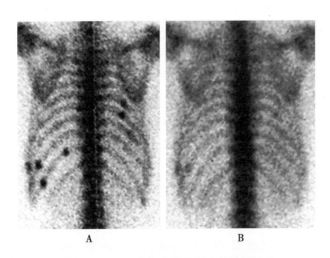

**图 11-1-5　T₈₋₉椎与多数肋骨浆细胞骨髓瘤**

A. 治疗前多数肋骨和 T₈₋₉局限性增浓影。B. ¹⁵³Sm-EDTMP 治疗后病灶基本消失

性率80%(图 11-1-5)。若将脊柱浆细胞骨髓瘤患者治疗前后的骨显像相比较,病灶缩小或数目减少,常常意味着治疗有效;相反,瘤灶扩大或数目增多说明肿瘤在继续发展。

2. PET-CT　PET-CT 具有高对比力和高空间分辨力,是目前最理想的全身检查手段,在发现小的溶骨性损害方面较 X 线扫描敏感,在发现脊柱和骨盆的骨病方面与 MRI 有相同的敏感性,可检测到多发病灶。有文献报告约 30% MRI 诊断的孤立性浆细胞瘤患者再通过 PET-CT 检查发现虽有骨骼侵犯但尚未发现的更多的病灶。脊柱 MRI 与 PET-CT 联合扫描可发现活动性 PCM 的髓内或髓外的病变部位,其准确性可高达 92%。PET-CT 的主要局限为在感染或新近接受过化疗和骨折的患者可能出现假阳性结果。

## 五、病理表现

### (一) 肉眼观

浆细胞骨髓瘤在病理学上又称为浆细胞骨髓瘤,受累骨以椎骨最常见。典型的外观为粉红色的柔软质脆的肿物。表现为弥漫性或多发性结节状骨髓受累。有些病例与淋巴瘤类似,有鱼肉样外观。受累骨发生膨胀,扩展到骨外,一个或多个椎体坍塌以及病理性骨折等。个别病例,切除的肿物由于广泛的淀粉样物质沉积而呈灰色蜡样外观。溶骨性和硬化性改变同时存在少见。以上典型病变在尸检中可以见到,而活检或刮除的标本多为棕灰色软组织碎片。

### (二) 镜下所见

浆细胞骨髓瘤是浆细胞起源的圆形或卵圆形细胞肿瘤,表现为不同成熟阶段的浆细胞分化,并有预后意义。分化好的肿瘤细胞排列紧密,呈片状分布,细胞间质少,类似正常的浆细胞。这些细胞含有丰富的致密嗜碱性胞质,细胞境界清楚,核偏位,染色质呈车辐状排列,核仁明显。分化好的肿瘤中很少见到核分裂象,在 Giemsa 染色和超微结构中丰富的嗜碱性胞质和核周空晕等细胞学特点更为明显。瘤细胞胞质中可出现免疫球蛋白聚集,表现为桑葚样外观,又称为 Mott 细胞。亦可见到细胞外由免疫球蛋白聚合物聚积成的小球状物质,称为 Russel 小体。分化稍差的肿瘤细胞异染色质减少,核仁增大,包膜界限不清,分化差的浆细胞骨髓瘤可显示明显的细胞异型性,伴双核细胞、核分裂象增多及病理性核分裂象,浆细胞的特征难以辨认。

### (三) 免疫组织化学

骨髓瘤细胞与正常的浆细胞表型相似,表达浆细胞分化抗原如 $CD_{38}$,$CD_{138}$,且特征性的表达单一类型的胞质免疫球蛋白(Ig),但缺乏表面免疫球蛋白,在大约 85% 病例中轻链和重链均可产生,其余仅表达轻链。如果仅表达 κ 或 λ 单一类型免疫球蛋白,则这种恶性肿瘤的诊断可以成立。大部分骨髓瘤缺乏全 B 细胞抗原 $CD_{19}$ 和 $CD_{20}$,但部分病例可以表达 $CD_{79}\alpha$,还可表达 $CD_{10}$ 和 Mum-1。

## 六、诊断与鉴别诊断

### (一) 诊断

浆细胞骨髓瘤的诊断需结合患者临床表现、骨髓涂片、血清 M 蛋白、骨骼的 X 线(或 CT、MRI)检查确定诊断。

1. 诊断标准

(1) 主要标准:①组织活检证明有浆细胞瘤或骨髓涂片检查:浆细胞>30%,常伴有形态改变。②单克隆免疫球蛋白(M 蛋白):IgG>35g/L,IgA>20g/L,IgM>15g/L,IgD>2g/L,IgE>2g/L,尿中单克隆 κ 或 λ 轻链>1g/24h,并排除淀粉样变。

(2) 次要标准:①骨髓检查:浆细胞 10% ~ 30%;②单克隆免疫球蛋白或其片段的存在,但低于上述标准;③X 线检查有溶骨性损害和(或)广泛骨质疏松;④正常免疫球蛋白量降低:IgM<0.5g/L,IgA<1.0g/L,IgG<6.0g/L。凡满足下列任一条件者可诊断为浆细胞骨髓瘤:主要标准第 1 项+第 2 项;或主要标准第 1 项+次要标准②、③、④中之一;或主要标准第 2 项+次要标准①、③、④中之一;或次要标准①、②+次要标准③、④中之一。

2. 最低诊断标准(符合下列 2 项) ①骨髓恶性浆细胞 ≥10% 或虽<10%,但证实为克隆性和(或)活检为浆细胞瘤且血清和(或)尿出现单克隆 M 蛋白;如未检测出 M 蛋白,则需骨髓恶性浆细胞 ≥30% 和(或)活检为浆细胞瘤。②骨髓瘤相关的器官功能损害(至少 1 项,见表 11-1-1)其他类型的终末器官损害也偶可发生,并需要进行治疗。如证实这些脏器的损害与骨髓瘤相关则其也可用于骨髓瘤的诊断。

**表 11-1-1 浆细胞骨髓瘤相关器官或组织损害表现**

| | |
|---|---|
| 血钙水平增高 | 校正血清钙高于正常上限值 0.25mmol/L(1mg/dl)以上或>2.8mmol/L(11.5mg/dl) |
| 肾功能损害 | 血肌酐>176.8μmol/L(2mg/dl) |
| 贫血 | 血红蛋白<100g/L 或低于正常值 20g/L 以上 |
| 骨质破坏 | 溶骨性损害或骨质疏松伴有压缩性骨折 |
| 其他 | 有症状的高黏滞血症、淀粉样变、反复细菌感染(≥2 次/年) |

3. 分型 依照增多的异常免疫球蛋白类型将 PCM 分为以下 8 型:IgG 型、IgA 型、IgD 型、IgM 型、IgE 型、轻链型、双克隆型以及不分泌型。根据轻链类型分为 κ、λ 型。

4. 分期 Durie-Salmon 分期体系以及国际分期体系(ISS)见表 11-1-2 和表 11-1-3。

表 11-1-2　Durie-Salmon 分期体系

| 分期 | Durie-Salmon 分期标准 |
|---|---|
| Ⅰ期 | 符合以下所有标准<br>（1）HB>100g/L<br>　　瘤细胞数<$0.6×10^{12}/m^2$ 体表面积<br>（2）血清钙≤3.0mmol/L（12mg/dl）<br>（3）骨骼 X 线：骨骼结构正常或孤立性骨浆细胞瘤<br>（4）血清骨髓瘤蛋白产生率低<br>　　IgG<50g/L<br>　　IgA<30g/L<br>　　本-周蛋白<4g/24h |
| Ⅱ期 | 既不符合Ⅰ期又达不到Ⅲ期<br>瘤细胞数（0.6~1.2）×$10^{12}/m^2$ 体表面积 |
| Ⅲ期 | 符合下述一项或一项以上：<br>（1）HB<85g/L<br>　　瘤细胞数>$1.2×10^{12}/m^2$ 体表面积<br>（2）血清钙>3.0mmol/L（12mg/dl）<br>（3）骨骼检查中溶骨病损>3 处<br>（4）血清或尿骨髓瘤蛋白产生率非常高<br>　　IgG>70g/L<br>　　IgA>50g/L<br>　　本-周蛋白>12g/24h |

表 11-1-3　ISS 分期体系

| 分期 | ISS 分期标准 | 中位生存期（月） |
|---|---|---|
| Ⅰ期 | $\beta_2$ 微球蛋白<3.5mg/L,白蛋白≥35g/L | 62 |
| Ⅱ期 | 不符合Ⅰ期和Ⅲ期的所有患者 | 45 |
| Ⅲ期 | 血清 $\beta_2$ 微球蛋白≥5.5mg/L | 29 |

（二）鉴别诊断

1. 脊柱转移瘤　脊柱转移瘤与浆细胞骨髓瘤无论在临床表现、受累骨骼的分布部位、影像学特征等各个方面均有相似之处,两者的鉴别诊断应侧重于以下几方面。①病史与病程:脊柱转移瘤往往是恶性肿瘤的晚期表现,大部分患者应有明确的实体肿瘤病史,多数患者可查到原发灶,骨痛以静止时及夜间明显。而浆细胞骨髓瘤患者多因免疫功能低下,有反复感染的病史,还有贫血、出血倾向、肾功能损害、高钙血症等。②实验室检查:恶性肿瘤脊柱转移患者可出现各类血清肿瘤标记物的阳性。而浆细胞骨髓瘤患者可通过血清蛋白电泳检出典型的 M 蛋白,尿本-周蛋白呈阳性。③骨髓细胞形态学检查:恶性肿瘤脊柱转移患者,应尽可能根据 X 线影像学结果,在有骨质破坏的区域抽取骨髓标本,骨髓涂片或活检可见成堆的癌细胞。

2. 脊柱骨质疏松症　骨质疏松症是一种以骨量减少和骨组织微细结构破坏,导致骨脆性增加,容易发生骨折的全身性疾病。按其发生原因进一步分为原发性和继发性,原发性骨质疏松症包括绝经后骨质疏松症和老年性骨质疏松症;继发性骨质疏松症多有其他疾病、药物等导致。无论何种原因导致的骨质疏松症,其影像学改变均常见于松质骨丰富的胸腰椎、肋骨、骨盆和头颅。$T_{11~12}$ 和 $L_{1~2}$ 等负重部位可出现楔形变或双凹变形,骨密度减低。肋骨常有无症状的骨折,愈合时有丰富的骨痂形成。浆细胞骨髓瘤患者的骨质损害的好发部位与骨质疏松症相似,部分骨髓瘤患者在疾病早期也可仅表现为骨质疏松改变。且二者都好发于老年人,因此,在临床实践中应仔细鉴别。骨质疏松患者多与雌激素缺乏、1,25-$(OH)_2$ 维生素 D 减少有关,或有长期大剂量服用糖皮质激素史。个别难以鉴别诊断者可根据血清蛋白电泳、免疫球蛋白定量、免疫固定电泳、骨髓细胞形态学检查结果进一步与浆细胞骨髓瘤相鉴别。

3. 强直性脊柱炎　强直性脊柱炎是一种以骶髂关节炎为特征的主要侵犯中轴骨骼的慢性炎症疾病。该病患者中约 90% 为 HLA-$B_{27}$ 阳性（普通人群中阳性率仅 6%~8%）。其病理改变包括早期以软骨下肉芽组织形成特征的骶髂关节炎。组织学上可见滑膜增生和淋巴样细胞及浆细胞聚集、淋巴滤泡形成以及含有 IgG、IgA 和 IgM 的浆细胞。骨骼的侵蚀和软骨的破坏随之发生,然后逐渐被蜕变的纤维软骨替代,最终发生骨性强直。临床上真正出现脊柱完全融合者并不多见,大多为疾病早期由骶髂关节炎引起的炎性腰痛而来就诊,腰痛表现为隐匿性、很难定位、并感到臀部深处疼痛。起病初疼痛往往是单侧和间歇性的,数月后逐渐进展为双侧和持续性的,并且在下腰椎部位也出现疼痛。典型的症状是固定某一姿势的时间较长或早晨醒来时症状加重（晨僵）,而躯体活动或热水浴可改善症状。浆细胞骨髓瘤患者的腰痛虽然也表现为进行性加重,但往往在活动后症状可明显加重,而固定在某一体位可减轻疼痛。影像学检查的特征性改变是诊断强直性脊柱炎的主要依据之一。多见于中轴关节,尤其是骶髂关节、椎间盘椎体连接、骨突关节、肋椎关节和肋横突关节等。早期表现为软骨下骨板模糊,随之可出现锯齿样破坏。因浆细胞骨髓瘤的骨质破坏是由骨髓腔内的骨髓瘤细胞及破骨细胞所导致,其骨质破坏的部位更靠近髓腔,病灶形状以虫蛀样的溶骨性病变为主。实验室检查方面强直性脊柱炎患者虽也常有血沉加快、球蛋白升高,但蛋白电泳结果多为多克隆反应性球蛋白升高,而非浆细胞骨髓瘤时的单克隆 M 蛋白。

4. 腰骶椎慢性损伤　浆细胞骨髓瘤通常表现为慢性腰痛,也有部分患者可因活动后已受破坏的病椎发生病理骨折而表现为慢性腰痛急性加重。因此,要与慢性损伤性腰痛鉴别:慢性损伤患者有时可无明显的损伤史,询问病史时应详细询问职业和生活史,此病常见于重体力劳动者、运动员、长期伏案工作者等,受损组织主要是腰部的深浅韧带、筋膜、肌止点、椎间盘和椎弓根等。损伤组织表浅者可以有局限性压痛点。CT 或 MRI 等影像学检查可见椎间盘突出的相关表现,无骨质破坏征象。血清蛋白电泳、免疫球蛋白定量、免疫固定电泳、骨髓细胞形态学检查可进一步与浆细胞骨髓瘤相鉴别。

5. 腰骶椎结核　以椎体结核占绝大多数,起病隐匿,发病早期可仅表现为腰痛。查体时虽有局部压痛,但不易出现局部肿胀。患者常有结核病史或结核病人接触史,可有午后低热和消瘦等结核中毒消耗症状。PPD 皮试呈阳性。X 线摄片检查可见受累椎体变窄,边缘不整齐,密度不均匀,可见死骨形成。椎体中心骨松质可表现为磨砂玻璃样改变或空洞形成。椎间隙变窄或消失。浆细胞骨髓瘤的骨质破坏主要表现为较为广泛的骨质疏松、多发性溶骨性破坏,患者除椎体外往往在骨盆、头颅、肋骨等扁平骨也出现溶骨性病灶。诊断困难者可行血清蛋白电泳、免疫球蛋白定量、免疫固定电泳、骨髓细胞形态学检查帮助鉴别。

6. 反应性浆细胞增多症(RP)　是指由于各种原发疾病导致骨髓中浆细胞多克隆增生,且其比例升高至3%(国内标准)或4%(国外标准)以上的一种疾病状态。而浆细胞骨髓瘤在骨髓穿刺行细胞形态学检查时的主要表现之一即是浆细胞比例的升高,因此,浆细胞骨髓瘤与反应性浆细胞增多症的鉴别诊断就显得尤其重要。两者的鉴别:①病因或原发疾病的有无;RP 存在原发病:如慢性炎症、伤寒、系统性红斑狼疮、肝硬化、转移癌等。②骨髓中浆细胞的数量与形态;RP 骨髓中浆细胞≤30%且无形态异常。③免疫表型:RP 的免疫表型为 $CD_{38}^+CD_{56}^-$,而 PCM 则为 $CD38^+CD56^+$。④M 蛋白鉴定:RP 无单克隆免疫球蛋白或其片段。⑤"克隆性"是两者鉴别的主要客观依据。RP 的浆细胞为多克隆增生,而 PCM 的浆细胞为单克隆增生。细胞化学染色:RP

酸性磷酸酶以及 5'核苷酸酶反应多为阴性或弱阳性,MM 患者均为阳性。⑥对其他脏器的损害,即"侵袭性";RP 对正常组织不具有破坏性。

# 七、治疗

对于无症状或无进展的骨髓瘤或 Durie-Salmon 分期Ⅰ期患者可以观察,每 3 个月复查 1 次;对有症状或 Durie-Salmon 分期Ⅱ、Ⅲ期的患者应规范化综合治疗;

## (一)化疗与干细胞移植

自 20 世纪 80 年代出现大剂量化疗+自体造血干细胞移植以来,这种方法一直作为<60 岁有症状患者的首选治疗方案,应用于临床证明是安全有效的巩固治疗方法。

1. 年龄≤65 岁或适合自体干细胞移植者,可选择下列方案之一,治疗 4 个疗程或 4 个疗程以下,但已经达到部分缓解或更好疗效者,可进行干细胞移植。具体方案如下:

(1) VAD±T:长春新碱(VCR)0.4mg/d 持续静脉(或>6h),1~4 天

多柔比星(阿霉素,ADM)9mg/($m^2$·d),1~4 天

地塞米松(Dex)20mg/($m^2$·d),1~4 天,9~12 天,17~28 天

沙利度胺:100~300mg 口服,1~28 天

28 天为 1 个疗程

(2) TD:沙利度胺 200mg 口服,1~28 天

地塞米松 40mg 口服,1~4 天

作为移植前诱导每 4 周重复 1 次,共 4 周期

(3) BD:硼替佐米 1.3mg/$m^2$ 静脉 1、4、8、11 天

地塞米松 40mg 口服,1~4 天

作为移植前诱导每 3 周重复 1 次,共 4 周期

(4) PAD:硼替佐米 1.3mg/$m^2$ 静脉 1、8、11 天

多柔比星(阿霉素,ADM)$^2$d　1~4 天

地塞米松 40mg 口服,1~4 天

(5) DVD:脂质体多柔比星 40mg/$m^2$ 静脉,1 天

长春新碱 0.4mg/d 持续静脉(或>6 小时),1~4 天

地塞米松 40mg 口服,1~4 天

28 天为 1 个疗程

(6) BTD:硼替佐米 1.3mg/$m^2$ 静脉 1、4、8、11 天

沙利度胺 100~200mg 口服,1~21 天

地塞米松 40mg 口服,1~4 天

3 周重复 1 次,共 4 周

2. 年龄>65 岁或不适合自体干细胞移植,同时血肌酐≥176μmol/L 者:可选以下方案之一直到获得部分缓解及以上疗效。具体方案如下:

(1) VAD:长春新碱(VCR)0.4mg/d 持续静脉(或>6 小时),1~4 天

多柔比星(阿霉素,ADM)9mg/(m² · d),1~4 天

地塞米松(Dex)20mg/(m² · d),1~4 天,9~12 天,17~28 天

(2) TD:沙利度胺 200mg 口服,1~28 天

地塞米松 40mg 口服,1~4 天

(3) PAD:硼替佐米 1.3mg/m² 静脉 1、8、11 天

多柔比星(阿霉素,ADM)²d,1~4 天

地塞米松 40mg 口服,1~4 天

(4) DVD:脂质体多柔比星 40mg/m² 静脉,1 天

长春新碱 0.4mg/d 持续静脉(或>6 小时),1~4 天

地塞米松 40mg 口服,1~4 天

3. 年龄>65 岁或不适合自体干细胞移植者,血肌酐≤176μmol/L 者:除以上方案之外,还可选择以下方案之一直到获得部分缓解及以上疗效。具体方案如下:

(1) MP:美法仑(MEL)0.1mg/(kg · d)或者 0.25mg/(kg · d),1~4d 或 7d

泼尼松(pred)25~60mg/d 口服,1~4d 或 7d

每 4~6 周重复一次

(2) M₂:环磷酰胺(CTX)10mg/kg,静脉,1 天

长春新碱(VCR)0.03mg/kg 静脉,21 天

卡莫司丁(BCNU)1mg/kg 静脉,1 天

美法仑(MEL)0.1mg/kg 口服,1~7 天

泼尼松(pred)1mg/kg 口服,1~7 天,以后每周递减剂量到 21 天停用

每 4~6 周重复一次

(3) MPV:美法仑(MEL)9mg/m² 口服,1~4 天

泼尼松(pred)60mg/m² 口服,1~4 天

硼替佐米 1.3mg/m² 静脉 1、4、8、11、22、25、29、32 天

42 天重复 1 次

(4) MPT:美法仑(MEL)0.25mg/kg 口服,1~4 天

泼尼松(pred)2mg/kg 口服,1~4 天,

沙利度胺 100~200mg 口服,1~28 天

6 周重复 1 次,共 12 周期

4. 干细胞移植

(1) 自体造血干细胞移植:常在有效化疗 3~4 个疗程后进行;有可能进行自体造血干细胞移植的患者避免使用含烷剂和亚硝基脲类药物。自体干细胞移植对提高患者的生活质量及延长生存期起到巨大的作用,特别是各种新药及传统的化疗方案加新药所组成的新化疗方案的应用更进一步提高了自体造血干细胞移植的疗效。有研究表明新诊断的<65 岁并且肾功能正常的患者中,造血干细胞移植的相关死亡率为 1%~2%。造血干细胞移植对初治患者的完全缓解率较高,从而可以减轻肿瘤负荷,延长缓解期和生存时间。但是这种方法仍然不可治愈疾病,大多数患者会复发。部分原因是自体造血干细胞移植不能产生移植物抗骨髓瘤效应。另外在收集造血干细胞的过程中可能混有肿瘤细胞使治疗不彻底,容易复发。

(2) 异基因干细胞移植:对 PCM 患者可以进行自体-预处理方案的异基因干细胞移植;降低预处理方案的异基因干细胞移植一般在自体干细胞移植后 6 个月内进行。清髓性异基因干细胞移植,移植可在年轻患者中进行,常用于难治、复发患者。异基因造血干细胞移植是唯一有可能治愈浆细胞骨髓瘤的方法,在浆细胞骨髓瘤的治疗中发挥了巨大的作用。传统的清髓造血干细胞移植主要是通过预处理方案去除患者体内发生变异的造血干细胞及肿瘤细胞,然后通过输入正常人的造血干细胞来恢复正常造血。由于供髓者与受体基因的差异,移植物抗宿主病的发生率较高;而且患者体内暂时性的低血细胞状态导致感染率升高。有文献报道其治疗相关死亡率高达 30%~40%,限制了其应用。因此,通过各种方法降低移植相关死亡率就成了研究的重点。

## (二) 放射治疗

对剧烈的、难以控制的疼痛,镇痛效果不佳,局部骨质破坏明显,且脊髓神经损害轻、无神经症状或者进展缓慢者,可在规范有效化疗的基础上对主要病变部位进行放疗,放疗可以减轻骨痛,解除肿瘤对神经的压迫症状,巩固化疗治疗效果。放疗前神经损害出现的时间是影响神经功能改善的主要因素,短期出现神经损害恶化者预后差;有报告 1~7 天内恶化者,28% 神经功能恢复;如大于 7 天恶化者则 56% 可恢复。Mill 等报道 128 例患者中 90% 疼痛得到缓解,21% 疼痛完全缓解,症状缓解需要的中位剂量为 10~15Gy(分 2~3 次给予)。Leigh 报道在 101 例患者中,97% 的患者疼痛得到缓解,26% 的患者疼

痛完全缓解,中位剂量为 25Gy,缓解程度以及复发概率与放疗剂量无关。

单剂量 8Gy 已经证实与分次放疗一样,可以缓解骨髓瘤引起的疼痛,因而目前在 PCM 缓解疼痛中的推荐剂量也是 8 ~ 10Gy/次。

### （三）手术治疗

浆细胞骨髓瘤的特点是全身继发性骨质疏松和局部的骨质破坏,导致脊柱稳定性下降。脊柱不稳定的患者,在放、化疗过程中有发生压缩骨折的风险。Cybulski 评价脊柱稳定性地标准:①前柱和中柱破坏,椎体高度压缩≥50%;②≥2 个相邻节段压缩骨折;③累及中柱和后柱(骨折块可能移位);④进行了椎板切除减压却忽略了(已经存在的)前柱和中柱破坏。满足以上 4 条中 1 条即属不稳定。

浆细胞骨髓瘤对放、化疗敏感,可抑制肿瘤细胞增殖,缓解肿瘤在局部浸润引起的疼痛。但疼痛和脊髓受压还可来自脊柱结构的破坏,导致脊柱不稳定,表现为运动时加重的脊柱严重疼痛。椎体破坏严重时,还可发生病理性骨折,椎体后缘骨片或椎间盘可突向椎管压迫脊髓,或由于后凸畸形、椎体半脱位或脱位引起椎管形态改变而造成脊髓受压,出现脊髓神经损害时放、化疗将无助于神经损害的改善,应采取手术治疗。

手术适应于脊髓神经损害严重或进展迅速,脊柱不稳定,且无手术禁忌者,在化疗的基础上可选择姑息性肿瘤切除、脊髓减压,脊柱内固定术。手术入路需结合病灶所在位置、患者年龄、全身情况和各器官的功能等综合考虑。手术方式应力求简单有效,病变主要累及椎体者,前路椎体肿瘤切除、脊髓减压、椎间植骨、骨水泥填塞或钛网支撑植骨,短节段钉板(图 11-1-6)或钉棒系统内固定;病变主要累及椎弓(附件)者,后路椎弓肿瘤切除、脊髓减压、椎弓根螺钉系统内固定(图 11-1-7)。不必追求前后联合入路彻底切除病灶。因前后路联合手术创伤大,手术时间长,出血多,花费高。手术的主要目的是切除局部病灶,解除脊髓神经压迫,稳定脊柱,缓解顽固疼痛,提高生活质量,而不是治愈疾病本身。对有手术适应证的患者只有在化疗的基础上配合手术治疗,才能得到最好的治疗效果。

### （四）经皮穿刺椎体成形术(PVP)和后凸成形术(PKP)

PVP 主要适应于浆细胞骨髓瘤破坏椎体致椎体病理性压缩骨折超过椎体高度 1/2 ~ 2/3,PKP 对于椎体严重压缩(超过 1/2 ~ 2/3)更显示其优越性。脊柱不稳定,椎体后壁完整、无并发脊髓神经受压的患者。下胸椎和腰椎在 C 形臂 X 线辅助下即可较顺利通过椎弓根穿刺进行 PVP,上胸椎通过肋椎关节穿刺进入椎体,但可能出现气胸和血胸。受累椎体被骨水泥充填 16.2% 足可恢复椎体的强度,29.8% 的充填即可恢复椎体的刚度,即上胸椎注射 2ml、胸腰段注射 4ml、腰椎注射 6 ~ 8ml 骨水泥可恢复椎体的强度和刚度。综合文献报道,PVP 或 PKP 对椎体浆细胞骨髓瘤的疼痛缓解率在 80% 左右,多数局部止痛效果可保持 1 年,但对浆细胞骨髓瘤引起的弥散性广泛疼痛,止痛效果较差。

### （五）对症支持治疗

1. 骨痛骨病 浆细胞骨髓瘤的骨病是骨髓瘤最常见的临床表现之一,有 75% ~ 90% 的患者在初

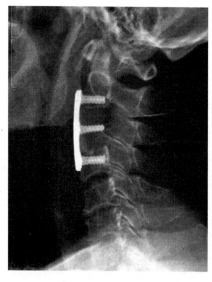
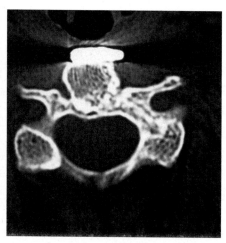

图 11-1-6 C₃浆细胞骨髓瘤,行颈前路 C₃椎体病变切除、髂骨植骨、钛板内固定术

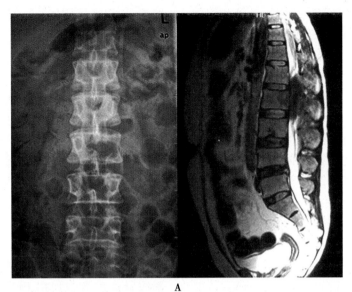

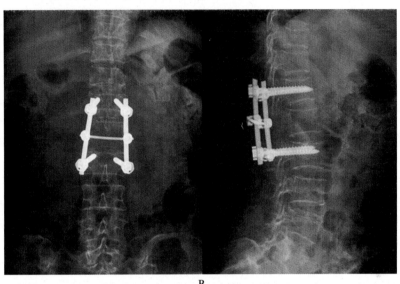

**图 11-1-7 女,61 岁,$L_2$ 椎浆细胞骨髓瘤**
A. $L_2$ 椎浆细胞骨髓瘤 X 线片与 MRI 表现;B. $L_2$ 肿瘤切除,椎弓根螺钉内
固定术后 X 线正侧位片

诊时会出现溶骨性或是穿凿样肌质破坏。骨痛通常在本病的首发症状,疼痛部位多在骶部,其次是胸廓和肢体,尤其是由于椎体或肋骨压缩性骨折所致的骨痛最为常见。PCM 细胞浸润时,可引起局部肿块,多见于肋骨、锁骨、胸骨及颅骨。在 PCM 中骨相关事件的定义为:骨缺损、病理性骨折、脊柱受压需要放疗或手术、高钙血症。

(1)一般治疗:除非骨折的急性期,不建议患者绝对卧床,鼓励患者适当的运动以免钙质的进一步流失,但是要避免进行剧烈运动以及抗性运动,睡硬板床,预防脊柱压缩性骨折。

(2)化疗:是缓解症状以及避免骨病进一步进展的根本。在化疗中目前显示一些新药例如硼替佐米、雷利度胺有抑制破骨细胞活性的作用,不仅可以抑制骨髓瘤还可以对骨病有治疗作用。特别是硼替佐米有促进成骨细胞增殖分化及成骨的能力。

(3)分子靶向治疗:目前靶向治疗药物的作用主要有:①诱导对传统药物耐药的 PCM 细胞系及原代细胞凋亡或使细胞停滞在 $G_1$ 期;②减弱 MM 细胞与 BMSC 的黏附作用;③阻断细胞因子对骨髓微环境的破坏;④抗血管生成;⑤调节 NK 细胞活性,提高机体抗 MM 免疫力。主要药物有沙利度胺和硼替佐米。

(4)双膦酸盐药物(BPs)包括利塞膦酸钠、阿仑膦酸钠、伊班膦酸钠、唑来膦酸钠。目前认为双膦酸盐作用的最终靶细胞为破骨细胞,此类药物通过抑制破骨细胞的形成、抑制破骨细胞的功能和缩短破骨细胞的寿命这三个方面来降低破骨细胞的破骨活动。双膦酸盐药物是治疗浆细胞骨髓瘤骨病的一种化合物，对肿瘤细胞诱导产生的高钙血症以及骨质疏松是有效的抑制药。静脉制剂使用时严格掌握输注时间，使用前后注意监测肾功能，总使用时间不要超过2年，如2年以后仍有活动性骨损害，可间断使用。帕米膦酸二钠或唑来膦酸钠有可能引起颌骨坏死以及加重肾功能损害。2004年Ross也进行了BPs的系统综述，在9个研究中综合分析了来自3个RCT结果中含有脊柱骨折、复合骨折、高钙血症的患者；1079例患者资料分析中，双膦酸盐药物与安慰剂相比可以显著减少脊柱骨折发生的概率，但是对高钙血症以及复合骨折的发生率无改善。

（5）局部放疗：对于化疗以及BPS使用之后仍然无法缓解的顽固骨痛、椎体不稳、即将发生的病理性骨折和脊髓压迫，可以采取局部放疗，可以有效迅速缓解骨病以及软组织病变的疼痛。

（6）椎体成形：对于脊柱的病理性压缩骨折，可以采用创伤较小的椎体成形术以及脊柱后凸成形术。椎体成形术是在局麻下完成，但是不能恢复脊柱的高度，可以同时进行几个椎体的成形。后凸成形术是一种以椎体成形术为基础的改良手术，在球囊植入后可以使后凸脊柱恢复以前的高度，然后球囊撤出，注入骨水泥充填空腔，除了可以缓解疼痛外，还可以改善功能。

（7）三级镇痛：在骨髓瘤患者中80%可以在疾病进程中出现疼痛，疼痛常由于骨髓瘤骨骼并发症尤其是脊柱压缩性骨折以及由于骨质疏松引起的脊柱塌陷引起。疼痛可以使局灶性的，也可以部位较为广泛。骨髓瘤的患者尽量避免使用非甾体类镇痛药物，因为可以引起肾功能损害的进一步加重。BPs可以缓解骨髓瘤患者引起的骨痛。除了非阿片以及阿片类镇痛药之外，芬太尼缓释贴膜对局灶性慢性疼痛有较好疗效。一些抗抑郁药物例如阿米替林以及卡马西平、加巴喷丁对合并周围神经病引起的疼痛会有效，在晚期患者地塞米松的使用可以缓解疼痛。

2. 高钙血症与高尿酸血症

（1）水化、利尿：注意出入量，尤其合并肾功能损害者，每日补液2000～3000ml；保持尿量>1500ml/d以上；

（2）使用双膦酸盐：如果既往没有使用双膦酸盐，开始双膦酸盐的治疗。如果已经用双膦酸盐治疗者，可以考虑增加剂量或者换用双膦酸盐的种类，包括唑来膦酸盐4mg静脉5分钟以上，帕米膦酸盐90mg输注2小时以上，氯膦酸盐1600mg/d，口服。

（3）肾上腺糖皮质激素：在持续血钙增高的患者可静脉给肾上腺糖皮质激素，有助于血钙的降低。

（4）降钙素：肌注降钙素对顽固性血钙增高的患者有效。

（5）别嘌呤醇：PCM患者核酸代谢增强，血尿酸增高，尤其化疗后由于肿瘤细胞的裂解，血尿酸会更高，出现高尿酸血症，严重者可以出现尿路结石，口服别嘌呤醇300～600mg可以降低血尿酸。

3. 贫血

（1）促红细胞生成素的使用：有证据表明在骨髓瘤肾病患者中使用EPO可使患者受益，在使用EPO之后12～16周，血红蛋白的水平可以上升1.6～1.8g/L。但目前没有关于症状性贫血患者不接受化疗只接受EPO治疗的结果，这样才可以更清晰地将EPO的作用从化疗获益中剥离出来。EPO 4000～10 000U，皮下注射，每周3次。

（2）抗凝药的使用：在合并使用沙利度胺的患者中未见血栓事件发生率的增高，所以目前尚没有任何一个指南推荐在使用EPO患者中使用抗凝治疗。

（3）血清EPO>200U/ml，需要频繁输血（在3个月之内输血量多于3U）者是对EPO疗效不好的因素。

（4）4～6周后无效患者剂量加倍；6～8周之后血红蛋白升高<20g/L，判断无效，可以停药；需要输血的患者要注意不要加重高黏滞血症。

4. 肾功能损害

（1）去除诱因：高钙血症、感染、非甾体消炎药（由于可以影响肾脏血流，加重肾脏功能恶化）、血管紧张素转化酶抑制药和造影药均可成为急性肾功能不全的诱因。碱化尿液、利尿、维持循环血容量等可以防止或去除肾小管管腔内形成管型，这是骨髓瘤肾脏损害的患者有非常重要的意义，常可通过这些措施逆转急性肾功能不全。大剂量造影药可使肾血流量及肾小球滤过率暂时下降，血黏稠度增加，并促进THP黏蛋白在肾小管内沉淀，造影药还可增加肾小管分泌尿酸，使小管腔阻塞，诱发急性肾衰竭。

（2）化疗：降低肿瘤负荷才可切断肾脏损伤物质的源头，在合并肾损害的患者应尽早开始抗骨髓瘤的治疗才有望逆转肾功能，尤其是使用含有硼替佐米等的新药的化疗方案。

（3）肾透析:有肾衰竭者,应积极透析。腹膜透析有助于部分清除体内免疫球蛋白,可作为首选。其清除轻链的速率仅为血浆置换的1/10,许多患者须在透析之后数周或数月才可见到肾功能的改善。

（4）积极控制感染:尤其在疾病控制不佳的患者感染会成为加重肾功能损伤的重要原因,也是骨髓瘤患者死亡的主要原因之一。在疾病控制不佳的患者可以考虑预防使用抗生素预防感染的发生,在使用硼替佐米的患者需要注意疱疹病毒感染的可能性,尤其是带状疱疹,可在此类患者中加用阿昔洛韦进行预防。

## 八、预后

浆细胞骨髓瘤一般无法治愈,自然病程具有高度异质性,中位生存期3～4年,10%的患者生存时间可达10年,有些患者可存活10年以上。生存时间的长短与年龄、C反应蛋白(CPR)水平、肿瘤分期、肾功能不全的程度、骨髓被肿瘤组织替代的程度、肿瘤细胞的成熟度和异型性、高水平的Ki-67表达以及染色体13q14和17q13的缺失有关。细胞遗传学改变是决定疗效反应和生存期的重要因素。浆细胞分化程度、循环浆细胞数及血清乳酸脱氢酶(LDH)水平对于浆细胞骨髓瘤生存期的预测均为彼此独立的预后因素;体能状态对浆细胞骨髓瘤生存期极可能具有很强的预测能力。目前有经济条件、年龄≤65岁、无严重心、肺、肝、肾等并存疾病、一般状况良好者,可选择自体造血干细胞移植(骨髓移植),平均生存期可达5年。

文献报告脊柱浆细胞骨髓瘤,椎骨破坏严重,椎体塌陷病理骨折造成脊髓神经功能损害、脊柱后凸畸形不稳定者、手术切除病椎肿瘤,重建脊柱稳定性,术后平均4年随访的影像学显示病椎骨性愈合,脊柱稳定性良好,椎体压缩无进一步加重,病灶无复发。

（胡豇　胡云洲）

# 第二节　脊柱孤立性浆细胞瘤

## 一、概述

浆细胞瘤是以浆细胞异常增生为特征的恶性肿瘤,临床上通常分为3类,即浆细胞性骨髓瘤(多发性骨髓瘤,MM)、髓外浆细胞瘤(extra-amedullary plasmacyto-ma,EMP)和骨孤立性浆细胞瘤(solitary plasmacytoma of bone,SBP)。2002年新版WHO分类将孤立性浆细胞瘤(SP)作为浆细胞瘤的一个亚型单独列出,其含EMP、SPB两种变异型。浆细胞瘤以浆细胞骨髓瘤多见,而EMP、SPB较为罕少见。骨孤立性浆细胞瘤是一种单发于骨的浆细胞瘤,约占浆细胞瘤的2%～3%,是浆细胞瘤的一种临床亚型,最终会进展为多发性骨髓瘤。特点是单克隆浆细胞异常增生引起单发性骨质破坏,临床较为少见,32%～72%的骨孤立性浆细胞瘤位于脊柱。脊柱孤立性浆细胞瘤(SSP)的治疗以放疗或手术为主,预后相对较好,局部控制率可高达80%,约2/3的SBP患者平均在2～4年内进展扩散为MM,平均生存期为7.5～12年。2013年WHO骨肿瘤组织学分类,将骨的孤立性浆细胞瘤(ICD-O编码:9731/3)归为造血系统肿瘤。

## 二、临床表现

脊柱孤立性浆细胞瘤多发于男性,男女比例2:1,平均发病年龄55岁,病程从3个月到5年。病灶主要位于胸椎、颈椎、腰椎及骶椎。最常见的临床表现为病椎附近的局部疼痛,在确诊前有6个月的疼痛期,疼痛是首发临床症状,早期多为隐痛,由于发病年龄特点,早期易误诊为脊柱退行性病变。随着病变的进展,疼痛逐渐加重并呈持续性,部分患者由于脊髓或神经根受压而出现放射性疼痛、麻木、四肢无力、局部扣压痛,脊柱活动受限等,至后期常有难以忍受的剧烈疼痛,骨质破坏严重者可有脊柱后突畸形,颈椎脊髓受压引起四肢瘫,胸椎脊髓受压引起截瘫,腰椎神经根受压引起下肢感觉运动功能障碍。

## 三、实验室检查

怀疑脊柱孤立性浆细胞瘤患者应做:①血液系统检查:行骨髓穿刺涂片检测浆细胞比例;M蛋白的定性和定量检查(血清蛋白电泳、尿本-周蛋白检测、血清免疫电泳、血清免疫球蛋白及轻链测定)明确有无 M 蛋白及其水平;②其他器官功能检查:血常规、血钙、肝肾功能等。

1. 血象 多为正常血象,无贫血。血沉不增高。

2. 血液生化检查 蛋白电泳正常;血清免疫球蛋白定量测定,显示 M 蛋白不增多;正常免疫球蛋白不减少;血钙不增高。

3. 尿和肾功能 尿本-周蛋白检测阴性,血清尿素氮和肌酐无增高。

4. 骨髓 骨髓穿刺涂片检测浆细胞比例正常或<5%。

## 四、影像学检查

怀疑脊柱孤立性浆细胞瘤患者应做:①脊柱病灶局部检查:正侧位 X 线片、CT 和(或)MRI,以明确肿瘤侵犯范围、骨质破坏程度、脊髓有无受压等情况。②其他部位检查:X 线片、核素骨扫描或正电子发射断层扫描-CT(PET-CT)判断有无其他部位病灶(建议有条件的患者行 PET-CT 检查)。

### (一) 局部影像学检查

1. X 线片 X 线片是首选的检查方法,但敏感性不高,骨质丢失 30% ~ 50% X 片上才能有反映。当病变发展到一定程度时,X 线片上均可见相应椎体破坏,多表现为单发病变,呈膨胀性、不规则溶骨性破坏,椎体有不同程度的塌陷,通常无骨膜反应,60% ~ 70%的病例可见椎体压缩骨折(图 11-2-1)。

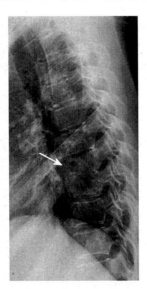

图 11-2-1 男,42 岁,T$_8$ 椎体孤立性浆细胞瘤的 X 线片表现

2. CT 可准确显示病椎溶骨性破坏(图 11-2-2),病灶边界清楚,可判断脊柱稳定性及压缩骨折程度,CT 多表现为椎体及附件虫蚀样或筛孔样破坏、椎旁软组织肿块。

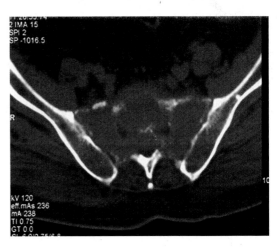

图 11-2-2 S$_1$ 孤立性浆细胞瘤的 CT 表现

3. MRI 可清楚显示病灶累及范围,显示出椎管及椎旁软组织侵犯更清晰。可见肿瘤侵入椎管,硬膜囊受压变形,MRI 表现为椎体病变节段信号不均,可伴有椎旁软组织块影,T$_1$ 加权像为等信号,T$_2$ 加权像为高信号,并可显示椎体及椎管受侵范围,对脊柱孤立性浆细胞瘤诊断具有重要价值。

### (二) 全身影像学检查

1. 核素骨显像 ECT 主要反映成骨能力,而浆细胞瘤特点为溶骨性骨质破坏,故其敏感性较低,病椎多呈单一的冷区,可用以寻找全身骨骼的多发与单发病灶。

2. PET-CT PET-CT 是目前全身检查最理想的骨浆细胞瘤的影像学手段,它兼有 PET 的高对比分辨力和 CT 的高空间分辨力。PET-CT 可能存在将隐匿的浆细胞骨髓瘤误诊为孤立性浆细胞瘤的可能。

## 五、病理表现

怀疑为脊柱孤立性浆细胞瘤患者应获得病理,力争通过 CT 引导下病灶穿刺活检取得。孤立性浆细胞瘤和浆细胞骨髓瘤组织学形态完全一致。由肿瘤性浆细胞组成的骨内孤立性浆细胞瘤在肉眼观、镜下所见、免疫表型和遗传学特征方面都与浆细胞骨髓瘤相同。骨内孤立性浆细胞预后较浆细胞骨髓瘤要好,35%的患者可存活 10 年以上,55% 转变为浆细胞骨髓瘤,10%的患者出现局部复发或另发生一个孤立性浆细胞瘤。

## 六、诊断与鉴别诊断

脊柱孤立性浆细胞瘤的确诊,应结合临床表现、影像学资料及病理检查。

### (一) 脊柱孤立性浆细胞瘤的诊断标准

1. 活检证实为单个部位的单克隆性浆细胞瘤,X线、MRI和(或)氟代脱氧葡萄糖正电子发射断层扫描(FDG PET)检查证实除原发灶外无阳性结果,血清和(或)尿M蛋白水平较低。

2. 多部位骨髓穿刺涂片或骨活检浆细胞数正常,标本经流式细胞术或PCR检测无克隆性增生证据。

3. 无骨髓瘤相关性脏器功能损害等(附表11-2-1)。

表 11-2-1　骨髓瘤相关器官或组织损害表现

| 血钙水平增高 | 校正血清钙高于正常上限值 0.25mmol/L(1mg/dl)以上或>2.8mmol/L(11.5mg/dl) |
|---|---|
| 肾功能损害 | 血肌酐>176.8μmol/L(2mg/dl) |
| 贫血 | 血红蛋白<100g/L 或低于正常值 20g/L 以上 |
| 骨质破坏 | 溶骨性损害或骨质疏松伴有压缩性骨折 |
| 其他 | 有症状的高黏滞血症、淀粉样变、反复细菌感染(≥2 次/年) |

### (二) 脊柱孤立性浆细胞瘤的鉴别诊断

1. 脊柱浆细胞骨髓瘤(PCM)　两者均为骨髓源性浆细胞克隆性肿瘤性增生。怀疑脊柱孤立性浆细胞瘤者应行局部病灶 CT 引导下穿刺活检以确诊。还需详尽检查有无其他系统受累以鉴别 PCM。SBP:①单发骨质破坏,活检证实为浆细胞瘤;②影像学检查无其他部位病灶;③骨髓检查为正常骨髓象或浆细胞<5%;④无全身受累表现(无浆细胞病变所致的贫血、高钙血症或肾脏损害的证据);⑤脊柱孤立性浆细胞瘤血/尿 M 蛋白检测,多无阳性发现。但有 24%～72% 的 SBP 患者血尿标本中可检测到 M 蛋白,一般水平往往较低,均<20g/L。若超过 20g/L 要考虑浆细胞骨髓瘤。

2. 脊柱骨恶性淋巴瘤　脊柱骨原发恶性淋巴瘤是单一的椎骨组织受累,伴有区域淋巴结受累,但没有内脏和淋巴结受累;通常表现出颈、胸、腰、骶部疼痛,叩压痛,活动逐渐受限,随着病情进展可出现病理骨折,脊柱后凸畸形,活动障碍,肿瘤侵入椎

管出现脊髓压迫,引起相应的脊髓神经学症状,但由于两者病例均少见,有时症状体征类似。影像学均显示单椎骨的溶骨性损害。有时普通 HE 染色片中难以区别,两者都是圆形肿瘤细胞,此时需借助免疫组化染色:绝大多数原发性骨淋巴瘤为弥漫性大 B 细胞型,LCA,$CD_{19}$,$CD_{20}$,$CD_{79a}$(+)。BCL-2,70%病例(+)。孤立性浆细胞瘤缺乏白细胞共同抗原(LCA)和全 B 细胞抗原,因而 LCA,$CD_{99}$ 和 $CD_{20}$ 标记(-),而 $CD_{38}$ 和 $CD_{138}$ 以及 VS38C 标记(+)。

## 七、治疗

脊柱孤立性浆细胞瘤的治疗需血液科、脊柱外科及放疗科等多学科共同协作。

### (一) 放疗

脊柱孤立性浆细胞瘤对放疗高度敏感,一旦诊断明确,如无明显病理性骨折、脊柱不稳及神经受压,即可行局部放疗。根治性放疗为其首选治疗。放疗的局部控制率可达 83%～96%。放疗可止痛、改善神经损害,并使 60% 患者病灶重新钙化或骨化(图 11-2-3)。75% 以上患者疼痛缓解,50% 以上神经功能改善。根治性放疗后,多数患者 M 蛋白消失;放疗后 M 蛋白持续存在超过 1 年,骨髓象并非完全正常者,进展为 PCM 的风险更大。

1. 放疗适应证为　①轻度、进展慢的神经损害者;②不稳定者可尝试支具保护下放疗;③不接受或不能耐受手术者;④术后辅助放疗。

2. 放疗剂量　脊柱孤立性浆细胞瘤患者放疗

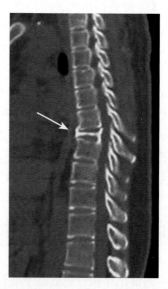

图 11-2-3　男,42 岁,$T_8$ 椎体孤立性浆细胞瘤放疗后 CT 显示骨性愈合

剂量的选择目前尚无定论。因为患者数量较少且所用剂量范围较窄,所以有关剂量-反应关系的数据不足。Mendenhall 等对 81 例患者剂量-反应进行回顾性分析后推荐放疗最小剂量为 40Gy。有些学者推荐放疗剂量为 45～50Gy,但有关剂量>40Gy 的剂量-反应曲线证据很少,且剂量为 50～60Gy 时的局部失败率只有少量报道。Tsang 等报道治疗 32 例脊柱孤立性浆细胞瘤患者的经验,认为剂量>35Gy 时并没有明确的剂量-反应关系。对于脊柱孤立性浆细胞瘤患者,肿瘤大小是影响局部控制率最主要的因素,当瘤块≤5cm 时,局部控制率为 100%;当瘤块>5cm 时,局部控制率仅为 38%。Ozsahin 等的多中心研究结果也支持这一结论。

3. 放疗范围　临床上关于脊柱孤立性浆细胞瘤放疗的范围亦有争议。MRI 检查可精确定位需放疗的骨骼和软组织范围,根据 MRI 定位的肿瘤范围有针对性地进行放疗可取得较好的局部控制率。临床上脊柱孤立性浆细胞瘤放疗范围应为 MRI 检查所见肿瘤边缘外至少 2cm 以内;对于较小的骨骼如脊椎骨,应包含受累的整个骨骼及其上、下各 1 个未受侵犯的椎节;对于较大的骨骼,则不必包含整个骨骼,以免正常组织受到不必要的放射线损伤。

4. 放疗效果　放疗效果评价取决于 M 蛋白水平变化、症状消失或进展情况及影像学检查有无出现新病灶。放疗可使 25%～50% 患者 M 蛋白消失。M 蛋白通常下降迅速,接近下限界值时下降较慢,且可持续数年。M 蛋白持续存在及其浓度本身并非治疗指征,但对这些患者需密切监测疾病进展情况。患者放疗后 M 蛋白消失表明治愈可能性较大,而放疗 1 年后 M 蛋白持续存在则大多会进展为 PCM。放疗后影像学检查所见的残留异常较常见,且临床上难以评价,但多与预后无关。

脊柱孤立性浆细胞瘤患者肿瘤<5cm 时,推荐放疗剂量为 40Gy,分 20 次给予;肿瘤>5cm 时,推荐剂量为 50Gy,分 25 次给予。同时应注意避免损伤脊髓及神经根。应严密监测脊柱孤立性浆细胞瘤患者是否进展为 PCM,放疗后 6 个月内每 6 周需复查 1 次扩散情况,症状和体征评估应与实验室检查相结合。患者对放疗没有反应,应考虑是否已进展为 PCM,若已进展为 PCM,需行手术和(或)辅助化疗,治疗方案应根据 PCM 治疗指南选择。对于年轻患者,可采用高剂量化疗和自体造血干细胞移植。

**(二) 手术联合放疗**

脊柱孤立性浆细胞瘤如果出现或濒临脊柱病理性骨折、脊柱不稳、继发性脊髓及神经根损害等,应首选手术治疗并辅以术后放疗。放疗无法代替手术。手术目的是切除肿瘤病灶、解除脊髓或神经根的压迫、改善神经症状、重建脊柱稳定性。手术适应证为:①脊柱病理性压缩骨折或濒临骨折,脊柱明显不稳定者;②神经功能损伤重、进展快者;③放疗无效者。手术方式的选择:需根据病变特点而定,椎体病变者可行前路手术切除肿瘤、椎管减压、钛网及骨水泥内固定;附件病变者可行后路肿瘤切除、短节段内固定;病变累及椎体和附件时,可采用椎体切除、钛网及骨水泥固定和后路附件切除的联合方式,该方式可获得较好的效果;对于发生在胸腰椎的脊柱孤立性浆细胞瘤,可采用经后外侧入路病变椎节整块切除内固定术。临床及相关研究表明,该类肿瘤患者极有可能获得长期存活。虽然脊椎成形术已成功应用于 PCM 患者,但尚未见应用于脊柱孤立性浆细胞瘤患者的报道。脊柱孤立性浆细胞瘤所致脊椎压缩性骨折、椎体后缘缺损与破坏及神经受累的患者,禁用该技术。如果需行手术治疗,应在放疗前进行。只有迅速恢复脊柱、脊髓功能状态,才能实施进一步放疗。对已接受放疗的患者施行手术,会增加手术难度。手术可能降低术后放疗效果,其原因与置入的金属内固定可能潜在性地屏蔽掉有效放疗剂量所照射的范围有关。手术方式的选择取决于肿瘤部位和范围、患者适应性和一般情况及术者技术和经验。如果脊柱孤立性浆细胞瘤是造成临床症状的唯一原因,且没有累及其他器官,则应按上述治疗方案进行治疗,若病变演变为多节段椎节和骨髓受累,则应诊断为 PCM,并及时调整治疗方案。因此,治疗时应针对每位患者的特点,由血液科、脊柱外科和放疗科共同制定适当的治疗方案。

综合文献报告:行肿瘤切除、脊髓减压、脊柱内固定术者 48 例,术后疼痛均获得不同程度缓解;27 例脊髓神经损害者,术后神经功能均获改善;34 例脊柱不稳定的患者,术后均恢复稳定性。手术前后辅助放疗 26 例。多数学者主张辅助放疗,疗效待观察总结。Tomita 和姜亮各报告 1 例孤立性浆细胞瘤患者行全脊椎整块切除术(TES),经分别随访 3.5 年和 1 年,病变未进展,病灶无复发。TES 对脊柱肿瘤虽可达到 95% 的局部控制率,但它能否成为 SSP 局部控制的首选治疗,需要更长的时间随访观察。

**(三) 辅助化疗**

早期辅助化疗,目前尚有争议,一般不建议化疗,理由是:①早期化疗可能影响 M 蛋白水平,从而影响预后的判断;②早期化疗可引起耐药,如骨孤立性浆细胞瘤进展为 PCM,将影响化疗方案的选择。目前辅助化疗的作用还未确定。放疗联合化疗在提高局部控制及防止或延迟其进展为 PCM 方面具有优越性。有报道指出,辅助化疗能延迟 SPB 进展为 PCM。但 Tsang 等研究发现,辅助化疗并没有益处。Aviles 等进行随机对照试验发现,骨孤立性浆细胞瘤放疗后采用美法仑和泼尼松治疗 3 年有效;平均随访 8.9 年,放疗组 28 例患者中有 15 例(54%)进展为 PCM,而联合治疗组 25 例患者中只有 3 例(12%)进展为 PCM;表明联合治疗组具有明显的生存优势。Ozsahin 等进行的多中心研究也支持这一结论。但这些研究样本量均较少,且辅助化疗可导致骨髓增生异常综合征、继发性白血病及耐药等不良反应,因此辅助化疗是否有益,还需进一步研究证实。有文献报告行早期辅助化疗者,30% 进展,未行辅助化疗者 40% 进展。回顾性研究中,联合化疗并未明显延长骨孤立性浆细胞瘤进展为 PCM 的年限。而一项前瞻性研究显示放疗联合化疗与单纯放疗相比,可推迟孤立性浆细胞瘤进展为 PCM。化疗方案为 MP 方案(美法仑+泼尼松),每 6 周 1 次,持续 3 年;平均随访 8.9 年,接受化疗者 88% 未进展为 PCM,而未接受化疗者 46% 未进展为 PCM(P<0.01)。在未进展为 PCM 之前,早期辅助化疗的意义仍未明确。虽然临床上还没有充足的资料来论证辅助化疗对脊柱孤立性浆细胞瘤的益处,但对治疗失败高风险如肿块体积大,大于 5cm 的患者可采用辅助化疗。

## 八、预后

脊柱孤立性浆细胞瘤是浆细胞瘤的一种临床亚型,病程相对较长,生物学行为也不太稳定。可以在发病后多年仍然没有肿瘤扩散的迹象,也可以在随后的几年发生肿瘤扩散,因此要观察 3~5 年。进展明显的孤立性浆细胞瘤患者最终可发展为 PCM,进展时间为 2~4 年。进展为 PCM 患者的不良预后特征为低水平非相关性免疫球蛋白、与中轴骨骼相关疾病、老年人、肿瘤大于 5cm 及治疗后 M 蛋白持续存在。但这些不良预后特征在不同的文献报道中并不完全一致。Wilder 等对 60 例患者预后因素进行多变量分析,发现平均随访 7.8 年,13 例 M 蛋白消失的患者中仅有 1 例进展为 PCM,而持续存在 M 蛋白的患者中超过 90% 的患者进展为 PCM,且大多发生在治疗 2 年内,认为放疗后 M 蛋白持续存在超过 1 年是其不良预后因素,而年龄、肿瘤大小和 M 蛋白水平不存在特异的预后价值。

脊柱孤立性浆细胞瘤的预后比脊柱浆细胞骨髓瘤好得多,部分病例在接受恰当的手术切除和局部放疗后无瘤生存 10 年以上。局部控制率可高达 80%,约 2/3 的脊柱孤立性浆细胞瘤患者平均在 3~5 年内进展扩散为脊柱浆细胞骨髓瘤,平均生存期为 7.5~12 年。若能早期排除 PCM,则 SBP 患者无进展生存期和总生存期将会提高。

(胡豇　胡云洲)

# 第三节　脊柱原发性非霍奇金淋巴瘤

## 一、概述

淋巴瘤是原发于淋巴组织的恶性异质性实体肿瘤,故也称为恶性淋巴瘤。淋巴组织分布于全身器官,淋巴瘤可发生于机体的任何部位,最常见部位为淋巴结。脾脏、胸腺、扁桃体等淋巴组织,沿肠或支气管等黏膜分布的黏膜相关淋巴组织也是淋巴瘤的好发部位,也可由散在分布于其他组织中的淋巴组织恶性增殖而发生。淋巴瘤分为霍奇金淋巴瘤(HL)和非霍奇金淋巴瘤(NHL)两大类。霍奇金淋巴瘤最重要的特点是淋巴组织中可见 R-S 细胞。除了 R-S 细胞外,组织中还有淋巴细胞、组织细胞、浆细胞、嗜酸性粒细胞、中性粒细胞和纤维组织等成分。非霍奇金淋巴瘤具有高度异质性,比霍奇金淋巴瘤有更多的结外侵犯和远处扩散。

非霍奇金淋巴瘤是一种由恶性淋巴细胞组成的,能够在骨组织内产生肿胀性损害的骨髓源性肿瘤,是恶性淋巴细胞原发或继发性累及骨并在骨形成肿瘤性肿块,绝大多数非霍奇金淋巴瘤是弥漫性大 B 细胞瘤。原发性骨非霍奇金淋巴瘤是一种很少见的淋巴结外淋巴瘤,1901 年 Wieland 首先描述此病的表现,曾被认为是 Ewing 肉瘤的亚型;1932 年 Oberlin 等将此瘤命名为网状细胞肉瘤,以区别于 Ewing 瘤;1939 年 Parker 等首先报告 17 例骨网状细胞肉瘤,从临床与病理角度确立了此瘤的诊断,将其列为一种独立的肿瘤;1971年Shoji等提出原发性骨恶性淋巴瘤的诊断标准;1956年周人厚等首先在国内报告临床病例;1986年刘子君等分析首组病理;1993年WHO骨肿瘤组织分类为骨恶性淋巴瘤,以后国内、外屡见报告,由于它的异质性,造成诊断困难。随着病例的增多、认识的加深和免疫组织化学染色的进步,误诊逐渐减少。继发性骨淋巴瘤的免疫表型与相应系统的淋巴瘤是一致的,病理学可参照2013年WHO淋巴造血系统肿瘤分类进行诊断和分型,而绝大多数原发性骨淋巴瘤为弥漫性大B细胞型,可用免疫标记:LCA、CD19、CD20、CD79a、Bcl-2等帮助诊断。骨原发性T淋巴瘤和间变大细胞淋巴瘤非常罕见,可用免疫标记:CD3、CD45RO、CD30、EMA、ALK等帮助诊断。2013年WHO骨肿瘤组织学分类,将骨的原发性非霍奇淋巴瘤(ICD-O编码:9591/3)归为造血系统肿瘤。

恶性淋巴瘤以原发于淋巴结最多见,但在淋巴结外淋巴网状组织与任何器官均可发生。发生于淋巴结外淋巴网状组织的淋巴瘤统称结外淋巴瘤。淋巴结外恶性淋巴瘤的生物学行为与淋巴结内基本相似,但以非霍奇金淋巴瘤为主,霍奇金淋巴瘤少见。消化道是结外淋巴瘤的常见部位,结外淋巴瘤继发于骨者居多,原发于骨者少见。骨组织的恶性淋巴瘤大约占恶性骨肿瘤的5%~7%,占淋巴结外肿瘤的5%。任何年龄段都可能会发病,但成年人发病居多,尤其是老年人。男性占多数。淋巴瘤主要侵袭红骨髓。脊柱是骨淋巴瘤的好发部位。当恶性骨肿瘤发生于脊椎和上颌窦时,很难分辨疾病最早发生于骨组织还是软组织。

## 二、临床表现

恶性淋巴瘤分为霍奇金淋巴瘤(HL)和非霍奇金淋巴瘤(NHL)两大类。两者有相同的分期系统和相似的临床症状及表现特征。深入了解恶性淋巴瘤的临床表现,对合理选择临床诊断技术,帮助临床诊断、鉴别诊断和制定正确的治疗方案,都具有重要的意义。

### (一)全身症状

恶性淋巴瘤的全身症状有发热、盗汗、体重减轻、皮肤瘙痒。约1/3的患者起病时伴有全身症状,而有10%的患者以全身症状为最早出现的临床表现。起病时有发热,表现为午后低热,午夜后体温可以恢复正常或接近正常,并伴有盗汗,疑似脊柱结核。部分

病例可以表现为弛张热,午后体温可高达40~41℃,次日早晨体温恢复到接近正常水平。间歇热表现为周期性发热,发热期和间歇期长短相近,为1~2周,易误诊为脊柱化脓性感染,这种类型的发热临床上较少见,仅见于晚期病例。由于退热药物在临床上广泛应用,典型的热型已较少见。发热的原因可能是由于肿瘤组织产生的白介素1(IL-1)所致。

盗汗是发热患者在夜间退热后而引起的(也有部分患者并没有感觉到有发热)。盗汗明显者,诉说夜间可湿透睡衣或被单;部分患者仅表现为轻微的盗汗。10%~20%HL患者伴有体重减轻,皮肤瘙痒者仅为10%~15%。既往有较多的病例在病程的不同时期会出现皮肤瘙痒,随着现代治疗的应用,其发生率及严重程度均明显减轻。皮肤瘙痒往往是全身性的,查体可发现躯干和四肢有多处皮肤抓痕,但也有部分病例表现为上肢或下肢局部性皮肤瘙痒,这种情况常被忽视。不明原因的发热(>38℃),不明原因的体重减轻(半年体重减轻超过原体重的10%)和盗汗是临床分期的参考。

NHL患者的全身症状多见于晚期,占NHL的10%~15%。

### (二)浅表淋巴结肿大

HL有90%的患者以浅表淋巴结肿大为首发症状,其中60%~70%发生于颈部淋巴结,腋窝和腹股沟淋巴结分别占10%~15%。NHL有50%~70%的患者以浅表淋巴结肿大为首发症状。原发于结外器官的NHL占NHL的40%~50%。在原发于韦氏环的NHL中,80%的患者合并颈部淋巴结肿大。在恶性淋巴结中,约1/5的病例起病时即有多处淋巴结肿大,临床上很难确定何处为首发部位。

肿大淋巴结常无痛,亦无压痛;质韧或中等硬度,富有弹性;一般与皮肤无粘连,初期和中期互不融合,可活动;以上特点有别于淋巴结转移性癌。肿大淋巴结的生长速度于不同的病例,会有所不同,在不同程度上也反映了肿瘤的生物学行为及恶性程度。肿瘤生长迅速的病例,患者诉说每天都会感到肿块在增大;也有一些病人肿瘤生长缓慢,1年以上才发现肿瘤增大。部分HL患者肿大的淋巴结可出现一过性缩小或相对稳定,而后继续增大,这种时大时小的现象,可见于抗炎或抗结核治疗后,往往被误诊为反应性淋巴结炎或淋巴结结核。若合并全身症状,淋巴结快速增长时症状明显;淋巴结缩小时症状减轻或消失。原发于腹股沟的HL较少见,多为男性,其淋巴细胞为主型或混合细胞型。滑车淋巴结

受侵于 HL 少见,多为滤泡性淋巴瘤。

### (三) 纵隔淋巴结肿大

纵隔淋巴结肿大是霍奇金淋巴瘤最常见的临床表现之一,1/2～2/3 的病人在诊断时伴有纵隔淋巴结受侵,因此胸部 X 线检查被认为是必需的检查项目。胸部 CT 或 MRI 检查,对发现小的病灶以及明确病变累及范围,具有非常重要的价值。纵隔病变起初发生于前纵隔、气管旁及气管支气管淋巴结,X 线胸部平片上表现为上纵隔轻度增宽。临床上若未及时发现,病变发展可扩散到肺门淋巴结(支气管-肺淋巴结)。临床上,纵隔受侵的病例中约有 1/4 合并累及肺门,并且以单侧肺门受累为常见,单独肺门受侵的病例则非常少见。

纵隔病变的早期,可以没有任何临床症状。随着病变发展,肿瘤增大到一定程度可因压迫气管、肺、食管,出现干咳、吞咽不畅等症状。

NHL 的纵隔受侵发生率低于 20%。在 T 淋巴母细胞淋巴瘤中,纵隔淋巴结肿大是常见的首发症状,发生率>50%。其特点是纵隔肿块大,浸润性生长,生长速度快,常伴有胸腔积液和气道阻塞。

### (四) 肝、脾和腹腔淋巴结病变

肝受侵是恶性淋巴瘤的晚期表现,尸检发现 60% HL 和 50% NHL 有肝受侵,HL 在确诊时约有 3% 的病例合并肝受累。

NHL 病例中,肝受侵发生率为 11%～42%,肝受侵的阳性率与肝活检取材的大小及取材部位的多少有关。所有 NHL 病例,弥漫大细胞型淋巴瘤肝受侵率最低。脾是 HL 最常见的膈下受侵部位。有肝和骨髓受侵的病例可以肯定伴有脾受侵。有膈下淋巴结受侵者,其中 70%～80% 有脾受侵。下列因素易合并脾受侵:病理为混合细胞型,腹主动脉旁淋巴结受侵,有全身症状,膈上多个区域的淋巴结受侵。锁骨上窝有巨大肿块者可能也是好发脾受侵的一个因素。

NHL 中,脾受侵较少见,多发生在晚期病例。原发于脾的 NHL 较罕见,其病理类型多为中、低度恶性,预后较好。

腹主动脉旁淋巴结是 HL 常见受侵部位,约 1/4 的病例在确诊时有腹主动脉旁淋巴结受侵;肠系膜淋巴结受累较少见,发生率约为 1%。腹膜后淋巴结是 HL 治疗后常见的复发部位。腹主动脉旁淋巴结受侵与脾受侵有关,认为病变是经血行到达脾,由脾到脾门淋巴结再至腹主动脉旁淋巴结。

### (五) 肺和胸膜病变

10%～20% 的 HL 病例在确诊时表现为肺或胸膜受侵。肺和胸膜受侵往往是由于纵隔和肺门病变发展所致,可由纵隔肺门病变直接侵犯,也可因肺门淋巴结受侵,瘤细胞沿淋巴管逆流至肺实质。临床上将这种病变看作是相邻器官的直接侵犯,而不认为是血行扩散。HL 合并胸腔积液主要是肿瘤阻塞淋巴管而致淋巴液逆流漏出,其次是肿瘤侵犯所致。

NHL 在病变的晚期,可出现肺实质受侵或胸腔积液,纵隔 T 淋巴母细胞淋巴瘤由于病变进展快、恶性程度高,合并胸膜和肺、心包的真接侵犯或胸腔积液,并易合并气管压迫、呼吸困难及上腔静脉阻塞症状。原发于肺的 NHL 非常少见。

### (六) 骨髓病变

HL 骨髓受侵的比例为 5%～15%,骨髓受侵一般见于Ⅲ期和Ⅳ期病变,常伴有发热、盗汗,几乎所有骨髓受侵的病例均伴有脾受侵。骨髓受侵的病例,通常外周血象可在正常范围,如果血小板低于 $15\times10^{10}$/L,或血细胞比容低于 0.29,则往往合并骨髓受累。

据统计 NHL 在初诊时有 20%～40% 的患者骨髓受累,提示已达 IN 期。NHL 发生骨髓受侵与病理类型有关,小淋巴细胞瘤其发生率最高,可达 40%～100%;而弥漫性大细胞淋巴瘤发生率最低,仅有 5%～15%。

### (七) 骨骼受累

淋巴瘤侵犯骨骼可以分为原发和继发,在淋巴瘤的整个病程中有 5%～10% 的患者并发骨骼受侵。以继发的恶性淋巴瘤多见,而原发的骨恶性淋巴瘤少见。原发者在恶性肿瘤中约占 1%,在淋巴瘤中约占 5%,几乎均为 NHL。可以累及全身骨骼,Huvos 的资料中扁骨以髂骨、肩胛骨、脊椎骨最好发,而长骨则以股骨和胫骨最易受累。但 Dahlin 和 Unni 的统计数据显示颅骨和下颌骨的肿瘤最常见。骨原发性淋巴瘤的性别统计,不同医疗机构的结果不尽相同,Dahlin 和 Unni 的统计结果显示,男性发病率高于女性,比率为 2:1,Huvos 的结果中男性与女性的发病比率为 3:2。可以发生在任何年龄,其中 20 岁以后多见,在 30～40 岁之间最高发。与尤文肉瘤不同,骨的原发性淋巴瘤在 10 岁以前非常少见,另外,骨的继发性淋巴瘤大多发生在 40～50 岁以后。

大多数骨原发性淋巴瘤伴有骨痛症状,受累骨骼周围肿胀伴压痛。病程发展缓慢,起病隐袭,一些病人在出现症状数月后才来就诊。部分病人可触到肿块,患者局部疼痛非常严重,但全身情况可以良好,这是骨原发性淋巴瘤的重要特点。患者疼痛部位和持续时间不同,在部分骨原发淋巴瘤患者中可有全身症状,例如发热或夜间盗汗。偶尔会出现血钙过高的相关症状例如便秘,乏力和嗜睡。

脊柱原发非霍奇金淋巴瘤是单一的椎骨组织受累,伴有区域淋巴结受累,但没有内脏和淋巴结受累;通常表现出颈、胸、腰、骶患部疼痛,叩压痛,活动逐渐受限,随着病情进展可出现病理骨折,脊柱后凸畸形,活动障碍,肿瘤侵入椎管出现脊髓压迫,引起相应的脊髓神经学症状,四肢麻木,感觉减退,肌力减弱,行走不便,大小便困难,不完全截瘫。

### 三、实验室检查

#### (一) 血象与血生化

通常外周血象可在正常范围,初发病例血象以正常者居多,但可见中性粒细胞轻度增高或淋巴细胞增多,血沉(ESR)和C反应蛋白(CRP)。当疾病进展或合并脾功能亢进时可出现全血细胞减少,血小板减少。当骨髓受累时,血小板低于 $15×10^{10}/L$,或血细胞比容低于0.29。

#### (二) 骨髓象

NHL骨髓象可分为尚未浸润性和浸润性骨髓象两大类。尚未浸润时,骨髓象多表现为细胞增生性,尤其是中性粒细胞增多,伴有空泡变性,单核细胞和浆细胞反应性增多等,有类似感染性骨髓象细胞改变,一部分患者骨髓表现多系细胞反应性增生,包括巨核细胞。也有一部分淋巴瘤患者的骨髓中可出现较多的巨噬细胞和(或)伴有吞噬血细胞现象,即表现为噬血细胞综合征的形态学特点,为疾病

(淋巴瘤)伴随的噬血细胞综合征。浸润骨髓时,可见淋巴瘤细胞。而淋巴瘤细胞的形态取决于组织学的细胞类型:原始细胞型淋巴瘤浸润骨髓时,原始细胞百分比高,形态学上常与急性淋巴细胞白血病不易鉴别;小淋巴细胞型淋巴瘤细胞浸润时,淋巴瘤细胞比例高,形态学上与慢性淋巴细胞白血病基本相同。但淋巴瘤细胞多形性形态较为明显,白血病细胞形态则较为单一。另外,细胞大而异形性显著的淋巴瘤细胞浸润时,其细胞百分比常低,但这些细胞多与异常组织细胞类似,CD68染色阴性是形态学鉴别的项目。

### 四、影像学特点

#### (一) X线片

椎骨恶性淋巴瘤X线片表现以浸润性椎体骨破坏多见,可以是地图状、虫蚀状、点片状的溶骨性骨破坏(图11-3-1),偶尔可见轻度膨胀性改变。少数为混合型夹杂成骨或溶骨性破坏(图11-3-2),硬化型罕见,单个椎骨的致密硬化像象牙椎。出现病理骨折后可有分层状或不连续的骨膜反应,皮质破坏,软组织肿物或肿胀等。

#### (二) CT片

有助于显示微小的骨髓腔内病变、骨质破坏、死骨或钙化;也有助于观察软组织肿物;特别是胸腰椎、骶椎等较厚部位的检查更有价值(图11-3-3)。增强扫描对显示骨肿瘤的边界、内部结构、肿瘤和血管的关系及鉴别血肿坏死或存活的肿瘤能提供更多有价值的信息(图11-3-4)。

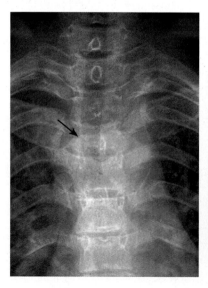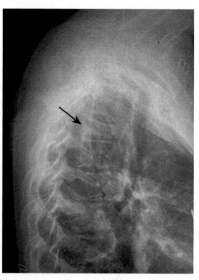

**图11-3-1 男,35岁,$T_3$椎体非霍奇金淋巴瘤X线片表现**

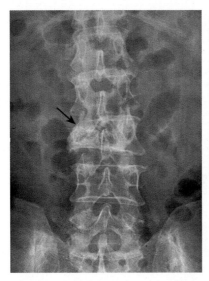
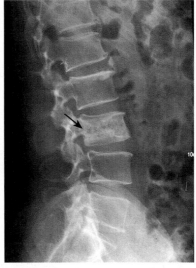

图 11-3-2　女,41 岁,L₃ 椎体非霍奇金淋巴瘤 X 线片表现

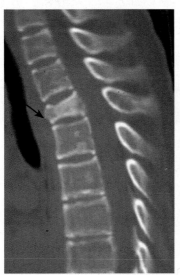
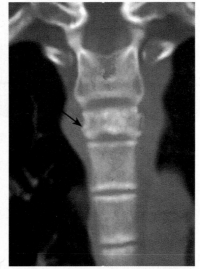

图 11-3-3　男,35 岁,T₃ 椎体非霍奇金淋巴瘤 CT 三维重建表现

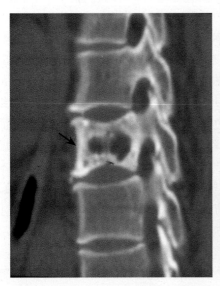
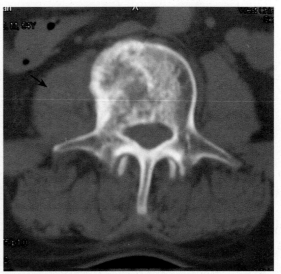

图 11-3-4　女,41 岁,L₃ 椎体非霍奇金淋巴瘤 CT 表现

## （三）MRI

软组织对比分辨率高;可以获得任何层面的图像;可显示某些组织的特征;能显示骨髓病变,对早期即有骨髓受侵的 NHL 的分期具有重要意义(图 11-3-5)。椎骨骨质破坏和骨髓浸润表现为 $T_1WI$ 低信号,$T_2WI$ 低、等或高信号,压脂 $T_2WI$ 高信号。软组织肿块与相邻正常肌肉相比,$T_1WI$ 呈均匀低信号,$T_2WI$ 呈高信号。增强扫描肿块多呈轻至中度强化,坏死液化不明显。

## （四）核素骨显像（ECT）

具有高度敏感性,可以显示骨的隐匿性病变和多发性骨破坏(图 11-3-6),但不能很好区分肿瘤、感染、代谢异常,缺乏特异性。随诊过程中如见到原有的浓聚区经治疗后减低或消失,提示病变好转。

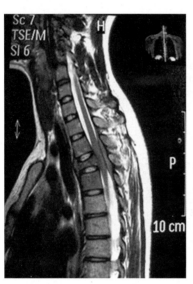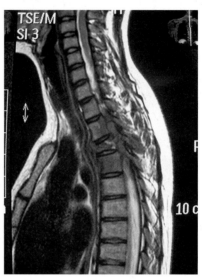

**图 11-3-5　男,35 岁,$T_3$ 椎体非霍奇金淋巴瘤 MRI 显示硬膜受压**

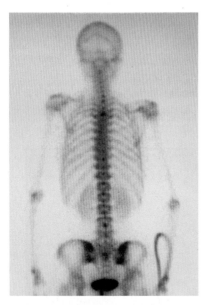

**图 11-3-6　男,35 岁,$T_3$ 非霍奇金淋巴瘤
ECT 显示核素浓积**

## （五）PET-CT

具有高对比力和高空间分辨力,在发现小的溶骨性损害方面较 CT 敏感,在发现脊柱和骨盆骨受累方面与 MRI 有相同的敏感性,可检测到多发病灶,用以早期发现微小的单一骨破坏和多发性骨破坏,帮助诊断和鉴别诊断。

# 五、病理表现

CT 引导下的穿刺活检适用于骨髓源性肿瘤、转移癌及细胞成分丰富的肿瘤,由于取材料少,取材部位的局限,病变不能代表整个病变的特征,诊断的准确率一般为 70% ~ 80%。淋巴结穿刺做细胞学检查,有一定的诊断价值。当细胞学图像出现多量原始淋巴细胞或幼稚淋巴细胞,或散在的大异形细胞时,均可做出诊断,但组织细胞样淋巴瘤细胞需其他染色如 CD68 证明为非组织细胞。切开活检标本量多,除做常规的组织学检查外还可做电镜及分子生物学检查,诊断的准确率 90% ~ 96%。术中冰冻活检:取肿瘤质地软的部分,活检是否准确到位,是否具有代表性,但可用于判断肿瘤边缘、手术边缘是否有肿瘤浸润和局部淋巴结是否有骨转移。

## （一）术后病检肉眼观

病理医生很少能看到恶性骨淋巴瘤的全部标本,因为目前治疗通常用放疗和(或)化疗的方法,接下来用针穿刺活组织诊断。但是,常因患者病理性骨折初诊而见到少量的骨切除标本。大体见有骨的大范围累及,椎体破坏。病变像其他部位的淋巴瘤一样,呈软的鱼肉样外观。

### (二) 镜下所见

大多数骨的恶性淋巴瘤呈弥漫浸润生长模式,伴有明显的骨质破坏,很少形成瘤样肿块。原发于椎骨的恶性淋巴瘤包括非霍奇金淋巴瘤和骨的霍奇金淋巴瘤,后者极为罕见,绝大多数骨霍奇瘤都是全身广泛累及的一部分。骨的恶性淋巴瘤的组织学分类与骨外的淋巴瘤相似,92%的骨原发性非霍奇金淋巴瘤是弥漫大 B 细胞淋巴瘤(图 11-3-7),3%为弥漫性滤泡中心细胞性淋巴瘤,3%为间变性大细胞性淋巴瘤,2%为免疫细胞性淋巴瘤。肿瘤细胞弥漫浸润,原来的组织结构倾向保留,瘤细胞在骨小梁和骨髓脂肪间渗透浸润,并取代正常的骨髓组织。大 B 细胞淋巴瘤的细胞学变异较大,包括有多分叶状。核常大、不规则、有裂隙。常为大中小不等的细胞混合构成,给予多形性的表现。核仁可以显著,胞质不丰富,可为嫌色性。瘤细胞间可见纤细的网状纤维。有时可产生厚的纤维性条带。少数情况下,瘤组织中广泛纤维化,瘤细胞为梭形,甚至出现车辐状结构,可误诊为肉瘤。

霍奇金淋巴瘤原发于骨极为罕见。经典的 R-S 细胞很难找到,更多见的是 R-S 细胞的变异。常见的类型是结节硬化型和混合细胞型。

白血病浸润有时会在骨中形成瘤性包块,慢性或急性髓性白血病可出现骨破坏性病变和粒细胞肉瘤。其浸润细胞的组织学特征与其全身性病变相同。

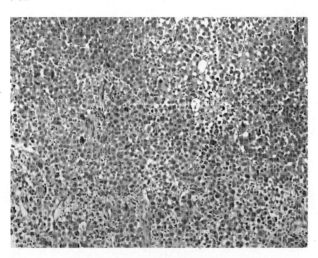

图 11-3-7　椎体非霍奇金弥漫大 B 细胞
淋巴瘤　HE×100

### (三) 免疫组织化学

免疫组织化学染色在恶性淋巴瘤的诊断中成为不可或缺的检测手段。几乎所有的原发性骨的恶性淋巴瘤都是 B 细胞性的,CD20 染色阳性(图 11-3-8)。T 细胞淋巴瘤或间变性大细胞淋巴瘤罕见。CD15 和 CD30 染色可识别霍奇金淋巴瘤中的 R-S 细胞。MPO、CD117、CD34、CD68 等标记可以辅助判断不同分化程度的粒细胞肉瘤。

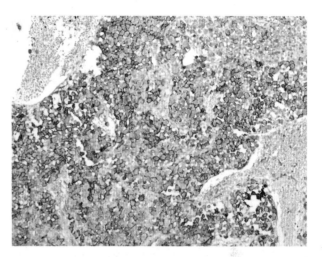

图 11-3-8　椎体非霍奇金弥漫大 B 细胞淋巴瘤
免疫组化染色 SP 法　CD20×100

## 六、诊断与鉴别诊断

### (一) 诊断标准

1. 椎骨原发性非霍奇金淋巴瘤的诊断标准

(1) 单一椎骨受累(区域淋巴结可以受累)并经病理检查(包括免疫组化)确诊为恶性淋巴瘤。

免疫组化检查:白细胞共同抗原(CO45),B 细胞抗体(CD20)、T 细胞抗体(CD45RO)阳性,单核细胞抗体(MAC387)阴性,能排除 Ewing 病、小细胞骨肉瘤、转移性神经母细胞和小细胞未分化癌等易混淆的肿瘤。

(2) 肿瘤的首发(甚至是唯一的)部位和症状必须在椎骨,经临床与影像学等各种辅助检查,未发现其他组织系统受累。

(3) 单一椎骨受累 6 个月内不累及其他骨骼和骨外脏器;6 个月后才有其他部位的恶性淋巴瘤,即使到中晚期,肿瘤发生扩散或转移时,其发展规律是依次由原发椎骨到邻近组织或淋巴结,再到肝、脾、骨髓,最后外周血。

2. 椎骨继发性非霍奇金淋巴瘤的诊断标准

（1）椎骨和淋巴结的恶性淋巴瘤与其他软组织和内脏的恶性淋巴瘤并存。

（2）发现椎骨恶性淋巴瘤6个月内累及其他骨骼和骨外脏器，出现淋巴结、内脏和软组织恶性淋巴瘤。

（3）原发于淋巴结或/和软组织的恶性淋巴瘤确诊后才出现的椎骨恶性淋巴瘤。

以上三种椎骨恶性淋巴瘤都是继发于全身淋巴瘤或其他部位的结外淋巴瘤，临床上都应诊断为椎骨继发性恶性淋巴瘤，实际上是恶性淋巴瘤的骨侵犯、骨扩散或骨转移。

**（二）鉴别诊断**

原发性椎骨非霍奇金淋巴瘤发病率低，病例数少，局部症状重而全身症状轻，实验室检查及影像学表现无特异性，诊断较困难，容易误诊，临床上如可疑为椎骨肿瘤，应尽早进行组织活检，与病理科密切合作，充分利用免疫组织化学染色，以利椎骨恶性淋巴瘤的分型诊断与鉴别诊断。

1. 脊柱孤立性浆细胞瘤　临床病例均少，症状体征类似，影像学均显示单椎骨的溶骨性损害。有时普通 HE 染色片中难以区别，此时需借助免疫组化染色：孤立性浆细胞瘤缺乏白细胞共同抗原（LCA）和全 B 细胞抗原，因而 LCA，$CD_{99}$ 和 $CD_{20}$ 标记（-），而 $CD_{38}$ 和 $CD_{138}$ 以及 VS38C 标记（+），两者都是圆形肿瘤细胞。绝大多数原发性骨淋巴瘤为弥漫性大 B 细胞型，LCA，$CD_{19}$，$CD_{20}$，CD79a（+）。BCL-2，70% 病例（+）。

2. 脊柱单发转移瘤　①病史：转移瘤是恶性肿瘤的晚期表现，大部分患者应有明确的实体肿瘤的病史；②实验室检查：部分没有临床先期病史，而以转移瘤灶作为首先症状就医，此时原发病灶较小并且隐匿，但可出现各类血清肿瘤标记物的阳性；③病灶区域抽取骨髓标本，可查见癌细胞；④穿刺活检：免疫组织化学染色，一些组织具有相对特异性的标记物，如前列腺特异性抗原（PSA）、甲胎蛋白（AFP）与肝细胞石蜡1（Hep-Par1）结合、突触素（Syn）或嗜铬素（CgA）、细胞角蛋白（CK）联合使用 CK7 和 CK20 等帮助确定转移瘤的起源。

## 七、治疗

非霍奇金淋巴瘤对放疗和化疗非常敏感，治疗原则应以放疗和化疗为主，辅以手术治疗。椎骨非霍奇金淋巴瘤确诊后，应根据每个患者的具体分型、分期、恶性程度的高低、是单发还是多发，是原发还是继发，是否有病理骨折和脊髓神经损害等来制定个体化的治疗方案。临床所见的椎骨恶性淋巴瘤以继发性居多，对于继发者应积极治疗原发瘤，特别是全身淋巴瘤或其他部位的结外淋巴瘤，对脊柱原发非霍奇金淋巴瘤应采取以放化疗为主的综合治疗。本病分期标准与一般的恶性淋巴瘤相同。治疗方针为Ⅰ、Ⅱ期病变以放疗和化疗的综合治疗为主。Ⅲ、Ⅳ期病人的治疗以化疗为主，局部放疗为辅。有病理骨折和脊髓神经压迫症状时，需作脊髓减压和内固定手术治疗。

**（一）全身化疗**

多数患者以全身化疗为主，酌情加局部放疗或必要的手术。化疗常用于多发病灶，对于软组织包块较大，边界不清晰者，术前化疗可使肿瘤的外科边界更清楚，降低复发的风险，手术后化疗可提高疗效，改善预后。骨原发性淋巴瘤的化疗方案根据免疫表型和临床分期不同可选用 COPP、CHOP、COMP和 CHOA 等方案。T 细胞性宜采用以 MTX 为主的方案，因易于复发，治疗时间宜长，疗程 15～32 个月。B 细胞性宜采用以大剂量 CTX 为主的方案，治疗时间宜强烈而短暂，疗程 6～12 个月。常用化疗方案（表11-3-1）

1. 惰性 NHL 治疗原则　Ⅰ期和Ⅱ期采用扩大野放疗（40～45Gy）；Ⅲ期和Ⅳ期采用 CHOP 化疗加局部放疗加干扰素治疗。

2. 侵袭性 NHL 治疗原则　Ⅰ期和ⅡA 期采用CHOP 方案 4～6 周期加受累野放疗（30～40Gy）；ⅡA期和ⅡB期先化疗 CHOP 方案 2～3 周期，局部放疗（30～40Gy），而后 CHOP 方案 2～3 周期；Ⅲ和Ⅳ期采用 CHOP 化疗 6～8 周期，加局部放疗 30～40Gy。

3. 高度侵袭性 NHL 治疗原则　全身化疗为主加局部放疗或 BMT/PBSCT 支持下超大剂量化疗。

侵袭性非霍奇金淋巴瘤第一代化疗包括 COP、CHOP、MOPP、HOP、CHOP-Bleo/BACOP 和 COMLA 方案；第二代化疗包括 COP-BLAM、ProMACE-MOPP、M-BACOD 和 m-BACOD 方案；第三代化疗包括 COP-BLAM 方案。Ⅲ期的 COD-BLAM 和Ⅳ期的 MACOP-B、ProMACE-CytaBOM 以及大剂量 ADM + Ara-c 方案。虽然第二代和第三代化疗方案较第一代化疗方案更为强烈，但 Fisher 等对 1138 名患者开展的一项前瞻性随机研究显示，m-BACOD、ProMACE-

表 11-3-1 常用化疗方案

| 方案 | 药物 | 一般剂量 | 用法 |
|---|---|---|---|
| CHOP | CTX(环磷酰胺) | 750mg | i. v 1 天 |
| | ADM(阿霉素) | 50mg | i. v 1 天 |
| | VCR(长春新碱) | 1. 4mg | i. v 1 天 |
| | Predison(泼尼松) | 100mg | p. o 1～5 天,21 天 |
| DHAP | CDP(顺铂) | 100mg | i. v 1 天 |
| | Ara-c | 2mg | i. v 2 天 |
| | Dexamethasone | 40mg | i. v 或 p. o 1～4 天,21～28 天 |
| DICE | Dexamethasone | 10mg | i. v. 1～4 天 |
| | IFO(异环磷酰胺) | 1000mg | i. v. 1～4 天 |
| | CDP(顺铂) | 25mg | i. v. 1～4 天 |
| | VP-16(依托泊苷) | 100mg | i. v. 1～4 天,21～28 天 |
| MINE | IFO(异环磷酰胺) | 1000mg | i. v. 1～3 天 |
| | MIT(米托蒽醌) | 8mg | i. v. 1 天 |
| | VP-16(依托泊苷) | 65mg | i. v. 1～3 天,21 天 |

CytaBOM 和 MACOP-B 等方案在增加毒性的同时,3 年无瘤生存率和 3 年总生存率方面并不优于 CHOP 方案。CHOP 方案仍是治疗侵袭性非霍奇金淋巴瘤的常用的首选方案。

**(二)局部放疗**

本病对放疗高度敏感,放疗多用于早期而局部的侵袭性椎骨恶性淋巴瘤,多主张化疗 2～3 个周期后,即可进行放疗,在 4～5 周内,照射范围须包括受累骨及区域淋巴结。照射 40～45Gy 后,缩小照射野至原病灶处,再追加剂量 10Gy 左右。术中辅助治疗者用中剂量 30～35GY。放化疗也可同时进行。经放化疗后,患者的 5 年生存率可达 66%。1960 年,Coley 提出放射治疗对于"网状细胞肉瘤"是最有效的手段,同时可以辅助进行化疗。Christie 等于 1999 年报道澳大利亚治疗 70 例骨原发性淋巴瘤结果,94% 病人做了放疗,56% 病人做了化疗。5 年局部控制率为 82%,生存率为 59%,多因素分析显示放疗后加用化疗对无瘤生存率及总生存率无明显影响。Barbieri 等于 2004 年报道I、II期骨原发性非霍奇金淋巴瘤放化疗综合治疗的疗效,15 年无病生存率为 76.6%,总生存率为 88.3%,无局部复发。Fidias 报道 37 例综合治疗的结果,10 年无病生存率为 73%。这些结果提示放化疗比单独放疗好。目前普遍认为骨的恶性淋巴瘤对放疗非常敏感,但是即使应用 45～60Gy 的大剂量放疗,也无法完全避免局部复发。

**(三)手术治疗**

手术仅适用于少数非霍奇金淋巴瘤引起椎体严重破坏,病理性骨折塌陷使脊髓神经受压,脊柱不稳定,放化疗后症状体征改善不明显或放化疗过后复发,有截瘫或濒临截瘫,需要切除肿瘤解除压迫重建稳定性的患者。若病变主要在椎弓可行后路椎弓肿瘤切除、植骨,椎弓根螺钉内固定;若肿瘤主要在椎体可行前路椎体肿瘤切除,椎间钛笼植骨,钉板或钉棒系统内固定(图 11-3-9)。对于椎体溶骨性破坏,而椎体后壁完整者,多选用经皮穿刺椎体成形术(图 11-3-10)。

**(四)分子靶向治疗**

1. 抗 CD20 单克隆抗体 $CD_{20}$ 表达于几乎所有的正常 B 细胞和恶性 B 细胞,却不表达于干细胞。利妥昔单抗(Rituximab,美罗华)是人-鼠嵌合性抗 $CD_{20}$ 单克隆抗体,不在人体内引发人抗鼠抗体(HAMA)。其抗肿瘤机制:抗体依赖性的细胞杀伤作用(ADCC)、补体依赖性的细胞杀伤作用(CDC)、诱导肿瘤细胞凋亡和化疗增敏作用。

一项多中心 II 期临床研究观察了美罗华对 166 例复发性、难治性滤泡性或转化型非霍奇金淋巴瘤患者的临床疗效。结果总缓解率(OR)为 48%,其中完全缓解率达 6%,中位肿瘤进展时间为 12 个月。对于初次治疗有效然后进展的患者,再次接受美罗华治疗的缓解率仍可达 40%,中位肿瘤进展时间为 17 个月。这一临床研究促使美国食品药物管理局(FDA)于 1997 年批准美罗华用于 $CD_{20}$ 阳性的复发性或难治性低度恶性或滤泡性 B 细胞非霍奇金淋巴瘤,成为首个批准用于肿瘤治疗的单克隆抗

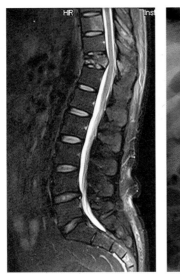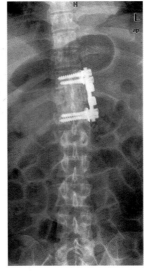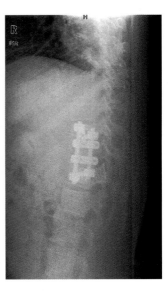

图 11-3-9　女性,33 岁,$T_{11}$椎弥漫大 B 细胞淋巴瘤、病理性骨折伴不全
瘫行经前路肿瘤切除、钛网植骨、Antares 内固定术后

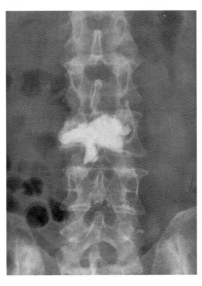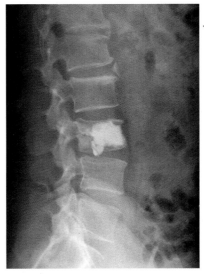

图 11-3-10　女,41 岁,$L_3$椎体非霍奇金淋巴瘤 PVP 术后 X 线片

体。利妥昔单抗单药治疗 NHL,推荐剂量为 375ng/$m^2$,静脉给药,每周 1 次,共 4 次。利妥昔单抗治疗 NHL,可以联合化疗。2012 年杨毅等报告利妥昔单抗(美罗华)联合 CHOP 方案治疗骨原发性非霍奇金淋巴瘤 11 例,具体用法:利妥昔单抗 375mg/$m^2$在生理盐水中稀释至 1g/L 静脉滴注,首次输注开始速度为 50mg/h,最大可达 400mg/h,每周期化疗前 1 天应用;利妥昔单抗应用前 30 分钟静脉注射地塞米松(DXM)5mg、肌内注射异丙嗪(非那根)25mg。联合 CHOP 方案(环磷酰胺 750mg/$m^2$,吡柔比星 40 ~ 50mg/$m^2$,长春新碱 1.4mg/$m^2$,泼尼松 60mg/$m^2$),每 3 周为 1 个循环周期,6 ~ 8 个周期后评价疗效。证实利妥昔单抗是一种高效、安全治疗骨原发性淋

巴瘤的药物,其长期疗效以及不良反应仍待临床观察。

2. 核素标记 $CD_{20}$抗体　核素标记 $CD_{20}$抗体可以不必完全依赖 CDC 和 ADCC,而主要是依赖射线杀伤肿瘤细胞。体内和肿瘤细胞表面相应抗原直接接触就能发挥作用,对于瘤体积大、内部血供较差的肿瘤组织依然有效。与单一使用美罗华相比,发射的 β-粒子可以穿透多个细胞直径距离,因而可以通过"交叉火力"根除表面抗原改变的肿瘤细胞。这种特点还允许它可以杀伤抗原阴性突变的、位于肿瘤深部抗体穿透有困难的细胞。放射免疫治疗在非霍奇金淋巴瘤取得成功的原因,一方面在于非霍奇金淋巴瘤属于放射敏感性肿瘤,另一方面在于它克

服了并非所有肿瘤细胞均负载特定抗原以及并非特异性抗体均能达到所有肿瘤细胞的缺点。适用于复发的或顽固性低度恶性非霍奇金淋巴瘤患者。

（1）$^{90}$Y-抗 CD20 抗体（Zevalin，泽娃灵）：2002年 Zevalin 成为第一个得到 FDA 批准的放射免疫治疗药物，适用于复发的或顽固性低度恶性非霍奇金淋巴瘤患者。Zevalin 是由有效成分鼠源性抗 CD$_{20}$抗体 ibritumomab 通过稳定的巯基共价键与连接螯合剂 tiuxetan 化学结合而形成的一个免疫轭合物。它可与 $^{111}$In 或 $^{90}$Y 形成稳定的、具有严格构象的络合物。在一项Ⅲ期临床随机对照研究中，143 例化疗耐药的滤泡性或转化型非霍奇金淋巴瘤被随机分为两组，一组在美罗华 250mg/m$^2$ 静脉用药后接受 $^{90}$Y-Zevalin 0.4mCi/kg 治疗，另一组仅接受美罗华 375mg/m$^2$ 静脉用药，给药周期为每周一次，共 4 次。结果 Zevalin 治疗组患者的总缓解率为 80%，其中完全缓解率为 30%；而美罗华治疗组患者的总缓解率为 56%，其中完全缓解率为 16%。Kaplan-Meier 生存分析显示 Zevalin 治疗组和美罗华治疗组中位缓解期分别为 14.2 个月和 12.1 个月，疾病进展时间分别为 11.2 个月和 10.1 个月，缓解时间不低于 6 个月的发生率分别为 64% 和 47%（$P=0.030$）。

（2）$^{131}$I-抗 CD20 单抗（Bexxar）：2003 年 FDA 批准 Bexxar 用于治疗 Rituximab 单抗难治性且化疗后复发、CD20 阳性、伴或不伴转化的滤泡型非霍奇金淋巴瘤。一项多中心Ⅲ期临床研究评价了 Bexxar 一个疗程用于 60 例先前接受化疗但产生耐药的低度恶性或转化型低度恶性非霍奇金淋巴瘤患者。所有患者均接受过两个以上方案化疗。与患者接受上一个合理化疗方案的总缓解率 28% 相比，Bexxar 治疗这些患者的总有效率为 65%，其中完全缓解率 17%（$P<0.001$）。

在 2004 年 ASCO 会议上报道了化疗后放射免疫治疗作为滤泡性非霍奇金淋巴瘤的一线治疗的三项Ⅱ期临床研究。所有三项研究联合组的完全缓解率均超过 80%，而且患者耐受性良好，进一步结论仍需长期随访。

## 八、预后

影响 NHL 预后的因素：①细胞类型：淋巴瘤组织学类型与预后密切相关，M.D. And-erson 中心的资料显示，26 例大细胞淋巴瘤患者中 17 例长期存活，其中有裂隙大细胞组长期存活率达到 67%，而无裂隙组仅为 20%。核裂细胞型的预后较无核裂型细胞型好，而多形 T 细胞型和大细胞间变型的预后最差；免疫母细胞亚型的患者较中心母细胞单或者多形态亚型以及多裂片的中心母细胞亚型患者预后差。②肿瘤的临床分期：第Ⅰ期和第Ⅱ期的病人预后良好，而第Ⅲ期和第Ⅳ期的病人预后很差。③肿瘤部位和软组织包块：累及椎体和骨盆并有软组织肿块的病例预后较差，复发和播散比例偏高。

Beal 等报告 82 例长期随访结果总体生存率 88%，其中单纯放疗，中位剂量 44Gy，5 年生存率 70%；采用 CHOP 方案化疗，若肿瘤细胞 CD20 阳性，则加用美罗华（Rituximab，R-CHOP），4~6 周期，5 年生存率 81%；化疗（Rituximab，R-CHOP）2~6 周期，联合放疗中位剂量 44Gy，5 年生存率 95%。

（胡豇　朱鸿　胡云洲）

# 第四节　脊柱尤文肉瘤

## 一、概述

尤文肉瘤（Ewing sarcoma，ES）和原始神经外胚瘤（primitive neuroectodermal tumor，PNET）同是一种小圆形细胞肉瘤，是相对少见的高度恶性的骨髓源性恶性肿瘤。尤文肉瘤是指在光镜、电镜和免疫组化水平缺乏明确神经外胚叶分化证据的病变，而原始神经外胚瘤是 WHO 神经系统胚胎类肿瘤分类中一个罕见的类型。最早由 Hart 和 Earle 于 1973 年报道，指一类起源于神经外胚层，由原始未分化的小圆细胞构成的肿瘤。原始神经外胚叶肿瘤的诊断则用于一项或多项神经外胚叶分化证据的肿瘤，根据发病部位的不同，又可分为中央型（C-PNET）和外周型（P-PNET），以外周型最常见。最初的定义里，尤文肉瘤与 PNET 属于两个不同的疾病，ES 主要发生于骨髓间充质细胞，但它们的细胞形态、生物性特性等方面与起源于神经嵴的 P-PNET 上有类似性，免疫组化染色几乎所有的 Ewing/PNET 都表现 CD$_{99}$（+），它是一种膜蛋白，其编码基因位于 X 和 Y 染色体的短臂上,具有共同的染色体易位 t(11;22)(q24;12),涉及 22 号染色体上的 EWS 基因,同属于 EWS/PNET 尤文家族肿瘤(Ewing's sarcoma family tumor,ESFT)。尤文肉瘤通常分化程度较低,而 PNET 通常表现出一定程度的神经外胚层分化。这两种肿瘤的治疗方法基本相同,文献报道两者的预后无明显区别,在治疗和预后因素分析中通常被归为一类。将 P-PNET 归属于 ES 家族,命名为 ES/PNET,或称尤文家族肿瘤。鉴于 PNET 在生物学特征和病理学形态上与尤文肉瘤有交叉,2002 年 WHO 骨与软组织肿瘤分类将二者合并命名为尤文肉瘤/原始神经外胚叶肿瘤(ES/PNET)。同时指出二者的区别:ES 在光学显微镜、电镜及免疫组化等各方面缺乏神经分化的证据,被用于那些在光镜或电镜下、免疫组化中缺乏神经外胚层特征的肿瘤,而原始神经外胚层肿瘤则指那些具有丰富神经外胚层特征的肿瘤。肿瘤由形态一致、致密排列的细胞构成,细胞核圆形,大小一致,胞浆边界不清,核仁不明显。肿瘤组织被纤维条索分隔成明显的条状或小叶。2013 年 WHO 骨与软组织分类将尤文肉瘤分在杂类肿瘤(ICD-O 编码:9364/3)。尤文肉瘤好发部位为胫腓骨、股骨与肋骨,脊柱尤文肉瘤/原始神经外胚瘤少见,约占 8%,在原发性脊柱肿瘤中所占比例约 1%,好发于男性,男女比例约为 1.4:1,儿童和青少年多见,将近 80% 的患者小于 20 岁,发病高峰年龄为 10~20 岁,大于 30 岁的患者很少见,多在 30 岁以下人群发病。

## 二、临床表现

脊柱原发尤文家族肿瘤,可以累及脊柱的所有节段,但最常见的部位依次为骶椎、腰椎、胸椎和颈椎。病程短,发展快,局部疼痛和肿块是脊柱尤文肉瘤/原始神经外胚瘤最常见的临床症状,表现为颈胸腰骶局部持续性的疼痛、进行性加重、局部活动受限、叩击痛,肿瘤生长迅速,几周即可出现局部肿胀或触及肿块。肿瘤很快侵犯脊髓和神经根,表现为相应节段的神经功能受损,出现四肢疼痛、感觉和运动功能障碍,大小便困难,部分患者可因肿瘤巨大而出现局部明显肿块。对患者进行全身检查时经常发现发热、贫血、白细胞增多和血沉增快等类似急性化脓性椎骨炎的表现。

## 三、影像学表现

### (一)X 线片

尤文肉瘤最常发生于长骨或扁平骨骨干上的边界不清的虫蚀样骨破坏伴洋葱样多层骨膜反应是其影像学特征之一,但脊柱尤文肉瘤患者最初的 X 线片可以没有任何异常,当出现神经症状后,X 线片才可能有异常表现。在影像学上,表现为溶骨性肿瘤的特点,有软组织肿块,无明显洋葱样骨膜反应。常见椎体或附件的骨质破坏,透亮度增加,椎旁肿胀和肿块(图 11-4-1)。

### (二)CT

肿瘤密度较软组织高,常侵犯椎体或附件呈虫蚀样溶骨性破坏,肿瘤破出皮质浸入椎管及椎旁软组织形成椎旁巨大软组织肿块(图 11-4-2),密度较正常软组织高,边界模糊,无钙化与骨化影。CT 对显示骨破坏和肿块轮廓具有很大价值。

### (三)MRI

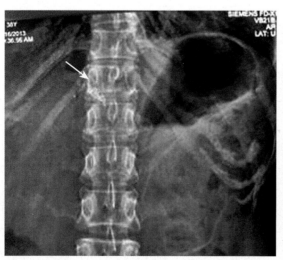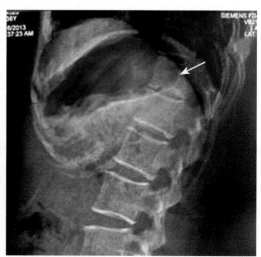

图 11-4-1 女性,46 岁,T$_{12}$尤文肉瘤 X 线片表现

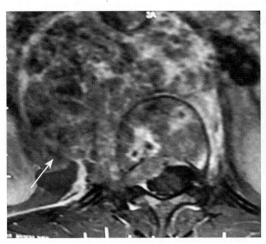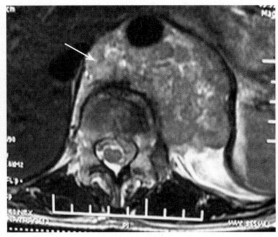

图 11-4-2　女性,46 岁,$T_{12}$尤文肉瘤 CT 显示椎旁巨大肿块

对于早期发现脊柱肿瘤非常敏感,肿瘤为软组织信号,$T_1$ 加权像呈低信号,$T_2$ 加权像信号稍高,增强后强化明显,与周围组织界线不清,椎骨肿瘤与椎旁巨大软组织肿块相连(图 11-4-3)。

（四）血管造影

椎体溶骨性破坏,椎前巨大软组织肿块,推移主动脉,但未侵蚀动静脉血管(图 11-4-4)。

## 四、病理检查

（一）肉眼观

尤文肉瘤/原始神经外胚瘤的肉眼所见常使人产生误解。因为肿瘤中不产生任何基质(骨样、软骨样或纤维性基质),并常常伴有广泛的出血、坏死,大体表现为柔软的肉样肿块,如果肿瘤性坏死明显,手术活检中在髓内可以取出几乎呈液态的坏死组织,并可误以为是脓液。骨科医师因此误诊为骨髓炎,而将标本送检验科做细菌培养或药敏试验。在截肢标本中,可见髓腔内弥漫性肿瘤浸润代替正常骨髓组织。

（二）镜下所见

低倍镜下肿瘤细胞丰富,除了纤维间隔外,缺乏细胞间骨样或软骨样基质。肿瘤由单一的小圆细胞构成,细胞核圆形,染色质细腻,胞质少呈透亮或嗜酸性,包膜不清楚。瘤细胞胞质中常含有 PAS 染色阳性的糖原。有的病例有 Homer-Wright 菊形团。坏死常见,残存的瘤细胞常围在血管周围。有些经典的尤文肉瘤/原始神经外胚瘤可出现大细胞变异,尤其在治疗后的病例中,不影响预后。

（三）免疫组织化学

几乎所有的肿瘤细胞均出现 $CD_{99}$特征性的膜表达,但不特异。大部分肿瘤细胞可表达 Vimentin,

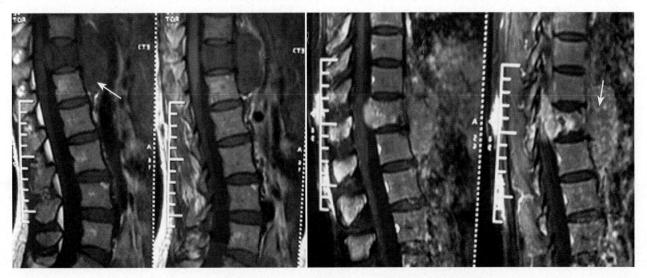

图 11-4-3　女性,46 岁,$T_{12}$尤文肉瘤 MRI 显示椎前与椎管内肿块

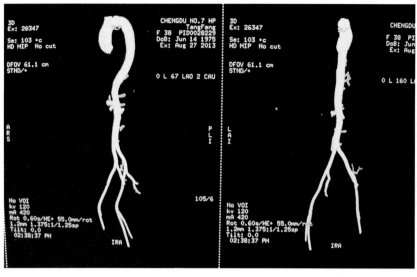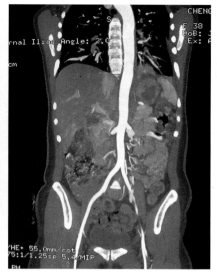

图11-4-4　女性,46岁,T₁₂尤文肉瘤血管造影未侵犯血管

NSE 等神经标记物表达也常见,个别病例也表达 CK。在尤文肉瘤/原始神经外胚瘤的诊断中,免疫组织化学不仅仅是证实肿瘤的诊断,更重要是排除其他类型的小圆细胞肿瘤,如恶性淋巴瘤、横纹肌肉瘤、转移性小细胞癌等。

**(四) 遗传学改变**

95% 以上的尤文肉瘤/原始神经外胚瘤具有特征性的 $t(11;22)(q24;q12)$ 染色体易位,导致位于 22q12 的 *EWS* 基因的 5′末端与 *FLI1* 基因(11q24 的 *FLI* 基因是 *ETS* 转录因子家族的成员之一)的 3′末端,形成 *EWS/FLI1* 融合基因,其结果是表达肿瘤特异性的嵌合 RNA 和编码新的转录因子,*EWS/FLI1* 融合基因具有潜在的致癌基因功能。另外 10% ~ 15% 的病例中有 $t(11;12)(q22;q12)$ 染色体易位含有第三方染色体加入,如 4q21、5q31、6p21、7q12、10p11.2、12q14、14q11、18p23 等,甚至有时还会有两条染色体的加入。因此,几乎所有的尤文肉瘤/原始神经外胚瘤都可表达不同形式的 *EWS/ETS* 融合基因。

编码 CDKN2A 细胞周期抑制因子的 *INK4α* 基因位点的失活是第二常见的基因改变,可能与尤文肉瘤/原始神经外胚瘤的预后有关。

## 五、诊断与鉴别诊断

### (一) 诊断

根据上述临床表现,特别是全身检查发现发热、贫血、白细胞增多和血沉增快等类似急性化脓性椎骨炎的表现和影像学上椎骨有溶骨性、浸润性生长,软组织肿块等表现,CT 引导下穿刺活检,证实为小圆细胞肉瘤,再加上免疫组化检查,几乎所有的肿瘤细胞均出现 CD₉₉ 特征性的膜表达。大部分肿瘤细胞可表达 Vimentin,NSE 等神经标记物表达也常见,个别病例也表达 CK。在尤文肉瘤/原始神经外胚瘤的诊断中,免疫组织化学不仅仅是证实肿瘤的诊断,更重要是排除其他类型的小圆细胞肿瘤,如恶性淋巴瘤、横纹肌肉瘤、转移性小细胞癌等。

椎旁与椎骨相连的软组织肿块是临床诊断脊柱尤文肉瘤/原始神经外胚瘤的重要线索。在笔者诊治的脊柱尤文肉瘤/原始神经外胚瘤中有 1 例女性 46 岁,胸₁₂尤文肉瘤(图 10-4-2、图 10-4-3),突出表现为椎旁与椎体相连的巨大软组织肿块,曾因腰背痛与上腹痛 2 个月余在普外科初诊为腹膜后肿瘤,后经 CT 与 MRI 进一步检查发现软组织肿块与胸₁₂椎体相连,椎骨有溶骨性破坏并突入椎管,切开活检为小圆形细胞肉瘤,免疫组化染色 CD₉₉(+),Vimentin(+),能排除其他小圆细胞肿瘤,如淋巴造血系统肿瘤的骨髓瘤、淋巴瘤以及白血病累及椎骨。李晓等报告尤文肉瘤/原始神经外胚瘤 28 例中,7 例伴有局部肿块,也提示软组织肿块是临床诊断的重要线索。

### (二) 鉴别诊断

在骨的恶性小圆细胞肉瘤中,Ewing 肉瘤、恶性淋巴瘤、转移性神经母细胞瘤和小细胞腺癌的鉴别诊断最为困难,尽管有些病例可以通过影像学检查和临床表现作出诊断，但大多数病例最终诊断还要依靠组织病理学结果。当肿瘤组织分化差，或者发生的部位和年龄不典型时，病理诊断也应格外慎重。

脊柱原始神经外胚叶肿瘤在生物学特征和病理学形态上与尤文肉瘤（Ewing sarcoma，ES）有交叉，2002年WHO骨与软组织肿瘤分类将二者合命名为PNET/ES，同时指出二者的区别：ES在光学显微镜、电镜及免疫组化等各方面缺乏神经分化的证据。而PNET在光学显微镜、电镜和免疫组化上具有一项或多项神经外胚叶证据。PNET任何部位均可受累。影像学通常表现为浸润性破坏，病变范围广泛，有时累及整块骨。PNET大体标本呈鱼肉样，伴有坏死时质地软，类似于脓液。光学显微镜下肿瘤由均匀一致的小圆细胞构成，细胞丰富，胞质少，细胞轮廓不清，细胞核染色深，染色质细腻。电镜下，细胞非常原始，细胞器稀少，胞质内有大量糖原。75%的病例PAS染色可见胞质内丰富糖原。免疫组化CD99阳性，但并非特异性表现，并出现至少一种神经内分泌标记，如NSE、Syn、CgA等。

1984年，Jaffe等人首次报道了4例发生于儿童骨骼的小圆细胞肉瘤，并命名为骨的原始神经外胚瘤，它们的共同特点是肿瘤在形态上与软组织外周神经上皮瘤类似。尽管上述病例的组织切片很少发现糖原成分，但4例病人最初的临床、影像和病理诊断均为尤文肉瘤，然而光镜下可以在标本切片中见到小叶样和玫瑰花环样结构，标本NSE染色也为阳性，长时间肿瘤细胞培养等结果同样证实最终病理诊断应该为骨的原始神经外胚瘤，在所有标本中，只有1例表达儿茶酚胺，同时在超微结构中可以见到典型神经内分泌颗粒。后来一些学者指出，基于免疫组化、组织培养和电子显微镜等研究，尤文肉瘤在某种程度上，和原始神经外胚瘤一样，也是一种神经来源肿瘤。

1988年，Llombart-Bosch等人报道了14例骨的原始神经外胚瘤，并提出如下临床病理诊断标准：原始神经外胚瘤的发病年龄和性别比例同尤文肉瘤非常相似，中位发病年龄为14.4岁，男性明显多于女性（11∶3）。骨的原始神经外胚瘤恶性程度非常高，这一点与软组织神经上皮瘤类似。组织学上与尤文肉瘤的鉴别要点：①可以在标本切片中见到玫瑰花环样或假花环样结构性；②细胞和细胞核形态差别较大，不均一性比尤文肉瘤明显，半数以上标本中可以见到糖原沉积（9/14）；③肿瘤中有明显的小叶结构，小叶之间可见纤维组织分隔。在电子显微镜下

观察，在细胞质中可以见到神经内分泌颗粒、中间丝和神经小管样结构。但与转移性神经母细胞瘤不同，在原始神经外胚瘤细胞中儿茶酚胺的分泌水平是正常的。这有助于上述两种疾病的鉴别。

尤文肉瘤/原始神经外胚瘤和其他小圆细胞肉瘤的鉴别诊断主要依赖于NSE和其他一些神经标记物（HNK-1、HBK-7/1等）的免疫组化染色，这些神经标记物不但在原始神经外胚瘤组织中呈阳性，在一部分尤文肉瘤组织中也出现阳性表达。此外，两种肿瘤中同样存在11号和22号染色体易位，这也说明它们之间存在密切的组织学关联，因此对形态不典型而且有明显神经分化倾向的尤文肉瘤应该进行光镜、电镜和免疫组化相结合的认真分析，从而做出原始神经外胚瘤的诊断。

## 六、治疗

由于尤文肉瘤/原始神经外胚瘤属高度恶性肿瘤，故应提倡早期确诊后尽早进行以手术、放疗和化疗相结合的综合治疗。

### （一）手术治疗

由于脊柱相邻脊髓、神经和大血管等重要结构，对于多形成较大软组织肿块的脊柱原发尤文家族肿瘤，采用En-bloc术式要求手术技术较高，多难以实行，但越来越多的学者认为达到安全边界的整块切除可以降低局部复发率和提高生存率。术前化疗1~2周期，术后化疗4~6周期，化疗方案：多柔比星（阿霉素）60mg/m²，长春新碱1.4g/m²，环磷酰胺1200mg/m²、VP-16 100mg/m²，连续5天，异环磷酰胺2g/m²，连续5天。对病灶限于椎体者采用经前路椎体肿瘤切除、植骨融合内固定术；病灶局限于椎弓者采用后路椎弓肿瘤切除、植骨融合椎弓根螺钉内固定术；肿瘤累及椎体和椎弓者，笔者采用全脊椎切除、钛网植骨，椎弓根螺钉内固定术（图11-4-5）；肿瘤广泛累及椎体和椎弓，椎前软组织、椎旁和椎管内时，不宜广泛或根治性切除者，为缓解症状可行姑息性后路椎管减压、椎弓根螺钉固定。只要严格掌握手术适应证，合理选择手术方式，适当辅助放化疗，对有神经症状的患者，通过手术解除对脊髓或神经根的压迫，重建脊柱的稳定性，常能使患者疼痛缓解，平均肌力较术前提高，麻木好转，大小便障碍基本解除，生活质量明显提高，以手术治疗为主的综合治疗，特别是全脊椎切除术在延缓肿瘤的复发和转移上有一定意义。

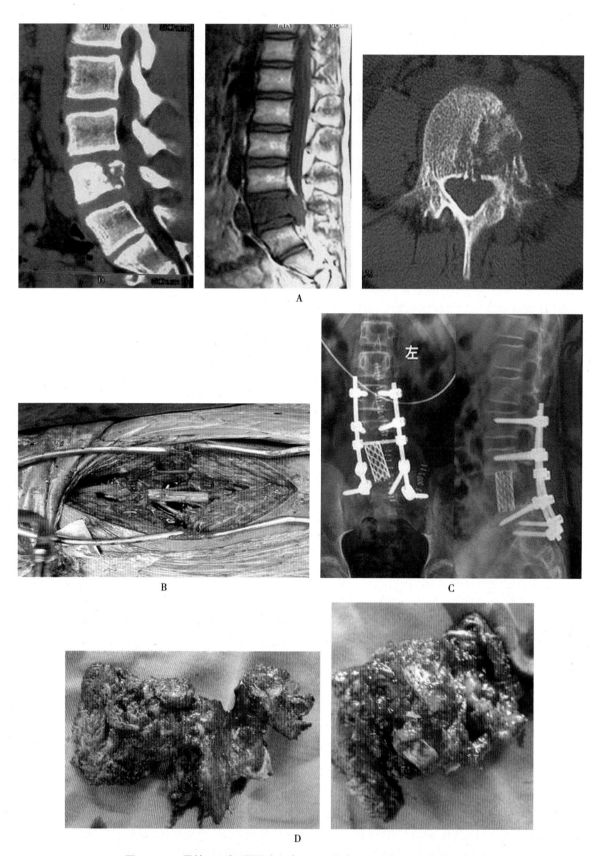

图 11-4-5　男性,14 岁,腰腿痛 1 个月,双下肢无力 1 周。$L_5$ 尤文肉瘤

A. 术前 MRI 与 CT 表现;B. 术中椎弓切除,显露脊髓与神经根;C. 行全脊椎整块切除,$L_3 \sim S_2$ 椎弓根螺钉内固定术后 X 线片;D. 全脊椎切除后标本

## （二）放疗

Ewing 肉瘤/PNET 对放疗敏感，国内外学者对 Ewing 肉瘤/PNET 放射治疗的观点比较一致，多数学者认为放疗剂量在 40～55Gy，儿童 30～45Gy，根据肿瘤大小可适当调整剂量，分割成 3 周左右小剂量放疗 30Gy，所产生的局部控制率为 60%～90%，POG 研究发现，局部控制达 3 年的仅 76%。CESS 研究报道达 5 年的仅 77%。这些研究表明放疗不能完全消灭许多肿瘤，放疗后局部复发与许多因素有关，肿瘤的大小很重要。大肿瘤比小肿瘤更有可能存在耐照射的细胞群。肿瘤的发生部位也很重要。脊柱比四肢肿瘤有更高的复发率。X 线放疗剂量在 45～55Gy，分割成 1.8～2.0Gy，每日 1 次。

对于不能手术切除或手术切除不够彻底者，放疗仍是重要的局部治疗手段。当无法完全切除时可术后放疗。文献报道做瘤内切除术者后不做放疗的局部复发率为 28.6%；做术后放疗者复发率降低，为 20.5%；单纯放疗的局部复发率为 22.5%，与做瘤内手术者+术后放疗者相同。因此有作者认为不应做瘤内手术，应做单纯放疗或做术前放疗后再做手术切除残留病灶。

La 等于 2006 年报道 60 例预后不好的尤文肉瘤采用放射治疗的结果。72% 患者原发部位在躯体中央，包括胸壁、盆腔和脊柱等。38% 患者在初治时就有远处转移，52% 原发肿瘤最大径≥8cm。全组病人都接受了化疗和放疗（术前、术后及根治性放疗）。其中因肿瘤部分切除或手术切缘阳性作术后放疗者占 43%，52% 患者做了根治性放疗，5% 做了术前放疗。中位随访期 41 个月（2 个月～14.9 年）。全组 3 年局部控制率为 77%，放疗前无转移者局控率为 84%，有远处转移组为 61%。放疗前无远处转移组 3 年无瘤生存率及总生存率为 70% 和 86%，而放疗前就有远处转移者均为 21%。

## （三）化疗

在化疗的选择上，国内外报道不一，方案多样。REN-3 方案：

（1）术前化疗，对于脊柱尤文家族肿瘤而言，术前化疗有三方面的优势：①体积较大或难以切除的肿瘤在化疗后有可能被切除；②杀死全身微转移瘤灶；③为手术后化疗提供敏感性信息。有研究提示对于某些化疗效果好的肿瘤，化疗可以作为首选的缓解硬膜受压的治疗方式。术前化疗（5 药方案）：长春新碱，剂量为 1.4mg/m²；多柔比星，剂量为 40mg/(m²·d)，4 小时内输入，连续 2 天；环磷酰胺，剂量为 1200mg/m²，30 分钟内输入；异环磷酰胺，剂量为 1800mg/(m²·d)，1 小时内输入，连续 5 天；放线菌素 D，剂量为 1.25mg/m²，最高剂量为 2mg。

（2）术后化疗（6 药方案）：前 5 药使用同术前化疗，VP-16，剂量为 100mg/m²，1 小时内输入，分 5 天给药。有报告使用 REN-3 方案 157 例，通过随访结果显示，5 年无瘤生存率 71%，5 年总体生存率 76%，局部复发率 8%，达到 Ⅲ 级组织反应率为 49%。Gururangan 等在治疗儿童 PNET 时先用异环磷酰胺和依托泊苷（VP-16）做 3 周诱导，后续使用 CTX 和 ADM。Kushner 等推荐 CTX＋ADM＋VCR 方案。崔益亮等报告 11 例采用环磷酰胺（CTX）＋阿霉素（ADM）＋长春新碱（VCR）方案：CTX 150～250mg/m²，连续 7 天，第 8 天用 ADM 30～40mg/m²＋VCR 1.0～2.0mg/m²，然后休息 2 周，如此 3 周为 1 个疗程，共 3 个疗程。

# 七、预后

脊柱 Ewing 肉瘤/PNET 是一种恶性度较高的肿瘤，无论手术与否患者均有较高的死亡率，但手术治疗可以缓解症状，改善患者的生活质量。现代综合治疗手段已使尤文肉瘤/原始神经外胚瘤的预后有了改进，据统计目前的 5 年存活率可达 41%。Chintagumpala 等报告 PNET 放疗结合化疗的 5 年生存率为 68%±14%。崔益亮等报道 11 例获得随访，平均随访（21.8±17.6）个月。经手术治疗的 9 例患者随访 7 例，4 例已死亡，术后生存期分别为 20、14、8 和 3 个月，平均（11.3±7.4）个月；3 例分别已存活 52、49 和 7 个月，平均（36.0±25.2）个月；1 例全脊椎切除术后 25 个月发现远处转移，已存活 49 个月，仍在放疗与化疗中；4 例未经手术治疗的患者全部获得随访，其中 3 例已死亡，生存期分别为 7、8 和 6 个月，平均生存时间（7.0±1.0）个月，1 例已存活 5 个月。2014 年郭卫等报告 28 例中除 1 例术前化疗效果比较差放弃治疗外，其余 20 例分块切除，局部复发 8 例，整块切除 7 例，复发 1 例，5 年无瘤生存率为 53%，和 Schuck 报告的 5 年无瘤生存的 55% 预后相似。

预后和分期、解剖部位、肿瘤大小等因素有关。EWS/ETS 融合状态除了提供诊断信息外，还可提供预后信息，不同的外显子融合产生不同大小的嵌合蛋白，在局部发生的具有 EWS/FLI1 基因融合的肿

瘤中,最为常见的所谓1型融合基因,即EWS外显子7FLI1与外显子6融合,据称其预后要好于那些

具有更大且较为少见的融合类型。

（曹云　胡豇　朱鸿　胡云洲）

# 第五节　脊柱原发性骨肉瘤

## 一、概述

骨肉瘤是指原发于骨髓内的高恶性肿瘤,其特征为增殖的肿瘤细胞直接形成骨和骨样组织,故又称成骨肉瘤。其主要成分为肿瘤性成骨细胞、肿瘤性骨样组织和肿瘤骨。骨肉瘤按其解剖部位及组织形态可被分为10种亚型,最多见的是传统型(髓内型)骨肉瘤,占骨肉瘤的75%~85%,在原发性骨恶性肿瘤中,骨肉瘤的发病率仅次于浆细胞骨髓瘤,骨肉瘤出现转移的概率为20%,病人常因肺转移或全身弥漫性转移而死亡。骨肉瘤多位于长骨干骺端,膝关节附近即股骨远端、胫骨近端最多见,可向骨干及骨骺蔓延,扁骨中以髂骨较多见。脊柱原发性骨肉瘤临床上相对少见,与四肢骨肉瘤相比,其临床特点明显不同,如发病年龄略大、男女比例相同、患者常有神经损害症状、影像学特征不典型等。尽管都是高度恶性肿瘤,但脊柱原发性骨肉瘤累及的解剖部位较四肢骨肉瘤复杂且重要。

脊柱原发性骨肉瘤的发病率较低,在所有骨肉瘤患者中,脊柱原发性骨肉瘤仅占0.85%~3%。Ilaslan等统计的4887例原发性骨肉瘤病例中,198例发生于脊柱,仅占4%。在脊柱原发性骨肿瘤中,骨肉瘤也仅占3.6%~14.5%。脊柱原发性骨肉瘤患者的平均年龄略大,且男女比例基本相同,而四肢骨肉瘤患者中男性所占比例明显偏高。Ilaslan等统计198例脊柱原发性骨肉瘤患者中,男95例,女103例,男女比例近似1∶1;年龄8~80岁,平均为34.5岁。

脊柱原发性骨肉瘤常见于胸腰椎,也可见于颈椎,骶椎很少受侵,尾椎原发性骨肉瘤仅见个案报告。Ilaslan等报告的198例脊柱原发性骨肉瘤患者中,颈椎27例,胸椎66例,腰椎64例,骶椎41例。当然,脊柱原发性骨肉瘤也可能同时累及不同节段的椎体。

2013年WHO骨肿瘤组织学分类将恶性骨源性肿瘤分为:①低级别中心型骨肉瘤(ICD-O编码:9187/3);②普通型骨肉瘤(ICD-O编码:9180/3)下属三个亚型为:成软骨型骨肉瘤(ICD-O编码:9181/3)、成纤维型骨肉瘤(ICD-O编码:9182/3)、成骨性骨肉瘤(ICD-O编码:9180/3);③毛细血管扩张型骨肉瘤(ICD-O编码:9183/3);④小细胞骨肉瘤(ICD-O编码:9185/3);⑤继发型骨肉瘤(ICD-O编码:9184/3);⑥骨旁骨肉瘤(ICD-O编码:9192/3);⑦膜骨肉瘤(ICD-O编码:9193/3);⑧高级别表面骨肉瘤(ICD-O编码:9194/3)。

## 二、临床表现

脊柱原发性骨肉瘤常见于椎体,可能侵犯椎弓根及后方附件,也可能单独累及椎体附件或与椎体一同受累。但Ilaslan等报告的56例资料完整的脊柱原发性骨肉瘤患者中,44例病变起于脊椎后方结构且同时累及部分椎体,病变局限于椎体的仅12例。

脊柱原发性骨肉瘤早期症状隐匿,起病初期无典型症状,一般健康状况良好,有时只在体检或影像学检查时偶被发现。所有患者均表现为胸腰背局部疼痛,呈中等程度并间歇发作,活动后加重,数周内疼痛持续发作,呈持续性、进行性加重。查体表现为局部压痛明显,叩击痛阳性。晚期时疼痛常比较剧烈,夜间痛更明显。60%~80%的脊柱原发性骨肉瘤患者伴有不同程度的神经损害症状,尤其是肿瘤累及颈椎时出现颈僵硬、颈肩疼,活动受限。神经损害症状一般由肿瘤直接压迫脊髓和神经根导致,也可以因肿瘤侵蚀脊椎引起病理性骨折造成的压迫导致;常表现为肢体麻木无力、行走困难、大小便功能障碍等,甚至病人可能会因病理性骨折突然出现截瘫就诊。查体可以发现步态异常、肌力下降、皮肤感觉减退、病理征阳性等。脊柱原发性骨肉瘤还可以表现为局部肿块,特别是位于下腰椎和骶椎的肿瘤。

## 三、影像学表现

### （一）X线片表现

脊柱骨肉瘤的X线片表现并不像四肢骨肉瘤

一样出现 Codman 三角及骨膜反应等典型特征。脊柱骨肉瘤可以是成骨改变或溶骨改变,但两者混合更多见。脊椎骨可有虫蚀样或不规则形溶骨性破坏,境界模糊,皮质骨破坏表现为筛孔状或细线状破坏,其后骨质破坏可融合成大小不等斑片状,椎体进一步破坏则出现骨皮质的缺损,病理性压缩骨折。可见象牙质样和棉絮样瘤骨形成,瘤骨区内无破坏改变,瘤骨和骨破坏相互分开,确定瘤骨是诊断骨肉瘤的可靠证据。骨肉瘤内含有软骨成分时,X 线片上可见瘤软骨钙化,钙化后的瘤软骨密度较淡,边缘较模糊呈不规则的环形、半环形或弧形钙化。椎骨肉瘤常由骨质内部向周围破坏,极易破出骨皮质向软组织内浸润,形成肿块。软组织肿块的密度常较正常软组织高,半圆形或椭圆形,境界可部分清楚,部分模糊,其内可见数量及形态不一的瘤骨或瘤软骨钙化。Ilaslan 等报告中有完整 X 线片的 69 例脊柱原发性骨肉瘤资料显示,X 线表现为单纯溶骨性改变的 14 例,仅占 20%,余 55 例(约 80%)均显示不同程度的成骨表现,其中 17 例较为明显,这 17 例中又有 5 例成骨改变极为明显,并局限于椎体内,呈"象牙椎"改变。94% 的成骨细胞型脊柱骨肉瘤表现为脊椎成骨性改变,其他类型的骨肉瘤较少出现成骨性改变。此外,7 例患者 X 线片显示脊椎病理性压缩骨折。

### (二)　CT 表现

CT 比 X 线更能准确地显示椎骨肉瘤侵犯的范围。平扫表现为不同程度的骨质破坏或骨质增生硬化,可以发现细微的钙化和(或)骨化等脊柱骨肉瘤的异常表现,能为诊断提供依据。螺旋 CT 可以显示骨肉瘤侵蚀脊椎骨性结构,清楚显示脊髓和神经根受压的情况,肿瘤骨侵犯椎体使其变成不规则高密度,肿瘤向外突破骨皮质时可见骨皮质中断,形成软组织肿块,其 CT 值 20~40Hu,含有钙化或瘤骨时密度更高,肿瘤如有坏死,其内可见到低密度病变。CT 增强扫描可清楚显示软组织肿块的边缘,并有利于显示肿瘤与大血管的关系,了解供血状况。胸部 CT 还可以了解是否发生肺部转移。

### (三)　MRI 表现

MR 检查能从多方位观察骨骼及软组织受侵范围,显示脊椎破坏程度以及脊髓神经受压等情况,是目前诊断、鉴别脊柱骨肉瘤的最好手段,对手术方案的设计大有裨益。MRI 溶骨型表现为高信号,成骨型为低信号,混合型为高、低混杂信号(图 11-5-1),肿瘤周围水肿表现为 $T_1WI$ 低信号,$T_2WI$ 高信号。肿瘤对骨皮质的破坏表现为低信号的皮质内线状、条状 $T_2WI$ 高信号,当破坏增大时,骨皮质局限性缺损,被异常肿瘤信号代替。根据瘤骨和瘤软骨的不同,肿块表现为 $T_1WI$ 低或中等信号,$T_2WI$ 高或混杂信号,肿块内出血表现为 $T_1WI$、$T_2WI$ 高信号,坏死表现为 $T_1WI$ 低信号,$T_2WI$ 高信号。

### (四)　核素扫描(ECT)

脊柱骨肉瘤早期 X 线片可无明显变化,但早期 Tc-MDP 骨显像即可显示局部的异常放射性浓聚,当肿瘤增大时,肿瘤的血供中断,其内可出现局灶放射性稀疏区。可以发现多发病变和远隔部位转移,但无法鉴别良恶性肿瘤。

### (五)　血管造影

DSA 对骨肉瘤的诊断和鉴别诊断有重要的作

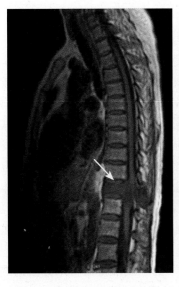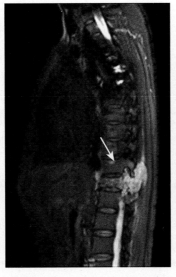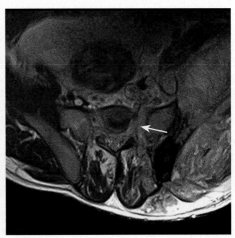

图 11-5-1　男,21 岁,T₉ 骨肉瘤 MRI 表现

用。骨肉瘤在血管造影时表现为肿瘤供血管的形态和分布异常，一般是肿瘤的血管增粗，在肿瘤里可见大小不一，密度不均，边缘不规整的新生血管，部分病例还可见肿瘤染色或动静脉瘘。

## 四、病理检查

### （一）肉眼观

骨肉瘤一般体积较大，呈肉质或质硬的肿块，可破坏骨皮质与软组织包块相连。成骨型的骨肉瘤可呈灰褐色，不规则颗粒状（似浮石），有些则致密硬化，偏黄白色。成软骨型骨肉瘤含有软骨，倾向于白色至黄褐色，有不同程度的钙化。成纤维型骨肉瘤大体更像软组织肉瘤，呈鱼肉样，含有很少的骨样基质，软骨成分可有可无。

### （二）镜下所见

在病理学上骨肉瘤有多种组织学类型，包括：普通型骨肉瘤、毛细血管扩张型骨肉瘤、小细胞骨肉瘤、髓内高分化骨肉瘤、骨密质内骨肉瘤、骨膜骨肉瘤、骨旁骨肉瘤、高级别骨表面骨肉瘤等。发生在脊柱的骨肉瘤大多数为普通型骨肉瘤。普通型骨肉瘤由梭形的或高度间变的多形性肿瘤细胞加多少不等的骨样基质构成。瘤细胞除了梭形和多形性以外，还可以呈上皮样、浆细胞样、纺锤形、椭圆形、小圆细胞、透明细胞、单核或多核巨细胞。在大多数病例中复杂地混有两种或两种以上这些细胞类型。在组织学上，骨样基质的认定是诊断骨肉瘤的必要条件，但有时骨样基质的认定对病理医生是一项挑战。骨样基质是致密的、粉染、无规则形细胞间物质（图11-5-

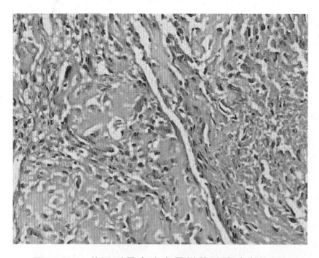

**图11-5-2　普通型骨肉瘤中骨样基质是致密的、粉染、无规则形细胞间物质，由明显异性型的肿瘤细胞直接产生　HE×200**

2）。骨样基质的厚度差别颇大，最薄的被称为金属丝样或花边状骨样基质，最厚的骨样基质可形成粗大的编织骨。普通型骨肉瘤除产生骨样基质外，还可以产生软骨和纤维，因此，可以按产生的基质不同将普通型骨肉瘤分为三种：成骨型、成软骨型和成纤维型骨肉瘤，分别构成比为50%、25%和25%。成骨型骨肉瘤以肿瘤性骨和骨样基质为主要成分，基质间为间变性多形性瘤细胞；成软骨型以产生软骨基质为主，大多为高级别透明软骨，和其他非软骨肉瘤成分（成骨型和成纤维型骨肉瘤成分）紧密而随意地混合在一起。成纤维型以高级别梭形细胞成分为主，伴少量骨样基质产生，伴或不伴软骨成分，整个肿瘤的组织学表现类似纤维肉瘤或恶性纤维组织细胞瘤。除了以上三种常见类型外，还有少见类型：硬化性骨肉瘤、类似成骨细胞骨肉瘤、富于巨细胞的骨肉瘤、上皮样骨肉瘤、恶性纤维组织细胞瘤样骨肉瘤、成软骨细胞瘤样骨肉瘤、透明细胞骨肉瘤、软骨黏液样纤维瘤样骨肉瘤。各类型的骨肉瘤预后没有明显的差异。

### （三）遗传学改变

细胞遗传学发现几乎全部骨肉瘤具有克隆性染色体畸变，此类变异都很复杂，包括大量的染色体数目和结构上的改变，但目前还没有确认有必然诊断意义的任何结构变异。细胞遗传学异常还包括DNA拷贝数的异常、等位基因的杂合性丢失。分子遗传学异常包括出现周期性复制的目的基因，*MET*、*FOS*和*MYC*基因的过表达以及基因表达调控异常等。

## 五、诊断与鉴别诊断

### （一）诊断

脊柱原发性骨肉瘤早期症状不明显、影像学表现多样、病理特征变化较大，所以早期诊断较为困难，常被误诊为骨母细胞瘤、淋巴瘤、Paget病以及转移性前列腺癌和肺癌等。病理学检查是其确诊的唯一方法。同四肢骨肉瘤一样，脊柱原发性骨肉瘤由产生类骨质和骨质的肉瘤组织细胞组成。瘤细胞异型性明显，呈梭形或不规则形，体积较大，核畸形、深染、可见典型的有丝分裂现象。病理诊断的关键是肿瘤基质细胞产生的骨样组织的存在。

术前CT导向下的穿刺活检对手术方法的选择十分重要。针刺抽吸活检诊断脊柱肿瘤的总体有效率约为65%。但脊柱周围解剖复杂、骨肉瘤组织结构变异大且细胞异型性明显,加之针刺获得的组织较少,故常出现假阴性。Baghaie等报告1例9岁男孩,影像学检查提示$T_7$椎体病变,初步诊断为嗜酸性肉芽肿,行针刺活检后诊断为巨细胞瘤。最后行椎体切除,病理检查结果为骨肉瘤。经椎弓根椎体活检被认为是安全、经济的诊断方法,具有较高的诊断成功率。切开活检可以最大程度地取得肿瘤组织,提高诊断的成功率与准确率;但它也有损伤大、污染机会高等明显的缺点。

**(二) 鉴别诊断**

1. 脊柱尤文肉瘤　病理上与小圆细胞型骨肉瘤难以区分,常见于青少年男性;X线示骨膜葱皮样改变;镜下瘤组织呈小岛状,常有显著出血坏死,少数病例有假菊形团结构,瘤细胞质内含大量糖原;免疫表型示CD99、HBA71阳性,对放疗敏感,可进行诊断性治疗。

2. 脊柱恶性淋巴瘤　该肿瘤很少发生在10～30岁的年轻患者身上,肿瘤多位于长骨骨干、干骺端、髂骨或椎骨;镜下表现为非霍奇金淋巴瘤,细胞的大小形状变异性更大,而且也不产生骨样组织,可通过免疫组化进行鉴别,B细胞占多数;免疫组化表达LCA、L26、UCHL-1等系列抗体。

3. 脊柱间叶性软骨肉瘤　常见10～29岁,女性稍多;发生于扁骨、椎骨及股骨;肿瘤由小圆形或短梭形的原始间叶细胞和分化较好的透明软骨小岛组成,并见血管外皮瘤样改变;免疫组化示软骨岛S-100蛋白阳性。

## 六、治疗

目前脊柱原发骨肉瘤采用以手术和化疗为主的综合治疗,化疗联合手术边缘性或广泛性切除是治疗的最好选择。

**(一) 化疗**

新辅助化疗包含术前化疗、手术和术后化疗。术前化疗后要对病人及肿瘤作全面的评估,要注意疼痛的减轻、肿块的缩小程度以及影像学上病灶边界是否变得清晰、骨硬化是否增多、肿瘤的新生血管是否减少。术前化疗的作用:

1. 早期全身化疗,消灭潜在的微小转移灶　骨肉瘤在临床上做出诊断时,其中80%的患者已经发生了肺转移,因此治疗上首先要采取大剂量的化疗。再好的手术治疗也不能控制转移瘤的发展,同时也

就不能提高患者的生存率。2002年Wittig等报道新辅助化疗的应用使90%～95%的骨肉瘤病人5年生存率达到60%。

2. 评估术前化疗效果,指导术后化疗　肿瘤对化疗的组织学反应是影响长期预后的最重要因素,在术前化疗中发现反应不良者,在术后换用其他细胞毒性药物(挽救性化疗)。强调术前化疗6～10周,然后行肿瘤切除,根据肿瘤组织坏死程度,制订术后化疗方案。如果肿瘤坏死率大于90%,术后继续原化疗方案,5年生存率可达80%～90%;而坏死率小于90%者,5年生存率低于60%,应调整术后化疗方案。

3. 缩小肿瘤及肿瘤周围的反应带　大剂量的化疗,可以杀灭肿瘤细胞,原发灶发生大片的坏死,肿瘤体积缩小,减少了术中肿瘤细胞扩散的机会,瘤周反应性水肿带减退,血管减少,切缘更安全,减少复发几率。术前化疗4～6个疗程,其中甲氨蝶呤$8～12g/m^2$、异环磷酰胺$3g/m^2$(连续5天)、多柔比星$30mg/m^2$(连续3天)、顺铂$120mg/m^2$。术后化疗以6个疗程为1个周期,进行2～3个周期,术后化疗持续1～1.5年,仍以甲氨蝶呤、异环磷酰胺为主单药化疗,交替使用多柔比星和顺铂。

新辅助化疗对于脊柱原发性骨肉瘤同样有效。Del Prever等报告1例2岁10个月男孩,诊断$L_5$椎体高度恶性骨肉瘤伴双肺及$T_5$椎体转移。因年龄关系,患者无法接受手术,故仅采用顺铂、甲氨蝶呤、多柔比星、异环磷酰胺等药物联合化疗。5年后随访,患者一般状况良好。目前认为,全脊椎切除联合化疗是治疗脊柱原发性骨肉瘤的最佳方案,也更符合现代肿瘤学的治疗观点。具体方法是,依照脊柱骨肉瘤的反应,先行2～3个疗程的新辅助化疗,再行全脊椎切除术,术后继续化疗,以巩固疗效。目前常用的化疗方案与四肢骨肉瘤基本相同,为顺铂、多柔比星、大剂量甲氨蝶呤和异环磷酰胺的不同组合及Rosen的T10、T12方案。Murakami等认为新辅助化疗明显改善了脊柱原发性骨肉瘤患者的预后,并使得全脊椎切除手术更容易实施。

**(二) 手术治疗**

对原发性骨恶性肿瘤实施广泛的手术切除并获得阴性边界已经成为肿瘤外科治疗的公认标准。但这在脊柱手术中几乎无法实现,尤其是在颈、胸椎。因为切除脊柱肿瘤比四肢肿瘤复杂得多,前者不仅要求保持脊柱的稳定性,还要避免神经损害。是保护神经功能,还是全部切除肿瘤以获得阴性的手术

边界,对于医生和患者来说都是困难的选择。早期手术只能做到病灶内切除,包括肿瘤刮除、囊内切除及肿瘤分块切除等常规方法。但这些方法不能完全切除脊柱恶性病变,常引起复发,导致预后不良。Shives 等报告 27 例脊柱原发性骨肉瘤患者,行肿瘤姑息性切除,术后行放疗或化疗,结果除 1 例患者外均死亡。因此,建议采用更为彻底的手术方法治疗脊柱骨肉瘤,而非单纯姑息手术。

目前治疗脊柱原发性骨肉瘤的最佳方案是联合化疗的全脊椎切除术或全椎体切除术(图 11-5-3)。全脊椎切除术能最大程度地降低脊柱原发恶性肿瘤的复发率,并明显提高患者的生存率。Sundaresan 等报告 11 例行全脊椎切除术的脊柱原发性骨肉瘤患者,术后辅以化疗,结果有 5 例患者长期存活,仅 1 例出现转移。早期的全脊椎切除术大多通过前后路联合完成,但此术式明显增加了肿瘤细胞污染的机会,并可能导致局部复发。Tomita 等将其改进,通过单纯后路手术来完成全脊椎切除术。从肿瘤学角度讲,该手术大大提高了局部治愈的可能性,并将复发的概率降至最低。他采用此术式治疗了 7 例脊柱原发恶性肿瘤患者,其中包括 2 例骨肉瘤,结果除 1 例在术后 7 个月发生纵隔转移而死亡外,余 6 例随访 2~6.5 年均未见转移和复发。不过该术式最大的风险是可能损伤椎体前方大血管,造成难以控制的大出血。

随着脊柱外科技术的发展以及新型材料在脊柱外科的广泛应用,对脊柱原发恶性肿瘤实施更为广泛的切除,甚至根治性切除逐渐变为可能。Krepler 等报告 1 例 27 岁男性患者,诊断 $T_6$ 椎体原发性骨肉瘤并侵犯部分硬膜。先行前路椎体切除重建,再行后路椎板及硬膜切除、硬膜修补及内固定融合术。术后随访 116 个月,患者症状缓解,并能正常生活。Keynan 等报告 1 例 20 岁男性患者,确诊为 $L_2$ 椎体原发性骨肉瘤并侵犯椎旁软组织。术行前 3 个疗程化疗后,一期行包括马尾神经在内的广泛切除。先行后路手术,暴露肿瘤、硬膜囊及神经根,同时行椎弓根固定,再行前路手术,切除相应椎间盘、$L_{1~3}$ 神经根以及部分脊髓圆锥,结扎肿瘤上、下方硬膜囊,将肿瘤连同椎体一并切除,最后行椎体重建。术后继续化疗。随访 5 年,患者一般状况良好,未发现复发迹象,无背痛,骨融合坚固。笔者认为,尽管该手术造成了神经损害,但手术目的得以实现,最重要的是患者最为基本的生存要求得以满足。尽管是个案报告,但手术疗效却令人鼓舞,手术方法更符合恶性

骨肿瘤的治疗原则,有望明显提高脊柱骨肉瘤患者治愈的机会。

**(三)放疗**

放射治疗脊柱骨肉瘤的有效性过去普遍受到质疑。尽管放疗剂量有时高达 70~80Gy,但最终疗效仍无法肯定,并且还出现较多并发症。随着技术的进步,放疗控制脊柱骨肉瘤的有效性逐渐被证实。有研究认为,随着调强放疗、近距离放疗以及术中放疗等技术的发展,骨肉瘤的放疗效果明显改善,包括脊柱原发性骨肉瘤。目前,放疗更多地被应用在术后,以便更好地控制肿瘤的复发。对于脊柱原发性骨肉瘤未能做到根治性全脊椎切除的患者,术后放疗可以起到局部控制作用,手术边缘有极少骨肉瘤组织残留或仅在显微镜下可见骨肉瘤组织时,放疗更为有效。放疗也可作为不能手术和拒绝手术的脊柱骨肉瘤患者的治疗选择。

**(四)新药研究**

传统的细胞毒性药物已将疗效提高到了巅峰,很难逾越。目前即使采用全脊椎切除联合化疗的最佳治疗方案,患者短期内还是复发和肺转移,5 年生存率较低,死亡率较高。大剂量化疗造成的毒性反应如胃肠道反应、骨髓抑制、心肌毒性、肝肾功能损害等也制约了化疗方法的应用。因此,探索骨肉瘤的新疗法已成为临床上迫切的需求,当前恶性肿瘤的新治疗策略多倾向于生物治疗。骨肉瘤确切的发病机制尚不清楚。有学者认为骨肉瘤可能是由于染色体畸变导致的,也有学者认为先天性血管萎缩性皮肤异色病(Rothmund-Thomson 综合征)、布卢姆综合征(Bloom 综合征)、李弗劳明综合征(Li-Fraumeni 综合征)等遗传基因病及 Paget 病、纤维性结构不良等是骨肉瘤发生的高危因素。有研究发现骨肉瘤的发生也与基因的突变有关。例如骨肉瘤病人的 2 种抑癌基因,即 p53 基因和视网膜母细胞瘤(Rb)基因发生突变。这些研究均为骨肉瘤的基因治疗奠定了科学基础。基因治疗是将外源性 DNA 整合至人细胞内,基因在体内表达后发挥治疗作用。骨肉瘤常用基因补偿疗法、自杀基因疗法和免疫增强疗法。近年研究发现间充质干细胞对多种肿瘤具有趋向性,可利用其携带治疗基因靶向至肿瘤部位,从而提高基因治疗效率。随着对骨肉瘤基因水平研究的逐渐深入,骨肉瘤基因治疗已得到广泛关注。

磷脂酰乙醇胺胞壁酰肽(MTP-PE)是一种免疫调节剂,可以使得机体的单核巨噬细胞系统激活,从而杀伤肿瘤细胞。2008 年,美国儿童肿瘤协作组设

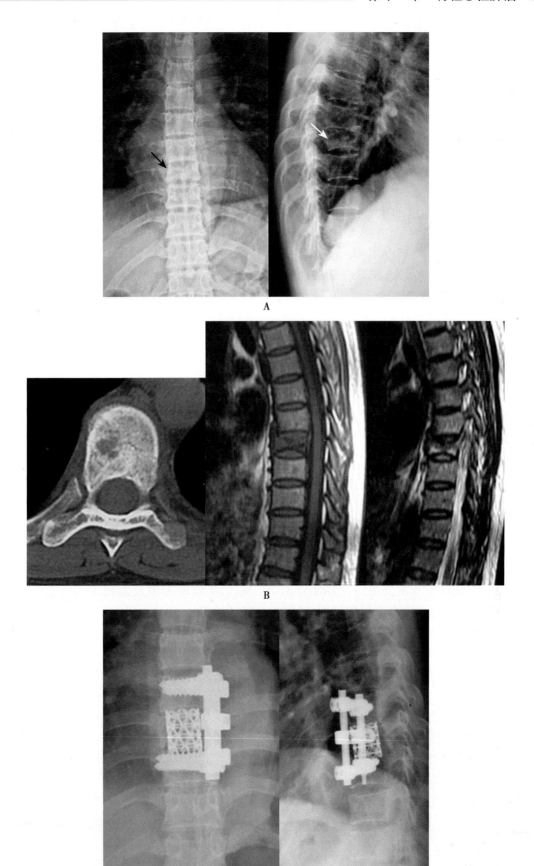

**图 11-5-3　女,21 岁,T₈ 椎体骨肉瘤**
A. 术前 X 线片表现;B. CT 与 MRI 表现;C. 全椎体切除钛网支撑内固定术后

计的 662 例患者参加的Ⅲ期临床研究结果显示:多室脂质体包裹的 MTP-PE(L-MTP-PE)将骨肉瘤 6 年生存率从 70% 提高至 78%($P=0.03$),相当于使约 1/3 不能达到 6 年以上生存的患者能够存活 6 年以上,结果令人振奋。

甲氨蝶呤治疗骨肉瘤可以说是骨肉瘤化疗的基石,但部分骨肉瘤对其耐药从而导致化疗失败,因此发展新的抗叶酸剂也是骨肉瘤新药研究的重要组成部分。体外研究表明,新的抗叶酸药物三甲曲沙在体外能够显著抑制实体肿瘤的生长,初步临床研究也证明,对骨肉瘤的反应率达到 13%,已经有研究者将三甲曲沙和甲氨蝶呤联合用药用于复发或者转移性骨肉瘤的治疗,联合治疗不仅可以通过互补作用避免耐药骨肉瘤细胞的存活,而且由于药物毒性没有重叠,两种药物可以同时采用最大剂量强度。

有改变骨肉瘤治疗给药途径的研究。美国的一项关于吸入性脂质体包裹顺铂制剂治疗复发性骨肉瘤临床研究显示 18 例患者中有 2 例患者获得疾病稳定或好转,另有 2 例单发肺转移患者在开胸肿瘤切除后接受吸入性顺铂治疗后长期处于无疾病生存状态。

有研究发现血管内皮生长因子抗体能够通过抑制血管生成,进而显著促进骨肉瘤细胞凋亡;双磷酸盐能够诱导骨肉瘤细胞处于 S 期,并诱导其凋亡,但这些研究都需要临床研究来证实其确切疗效。

**(五) 免疫治疗**

由于骨肉瘤细胞缺少非主要组织相容性抗原等能激活 T 细胞的分子,不能被 T 细胞识别,无法激活 T 细胞介导的主动免疫。过继免疫治疗可教会 T 细胞如何识别机体内的异常细胞,如恶性肿瘤细胞或者病毒感染细胞;其作用原理主要是取出肿瘤患者体内部分有潜力的免疫细胞,由多种免疫因子刺激诱导,经过体外的干预,扩增其数量,激活和强化其功能,然后再回输到患者自己体内,其杀伤机制表现为直接杀伤作用和免疫效应细胞参与的间接杀伤作用。树突状细胞联合细胞因子诱导的杀伤细胞(DC-CIK)作为过继免疫治疗方法的一种,在临床应用方面表现出极大的潜力和前景。

**(六) 复发和转移的治疗**

脊柱及其毗邻结构在解剖上的特殊性,增大了脊柱肿瘤手术切除的难度,客观上造成了较高的复发率。通常说的局部复发(regeneration)指因肿瘤没有被完全切除,肿瘤重新再生长,而在原来进行手术切除肿瘤的部位再出现肿瘤。脊柱回流血液直接流入腔静脉系统、右心室,然后至肺部,而不涉及门静脉系统,所以很少有内脏转移。肺部是脊柱肿瘤远处转移的最常见部位,90% 以上的脊柱恶性肿瘤的第 1 转移部位是肺部。局部复发和转移病灶如有可能切除应尽量切除,手术仍是最好的治疗选择,对于肺转移的患者,有效的治疗仍然是外科切除,化疗处于从属地位。根据转移灶的大小,可行楔形切除、肺段切除、肺叶切除或全肺切除。

## 七、预后

未经治疗的四肢骨肉瘤局部浸润生长明显和迅速的全身性血行扩散,一般致死。肺是最常见的转移部位,骨是第二常见的转移部位。近年来随着化疗技术的改进,骨肉瘤病人生存率得到明显提高,但即使采用手术联合化疗的治疗方案,病人 5 年生存率也仅为 55%~65%,而并发肺转移者 2 年生存率不到 25%。脊柱原发性骨肉瘤预后更差。Shives 等曾报告一组 27 例脊柱骨肉瘤患者的治疗结果,除 1 例外,其余患者均死亡,平均生存期仅为 10 个月(1~28 个月)。脊柱原发性骨肉瘤一经发现,多属 Enneking ⅡA 或ⅡB 期,即使再行广泛的切除也会遗留部分肿瘤组织。Kawahara 等认为有 25%~30% 的脊柱骨肉瘤患者在治疗后仍会复发。Talac 等认为脊柱骨肉瘤的局部复发可导致 92% 的患者死亡,从诊断肿瘤复发到患者死亡的平均时间是 16.6 个月。

近年来,越来越多的肿瘤抑制基因以及细胞因子被用来判断骨肉瘤的预后。p53 基因是骨肉瘤的重要相关基因,其表达的蛋白与骨肉瘤的发生密切相关,并可以预测骨肉瘤的预后,甚至认为该基因参与或激发骨肉瘤细胞多药耐药的发生。血管内皮生长因子(vascular endothelial growth factor, VEGF)可以反映肿瘤血管的生成,被认为与骨肉瘤的肺转移相关。Charity 等的研究证实,骨肉瘤组织中 VEGF 的高表达提示肿瘤预后较差。动物实验已发现,抑制 VEGF 的表达可能是一种具有潜力的治疗骨肉瘤的新方法。

但上述结果还未在脊柱原发性骨肉瘤组织学研究中得到验证,对其治疗依旧困难。尽管如此,随着人们对于脊柱骨肉瘤认识的深入以及更符合肿瘤外科治疗原则的新方法的应用,脊柱原发性骨肉瘤患者的生存率正逐渐接近四肢骨肉瘤患者,预后也正在逐渐改善,相信脊柱原发性骨肉瘤的最终治疗结果会逐渐好转。

(胡豇 朱鸿 胡云洲)

# 第六节 脊柱软骨肉瘤

## 一、概述

软骨肉瘤(chondrosarcoma)是一种恶性结缔组织肿瘤,其细胞有向软骨分化趋向、形成软骨基质为特点,又称恶性软骨性肿瘤,是常见的原发恶性骨肿瘤,其发病率仅次于骨肉瘤,约占原发恶性骨肿瘤的10%,其中男性是女性的2倍,发病年龄在中老年,只有少数病例发生于儿童和青春期。

软骨肉瘤好发于扁骨、肢带骨和长管状骨的近端。可以分为起源自骨内的中央型,起源自骨外(如骨软骨瘤)的周围型和骨膜型。按细胞组织学特点可分为普通型软骨肉瘤、去分化型、间叶型和透明细胞型软骨肉瘤。其中,普通型占80%,透明细胞型占2%~5%,间充质型占1%~13%,去分化型占3%~10%。不同亚型软骨肉瘤恶性程度不同。原发于脊柱的软骨肉瘤相对较少见,占3%~12%。而脊柱软骨肉瘤在原发于脊柱的非淋巴源性肿瘤中排名第二,仅次于脊索瘤(Chordoma),占脊柱原发非淋巴源性肿瘤的7%~12%。脊柱的软骨肉瘤可见于脊柱任何节段,其中以胸椎为多见,这可能与胸椎的数目最多有关。主要发生在成人,特别是30~70岁的人群,平均年龄45岁,男性多见,其发病率是女性的2~4倍。平均生存期约为5.4年。

2013年WHO骨肿瘤组织学分类将软骨肉瘤Ⅱ级、Ⅲ级(ICD-O编码:9220/3),下属三个亚型为:①去分化软骨肉瘤(ICD-O编码:9243/3);②间叶性软骨肉瘤(ICD-O编码:9240/3);③透明细胞软骨肉瘤(ICD-O编码:9242/3)。

## 二、临床表现

普通型软骨肉瘤临床表现轻微、发展缓慢,病史一般较长。主要症状是深部的轻微疼痛,呈间歇性发作。通常因肿瘤尚未侵犯软组织,不能触及骨外肿块,仅有受累骨骼的增粗。晚期可形成大的、能触及的软组织肿块。发生于脊柱、骶骨、肋骨或骨盆的病例可引起严重疼痛,可因为压迫神经而引起放射性疼痛。有些首发或续发的病例,肿瘤生长迅猛呈侵袭性,早期即可破坏骨皮质并侵犯软组织,应考虑为去分化征象或恶性升级。

中心性常有隐袭性疼痛,除非肿瘤已生长较大,一般无肿块出现;反之,周围性的继发性软骨肉瘤,可以无症状,但有较大的肿块存在。如果肿瘤发生于盆腔等有较大的肿块存在。如果肿瘤发生于盆腔等有较大空间的部位,只有肿瘤体积达到一定水平时临床上才能发现。软骨肉瘤的生长方式各不相同,大部分肿瘤生长缓慢,是低度恶性,倾向于局部复发,转移不常见或仅在晚期时才发生;少部分则发展迅速,呈高度恶性,并早期伴有转移。

## 三、影像学检查

对于软骨肉瘤的放射学检查,应包括X线片、动脉造影、骨扫描、CT和MRI等一系列检查手段。X线片对于确定诊断最为重要,显示为骨内溶骨性溶化,其中有大量钙化。一些特征性的表现常能直接提示软骨肉瘤的诊断,这些特征包括骨质破坏的特殊形态,骨内扇贝样的花边,钙化和骨膜反应等。动脉造影可以了解肿瘤血供。CT和MRI可以评价肿瘤在骨内外的侵犯范围。MRI还可以更清楚的显示软组织侵犯程度及肿瘤与重要血管神经之间的关系,但MRI不能清楚地显示肿瘤内的钙化。

软骨肉瘤由不同的小叶构成,小叶间可见明显分隔。位于软骨小叶间隔的钙化常见,呈直径1~2cm大小的环状、弓状,为其特征性影像学表现;由于软骨有钙化及骨化的倾向而表现出肿瘤内的放射学不透光性增加。软骨钙化特征性表现为无结构的、不规则散布的"喷雾状"颗粒,或结节样、环形钙化。

## 四、病理表现

### (一)肉眼观

普通型软骨肉瘤以透明软骨分化为主,大体呈灰蓝色半透明状、胶冻样、分叶状肿块。如果局部有黏液变或去分化成分,则呈黏液状或灰白鱼肉状。也可有囊性区域。常见钙盐沉积的黄-白色白垩样矿化区域。缓慢膨胀,可因骨膜下反应性新生骨形成而增厚。

间叶性软骨肉瘤呈灰白灰红色,质地从硬韧到软不等,界限常清楚。分叶状罕见。大部分有硬的矿化沉积物,程度不一,从散在灶状到十分明显的区域。一些肿瘤可显示清晰的软骨样外观。有时可见明显的坏死出血灶。可有骨密质破坏和软组织浸润。

### (二) 镜下所见

软骨肉瘤按组织学分类有普通型软骨肉瘤、去分化软骨肉瘤、间叶性软骨肉瘤和透明细胞软骨肉瘤。普通型软骨肉瘤低倍镜下有不规则分叶状结构。软骨小叶大小形状不等。小叶被纤维性条索或渗透于其中的骨小梁分隔。小叶内软骨细胞总体上较内生软骨瘤丰富,常成团成簇分布,不典型软骨细胞大小和形状各异,核大浓染。不典型性一般轻到中度。双核细胞常见。肿瘤渗透到宿主密致骨和(或)髓质骨是软骨肉瘤的重要特征,可以同内生软骨瘤区别。黏液变或软骨样基质液化是软骨肉瘤常见的特征。软骨肉瘤中可见到坏死和核分裂象,尤其高级别的病变。

软骨肉瘤分级很重要,对判断预后十分有用。分级的主要依据细胞核大小、核染色质浓集程度、细胞密度等指标将软骨肉瘤分为 I ~ III 级。I 级:细胞密度中等,核大小一致,肥硕,染色质深。双核少见。细胞学非常类似内生软骨瘤。II 级:细胞量、核染色质、异型性和核的体积更加明显。III 级:细胞密度和核的多形性、异型性都超过 II 级,核分裂象易见。大部分原发性软骨肉瘤是 I、II 级,III 级很少。

脊柱发生的软骨肉瘤除了普通型软骨肉瘤外,间叶性软骨肉瘤也是较常见的类型。显微镜下呈典型的双相形态:未分化小圆细胞混合有透明软骨岛。软骨岛的含量变异较大,与未分化细胞成分界限清楚或逐渐移行过度。未分化小细胞类似尤文肉瘤。间质含有丰富的薄壁小血管,呈血管外皮瘤样形态。偶尔可见破骨样巨细胞、骨样基质甚至骨组织。

(朱　鸿)

## 五、诊断与鉴别诊断

脊柱原软骨肉瘤主要临床表现为局部肿物,伴随脊髓或神经压迫症状。

脊柱原软骨肉瘤主要发生在脊柱的椎体和附件,也可发生在椎管内。在影像学上的表现主要是在破坏的基础上伴有较广泛的点状、斑驳样钙化。但是原发于脊柱的软骨肉瘤可只表现破坏,而不伴有钙化。脊柱原软骨肉瘤与其他部位软骨肉瘤的 CT 和 MRI 表现相似,CT 对于钙化的显像具有明显优势,对定性诊断有一定价值,MRI 对于显示软组织肿块和椎管内侵犯具有明显优势,对指导临床治疗有重要价值。特征性影像学表现:软骨肉瘤由不同的小叶构成,小叶间可见明显分隔。位于软骨小叶间隔的钙化常见,呈直径 1 ~ 2cm 大小的环状、弓状,为其特征性表现;位于小叶内的钙化呈斑点或雀斑状无序排列,相对少见,无诊断特异性。肿瘤与正常骨界面呈扇贝状或花边状小分叶,其病理基础与软骨小叶边缘的推压有关。软骨肉瘤小叶 MRI $T_1WI$ 多为显著高信号(高于脂肪),小叶间隔则呈环、弓状低信号,低信号与小叶间隔内胶原纤维及矿物盐有关。动态增强对脊柱软骨肉瘤的诊断有价值,其表现为:增强后多数病变周边明显强化,病变内可见不均匀环状、弓状或隔膜状强化,环和弓的直径1 ~ 2cm,小叶本身一般不强化。强化的环或弓分布不均匀、长短不等、直径不等、线条不连续和粗细不等都提示肿瘤的恶性特征。在动态增强时,一般为进行性延迟强化。Geirnaerdt 的研究认为,弓环状强化可以见于软骨肉瘤、内生软骨瘤和骨软骨瘤,但软骨肉瘤强化出现的时间早于内生软骨瘤和骨软骨瘤。

不同亚型软骨肉瘤恶性程度不同,影像学表现存在一定的差异,可能被误诊为其他肿瘤。透明细胞型软骨肉瘤可能被误诊为良性软骨母细胞瘤;由于存在大量非软骨结构,去分化型软骨肉瘤常被误诊为非软骨来源肿瘤;而 30% ~ 50% 间充质型软骨肉瘤位于骨骼外软组织内,可能误诊为非骨骼类肿瘤。此外,间充质型和去分化型软骨肉瘤恶性程度明显高于其他亚型软骨肉瘤,这在手术方案的制订及术后随访复查间隔时间上有着不同的要求。在病理学上有的把继发于骨软骨瘤等良性肿瘤或畸形骨病的软骨肉瘤称为继发性软骨肉瘤;而把一开始即表现为恶性的称为原发性软骨肉瘤,以后者更为常见。

## 六、治疗

### (一) 手术治疗

彻底和广泛的外科切除是脊柱软骨肉瘤的基本治疗原则,也是唯一可能治愈脊柱软骨肉瘤的方法。

1971 年 Bertil Stener 报道了第 1 例 $T_6 \sim T_8$ 椎体软骨肉瘤的脊椎整块切除术（En-bloc spondylectomy），这种切除方式历经 20 多年的发展和完善，逐渐应用于临床。En-bloc 切除是指切除肿瘤及肿瘤所在的整个间室。基于这种理论的肿瘤切除应是自包膜外切除肿瘤，包括一定范围相对正常的组织。只有这样才能最大限度地确保彻底切除肿瘤及周围微卫星病灶，最大限度地避免或降低局部复发。软骨肉瘤瘤内切除和部分切除的局部复发率高达 93%。根治性外科手术以后肿瘤复发平均时间是 5.14 年，肿瘤部分切除以后的平均复发时间则是 3.17 年，而因肿瘤复发所导致的死亡占患病人数的 74% 左右。对于脊柱原发软骨肉瘤，首选广泛性切除，对难以达到广泛切除者，应尽量争取彻底切除；对复发肿瘤，仍应争取再次手术并尽可能彻底切除，可达到一定的生存时间及功能保留。

（二）化疗

传统上认为，软骨肉瘤对细胞毒素的化疗是不敏感的。目前绝大多数学者认为，化疗和（或）放疗对于软骨肉瘤患者不能明显提高其生存率，主要运用于恶性程度较高及去分化程度较高的脊柱软骨肉瘤。

（三）放疗

国外学者有报道，放疗可以延缓肿瘤的发展，但不能阻止其发展。因此，是否将放疗作为脊柱软骨肉瘤的术后辅助治疗尚存争议

典型病例：患者，男性，54 岁，因"腰$_3$ 左侧横突软骨肉瘤切除术后 $3^+$ 年，腰部包块伴腰腿痛，间歇性跛行 $2^+$ 年"。专科查体：患者脊柱外形未明显异常，左侧腰部可见一直径约 12cm×13cm 包块，质硬，活动度差，与周围组织界限不清，触之有酸痛感。腰部棘突广泛压叩痛（+）。左股四头肌萎缩。左大腿内外侧感觉减退，大腿后侧、小腿、足感觉无明显异常；右下肢感未见异常。鞍区感觉未见异常。双腿直腿抬高试验（-），双腿膝反射、踝反射未引出，左伸膝肌力Ⅳ

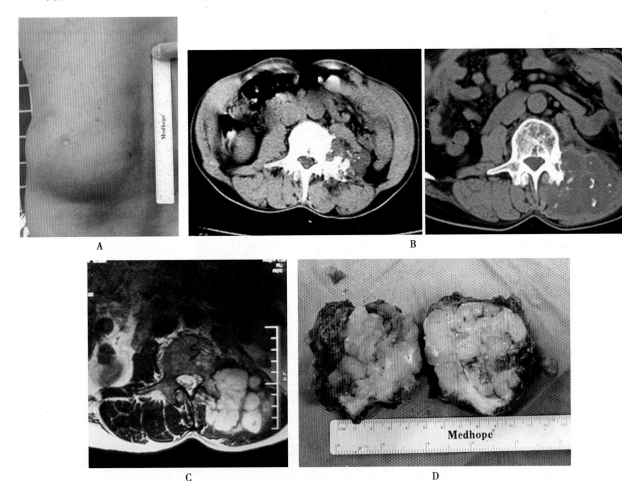

图 11-6-1　男性，54 岁，$L_{3\sim4}$ 复发性软骨肉瘤

A. 术前腰部包块 12cm×13cm；B. CT 显示 $L_3$ 左侧横突破坏软组织肿块内有钙化影；C. MRI $T_2$ 像显示 $L_{3\sim4}$ 椎体左旁见多发结节状高信号影，$L_3$ 椎左侧局部信号增高；D. $L_3$ 肿瘤切除术后标本 8cm×7cm×12cm

级,其余肢肌力Ⅲ+级。CT 显示腰₃左侧横突破坏,巨大软组织肿块内有钙化影。腰椎 MRI 示:L₃,₄椎体左旁见多发结节状高密度影,L₃椎左分局部密度增高;L₁~₄椎体水平左侧椎旁肌肉软组织(以竖脊肌-腰大肌为著)异常信号,6.6cm×6.1cm×12.7cm,边界欠清,形态欠规则。由于 CT 强化见肿瘤与左肾动脉粘连,故仅行肿瘤切除术,I¹³¹粒子植入术,肿瘤切除标本,术后患者左下肢感觉减退有所恢复(图 11-6-1)。

## 七、预后

普通型软骨肉瘤复发风险与一些组织学参数有关,包括分级、肿瘤坏死、核分裂计数及黏液样肿瘤基质等。间叶性软骨肉瘤是高度恶性的肿瘤,极易局部复发和远处转移。

(王贤帝　曾建成)

# 第七节　脊柱骨的未分化高级别多形性肉瘤

## 一、概述

骨的未分化高级别多形性肉瘤(Undifferentiated highgrade pleomorphic sarcoma of bone),原用名称为恶性纤维组织细胞瘤(malignant fibrous histiocytoma, MFH),是由一种成纤维细胞样细胞和组织细胞样细胞为主要成分,伴有数量不等的单核和多核巨细胞、黄色瘤细胞和炎症细胞组成的多形性肉瘤,肿瘤无明确分化的特征,常局灶性出现席纹状或车轮状结构。1963 年和 1964 年 Stout 和 O'Brein 首先发现和描述了软组织的 MFH,大多数发生于四肢和躯干的软组织,1972 年由 Feldman 首次报告骨的 MFH,原发于骨者为少数,一般认为,发生在骨和软组织的 MFH,其组织结构基本相同。1975 年 Furs 和 1977 年 Taxy 等通过电镜观察,认为 MFH 来源于原始间叶组织。1978 年由 Weiss 正式命名为 MFH,并将其分为:车辐状-多形性、黏液性、巨细胞性、炎性和血管瘤样 5 种组织学亚型。MFH 主要有 3 种起源学说:纤维细胞起源、纤维组织细胞双重起源、原始间叶细胞起源。2002 年 WHO 骨与软组织肿瘤分类,将恶性纤维组织细胞瘤列为纤维组织细胞性肿瘤(ICD-O 编码:8830/3)。重新整理了 MFH 的概念,认为 MFH 的本质是组织学来源及分化方向仍不明确的未分化多形性肉瘤。重新定义后的 MFH 包括多形型、巨细胞性和炎性 3 种组织学亚型。将黏液性 MFH 命名为黏液性纤维肉瘤;将血管瘤样 MFH 命名为血管瘤样纤维组织细胞瘤。时隔 11 年,传统的观念则因认识的深入最终被摒弃,2013 年 WHO 骨肿瘤分类将恶性纤维组织细胞瘤更名为骨的未分化高级别多形性肉瘤(ICD-O 编码:8830/3)列为杂类肿瘤。

骨的未分化高级别多形性肉瘤可发生于肺、肝、腹腔、腹膜后和甲状腺等身体的不同部位,但 MFH 是中老年人常见的骨与软组织肿瘤,其组织学来源及分化方向一直是讨论的焦点。有研究认为,MFH 起源于成纤维细胞或原始的间充质细胞可能性更大一些。但大量研究结果显示,由于 MFH 的病理学特征多样化,分子遗传学表型复杂,基因遗传学结果多样,染色体核型复杂,比较基因组杂交(CGH)也在多条染色体上发现异常,临床表现及预后差异明显,尚无有效地治疗方法,缺乏有针对性的药物和手段。目前,诸如 mi-croRNA 在基因调控中的研究,蛋白质组学在寻找疾病分子标志中的应用,为 MFH 的发病机制研究和组织学来源探讨提供了新的思路。随着分子生物学技术、基因遗传学技术以及临床病理学诊断技术的不断进步,MFH 的实质必将被揭示。

## 二、临床表现

骨的未分化高级别多形性肉瘤可发生于任何年龄,常见于中年,中位年龄 38 ~ 47 岁,男女之比约 1.7:1,绝大多数病例为单发病灶。黄承达等统计骨恶性纤维组织细胞瘤占恶性肿瘤的 2.5%,国外资料报道接近 2%。全身各处骨骼均可发生,但主要发生于长骨(股骨、胫骨较多)干骺端,亦可见于脊柱。骨的 MFH 可以在其他疾病的基础上发生,Jun 等对 81 例骨 MFH 的研究中,22% 的患者继发于其他疾病,包括 Paget 病、骨硬死、纤维异样增殖症、既往放疗病史等。继发性 MFH 患者的发病年龄略高于骨原发 MFH,两者的治疗方案相同,预后两者并无明显区别。

骨的未分化高级别多形性肉瘤多见于胸椎和骶

椎,多发病灶亦有报道。病程3个月~19个月,起病均有患部不同程度的疼痛,呈慢性进行性加重,多数疼痛剧烈,需服吗啡类药物维持。脊柱相应节段有压痛、叩击痛和活动障碍并逐渐加重。部分患者有神经根刺激症状,下肢肌力下降,病椎局部软组织肿胀并逐渐出现软组织肿块,胸椎椎弓肿瘤的软组织肿块可向背部迅速生长,有的软组织肿块特别巨大(图11-7-1)。随病变进展可伴有病理性骨折、脊柱后凸畸形、病变累及椎管者可出现脊髓神经损害、四肢麻木无力、感觉减退、肌力减弱、大小便困难。最后造成截瘫。

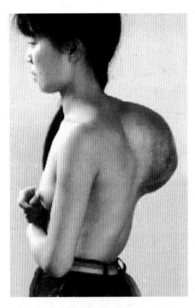

**图 11-7-1 T₇₋₈骨的未分化高级别
多形性肉瘤切除后复发**

实验室检查发现多数病例血沉增快,但碱性磷酸酶不高。

## 三、影像学检查

### (一)X线片

多表现为溶骨性、膨胀性骨质破坏,呈虫蚀状、斑片状直至大片骨质溶解,范围大小不一,有时可见轻度骨质硬化,破坏区中心可无骨小梁残留,但有时可见条状或网状骨嵴,瘤体边缘不规则,与正常骨组织界限不清,大部分病例有软组织包块,软组织块内可见残留骨或致密钙化,并可见有单发或多发囊性坏死灶。小部分病例呈骨质硬化增生表现,髓腔一片致密,骨皮质增厚。一般无骨膜反应。

### (二)CT

CT可清楚而准确地显示椎体和椎弓的病灶轮廓、形状、皮质改变、内部密度等骨的细微结构以及

软组织肿块的大小。有报告脊柱骨的未分化高级别多形性肉瘤80%有肿块。

### (三)MRI

T₁加权像多呈低信号和等信号,T₂加权像呈高信号或混杂信号,病变周围可见长T₁长T₂反应性水肿区,增强扫描呈轻度不均匀强化。磁共振能够清晰显示骨病灶及软组织肿块的范围,可发现跳跃状病灶。

## 四、病理检查

### (一)肉眼观

骨的未分化高级别多形性肉瘤肉眼表现无特征性。肿瘤色泽不一,从红棕色到灰白色;质地不同,从软到硬;常有坏死、出血而成淡黄色。肿瘤破坏浸润骨密质,在软组织形成浸润性、边界不清的肿块。

### (二)镜下所见

肿瘤主要由梭形细胞、织细胞样细胞及多形性细胞混合组成。可见多少不等的破骨样巨细胞、泡沫细胞和慢性炎细胞。梭形的肿瘤细胞有不同的排列方式,典型的排列方式为车辐状排列,常见于成纤维的区域。瘤细胞核非典型性明显,可见到奇异的瘤巨细胞。核分裂象和病理性核分裂象常见(图11-7-2)。骨的未分化高级别多形性肉瘤可有不同的组织学亚型,如车辐状-多形性亚型、组织细胞亚型、黏液样亚型、巨细胞亚型和炎症性亚型。而车辐状-多形性在骨科常见,而黏液样罕见。

### (三)免疫组织化学

诊断骨的未分化高级别多形性肉瘤,免疫标记

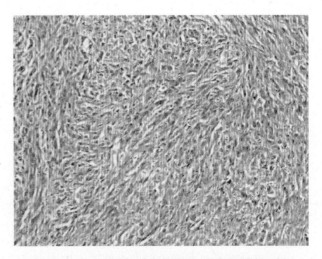

**图 11-7-2 肿瘤主要由梭形细胞、组织细胞样细胞
及多形性细胞混合组成,瘤细胞核非典型性明显,呈
束状排列 HE×100**

不可或缺。主要的价值在于排除其他一些可能与该肿瘤相似的恶性肿瘤，如平滑肌肉瘤、转移癌和恶性黑色素瘤等。瘤细胞表达 Vimentin，局部表达 SMA、CK，CD$_{68}$ 可呈阳性。

#### （四）遗传学改变

在 5/7 的散发性骨的未分化高级别多形性肉瘤的病例发现有 9p21～22 的杂合性丢失。

### 五、诊断与鉴别诊断

#### （一）诊断

对男性中年患者，逐渐发生腰背疼痛进行性加重，局部压痛肿胀、活动受限。照片发现溶骨性破坏，边界不清、无肿瘤及骨膜反应，仅在病理骨折或创伤后才有轻度骨膜反应。生化检查除部分病人血沉增快外，余无特殊异常。Feldman 认为此瘤的特征就是在骨破坏附近出现软组织肿块，且与骨破坏密切相关，如骨破坏局限皮质表面，范围不大，而软组织肿块明显时，就应考虑本病可能。确诊主要靠病理检查结合临床与影像学表现。本瘤在病理组织学上必须符合以下标准：①肿瘤由具有异型性的纤维母细胞、组织细胞、多核巨细胞和炎细胞所构成。②恶性形态的纤维母细胞及其产生的胶原纤维呈辐射状排列。③瘤细胞不产生骨基质，无肿瘤性新骨形成。

#### （二）鉴别诊断

由于骨的未分化高级别多形性肉瘤临床与影像学表现和一般的骨恶性肿瘤尤其骨纤维肉瘤难以区分，所以在病理组织学上特别注意与下列肿瘤鉴别：

1. 脊柱骨肉瘤　好发于青少年，男性多于女性，病程发展快，疼痛明显。血清碱性磷酸酶常升高。影像学可见溶骨性破坏和成骨性骨硬化灶，骨膜反应多而显著，并有肿瘤新生骨，可见 Codman 三角及日光射线现象。组织学上肿瘤内可见不同种类的骨肉瘤细胞。

2. 脊柱骨纤维肉瘤　发病率低，以成年人多见。X 线主要表现为溶骨性破坏，边界不清，软组织肿块相对较少，很少有骨膜反应。镜下为梭形细胞，形态相对较一致，常排列呈束状，无组织细胞样恶性多核巨细胞等。

3. 脊柱恶性骨巨细胞瘤　多见于中年人，X 线表现为呈偏心性分房状膨胀性溶骨性破坏，无骨膜反应，一般不形成软组织肿块。镜下可见异型性瘤巨细胞和多核细胞，但缺少异型性纤维母细胞和组织细胞。

4. 脊柱溶骨性转移瘤　既往有原发肿瘤病史，脊柱转移瘤以溶骨性破坏多见，一般无骨膜反应及软组织肿块，转移灶椎体后缘骨皮质后凸；转移灶可伴有硬膜外肿块；转移灶 T$_1$ 加权像，椎体或椎弓根呈弥漫性低信号改变；转移灶 T$_2$ 加权像或增强后呈高信号或不均匀信号改变；血生化检查不正常。个别病例只能依靠病理和适当的免疫组化指标来鉴别。

### 六、治疗

#### （一）手术治疗

此瘤是高度恶性的肿瘤，只要是能胜任手术、可以切除的肿瘤患者应尽早采用广泛性或根治性彻底切除肿瘤，是治疗的唯一或根本方法。因此对确诊的每个病例，要根据影像学和 WBB 分期，对病人进行全面评估，术前即确定患者可能的手术切除方式和各种不同的手术入路，进行广泛性或根治性彻底切除肿瘤，包括全脊椎切除、矢状扇形半脊椎切除术、椎体全切除术、椎弓全切除术等。对大多数病人来说，前路手术更适合椎体肿瘤切除，后路手术更适合椎弓肿瘤切除，后路一期全脊椎大块切除，前后路联合更适合于全脊椎肿瘤切除。椎弓肿瘤切除后，椎弓根螺钉内固定、后外侧植骨；椎体肿瘤切除后，椎间大块植骨或钛网植骨，植骨板螺钉或钉棒内固定；全脊椎切除后，前方椎体间钛网植骨或钛网填骨水泥，后方长段椎弓根螺钉内固定植骨。如果病例选择恰当，手术可完全切除肿瘤病灶；解除脊髓神经、血管和神经根压迫，重建脊柱稳定性；维持或改善神经功能，推迟或避免截瘫；延长行走能力；解除疼痛，改善患者生活质量。

手术的边界是决定肿瘤复发与否的关键因素。文献报道通常以 1cm 为边界，肿瘤边缘的正常组织在 1cm 以上可以明显降低肿瘤的复发率。边缘性肿瘤切除的患者的局部复发率为 33.3%，而广泛性切除的患者组中肿瘤的局部复发率为 11.8%，两者之间有明显的差异。肿瘤的复发主要为软组织复发，出现复发的患者均为肿瘤出现较大的软组织包块的患者，肿瘤的软组织肿块通常临近比较重要的神经和血管，手术时为保留神经血管束，而进行的瘤内切除，遗留有肿瘤组织造成复发。

## （二）化学治疗

多数研究结果支持进行化疗,认为大剂量的化疗可以提高 MFH 的生存率。Gaetano 等对 65 例 MFH 患者进行新辅助化疗,平均随访 7 年,69% 的患者无瘤生存。有研究推荐进行新辅助化疗,认为肿瘤位于深部、范围大于 5cm 的患者应该进行新辅助化疗。化疗多联合用药,常用的化疗药物包括多柔比星、异环磷酰胺、氮烯咪胺、甲氨蝶呤、依托泊苷等。常用的各种化疗药物之间的各种组合化疗效果基本相似。

国外有学者将多柔比星和异环磷酰胺联合化疗或未行化疗的四肢 MFH 患者的随机对照试验结果表明,治疗组的中位无瘤生存率和中位总生存期都有提高。国内多数学者认为,对于高度恶性和可以切除的肿瘤患者多采用早期边缘或广泛性手术,并于手术前后行化疗,化疗用药同骨肉瘤,用药后的肿瘤标本细胞坏死率是很重要的一个预后因素。化疗不仅能控制微小的肿瘤病灶,而且能降低复发率。

化疗用药方案:

1. 术前化疗　包括两个周期。多柔比星（ADM）,60mg/m$^2$（分 2 天给药）,同时给予肌苷、葡醛内酯进行保肝治疗。之后,顺铂（CDP）,100mg/m$^2$ 静脉滴注, 24 小时内持续输入。甲氨蝶呤（MTX）,8 ~ 12g/m$^2$ 静脉输入,在给药后 24 小时开始甲酰四氢叶酸钙解救,剂量为 9 ~ 15mg,每 6 小时 1 次,共 12 次,同时注意水化和碱化尿液。对于某些患者还随机加用异环磷酰胺（IFO）,2g/m$^2$（连续 5 天）,以增加术前化疗效果,同时给予等剂量的美司纳,预防出血性膀胱炎的发生。

2. 术后化疗　开始于手术结束后 14 天。化疗方案的选择要取决于术后病理,如果肿瘤坏死率大于 90%,继续原方案;若小于 90%,调整化疗方案,加用异环磷酰胺（IFO）,剂量为 2g/（m$^2$·d）（连续 5 天）,同时给予等剂量的美司钠,预防出血性膀胱炎的发生。

## （三）放射治疗

由于对脊柱原发骨的未分化高级别多形性肉瘤尚难做到根治性切除,所以在行脊椎肿瘤切除术后,放疗可以起到局部控制作用。手术边缘有极少骨的未分化高级别多形性肉瘤残留或仅在显微镜下可见的骨的未分化高级别多形性肉瘤,放疗更为有效,能更好地控制肿瘤的复发。目前,放疗主要用于无法完全切除或不能保证切缘阴性的情况下重要的辅助治疗手段。多个研究结果显示,手术治疗辅助放射治疗手段（术前或术后）与单纯手术治疗手段相比,患者的局部复发率得到明显改善,但是无瘤生存率与总生存率未见明显差异。O'Sullivan 等的研究结果显示,术前行放射治疗与术后行放射治疗相比患者的总生存率有所改善,放射损伤合并症有所增加。术后辅助放疗,组织纤维化、脊柱僵硬以及水肿等现象较为常见。辅助放疗的射线剂量为 50 ~ 60Gy,一般认为 60Gy 为标准的治疗剂量。

## （四）分子生物学治疗

舒尼替尼是一种多靶点酪氨酸激酶受体抑制剂,它通过抑制多种酪氨酸激酶受体,从而阻断肿瘤生长所需的血液和营养物质供给,同时还能够直接杀死肿瘤细胞。临床前研究表明,舒尼替尼具有广谱的抗肿瘤活性,包括对转移性肾细胞癌、胃肠间质瘤、乳腺癌、结直肠癌、肝细胞癌、非小细胞肺癌以及神经内分泌肿瘤等均有较好的疗效。Mauri 等用舒尼替尼治疗 1 例已有骨、肺转移的未分化高级别多形性肉瘤,疗效评价局部病灶为稳定,转移灶部分缓解（数量及大小减低）,治疗后 13 个月无瘤性进展,提示酪氨酸激酶抑制剂治疗无法切除或有远处转移的患者可能有较好的远期疗效。

埃兹蛋白是埃兹蛋白、根蛋白和膜突蛋白家族成员之一,具有维持细胞形态和运动、连接黏附分子及调节信号转导等功能。近年来的研究发现,埃兹蛋白在肿瘤细胞中的表达异常,提示其在肿瘤的浸润、转移机制中发挥重要作用。目前为止规模最大一项原发性肝 MFH 病例的研究表明,埃兹蛋白在肿瘤细胞中的表达可作为新的辅助治疗的靶点。在埃兹蛋白高表达的肿瘤中,应用针对该分子的遗传学或免疫学方法进行靶向治疗可能为 MFH 的治疗提供新的前景。

# 七、预后

脊柱骨的未分化高级别多形性肉瘤恶性程度高,极易发生转移,特别是肺转移（45% ~ 50%）。手术复杂,很难达到边缘或广泛切除的边界,病情进展快,生存率较低,预后差别较大,基于 MFH 的异质性显著,影响预后的因素亦多样化。现有的关于骨与软组织未分化高级别多形性肉瘤预后研究结果显示, MFH 患者 5 年无瘤生存率为 39% ~ 64%,5 年总生存率为 50% ~ 70%。年龄 ≥50 岁、瘤体 ≥5cm、组织学级别高以及确诊时已发生转移的患者预后较差。有报告脊柱 MFH 5 年生存率仅为 7.7%,

45%~50%转移到肺。Bacci用手术切除加辅助化疗12例,无瘤存活59%,同期单用手术治疗18例,只有1例存活。化疗不仅能控制微小的肿瘤病灶,而且能降低复发率。未采取化疗前患者生存率较低,化疗后生存率可提高到56%~71%。肖建如等手术治疗18例,平均随访2.5年,复发率为43.7%,认为复发与手术切除不彻底和未定期化疗有关。外科边界、手术分期是影响生存率的危险因素,外科边界是局部复发的危险因素,用化疗药物后的肿瘤标本细胞坏死率是一个重要的预后因素;发病年龄低于40岁、组织学低度恶性、合适的肿瘤切除边界和有效化疗是有利的预后因素,目前5年生存率有报道超过50%者。

(胡豇 朱鸿 胡云洲)

# 第八节 脊柱脊索瘤

## 一、概述

在人类胚胎发育过程中,脊索形成一个中轴结构,在胚胎发育至1~1.1cm时,脊索完全发育成熟。随后,脊索逐渐退化,伴随中轴骨多个骨化中心的形成分成多个节段。到胚胎发育至2个月时,脊索变为椎间残留物。到成人时,它形成椎间盘的髓核。偶尔,这种残留物可以出现在椎体周围部分,也可以出现在蝶枕区或骶尾部。有时形成位于椎体中心的较大的实体团块,这些团块可能起源于未退化的椎间脊索管。脊索的残留组织被称为髓内脊索瘤。脊索组织与不成熟的软骨细胞相似,由嗜酸性的黏液瘤基质中的卵圆形细胞组成,细胞核位于细胞中心,胞浆内含空泡。特征性的空泡细胞呈灶状分布。脊索细胞在免疫组化上兼具软骨细胞和上皮细胞的特点,其S-100蛋白、角蛋白和上皮细胞膜抗原(EMA)染色呈强阳性。S-100蛋白和上皮细胞标记物的共同表达是脊索组织的特性,在脊索瘤中仍保留该性质。过去,脊索残留组织多在尸检中或在因其他原因进行脊椎活检时被偶然发现。随着现代计算机影像技术的发展,它们更多地在术前的诊断过程中被发现。从组织学的观点出发,重要的是不要将这些残留组织误认为脊索瘤。

脊索瘤是一种起源于胚胎脊索的残余组织,具有上皮细胞和间叶细胞分化双重特性,好发于脊柱终末端,特别是骶尾部及颅底的蝶枕软骨结合部,占原发恶性骨髓瘤的1%~4%,是除浆细胞骨髓瘤外最常见的脊柱原发恶性肿瘤,是生长缓慢的、呈脊索样分化的原发性低中度恶性肿瘤。1894年由Ribert命名,可发生于脊柱任何节段,2001年由Mc-Master统计美国1973年至1995年发病率约为0.1/10万/年。发病部位:50%~60%在骶骨,25%~35%在颅底,颈椎约为10%,胸腰椎约为5%。几乎无一例外地发生于中轴骨。几个解剖部位的多发脊索瘤也有报道,但极为罕见。脊索瘤最常见于40~70岁,50~60岁为发病的高峰年龄段,平均年龄为56岁,男性发病率高于女性,男女发病率约为2:1。2013年WHO骨肿瘤组织学分类将脊索样肿瘤分为:①良性脊索样细胞瘤(ICD-O编码:9370/0);②脊索瘤(ICD-O编码:9370/3)。

## 二、临床表现

脊柱脊索瘤在临床上比较少见,根据病变部位可分为颅底型、脊椎型和骶尾型。它生长较慢,病程长,在出现症状前,往往已患病多年。疼痛是常见的、最早出现的临床症状,虽然很早出现疼痛,但往往不引起重视。疼痛进展缓慢,可持续几个月到几年,直到局部疼痛严重或伴有神经根症状时才就诊,此时发病已很久。

### (一)骶尾椎脊索瘤

典型的临床表现为慢性下腰部或骶尾部疼痛,可放射至臀部、会阴及下肢。多数患者伴有单侧或双侧坐骨神经支配区疼痛及麻木,在患者就诊前,病史可长达1~2年。肿瘤一般向前方呈膨胀性生长,肿瘤对骶神经的浸润和压迫以及骶前肿块对盆腔脏器的挤压,均导致肛门直肠及膀胱的功能障碍,先有排便习惯改变、里急后重、便秘、尿频、尿急、尿失禁、鞍区麻木、最后大小便困难。部分患者可有膀胱和直肠刺激症状,而首诊于泌尿和肛肠外科,易误诊为膀胱炎直肠炎。少数患者以骶尾部肿物为首先发现。查体可发现骶后叩击痛、压痛、局部隆起或肿块突起,骶神经分布区感觉减退、肌力减弱、肛门括约肌松弛。直肠指检均于骶前可触及一个大小不等的包块。有报告95例骶骨脊索瘤中82例患者主诉骶尾区疼痛,13 例患者主诉骶尾部或臀部肿物。45 例患者同时存在坐骨神经痛,易误诊为腰椎间盘突出症。39 例患者同时伴有便秘或尿潴留。所有患者均能通过直肠指检触及肿物,肿物自骶骨突出,位于骶骨与直肠之间,不活动。

#### （二）颅底脊索瘤

按肿瘤部位分为鞍区型、斜坡型、中颅窝型、广泛型和颅颈交界型。颅底不同部位的脊索瘤因对周围组织结构如视神经和垂体的压迫和破坏可导致各种比较隐匿的临床症状。早期症状不典型,早期发现和诊断比较困难,Amir 报道从出现首发症状到疾病的诊断,平均约为 0.8 年。颅底脊索瘤可见于包括儿童和老年人在内的各个年龄阶段,通常有临床症状的患者年龄在 30 ~ 40 岁之间,男性患者较多见,文献报道男女比例为 1.30 ~ 1.50：1,患者就诊时的临床表现不一,取决于肿瘤的大小以及侵犯颅底骨质和毗邻结构的程度。硬膜外骨组织起源的颅底脊索瘤,常见于中上斜坡、蝶岩区,可累及海绵窦、垂体窝,甚至鼻窦等毗邻重要结构等,压迫相应颅神经产生相应的临床表现,部分甚至突破硬脑膜、挤压脑干。常见的临床表现有头痛、视物障碍和(或)视物双影,其他诸如鼻塞、听力减退、伸舌侧偏、舌肌萎缩、耳鸣、眩晕、面部麻木和(或)轻偏瘫、吞咽困难、语言不清、行走不稳、声嘶等颅神经压迫症状和体征。也有患者仅因体检或偶然发现颅底异常占位病变而就诊。

#### （三）脊椎脊索瘤

颈椎的脊索瘤早期症状不典型,多以枕颈部不适、颈肩痛、肢体麻木等为主。大多数患者主诉有慢性、进行性疼痛加重,多数比较剧烈,需口服可待因或吗啡类药物镇痛。多有神经根和颅神经的刺激症状;肿瘤侵及寰枢椎患者吞咽困难的症状明显,可见咽后壁肿块;肿瘤同时累及下位斜坡,出现构音不清,伸舌侧偏,舌肌萎缩等颅神经压迫症状。伴有椎管内脊索瘤者,易出现不全截瘫;胸腰椎脊索瘤常有不同程度的胸腰背部疼痛,缓慢加重,局部压痛和活动障碍,多有双下肢麻木无力等脊髓和神经根的刺激和压迫症状,肿瘤侵及椎管常引起脊髓硬膜受压,双下肢感觉减退,肌力减弱,大小便费力,最后出现瘫痪。

### 三、影像学表现

#### （一）X 线片

1. 骶尾椎脊索瘤　可以向骶骨前方和后方生长,在 X 线片上表现为中心性或偏一侧生长的分叶状膨胀性溶骨性破坏,多位于中线,肿瘤较大时可偏向一侧,边缘可有轻度硬化,肿瘤内可见残留骨片或斑点状钙化影,常伴有软组织肿块。可使骨外形膨胀,无法辨认正常的解剖标志,表现为浸润性、溶骨性破坏,穿破骨皮质,边界不清,周围少有硬化缘,其内有散在的不透亮区的肿瘤钙化影。

2. 颅底脊索瘤　大多发生在斜坡及鞍背区,少数在颅底其他部位。表现为膨胀性生长、造成鞍背区床突、斜坡、岩骨尖的广泛骨质破坏,也可侵及筛窦、蝶鞍、岩锥等,邻近可出现软组织肿块。

3. 脊椎的脊索瘤　以 C$_2$ 最多见,可累及一个或多个椎体及附件,肿瘤多位于椎体,累及或不累及椎间盘。X 线表现为椎骨骨质破坏、椎体压缩变形,肿块内常有斑点状钙化,无明显反应骨形成,椎间隙受累较少。椎间隙变窄或正常,椎旁可有软组织肿块(图 11-8-1)。并可累及相邻的 2 个或更多椎体。肿瘤可向椎管内膨胀性生长造成椎管内容物压迫,可见椎间孔异常扩大。

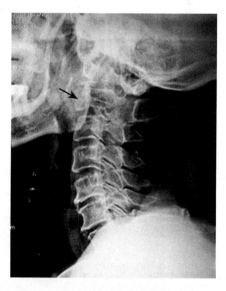

图 11-8-1　C$_2$ 椎骨脊索瘤 X 线片表现

#### （二）CT 表现

CT 可清楚显示脊索瘤病变的范围及内部结构。骶尾椎脊索瘤表现为骶尾部膨胀性的骨质破坏,甚至下部骶椎和尾骨完全消失,病灶边缘清晰,可向前生长,形成分叶状的软组织肿块,肿瘤内常出现点片状残余骨和钙化,能清楚显示肿瘤向前的包块和直肠、膀胱以及骶神经的关系。增强扫描肿瘤常均匀强化。颅底脊索瘤表现为以斜坡或岩尖为中心的分叶状肿块,边界清晰,内有斑点状钙化,强化均匀或不均匀;脊椎脊索瘤 CT 可显示肿瘤侵袭范围和软组织肿块,并可区分瘤体钙化灶与骨溶解区内残留的骨组织,增强后可显示硬膜受压程度(图 11-8-2)。

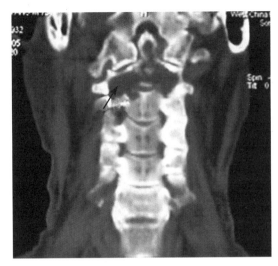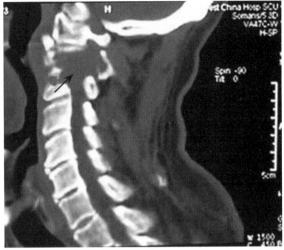

图 11-8-2　$C_2$ 椎骨脊索瘤 CT 表现

### (三) MRI 表现

MRI 能清楚显示脊索瘤的范围和生长方向,特别是显示肿瘤向椎管内生长的情况更为有效。MRI 的 $T_1WI$ 上肿瘤信号不均,多数为低、等混杂信号,$T_2WI$ 肿瘤主要为高信号,矢状面图像可以清楚显示肿瘤向近端破坏骨质以及神经孔受侵情况。肿瘤内的出血在 $T_1WI$、$T_2WI$ 上均为高信号,钙化呈低信号,增强后,可见肿瘤强化。脊椎 MRI 能清楚显示脊髓及椎动脉受压的情况(图 11-8-3)。

### (四) 核素扫描(ECT)

在血液相和骨相同位素摄取均增高(图 11-8-4)。

### (五) 脊髓造影

可以除外骶骨囊肿和肿瘤向近端及硬膜外的扩展情况。

## 四、病理检查

### (一) 肉眼观

脊索瘤呈分叶状外观,有光泽,色泽从棕灰色到蓝白色,质脆胶冻样,大小 5 ~ 15cm,大部分病例伴有突破骨组织的软组织侵袭。

### (二) 镜下所见

组织形态类似胎儿的脊索,特征性的分叶状结

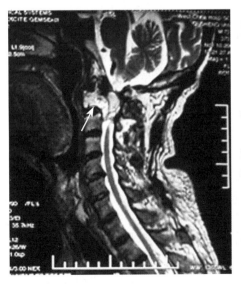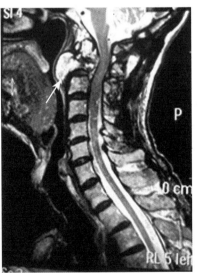

图 11-8-3　$C_2$ 椎骨脊索瘤 MRI 表现

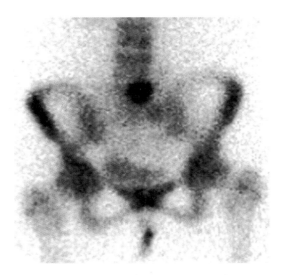

图 11-8-4 L₅ 脊索瘤 ECT 显示增浓影

构,分叶之间被纤维性条带分隔,小叶内充满黏液样基质,基质中含有空泡状细胞。瘤细胞呈条索状、巢状或单细胞结构;胞质丰富,形成典型的空泡状,有小的类似印戒细胞的空泡到多个大的气球样空泡不等;瘤细胞漂浮在淡蓝色黏液样基质中(图 11-8-5)。细胞核轻到中度非典型性,核分裂象不常见。空泡细胞可以不是脊索瘤唯一的或主要的细胞类型,有些脊索瘤含有梭形细胞,这种轻度不典型性的梭形细胞也常形成特征性的分叶状结构,并有黏液背景。也有的脊索瘤出现丰富的粉红色而非空泡状胞质,呈上皮样形态。除了经典型脊索瘤外,含有软骨样脊索瘤和去分化脊索瘤两个亚型。软骨样脊索瘤含有软骨瘤或软骨肉瘤和脊索瘤两种成分。去分化脊索瘤是指在脊索瘤中出现大片高级别恶性梭形

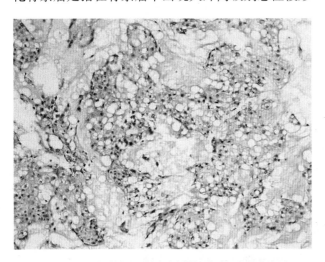

图 11-8-5 小叶内充满黏液样基质,基质中含有空泡状细胞,瘤细胞呈条索状、巢状或单细胞结构;胞质丰富,形成典型的空泡状,漂浮在淡蓝色黏液样基质中 HE×100

细胞肉瘤区域。

### (三)免疫组织化学

瘤细胞表达 Vimentin、S-100 蛋白、CK、EMA 等,在 CK 系列中,CK8、CK19 和 CK5 阳性率最高,CK7、CK20 通常为阴性。

### (四)遗传学改变

Miozzo 在 16 例脊索瘤中检测到染色体畸变。最常见的染色体数目改变包括 1 号、3 号、4 号、10 号和 13 号的丢失及染色体 5q、7q 和 20 号染色体的获得。其中 1 号、3 号染色体的丢失较显著。另外,在散发性和家族性脊索瘤中,染色体 1p36 的杂合性丢失的发现进一步支持了在 1p36 远端存在抑制脊索瘤发展的肿瘤抑制基因位点的可能。

## 五、遗传学与分子生物学

### (一)遗传学

包括染色体分析,端粒长度,端粒酶活性测定,DNA 测序和杂合性缺失检测等。有研究发现,初发脊索瘤和复发脊索瘤都存在 1p36、1q25、2p13 和 7q33 染色体突变;但 6p12 染色体突变只发生于初发脊索瘤,表明 6P12 染色体可能与脊索瘤的发生有关。有研究发现侵袭性脊索瘤的瘤细胞端粒较长,端粒酶活性较高。有人调查发现,70% 瘤细胞的 9p21 染色体缺失 CDKN2A 和 CDKN2B 基因,提示这 2 个基因可能参与了肿瘤的形成过程。有研究发现对女性脊索瘤患者的细胞克隆进行培养,发现脊索瘤细胞均表达 2 条 X 染色体的雄激素受体基因,提示脊索瘤是多克隆增殖分化的肿瘤。

### (二)分子生物学

脊索瘤具有局部侵袭性生长、破坏骨质、损伤邻近组织并可远处转移的生物学行为。局部侵袭性生长的原因可能与脊索瘤的瘤细胞分化较高,凋亡较低有关。有研究发现脊索瘤细胞和正常脊索细胞的神经生长因子(NGF)及其 2 个受体 p75 和原肌球蛋白受体激酶 A(TrkA)的表达,发现肿瘤细胞和脊索细胞都高表达 NGF、p75 受体,但无显著性差异;而瘤细胞表达 TrkA 受体明显高于脊索细胞,表明脊索细胞恶化转化可能与 TrkA 受体高表达有关,而脊索瘤细胞凋亡率低可能与 p75 受体低表达有关。有研究报道脊索瘤的侵袭、骨质破坏与 I 型、II 型胶原酶降解邻近间质的胶原和弹力纤维组织有关,免疫荧光染色证实在肿瘤边缘区 I 型胶原酶表达最强。脊索瘤一般有假包膜形成,含有大量胶原纤维。有研

究发现纤维隔膜是正常骨小梁与肿瘤相互作用诱发的。在对 122 例脊索瘤的肿瘤移行区和瘤旁组织形态学的对比研究中，发现纤维隔膜阳性率达 64.8%；肿瘤移行区纤维隔膜内含丰富的 I 型和 III 型胶原，偶见骨岛及无成骨细胞的透明基质，瘤旁骨外软组织也可检测到纤维隔膜，此处纤维隔膜大多含肌纤维和周围神经纤维，呈现一种向周围软组织过渡的状态。因此，纤维隔膜可能是脊索瘤组织学边界之一。

脊索瘤另一生物学行为是术后易局部复发。有报道显示颈椎脊索瘤细胞神经型钙黏蛋白表达上调和上皮型钙黏蛋白表达下调与患者高复发率和死亡率呈明显正相关。这表明钙黏蛋白可能通过改变肿瘤细胞的黏附能力，使脊索瘤的局部侵袭超过术中肉眼所见边缘，致使切除不彻底，术后复发。c-MET 蛋白是由 c-MET 癌基因编码的蛋白产物，为肝细胞生长因子受体，与多种癌基因产物和调节蛋白相关，参与细胞信息传导、细胞骨架重排的调控，是细胞增殖、分化和运动的重要因素。有研究报道免疫组织化学结果显示，脊索瘤患者术后标本几乎不表达肝细胞生长因子，但有 70% 的初发和 88% 的复发患者表达 c-MET，并且复发患者高表达 c-MET 与基质金属蛋白酶 1，基质金属蛋白酶 2 及尿激酶型纤维蛋白溶解酶原激活因子（uPA）表达呈正相关。而初发者表达 c-MET 只与 uPA 表达呈正相关。这表明，脊索瘤复发可能与瘤细胞分泌相关酶的能力增强有关，而这些酶能够降解细胞外基质，致使复发的脊索瘤的局部侵袭能力更强。

## 六、诊断与鉴别诊断

### （一）诊断

脊柱脊索瘤具有典型的临床表现，发生 40～70 岁，平均 55 岁，男性多于女性，有长达 1～2 年的慢性蝶枕部颈部、下腰部或骶尾部疼痛史，蝶枕部或骶后有肿胀、肿块、特别是肛门指检在骶骨前方触及肿块，X 线片上表现为膨胀性溶骨性骨质破坏，可有硬化缘，典型的表现是前后位片，示肿瘤位于骶尾骨，侧位片示肿瘤位于骶尾骨的前方。CT 显示骶尾骨或椎骨溶骨性破坏的范围，骶前或颈部软组织肿块常超越骶骨或椎骨破坏的水平。在骶尾椎的位置多是自高位骶骨至低位骶骨的破坏。MRI 可清楚显示肿瘤及软组织肿块的范围、脊髓及椎动脉受压的情

况，$T_1$ 加权像肿瘤呈低信号，$T_2$ 加权像肿瘤为不均匀的高信号，矢状面图像可以清楚显示肿瘤向近端破坏骨质的情况以及神经孔受侵情况。术前穿刺活检即可明确诊断，发病特征不典型的患者结合临床、影像及病理可最终获得明确诊断。

### （二）鉴别诊断

1. 脊柱巨细胞瘤　一般发生在 20～40 岁的患者，影像学显示肿瘤呈偏心性、膨胀性生长的特点；常侵及椎体，典型者表现为膨胀性、溶骨性、有分隔的病变，往往合并有皮质破损和软组织包块。MRI 表现为 $T_1$ 加权像成低信号，$T_2$ 加权像成边界清楚的高信号。肿瘤内出血时 $T_1$、$T_2$ 加权像均表现为高信号。

2. 脊柱神经纤维瘤　神经纤维瘤是由周围神经纤维成分局限或弥漫增生所形成的肿瘤，可发生于全身各处的神经干和神经末梢，临床上多以发现肿块就诊，无明显疼痛感，但按压肿块时可有放射性疼痛和麻木感。脊柱神经纤维瘤的破坏是围绕脊神经孔或椎间孔，使神经孔变大或消失；椎弓根受侵蚀，椎体间边缘波浪状。CT 表现为位于肌间隙内的梭形、类圆形或哑铃状略低密度肿块，无包膜，边界清楚，密度均匀，沿神经分布。MRI 表现为 $T_1WI$ 上与骨骼肌信号相似，$T_2WI$ 上等至高信号的梭形、类圆形或哑铃形肿瘤。

3. 脊柱转移瘤

（1）有原发瘤病史，病程短，疼痛剧烈，大多数患者很快出现转移瘤的相关表现，部分可查出原发瘤灶；

（2）肿瘤标志物多为阳性；

（3）转移瘤在 $T_1WI$ 上均表现为局限性或弥漫性低信号，$T_2WI$ 上根据溶骨、成骨的不同信号有差异，溶骨型 $T_2WI$ 为高信号，成骨型为低信号，混合型为高低混杂信号。增强后肿瘤大多数有强化，少数不强化或轻度强化。

4. 脊柱软骨肉瘤　脊索瘤也可以有软骨分化。无论是大体还是组织学上都可以观察到软骨组织。在脊索瘤中空泡样细胞索条状排列以及黏液样基质是典型表现。然而，在普通软骨肉瘤中也可出现细胞的条索状排列和黏液样基质。在这种情况下，如 S-100 蛋白染色阳性而上皮性标志物染色阴性则提示软骨肉瘤。

5. 良性脊索细胞瘤（benign notochordal cell tumour，BNCT）　是第 4 版 WHO 骨肿瘤分类新增的一个病种（ICD-O 编码 9370/0），是一种显示脊索分

化的良性肿瘤,又称巨大脊索残余(giant notochordal rest,GNR)、脊索性错构瘤(notochordal hamartoma,NH)或颅内碟枕脊索瘤(ecchordosis physaliphora spheno-occipitalis,EPS)。病理检查:EPS 为位于斜坡的息肉样病变,胶冻样,大小为 1 ~ 2cm;其他 BNCT 均位于骨内,平均大小为 2mm×4mm,GNR 能累及整个椎体。镜下观察:BNCT 境界清楚,与脊索瘤相比,无分叶状结构、纤维条带、细胞外黏液性基质、脉管系统和坏死(据此可与脊索瘤区别),瘤细胞无异型性,胞质呈空泡状,核圆形或卵圆形,居中或偏位,有小核仁,瘤细胞可见相似成熟的脂肪细胞;空泡少的瘤细胞,胞质内可能有玻璃样小球;无核分裂象;肿瘤内常有被包绕的骨髓岛。病变周围有骨硬化现象,BNCT 也许毗邻脊索瘤。EPS 的形态与 BNCT 者相似。免疫表型:与脊索瘤一样,可表达 S-100 蛋白、上皮细胞膜抗原(EMA)、AE1/AE3、CAM5.2 等。临床预后呈良性经过。

## 七、治疗

### (一)手术治疗

因脊柱脊索瘤多呈局部侵润,对放、化疗不敏感,被认为可以通过手术切除而达到治愈。对原发灶采取彻底手术切除是一种疗效肯定的最重要的治疗手段。手术治疗原则为:彻底切除肿瘤、解除对脊髓神经的压迫,恢复和重建脊柱的稳定性。手术方法分为:囊内切除、边缘性切除和广泛性切除。囊内切除复发率高,广泛性切除(全脊椎切除)复发率低或无复发。但长期随访结果表明,无论首次手术还是复发再手术,都面临较高的复发率。肿瘤局部复发与肿瘤切除的边界显著相关。有学者对脊索瘤局部侵袭范围的组织学进行研究后认为:脊椎可被视为一个解剖间室,对局限该间室的脊索瘤,应首选全脊椎切除;在肿瘤周围松质骨、椎旁肌肉和脂肪组织内行广泛性切除时,切除范围应分别达到肿瘤肉眼所见范围外 1.3cm、1.5cm 和 1.0cm;重视首次手术切除彻底性,复发再手术时,原切口瘢痕切除范围至少应达到肉眼所见范围外 1.0cm。这样的广泛性切除可以有效降低术后复发率。

1. 颅底脊索瘤　首选开颅根治性手术切除,被认为是目前有效的治疗手段,尽管如此,由于肿瘤浸润周围组织,肿瘤全切除十分困难,术后常常复发。手术入路,如额眶入路、远外侧入路、经岩前入路、经乳突入路以及联合入路等,根据患者的病灶部位和大小以及手术医生的经验,选择最佳的入路。近年来经鼻内镜脊索瘤切除术,特别是在神经导航的辅助下,给颅底脊索瘤患者提供一种微侵袭性手术方法,能有效切除肿瘤,且手术损伤小,可避免开颅手术时嗅神经、前庭-耳蜗神经及面神经等副损伤。其他手术入路,如经口入路或者改良经口入路,对于低位斜坡和(或)高颈位脊索瘤患者有一定意义。

2. 颈椎脊索瘤　由于存在椎动脉这一特殊结构且部分病例被肿瘤侵袭、包裹,要做到肿瘤的扩大切除或全脊椎切除需要较高的手术技巧及临床经验,应严格掌握手术适应证。尤其是上颈椎脊索瘤,由于椎节部位有丰富、复杂的供血系统,脊椎结构的特异性及手术显露的特殊要求,要做到扩大切除或全脊椎切除更加困难。但是边缘性、包膜外的大块切除仍是颈椎脊索瘤切除方式的发展方向。对肿瘤侵袭范围广、重要神经和血管被包裹的病例,首要目的是解除肿瘤压迫,多采用囊内切除,在保护周围软组织防止肿瘤扩散的同时将肿瘤分块切除,对此类病例术前除行 MR 检查外,还须行椎动脉 MRA 造影,以明确肿瘤部位椎动脉走行及其与肿瘤的关联程度,并了解健侧椎动供血是否存在异常。结合 MRI 考虑术中是否须行椎动脉结扎,必要时术前可做健侧椎动脉阻断试验,受累的一侧椎动脉可行结扎;对于较局限的颈椎脊索瘤,目前多采用颈椎脊索瘤边界性的 En-bloc 全椎节切除技术。根据肿瘤侵犯的范围,采用前斜角肌旁入路、两侧前外侧入路或单侧前入路,肿瘤切除后的缺损通过骨移植和脊柱内固定达到脊柱融合,恢复脊柱的稳定性(图 11-8-6)。局部复发的颈椎脊索瘤,因组织粘连,再次手术扩大切除病灶非常困难,多行椎管减压的姑息性切除术;对于复发或难以行扩大切除术的病例,术后多联合高能量放射治疗,提高疗效。

3. 胸腰椎脊索瘤　相对少见。肿瘤多与硬膜囊有反应带相隔,术中相对容易分开;并且胸、腰椎脊索瘤仅与第 1 ~ 2 肋间神经和腰神经关系密切,必要时切断部分肋间神经亦不会引起明显功能障碍。因此,根据 WBB 分期,外科治疗策略为全脊椎切除术,包括前路肿瘤切除与脊柱重建、后路肿瘤切除、小关节融合和后路稳定性重建等(图 11-8-7)。

4. 骶尾部脊索瘤　多主张行根治性切除术,术后辅助放射治疗,可以提高术后生存率。但由于骶尾部的解剖复杂,肿瘤常常体积很大,同时为了保留一定的神经功能,对于高位骶骨肿瘤,切除全部骶神经的根治性手术,由于丧失排便、排尿、性功能和大

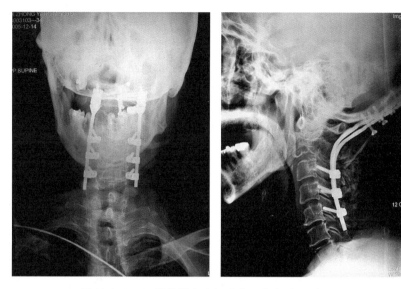

图 11-8-6　$C_2$ 椎骨脊索瘤切除内固定术后 25 个月

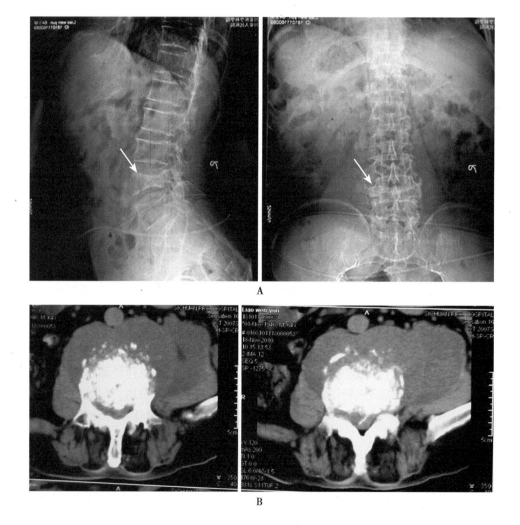

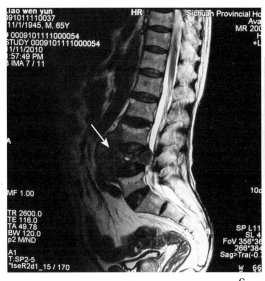
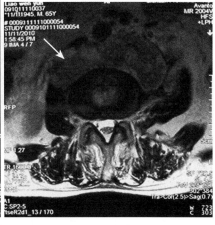

C

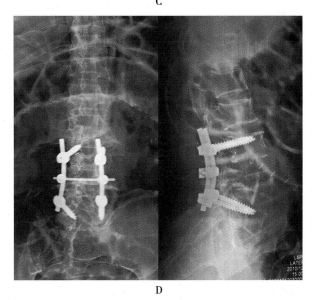

D

图 11-8-7　男性,65 岁,L₄ 脊索瘤

A. 术前 X 线片;B. 术前 CT;C. 术前 MRI;D. L₄ 全脊椎切除椎体间
髂骨块植骨椎弓根螺钉内固定

部分行走功能令患者无法接受。手术常常是被动采取囊内切除。骶骨脊索瘤最好能行保留一定数量骶神经的肿瘤广泛性切除术,既可较彻底的切除肿瘤,又能保留部分直肠、膀胱功能。以肿瘤在骶骨的侵袭范围,对骶神经功能的影响,位于 $S_{1\sim5}$、$S_{2\sim5}$ 及部分 $S_{3\sim5}$,行 $S_3$ 神经孔水平以下完整切除,$S_3$ 神经孔以上为保留至少一侧 $S_{1\sim3}$ 神经根,行囊内刮除术;部分 $S_{3\sim5}$ 肿瘤,行边缘切除或囊内切除;$S_{4\sim5}$ 肿瘤行广泛切除。为预防和减少复发,应尽可能在病变组织外围行广泛性整块或大块切除肿瘤。术中肿瘤边界清楚且大块切除者,术后复发率不到 1/4;若仅行病灶内刮除,则复发率可增加至 2/3。对肿瘤切除不完全,肿瘤残余或复发肿瘤可再切除,部分患者通过

手术治疗虽无法根治,但可减少痛苦,延长生命,为辅助治疗创造条件,以达到最佳的长期控制。首次手术应尽量选择广泛性切除或者边缘性切除。

(1)骶尾部脊索瘤入路:入路选择对于肿瘤的彻底切除、减少术中出血和并发症及降低局部复发率至关重要。目前的手术入路主要有单纯前方入路、后方入路和前后联合入路。①骶骨前方经腹膜后入路主要适用于 $S_2$ 以上甚至高达腰椎的脊索瘤,且肿块向前生长进入盆腔者,经腹膜后可清楚显示髂内动静脉及分支、腰骶部神经根,骶骨腹侧上方和髂翼的连接。尽可能的游离肿瘤前壁,再经腹膜后途径把肿瘤切除。若患者术前未行血管栓塞,可在术中同时结扎双侧髂内动脉及骶中动脉。②骶骨后

方入路主要适用于肿瘤以向骶后生长为主者,对于 $S_2$ 以下的肿瘤最好的治疗方法是骶骨部分切除。根据肿瘤位置及大小确定切口,通常采用后正中的工字形或 Y 形切口。对肿瘤病灶范围大或累及全骶骨者,则只有切除单侧或双侧骶髂关节以后,方能显露整个病灶,再予以切除。若肿瘤侵袭到髂骨,应该把切口顺着髂骨翼延长。③病灶累及骶椎节段较高的患者,应选前后联合入路。前入路结扎血管并游离肿瘤前方,然后从后方入路游离肿瘤后大块或整块切除。

(2)控制出血:骶骨及其周围的血液供应丰富,主要由髂内动脉的后干分支供应,腹主动脉分出的骶中动脉也参与骶骨血供,且骶外侧动脉与骶正中动脉形成吻合,参与营养骶骨。骶正中动脉与腹主动脉、髂外动脉之间形成侧支循环,并与臀上动脉有广泛的吻合支形成,而与其伴行的静脉在骶骨前部形成骶前静脉丛。而且患者就诊时肿瘤巨大,神经多被完全包绕、骨质有严重的破坏,肿瘤与大血管距离近,故出血速度快,出血量大。Hulen 等报道 16 例骶骨脊索瘤患者行肿瘤切除术,术中平均失血量 5000ml(1500~8000ml)。供应肿瘤的血管多异常增生、增粗且形成大量吻合支,正常解剖发生改变,使出血机会进一步增多。为减少术中出血,可酌情选用以下措施:①术前 1 天或手术当天行双侧髂内动脉栓塞或进行介入靶血管栓塞;②术前放置球囊导管腹主动脉阻断,连续阻断时间不宜过长;③术中单纯低位腹主动脉阻断或同时结扎双侧髂内动脉;④术中结扎双侧髂内动脉及骶中动脉;⑤控制性低血压;⑥熟练操作,快速有效,避免重复步骤;⑦肿瘤切除后的残腔用适当的填充物填充压迫止血,切口缝合后加压止血;⑧若术中出血量大于 4000~5000ml 时,可以出现凝血功能异常,创面大量渗液,凝血速度减慢,应及时补充血浆、血小板及相应的凝血因子。

(3)骶神经功能的保护:在前路手术时,以游离肿瘤的前缘为主,先切除部分肿瘤,再显露神经根,确认并保护好 $S_{1\sim3}$ 神经,再彻底切除肿瘤。后入路手术时,先打开骶管,游离骶神经,保护好 $S_{1\sim3}$ 神经根,切除肿瘤,处理骶骨,这样就可以尽量多地保留了运动及大小便功能,最后再进行骨盆的重建。由于肿瘤对神经和邻近结构侵袭损害,有学者建议行肿瘤全切并切除神经,不过骶骨全切并切除神经会造成术后行走困难及大小便失禁,影响患者生活质量。Samson 等报道有 7 例保留双侧 $S_1$ 神经,4 例保留正常膀胱功能,5 例保留正常大便功能,认为保

留一侧 $S_3$ 神经,绝大多数患者可以恢复括约肌的功能。Todd 等在进行研究之后发现行双侧的 $S_{2\sim5}$ 切除后均出现大便和膀胱功能的异常。而行双侧的 $S_{3\sim5}$ 切除后可以保留 40% 的直肠功能及 25% 的膀胱功能。切除双侧的 $S_{4\sim5}$ 神经可以保留直肠功能和 69% 的膀胱功能,在保留一侧 $S_3$ 神经时,可以保留 67% 的直肠功能和 60% 的膀胱功能。认为骶骨手术应该保留 $S_{1\sim2}$ 神经并至少保留一侧 $S_3$ 神经,大多数患者就可以有正常的大小便功能。如果为了防止脊索瘤复发而将骶骨脊索瘤进行根治性的切除,切除神经后引起大小便的功能障碍,明显降低了病人的生活质量,需要病人能接受,而且切除骶骨后造成脊柱失稳,患者无法尽早恢复行走和日常活动,延缓了患者术后的恢复。有学者认为术中肿瘤整体切除及其边缘的切除程度是判断患者术后生存和局部复发的重要信息,不过即使肿瘤彻底的切除,还是有局部复发的可能。对于神经的保护,要想保留大小便功能,就需要在不影响肿瘤较为彻底的情况下,尽可能多的保留骶神经。一般倾向于保留双侧 $S_{1\sim2}$ 及至少一侧 $S_3$ 神经根,配合术后相应的功能锻炼,多数患者基本可以保留运动及二便的功能。

(4)骨盆稳定性重建:骨盆环前部结构的稳定作用占 40%,后部结构占其稳定作用的 60%,文献报道经 $S_{1\sim2}$ 间切除骶骨,会使骨盆环稳定性降低约 30%,如果经骶岬 1cm 以下切除,骨盆承受力丢失 50%,但患者的正常站立、行走不会受到很大影响。Hugate 等模拟骨盆生理受力情况,并将经 $S_1$ 和 $S_2$ 之间切除变成以 $S_1$ 神经孔上下缘横断面切除,发现经 $S_1$ 上缘切除,骶髂关节面有 25% 被切除,承重力减少 65%;经 $S_1$ 下缘,骶髂关节面有 16% 被切除,承重力减少 28%。故经 $S_1$ 神经孔下缘切除无需重建骶骨,经 $S_1$ 神经孔上缘和经 $S_1$ 椎体(即骶岬下 1cm)时需重建。骶骨切除后会引起骨盆与脊柱的分离,脊柱及骨盆无法保持稳定,导致垂直与旋转的失稳。重建骨盆是为了保证骨盆的完整性,支持躯干,使轴向负荷得以传递,维持躯干平稳,并保护盆腔脏器,是保留坐和维持下肢功能的重要保障。而腰骶的稳定性重建是术后治疗的一个主要难题,过去骶骨全切或次全切术后是依靠植骨及组织瘢痕化而达到腰骶椎所需要的稳定性。现在为稳定骨盆和腰椎,应进行相应的重建,方法多为植入自体或异体骨加金属内固定。有学者设计了包括髂骨固定装置和椎弓根钉及连接杆的装置,但还是没有解决 $L_5$ 椎体前柱的支撑问题,术后由于假体承受的轴向应力

增加，容易导致断钉或断棒。术中尽量保留 $S_1$，确保骶髂关节的稳定性没有受到损害，使骨盆环的稳定性尽量不受影响，若需进行重建，则行 $L_4 \sim L_5$ 椎弓根螺钉联合骶骨棒及横连并行腓骨植骨或 $L_4 \sim L_5$ 椎弓根螺钉与髂骨内固定，髂骨间钛网固定融合术，增加稳定。

### （二）放疗

颅底或骶骨的脊索瘤均难以全切除，术后复发率高，因此，术后常需要其他的治疗。而放疗是最有效的辅助治疗方式。脊索瘤术后配合瘤灶局部放疗已被多数学者接受，以降低术后复发率，对于复发病例或难以做到扩大切除或全脊椎切除病例，将以神经减压为目的的肿瘤局限性切除术和高能放疗相结合，可以获得相对好的效果。放疗虽不能根治和防止脊索瘤转移，但可以暂时控制肿瘤的局部生长，降低肿瘤复发。如 Park 等报道 6 例只接受光子和质子线混合照射患者中，4 例接受 ≥73Gy 的照射，3 例获得很好的局部控制率。Baratti 等报道 16 例骶骨脊索瘤患者切除边界不足，10 例给予术后放疗，结果只有 5 例出现复发（占 50%），而另外 6 例未给予放疗，结果全部复发（100%）。由于病例数过少，作者没有给出肯定的结论。术后放疗是否可弥补瘤内刮除的缺陷，减低局部复发率，仍有很多学者认为没有效果。1999 年，麻省总医院放疗中心报道了一项 290 例脊索瘤质放疗的研究数据，运用 66 ~ 83Gy 剂量放射治疗，其 5 年和 10 年生存率分别达到 64% 和 42%。随着影像学和放射治疗仪器和方法的更新，出现了立体定向放疗，其优点：①采用先进的立体定位与三维计划系统，可以对肿瘤做到精确定位、精确计划和精确治疗。②肿瘤以外剂量锐减，重要组织如垂体、下丘脑、视交叉、脑干、脊髓等能获得良好保护，最大限度地避免放射损伤及治疗副反应的发生。③病人痛苦小，治疗时间短，病人消耗少，易耐受。2009 年 Fraser 报道了一组射波刀辅助治疗的 18 名颅底脊索瘤患者，平均总放射剂量 35Gy（分 5 次进行），中位随访 46 个月，结果显示射波刀治疗能有效减小术后残余或原发肿瘤的体积。2011 年 Kano 等总结了北美 6 个中心 71 例脊索瘤患者的伽玛刀治疗效果，平均肿瘤容积 7.1cm$^3$（0.9 ~ 109cm$^3$），平均周边剂量 15.0Gy（9 ~ 25Gy）。中位随访时间为 5 年。23 例患者死于肿瘤进展，5 年生存率 80%。其中 50 例伽玛刀治疗前未行常规放疗，21 例治疗前行常规放疗。总的 5 年肿瘤控制率为 66%（伽玛刀前未放疗组控制率 69%；伽玛刀前行放疗组控制率 62%）。目前在一些大放疗中心，有粒子放疗等技术的应用，如氦离子和碳离子等，但其疗效，仍处于观察阶段。

### （三）化疗

脊索瘤对化疗不敏感。肿瘤局部复发与肿瘤切除的边界显著相关。经病灶内刮除术后，局部复发率可高达 83%。多数学者认为瘤内刮除手术造成的术后高复发率不能依赖术后化疗来弥补，化疗对脊索瘤无效。但 Guiu 等指出向肿瘤内注射卡铂和肾上腺素实施化疗可能是在手术及放疗后复发的有效治疗方法。有学者报道骶尾部脊索瘤伴肺转移患者在服用西妥昔单抗和吉非替尼治疗后，原发灶和转移灶均有部分缓解，提示靶向治疗用于脊索瘤可能有很好的前景。有文献报告治疗脊索瘤成功的化疗方案多是通过脊索瘤进行分化的，美国密歇根大学的 2 期临床研究中应用的 9 硝基喜树碱（9-NC）或许是将来化疗的一个潜在的选择。

## 八、预后

脊索瘤总体预后较差，患者多死于局部肿瘤病灶的反复复发。蝶枕部及颈椎脊索瘤患者可因术中的颈脊髓损伤或术后局部复发后造成呼吸功能衰竭和脑疝而死亡，或死于高位截瘫的其他并发症。2010 年 Zhen 等报道了一项大宗病例研究，随访 106 例开颅手术患者，3 年、5 年和 10 年的生存率分别达 79.4%、67.6%、59.5%。2007 年 Amir 等对其手术的 49 例术后患者的随访研究，总结认为根治性颅底脊索瘤切除，尽管增加了术后的致残率，但可以延长术后的疾病复发间期，其 5 年和 10 年生存率分别达 65% 和 39%。2010 年，Brian 等荟萃分析了颅底脊索瘤英文文献，共有超过 2000 例患者，分析复发患者年龄（大于 21 岁或否）、组织学类型（经典型与类软骨型）、治疗方法（单纯手术或者手术加术后放疗）等，464 名患者入组，他们发现患者的年龄（<21 岁），类软骨型脊索瘤以及术后放疗者复发率明显较低。脊柱脊索瘤手术切除局部复发率高，但生存期较长，远隔转移率低，完全切除的脊索瘤术后复发率为 28%，而部分切除的脊索瘤术后复发率为 64%。20% ~ 30% 出现远处转移，最常见的部位是肺。2001 年美国的 McMaster 等总结了 400 例脊索瘤患者（包括骶尾部），平均生存时间为 6.29 年，5、10 年生存率分别为 68% 和 40%。上世纪 90 年代以前骶尾骨脊索瘤的患者多为保留骶神经功能为主

的囊内切刮术治疗,囊内切刮术局部复发率高达81.0%。手术切除的边界是影响局部复发的重要因素,首次手术对预后有重要影响。郭卫等报告 51 例中 5 年无瘤生存率为 52.9%,5 年总生存率为90.1%。张清等报告 68 例骶尾骨脊索瘤 5 年生存率 87.3%,10 年生存率 73.3%,中位生存时间(月)282.0±88.7。其中囊内切除者 5 年生存率 83.4%,10 年生存率69.3%,但是局部复发手术多达 7 次,局部复发者 44 例(64.7%),平均复发次数 2.07 次,中位

复发次数 2 次,总共 91 次。骶尾骨脊索瘤手术治疗后,一旦局部复发,再次切除后,仍然会反复复发,越来越多的作者认为骶尾骨脊索瘤患者生存时间较长,局部控制更加重要,在首次治疗时应采用广泛切除或边缘切除,即使会损伤骶神经,对生活质量的影响也好于因局部反复复发而需多次手术治疗者。复发肿瘤切除手术的风险明显高于原发肿瘤手术,死亡率达22.1%,其中围手术期内死亡占 46.7%。

(胡豇 朱鸿 刘仲前 胡云洲)

# 第九节 脊柱恶性神经鞘瘤

## 一、概述

恶性神经鞘瘤或称施万(Schwann)细胞瘤,是一种由施万细胞构成的恶性外周神经鞘瘤(malignant peripheral nerve sheath tumor,MPNST)是一种少见的神经源性软组织肉瘤,发病率约为 0.001%,约占软组织恶性肿瘤的 3%~10%,可发生于身体任何部位,最常见于外周神经干周围。曾命名为恶性神经鞘瘤、恶性神经瘤、神经纤维肉瘤等。1994 年 WHO 肿瘤命名为恶性外周神经鞘瘤,归入软组织肿瘤中的神经组织肿瘤。一般认为其发生有 3 种来源:①原发于外周神经纤维,多起源于外周神经干;② I 型神经纤维瘤病(NF-1)恶变而来,文献报道 MPNST 合并 NF-1 者有 22%~52%;③局部放疗后继发肉瘤变,10%~15% 患者有局部放射治疗病史。好发部位为躯干及四肢近端神经干,累及脊柱者少见。

脊柱原发恶性外周神经鞘瘤多起源于脊神经根,表现为椎旁软组织肿块沿椎间孔向椎管内生长,形成哑铃形肿瘤,并伴有脊柱骨性结构侵蚀的恶性侵袭性生物学行为,手术中可见受累的载瘤神经根。完全表现为椎骨内占位的脊柱原发恶性神经鞘瘤少见。2010 年郭卫等报道骶骨神经鞘瘤 24 例中恶性神经鞘瘤 9 例;2010 年祝斌等报告脊柱原发恶性外周神经鞘瘤 3 例;2012 年孙伟等报道骶骨神经鞘瘤27 例。脊柱原发 MPNST 病变以脊柱骨性结构溶骨性破坏为主,与硬膜及脊神经根无紧密粘连,躯干其他部位无明显原发依据。

## 二、临床表现

脊柱原发 MPNST 的临床症状无特异性,根据文

献报道,患者病程短,症状进展迅速,多不合并 I 型神经纤维瘤病,肿瘤部位既往无手术史及放射治疗史。位颈、胸、腰椎者,最常见的症状是颈、胸、腰骶部疼痛,活动受限,很快出现根性疼痛,四肢麻木无力,多有脊髓或马尾神经受压的症状,多表现为椎旁软组织内肿块伴椎体骨质侵蚀,形成椎管内外哑铃形肿瘤,部分有椎体病理性压缩骨折,后凸畸形,脊髓受压,大小便功能障碍,逐渐产生四肢瘫痪或者截瘫。位骶椎者,主要表现为腰骶部疼痛,坐骨神经痛,会阴麻木,便秘或大小便异常,骶部或骶前软组织肿块。

## 三、影像学表现

脊柱原发恶性外周神经鞘瘤多以脊柱溶骨性破坏为主,有一定影像学特征,但无特异性,从影像学上不能明确该病诊断。

### (一) X 线片

多表现为椎旁软组织内肿块伴椎体骨质侵蚀,形成椎管内外哑铃形肿块。椎骨呈溶骨性破坏(图11-9-1),椎体病理压缩骨折,后凸畸形。椎间孔与骶神经孔扩大的特征不明显。

### (二) CT

表现为病灶软组织密度,广泛的溶骨性破坏,骨皮质不完整,椎管内及椎旁软组织侵及,骨质破坏表现为侵蚀性改变,肿瘤无明显包膜,边界不清,难以和脊柱转移瘤等椎体溶骨性恶性肿瘤相区别(图11-9-2)。

### (三) MRI

肿瘤表现为 $T_1$ 像等和(或)低混杂信号、$T_2$ 像略高信号为主的混杂信号,增强呈不均匀强化,边界

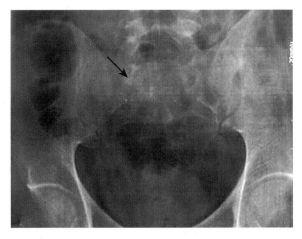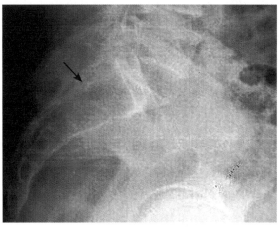

图 11-9-1　男性,42 岁,S$_{1,2}$恶性神经鞘瘤的 X 线表现

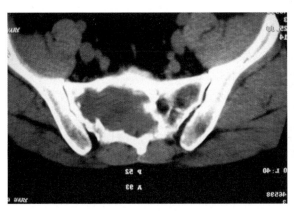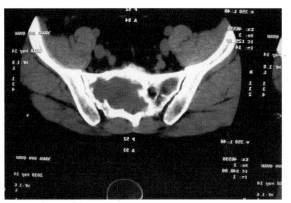

图 11-9-2　男性,42 岁,S$_{1,2}$恶性神经鞘瘤的 CT 表现

不清,多可侵破骨皮质至椎旁软组织内,多有椎管内侵及。骶椎恶性神经鞘瘤多数为不均匀的信号改变,约 75% 出现囊性病变(图 11-9-3)。

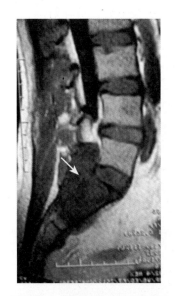

图 11-9-3　男性,42 岁,S$_{1,2}$恶性
神经鞘瘤的 MRI 表现

## 四、病理表现

### (一) 镜下所见

HE 染色光镜下,肿瘤细胞密集,以胖梭形细胞为主,可呈波浪状、栅栏状排列,有时呈漩涡状。细胞核形态不规则、不对称,核扭曲呈波纹状,核仁少,可见细胞异形性,核分裂象常见。部分病例可见异源性成分如软骨和骨骼肌等。

### (二) 免疫组织化学

50%～90%患者 S100(+),多为灶性或少数瘤细胞弱阳性反应;50% 患者 Leu7 ( + ),40% 患者 MBP(+),部分病例 EMA(+)。

## 五、诊断与鉴别诊断

脊柱原发 MPNST 的临床症状及影像学检查无特异性,结合既往文献报道患者病史短,症状进展迅速,X 线片可有椎骨呈溶骨性破坏,可见椎间孔扩大,病理压缩骨折,后凸畸形。CT 表现为溶骨性软组织包块影,MRI 提示 T₁ 像等和(或)低混杂信号、T₂ 像略高信号为主的混杂信号,增强呈不均匀强化,边界不清,多可侵破骨皮质至椎旁软组织内,多有椎管内侵及,均提示恶性侵袭性表现,难以与脊柱转移瘤等椎体溶骨性恶性肿瘤相区别。术前 CT 引导下病灶穿刺取标本行组织学及免疫组化分析是术前诊断的主要依据。镜下见肿瘤组织主要由梭形细胞构成,细胞核形态不规则、不对称,有时可见、漩涡状结构或细胞核栅栏状排列,可见细胞异形性及核分裂像,部分病例可见异源性成分如软骨、骨和骨骼肌等。免疫组化分析 50%~90% 患者 S100(+),多为灶性或少数瘤细胞弱阳性反应;50% 患者 Leu7(+),40% 患者 MBP(+),部分病例 EMA(+)。结合肿瘤部位镜下表现及免疫组化分析多可确定 MPNST 诊断。

椎骨神经鞘瘤的超微结构与软组织神经鞘瘤相似。富含胞浆的梭形细胞周围包绕基片带。有时可见桥粒样连接,以及多房小体和长形胶原纤维。免疫组化上,肿瘤细胞的 S-100 蛋白和波形蛋白染色阳性。

在与恶性梭形细胞瘤的鉴别中,重要的是要知道不典型核分裂象从不在良性神经鞘瘤出现。在良性神经鞘瘤中出现的核不典型性是一种变性的表现。另外,如果在富含细胞的肿瘤中看到神经鞘细胞的表型特征,则表明该肿瘤更倾向于是良性神经鞘瘤,而不是恶性梭形细胞瘤。对于诊断可疑的“纤维瘤”和“肉瘤”必须行 S100 等免疫

组化染色。

## 六、治疗

手术切除是目前脊柱恶性神经鞘瘤的主要治疗方法。由于肿瘤侵袭性生长,就诊时往往已侵及整个椎体及附件,侵破骨皮质并伴软组织内和椎管内侵及,造成肿瘤的完整切除困难,多行肿瘤包膜外分离,分块切除,脊髓减压,脊柱稳定性重建。对于骶骨恶性神经鞘瘤,单纯后路肿瘤切除适合于肿瘤生长只限于骶管内,仅累及椎管或后方骶骨或 S₃ 及以下伴有前方肿块者;单纯前路肿瘤切除适应于生长只限于骶前,骶管内没有肿瘤者;前后路联合肿瘤切除适应于 S₁、S₂ 伴有骶前后肿块者。前路手术肿瘤创面及骶前出血往往难以控制,术前可栓塞双侧髂内动脉或腹主动脉球囊暂时阻断,或术中结扎双侧髂内动脉以减少出血,利于广泛性切除肿瘤边界的判断,保证足够的切除范围,减少复发及转移几率,权衡保留 S₁~S₃ 神经根的利弊,决定是否解剖 S₁~S₃ 神经根。如果 S₁、S₂ 肿瘤切除后影响骶髂关节的 50% 以上者术后需要早期的功能锻炼、预计生存期长的年轻患者需做髂腰稳定性重建(图 11-9-4)。对年龄较大和术后软组织条件较差,术后感染风险大者,可不行髂腰重建,术后卧床 8 周后佩戴支具下床,依靠术后瘢痕可限制腰椎的下沉。肿瘤切除不完全往往导致较高的局部复发率、肿瘤转移率和死亡率。一般认为化疗对脊柱恶性神经鞘瘤改善预后无效,部分学者使用阿霉素联用环磷酰胺等化疗药物对个别病例效果良好。放疗对该肿瘤疗效存在争

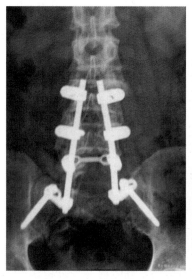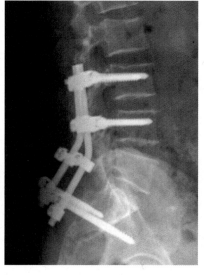

**图 11-9-4 男性,42 岁,S₁,₂恶性神经鞘瘤切除后髂腰稳定性重建**

议,部分学者认为放疗对改善预后没有明显作用,也有学者认为手术的放疗、近距离放射治疗及术中放射粒子植入对于控制局部复发和改善预后有显著效果。

鉴于脊柱恶性神经鞘瘤手术切除率低,放化疗对控制肿瘤复发及远隔转移效果不确切,有学者尝试分子免疫靶向治疗。Nakayama 等报道 1 例孤立性恶性神经鞘瘤肿瘤细胞体外培养,用人 γ-干扰素基因转染,可显著抑制肿瘤细胞增殖。Wojtkowiak 等将法尼基转移酶抑制剂(FT1)联合洛伐他汀用于合并 NF-1 的脊柱恶性神经鞘瘤细胞株的治疗,可明显抑制脊柱神经鞘瘤细胞的增殖,且对小鼠正常神经鞘瘤无明显毒性作用。近年来表皮生长因子受体(EGFR)在脊柱神经鞘瘤中的过度表达及表皮生长因子受体酪氨酸激酶抑制剂厄洛替尼在脊柱神经鞘瘤中的潜在治疗作用引起了学者的注意。Holtkamp 等对 37 例脊柱恶性神经鞘瘤标本的体外试验表明,28% 的肿瘤存在表皮生长因子受体的高表达;Mahller 等的动物实验证实,溶瘤性单纯疱疹病毒(oHSV)联合厄洛替尼能够有效抑制恶性外周神经鞘瘤异种移植物中肿瘤的生长。

## 七、预后

脊柱原发恶性外周神经鞘瘤是一种高恶性的神经源性肿瘤,预后较差。文献报道肿瘤完整切除与不完整切除者 5 年局部复发率分别为 33% ~ 34.8% 和 56.2% ~77%,不完全切除患者恶性外周神经鞘瘤特异性死亡率是完全切除患者的 6 倍。根据祝斌等报告的 3 例脊柱原发恶性外周神经鞘瘤,1 例 $T_{11}$、$T_{12}$ 病变,先后行 $T_{11}$、$T_{12}$ 附件分块切除术,$T_9$ ~ $L_1$ 椎弓根螺钉内固定,手术后症状完全缓解,术后 30 个月复发,行前后路联合 $L_1$ 全脊椎切除术,前方 $T_{10}$ ~ $L_2$ 间植入异体胫骨,前后路内固定,初次术后 44 个月肿瘤复发,第三次手术行复发肿瘤刮除术并注入骨水泥,术后肿瘤疫苗和白介素-2 免疫治疗,随访至初次术后 80 个月(末次术后 20 个月)患者无症状,日常活动无受限;1 例 $L_1$ 病变行 $L_1$ 附件切除及椎弓根螺钉内固定,术后 3 个月复发,未再治疗,术后 5 个月死于恶性消耗;1 例 $L_3$ 病变,行后路 $L_3$ 附件分块切除椎弓根螺钉内固定,术后 4 个月复发,行外放射治疗,症状进行性加重,术后 11 个月死于恶性消耗。

(胡豇　朱鸿　胡云洲)

# 第十节　脊柱恶性巨细胞瘤

## 一、概述

恶性骨巨细胞瘤(malignant giant cell tumor of bone,MGCT)分为原发恶性骨巨细胞瘤(primary malignant giant cell tumor,PMGCT)和继发恶性骨巨细胞瘤(secondary malignant giant cell tumor,SMGCT),占所有骨巨细胞瘤的 2% ~9%。PMGCT 是指通过病理检查初次诊断时即可在传统的巨细胞组织周围看到具有多形核的恶性细胞。SMGCT 是指原发 GCT 经过手术、放疗等治疗后,复发时镜下看到多形核的恶性细胞。如果恶性骨巨细胞瘤中的肉瘤成分为纤维肉瘤、骨肉瘤或恶性纤维组织细胞瘤/骨的未分化高级别多形性肉瘤,将其称为去分化骨巨细胞瘤。MGCT 发病率低,文献多以个案的形式报道。中间型骨巨细胞瘤向恶性骨巨细胞瘤转变的时间不一。文献报道,手术后恶变的时间从 1 年至 36 年不等;放疗后恶变的时间从 4 年至 42 年不等。中间型

骨巨细胞瘤的复发常常发生于初次治疗后 2 年内,恶变常发生于初次治疗 3 年后。恶变常在局部病灶多次复发后发生。SMGCT 最常恶变为骨肉瘤和恶性纤维组织细胞瘤,其次为纤维肉瘤和未分化肉瘤。较多的文献报道,GCT 易于放疗后恶变为 SMGCT。但亦有 GCT 在未接受放疗,经历数年时间而恶变为 SMGCT。亦有文献报道,GCT 容易在接受局部刮除、植骨治疗后恶变。对于中间型 GCT,没有任何临床的,影像学的,组织学的特点能评估其恶变的倾向。

## 二、临床表现

脊柱 MGCT 较为罕见,尚未见大宗病例研究结果。由小样本研究及个案报道的结果来看,脊柱 MGCT 可发生在从颈椎到腰椎的各个节段。其临床表现为:局部疼痛、神经根压迫症状。其疼痛症状往往较中间型 GCT 更重,疾病进展亦较快,更

快的出现神经功能受损的表现。然而,其组织病理学分级及影像学分期并不能准确地预测其临床行为。

## 三、影像学表现

脊柱 PMGCT 在 X 线片、CT 和 MRI(图 11-10-1)片上的表现可以与脊柱中间型 GCT 类似。即椎体呈膨胀性、偏心性、溶骨性骨质破坏,可有椎体压缩性骨折。密度表现为软组织密度,夹杂囊性密度灶。但如果病变椎体出现显著的皮质骨溶解、软组织受累,则需要高度警惕 PMGCT 的可能。有文献报道,四肢 PMGCT 甚至可以看到 Codman 三角及骨质的虫蚀样破坏。对于脊柱 SMGCT,在

恶变发生前,其影像学表现与中间型 GCT 相同。而恶变发生后,部分亦仅表现为 GCT 病灶的复发。另一部分则表现为皮质骨溶解及骨外组织的广泛受累。

## 四、病理表现

### (一) 肉眼观

恶性巨细胞瘤尤其是原发性恶性巨细胞瘤在大体上并无特异性。与其他高级别的肉瘤相同,可见到体积大的灰白色或肉红色鱼肉样组织侵蚀周围软组织。继发性巨细胞瘤肉眼表现还受到以往治疗史的干扰,如骨水泥充填,掺杂有植入的骨组织等。

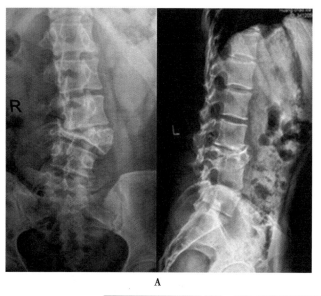

A

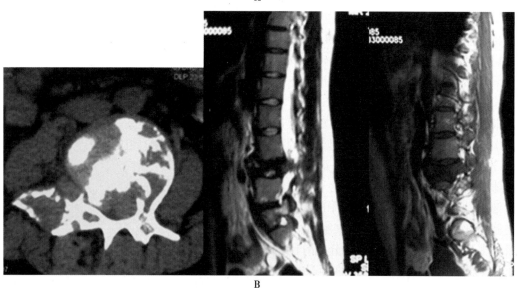

B

图 11-10-1　女性,21 岁,L₃ 恶性骨巨细胞瘤

A. 术前 X 线片表现;B. 术前 CT 与 MRI 表现

## （二）镜下所见

镜下可见，继发性巨细胞瘤为高级别的梭形细胞肉瘤，见不到原先的巨细胞瘤成分；肉瘤形态可表现为纤维肉瘤、骨肉瘤或恶性纤维组织细胞瘤，通常见不到残存的巨细胞。原发性恶性巨细胞瘤中可见到普通经典的巨细胞瘤区域，这种区域与高级别梭形细胞肉瘤的区域陡然过度，多核巨细胞可有可无。

## 五、诊断与鉴别诊断

仅仅依靠临床表现鉴别中间性和恶性脊柱骨巨细胞瘤较为困难。影像学上 Campanacci 分级 I 级更加倾向于是中间型脊柱骨巨细胞瘤。脊柱中间型 GCT 复发时需警惕恶变的可能，如果在影像学上观察到显著的皮质骨溶解或虫蚀样破坏，骨外组织广泛受累则需高度怀疑 GCT 恶变。其最终诊断需借助病理检查。且需与富含巨细胞的骨肉瘤、骨的未分化高级别多形性肉瘤、动脉瘤样骨囊肿等鉴别。需要注意的是中间型 GCT 恶变为 MFH，还是之前 GCT 病灶的邻近组织又罹患 MFH。文献报道，后者可能与 Kiel 骨移植材料、骨水泥的使用及病灶局部骨坏死修复时所引起的诱发癌变作用有关。

富于巨细胞的骨肉瘤是普通型骨肉瘤中的罕见组织学亚型，与侵袭期骨巨细胞瘤在临床、影像学及病理学改变上都有交叉。虽然单核肿瘤细胞的异形性、病理性核分裂象及其直接形成的肿瘤性骨样组织这三项是富于巨细胞的骨肉瘤的主要诊断依据，且是骨巨细胞瘤所缺乏的，但这三项特征在活检组织中并不一定都出现，综合分析资料对确定诊断尤为重要。

## 六、治疗

### （一）手术治疗

全脊椎切除术是彻底切除肿瘤防止复发的最佳方法。手术可经后路一期全脊椎切除术（图 10-10-2），也可经前后联合入路一期全脊椎切除术（图 11-10-3）。

### （二）手术联合放化疗

对 MGCT 的治疗方案争议较大。其治疗方案可包括单纯手术或手术治疗联合放化疗、热疗、冷冻治疗。因各医疗单位所用化疗方案及剂量均不统一，故化疗对 MGCT 作用还不确定，其可能会提高患者的 1 年生存率。但有文献报道，比较单纯手术病人和手术联合化疗病人的 5 年生存率，其差异无统计学意义。MGCT 患者接受治疗后，其可能出现的并发症较中间型 GCT 多，其功能亦较中间型 GCT 差。

## 七、预后

MGCT 的发病率较低，使得研究其适宜的治疗方案及预后变得困难。文献报道，PMGCT 及 SMGCT 总体预后均较差，与高分化骨肉瘤及恶性纤维组织细

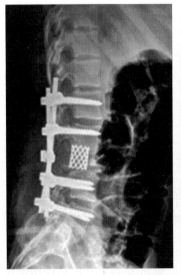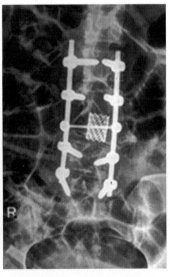

图 11-10-2　女性,21 岁。L₃ 恶性骨巨细胞瘤一期后路全脊椎
整块切除,钛网植骨椎弓根螺钉内固定

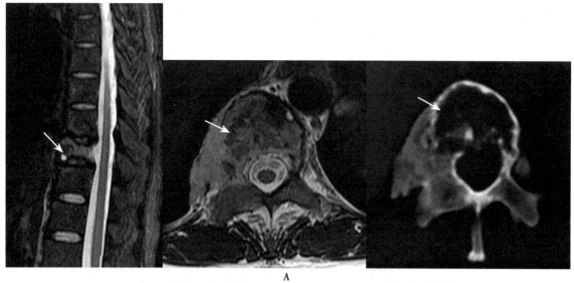

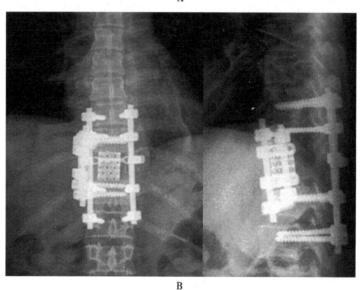

**图 11-10-3　女性,47 岁,T$_{10}$恶性骨巨细胞瘤伴不全瘫,肿瘤侵蚀椎体及附件**
A. 术前 MRI 显示肿瘤侵蚀 T$_{10}$椎体及附件;B. 一期前后联合入路全脊椎切除前后内固定术后 X 线片

胞瘤/骨的未分化高级别多形性肉瘤预后类似。约有 31% 的 MGCT 患者接受病灶刮除治疗后会经历复发。PMGCT 和 SMGCT 预后相似,有文献报道其 5 年生存率为 50% ~ 70%。罹患 MGCT 后,约 16% 的患者会最终死亡。肺转移后呼吸功能衰竭成为病人的主要死亡原因。

继发性恶性巨细胞瘤的预后与高级别梭形细胞肉瘤相似。有报道原发性恶性巨细胞瘤的预后要好一些。

（曹云　陈果　朱鸿　曾建成）

# 第十一节　脊柱血管肉瘤

## 一、概述

血管肉瘤是一种原发于血管内皮细胞的恶性肿瘤,在血管肿瘤及肉瘤中只占很小的部分。血管肉瘤可发生于身体的任何部位,但很少发生于大血管,明显好发于皮肤及表浅软组织。而骨原发的血管肉瘤极为罕见,仅占血管肉瘤的不到 1%。骨的血管肉瘤多见于长管状骨(好发部位依次为胫骨、股骨、肱骨、骨盆等)。骨血管肉瘤有多发倾向,可累及某一单肢体或一组骨骼。椎体的血管肉瘤仅占骨血管肉瘤的10%。骨血管肉瘤的病因不明,可能与外伤、放化疗、长期暴露于氯乙烯、二氧化钍、砷剂化疗、淋巴水肿、骨梗死、慢性骨髓炎、医源性异物或植入物等有关。2013年WHO骨肿瘤组织学分类,将血管性肿瘤分为:①血管瘤(ICD-O编码:9120/0);②上皮样血管瘤(ICD-O编码:9125/0);③上皮样血管内皮瘤(ICD-O编码:9133/3);④血管肉瘤(ICD-O编码:9120/3)。

## 二、临床表现

血管肉瘤好发于成年人,发病高峰在20~50岁,男女发病比约2:1。骨的血管肉瘤临床表现多变,具体症状取决于肿瘤的部位、分级及有无转移。脊柱的血管肉瘤可以引起持续性非特异性疼痛,休息无缓解,止痛药效果不佳,可伴有肿胀感,胸腰椎活动受限,严重者可造成压缩骨折与截瘫。血管肉瘤最常见的转移部位为淋巴结、肺、肝脏、脾脏、骨、肾及肾上腺等,且大多数出现在治疗后2年。

## 三、影像学检查

骨血管肉瘤的X线、CT及MRI表现缺乏特异性。骨血管肉瘤为完全溶骨性破坏,骨破坏不规则,边界不清楚,骨皮质和髓质同时受累,并且可见软组织肿块。X线片上放射性骨针及骨膜反应少见。脊柱的血管肉瘤一般表现为单一椎体的溶骨性骨破坏,并伴有明显的侵袭性表现,如骨质膨胀、皮质破坏及椎体周围软组织肿块(图11-11-1)。ECT或PET/CT上呈代谢增高表现。动脉造影可清晰显示多数病变的范围,尤其是肿瘤深入周围软组织的范围,并能将本病与溶骨性骨肉瘤及一般转移癌等非血管源性骨肿瘤区分开。

## 四、病理检查

大体病理所见病变呈柔软肉质,血供丰富,外观似机化血块。肿瘤境界较清楚,大部分局限于髓腔或骨皮质范围内。

镜下血管肉瘤是由构形不良的血管组成,这些血管呈现出复杂折叠及杂乱吻合的组织结构特点,其上衬覆的内皮细胞有明显的恶性特征,即明显异型性、不典型核分裂象及核深染。肿瘤的实质区有梭形细胞和上皮样细胞,坏死常见。

电镜下可见肿瘤细胞间有桥粒样连接,瘤细胞下有基膜;在分化低的骨血管肉瘤中,多个瘤细胞围成的小腔隙或瘤细胞胞浆的微腔内可见红细胞,提示有原始血管腔形成;瘤细胞胞浆内可见吞饮囊泡,有数量不等的粗面内质网及线粒体,Weibel-Palade小体虽具有诊断的特异性,但少见,瘤细胞分化越差越不易见到。

血管肉瘤的免疫组化诊断可以用一组血管内皮标志物来鉴别。内皮细胞标记物F8-RA、CD31、CD34、UEA-1在骨血管肉瘤多为阳性。F8-RA的敏感性差,但特异性好;UEA-1的敏感性好,但特异性

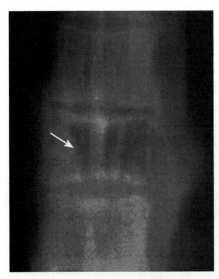
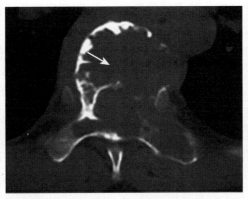
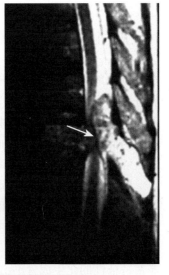

**图11-11-1** $T_8$ 血管肉瘤X线片与CT显示椎骨溶骨性破坏,肿瘤突破皮质伴椎体塌缩,MRI显示脊髓受压

差;CD34 的敏感性优于 F8-RA,特异性优于 UEA-1;CD31 对内皮细胞有高度敏感性和特异性,在非血管性肿瘤中一般不表达。如果这些标志物呈阳性,则支持血管肉瘤的诊断(图 11-11-2)。

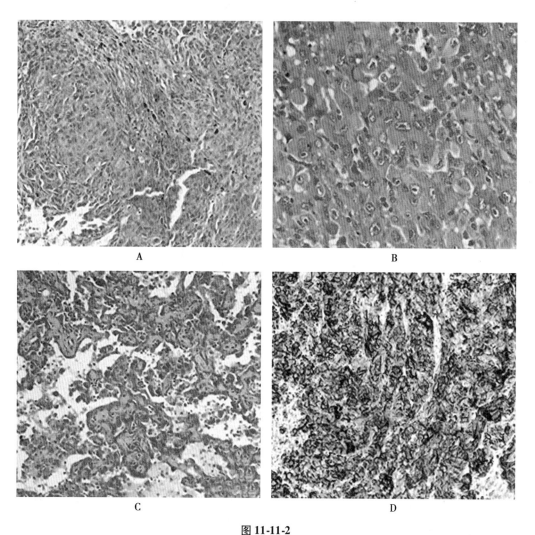

**图 11-11-2**
A. 血管肉瘤细胞呈"巢状"分布;B. 瘤细胞呈上皮样,胞浆嗜酸,核大小形状不一,核仁明显,空泡状;C. 镜下富含不规则血管腔,内衬瘤细胞;D. IHC:CD31 弥漫阳性

## 五、诊断与鉴别诊断

脊柱的血管肉瘤需与脊柱的动脉瘤样骨囊肿、脊柱转移瘤、脊柱的血管瘤、浆细胞瘤、骨的淋巴瘤及其余原发脊柱的恶性骨肿瘤(如未分化高级别多形性肉瘤、滑膜肉瘤、毛细血管扩张性骨肉瘤)等鉴别。

1. 动脉瘤样骨囊肿　动脉瘤样骨囊肿倾向于血管性增生而累及周围软组织,增生血管间的基质中没有肿瘤细胞;而骨血管肉瘤如果侵犯周围组织,是以实性肿块形式侵犯的。另外,动脉瘤样骨囊肿非常特征性的化生成骨不出现于骨血管肉瘤中。

2. 骨转移瘤　较高恶性度的骨血管肉瘤往往可见巢样成群的具有显著异型性的肿瘤细胞,且难于发现血管源性特征,使其酷似转移瘤。但转移瘤很少累及单骨,累及多骨时也往往不会是某一部位相邻接的几块骨,一般光镜下血管周围肿瘤细胞分布稀少。$CD_{31}$、$CD_{34}$ 等免疫组化指标具有鉴别意义。追问患者的既往肿瘤病史尤为重要。

3. 骨的淋巴瘤　儿童、青少年或 40~65 岁成人好发,常合并累及淋巴结和结外组织,包括骨、软组织、皮肤。肿瘤细胞形态变化很大,从小细胞到多形性、胞质丰富的大细胞。肿瘤淋巴细胞标记物 CD30 和 T 细胞标记物阳性,ALK 阳性者 EMA 常阳性。

4. 滑膜肉瘤　是一种分化起源未定的恶性肿瘤,具有向间叶和上皮双向分化的特点,青少年好发。传统的组织学按照形态特点分为双相型、单相上皮型、单相纤维型和差分化型。肿瘤细胞 AE1/AE3、EMA、CAM52、CK7、CK19、和 vimentin 阳性，当滑膜肉瘤以上皮样细胞和梭形细胞为主时，可与上皮样血管肉瘤相混淆，但滑膜肉瘤无肿瘤性血管形成区域，一般 $CD_{34}$ 阴性。

5. 上皮样血管内皮瘤 是一种低度恶性的血管肉瘤，可发生于任何年龄，但成人多见。肿瘤可呈浸润性生长，镜下血管腔隙结构不明显，常见胞质内空泡形成，内含 1 个或多个红细胞，可见腔内乳头状结构。瘤细胞呈束状、小巢状排列，圆形、多边形或梭形，核仁不明显，核分裂少或无。少数病例肿瘤细胞有明显异型性，核分裂>1 个/10HPF，并可见坏死。瘤细胞 $CD_{31}$、$F_8$ 阳性，25%～30% 病例 AE1/AE3 和 EMA 灶性阳性。尽管目前认为骨血管肉瘤总体上分化更差一些，但该病与骨血管肉瘤组织学上有时难以鉴别，需要结合肿瘤侵袭性等临床特点加以综合判断。

6. 上皮样血管瘤 是一种良性血管源性肿瘤，血管内皮细胞呈上皮样，好发于中青年人，多位于皮下或真皮内，界限清楚，病变内可见增生的血管，内衬的上皮样肿瘤细胞特征性地呈墓碑样或钉突样突向管腔内。此外，上皮样内皮细胞亦可在管腔内或管腔旁生长。多数病例于血管周围可见少到中等量的慢性炎细胞散在浸润，以淋巴细胞为主，不形成淋巴滤泡。内皮细胞 $CD_{31}$、$CD_{34}$ 和 $F_8$ 阳性。

7. 恶性周围神经鞘膜瘤 成人好发，软组织发生部位与周围神经干关系密切。多数由排列紧密的梭形细胞组成，似纤维肉瘤，但约5%具有上皮样形态，伴/不伴丰富的血管（一般为厚壁血管），易与上皮样血管肉瘤混淆。肿瘤细胞 S-100、PGP9.5 和 Leu-7 等神经标记物阳性，有助于鉴别。

8. 恶性黑色素瘤 成人多见，肿瘤细胞形态及组织结构均具有多样性的特点，常见恶性黑色素瘤的细胞排列呈巢状，胞质较透明或呈毛玻璃样，仔细观察有时胞质内或外可见少量黑色素颗粒，亦可见大的红染核仁，但无明显血管腔形成区域。肿瘤细胞 S-100、HMB45、melan-A 和 vimentin 阳性，而 AE1/AE3 和 EMA 多为阴性。

9. 骨髓炎 上皮样血管肉瘤常伴有明显炎性改变，与结核性骨髓炎有时相似。虽然两者均可见炎性改变，并可见上皮样细胞团，但上皮样血管肉瘤无干酪样坏死及郎罕氏巨细胞，且其上皮样细胞有异型性及核分裂，并围成腔隙样结构，而骨髓炎的上皮样细胞是没有这些表现的。上皮样血管肉瘤免疫组化显示 $CD_{34}$、$CD_{31}$ 阳性，而骨髓炎中染色阴性。

## 六、治疗

脊柱血管肉瘤的外科治疗需采取积极的手术，应对病变椎体进行 En-bloc 切除并重建脊柱稳定性（图11-11-3）。但即使进行全椎体切除，脊柱血管肉瘤也很难获得足够安全的手术切缘。因此综合治疗尤为重要。患者术后多数还需进行术后辅助放疗及化疗。为了改善治疗效果，术后放疗可以采用三维适形调强放疗（IMRT）、断层放疗或质子放疗等较复杂的方法，以加大病灶处有效剂量并避开脊髓等危及器官。放疗剂量应大于50Gy，有研究发现放射治疗剂量>50Gy 者 5 年生存率（66.5%）显著高于放射治疗剂量<50Gy 者（42.4%）。美国《NCCN 软组织肉瘤临床实践指南》推荐紫杉醇、多西他赛、长春瑞滨作为血管肉瘤辅助化疗的药物，也可使用软组织肉瘤的一线化疗方案（异环磷酰胺+蒽环类药物）作为辅助治疗手段，以上推荐可作为脊柱血管肉瘤辅助治疗的参考方案。但辅助化疗的有效性仍然缺乏一类证据支持。曾有研究发现，血管肉瘤手术+放疗组患者的 5 年生存率为64.5%，显著高于手术+放疗+化疗组的 37.5% 及手术+化疗组的（0），但该结论的有效性尚存局限，有待进一步的随机对照试验加以检验。但药物治疗仍然有使晚期患者获益的潜在可能。一些新的靶向药物，如索拉菲尼、舒尼替尼、贝伐单抗、Pazopanib 及抗血管生成因子对血管肉瘤也有一定效果，可以

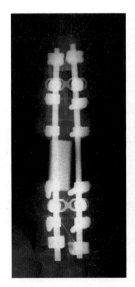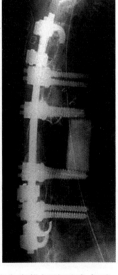

图 11-11-3 $T_8$ 血管肉瘤全脊椎切除重建术后

作为试验性用药。

## 七、预后

血管肉瘤的预后极差,能早期发生转移。血管肉瘤患者多数死因是肺转移及肝转移。多数患者死于确诊后的 2~3 年,中位生存期 15~24 个月,5 年生存率 7.1%~33.0%。Huvos 认为骨血管肉瘤单发病灶恶性度较高,5 年生存率约 18%,而多发病变恶性度相对较低,报道的 10 例中有 8 例平均生存 5 年。血管肉瘤的预后与肿瘤大小、组织学恶性程度、肿瘤深度、有无复发及转移、手术切缘等相关。肿瘤大小是最重要的预后因素,Naka 等报道肿物小于 5cm 的病例,预后明显优于大于 5cm 的患者($P<0.01$),单因素及多因素分析均有显著意义。Lydiatt 等报道肿物大于 10cm 者,观察期内全部死于血管肉瘤,而小于 10cm 者,仅有 67% 死于血管肉瘤。显然,血管肉瘤的恶性程度反映了肿瘤的局部侵袭和远处转移能力,低度恶性者其分化程度较高、局部侵袭能力较弱,远处转移的机会也较小,容易被完全切除;因此低度恶性者预后较好,恶性程度较高者则相反,预后较差。影响肿瘤恶性程度(或组织分级)重要的因素之一是有丝分裂数,因此有学者建议将有丝分裂数作为血管肉瘤的预后因素。Naka 等通过活检或外科标本取材,证实血管肉瘤的有丝分裂数是一个有意义的预后因素。

采取综合治疗的患者预后显著好于单纯手术患者,其中扩大切除+放疗的效果最好。辅助化疗的有效性仍缺乏有力证据,但对于合并远处转移的患者,系统治疗仍是不可缺少的手段,NCCN 建议此类患者应入组临床试验。

(李舒　樊征夫)

## 参 考 文 献

1. 姜亮,袁伟,刘晓光,等.脊柱多发性骨髓瘤的诊断与治疗[J].中国脊柱脊髓杂志,2011,21(7):540-544
2. 陈文明,黄晓军,李娟.多发性骨髓瘤现状与进展[M].北京:人民军医出版社,2010:1
3. 高珊,付蓉,刘忠,等.多发性骨髓瘤患者成骨细胞培养及调控,中华血液学杂志,2014,35(3):202-205
4. Chang H,Trieu Y,Qi X,et al. Impact of cytogenetics in patients with relapsed or refractory multiple myeloma treated with borte-zomib:Adverse effect of 1q21 gains. Leuk Res,2011,35(1):95-98
5. Gahrton G. Allogeneic transplantation in multiple myeloma. Recent Results Cancer Res,2011,183:273-284
6. 姜亮,袁伟,刘忠军等.脊柱孤立性浆细胞瘤的诊断与治疗.[J].中国脊柱脊髓杂志,2011,21(4):316-320
7. Tang Y,Yang XH,Xiao JR,et al. Clinical outcomes of treatment for spinal cord compression due to primary non-Hodgkin lymphoma:Spine Journal,2013,13(6):641-650
8. 胡云洲,胡豇,曾建成,等.原发性骨恶性淋巴瘤 36 例报告.中华骨科杂志,1999,19(1):28-31
9. Zhu YM,Yue CY,Wu B,et al. Clinical characteristics and outcomes of 31 patients with primary bone lymphoma. J South Med Univ,2013,33(3):444-447
10. Matikas A,Briasoulis A,Tzannou I,et al. Primary Bone Lymphoma:A Retrospective Analysis of 22 Patients Treatedin a single Tentiary Center. Acta haematologica. 2013,130(4):291-296
11. 杨毅,郭卫.利妥昔单抗联合 CHOP 方案治疗骨原发性非何杰金淋巴瘤的疗效和预后分析.中国骨与关节杂志,2012,1(4):358-361
12. Chang CM,Chen HC,Yang Y,et al. Surgical decompression improves recovery from neurological deficit and may provide a survival benefit in patients with diffuse large B-cell lymphoma-associated spinal cord compression:a case-series study. World J Surg Oncol,2013,19,11(1):90
13. Boriani S,Amendola L,Corghi A,et al,Ewing's sarcoma of the mobole spine[J],Eur Rev Med Pharmacol Sci,2011,15(7):813-839
14. 李晓,郭卫,杨荣利,等.脊柱原发尤文家族肿瘤的治疗及预后.中国脊柱脊髓杂志,2014,24(2):127-132.
15. 崔益亮,姜亮,马庆军,等.脊柱原始神经外胚叶肿瘤的诊断与治疗.中华骨科杂志,2011,31(1):13-17
16. Dar SH,Wazir HS,Dar IH,Singh JB. Primary bone lymphoma with multiple vertebral involvement. Journal of cancer research and therapeutics,2013;9(3):487-489
17. 李广学,郭卫,杨荣利,等.骨恶性纤维组织细胞瘤预后因素分析.中华外科杂志,2011,49(8):733-736
18. 杨俊龙,李世德.软骨肉瘤的诊断、治疗与预后分析.中华现代外科学杂志 2010,7:9-11
19. 张清,牛晓辉,郝林,等.骶骨脊索瘤外科治疗长期随访,中国骨与关节杂志,2012,1(2):105-110
20. 李帅,杨操,杨述华,等.骶骨脊索瘤的手术治疗,中国骨与关节损伤杂志,2011,26(1):17-20
21. 郭卫,燕太强,汤小东,等.骶骨脊索瘤的手术治疗结果评价[J].中华外科杂志,2009,47(16):1224-1227
22. 孙君昭,张剑宁.颅底脊索瘤临床特征及放射外科治疗进展.立体定向和功能性神经外科杂志,2012,25(2):123-125
23. Kano H,Iqbal FO,Sheehan J,et al. Stereotactic radio-surgery for chordoma:a report from the North American Gamma

knife Consortium[J]. Neurosurgery,2011,68(2):379-389

24. Jeon DG,Song WS,Kong CB,et al. MFH of bone and osteo-sarcoma show similar survival and chemosensitivity. Clin Orthop Relat Res,2011(469):584-590

25. 胡云洲,饶书城,沈怀信,等. 骨恶性纤维组织细胞瘤的诊断与治疗. 中华外科杂志,1987,25(12):681-683

26. 黄瑾,蒋智铭,张惠箴,等. 富于巨细胞的骨肉瘤和骨巨细胞瘤的临床病理鉴别诊断. 中华病理学杂志,2014,43(6):379-382

27. Conticello C,Giuffrida R,Adamo L,et al. NF-κB localization in multiple myeloma plasma cells and mesenchymal cells. Leuk Res,2011,35(1):52-60

28. McLeod NM,Patel V,Kusanale A,et al. Bisphosphonate osteonecrosis of the jaw:a literature review of UK policies versus international policies on the management of bisphosphonate osteonecrosis of the jaw. Br J Oral Maxillofac Surg,2011,49(5):335-342

29. 祝斌,刘晓光,刘忠军,等. 脊柱原发恶性外周神经鞘膜瘤的诊断与治疗,中国脊柱脊髓杂志,2010,20(5):385-389

30. Kadowaki M,Yamamoto S,Uchio Y. Late malignant transformation of giant cell tumor of bone 41 years after primary surgery[J]. Orthopedics,2012,35(10):e1566-570

31. Bertoni F,Bacchini P,Staals E L. Malignancy in giant cell tumor of bone[J]. Cancer,2003,97(10):2520-2529

32. Grote HJ,Braun M,Kalinski T,et al. Spontaneous malignant transformation of conventional giant cell tumor[J]. Skeletal Radiol,2004,33(3):169-175

33. Domovitov SV,Healey JH. Primary malignant giant-cell tumor of bone has high survival rate[J]. Ann Surg Oncol, 2010,17(3):694-701

34. 曾建成. 瘤椎全切与重建治疗胸腰椎肿瘤伴神经功能障碍. 中国修复重建外科杂志 2007,21:445-448

35. Muramatsu K,Ihara K,Miyoshi T,et al. Late development of malignant fibrous histiocytoma at the site of a giant cell tumour 38 years after initial surgery[J]. Acta Orthop Belg, 2012,78(2):279-284

36. Rock MG,Sim FH,Unni KK,et al. Secondary malignant giant-cell tumor of bone. Clinicopathological assessment of nineteen patients[J]. J Bone Joint Surg Am,1986,68(7): 1073-1079

37. Saito T,Mitomi H,Izumi H,et al. A case of secondary malignant giant-cell tumor of bone with p53 mutation after long-term follow-up[J]. Hum Pathol,2011,42(5):727-733

38. Domovitov SV, Healey JH. Primary malignant giant-cell tumor of bone has high survival rate[J]. Ann Surg Oncol, 2010,17(3):694-701

39. 樊征夫,胡云洲,裴福兴,等. 骨血管内皮恶性肿瘤. 中国骨肿瘤骨病,2002,(4):221-226

40. 吴晃,谢军,李兆丽,等. 骨原发性上皮样血管肉瘤临床病理观察. 诊断病理学杂志,2014,21(1):47-50

41. Buehler D,Rice SR,Moody JS,et al. Angiosarcoma outcomes and prognostic factors:a 25-year single institution experience. Am J Clin Oncol,2013,20(Epub ahead of print)

42. Palmerini E,Maki RG,Staals EL,et al. Primary angiosarcoma of bone:a Retrospective analysis of 60 patients from 2 institutions. Am J Clin Oncol,2013,4(Epub ahead of print)

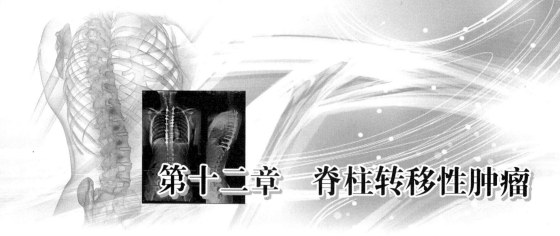

# 第十二章　脊柱转移性肿瘤

## 第一节　概　　述

### 一、转移的概念

恶性肿瘤的基本特征是具有局部浸润和远处转移的能力。肿瘤侵袭是指肿瘤细胞脱离原发瘤向周围组织突破,其标志是肿瘤细胞突破基底膜;肿瘤浸润是指肿瘤细胞进入组织间隙,并在其中生长、繁殖;肿瘤转移是指恶性肿瘤细胞脱离其原发部位,侵入淋巴管、血管或脱落入体腔,转运到不连续的、另一远隔部位组织或器官而在该处继续生长,形成与原发瘤同样性质的肿瘤,这一全过程称为肿瘤转移,原发的肿瘤称原发瘤,所形成的肿瘤为继发瘤或转移瘤。侵袭和浸润是肿瘤转移的前提,侵袭和浸润不一定会发生转移,但肿瘤转移必定有肿瘤的侵袭和浸润过程。转移途径为血道转移和淋巴道转移。肿瘤转移是恶性肿瘤最显著的生物学特性之一,大多数患者最终并非死于原发瘤,而是死于转移性肿瘤。转移是临床肿瘤患者的主要死亡原因。骨转移瘤是指原发于骨外器官或组织的恶性肿瘤,大多数为癌,少数为肉瘤,通过血液循环或淋巴系统进入脉管,被送至远处,出脉管,最后转移停留到某重新获得血供,肿瘤细胞继续生长繁殖,形成继发性子瘤。脊柱转移性肿瘤是指原发于脊椎骨外各器官或组织的恶性肿瘤,大部分为癌,小部分为肉瘤,通过血液循环或淋巴系统等途径迁移到脊柱继续生长,形成与原发肿瘤同样性质的继发性肿瘤称脊柱转移瘤。此转移瘤与原发瘤不具连续性,椎骨与它们之间相隔一定的距离。由脊柱邻近组织的肿瘤直接浸润导致的直接蔓延至椎骨而发生的继发性骨损害,是另一类继发性椎骨肿瘤,不属于转移性肿瘤。脊柱浆细胞骨髓瘤是造血系统恶性肿瘤,是源于骨髓浆细胞单克隆瘤样增殖,典型的临床表现是全身性骨髓广泛受累,可形成肿瘤性肿块及溶骨性骨质损害,原发瘤就在包括脊椎骨在内的骨髓中,不是原发于骨外的器官或组织,没有转移途径,没有从一个部位迁移到另一个部位的过程,中间没有组织间隔,没有相隔一定的距离,脊柱浆细胞骨髓瘤是脊柱常见的原发恶性肿瘤,不属于转移性肿瘤。

### 二、转移的机制

肿瘤转移的发生不是随机的,不同来源的肿瘤有其好发的转移器官。如前列腺癌、甲状腺癌多转移到骨,黑色素瘤多转移到肺,而胃癌则最常转移至淋巴结、肝等器官。为解释恶性肿瘤器官特异性转移的现象,Paget 等对肿瘤转移提出"种子与土壤"学说,认为转移器官的分布并不是偶然的,而是只有当特定的组织器官(土壤)提高了生存环境适合肿瘤细胞(种子)生长时才会形成转移瘤。也就是肿瘤细胞(种子)生长在某种特定靶器官(土壤)提供的局部环境及亲和条件中,一定的"种子"只在一定的"土壤"中才能生长。这就是器官特异性转移的原因。这个复杂的过程受到多种因素的调控,是肿瘤细胞与其转移灶微环境相互作用的结果。因此,转移灶的形成不仅取决于肿瘤细胞脱离原发灶而转移到远隔器官的能力,还取决于远端转移灶构建适宜肿瘤细胞生长的微环境的能力。Psaila 和 Kaplan 等进一步拓展了"种子与土壤"学说,提出了肿瘤转移前微环境假说,认为在肿瘤上未发生转移之前,由于受到原发肿瘤分泌物质的影响,远隔待转移器官中的微环境发生适应性改变,形成一个适宜转移肿瘤细胞生长的环境,诱使其在此处定植、生长并形成继发病灶。肿瘤转移前微环境假说的提出意味着转移不再是一个简单的随机过程,而是具有其目的性,即肿瘤细胞在离开原发病灶时就已经有了一个明确的靶器官,因而这一假说能较好地解释某些肿瘤转移所表现出的器官选择性,是对肿瘤转移机制的全新认识。

转移前微环境的形成是一个由多种细胞和细胞因子参与的复杂过程,骨髓源性细胞因具有促进血管内皮增生的作用而被认为是调控前微环境形成的关键因素。Kaplan 等在研究 Lewis 肺癌时发现,表达血管内皮生长因子受体-1 的骨髓源性细胞比肿瘤细胞更早到达远隔预转移器官,对这类细胞进行研究后发现,它们均处于造血祖细胞状态并高表达整合素 $\alpha_4\beta_1$,同时他们也发现 Lewis 肺癌分泌的肿瘤特异性生长因子能上调预转移部位纤连蛋白(整合素 $\alpha_4\beta_1$ 配体)的表达水平。配体与受体间的特异性结合能使血管内皮生长因子受体 1+骨髓源性细胞定位于预转移灶处,刺激局部血管增生并与纤连蛋白和间质细胞一起参与构建适宜转移性肿瘤生长的微环境,配受体间的结合也能提高局部基质金属蛋白酶 9 的表达水平,这种酶能降解基底膜进而易化肿瘤对局部的侵袭。在动物实验中,如果用单克隆抗体阻断血管内皮生长因子受体 1,则肿瘤的定向转移能力明显减弱,证明血管内皮生长因子受体 1+骨髓源性细胞参与了肿瘤转移微环境的构建,因而血管内皮生长因子受体 1 可能成为未来肿瘤靶向治疗的潜在位点。

除血管内皮生长因子受体 1+骨髓源性细胞外,CD11b+骨髓源性细胞也被证实参与了预转移巢的构建。Hiratsuka 等发现,原发肿瘤分泌的 TNF-α、TGF-β 和血管内皮生长因子-A 均能介导肺部产生炎性蛋白 S100A8 和 S100A9,这两种物质能够诱导肿瘤预转移部位产生血清淀粉样蛋白 A3,而 SAA3 可通过 Toll 样受体 4 激活 NFκB 信号通路使 CD11b+骨髓源性细胞在预转移灶处大量积聚。同时,他们在动物实验中也证实,应用 S100A8 和 S100A9 单克隆抗体能抑制 CD11b+骨髓源性细胞向肺组织的定向迁移,最终减少肺部 80% ~ 90% 微小转移灶的形成。

近年来,越来越多的研究证实骨髓抑制细胞在肿瘤预转移巢构建中发挥了不可替代的作用。骨髓抑制细胞是骨髓源性细胞的一个亚群,来源于骨髓前体细胞,后者在正常情况下会分化为 3 种细胞:粒细胞、树突状细胞和巨噬细胞,但受肿瘤分泌的物质如血管内皮生长因子、铃蟾多样性肽 8、内分泌腺源性血管内皮生长因子、干细胞因子 1-α 等的影响,前体细胞分化成熟发生障碍,由其分化而成细胞缺乏特异性 T 细胞免疫功能,因而使肿瘤的转移逃脱了人体的免疫监视,促进了肿瘤的转移。

微泡是细胞分泌的囊泡状小体,其内含有细胞特异性蛋白、细胞因子、mRNA、miRNA 等与细胞功能密切相关的物质。近年来的研究表明,微泡可作为一种新的通讯方式在细胞间发挥信使的作用。

外分泌体是微泡中的一大类,为来源于细胞内膜结构的多囊泡状小体,通过与细胞膜的融合而不断地被分泌到细胞外。如前所述,骨髓源细胞在肿瘤转移前微环境的形成过程中起关键性作用,而目前发现的肿瘤外分泌体正是通过改变骨髓源性细胞的生物学行为而调控前微环境形成的。

CD44 是黏附因子家族中的一员,是介导细胞与细胞、细胞与细胞外基质间黏附作用的膜表面糖蛋白,参与细胞的增生、分化、黏附、迁移等过程。Jung 等发现外分泌体可通过 CD44 途径调控转移前微环境的形成。Yu 等则发现 CD44 能使肿瘤细胞逃避凋亡,因而在单个肿瘤细胞向微小转移灶的转变过程中发挥重要作用。推测 CD44 是转移前微环境构建过程中起关键作用的因子,CD44 有望成为日后肿瘤靶向治疗的新位点。

肿瘤转移是一个多因素、多阶段的过程,转移前微环境假说的提出为我们深入理解肿瘤的生物学行为提供了新的思路。虽然目前已证实有多种细胞和因子参与了微环境的构建,但其形成的确切机制和各种因素在该过程中所起的具体作用还有待进一步阐明,肿瘤转移前微环境的研究仍有待深入。

## 三、转移的过程

肿瘤转移是一个复杂的多步骤连续过程,目前,肿瘤转移过程仍以 Bross 和 Blumenson 学说为依据,大致可分为以下过程:肿瘤在原发部位扩张性生长、繁殖→肿瘤血管生成→肿瘤细胞脱离原发灶→向邻近组织侵袭→穿过血管或淋巴管壁→在血液或淋巴循环中运行并存活→黏附于血管内皮细胞→穿出血管壁进入靶器官或远隔组织→转移灶形成→再侵袭和再转移。

脊柱转移瘤的形成过程涉及多种因素。从解剖学上来看,一方面脊椎骨属于红骨髓,成年后仍保留有造血功能,能提供肿瘤栓子生长的适当条件,血供丰富,血流速度缓慢并具有多样性,同时其血窦缺乏基底膜包围,这一微细结构有利于肿瘤细胞滞留并穿出血窦。另一方面正常脊椎静脉系统是位于硬脊膜和脊髓周围,本身无静脉瓣,它既独立于腔静脉、门静脉、奇静脉和肺静脉成为专门体系,又有交通支与上、下腔静脉联系,脊椎静脉系统内血流缓慢、停滞或逆流,易为通过的瘤细胞制造停留和繁殖的机会。因此,如从肺部来的癌细胞进入大循环后容易在脊椎停留;同时,当癌细胞进入大循环后,可超越肝、肺等脏器,或从肝、肺直接到达脊椎,形成脊柱转移瘤。乳腺的静脉血通过奇静脉回流,前列腺的静脉血通过盆腔静脉回流,均可导致胸椎和腰椎转移瘤。结直肠癌通常在脊柱转移发生前先转移到肝和肺。

从分子生物学的角度来看,肿瘤的侵袭和转移需要各种分子如黏附分子、细胞运动因子,细胞外基质降解酶等的相互作用,而这些分子的表达最终受一系列基因的调节和控制。也就是说,在肿瘤的侵袭和转移这一复杂的动态分子过程中涉及许多基因的改变,包括编码基因的表达、癌基因的激活、抑癌基因的失活、转移相关基因的激活以及转移抑制基因的失活等。

脊柱发生肿瘤转移是一个非常复杂的过程,涉及多个方面的生理、生化变化,不仅包括肿瘤细胞表面性质的变化、基因表达和细胞外基质的变化、细胞骨架的变化,还包括宿主组织自身的一些变化过程。有研究表明,正常骨组织更新过程中出现的 I 型胶原、骨钙素片段可趋化转移的肿瘤细胞;宿主病灶中的 TGF-β、PDGF、类胰岛素生长因子、BMP 可增加破骨细胞的活性,促进转移的形成。

原发肿瘤转移至脊柱并形成转移瘤的过程与转移至其他脏器的过程相似,可分为 5 个阶段:①肿瘤细胞从原发瘤脱落获得营养或血供,存活并分裂。②肿瘤细胞产生特异性IV型胶原的降解酶,浸润与侵袭周围血管和淋巴管,并穿过管壁进入体循环。③肿瘤细胞从体循环中移行于脊柱滞留。④肿瘤细胞穿越微血管、血窦和淋巴管。⑤肿瘤细胞在局部进一步生长、繁殖,并最终形成转移灶。其中,肿瘤细胞运动性的提高、基质金属蛋白酶活性的增强、逃避宿主免疫监控能力提高、细胞与血管黏附能力提高及新生血管形成是肿瘤细胞完成远处转移的关键,也是目前在临床和科研中设计或筛选合适的抗

肿瘤药物作用的主要靶点。进一步深入了解恶性肿瘤转移的过程将有助于预防和治疗脊柱转移性肿瘤。

## 四、椎骨转移的途径

### (一) 血道转移

血道转移指在周围间质中浸润的肿瘤细胞穿过血管内皮细胞间隙,在血管内形成瘤栓。进入循环的肿瘤细胞到达靶器官后,在毛细血管内停留,粘连于毛细血管内皮细胞,穿过血管壁进入周围间质继续增殖,在血管生成因子的作用下,形成自己的血管供应,从而发展成为转移性肿瘤。血道转移最为常见,肿瘤栓子脱落于血液循环系统,经血行转移至全身任何部位,根据其途径不同,可以分为四型:①腔静脉型:癌瘤细胞进入腔静脉,经右心进入肺循环,首先在肺内发生转移性病灶,然后再进入体循环,到达骨骼,发展成椎骨转移瘤;②门静脉型:胃肠道的肿瘤首先经门静脉进入肝脏,形成转移性病灶,继而由下腔静脉进入心脏、肺,经体循环转移至椎骨;③肺静脉型:肺部肿瘤栓子进入肺静脉,经体循环转移至其他脏器及椎骨;④脊椎静脉型:Batson 在动物和人尸体上的试验表明,来自盆腔和乳腺的静脉血流不仅流向腔静脉,同时也直接流向脊椎静脉丛。脊椎静脉丛无静脉瓣,胸腹腔、盆腔以及静脉瓣膜少的四肢静脉与脊椎静脉丛在每一节脊椎上相交通,这个系统称脊椎静脉系统或 Batson 椎静脉系统。此静脉系统内血流缓慢,有时甚至发生逆流。当咳嗽、喷嚏、呕吐、举重以及肌肉牵拉等因素致胸腹腔内压力增高时,血液主要流向脊椎静脉丛,胸腹腔内静脉中的肿瘤栓子不经过肺、肝脏而进入椎静脉系统,直接转移至脊柱、胸廓、骨盆及颅骨等部位。Batson 在动物和人尸体上的试验有助于解释为什么前列腺癌和乳腺癌有向轴向骨和四肢骨转移的趋势。进一步的研究扩大了无瓣膜血管网络的范围,包括硬膜外静脉、椎体旁静脉、胸腹壁静脉以及头颈部所有低压力静脉。在此系统,血流持续性遭受停滞和逆流。脊椎静脉丛与门脉系统、肺循环、腔静脉系统等相互平行、相互连接,为其提供侧支循环。因此,脊椎静脉丛可以为肿瘤向远方器官转移提供通道。

血道转移也可由淋巴道转移发展而来:①淋巴结中的瘤细胞可以穿破淋巴结内小血管壁进入血液循环;②可通过淋巴结内的淋巴管与小静脉的交通

支进入血液;③转移到淋巴结的肿瘤可经胸导管进入血液循环。在大多数情况下,肿瘤细胞循正常血流进入器官,由于肝脏和肺分别是人体门静脉和腔静脉系统回流的终站,因此,肝、肺是血道转移最常见的部位。

肿瘤细胞进入血液中比较常见,但只有极少数能形成转移瘤。晚期肿瘤患者外周血中肿瘤细胞检出率高达80%,部分患者有大量癌细胞进入血液,以至发生两肺广泛毛细血管内瘤栓形成,患者最后死于呼吸衰竭,称为癌血症。晚期恶性肿瘤发生血道转移以肝、肺为最多,而脾、胰、心脏等很少有转移瘤生长,可能与局部组织结构、生化环境及免疫状态等有关。

**(二) 淋巴道转移**

淋巴管包括淋巴干、集合淋巴管和毛细淋巴管,是壁较薄弱的管道,其内皮通常只有一层内皮细胞构成,细胞间连接较疏松,有较大的间隙。毛细淋巴管以锚丝固定于周围组织中,靠周围组织的收缩及松弛来推动淋巴液的流动。对淋巴管的研究100年前就已开始,近来研究证实,毛细淋巴管同样可由淋巴管内皮细胞分化而成。肿瘤在生长过程中淋巴管形成方式与毛细血管基本相似:以出芽方式生长,在肿瘤内及肿瘤周围形成淋巴管网,但淋巴管出芽更少,形态变化更小。这种毛细淋巴管网与正常相比明显地扩张,其直径约为正常的3倍,而且较密集,有时有窦腔隙形成。以往的研究认为,肿瘤组织内不存在淋巴管。近来研究发现,肿瘤组织内部及瘤周包膜区存在集束状或分散的淋巴管,这种淋巴管分布比正常皮肤的淋巴管密。动物实验已证明,肿瘤源性血管内皮细胞因子C和D可诱导肿瘤内淋巴管生成,进而促进淋巴结转移。通过淋巴管转移常常是一些肿瘤初始转移阶段最主要的途径,肿瘤细胞进入引流淋巴结,继而进入血流,造成更广泛的远处转移。

淋巴道转移是癌常见的转移途径。Akagi等认为肿瘤转移至淋巴结可能存在两个通道,第一个通道是肿瘤细胞通过血液循环到达淋巴结门并在淋巴结中被捕获,随着血液中肿瘤细胞的增多,淋巴结受累的频率也就增大,也就是说在血液和淋巴循环的交叉点上是通过该通道实现淋巴结转移的。第二个通道是肿瘤侵入淋巴管实现的,如果肿瘤中有新生淋巴管形成,不仅原有的淋巴管而且那些新生的淋巴管都将是淋巴管转移的通道。进入淋巴管的肿瘤细胞,在淋巴管内存活并被转运至淋巴结边缘窦内,进而侵入淋巴结实质内,在淋巴结内增生、繁殖,正常的淋巴结结构被破坏,最后完全被肿瘤取代,部分肿瘤细胞再沿淋巴管转移至下一站淋巴结。淋巴结转移多按照原发肿瘤部位的淋巴引流方向由近及远延伸。

## 五、椎骨转移的类型

成人在正常生理情况下,骨重塑过程中成骨与溶骨保持动态平衡状态,此过程与成骨细胞和破骨细胞的相互作用及活性密切相关。肿瘤骨转移按其对骨的影响、形态表现可分成3类,即溶骨性转移、成骨性转移及混合性转移。一般说来,乳腺癌和肺癌的骨转移以溶骨性为主,前列腺癌则以成骨性为主。

**(一) 溶骨性椎骨转移**

溶骨性以骨组织的破坏吸收为主,造成骨基质溶解及骨盐的大量丢失,同时,骨的力学强度大大下降,导致病理性骨折的发生。骨组织的破坏吸收是由破骨细胞,而不是肿瘤细胞直接作用的结果。破骨细胞对骨的破坏吸收释放出原本结合于骨基质的大量生长因子,刺激肿瘤细胞进一步生长。这种肿瘤细胞与破骨细胞间的相互作用形成恶性循环,导致溶骨过程不断推进。溶骨性椎骨转移最常见,约70%的脊柱转移瘤为溶骨型,其原发肿瘤多为甲状腺癌、肾癌、肺癌、宫颈癌、及消化道的恶性肿瘤等。几乎所有的恶性肿瘤均可发生溶骨性的椎骨转移。溶骨性椎骨转移瘤常为多发性,单发性很少。易引起椎体广泛的破坏而发生压缩病理性骨折,但椎间隙无改变,椎弓亦往往遭受破坏侵蚀,常可累及或压迫脊髓而出现瘫痪。

**(二) 成骨性椎骨转移**

破骨细胞的激活是所有骨转移发生的重要先决条件。破骨细胞通过溶骨性破坏可释放并激活存在于骨组织中一系列细胞因子,维持肿瘤细胞在骨组织中生存和增殖。随着成骨细胞激活,病理性成骨逐渐明显,最终形成成骨性转移。前列腺癌是成骨性转移的典型。成骨性椎骨转移肿瘤远较溶骨性少见。约10%的脊柱转移瘤为成骨性,绝大多数成骨性椎骨转移瘤来自前列腺癌,占80%~90%,少数为乳腺癌、膀胱癌、鼻咽癌及肺癌等转移引起。一般均为多发性病灶,可侵犯多处骨骼,呈边界不很清楚的结节状、片状或索状致密影,单发性少见。成骨性椎骨转移瘤生长较溶骨性缓慢,临床症状轻微,发生病理性骨折的机会也较少。

## （三）混合性椎骨转移

混合性转移兼有溶骨性转移及成骨性转移的特点。骨代谢过程中成骨及溶骨过程相互关联，成骨细胞与破骨细胞在功能上相互依存。肿瘤骨转移时二者共存，但溶骨与成骨不完全均衡。破骨细胞的激活是所有骨转移发生的重要先决条件。病理性成骨是肿瘤细胞与成骨细胞相互作用的结果，同时破骨细胞也起到重要作用。肿瘤细胞在局部通过破骨细胞破坏骨组织的同时，释放出骨组织中贮存的生长因子，如转化生长因子、胰岛素样生长因子等，加上肿瘤细胞自身分泌的成骨蛋白、前列腺特异性抗原、骨皮素1等，可刺激成骨细胞的增殖。当成骨细胞活性增高，成骨过程大于破骨过程时，就出现肿瘤性成骨，构成成骨性转移的特殊临床病理表现。混合性椎骨转移较少见。约20%脊柱转移瘤为混合性。混合性即溶骨性和成骨性病变并存。有时于一处骨内同时有溶骨性破坏及成骨性破坏，亦有一处椎骨表现为溶骨性病变而另外的椎骨破坏为成骨性。在前列腺癌成骨性病灶中也有骨吸收发生，通过药物阻断骨吸收能够减少骨疼痛和病理性骨折的发生。

## 六、脊柱转移的发生率

癌症是人类第二常见的死亡原因，最新统计数据显示，美国年新发癌症病例 1 444 920 人，死亡人数 559 650。在国内，2007 年统计数据显示癌症已成为国人第一杀手。西方国家男性最常见的恶性肿瘤是前列腺癌、肺癌和结直肠癌；女性为乳腺癌、肺癌和结直肠癌。国人中男性发病率最高的肿瘤依次为：肺癌、胃癌、肝癌。女性则为：肺癌、乳腺癌、结直肠癌。近年来随着各种新型诊疗技术的推广和应用，肿瘤患者的生存率有所提高，美国癌症协会（American Cancer Society，ACS）的数据显示，美国癌症患者死亡人数连续两年呈下降趋势。肺癌、乳腺癌、前列腺癌和结肠癌平均 5 年生存率分别达到

15%、87%、95%和64%。

随着恶性肿瘤诊断治疗水平的提高，肿瘤患者生存期明显延长，远处转移的发生几率显著增加，人口老龄化和环境污染的加重，脊柱转移瘤发生率逐年增加。伴随着检测手段日益进步，尤其是 PET-CT 等先进影像学检测技术的应用，使脊柱转移瘤的确诊率不断提高。骨骼是恶性肿瘤第三常见的转移部位，是恶性肿瘤远处转移的第三好发器官，仅次于肺转移和肝转移。成人骨破坏最常见的原因是骨转移。在癌症患者中，大约一半的患者会发生骨转移。美国恶性肿瘤的发病率约为 120 万/年，其中约有 50% 的患者出现或可能出现骨转移。根据肿瘤发生骨内转移的频率，可分为两大类：①亲骨性转移瘤，有些恶性肿瘤如肺癌、乳腺癌、肾癌、前列腺癌和甲状腺癌等容易向骨内转移；②非亲骨性转移瘤，有些肿瘤如皮肤癌、口腔癌、食管癌、胃癌、和结肠癌等则比较少向骨内转移。尸检结果显示骨转移总体发生率为 32.5% 左右，而 90% 以上的骨转移瘤来源于乳腺癌、前列腺癌、肺癌、甲状腺癌和肾癌这 5 种肿瘤类型，骨转移性肿瘤的发生率约为原发恶性骨肿瘤的 35~40 倍，60% 的骨转移为多发性骨转移，单发行骨转移仅为 10%。转移瘤以腺癌为多，鳞癌较少。所见与原发瘤有相同或类似的病理表现。虽然骨转移瘤可发生于任何年龄，但大多数发生在 40 岁以上。而神经母细胞瘤的骨转移多在 5 岁以下。癌瘤患者尸检中 90% 有脊柱转移。在美国每年诊断的新发病例超过 20 000 例。脊柱是骨骼系统中容易为转移瘤侵犯的部位，约 40% 的恶性肿瘤发生脊柱转移。其中 65% 发生于胸椎，20% 发生于腰椎，10% 发生于颈椎，5% 发生于骶椎。常发生脊柱转移的原发性肿瘤依次为肺癌、乳腺癌、前列腺癌、肾癌、子宫颈癌、甲状腺癌、肝癌、胃癌和直肠癌，其中肺癌和前列腺癌是亚裔男性最常见的脊柱转移瘤，乳腺癌是女性最常见的脊柱转移瘤。脊柱转移瘤是脊柱肿瘤中最常见的类型，约占脊柱肿瘤的 70%。因此，脊柱外科医师面临着艰巨的诊治任务。

# 第二节 临床表现

脊柱转移瘤的人群发生率非常高，相当一部分患者在发现原发肿瘤的同时即已存在骨转移，有的患者甚至是以骨转移瘤产生的症状来就诊，但仅一半左右患者在临床上出现症状。出现症状者多数以转移瘤为首发症状，转移瘤是唯一的临床表现。如果没有原发恶性肿瘤的病史，早期确诊十分困难。因此，临床医生应当熟悉脊柱转移瘤的临床表现。随时警惕中老年骨科患者中脊柱转移瘤的病例，缩

短脊柱转移瘤从怀疑到确诊的时间。

（一）发病特点

脊柱转移瘤发展快,病程短,从症状初发到确诊的时间一般为1~2个月,但最长者可达到1~2年。部分患者早期有肿瘤手术病史,有时原发瘤非常隐蔽。约40%患者有原发恶性肿瘤的病史,约50%原发瘤常在脊柱转移瘤被诊断后才查出,部分患者应用现代检测手段仍无法发现原发肿瘤。

（二）疼痛与叩痛

最常见的和最早发生的是疼痛,95%以上的患者都会有疼痛,发生缓慢但进行性发展,在其他症状出现之前,疼痛可以单独出现数月。疼痛因病灶部位不同而表现各异,颈椎转移疼痛常由颈肩部向手指放射,严重者可表现为上肢刀割样疼痛;胸椎转移常出现神经根性痛,肋间神经痛,束带样感;腰椎转移常表现为腰背痛,并向胸腹部及下肢放射,坐骨神经痛;骶椎转移常有臀部、会阴及下肢痛。50%～90%患者以枕颈部、颈肩部、胸背部和腰骶部疼痛起病,由轻到重,由间歇性逐渐变为持续性,夜间疼痛明显,制动静息时无缓解,局部疼痛是肿瘤直接侵犯骨膜或因椎体压缩导致骨膜受损或受牵拉的结果。根性疼痛是神经根受牵拉或压迫的结果,是一种间断性的过电样疼痛,常伴有神经根分布区域的放射痛,产生触电样麻木痛,诱发放射到四肢或躯干的放电样异常感觉,或诱发从上肢到下肢的麻木,无力。对于脊椎椎管较宽的节段,早期没有脊髓受压的表现,唯一的症状是疼痛,患部多有恒定的叩击痛。因此,凡有过恶性肿瘤病史者,若出现颈、胸、腰骶部疼痛或髂嵴处的疼痛,叩击痛,应高度怀疑脊柱转移瘤。

（三）活动受限

若肿瘤累及颈、胸、腰骶,会引起该运动节段的活动受限、僵硬,头颈部完全不能动,部分患者可出现斜颈、胸腰椎脊柱侧弯(图12-2-1、图12-2-2)。早期由于疼痛和肌肉痉挛使脊柱各方活动受限,晚期由于病理性骨折和脊柱不稳,使脊柱各方活动受限加重。

（四）乏力与感觉异常

乏力是仅次于疼痛的常见症状,可以呈节段性,也可以是上神经元性,患者常感觉肢体沉重、僵硬和不稳定,走路时脚步会有拖拉。感觉异常也很常见,但有时只有经过仔细比较或检查才能发现。可以表现为感觉麻木、异常感觉、感觉丧失,或者有无法解释的寒冷感觉。另外还可因本体感觉异常而出现步态不稳。

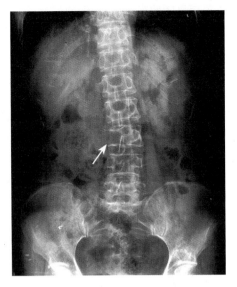

图12-2-1 女,53岁,乳腺癌 $L_3$ 椎骨转移,腰椎侧弯

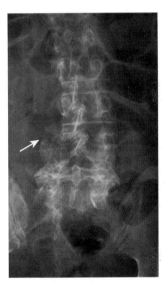

图12-2-2 男,44岁,肝癌 $L_4$ 椎骨转移,腰椎侧弯

（五）神经功能障碍

脊柱转移瘤有5%～14%的患者出现压迫或侵袭脊髓、神经根或神经丛,产生不同程度的神经功能障碍,很快出现根性痛和感觉、运动功能损害。如肿瘤累及交感神经,则可出现 Horner 综合征,椎体破坏塌陷严重者,有轻微外伤或根本无任何诱因,就发生椎体压缩骨折,疼痛加剧,肿瘤或病理性骨折块压迫脊髓很快出现神经功能障碍、大小便困难等。膀胱括约肌功能障碍往往以多尿、夜尿和尿急开始。脊髓压迫可以导致急迫性尿失禁,而马尾压迫则可以导致尿潴留伴充溢性尿失禁。肛门括约肌功能障碍则可以表现为便秘,少数则表现为大便失禁。括约肌功能异

常往往是预后恶劣的征兆,患者即使经过治疗也很难恢复下床活动能力,并很难保持良好的括约肌功能,有些患者会很快出现难以恢复的截瘫。

#### (六) 病理性骨折

有 5% ～40% 的脊柱转移瘤,由于椎骨溶骨性破坏,有轻微外伤或根本无任何诱因,就发生椎体病理性压缩骨折(图 12-2-3),造成脊柱不稳定,疼痛加剧,活动受限加重,很快出现脊髓神经受压的症状和体征,出现感觉、运动、反射和括约肌功能障碍,四肢瘫,甚至完全截瘫等。

#### (七)全身症状

多因原发癌瘤表现全身情况较差,常有食欲缺乏、贫血、消瘦、低热和乏力。无原发瘤症状者,一般情况尚好,但逐渐出现全身症状,随着转移瘤的发展而加重。合并高钙血症者,可引起胃肠功能紊乱和精神不振,甚至神志失常。

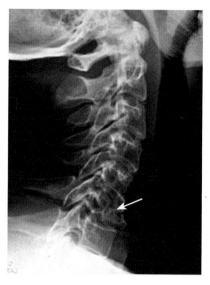

图 12-2-3 男,49 岁,甲状腺癌 $C_6$ 椎体转移病理骨折

## 第三节 实验室检查

### 一、生化指标

#### (一) 一般生化指标

脊柱转移瘤患者多出现血红蛋白降低,血红细胞减少,白细胞计数稍升高,C 反应蛋白(CRP)和血沉增快,血红蛋白与血浆蛋白下降,白蛋白与球蛋白倒置,肝肾功异常。溶骨性转移者先有尿钙升高,随病情进展血钙增高,血磷下降。成骨性转移的患者中,血清碱性磷酸酶有不同程度增高。前列腺癌转移中,血清酸性磷酸酶增高。

#### (二) 骨转移生化代谢指标(表 12-3-1)。

表 12-3-1 成骨性生化指标和溶骨性生化指标

| 名称 | 破骨活性 | 名称 | 成骨活性 |
| --- | --- | --- | --- |
| HYP | 羟脯氨酸 | T-ALP | 血总碱性磷酸酶 |
| TRACP | 抗酒石酸酸性磷酸酶 | B-ALP 或 BAP | 骨碱性磷酸酶 |
| PYD,D-PYD | 尿吡啶酚和脱氧吡啶酚 | BGP | 血清骨钙素 |
| NTX 和 CTX | Ⅰ型胶原交联 N 端肽和 C 端肽 | PⅠCP 和 PⅠNP | Ⅰ型前胶原 C 端和 N 端肽 |

1. 骨吸收代谢指标

(1) 血 Ⅰ CTP 和尿 NTX:Ⅰ CTP 和 NTX 为溶骨性骨代谢生化指标。这两种指标由于以稳定的形式存在于血液与尿液中,不受食物及双磷酸盐药物的影响,并具有良好的稳定性及可重复性,可以用来评价骨转移的程度,研究显示,作为溶骨性指标的血清 Ⅰ CTP 和尿 NTX 在临床上的应用是最广泛的。

Ⅰ CTP 是 Ⅰ 型胶原的特异性成分,只来源于破坏的成熟的骨基质,以完整的免疫原性肽形式进入血液中,不再是经一步分解,能直接反映溶骨的范围。Ⅰ CTP 可反映破骨细胞的功能和骨吸收率,其测量水平可反映骨转移的程度,随着病灶的增多,Ⅰ CTP 的水平也逐渐升高。

NTX 是 Ⅰ 型胶原纤维的分子间交联物质,是骨Ⅰ 型胶原区别于其他组织 Ⅰ 型胶原的特征。尿NTX 是尿中稳定的骨质溶解最终产物,其值增高表明骨胶原分解增高,骨溶解增多,是骨分解破坏特异性最高的指标。尿 NTX 可用来评估骨转移骨骼破坏的程度和死亡风险,并能监测唑来磷酸的治疗效果。

（2）尿吡啶酚（PYD）和脱氧吡啶酚（D-PYD）：PYD 和 D-PYD 是在许多组织的胶原成分中存在的成熟交联氨基酸,在破骨细胞的作用下,两者在骨基质降解中被释放,所以均为反映溶骨性骨破坏程度。PYD 和 D-PYD 能通过 ELISA 在尿中定量检测,而且它们的分泌只受肾功能的影响,在经尿肌酐校正后,两者的特性较高。

（3）抗酒石酸酸性磷酸酶（TRACP）：是一种与骨免疫相关的重要标志物,是酸性磷酸酶中的第 5 型同工酶,可分为 5a 和 5b 两种亚型。TRACP5b 主要来源于破骨细胞和肺泡巨噬细胞的一种含铁糖蛋白,而只有来源于破骨细胞的才具有生物活性,能够降解骨基质中的钙磷矿化物。其水平的高低可间接反映破骨细胞的活性和骨吸收的状态。有报道乳腺癌骨转移患者 TRACP5b 水平显著高于无骨转移者和健康人,可作为乳腺癌骨转移的诊断指标。

2. 骨形成代谢指标

（1）血清骨特异性碱性磷酸酶（BALP）：BALP 是由成骨细胞合成的特异性细胞外酶。BALP 主要集中在全身骨化部位,有助于骨的形成,是目前评价全身性骨形成和骨转移较好的骨代谢指标之一,测定血清 BALP 的含量可较准确的反映骨改变的早期情况。有研究证实肺癌骨转移患者血清 BALP 水平远高于未发生骨转移组,可用于肺癌骨转移的诊断。

（2）Ⅰ型前胶原氨基端前肽（PⅠNP）：PⅠNP 是由成骨细胞合成,在血清中的含量能够反映成骨细胞的活动、骨代谢活跃程度及Ⅰ型胶原的合成,是监测成骨细胞功能和骨形成的特异性指标。有研究证实乳腺癌与前列腺癌骨转移患者血清中 PⅠNP 浓度明显高于非骨转移组。

（3）血清骨钙素（BGP）：BGP 是骨特异性依赖于维生素 K 的钙结合蛋白,主要在骨基质钙化期产生,因此是理想的骨形成指标。当骨基质降解时,其中的 BGP 便进入循环中,因此,测定血清中 BGP 能反映成骨细胞的活性。

## 二、肿瘤标志物

是指恶性肿瘤发生和增殖过程中,由于肿瘤细胞的基因表达而合成分泌的或是机体对肿瘤反应异常产生和（或）升高的,反映肿瘤存在和生长的一类物质。肿瘤标志物的检测为肿瘤的早期诊断、治疗监测和预后评估提供可靠的量化依据。有利于寻找

原发瘤和判断疗效,临床上常组合检测肿瘤标志物,如:乳腺 CA153、CEA、CA125;甲状腺 HTg、CA199;消化道 AFP、AFU、CEA、Fer、CA-50、CA19-9;妇科肿瘤 AFP、CEA、Fer、CA-50、CA19-3 或 CA125;前列腺 PSA、FPSA。不同的医院不同的检测方法,有不同的正常参考范围。常用的肿瘤标志物,根据来源有以下几类:

### （一）胚胎性抗原类

1. 甲胎蛋白（AFP）,AFP 增高为原发性肝癌重要反映标志之一,特异性强,灵敏度高。对肝癌、消化道癌等恶性肿瘤骨转移的诊断较敏感,正常参考范围:<15ng/ml;

2. 癌胚抗原（CEA）,对肺癌和消化道癌的骨转移较敏感,结肠癌患者 70% ~90% 显示 CEA 高度阳性,但不是特异性抗原,而是癌的一种相关抗原。正常参考范围:≤3.4ng/ml,血清<5ng/ml,尿液<2.5ng/ml,5 ~ 10ng/ml 有可能为肿瘤,10 ~ 20ng/ml 肿瘤可能性大。

### （二）糖蛋白抗原类

糖链抗原（CA）是肿瘤细胞的相关抗原,常用的 CA 系列有:

1. CA125（卵巢癌等相关抗原）:卵巢癌,敏感度 90% ,正常参考范围:<35U/ml。

2. CA19-9（胰腺癌、肠癌等相关抗原）:消化道恶性肿瘤、胰腺癌、肝胆癌、胃癌、结肠癌、直肠癌的 CA19-9 的水平分别是正常值的 683、535、297、115 倍,而阳性率以胰腺癌为最高。正常参考范围:≤37U/ml。

3. CA50:是胰腺、结肠、直肠癌的标志物。正常参考范围:0 ~20μg/ml。

4. CA242:是一种比 CA199 和 CA50 更有价值的指标,正常参考范围:≤20U/ml。

5. CA72-4:恶性肿瘤时增高,阳性率分别为胃肠癌 40%、肺癌 36%、卵巢癌 24%。正常参考范围:<9.8U/ml。

6. CA153:是乳腺癌细胞中的一种癌蛋白,并由癌细胞释放到血液中,对乳腺癌特别是早期乳腺癌的诊断意义不大。但对乳腺癌术后复发、转移,尤其是对诊断骨等脏器的转移具有较高的临床价值。乳腺癌 30% ~50% 增高,可与 CA125 与 CEA 联合检测。正常参考范围:<30U/ml。

### （三）蛋白质抗原类

1. 前列腺特异性抗原（PSA）,对前列腺有较高的特异性,用于前列腺癌的诊断和疗效预后判断。对原发灶不明的骨转移,用其可以判断原发灶是否来源于前列腺,正常参考范围:<40 岁 PSA<0.57ng/ml;40 ~50

岁 PSA<0. 59ng/ml;50 ~ 60 岁 PSA<0. 75ng/ml;60 ~ 70 岁 PSA<1. 65ng/ml;>70 岁 PSA<1. 73ng/ml。

2. 细胞角蛋白 19(Cyfra21-1)是非小细胞肺癌患者最有价值的血清肿瘤标志物,也是一个有用的膀胱肿瘤标志物。正常参考范围:<3. 3ng/ml。

3. 组织多肽抗原(TPA)与 CEA 同时检测可明显提高乳腺癌诊断与良恶性之间的鉴别。正常参考范围:<120U/ml,血清<110U/ml,尿<600U/ml。

4. $\beta_2$-微球蛋白($\beta_2$-M)在肺癌的阳性率为73.5% ,较 CEA 高。正常参考范围:0. 8 ~ 2. 5mg/L(<3mg/L)。

5. 铁蛋白(Fe)临床常用血清铁蛋白(SF),肝癌、肺癌、胰腺癌、淋巴瘤及乳腺癌复发转移时 SF 含量明显增高。正常参考范围:男性:<322μg/L;女性:<219μg/L。

**(四) 酶类**

1. 神经元特异性烯醇化酶(NSE):用于小细胞肺癌和神经母细胞瘤等恶性肿瘤的检测。正常参考范围:≤15. 2U/L,6 ~ 10ng/ml。

2. 酸性磷酸酶(ACP):前列腺癌、乳腺癌、胃癌、甲状腺、肾癌、卵巢癌、霍奇金病、多发性骨髓瘤患者血清中 ACP 升高。正常参考范围:≤80ng/ml,在转移性前列腺癌的患者中 80% 可出现血清前列腺酸性磷酸酶(PACP)增高,血清酸性磷酸酶增高,提示前列腺癌伴转移。

3. 碱性磷酸酶(ALP)。

4. 乳酸脱氢酶(LDH)。

**(五) 激素类**

1. 人绒毛膜促性腺激素(HCG):用于非精原细胞瘤、乳腺癌、卵巢癌、子宫内膜癌、肝癌、肺癌、白血病及淋巴瘤等肿瘤的检测。正常参考范围:血清<10μg/L,尿<30μg/L。

2. 降钙素(CT):临床用于甲状腺癌、小细胞肺癌、肝癌、肾癌、前列腺癌、乳腺癌等恶性肿瘤的检测。正常参考范围:男性 0 ~ 14ng/L,女性 0 ~ 28ng/L。

3. 生长激素(HGH):用于垂体、肾、肺等器官肿瘤的检测。正常参考范围:0 ~ 7. 7μg/L。

4. 促肾上腺皮质激素(ACTH):用于垂体或肾上腺皮质肿瘤的检测。正常参考范围:10 ~ 80ng/L。

**(六) 癌基因和抑癌基因蛋白产物**

c-myc、Ras、p53、p73、p15、p16、Rb、c-erbB-2、端粒酶、CK20 等。

## 三、骨髓象

癌瘤晚期骨髓涂片可查见癌细胞并与浆细胞骨髓瘤细胞鉴别。

# 第四节 影像学表现

**(一) X 线检查**

X 线片是最简单、快速和经济的主要诊断手段之一,但由于平片分辨率较低,对早期转移灶无法显现,30% ~ 50% 的患者出现 X 线片改变之前椎体就有破坏,当椎体骨小梁破坏达 50% ~ 70% 时,才能在 X 线片上表现出骨质疏松,继之溶骨性破坏,常为多发性、单发者少。椎体压缩性骨折后上下椎间隙常保持不变(图 12-4-1)。X 线片初次检查阴性者并不能排除早期转移瘤的存在。

1. 溶骨型转移瘤 溶骨型转移瘤最常见,常为多发。X 线表现为骨松质内产生局限性溶骨性骨质破坏(图 12-4-2 与图 12-4-3),呈虫蚀样、地图样或渗透性,以后融合成大片,边缘可完整或不完整,不伴有硬化缘,骨皮质也可发生破坏,病变区很少出现骨膨胀和骨膜反应,周围软组织很少累及。骨转移瘤多数没有软组织阴影。溶骨性破坏,是由破骨细胞参与完成的,破骨细胞激活因子是由肿瘤细胞和肿瘤周围的白细胞产生的;另外,肿瘤细胞可迅速直接吸收骨,也可通过分泌骨降解酶直接破坏骨。

2. 成骨型转移瘤 成骨型转移瘤较少见,亦常为多发,可多骨受累或一骨多处受累。其 X 线片表现为斑点状、片状致密影,甚至为象牙质样、棉絮状、毛玻璃状或日光放射状密度增高,骨小梁紊乱、增厚、粗糙、受累骨体积增大,边界可清楚或不清楚,基本上保持骨骼外形,在骨外形无改变的背景上出现圆形或片状棉絮样密度增高影,逐渐融合成大片样,以致累及大部或整个椎骨,严重者成大理石样。四周无软组织肿块形成。成骨性表现在影像学上可见前列腺癌、膀胱癌和部分乳腺癌的骨转移是成骨性的表现,这些上皮肿瘤的细胞有成骨能力,肿瘤周围的纤维基质产生成骨细胞刺激因子,为骨化提供基质;另外癌瘤可刺激骨内膜骨小梁产生新生骨,属于对肿瘤的反应,这种骨承受能力很差。

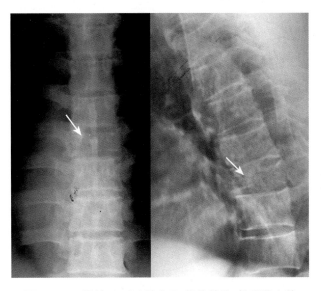

图 12-4-1　男性,45 岁,肝癌 $T_7$ 椎体转移,椎间隙完整

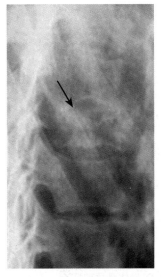

图 12-4-2　男性,51 岁,结肠癌 $T_9$ 椎体转移

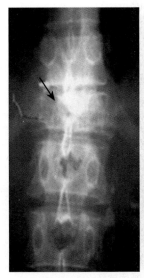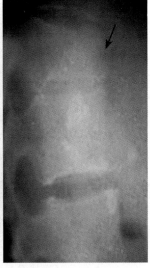

图 12-4-3　女性,49 岁,胃癌 $T_{12}$ 椎体转移

3. 混合型转移瘤　混合型转移瘤少见,其 X 线表现兼有上述溶骨及成骨型转移瘤的特点(图 12-4-4)。任何原发瘤均可发生混合型骨转移瘤,以乳腺癌和肺癌为多,其次为鼻咽癌、黑色素瘤、膀胱癌等。椎体后壁骨质消失,后壁向后凸出或后壁凹陷成角,椎旁有膨隆的软组织肿块影,椎弓根破坏,椎体塌陷。

（二）CT 检查

CT 检查对骨肿瘤的显示远较 X 线片敏感,常常患者无明显症状或常规检查阴性时即可发现一处或多处病灶,主要的优点在于可明确骨皮质及骨小梁的微小破坏(图 12-4-5),能准确显示椎骨的溶骨性(图 12-4-6)或成骨性病灶,显示入侵硬膜外腔或椎体软组织的部位和范围,以及硬膜受压的程度。溶骨性骨转移瘤(图 12-4-7)表现为髓腔内脂肪低密度影被异常软组织密度影取代,边缘较清楚,骨皮质呈分叶状、花边状破坏,周围软组织肿块较少见。成骨型转移瘤的 CT 表现为髓腔内大片状或斑片状高密度区,大小不一,边缘较模糊,少数可见全身骨骼出现普遍性骨质增生硬化。混合型转移瘤的骨破坏表现为呈高、低混杂密度区,转移瘤偶尔可穿破骨皮质形成软组织肿块。

（三）MRI 检查

早期转移瘤侵犯骨骼时不造成明显的骨质破坏,X 线片及 CT 均不能显示,而 MRI 由于病灶与脂肪组织之间的良好对比,可以清晰地显示转移病灶,尤其是对脊椎的转移瘤显示更好。MRI 对松质骨的变化尤为敏感,松质骨中以黄骨髓为主,只要骨髓脂肪受到侵犯,即可出现骨髓信号的改变,可使正常骨髓信号消失而产生异常信号。溶骨性转移在 $T_1$ 加权像上表现为低信号,$T_2$ 加权像上表现为高信号。成骨性转移在 $T_1$ 和 $T_2$ 加权像上均表现为低信号。骨髓信号的改变易于早期发现 3mm 以上的微小病灶,是早期诊断脊柱转移瘤的重要手段。MRI 能清楚显示转移灶的大小,数目及脊髓的受累情况(图 12-4-8、图 12-4-9)。有文献报道其敏感性和特异性可以超过 90%,与其他检查方法比较,可以较早的发现转移灶。若 MRI 上出现多发性椎骨跳跃性受累,要注意进一步鉴别多发性浆细胞骨髓瘤、恶性淋巴瘤和白血病的骨髓侵犯。

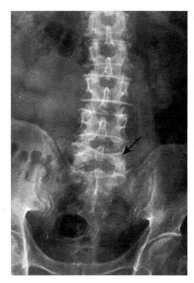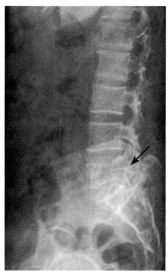

图 12-4-4　男性,42 岁,肝癌 $L_5$ 椎骨转移,溶骨性破坏

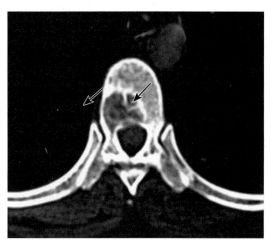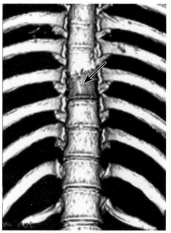

图 12-4-5　男性,41 岁,肝癌 $T_8$ 椎体转移,CT 显示 $T_8$ 椎体骨质破坏

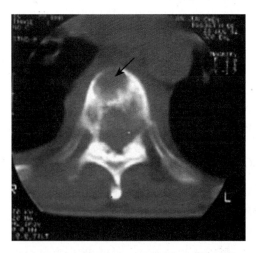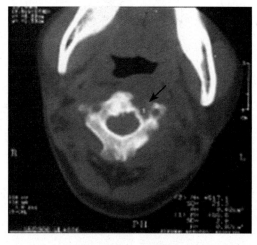

图 12-4-6　女性,47 岁,胃癌 $T_3$ 椎体转移,　　　　　图 12-4-7　男性,61 岁,鼻咽癌 $C_2$ 椎体转移,
　　　　　CT 显示 $T_3$ 椎体骨质破坏　　　　　　　　　　　　CT 显示 $C_2$ 骨质破坏

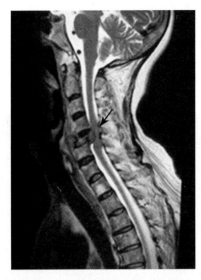

图 12-4-8　女性,51 岁,肺癌 C_5 椎体转移,MRI 显示脊髓受压

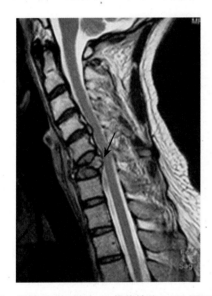

图 12-4-9　男性,61 岁,腺癌 C_6 椎体转移,MRI 显示脊髓受压

影像学上的脊髓压迫,是指由于硬膜外肿瘤、椎体压缩骨折后凸,或两者同时存在造成的脊髓受压变形。假若硬膜外的肿瘤占据部分椎管,可能仅造成脊髓周围脑脊液的阻塞。但未发生脊髓的受压变形,这些病例不能称作影像学上的脊髓压迫。对于 $L_1$ 以下,任何占据椎管超过 50% 的病变,都应该等同于脊髓受压受到同样的重视。

**(四) 核素骨显像(ECT)**

核素骨显像在检测转移灶局部代谢改变时非常敏感(图 12-4-10),其敏感度高于 X 线检查的 30% ,在转移早期无症状时,骨显像即可出现阳性表现,可比 X 线片早 1～5 个月发现转移灶,其敏感性虽然高,但无特异性,假阳性多,要进一步鉴别肿瘤侵袭、骨创伤和骨感染,均可产生反应性新骨形成在 ECT 上表现核素异常浓聚。也要注意肾癌和黑色素瘤转移可在 ECT 上常表现为冷区,出现假阴性。前列腺和甲状腺癌的成骨性转移为多发性非对称性无规律的放射性浓聚;溶骨性转移多为放射性缺损;混合性转移多为多发性规律放射性浓聚合并放射性缺损。

**(五) PET/CT**

PET 可以显示病灶的病理生理特征,有助于早期发现病灶和定性;CT 可以显示病灶结构变化,有助于精确定位。PET/CT 除了具有 PET 和 CT 各自的功能外,其独特的融合图像,将 PET 图像和 CT 图像同机融合,可以同时反映病灶的病理生理变化及形态结构变化,显著提高了诊断的准确性。当然,PET/CT 也有假阳性和假阴性发生,其总的诊断准确率在 90% 左右。

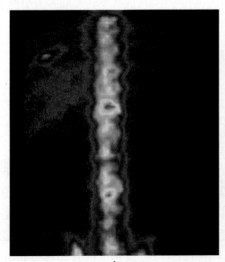

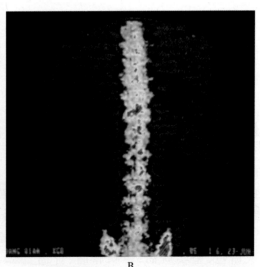

图 12-4-10　女性,51 岁,乳腺癌骨转移
A. $T_{12}$ 和 $L_3$ 核素浓聚;B. $T_{12}$～$L_3$ 和双侧髂骨核素浓聚

PET/CT 在脊柱转移性肿瘤的诊断、治疗决策与预后评估方面具有以下优点：①脊柱转移瘤患者，可通过 PET/CT 搜寻转移瘤的原发灶。②PET/CT 能够帮助放射治疗人员勾画更为合理的生物靶区，指导转移性肿瘤放疗计划的制订。③可鉴别骨肿瘤治疗后坏死、纤维化与残留或复发，评估脊柱转移性肿瘤手术和放化疗的疗效，指导治疗方案的调整（图 12-4-11）。

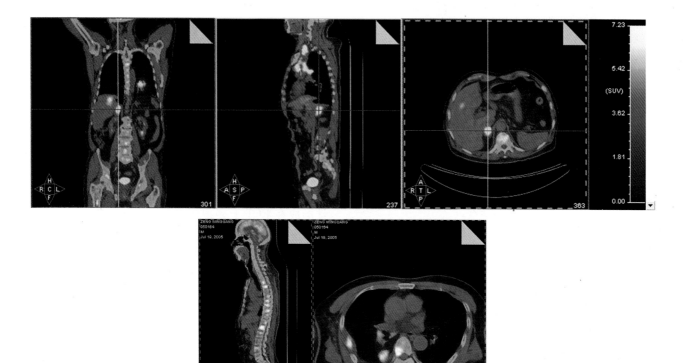

图 12-4-11　男性,47 岁,肝癌 PET/CT 显示胸腰椎多发转移

### （六）B 超

甲状腺、乳腺、肝胆、脾、胃、肾、膀胱、前列腺、卵巢、子宫等器官的 B 超检查以帮助寻找原发病灶或发现多器官转移。

### （七）血管造影

转移性骨肿瘤的血管造影表现与恶性肿瘤相似，无特异征象。如来自甲状腺、胃肠道、肾上腺、肺的肿瘤血供程度中等,成骨型转移瘤多为少血管性的肿瘤。

# 第五节　病　理　检　查

## 一、大体病理表现

转移瘤的大体改变与骨原发性肿瘤相比缺乏特异性而变化多样,取决于肿瘤所致的反应性新生骨的多少。溶骨性转移一般境界清楚,成骨型转移边界不清,质地硬。乳腺癌常常为成骨性转移灶为灰白色,坚实质韧;甲状腺癌、肾细胞癌常常富于血管而形成质软的出血性转移病灶。

## 二、病理组织学特征

在未知原发癌的情况下,可根据部分有特征的转移癌形态判断原发部位,如:肾脏的透明细胞癌、肝细胞癌、甲状腺滤泡癌等。但大多数骨转移性肿瘤单从形态学来判断其肿瘤来源是困难的(图 12-5-1 ~ 图 12-5-3)。最常见的骨转移癌是乳腺癌、肺癌、肾癌、甲状腺癌和前列腺癌,被称为嗜骨性肿瘤。而软组织肉瘤很少转移到骨,但儿童的胚胎性横纹肌肉瘤可能例外。免疫组织化学标记可以辅助判断原发癌的部位,器官特异性的标记物(表 12-5-1),联合应用 CK7、CK20 和 villin 标记套餐可以辅助判断转移癌的来源(表 12-5-2)。

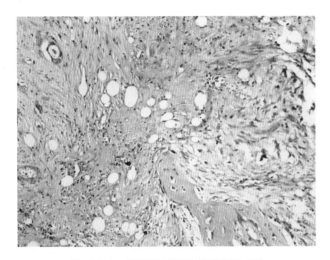

图 12-5-1　胃腺癌转移至椎骨 HE×100

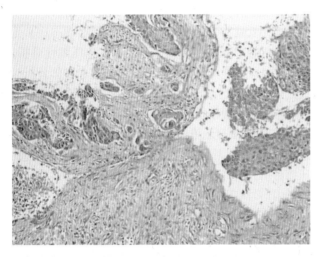

图 12-5-2　食管鳞状细胞癌转移至椎体 HE×100

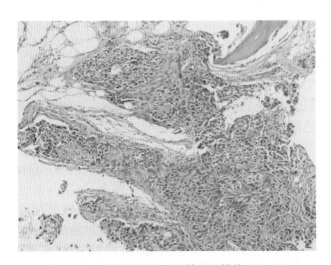

图 12-5-3　胃神经内分泌癌转移至椎体 HE×100

**表 12-5-1　器官特异性免疫组织化学标记物**

| 器官或部位 | 标记物 |
| --- | --- |
| 前列腺癌 | PSA、P504s |
| 甲状腺滤泡癌 | TTF-1、Thyroglobulin |
| 甲状腺髓样癌 | Calcitonin、TTF-1 |
| 甲状旁腺癌 | PTH |
| 卵巢上皮性肿瘤 | CA125、ER、PR |
| 胃肠道上皮性肿瘤 | CA19-9、CEA、CDX-2 |
| 乳腺癌 | GCDFP-15、ER、PR |
| 肺癌 | TTF-1 |
| 肝细胞癌 | Hepatocyte、Glypican、AFP |
| 肾细胞癌 | RCC |
| 神经内分泌癌 | CgA、Syn、$CD_{56}$ |

**表 12-5-2　CK7、CK20、villin 表达判断转移癌原发灶**

| 阳性标记 | 可能来源 | 不太可能来源 |
| --- | --- | --- |
| CK7⁻、CK20⁻、villin⁺ | 胃、肾、肺鳞癌、肝细胞癌、前列腺癌、神经内分泌癌 | 间皮瘤、乳腺癌、卵巢、尿路上皮、胰腺 |
| CK7⁻、CK20⁻、villin⁻ | 间皮瘤、肾癌、肺鳞癌、肝细胞癌、前列腺癌、乳腺癌 | 胃、卵巢、胰腺、尿路上皮 |
| CK7⁺、CK20⁻、villin⁺ | 肺、胰腺/胆道、胃、小肠、子宫内膜、卵巢黏液性肿瘤、鳞癌 | 尿路上皮、乳腺癌、卵巢浆液性肿瘤、结肠、间皮瘤 |
| CK7⁺、CK20⁻、villin⁻ | 肺、乳腺、卵巢、尿路上皮、宫内膜、间皮瘤、鳞癌 | 胃肠道、胰腺、胆道 |
| CK7⁺、CK20⁺、villin⁺ | 胃、胰腺、胆管、卵巢黏液性肿瘤、小肠 | 尿路上皮、乳腺、前列腺、结肠、子宫内膜、肺 |
| CK7⁺、CK20⁺、villin⁻ | 卵巢黏液性肿瘤、尿路上皮、乳腺 | 胃肠道、胰腺/胆道 |
| CK7⁻、CK20⁺、villin⁺ | 胃、肝细胞、结肠、十二指肠壶腹部 | 乳腺、肺、膀胱、女性生殖道、间皮 |
| CK7⁻、CK20⁺、villin⁻ | 肝细胞、部分前列腺癌 | 乳腺、肺、尿路上皮、女性生殖道、间皮 |

(朱　鸿)

# 第六节 诊断与鉴别诊断

**（一）脊柱转移瘤的诊断依据**

1. 椎骨病变经皮穿刺活检或经椎弓根活检；经椎体切开活检或脊柱病灶手术切除标本病检为转移瘤。

2. 椎骨破坏者在全身各器官系统的检查中找到有经病检确诊的原发瘤灶。

3. 椎骨破坏者有恶性肿瘤病史或有恶性肿瘤手术史并有病理切片诊断结果。

4. 椎骨破坏者影像学检查（包括 PET/CT、ECT）发现身体其他部位有确切的原发瘤灶，能除外假阳性和假阴性。

脊柱转移瘤的诊断原则仍需遵循临床、影像和病理三结合原则，三方面综合分析。若无恶性肿瘤病史、手术史和原发肿瘤的病理诊断依据者，首先根据临床症状、体征、实验室检查及影像学表现，提出初步诊断作为骨科、影像科和病理科共同研究的基础，而后经病理检查证实，才能得出正确的诊断。作为临床医师应注意的是：①颈、胸、腰、骶部疼痛是脊柱转移瘤的最常见或首发症状，以静息痛为主，因此对有颈、胸、腰、骶部静息痛者应怀疑脊柱转移瘤的可能；临床上仅有 40% ～ 50% 的患者有明确的恶性肿瘤史，因此不能以无恶性肿瘤病史而排除脊柱转移瘤；②脊柱转移瘤早期 X 线表现仅有骨质疏松或椎弓根影模糊不清，因此，对不明原因持续性颈、胸、腰、骶部疼痛者，应及时做 CT、MRI 等检查；③对于确诊的脊柱转移瘤患者，PET/CT、ECT 检查可以发现其他部位转移情况，有助于对患者进行全面评估；④对原发瘤诊断不明确者应行穿刺活检。

**（二）脊柱转移瘤的鉴别诊断**

脊柱转移瘤多属腺癌，鳞癌较少。癌细胞有时分化较好，有时分化较差。若无原发癌的证据，单靠转移癌细胞，很难判断来源，只有少数分化较好的转移癌，如甲状腺癌的滤泡形成、肾癌的透明细胞可提供病理诊断依据。对于首发于脊柱而原发瘤不明的转移瘤，可根据活检或手术切除后的标本，结合临床特点与影像学表现，判断部分转移瘤的组织来源，如肝癌和甲状腺癌等。

在诊断过程中，脊柱的多发性病灶应注意与椎体骨质疏松性骨折、浆细胞骨髓瘤、原发恶性肿瘤、脊柱结核、陈旧性骨病、血管及脊髓疾病相鉴别。

1. 浆细胞骨髓瘤 两者的鉴别诊断应侧重于以下几方面。①临床表现：脊柱转移瘤往往是恶性肿瘤的晚期表现，大部分患者应有明确的实体肿瘤病史，多数患者可查到原发灶，骨痛以静止时及夜间明显。而浆细胞骨髓瘤主要发生在老年人，中位年龄 70 岁，罕见于 30 岁以下的成年人。患者多因免疫功能低下，有反复感染的病史，还有贫血、出血倾向、肾功能损害、高钙血症等。②实验室检查：脊柱转移瘤患者可出现各类血清肿瘤标记物的阳性。而浆细胞骨髓瘤患者可通过血清蛋白电泳检出典型的 M 蛋白，尿本-周蛋白呈阳性，血清和尿液中单克隆免疫球蛋白（M 蛋白）升高达 97%。③骨髓细胞形态学检查：脊柱转移瘤患者，可根据 X 线影像学结果，在有骨质破坏的区域抽取骨髓标本，骨髓涂片或活检可见成堆的癌细胞。而浆细胞骨髓瘤的骨髓涂片浆细胞>30%，常伴有形态异常。

2. 椎体骨质疏松性骨折 椎体骨质疏松以 50 岁以上老年女性为多见，有长期腰腿痛症状，动态观察无进行性加重。在长期腰背痛基础上发生压缩性骨折，无脊髓神经功能障碍。骨质疏松所引起的椎体骨折 X 线片上可表现为双凹形或楔形改变，椎体后缘完整较直。椎间隙一般不狭窄，但合并椎间盘突出，可引起间隙的狭窄。CT 显示椎体无破坏，椎旁软组织不肿。通过 MRI 检查可以区分转移瘤的病理骨折与骨质疏松的压缩骨折，前者呈长 $T_1$ 长 $T_2$ 信号，而后者信号改变与椎体髓内信号一致。MRI 显示椎体转移性肿瘤还可依据以下特点与椎体骨质疏松性骨折相鉴别：①转移灶椎体后缘骨皮质后凸；②转移灶可伴有硬膜外肿块；③转移灶 $T_1$ 加权像，椎体或椎弓根呈弥漫性低信号改变；④转移灶 $T_2$ 加权像或增强后呈高信号或不均匀信号改变。转移瘤的血生化检查不正常。如既往有原发肿瘤病史，则更便于转移性病灶的诊断。

3. 椎体结核 ①脊柱结核 99% 是椎体结核，而且多为椎体边缘性结核，破坏塌陷从椎体边缘开始，很快影响椎间盘使椎间隙变窄；②椎体结核隐匿起病，全身症状常不明显，可有潮热、盗汗、全身不适、倦怠、乏力等症状。局部可有肿胀、疼痛、活动受限，炎症累及神经根时可出现放射痛；③寒性脓肿，颈椎结核可出现咽喉壁脓肿、颈部与锁骨上凹脓肿，胸椎结核可出现椎旁脓肿，腰椎结核可出现腰大肌、髂窝、腹股沟及大腿两侧脓肿；④实验室检查，血沉可明显升高，肿瘤标志物阴性；⑤影像学检查，椎体结核出现病理性骨折时可显

## 二、手术适应证

### （一）以手术治疗为主要措施的手术适应证

一般认为全身情况和重要脏器功能良好能耐受手术，预计生存期大于 3～6 个月，具有下列适应证之一的患者可考虑手术治疗：

1. 发生病理性骨折脱位伴有骨块压入椎管致脊髓神经受压，神经功能进行性减退者；

2. 转移瘤进展导致脊柱不稳定或即将发生脊柱不稳定而严重疼痛者；

3. 转移瘤对放、化疗不敏感或放化疗后复发，有难以忍受的顽固性疼痛者；

4. 单纯应用放疗、化疗等辅助治疗，不能取得长期疼痛缓解者；

5. 原发瘤不明，需切取肿瘤组织进行病理学确诊，以便进一步治疗者。

### （二）以手术治疗为辅助措施的手术适应证（接受了放疗、化疗为主的治疗之后）

1. 放、化疗等治疗后神经症状进行性发展者；

2. 放、化疗后病理骨折或脊柱不稳定者；

3. 放、化疗后出现脊髓或神经根受压，神经功能障碍。

## 三、手术方法的选择

脊柱转移瘤最易累及椎体，当肿瘤自椎体向背侧发展，破坏椎体后缘突入椎管时，就会压迫硬膜囊。由于肿瘤破坏造成的脊髓压迫，主要来自前方，单纯椎板切除术无法充分暴露椎体病变；广泛切除椎弓会加重脊柱不稳，甚至导致结构的改变，可能加重神经症状。特别是胸椎，前入路更能充分暴露病变椎体节段，最大限度切除肿瘤，进行椎管减压，缩短固定节段，有效重建负重的前柱。因此，应根据转移性脊柱肿瘤患者的术前评估、肿瘤侵犯地具体部位、患者的全身情况和术者的经验等来选择手术方法：

### （一）前路肿瘤椎体切除、椎管减压，接骨板螺钉内固定骨水泥填塞或人工椎体置换术

适用于侵犯 1～2 个相邻单椎体或椎体连同一侧椎弓根（WBB 分期：4～8 区或 5～9 区）的单发转移瘤。由于脊柱转移瘤主要侵犯椎体，因此，对于全身情况好，预期生存较长的单一或相邻 2 个节段的转移瘤应首选此术式（图 12-8-1）。

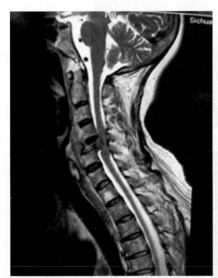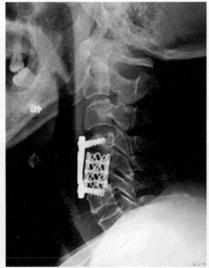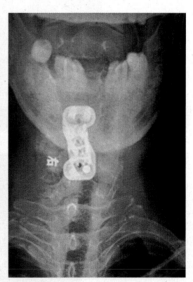

图 12-8-1　男性，61 岁，肺癌 $C_5$ 椎体转移，前路 $C_5$ 椎体切除 Orion 及钛网固定

### （二）后路肿瘤椎弓切除，椎管减压、经椎弓根螺钉内固定术

适用于仅侵犯脊柱 1～3 个节段椎弓（WBB 分期：1～3 区和 10～12 区：包括棘突、双侧椎板、关节突、横突及椎弓根）的单发转移瘤，或肿瘤累及 2 个以上节段椎体和椎弓，全身情况差，宜姑息性手术切除的单发转移瘤。以减少由脊柱不稳定引起的神经功能障碍和疼痛的发生率，对多发性转移脊髓受压、截瘫，全身情况尚好者也可后路肿瘤椎弓切除，椎管减压、经椎弓根螺钉内固定术。

典型病例 1：51 岁，女性，因"胸背痛伴双下肢

无力 3 个月"入院,诊断:肺癌胸<sub>3~8</sub>椎骨转移伴不全瘫,Tokuhashi 修正评分 7 分,Tomita 6 分。入院后行经后路肿瘤局部切除减压,T<sub>1</sub> ~ T<sub>10</sub>椎后外侧植骨融合内固定术,术后疼痛缓解,截瘫有恢复,术后 4 周戴支具下床活动,术后 11 个月肺多处转移死亡(图12-8-2)。

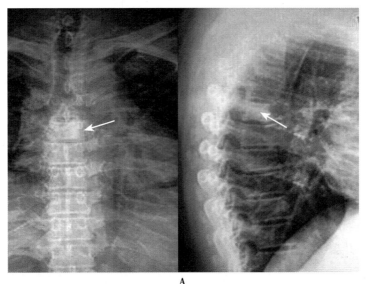

A

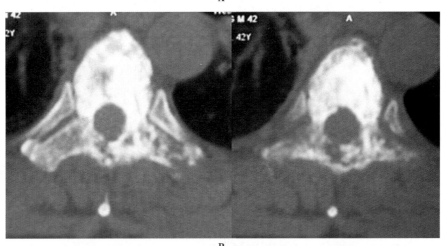

B

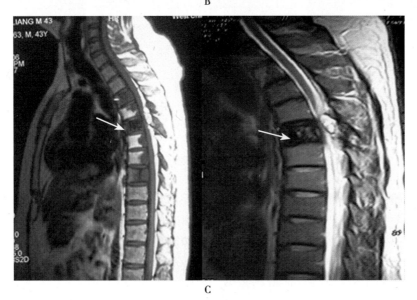

C

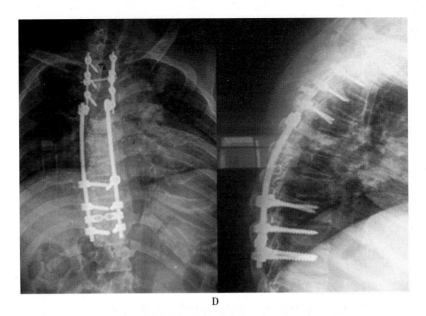

**图 12-8-2　女,51 岁,肺癌 $T_{3\sim8}$ 椎骨转移**
A. 术前 X 线片表现;B. CT 显示 $T_5$ 脊椎骨广泛破坏;C. MRI 显示 $T_5$ 脊髓严重受压;
D. 椎弓切除椎管减压,$T_1\sim T_{10}$ 椎弓根螺钉固定

典型病例 2:55 岁,男性,因"颈肩痛伴双下肢无力 2 个月"入院,诊断:肝癌 $C_7\sim T_2$ 转移伴不全瘫,Tokuhashi 修正评分 4 分,Tomita 8 分。入院后行经后路肿瘤局部切除减压,$C_5\sim T_4$ 椎后外侧植骨融合内固定术,术后疼痛缓解术后 2 周戴支具下床活动,术后 3 个月脑、肺多处转移死亡(图 12-8-3)。

### (三) 前后路联合全脊椎切除术或后路一期全脊椎切除术

后路椎弓整块切除、椎管减压、椎弓根螺钉内固定,前路椎体整块切除接骨板螺钉内固定骨水泥填塞或人工椎体置换术适用于少数侵犯单个或多个相邻节段脊椎的椎弓和椎体[Tomita 分型的 3~6 型,WBB 分期的 4~9 区伴 1~3 和(或)10~12 区]的

单发转移瘤,假若原发灶已根治切除或还可根治切除,原发瘤灶已根除或得到有效控制,重要器官无转移,肿瘤未侵犯硬膜囊或大动、静脉,身体条件能承受大手术,预期存活时间超过 6 个月,有脊髓压迫或脊柱不稳定引起非手术治疗难以控制局部疼痛者,这是前后路联合(图 12-8-4A、B、C、D、E)或后路一期全脊椎切除的最佳选择。Tomita 等自 1989 年至 2003 年治疗 198 例脊柱转移瘤,其中 64 例进行全椎体整块切除,结果全椎体切除的病例 2 年生存率为 66.6%,5 年生存率达到 46.6%。2009 年 Li 等报告 En-bloc 手术和分块切除手术治疗 131 例脊柱转移瘤,En-bloc 患者术后复发率明显低于肿瘤分块切除组。2010 年 Cloyd 等报告 77 例脊柱单发转移性肿瘤平均随访时间 26.5 个月, En-bloc 术后 1 年

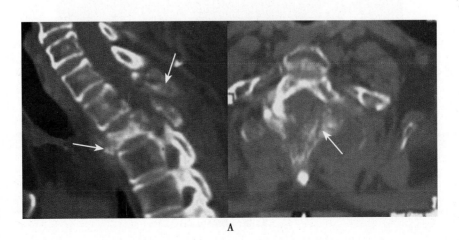

A

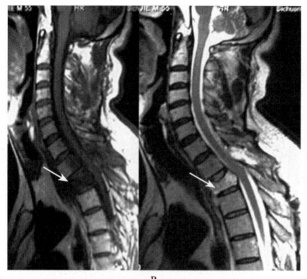

B

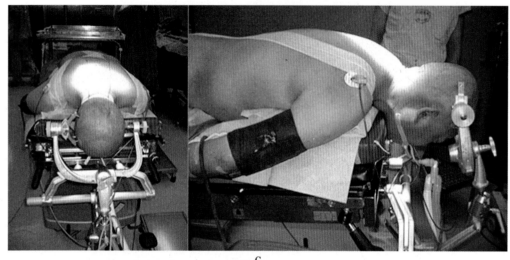

C

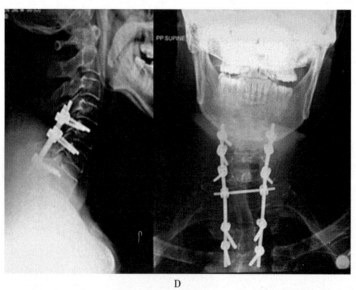

D

图 12-8-3 男性,55 岁,肝癌 $C_7 \sim T_2$ 转移伴不全瘫

A. CT 显示溶骨性破坏;B. MRI 显示脊髓受压;C. 头部牵引俯卧位;D. 椎弓切除、椎管减压、
$C_5 \sim T_4$ 椎弓根螺钉固定

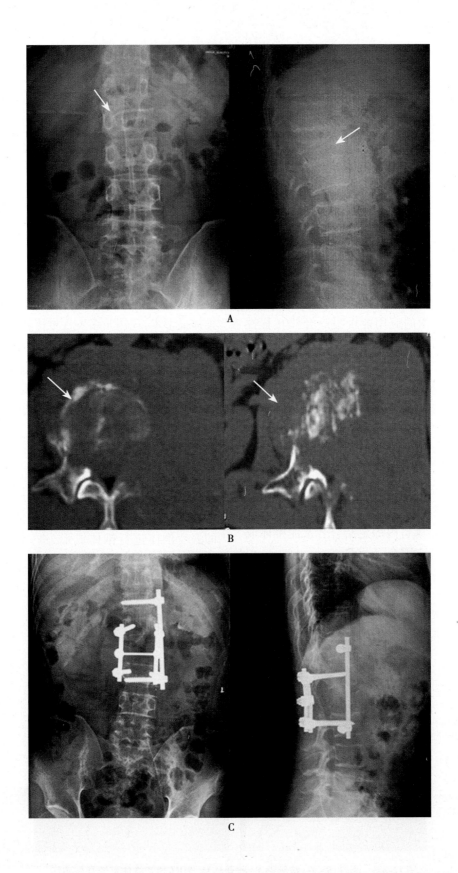

A

B

C

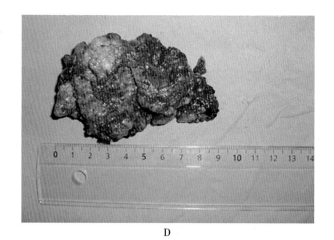

D

**图 12-8-4 男性,43 岁,肺癌 L₂ 椎骨转移**
A. 术前 X 线表现;B. 术前 CT 表现;C. 前后路联
合切除内固定术后;D. 切除的肿瘤标本

生存率为 61.8%，5 年生存率为 37.5%，10 年生存率为 0。En-bloc 手术的应用能否提高脊柱转移性肿瘤患者生存期，不仅受原发肿瘤的病理类型、肿瘤对全身脏器的影响以及术前躯体功能状况等因素影响，同时还与 En-bloc 术前对肿瘤全面准确的评估密切相关。

**(四) 手术联合椎体成形术**

(1) 后路肿瘤切除内固定或单纯后路椎板减压内固定联合椎体成形术，适用于多发性椎体转移，全身情况差，无法接受创伤大的前路或前后路联合椎体切除椎管减压接骨板内固定手术者，可行后路椎管减压，经椎弓根螺钉内固定结合骨水泥椎体成形术(图 12-8-5)。

(2) 前路主要病椎减压内固定，次要病椎进行椎体成形术，适用于多发性椎体转移伴脊髓受压者。椎体成形术具有创伤小、症状改善明显而迅速的特点，尤其适用于溶骨性的多发椎体转移。将椎体成形与手术联合运用可以最大限度地发挥二者的优势、扩大了多发椎体破坏的手术适应证，缩小手术范围、减少术中出血及并发症的发生，从而提高了治疗效果。由于采用了椎体成形，手术减压内固定的范围集中于引起神经压迫的主要病椎，使前路手术成为可能，能够进行较为彻底的减压和椎体重建;在进行后路减压内固定的同时，可对前方的病变椎体进行椎体成形，进一步增强了脊柱稳定性。

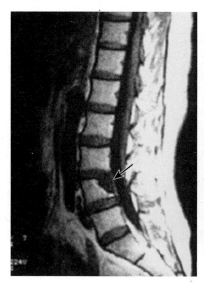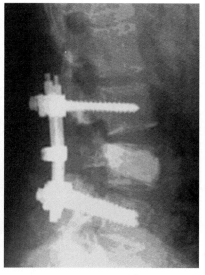

**图 12-8-5 男性,55 岁,结肠癌 L₄ 椎骨转移,MRI 显示椎体呈溶骨性破坏,**
**X 线片显示椎弓切除、椎体骨水泥成形、椎弓根螺钉固定**

## 四、特殊节段的手术

### （一）上颈椎（C$_{1,2}$）

上颈椎是脊柱中手术显露十分困难的部位之一,尤其是上颈椎前方结构的显露。一般 C$_{1,2}$ 前方结构的显露可选择经口腔入路,或经颌下三角入路。如果肿瘤侵犯范围较广泛,也可采取劈开下颌骨入路对肿瘤进行显露与切除。手术以后路枕-颈椎弓根或侧块螺钉固定融合术为主,也可采用后路枕-颈固定联合$^{125}$I 放射性粒子距离脊髓 1cm 的组织间植入。对病灶局限、预后理想、一般情况和重要脏器功能良好的患者可考虑采用前方下颌骨劈开入路或前后联合入路对肿瘤进行边缘性切除;对枢椎椎体转移瘤(WBB 分期:4~8 区或 5~9 区):椎体破坏范围较大,可行肿瘤椎体切除经后路枕颈固定;椎体破坏较严重伴有脊髓压迫者,可行前路肿瘤椎体切除,脊髓减压,后路枕颈融合;对枢椎椎弓转移瘤(WBB 分期:1~3 区和 10~12 区):可行后路肿瘤椎弓切除,枕颈固定融合术;对寰椎侧块转移瘤(WBB 分期:3~5 区或 8~10 区):可行侧块肿瘤切除枕颈融合术或加前路减压术。

寰枢椎转移瘤行枕颈融合术的手术适应证:

1. 寰枢椎转移瘤致病理骨折,寰枢椎不稳、寰枢移位>5mm,或移位>3.5mm 但成角>11°者(图 12-8-6)。

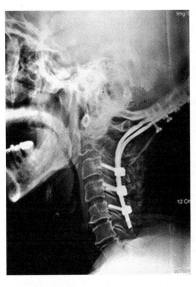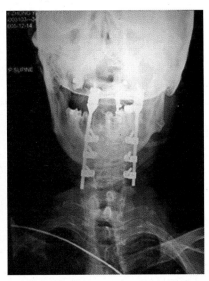

图 12-8-6　男性,59 岁,肺癌枢椎转移,枕颈融合术后 25 个月 X 线片

2. 寰枢椎转移瘤引起顽固性疼痛,非手术治疗无效需切除肿瘤者。

3. 经穿刺活检无法明确性质的寰枢椎肿瘤需切除肿瘤进行组织病理学确诊者。

由于脊柱寰枢椎解剖结构复杂,部位深在,位置最高,不易显露,且许多寰枢椎骨肿瘤早期症状和体征多不明显,一旦出现脊髓、神经根压迫症状,肿瘤多已广泛浸润。术中一旦损伤颈髓,则高位截瘫,后果严重,甚至危及生命。因此,在手术中既要做到避免损伤脊髓,又要做到尽可能切除肿瘤。对于寰枢椎转移瘤而言,后路枕颈固定融合术,联合化疗、放疗、免疫治疗,对于稳定性的即刻重建,畸形的矫正和神经功能的维护已经足够。需行前路减压者不多。

### （二）骶椎

由于骶椎骨周围解剖结构复杂,重要的组织结构比较多,并且血供丰富,手术治疗比较困难,因此,对骶椎转移瘤主要是根据原发瘤的种类、恶性程度、转移灶的多少,病变范围,患者的全身情况和主要内脏器官的功能等对预计生存期进行全面评估,针对每个患者的不同病情制订个体化的治疗方案:①对症支持治疗;②化疗和免疫相结合的全身治疗;③局部放疗以缓解症状;④手术治疗。对于一些严重疼痛的患者以及明显神经受压,影响患者的活动或者大小便功能异常并且预计生存期较长的患者需要姑息性手术治疗。手术应该以简单有效为原则。除非对于部分预后比较好,生存期较长,原发瘤灶已妥善处理的转移瘤,一般不进行根治性或者广泛性切除,而以切刮术为主。手术以缓解患者的症状、维持或改善生活质量。手术应以不增加患者的痛苦,不影响患者的生命为原则。

1. 骶骨转移瘤手术适应证

(1) 骶椎肿瘤压迫神经造成剧烈疼痛而对放、化疗不敏感者;

(2) 骶椎肿瘤压迫神经影响患者的活动和大小便功能障碍;

(3) 骶椎肿瘤破坏引起腰骶与骶髂关节不稳定者;

(4) 需明确骶椎肿瘤的病理诊断类型,为进一步治疗提供依据者。

2. 高位骶骨肿瘤切除,可分别采用以下控制出血的有效措施

(1) 术前一天或手术当天进行介入肿瘤靶血管栓塞;

(2) 麻醉后控制性低血压,在控制性低血压中进行手术;

(3) 手术开始前放置腹主动脉球囊导管,术中控制性腹主动脉球囊阻断;

(4) 术中单纯低位腹主动脉钳夹阻断或同时结扎双侧髂内动脉;

(5) 术中结扎双侧髂内动脉;

(6) 熟练操作,快速有效,避免重复步骤;

(7) 肿瘤切除后的残腔用适当的填充物填充压迫止血,切口缝合后加压止血;

(8) 若术中出血量大于 4000~5000ml 时,可以出现凝血功能异常,创面大量渗血,凝血速度减慢,应及时补充血浆、血小板及相应的凝血因子。

3. 保护骶神经功能　$S_1$ 神经根支配小腿后肌群,$S_2$ 神经主要支配大腿后肌群。$S_2$~$S_4$ 神经组成阴部内神经,与加入的交感、副交感神经纤维共同支配膀胱和直肠括约肌功能及性功能。绝大部分骶骨转移瘤都会累及 $S_1$ 和 $S_2$,并且采取的手术方案多为肿瘤切刮术,因此术中要尽量保留患者 $S_1$~$S_5$ 神经的完整性。$S_1$ 神经保留可保持正常步态;保留双侧 $S_1$、$S_2$ 神经,40% 患者有正常肠道功能,25% 有正常膀胱功能;保留双侧 $S_1$、$S_2$ 神经及单侧 $S_3$ 神经,有上述两项功能者分别为 67% 和 60%;保留双侧 $S_1$~$S_3$ 神经,有正常肠道功能 100% 和正常膀胱功能

69%;保留单侧 $S_1$~$S_5$ 神经,87% 患者有正常肠道功能,89% 有正常膀胱功能;单侧 $S_1$~$S_5$ 神经切除后同侧会阴部感觉麻木,但不影响性功能;根据患者具体情况,在不影响肿瘤较为彻底的条件下,尽可能保留双侧 $S_1$~$S_2$ 及至少一侧 $S_3$ 神经根,或一侧 $S_1$~$S_3$ 神经根,配合适当的功能锻炼以最大限度保留行走、大小便及性功能,维持或改善患者的生存质量。

## 五、微创外科治疗

### (一) 经皮穿刺椎体成形术(PVP)和后凸成形术(PKP)

1. 适应证与禁忌证　PVP 主要适应于溶骨性转移瘤破坏椎体引起剧烈的疼痛或者椎体病理性压缩骨折,对无症状性溶骨性椎体转移瘤,为防止椎体塌陷,可行预防性 PVP;PKP 对于椎体严重压缩(超过 1/2~2/3)更显示其优越性。PVP 绝对禁忌证为椎体感染、无法纠正的凝血和出血倾向以及椎体肿瘤导致截瘫的患者。

2. 手术操作技术　下胸椎和腰椎在 C 形臂机 X 线辅助下即可较顺利通过椎弓根穿刺进行 PVP,对于上胸椎和颈椎,由于椎体较小、椎弓根狭窄,最好是在术中 CT 辅助下进行。颈椎通过右前外侧入路进入椎体,避免损伤气管、食管和颈部血管及神经。上胸椎通过肋椎关节穿刺进入椎体,但可能出现气胸和血胸。受累椎体被骨水泥充填 16.2% 足可恢复椎体的强度,29.8% 的充填即可恢复椎体的刚度,即上胸椎注射 2ml、胸腰段注射 4ml、腰椎注射 6~8ml 骨水泥可恢复椎体的强度和刚度(图 12-8-7)。PKP 有气囊装置,气囊扩张作用有助于椎体复位,减少骨水泥注入的压力。

3. 治疗原理与疗效　PVP 是在影像系统的辅助下,利用较细的骨穿刺针经皮直接穿刺,经过椎弓根至椎体内,向椎体内注入骨水泥恢复椎体部分高度,以达到缓解腰背部疼痛、恢复椎体强度、防止塌陷的作用。PKP 与 PVP 的治疗原理相同,只是多了气囊装置,气囊扩张作用有助于椎体复位,同时减小骨水泥注入压力,减少骨水泥渗漏等并发症。综合文献报道,PVP 或 PKP 对椎体转移瘤的疼痛缓解率在 90% 左右,止痛效果可保持 1 年。对多发性椎体转移瘤引起的弥散性广泛疼痛,PVP 的效果

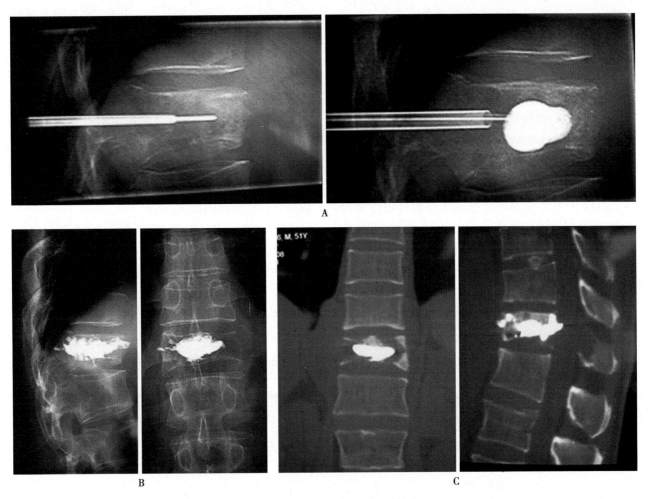

**图 12-8-7　男性,51 岁,肝癌 T₁₂ 转移**
A. 行 T₁₂ 椎体 PVP;B. PVP 术后 X 线片表现;C. PVP 术后 CT 表现

较差。

4. 并发症　骨水泥渗透发生率为 5%~10%,高于椎体血管瘤的 2%~5% 和骨质疏松性椎体压缩骨折的 1%~3%,这与转移瘤椎体皮质骨破坏广泛有关,其他并发症为感染、肋骨和脊柱附件骨折、过敏、出血和穿刺部位血肿形成。有报道表明 PVP 治疗椎体转移性肿瘤中的骨水泥渗漏发生率波动范围较大,为 2%~73%,少量骨水泥渗漏多无严重不良后果,但较多渗漏可导致神经根痛、椎管受压及肺栓塞等较严重并发症。

**(二) 射频消融(RFA)**

射频消融是利用射频消融仪,在 X 线或 CT 等影像系统引导下,直接穿刺到肿瘤部位,射频电极发出中高频射频波(450~500kHz),激发周围组织细胞进行等离子振荡产生较高的热量(50℃~100℃),从而有效杀死局部肿瘤细胞,同时可使肿瘤周围的血管组织凝固形成一个反应带,使之不能继续向肿瘤供血。目前 RFA 已广泛应用于肝癌、肾癌、肺癌、乳腺癌和胰腺癌等肿瘤的治疗。RFA 缓解椎体转移瘤疼痛的机制在于热破坏了骨膜、骨皮质和肿瘤组织内神经末梢,另外肿瘤细胞坏死产生肿瘤坏死因子 α(TNF-α)和白介素,抑制了破骨细胞活性。有些患者 RFA 后 24h 内疼痛缓解,大部分患者在术后 1 周内疼痛缓解。但肿瘤距离脊髓 1cm 内不可以使用 RFA,因为脊髓热损伤的危险很大,因此在行 RFA 治疗时消融范围只能包括没有进入椎管的肿瘤组织,而且射频电极不能直接放在椎体后方骨皮质上操作。对椎体转移瘤行 RFA 可使患者疼痛症状得到较大程度的缓解。综合文献 37 例报告,椎体转移瘤采用 RFA 联合 PVP,结果表明 90% 的患者疼痛减轻,神经功能改善,有 4 例患者由于 RFA 的导针靠近后方皮质和椎弓根出现神经根并发症,他们在术中检测证实脊髓温度超过 48℃ 则出现暂时性神经损伤,不超过 45℃是安全的。平均手术时间 4.3 小时,平均出血量 630ml。

对 Tomita 评分 4~5 分、Tomita 分型Ⅳ和Ⅶ型的患者可应用 RFA 辅助椎体次全切除术:目的是减小肿瘤体积,减轻术中出血。通过椎体次全切除直接去除椎体肿瘤,解除脊髓或神经根受压。Chen 等对 23 例胸椎转移瘤所致神经功能障碍的患者采用经椎弓根入路病变节段椎体次全切除,82.6% 的患者至少获得 Frankel 脊髓损伤功能分级一个级别的改善。应用 RFA 经双侧椎弓根对责任椎体进行充分消融,减少肿瘤原位复发,在理念上接近全椎体切除术。Huang 等报告一项随机对照研究,比较了 230 例肝癌患者应用 RFA 和手术切除的 5 年复发率分别为 63.48% 和 41.74%。这一研究结果表明,相对于手术切除,单纯应用 RFA 的 5 年复发率偏高。王国文等报告 RFA 辅助椎体次全切除术的复发率明显低于单纯椎体次全切除术,证实 RFA 通过对责任椎体充分消融,杀灭可能残存的肿瘤细胞,可有效减少肿瘤的原位复发,有效缓解脊柱转移瘤所致的顽固性疼痛。应用 RFA 辅助责任椎体肿瘤病灶切除后,对跳跃病灶椎体后缘完整者可联合应用椎体成形术。

### (三) 经皮椎弓根螺钉固定

开放手术应用椎弓根螺钉固定需要广泛的组织切开以进行螺钉置入和棒安装,组织创伤大,失血量大。经皮椎弓根螺钉固定技术则为椎弓根固定技术开辟了新的发展领域。该技术在椎体骨折的治疗方面得到广泛的应用,在椎体转移瘤的治疗上,适用于没有脊髓和神经根压迫但存在严重脊柱不稳的患者,患者体质差,无法耐受常规开放椎弓根螺钉内固定手术,局麻下即可进行。

### (四) 胸腔镜手术(VATS)

胸腔镜可以清楚显示 $T_1$~$T_{12}$,而不必打开胸腔。在椎体转移性肿瘤的治疗上,VATS 的优点包括:可以保护胸腔正常组织,减少胸廓损伤,减少肺功能损害以及可以直观、无障碍的暴露脊柱,从而可在充分直视下进行广泛的分离、减压、重建等操作,尤其对上胸椎转移瘤切除具有较大的优势。

1. 手术操作技术 患者侧卧位,椎体破坏严重或有软组织包块的一侧向上。第 1 个孔在第 5 或第 6 肋间隙中线和腋中线之间穿入胸腔,检查定位病变椎体后进行第 2 个孔的穿刺,第 2 个孔置入肿瘤所在的部位,通过腋中线穿刺,可能在第 1 个孔的上方或下方。第 3 个孔通常选择在第 9 或第 10 肋间偏腹侧。切开壁层胸膜,从病椎中央向头侧和尾侧延伸,必要时可切开膈肌。病椎切除从上下椎间盘开始由外周向中央逐渐清除肿瘤,直至暴露后纵韧带,切开后纵韧带,清除椎管内的肿瘤,减压脊髓,肿瘤切除后行前路内固定。

2. 临床应用 综合 1996 年~2008 年国外文献报道,有 21 例胸椎转移癌患者,采用胸腔镜下肿瘤切除前路内固定术,创伤小、出血少,平均手术时间 5.3 小时,平均出血量 860ml。所有患者未出现严重并发症,神经功能均得到显著改善,但胸腔镜下脊柱前路手术技术要求高,至今未得到广泛应用,主要存在的并发症为大出血。相对禁忌证为严重肺疾患、无法耐受长时间单肺通气者;严重胸腔粘连和肥厚性胸膜炎无法应用胸腔镜者。

### (五) 超声治疗

高强度聚焦超声(high-intensity focused ultrasound, HIFU)可穿透病变骨骼,准确定位于椎骨肿瘤,在其内形成高能量焦点,通过高温、空化效应达到治疗肿瘤的目的,同时对提高免疫效应也起一定作用。

### (六) 射频消融与骨水泥椎体成形(PVP)联合

近年来许多研究者也将研究转向射频消融与 PVP、PKP 联合治疗的治疗上。2011 年 Lane 等报告 36 例患者的 53 处脊柱转移病灶实施了射频消融和骨水泥椎体成形联合治疗,治疗后患者疼痛平均 VAS 评分(满分为 10 分)由治疗前的 7.2 分下降至治疗后的 3.4 分,显示该联合治疗效果明显,认为此联合治疗方案有足够的安全性。亦有其他的作者在研究中得到了类似的结论,认为在射频消融的基础上联合骨水泥椎体成形能够更好地缓解肿瘤侵犯造成的疼痛,同时骨水泥椎体成形能够恢复椎体高度,在一定程度上重建脊柱生物力学结构,因此能够缓解因脊柱不稳所导致的疼痛。

# 第九节 非手术治疗

由于上颈椎椎管较宽,相对管径较大,肿瘤和病理骨折块压迫脊髓、神经根一般出现较晚,神经症状较轻,常无严重的脊髓压迫症状,而以颈枕部疼痛为主,局部放疗或全身化疗疗效较好,同时寰枢椎前路手术显露困难,解剖结构复杂,手术多行刮除术,难以做到边缘或广泛切除,所以非手术治疗占有重要地位。中下颈椎、胸椎和腰椎行肿瘤全脊柱整块切除稳定性重建,对于一个晚期癌症患者,常常较困难,风险较大,对手术和麻醉医师要求极高。分块切除或刮除,术后辅以适当的放疗、化疗或免疫治疗常是一个较切实和有效的选择。

## 一、非手术治疗的适应证

1. 晚期癌症,全身情况差或有重要脏器转移,预计生存期短于 3 个月或多发性脊柱转移或寰枢椎转移者;

2. 单用放、化疗或免疫治疗有效者;

3. 手术后需辅助支具与放、化疗者;

4. 脊柱病理骨折脱位不明确,排列序列基本正常,脊柱稳定性尚好者;

5. 骨量不足、骨质疏松、多发脊髓压迫致完全截瘫者。

## 二、非手术治疗的方法

### (一) 制动

制动技术采用各种支具,承载负荷,减少颈椎、胸椎和腰椎的外部负荷,使颈椎、胸椎和腰椎获得稳定,从而达到治疗目的。制动可以缓解因活动局部肌肉痉挛所引起的疼痛,可以减轻局部的水肿和炎性反应,可以防止病理性骨折或畸形进一步加重,可以在非手术治疗期间对脊椎起保护作用或用于术后辅助治疗。

1. 颈托 颈托优点为装卸容易,重量轻,有一定的限制脊柱活动的作用,不影响其他治疗的进行。

2. 头颈、胸背、腰背金属硬部件支具 订制整支条和螺丝的高度,支撑头部、胸背、腰背,分别限制胸背、腰背脊柱各方活动。

3. 头颈、胸背、腰背塑料支具 订制头颈、胸、腰穿戴式热塑板材支具与头颈胸框架式热塑板材支具支撑头部,减轻头部重量加给颈椎的负担,限制颈椎活动。胸腰骶支具限制胸腰脊柱各方活动。

4. 树脂石膏 颌颈胸、胸背和腰背树脂石膏,轻便、经济、制动可靠。

5. Halo 支架 可分为头环背心牵引架和头盆牵引架。该支架较之其他制动法有更大稳定性和一定的牵引作用。但有使用不便,钉孔感染,头环滑脱,螺钉加深等缺点。

### (二) 放射治疗

放疗是缓解肿瘤性骨痛最迅速有效的方式之一,总有效率可达 85%,一般疼痛完全缓解率 >50%,有 50% 以上的患者 1～2 周内开始显效,如 >6 周仍未见效则可认为无效;70% 以上的患者疼痛缓解达 3 个月以上,生存期限超过 1 年者半数可获得持续缓解。同时,它对减少病理性骨折的发生及减轻肿瘤对脊髓的压迫等亦有明显效果。

由于脊柱转移瘤所处解剖位置的特殊性,手术风险大,常难以实现完整的病灶切除。因此,当患者无或仅有轻微的神经功能受损的单一病灶,或肿瘤对射线敏感且压迫并非骨性的;未出现椎体明确塌陷、不稳定和神经压迫者;放疗应作为治疗的主要措施,以放疗为首选,单独放疗有效率达 90%。多发性转移的主要瘤灶,放疗应作为化疗与手术的辅助疗法。寰枢椎转移瘤患者,只要颈椎排列序列正常,骨折脱位较轻,一般均可通过放疗和制动获得局部控制,而不必考虑肿瘤的组织学类型及放疗的敏感性。

1. 放射治疗的主要作用

(1) 可以抑制或杀灭肿瘤细胞,减轻骨转移并阻止其进一步破坏,从而避免对脊髓的压迫。

(2) 缓解疼痛,防止病理性骨折。60%～80% 的转移瘤患者在行放疗后其疼痛能得到有效的缓解。影像学可见到溶骨性破坏出现重新钙化,有助于预防病理性骨折。若疼痛始终不能缓解,应考虑存在脊柱不稳定因素或有病理骨折,骨性压迫脊髓。

（3）杀伤肿瘤细胞，使瘤体缩小，肿瘤血管栓塞，减少出血，以便手术切除，即为手术做准备。

2. 放疗适应证

（1）严重疼痛，无法耐受手术，预计生存期短于6个月的患者；

（2）椎体无明确塌陷，发生病理性骨折风险较低的患者；

（3）椎骨肿瘤节段无明显脊柱不稳定和神经症状的患者；

（4）对放疗反应敏感且压迫非骨性的患者；

（5）转移灶局部切除术后需预防复发的患者。

3. 放疗方案

（1）单纯放疗：神经损害的程度是决定预后的重要因素，完全截瘫的患者，不但完全失去恢复神经功能的机会，而且很快死于截瘫的并发症，为了迅速而有效地消灭肿瘤，以尽快解除脊髓的压迫，放疗应确诊后立即开始，用4GY或5GY分次照射，无脊髓压迫的转移瘤，单次8GY与3GY×10次，在缓解疼痛方面同样有效，最常用的方案是每天3GY，一共10天。大剂量照射接近脊髓的耐受力，有损伤脊髓的危险。小剂量多次照射，损伤脊髓的危险性相对减小，但对肿瘤细胞的杀伤作用较小，应根据病情，权衡利弊。多数患者放疗后疼痛缓解时间短于生存时间。

（2）辅助放疗：放疗应作为化疗与手术的辅助疗法。在放疗过程中疼痛不能缓解时，应考虑脊柱不稳或肿块压迫等机械因素所致。这种情况下尽可能施行外科手术以缓解疼痛。一些回顾性和前瞻性研究表明，无论术后是否行放疗，单纯放疗的效果与手术减压加放疗相似。在诊断不能确定、以前放疗区域出现脊髓压迫、放疗过程中神经症状加重的情况下才考虑外科治疗。一些对放疗不敏感的肿瘤，如恶性色素瘤、肾母细胞肉瘤和骨肉瘤等，可考虑手术治疗。最近几年，对于脊柱转移瘤合并脊髓压迫，手术切除加放射治疗的优越性也逐渐体现。有研究支持手术联合术后放疗作为一线治疗方案，Patchell等对101例脊柱转移瘤患者进行随机分组研究，比较手术减压联合术后放疗和单纯放疗的疗效，证实手术加放疗治疗硬膜外脊髓压迫有明显的优势。

4. 立体定向放疗　脊柱转移瘤由于邻近脊髓、马尾等重要器官，常规放疗无法给予很高的剂量，特别是对同样部位曾接受过放疗者，更是诸多限制。而立体定向放疗（stereotactic body radiotherapy，SBRT）为非共面、多角度、聚焦式照射，有着精确定位、精确计划、精确治疗的特点，不仅可对多处肿瘤同时进行6～30Gy分1～5次集中放疗，保护重要组织器官、减轻症状、提高局部转移瘤控制率，还可缩短治疗总疗程，有利于活动不便者。自1995年Hamilton等首先应用立体定向外科治疗脊柱转移瘤开始，越来越多的单位开展了SBRT在脊柱转移瘤上的实践。患者选择：有病理确诊原发肿瘤；可长时间平躺；一般情况尚可；脊柱转移灶≤3个；病灶离脊髓最少3～5mm；预期寿命超过半年；没有脊髓压迫和脊柱不稳定者。放疗机器主要是赛博刀和基于多叶光栅的常规加速器。放疗剂量有单次的也有多次的，单次的8～24Gy，多次照射的方案则包括20～30Gy分2～5次。Ryu发现较高剂量（≥14Gy）更有利于疼痛的控制。Yamada等也认为不管肿瘤为何病理类型，单次24Gy的放疗可有效控制肿瘤。2004年Gerszten等报告115例患者125个脊柱转移病灶应用伽马刀立体定向放射治疗，93.7%的患者术前疼痛症状得到缓解，无急性放射性损伤，随访9～30个月，无新的神经功能损伤出现。2008年Yamada等报告应用装有多引线瞄准仪的直线加速器调强放射治疗16个椎旁转移性肿瘤取得良好效果。立体定向和调强放射治疗强化了放疗的效果，控制了正常组织的放射并发症，然而目前的数据多局限于小样本研究及短期的随访，目前局限于无手术适应证的复发性肿瘤、不能手术切除的肿瘤或者术后辅助放疗。

**（三）联合化疗**

不管原发癌瘤是否切除，也不管是单发还是多发转移，以及转移瘤是否切除，都应根据原发癌瘤各自敏感的药物，施行多药性联合化疗。多发转移以化疗为主，配合激素、免疫与中医药扶正治疗，主要瘤灶放疗，有截瘫和病理骨折时还需手术减压与内固定；单发转移以放疗和手术切除为主，但仍需辅助化疗。

脊柱转移性瘤，手术即使能够以边缘切除瘤体，但也不能消除局部所有微小转移灶。单纯依靠手术治疗的效果是有限的，而微小转移灶的存在是肿瘤复发和转移的主要原因，也是影响存活的主要原因。全身化疗可以对原发瘤本身进行治疗，同时能有效地消灭亚临床病灶，减少肿瘤复发和转移。

但应该看到,脊柱转移瘤出现脊髓压迫时,单纯行全身化疗是不够的。仍应联合放疗及手术治疗,以避免因脊髓压迫而导致不可逆的神经功能障碍。因此,手术辅以放疗、化疗,能有效提高转移性肿瘤的2年存活率。化学药物很多,目前多主张行多药联合化疗以提高疗效,尽量降低肿瘤耐药性。

**(四)激素治疗**

1. 皮质类固醇 皮质类固醇在脊柱转移瘤治疗中的主要作用是减轻脊髓水肿,保护神经功能,防治截瘫。对于淋巴瘤、精原细胞瘤及尤文肉瘤有较为显著的治疗作用。

2. 内分泌治疗 乳腺癌和前列腺癌是激素治疗敏感性肿瘤,早期单用内分泌治疗对于改善神经功能及抑制肿瘤生长有重要意义。对绝经后或激素受体阳性的乳腺癌脊柱转移患者,激素治疗更有意义。目前用于乳腺癌内分泌治疗的药物为:他莫昔芬、氨鲁米特、孕激素及芳香化酶抑制剂。对于前列腺癌转移的内分泌治疗包括睾丸切除术、雌激素类药物。雄激素阻断类药物可用于二线内分泌治疗,主要有尼鲁米特、氟硝基丁酰胺等。

**(五)双磷酸盐治疗**

双磷酸盐类药物是近30年发展起来的一类新药,用于治疗伴有或不伴有骨转移的恶性肿瘤引起的高钙血症、骨质疏松症、骨更新代谢异常加快等,是目前肿瘤骨转移引起的相关性骨病的标准治疗。脊柱转移瘤导致明显骨痛、高钙血症,甚至引起病理性骨折。双磷酸盐对肿瘤细胞和破骨细胞均有促进凋亡、抑制增殖的作用,同时,还可以刺激T细胞在免疫系统中产生抗肿瘤作用。对乳腺癌、前列腺癌等骨转移,以及多发性骨髓瘤,双磷酸盐均能在多数患者中起到减轻骨痛、预防病理骨折、延长生存期的作用。第三代双磷酸盐类药物,如唑来磷酸钠,通过对双磷酸盐的R2侧链进行氨基集团修饰,使用药物的抗骨质吸收作用增强了近千倍,且副作用更小,并对其他双磷酸盐药物治疗失败的病例仍然有效。双磷酸盐适用于有骨转移影像学证据的患者。能抑制羟基磷灰石的溶解,是骨溶解抑制剂,抑制破骨细胞活性,进而阻止骨质的吸收。对脊椎溶骨性转移有明显止痛作用,并可治疗高钙血症。

在一项随机、双盲、安慰剂对照的Ⅲ期临床试验中,466例因乳腺癌而导致转移性骨病的女性患者,被随机分配至伊班磷酸盐2mg治疗组、伊班磷酸盐6mg治疗组和安慰剂组,进行为期96周的临床试验。结果显示,伊班磷酸盐6mg治疗组无论是在疼痛评分,还是在生活质量以及全面健康状况的改善,都明显优于其他两组。在一项开放、前瞻、非随机临床试验中,受试者为53例前列腺癌、肾癌或者膀胱癌患者,伊班磷酸盐采用负荷剂A,即每日静脉注射伊班磷酸盐(邦罗力)6mg,连续3天,之后每4周注射1次6mg维持剂量,总共持续20周,结果显示,负荷剂量的邦罗力可以在两天内迅速缓解骨痛症状,并长期有效(令疼痛缓解保持在基线水平以下达2年以上),同时还伴随其他临床获益,包括使卧床不起的患者恢复体力状况、活动能力,提高生活质量等。

唑来磷酸盐安全和耐受性与其他双磷酸盐相当,作用更强,使用更方便,作用机制包括:抑制破骨细胞成熟及其在骨质吸收部位的聚集、抑制成熟破骨细胞的功能、减少细胞因子IL-1和IL-6的产生、抑制细胞增殖和细胞溶解、抑制肿瘤细胞扩散。推荐的给药方法4mg,15分钟静脉输入,每3~4周1次。Saad等报告了唑来磷酸钠阻止癌性骨破坏及对前列腺痛转移引起的骨并发症的作用,用4mg或8mg,15分钟静脉内注射可有效治疗前列腺癌骨转移患者的骨相关事件。

**(六)经皮椎体成形治疗(PVP)**

临床上应用经皮椎体成形术治疗椎体转移性肿瘤,取得了很好的临床效果,明显地提高了患者的生存质量。经皮椎体成形术创伤小,可在局麻下进行,通过增加椎体强度,恢复部分椎体高度达到缓解疼痛的目的。

1. 脊柱转移瘤椎体成形术手术适应证

(1)椎体溶骨性转移瘤,肿瘤椎体后缘完整者;

(2)由于椎体变形引起严重疼痛,但不能耐受全麻手术者;

(3)无神经根受压的症状和体征者;

(4)其他治疗无效者;

2. 枢椎椎体成形术 由于枢椎椎体解剖部位的特殊性,经皮椎体成形的难度和风险较其他椎体大。术前需做增强CT扫描,仔细分析观察椎动脉与颈动脉鞘之间的间隙,研究进针的可行性和方向。患者取侧卧位于CT扫描机台上,用枕头垫高头部。CT扫描定位后,头颈部消毒铺巾,用1%

利多卡因对穿刺部位行局部麻醉后,用13G穿刺针经椎动脉和颈内动脉(颈动脉鞘)之间的间隙穿刺到枢椎椎体内。在穿刺过程中,采用分步进针法,多次行CT扫描观察和调整穿刺针的角度,不能伤及椎动脉和颈内动静脉。证实穿刺针准确无误后,调配骨水泥,在20gPMMA粉中加3ml超液化碘化油,搅和均匀后,加10ml单体搅拌,在黏稠阶段开始注射,先注射1ml,行CT扫描观察骨水泥的分布情况,调整针的位置和决定骨水泥的用量。一般分别再注入2~2.5ml骨水泥。注射结束后插入针芯,等待约2m分钟后将穿刺针旋转360°,然后拔出穿刺针,穿刺点压迫止血;止血后立即做CT扫描,观察骨水泥的分布情况(图12-9-1、图12-9-2)。待注射剩下的骨水泥完全变硬后才搬动患者回病房平卧休息2~4小时,观察疼痛缓解情况及有无并发症发生。我们认为在CT引导下,由颈椎侧方入,经椎动脉与颈动脉鞘之间的间隙,行经皮枢椎椎体成形术是治疗枢椎椎体肿瘤转移的一种安全有效的方法。

3. 椎体成形术的止痛机制　多数学者认为与以下因素有关:①热效应:骨水泥聚合时产生的高温对肿瘤细胞及痛觉神经末梢细胞的破坏起到一种永久的消融作用;②机械作用:注入骨水泥能提高脊柱的生物力学性能,固定显微骨折,减少骨折断端的微小移位,同时使椎体的支撑力得到加强,消除了组织间的挤压,摩擦作用,这些因素均有效地减轻了对神经末梢地刺激;③注入骨水泥阻断了局部组织的血供对肿瘤细胞及痛觉末梢细胞亦有损害;④化学毒性:骨水泥单体对肿瘤细胞及神经细胞的细胞毒性作用。

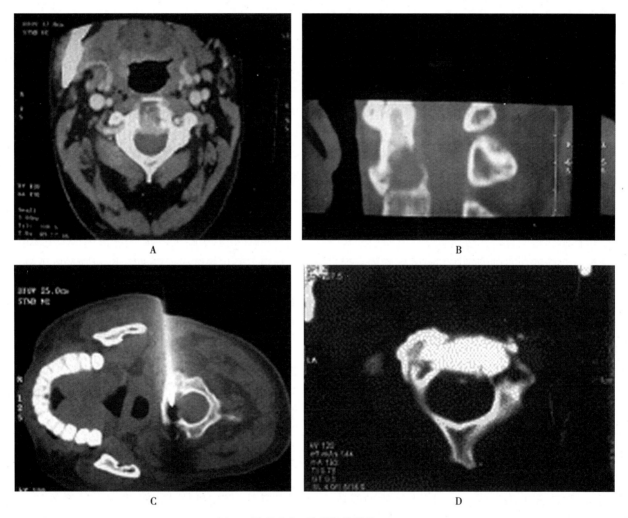

**图12-9-1　肺癌枢椎转移**
A. 增强CT扫描显示枢椎椎体破坏,椎动脉和颈动、静脉之间存在一个间隙;B. CT扫描重建显示枢椎椎体破坏累及齿状突基底部,已存在病理骨折;C. 患者侧卧位,CT引导下,穿刺针经椎动脉与颈动、静脉之间的间隙到枢椎椎体内;
D. 注射3ml骨水泥后,CT扫描显示骨泥在枢椎椎体内填充分布好

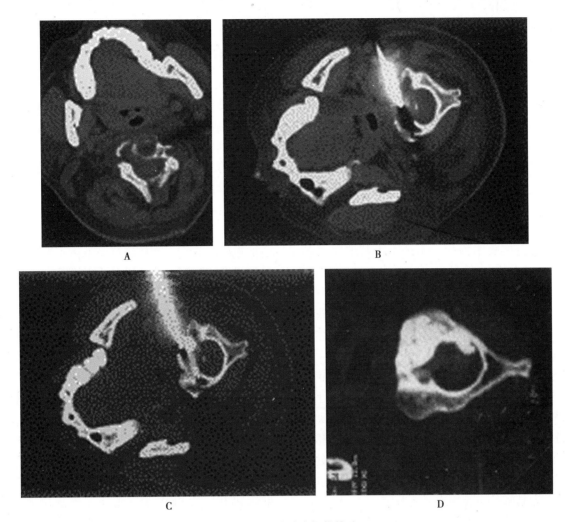

**图 12-9-2　乳腺癌枢椎转移**

A. 枢椎椎体骨破坏；B. 患者侧卧位，CT 引导下，穿刺针经椎动脉与颈动、静脉之间的间隙到枢椎椎体内；
C. 注射 1ml 骨水泥后，CT 扫描显示骨泥在枢椎椎体内填充分布情况；D. 注射 3.5ml 骨水泥，拔针后 CT 扫
描显示骨泥在枢椎椎体内填充分布好

### （七）核素治疗

放射性核素治疗骨转移瘤的药物研制和临床应用已成为国内、外医学研究的热点，其缓解疼痛的主要机制是：高剂量的辐射效应可使肿瘤变小，从而缓解由骨膜受累和骨间质压力增加而引起的癌性疼痛；低剂量辐射可抑制引起疼痛的化学物质分泌，使前列腺素、缓激肽分泌减少，提高机体免疫力，抑制癌细胞，从而使骨痛减轻。目前，已应用于临床的有 $^{153}$Sm，$^{89}$Sr，$^{186}$Re，$^{188}$Re，$^{32}$P 等。与化疗、外照射治疗相比，放射性核素体内辐射治疗骨转移瘤也具有全身多靶点同时治疗、镇痛作用时间长、毒副反应较小、方法简便、经济等优点，故 $^{32}$P，$^{89}$Se 和 $^{153}$Sm 三个核素治疗药物已经美国 FDA 批准在临床应用。

$^{89}$Sr 为代表的放射性核素治疗是近期应用于临床的保守治疗方式。$^{89}$Sr 为纯 β 发射型的放射性核素，其代谢与钙相似，主要集中于骨骼系统而身体其他组织器官的分布较少。$^{89}$Sr 经静脉注射进入体内后，90% 浓聚于骨骼系统，仅 10% 由肾脏排泄，骨转移灶中的 $^{89}$Sr 集聚量是正常骨的 2～25 倍，对骨转移灶引起的疼痛具有非常好的镇痛作用。$^{89}$Sr 的半衰期比较长，达 50.5 天，注射后很快被骨摄取，在转移灶内的生物半衰期 >50 天，在正常骨的生物半衰期为 14 天。转移灶内的 $^{89}$Sr 停留时间长，可能是从正常骨中释放的 $^{89}$Sr 再循环之故。注射后 90 天，转移灶内的 $^{89}$Sr 滞留量仍可达 20%～88%，可维持持久的药效。故 $^{89}$Sr 治疗为每 3 个月治疗 1 次。部分患者定期随访复查骨显像显示，随着 $^{89}$Sr 静注后时间的延长，异常浓聚影不断缩小、变淡，甚至消失，临床症状也明显改善。$^{89}$Sr 还可降低碱性磷酸酶和前列腺素（PEG）的水平，有利于减轻骨质溶解，修复骨质，达到止痛和降低血钙的目的。$^{89}$Sr 治疗的另一个目的是使骨转移灶缩小或消失，以缓解病情延长患者生命。其 β 射线能杀死肿瘤细胞。

# 第十节 综合治疗

脊柱转移瘤确诊后,最有效的治疗是正确的合理的综合治疗。包括化疗、放疗、手术、内分泌与免疫治疗等。一定要掌握肿瘤的病理类型、转移情况、脊髓或神经根受压程度、全身情况、各器官功能和并存的基础疾病。根据不同的病情和患者与家属的要求,选择个体化的治疗方案。有的以手术治疗为主,配合一定非手术治疗,有的以一种非手术治疗为主,配合简单易行的手术治疗。不论手术与非手术治疗,均需要纠正贫血、低蛋白血症和水电解质紊乱,补充营养和各种维生素,增强免疫能力,改善全身情况和各器官功能。对原发瘤不明者,应积极寻找并治疗原发瘤;密切观察,及时发现并积极处理身体其他部位或远隔脏器的转移。

脊柱转移瘤患者的转移情况有时较复杂,有单发转移与多发转移,单发转移的范围可大可小,范围小者仅累及单椎体或椎弓;范围大者,可同时累及椎体和椎弓,即全脊椎,甚至相邻的多个脊柱节段。多发转移是脊柱2个或2个以上不相连节段的椎体或椎弓多处受累。所以,不论是单发转移,还是多发转移,都可以是多节段,单发转移是一处相连的多节段,一个大病灶;多发转移是多处不相连的多节段,多个病灶。

脊柱转移瘤患者,最基本的要求是缓解疼痛,我们首先要弄清楚疼痛的类型,若肿瘤浸润破坏椎骨,引起骨膜膨胀或刺激骨膜的局部疼痛,选择椎体成形术(PVP)或椎体后凸成形术(PKP)结合术后放疗是可行的,但这种单纯缓解局部疼痛者较少,并存椎骨的病理骨折、脊柱不稳引起的机械性疼痛,或并存肿瘤压迫或侵犯脊髓神经引起根性疼痛者较多,特别是多椎体受累,必须进行椎管减压、椎体成形和稳定性重建。临床上椎体转移瘤椎体压缩并存脊髓压迫的患者,单纯PVP或PKP不能解除术前神经压迫症状,一旦出现骨水泥渗漏,将加重脊髓压迫。因此,有脊髓神经受压和脊柱不稳,特别是多发性椎体转移瘤的患者往往全身情况较差,同时有身体其他部位骨骼受累,需要在最短的时间内解决疼痛或脊髓压迫症状,最好行前路肿瘤椎体切除,同时内固定。若患者无法接受创伤大的前路或前后路联合椎体切除,椎管减压内固定手术,可采用后路椎管减压,经椎弓根螺钉内固定结合开放性椎体成形术,以解除脊髓压迫和脊柱不稳定,手术创伤和风险相对减小,手术时间较短,手术效果确切。至于术中选择椎体PVP还是PKP,主要取决于椎体压缩情况,如果椎体高度压缩≥50%,则选择PKP。若果椎体高度压缩≤50%或患者经济情况差,则选择PVP。

# 第十一节 常见脊柱转移瘤

## 一、肺癌脊柱转移

肺癌是最常见的恶性肿瘤,占全部恶性肿瘤的12.8%。肺癌的年发病率约为63/100 000,在世界范围造成的年死亡人数达130万。在很多发达国家,肺癌在男性患者的肿瘤疾患中居首位,在女性患者中居二、三位。在我国,肺癌在城市居恶性肿瘤的首位,在农村居恶性肿瘤第四位。90%的肺癌患者最后将发生各器官转移,40%~65%发生骨转移,约有2.3%的肺癌患者以骨转移为首发症状,30%~40%的进展期肺癌患者会发生骨转移,首先累及中轴骨,最容易发生脊柱转移,脊柱转移可以作为肺癌转移的唯一部位,肺癌也是脊柱转移瘤最常见的原发瘤之一,且预后最差,1年生存率在5%左右,平均生存期小于7个月。1993年,胡云洲等报道91例脊柱转移癌中以肺癌为多,确诊肺癌后出现脊柱转移时间平均4个月,术后平均生存期6.5个月。2002年,Sundaresan等报道80例单发脊柱转移瘤患者,27例肺癌平均生存期为6个月。2006年,郭卫等报道167例脊柱转移瘤中,肺癌37例,平均生存期8.5个月。随着外科技术的不断改进和手术水平的不断提高,2010年Murakami等10年期间对于高选择性患者(原发性肺癌可控、局限性脊柱转移和无内脏转移患者)6例行全脊椎切除术,至随访期末仍有4例生存,平均随访时间为46.3个月(36~62个月),1例术后12个月死于感染,1例术后8个月死于心脏病,研究认为对于Tomita评分和分型较低的患者进行根治性手术后患者的生存时间较长。

**（一）准确诊断**

1. 原发瘤肺癌的确诊 原发性肺癌是我国最常见的恶性肿瘤之一，2012 年中国肿瘤登记年报显示：肺癌发病率和死亡率居全国众癌之首，且其发病隐匿，确诊时约 50% 为晚期（Ⅳ期）。肺癌是脊柱转移最常见的原发瘤，肺癌脊柱转移的诊断需要具备两项基本条件：一是获得组织病理学活细胞病理学诊断，确诊原发性肺癌。二是影像学（X 线片、CT 扫描或 MRI 扫描）确诊脊柱转移，全身骨显像所发现的"热区"中，10% ~ 20% 为假阳性，故全身骨显像只能作为全身骨转移的筛查，通常对全身骨显像阳性的部位再行 X 线片或 CT 扫描或 MRI 扫描进一步证实。因此，面对一个疑为脊柱转移瘤的患者，若肺部有恶性肿瘤病史或曾手术切除肺肿瘤，甚至有病检者，原发瘤很明确是肺癌。若肺部无恶性肿瘤病史或手术史，应查明有无刺激性咳嗽、咯血、胸痛、气急、发热和消瘦等。胸片和 CT 可发现肺部有结节或肿块、支气管阻塞、节段性肺炎、肺不张、胸腔积液、纵隔肿块和淋巴肿大。有研究显示血清 CEA、TPA、CA424、NSE、CYFRA21-1、CA72-4 和 SCCA 在肺癌患者中表达升高。痰细胞学检查可找到癌细胞，纤支镜检查可取活体组织做病检，手术摘除如锁骨上、前斜角肌或腋下等处浅表淋巴结作病理检查，可判断有无癌瘤转移及细胞类型。肺部肿块穿刺活检和剖胸探查切除癌瘤或取活体组织检查等可以迅速确诊原发瘤是肺癌。肺癌病理上主要分两大类，一类是小细胞肺癌约占肺癌 16%，另一类非小细胞肺癌占肺癌 80% ~ 85%，非小细胞肺癌包括鳞状细胞癌、腺癌、鳞腺癌和大细胞癌，其中以鳞状细胞癌居首位。在肺癌的病理活检中，常发现肿瘤可以由多种细胞组成，如腺鳞癌。肺癌原发灶的病理最常见为鳞癌。而脊柱转移瘤的病理最常见为腺癌。肺腺癌一般生长较慢，但早期即可发生血行转移，淋巴转移则较晚发生；而肺鳞癌通常先经淋巴转移，血行转移则发生较晚。肺的神经内分泌癌转移至椎骨较少见（图 12-11-1）。

2. 肺癌脊柱转移瘤的确诊 肺癌脊柱转移瘤的诊断主要根据颈、胸、腰、骶背部疼痛加重，有压痛、叩击痛、活动障碍，有神经损害的体征，主要依靠脊柱 X 线片、CT、MRI、ECT、PET/CT 等影像学检查，发现脊椎骨有破坏处，可证实肺癌脊柱转移瘤的具体部位、单发、多发病灶和病变范围等（图 12-11-2）。必要时还应在 X 线或 CT 引导下进行骨穿活检或手

术活检，以明确转移瘤的病理诊断。全身骨显像所发现的"热区"中，10% ~ 20% 为假阳性，故全身骨显像只能作为全身骨转移的筛查，通常对全身骨显像阳性的部位再行 X 线片或 CT 扫描或 MRI 扫描进一步证实。

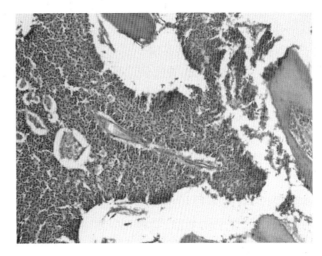

图 12-11-1 肺的神经内分泌癌转移至椎骨 HE×100

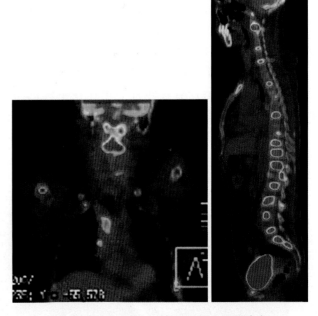

图 12-11-2 65 岁，女性 PET/CT 显示肺癌脊柱多发转移

**（二）有效治疗**

肺癌脊柱转移的治疗目标：①解除肿瘤或骨折块对脊髓神经的压迫，维持或改善脊髓神经功能。②保持或重建脊柱稳定性、缓解疼痛、维持或改善患者生活质量。③尽可能切除转移瘤，去除病灶、缓解疼痛，延长生存期。

1. 积极处理原发瘤肺癌 若肺癌曾手术治疗，

现应检查有无复发。对复发者要处理复发瘤灶;若肺癌未处理,应在处理脊柱转移瘤的同时与胸科和肿瘤科协同处理肺部原发灶,使肺癌得到有效控制,能手术切除原发瘤者,尽量手术切除;若无手术适应证者,应根据患者全身情况、肿瘤类型、病变范围、主要症状、经济状况,结合预后评分制定切实可行,有效的非手术治疗方案。

2. 综合治疗脊柱转移瘤

(1)手术治疗:①肿瘤切除术:肺癌单发局限性的脊柱转移灶,可采取整体切除术辅以术后放、化疗,具有较好的疗效。如病变位于椎体,可采取前路肿瘤椎体切除并同时应切除受累的椎旁组织,椎间钛网与椎体前路接骨板螺钉内固定,也可前路椎体肿瘤切除。肺癌多发转移,对引起脊髓神经受压、脊柱不稳的主要瘤灶,若条件允许,也可后路姑息性手术切除、脊髓减压和椎弓根螺钉内固定(图12-11-3)。②微创手术:经皮穿刺椎体成形术(PVP)和后凸成形术(PKP)。PVP主要适应于肺癌转移致椎体溶骨性破坏或椎体病理性压缩骨折,椎体后缘骨皮质完整者;PKP对于椎体严重压缩(超过1/2~2/3)更显示其优越性。PVP绝对禁忌证为椎体感染、无法纠正的凝血和出血倾向以及椎体肿瘤导致截瘫的患者。③彻底性手术:全脊椎切除治疗脊柱转移瘤仍存在不同的学术观点与方式,我们赞同多数学者的观点,认为它适用于:单发腰椎孤立性转移瘤;原发灶已得到有效控制;转移瘤未扩散或侵袭邻近脏器,没有与腔

静脉或主动脉粘连;全身情况尚好,不伴有手术禁忌证者(3个以上椎体累及应视为禁忌证)。适用于Tomita脊柱转移瘤预后评分2~4分;Tokuhashi预后评分10~14分,Tomita分型2、3、4、5型(图12-11-4)。Murakami运用全脊椎切除术治疗了6例无内脏器官转移且无其他部位骨转移的肺癌孤立性脊柱转移瘤患者。手术适应证为:无内脏器官转移和其他骨转移的单发脊柱转移(Tomita评分5分)或单发病灶累及连续2~3个脊椎(Tomita评分6分)的患者。其平均生存期达46.3个月,且随访期内局部无肿瘤复发。

(2)放射治疗:肺癌骨转移还需结合肺癌的病理,小细胞肺癌对放疗非常敏感,非小细胞肺癌对放疗相对不敏感。姑息性放疗的体外照射需要根据病史、体检、骨影像学及三维成像所得的资料确定放射野。常用剂量及分割方法有三种方案:300cGy/次,共10次;400cGy/次,共5次;800cGy/次,单次照射。体外照射局部放疗,70%患者的镇痛疗效维持>3个月或者死亡。放射治疗后脊柱转移疼痛症状缓解显效时间大多数在放射治疗10~14天后开始显效,放疗在脊柱转移的姑息治疗中仍占有重要的地位。放射性核素内照射治疗缓解脊柱疼痛的总有效率51%~92%,缓解疼痛持续作用时间1~6个月,[89]Sr是临床最常用的放射性核素,但放射性核素的治疗骨髓抑制发生率较高,禁用于硬膜外的病变和骨髓抑制的患者,慎用于脊柱明显破坏和有明显的病理性骨折风险的患者。

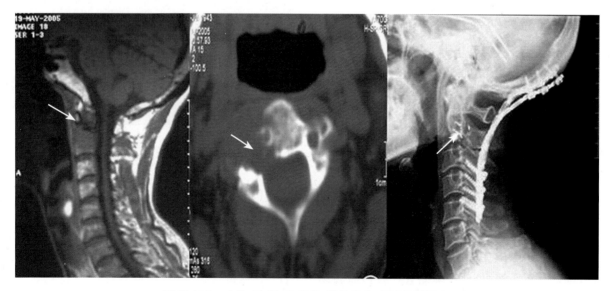

图12-11-3 女性,59岁,肺癌 $C_2$ 椎体转移,后路枕颈固定

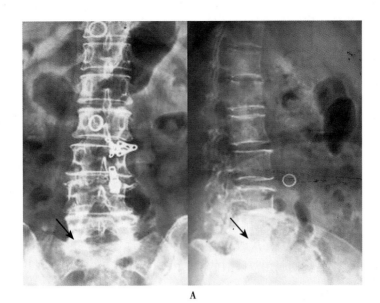

A

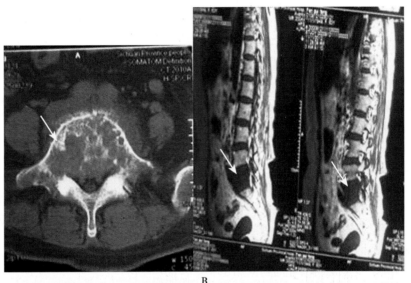

B

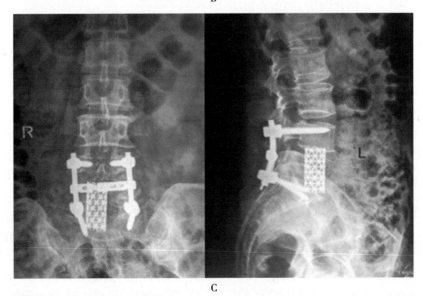

C

**图 12-11-4　女性,63 岁,肺癌术后 13 个月发生 L₅ 骨转移,Tokuhash 评分 12 分**

A. 术前 X 线正侧位片显示椎骨破坏;B. 术前 CT 与 MRI 显示 Tomita 分型 3 型;C. 一期后路全脊椎大块切除术后正侧位 X 线片显示瘤椎完整切除,内固定位置良好

301

（3）化疗：小细胞肺癌对化疗较为敏感。全身化疗能延长肺癌患者的生存期。单药治疗中异环磷酰胺、长春新碱、顺铂和丝裂霉素 C 是最有效的药物。小细胞肺癌常用 CAO、COMVP、MFP 和 CAMP 等化疗方案。非小细胞肺癌常用 CAP、MFP、CAMB 和 PE 等化疗方案。紫杉醇、异长春新碱在临床应用中也显示出了较好的疗效。

（4）双磷酸盐治疗：双磷酸盐最主要的抗肿瘤转移机制是导致破骨细胞和肿瘤细胞的凋亡。一旦确诊肺癌脊柱转移就应考虑用双磷酸盐，即使肿瘤病情进展，双磷酸盐仍然可以作为治疗的基础用药，患者发生高钙血症时双磷酸盐更为重要，从双磷酸盐治疗获益的患者绝大多数都是长期服用双磷酸的患者，建议长期服用，直到患者不能耐受，一般不少于 6 个月。常用双磷酸盐的用量和用法：第一代为氯屈磷酸盐口服起始剂量为 1600mg/d，如临床需要剂量可增加，但不宜超过 3200mg/d，第二代为帕米磷酸盐 90mg，静滴>2 小时，每 3~4 周重复；第三代为唑来磷酸盐 4mg，静滴>15 分钟，每 3~4 周重复。双磷酸盐不能代替抗癌治疗，可以和化疗、放疗、手术、内分泌治疗、镇痛药等联合运用。

（5）分子靶向治疗：随着对肿瘤生物学认识的加深，针对细胞受体、基因、调控分子等信号转导为靶点的治疗正逐渐被医学界所重视，分子靶向药物就其特点而言是选择性地作用于肿瘤细胞的一些与其发生、发展有关的特殊结构，达到其抑制肿瘤及血管的生长，并使肿瘤凋亡增加的目的，故其副作用小、耐受性良好。近年来，很多靶向治疗药物应用于非小细胞肺癌进展期患者并证实有效，其中尤以表皮生长因子受体的小分子酪氨酸激酶抑制剂（盐酸厄洛替尼片和吉非替尼片）最为成功。2013 年王国文等报告在 24 例肺癌脊柱转移患者中通过基因检测 EGFR 突变阳性患者 5 例，手术联合了靶向药物厄洛替尼进行治疗，直至随访期末，有 3 例患者生存时间超过 12 个月，1 例患者生存期时间为 9 个月，1 例治疗后随访至第 8 个月，到随访期末患者症状仍然较好。研究认为术后联合运用靶向治疗对延长患者生存时间具有重要意义，随着分子水平肺癌亚型的不断细化，对于靶向治疗敏感的肺癌亚型患者生存期会有明显延长。

目前，用于非小细胞肺癌治疗的单克隆抗体主要包括两大类：抗表皮生长因子受体的单抗（EGFR-Ab）以及抗血管内皮生长因子受体的单抗（VEGFR-Ab），代表性的药物分别为西妥昔单抗（cetuximab，C225）和贝伐单抗（bevacizumab，Avastin）。

## 二、乳腺癌脊柱转移

乳腺癌是全世界女性最常见的恶性肿瘤，占女性恶性肿瘤发病率的首位。在发达国家，乳腺癌 5 年生存率 85%~90%，发展中国家 5 年生存率 50%~60%，我国主要大城市 5 年生存率 70%，上海最近资料显示 5 年生存率已达 90%。乳腺癌是骨转移瘤的第一位原因，而骨转移又是乳腺癌第一位的远隔转移瘤。乳腺癌在初次复发约 1/4 的患者已经有了骨转移，而初发的全身转移中约一半已经存在骨转移，骨转移发生率高达 65%~75%，这与乳腺癌的良好预后有关。因乳腺癌转移而死亡的患者中，70%~90% 存在骨转移，在乳腺癌的各种全身性转移中，骨转移的预后相对还是比较好的，如果临床治疗得当，患者可享受高水平生活质量，多年后仍然生存。因而对乳腺癌脊柱转移患者应采取相对积极的治疗策略。乳腺癌脊柱转移绝大多数都存在破骨与成骨两个过程，但多数以破骨为主，表现为溶骨性转移，少数是以成骨为主，表现为成骨或硬化转移，也可以表现为混合性转移。虽然乳腺癌脊柱转移患者的生存期较肺癌明显延长，平均生存可达 31.4 个月，但乳腺癌是造成脊髓压迫的最常见的原发瘤，一旦造成脊髓压迫就可能出现截瘫、括约肌功能障碍及相关的其他病损，需要及时手术解除脊髓压迫，其预后与是否出现脊髓压迫或手术等治疗后脊髓压迫症状是否得以改善有关。若患者出现截瘫或手术后脊髓压迫症状无明显缓解，则其生存期明显缩短。

**（一）准确诊断**

1. 原发瘤乳腺癌的确诊 乳腺解剖部位表浅，面对疑为脊柱转移瘤的女性患者，若有乳腺肿块历史或手术切除乳腺肿瘤者，很容易想到是乳腺癌的转移。若无上述历史，首先要检查乳腺有无单发，质硬，边界不清，在乳房内不易被推动的肿块、乳房抬高、乳头凹陷、皮肤水肿呈"橘皮样"或形成溃疡，腋窝与锁骨上淋巴结肿大，乳腺钼靶 X 线检查、超声成像、数字化乳腺断层、乳腺衍射增强 X 线成像、锥形束乳腺 CT、MRI、B 超引导下的空芯针活检和切除活检，可迅速病理确诊乳腺癌是原发瘤。乳腺癌脊柱转移在早期可能没有任何症状，在形成临床可以查到病灶以后，才会逐渐产生颈、胸、腰、背部疼痛、最初为间断性、静息性疼痛，逐渐加重变为持续性疼痛，夜间为甚，局部压痛、活动受限，逐渐有根性疼痛和牵涉性疼痛、四肢无力、感觉减退、肌力下降、大小便困难，最后四肢瘫痪或者截瘫，脊柱 X 线片、CT、

MRI、ECT、PET/CT 等影像学检查可证实脊柱病变的具体部位、单发、多发病灶和病变范围等,CT 引导下的穿刺活检或者切开活检,可确诊为转移瘤再寻找原发瘤乳腺癌的证据。乳腺彩超和乳腺钼靶是乳腺癌早期诊断的主要辅助检查,在重视辅助检查的同时,不要忽略病史采集和乳腺查体。若患者有乳腺肿瘤病史或手术史,甚至有病理活检者,很容易确诊乳腺癌是原发瘤。

2. 乳腺癌脊柱转移瘤的确诊  典型的脊柱转移瘤诊断并不困难,主要依靠脊柱 X 线片、CT、MRI、ECT、PET/CT 等影像学检查(图 12-11-5),可证实乳腺癌脊柱转移瘤的具体部位、单发、多发病灶和病变范围等。必要时还应在 X 线或 CT 引导下进行骨穿活检或手术活检,以明确病理诊断(图 12-11-6、图 12-11-7)。CA153 是最先发现于乳腺癌细胞中的一种糖蛋白抗原,并由癌细胞释放在血液循环中,对乳腺癌术后复发、转移尤其是骨等脏器的转移具有较高的临床价值,有报道对乳腺癌骨转移的阳性检出率为 79%。TPS(组织多肽特异抗原)是检出转移性乳腺癌最为敏感的标志物,尤其是骨转移的患者。远处淋巴结转移的乳腺癌患者 TPS 水平最高。TPS 敏感性显著高于 CA153 及 CEA,CA153 特异性显著高于 TPS 及 TPA,TPS 与 CA153 两者联合检测敏感性、特异性互补,有效性显著提高,TPS 与 CA153 联合是监测转移性乳腺癌的最佳组合。另外可有血沉加速,血清碱性磷酸酶的升高,血清磷、钙及尿钙的升高。一旦脊柱转移瘤确诊,还应尽早进行骨骼之外的系统检查。在老年妇女要注意与老年退行性疾病和骨质疏松症,尤其是骨质疏松性椎体压缩性骨折相鉴别。

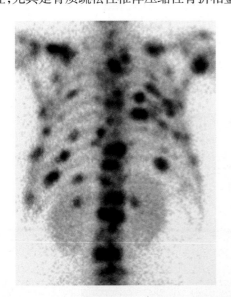

图 12-11-5  骨显像显示乳腺癌脊柱、肩胛骨和肋骨有广泛性骨转移

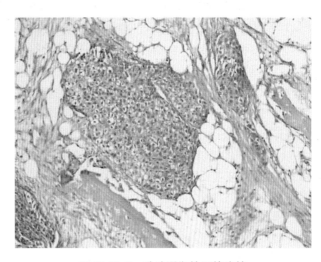

图 12-11-6  乳腺浸润性导管癌转移至椎体 HE×100 No. 1

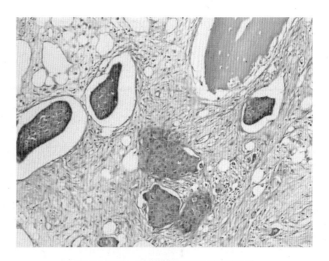

图 12-11-7  乳腺浸润性导管癌转移至椎体 HE×100 No. 2

（二）有效治疗

1. 积极处理原发瘤乳腺癌  多数乳腺癌曾做手术治疗,经检查若有复发,应处理复发瘤灶。少数未做手术治疗者,应协同乳腺外科行乳腺癌切除术,去除原发瘤灶,有效控制乳腺癌。

2. 综合治疗脊柱转移瘤

（1）手术治疗:适应于单发转移、椎骨破坏塌陷较重致病理性骨折,造成脊柱不稳定、脊髓或神经根受压者,肿瘤仅累及 1~2 个相邻椎体(WBB 分期 4-8 区或 5-9 区)者,可经前路肿瘤椎体切除椎管减压,人工椎体或钛网,或接骨板螺钉内固定骨水泥填塞(图 12-11-8);若肿瘤累及 2 个以上的节段,拟行姑息性手术者,或肿瘤只破坏后侧椎弓(WBB 分期 10-3 区)者,行后路肿瘤椎弓切除、椎管减压、椎弓根螺钉内固定;若肿瘤仅同时破坏1~2个节段的大部分椎体和椎弓者,可先后路手术,而后根据患者的全身情况,Ⅰ期或Ⅱ期行前路手术。乳腺癌的单发转移,手术治疗应力争行边缘性整块切除。有脊髓神经压迫者,应肿瘤脊椎切除减压与稳定性重建。若有全脊椎切除的手术适应证,应争取行全脊椎整块(En-bloc)切除术(图12-11-9)。乳腺癌多发转移,对引起脊髓神经受压和脊柱不稳的主要瘤灶可行姑息性手术切除,脊髓减压,稳定性重建;术中对次要瘤灶可同时行骨水泥椎体成形术。

（2）激素治疗:雌激素受体(ER)阳性乳腺癌脊柱转移以激素治疗为首选,均建议接受激素治疗。他莫昔芬作为选择性雌激素受体调节剂可竞争性结合雌激素受体,从而达到阻断雌激素信号的目的。

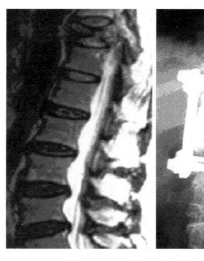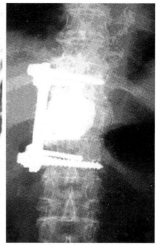

**图 12-11-8 乳腺癌 $T_{11}$ 椎体转移,MRI 显示椎体塌陷破坏**

X 线片显示 $T_{11}$ 肿瘤切除、骨水泥和 Z-plate 接骨板固定

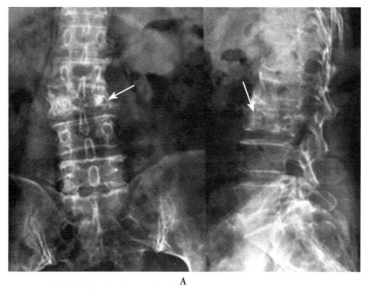

A

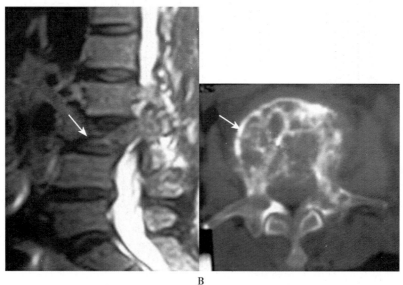

B

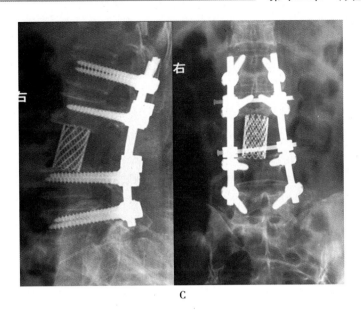

**图 12-11-9　女性,62 岁,乳腺癌 L$_3$ 转移**
A. 术前 X 线表现;B. 术前 CT 表现,Tomita 分型Ⅲ型;C. L$_3$ 后路全脊椎整块
(En bloc)切除内固定术后

他莫昔芬已经应用于临床近 40 年,至今仍然是 ER 阳性绝经后乳腺癌患者的首选药物。继他莫昔芬之后,黄体酮同样被证实可以有效控制转移性乳腺癌,但应用黄体酮作为初始激素治疗的临床试验还在进行中。有报道 18 例骨转移患者接受甲羟孕酮治疗后 9 例有效。有报道甲羟孕酮有效率为 40%,优于他莫昔芬的 23%。有报道甲羟孕酮治疗乳腺癌脊柱转移的有效率为 33%,同样优于他莫昔芬的 13%。芳香化酶抑制剂通过抑制芳香化酶从而阻断雌激素合成的最后步骤,它能有效控制卵巢外雌激素的合成。目前,第三代芳香化酶抑制剂已经取代他莫昔芬成为 ER 阳性绝经后患者的一线激素治疗药物。

黄体酮作为二线药物多年来应用于他莫昔芬复发的病例。Smith 等人曾报道 192 例乳腺癌骨转移接受黄体酮后 40 例有效。乳腺癌骨转移一线激素治疗(尤其是他莫昔芬)失败后,应用第一代芳香化酶抑制剂作为挽救方案的临床试验研究已见诸报道,Lipton 和 Smith 等人分别报道安鲁米特治疗乳腺癌骨转移疗效优于他莫昔芬。新一代芳香化酶抑制剂作为二线药物已经应用于他莫昔芬治疗失败的患者,Thurlimann 等人报道,在治疗骨转移方面,阿那曲唑和法曲唑的疗效优于甲羟孕酮。

氟维司群作为新型雌激素受体拮抗剂,逐渐成为转移性乳腺癌的三线治疗方案,对于曾接受芳香化酶抑制剂和他莫昔芬的 ER 阳性患者,氟维司群通过下调雌激素受体和封闭信号转导通路达到治疗效果。临床试验显示,在 693 例受体阳性的绝经后进展期患者中,氟维司群药效和耐受性与非甾体芳香化酶抑制剂依西美坦类似。

雌激素受体(ER)表达情况与乳腺癌激素治疗的疗效有直接关系,不加选择对乳腺癌患者施行激素治疗,有效率为 30% 左右;ER(+)者,有效率 60%;ER 和 PR 均阳性者,有效率可达 65% ~75%;ER(-)者,仅约 10% 有效。ER 水平愈高,激素治疗效果越明显。对于绝经后和绝经前 ER(+)和 PR(+)者,激素治疗均有效,常用药物为他昔莫芬 10mg,每天 2 次。其他激素药物如第二和第三代芳香化酶抑制剂已经应用于临床,取得较好的治疗。

乳腺癌患者出现骨转移后 24 个月内未见其他脏器受累者称为乳腺癌单纯骨转移,研究显示这组病例对激素的治疗保持高度敏感性,80% 以上的患者对他莫昔芬等一线激素治疗有效,对二线药物(甲羟孕酮、芳香化酶抑制剂、曲普瑞林以及促性腺激素释放激素拮抗剂)的有效率高达 44% ~67%,而对三线药物的有效率仍在 60% 左右。乳腺癌单纯骨转移患者的预后明显优于其他乳腺癌患者,同时应用双磷酸盐类药物可明显改善生活质量。

(3) 化疗:适合于癌胚抗原值增高,雌激素受体测定阴性者;重要器官有转移者;内分泌治疗无效或显效慢者。常用药物为表柔比星、氟尿嘧啶、环磷酰胺等。常用 CMF、CAF、MFO 和 ACMF 等治疗方案。可同时或序贯使用蒽环类和紫砂类药物。多选用表柔比星联合多西他赛新辅助化疗6疗程。紫杉醇对乳腺癌具有较好的疗效,单药用于一线治疗有效率为26%～32%。

（4）双膦酸盐类药物:是溶骨性转移的特有辅助治疗药物,可以有效缓解骨痛、降低病理性骨折和高钙血症危险。这些药物进入体内后会结合到被溶解的骨质表面,通过破坏破骨细胞骨架和诱导破骨细胞凋亡等机制抑制骨溶解并保护或加速骨愈合。新近的研究提示这类药物可能还有一定程度的间接抗肿瘤作用。

（5）放疗:放疗是乳腺癌脊柱转移姑息治疗的有效方法,适用于有症状的脊柱转移灶,用于缓解疼痛及恢复功能。以靶病灶比较局限为前提,主要用来控制脊柱转移造成的疼痛和脊柱转移的进展。90%以上乳腺癌脊柱转移病灶经放疗后疼痛症状均有一定程度缓解。

（6）靶向治疗:人类表皮生长因子受体(EGFR)是一类具有酪氨酸激酶活性的受体家族,其成员包括 ErbB1/EGFR、ErbB2/Her2、ErbB3/Her3 和 ErbB4/Her4,在乳腺癌中均有表达。这些受体与特异配体结合后通过有丝分裂原活化蛋白激酶途径和磷脂酰肌醇3激酶(PI3K)途径促进细胞的增殖。约有30%的乳腺癌患者存在 Her2 扩增或过表达,且其在乳腺癌的发生,发展过程中扮演着重要角色,故成为一个主要的治疗靶点。

曲妥珠单抗:重组 DNA 人源化单克隆抗体,其作用靶点是 Her2 基因调控的细胞表面 P185 糖蛋白。其在 Her2 过表达的乳腺癌患者的解救治疗、辅助治疗和新辅助化疗领域都扮演着重要角色。美国FDA 于 1998 年批准其用于治疗 Her2 过度表达的转移性乳腺癌。2004 年欧盟批准其用于 Her2 阳性的转移性乳腺癌的一线治疗。文献报道 Her2 阳性乳腺癌患者新辅助化疗联合曲妥珠单抗后 pCR 率可提高7%～78%,曲妥珠单抗能明显提高新辅助化疗疗效。

帕妥珠单抗:是一种新的 Her2 重组单克隆抗体,与 Her2 胞外受体结构域Ⅱ区结合,抑制二聚体形成从而抑制之后的信号转导。与曲妥珠单抗不同,其既对 Her2 高表达的乳腺癌有效,也对 Her2 低表达的乳腺癌有效,有望成为抗 Her2 治疗的新选择。目前研究表明,ErbB2/Her2 癌基因产物在多数

乳腺癌中过度表达,群司珠单抗(重组人 Her2 单克隆抗体,HERCEPTIN)通过与 Her2 受体结合,具有抑制肿瘤生长作用,在临床应用中取得较明显的疗效。

拉帕替尼:是一种口服的表皮生长因子(ErbB1、ErbB2)酪氨酸激酶双重抑制剂。与曲妥珠单抗不同的是其可以进入细胞内,与酪氨酸激酶受体的胞内结构域结合,完全阻断其下游的信号转导。因其可以透过血-脑屏障,广泛应用于乳腺癌脑转移的治疗。2007 年美国 FDA 核准其上市联合卡培他滨用于治疗晚期转移性乳腺癌。

HKI-272 和 BIBW-2992 是两种第 2 代 EGFR 和Her2/neu 双重酪氨酸激酶抑制剂,通过与 EGFR 和Her2 胞内的酪氨酸激酶结构域不可逆的共价结合来起到抑制信号转导的作用。HKI-272 对实体瘤的效果和安全性已经在Ⅰ期临床试验中得到证实,尤其对于曲妥珠单抗、蒽环类及紫杉醇治疗失败并且免疫组织化学染色 ErbB2 表达呈 2+～3+的乳腺癌患者有显著疗效。

## 三、前列腺癌脊柱转移

前列腺癌是西方男性最常见的恶性肿瘤,在美国每年大约有 16.5 万新发病的前列腺癌患者,死于前列腺癌的约为 3.5 万人。其发病率和死亡率成为美国男性仅次于肺癌的第 2 位癌症。亚洲地区低于欧美地区,近年来随着人口老年化及诊断水平的提高,我国前列腺癌的发病率也明显升高。前列腺患者主要为老年男性,新诊断患者中位年龄为 72 岁。在美国,3/4 的患者年龄超过 65 岁,50 岁以下男性很少见,并且随着年龄的上升,前列腺癌患者的发病率和死亡率呈明显的上升趋势。前列腺癌没有高发年龄段,而是在 40 岁以后,其发病率随年龄增长而增加。隐性的、分化良好的前列腺癌几乎所有种族人群中普遍存在,前列腺增生患者切除的前列腺标本中,检测出前列腺癌的现象比较常见。尸检或者前列腺增生切除标本的检测结果表明,大于 50 岁的男性人群中,15%～30%可以发现前列腺癌,而大于80 岁的患者中,60%～70%的标本中可以检测出前列腺癌。由于前列腺癌起病比较隐蔽,早期患者并无任何症状,当肿瘤发展到引起膀胱颈部及尿道有梗阻时始有症状,其危险信号是程度不同的尿流异

常,主要表现为开始或中断尿流困难,特别是夜里尿频。尿痛和血尿也常发现。有的患者表现有盆腔底疼痛。多数患者症状不典型,可有轻度的下尿路感染和前列腺肥大症状。较易发生骨转移。对前列腺癌患者进行尸体解剖显示 84% 的患者已发生骨转移。脊柱是最常见的转移部位,其次是股骨、骨盆、肋骨、胸骨、颅骨和肱骨等。前列腺癌发生骨转移后,患者生存期较长。Jeffrey 等报道 80 例脊柱转移癌患者中前列腺癌为 6 例(7.5%),确诊脊柱转移后的平均生存期为 26.9 个月,明显长于同组肺癌确诊脊柱转移后的平均生存期 12.3 个月。

（一）准确诊断

1. 原发瘤前列腺癌的确诊　前列腺癌早期可无症状,随着肿瘤增大和疾病的发展,膀胱出口堵塞或输尿管堵塞可出现尿频、尿急、尿失禁、排尿困难、尿潴留、血尿和脓尿;肿瘤或转移的淋巴结压迫可出现下肢水肿;脊柱转移可出现颈、胸、腰、背部间断性、静息性疼痛,逐渐加重变为持续性,夜间为甚,局部压痛、活动受限;直肠指诊可发现前列腺腺体增大、坚硬结节、表面高低不平、中央沟消失、腺体固定或侵犯直肠壁,指套上的前列腺分泌物送检,可查见癌细胞;前列腺特异性酸性磷酸酶(PAP),转移者阳性率 52.7% ~ 67.5%,前列腺特异性抗原(PSA),转移者阳性率 70%;经结肠或腹部 B 超可发现前列腺内低回声占位病变,并可根据其向被膜外浸润的程度做分级诊断;通过直肠和会阴部做前列腺穿刺活检可得到病检诊

断,活检的准确率可达 80% ~ 90%。膀胱镜检可直视膀胱颈部,了解前列腺癌的程度与部位,取活体组织病理检查可获得病理学确诊。绝大多数为腺癌,少数为鳞状细胞癌和移行细胞癌。在病理上可依分化程度分为Ⅰ~Ⅳ级。若患者有前列腺肿瘤病史或手术史,甚至有病理活检者,很容易确诊前列腺癌是原发瘤。

2. 前列腺癌脊柱转移瘤的确诊:因为前列腺癌有三型:①增殖型,临床症状与前列腺增生相似。②隐蔽型,肿瘤小,不引起梗阻和临床症状。要体检或出现转移灶时才被发现。③潜伏型,仅在行组织病理学检查时发现。所以有很大一部分中老年前列腺癌患者可首先表现为脊柱转移,出现颈、胸、腰背部疼痛、神经根和脊髓压迫症状。行影像学检查时发现脊柱转移,90% 表现为成骨型,主要表现为骨外形无改变的背景上出现圆形或片状棉絮样密度增高影,逐渐融合成大片状,以致累及大部或整个椎骨,严重者成大理石样。四周无软组织肿块形成(图 12-11-10),另一部分前列腺癌脊柱转移在早期无明显症状,在脊柱形成可以查到病灶后,才会逐渐产生颈、胸、腰、背部间断性、静息性疼痛,逐渐加重变为持续性,夜间为甚,局部压痛、活动受限,脊柱 X 线片、CT、MRI、ECT、PET/CT 等影像学检查可证实前列腺癌脊柱转移瘤的具体部位,是单发病灶还是多发病灶、病变范围以及脊髓受压情况。CT 导向下穿刺活检或手术切开活检,均可证实转移瘤的诊断(图 12-11-11)。

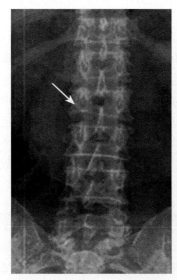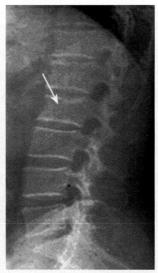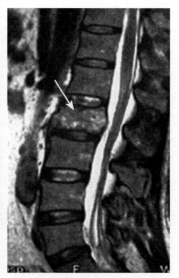

图 12-11-10　男性,62 岁,前列腺癌 L₂ 椎体转移术前 X 光片及术前 MRI

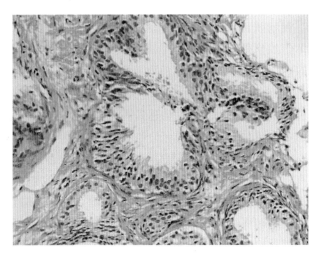

图 12-11-11　男性,62 岁,前列腺癌转移
至 L₂ 椎体 HE×200

典型病例:62 岁,男性,前列腺癌腰₂椎体转移伴腰痛,Tokuhashi 修正评分 15 分,Tomita 2 分;行腰₂椎体肿瘤切除、植骨重建,术后去势+激素+放化疗,术后 2 周戴支具下床活动,疼痛缓解,术后 7 年无瘤生存。

**(二) 有效治疗**

1. 积极处理原发瘤前列腺癌　若前列腺癌未处理者,应酌情治疗原发瘤灶。前列腺癌的治疗方法很多,包括随访观察、根治性前列腺切除、放射治疗、冷冻治疗、内分泌治疗和综合治疗等。具体选择治疗方案应根据患者的年龄、全身状况、各项影像学检查所预测的前列腺癌临床分期、穿刺活检标本获得的肿瘤组织学分级、Gleason 评分以及有无盆腔淋巴结转移灶和远处转移灶等因素决定。局限在前列腺包膜以内者,可行前列腺根治性切除,超出包膜常有淋巴转移,失去根治性机会的前列腺癌,内分泌治疗已成为首选的治疗方式,间歇性内分泌治疗因其有可能提高生活质量、延长雄激素抵抗及存活时间,在近十多年得到广泛关注。前列腺癌已手术或已治疗者,要检查有无复发,应处理复发瘤灶,有效控制前列腺癌。

2. 综合治疗前列腺癌脊柱转移瘤　前列腺癌脊柱转移治疗的主要目的是缓解转移灶引起的疼痛,改善患者运动功能,预防或治疗骨转移灶引发的脊髓压迫和病理性骨折等并发症。常用的治疗手段包括激素治疗、双磷酸盐药物、手术、放疗和化疗等。

(1) 激素治疗:前列腺癌的生长高度依赖血液循环中的雄激素,特别是睾酮水平。转移性前列腺癌的标准方案为激素阻断治疗,通过雄激素阻断包括手术去势(睾丸切除术)和药物去势(LHRH 阻断及抗雄激素治疗),抑制体内雄激素对前列腺癌细胞的促生长作用。应用激素治疗可以有效控制前列腺癌骨转移患者的临床症状,然而绝大多数病例最终会进展成为激素非依赖型前列腺癌(HR-PC),5 年生存率不足 50%。目前主要采用①全雄激素阻断疗法:双侧睾丸切除或促黄体生成激素释放激素类药物+非甾体类抗雄激素药物,如氟他胺、康士得。此疗法可以最大限度地阻断雄激素对前列腺癌细胞的促生长作用,被认为是晚期前列腺癌最好的激素治疗方式。②间歇雄激素阻断疗法:认为雄激素间断抑制后,存活的癌细胞通过补充雄激素进入正常的分化途径,从而恢复细胞的凋亡能力,并延迟雄激素非依赖细胞的进展过程。睾丸切除术近期疗效较为明显,部分能改善截瘫患者的脊髓压迫症状。雌激素治疗常用药物为己烯雌酚,为雌激素类的代表药物,一般口服每日 3~5mg,于 7~21 天后血睾酮可达去势水平,维持每日 1~3mg。近年研究表明,睾丸切除术加非激素类抗雄激素药物可提高缓解率和延长生存期。前列腺癌对激素有明显的依赖性,所以激素治疗有效。80% 晚期前列腺癌患者经激素治疗出现肿瘤缓解。按 EORTC(European Organization for Research and Treatment of Cancer)标准,前列腺癌经内分泌治疗后 5%~10% 达临床缓解,20%~35% 可达到部分缓解。内分泌治疗过程中 PSA 最低值和达到 PSA 最低值的时间为转移性前列腺生存时间的独立预后因素。

(2) 双磷酸盐的应用:双膦双盐是内源性焦磷酸盐的类似物,其分子骨架结构中的 C 原子与骨骼中的钙有很强的亲和力。血液中的双磷酸盐类药物能聚焦于骨重建活跃的部位,与骨矿物质结合,并牢固吸附于骨小梁表面,形成保护膜,阻止破骨细胞的形成,并能通过降低 $H^{2+}$ 和 $Ca^{2+}$ 移出细胞外及调节各种酶的活性来减少骨吸收。双膦酸盐可使血清中的钙离子浓度正常化,延缓骨转移所引起的骨痛和病理性骨折,对成骨性和溶骨性病变同样有效。另外双磷酸盐类药物还有抗肿瘤、促肿瘤细胞凋亡和抗增生作用。目前,双磷酸盐类药物已经发展到第三代。第三代双磷酸盐具有环形侧链,代表药物为伊班磷酸钠和唑来磷酸钠,其抑制骨吸收的效果可达到第一代的 100 倍。由于其强大的抑制骨吸收的作用,可使骨相关事件的发生率减少,能显著延缓前列腺癌患者的骨痛症状,对延缓前列腺癌骨转移患者并发症的发生疗效显著。

（3）手术治疗：对有手术适应证，特别是单发性脊柱转移，原发瘤灶可控制，Tomita 评分<3 分或预期生存超过 6 个月，全身情况可耐受手术者宜行手术治疗：①若肿瘤仅累及 1～2 个相邻椎体（WBB分期 4～8 区或 5～9 区）者，可经前路肿瘤椎体切除椎管减压，人工椎体或钛网，或接骨板螺钉内固定骨水泥填塞；②若肿瘤累及 2 个以上的节段，拟行姑息性手术者，或肿瘤只破坏后侧椎弓（WBB 分期 10-3区）者，可行后路肿瘤椎弓切除、椎管减压、椎弓根螺钉内固定；③若肿瘤仅同时破坏 1～2 个节段的大部分椎体和椎弓者，可先后路手术，而后根据患者的全身情况，Ⅰ期或Ⅱ期行前路手术；④对于出现脊髓神经压迫和脊柱不稳的单发性的前列腺癌脊柱转移瘤患者应力争行肿瘤的边缘性或广泛性切除、脊髓减压、稳定性重建术（图 12-11-12）；⑤多发转移瘤，对引起脊髓神经受压和脊柱不稳的主要瘤灶，也应姑息性手术切除、脊髓减压和稳定性重建，次要病灶可术中开放性椎体成形。

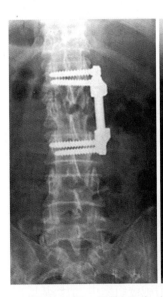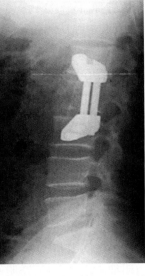

图 12-11-12 男性，62 岁，前列腺癌 $L_2$ 椎体转移，$L_2$ 肿瘤椎体切除、植骨内固定，术后 7 年随访 X 线片显示内固定良好，肿瘤无复发

（4）放疗：前列腺癌椎骨转移所致疼痛一般经过内分泌去势治疗及双磷酸盐类抗骨吸收治疗后，大多数患者疼痛可以缓解。对于内分泌治疗无效并且疼痛逐渐加剧的患者可以考虑采用放射治疗。①局部外放射治疗：主要用于骨转移灶局限于一处或几处的前列腺癌患者，是缓解疼痛的首选治疗手段，总放射剂量为 500～700cGy。②半身放疗：主要被用于止痛剂无效，其他治疗如内分泌治疗、化疗、局部治疗也无效的多发性转移疼痛剧烈的患者。

③放射性核素内照射治疗：主要用于广泛性骨转移引起的、常规方法无法缓解的疼痛，临床上应用最多的放射性核素是 $^{89}$Sr（锶-89），其发射 β 射线，在骨转移灶内的生物半衰期>50d，一般在药剂注射后 7～20 天治疗效果开始显现，缓解作用维持时间 1～15 个月。

（5）化疗：通常用于治疗去势抵抗性前列腺癌出现多处转移者，通常与放射性核素内照射联合应用，可减轻症状，延长生存期。主要有以下方案：①多西他赛（docetaxel）：75mg/（m²·dl），每 3 周 1 次，静脉用药，加用泼尼松 5mg，2 次/日，口服第 1 天～第 21 天，共 10 个周期。②米托蒽醌（mitoxantrone）：12mg/（m²·dl），每 3 周 1 次，静脉用药，加用泼尼松 5mg，2 次/日，口服第 1 天～第 21 天，其可明显减轻骨痛。③卡巴他赛（cabaztaxel）：25mg/（m²·dl），每 3 周 1 次，静脉用药，加用泼尼松 5mg，2 次/日，口服第 1 天～第 21 天。可作为多西他赛治疗失败后有效的二线药物。曾选用的联合化疗方案还有：①多柔比星（多柔比星 ADM）20mg/m²，每周 1 次；酮康唑 400mg，口服，每日 3 次，21 天为 1 周期，3 周期为 1 个疗程；②雌莫司汀（EMP）15mg/（m²·d）口服，每日 1 次，VP16 50mg/（m²·d）口服，第 1～14 天或 21 天，28 天为 1 周期，3 周期为 1 个疗程；③雌莫司汀（EMP）140mg 口服，每日 3 次，长春碱（VLB）6mg/m²，静滴，第 1、8、15 天，21 天为 1 周期，3 周期为 1 个疗程；④雌莫司汀（EMP）600mg/（m²·d）口服，每日 1 次，长春碱（VLB）4mg/m²，静滴，第 1、8、15 天，21 天为 1 周期，3 周期为 1 个疗程；⑤氟尿嘧啶（5-FU）900mg/m²，第 1～5 天，持续静滴；5-FU300mg/m²，第 6～8 天静滴；顺铂（DDP）30mg/m²，第 6～8 天静滴，28 天为 1 周期，3 周期为 1 个疗程；⑥环磷酰胺（CTX）1.2～1.6g/m²，静注，第 1 天；多柔比星 40mg/m²，静滴，第 1 天；21 天为 1 周期，3 周期为 1 个疗程；⑦顺铂（DDP）50mg/m²，静滴，第 1 天，环磷酰胺（CTX）500mg/m²，静注，第 1 天；5-FU500mg/m²，静滴，第 1 天；21 天为 1 周期，3 周期为 1 个疗程。

（6）分子靶向治疗：雄激素非依赖性前列腺癌仍然是一种不可治愈性疾病，对化疗、放疗等各种治疗均不敏感，中位存活时间仅 18～20 个月。随着肿瘤分子细胞生物学的发展，分子靶向治疗在诸多肿瘤的治疗中取得了突破性进展。①多靶点蛋白酶抑制剂：伊马替尼、索拉非尼、范德他尼和拉帕替尼；②抗血管形成制剂：贝伐单抗、沙利度胺和阿曲生坦;③表皮生长因子受体:吉非替尼、厄洛替尼、西妥昔单抗和曲妥珠单抗;④Denosumab 是一种人源化的单克隆抗体,能有效缓解去势治疗所致的前列腺癌骨相关事件,已经于 2010 年被 FDA 批准用于预防实体肿瘤所致的骨相关事件。一项大型的 3 期双盲、随机、安慰剂对照临床试验已经完成,结果显示相对于安慰剂,Denosumab 可以显著提高前列腺癌患者无骨转移生存期4.2 个月,并能延缓首次发生骨转移时间。

## 四、肾癌脊柱转移

肾细胞癌简称肾腺癌或肾癌,是泌尿系统常见的恶性肿瘤,占全部恶性肿瘤的第 14 或 15 位,发病率为 1.9%,肾细胞癌约占肾脏恶性肿瘤的 90%,其中 85% 为透明细胞癌。2009 年,全美新增肾癌病例 57 760 例,死亡病例 12 980 例。在世界范围内肾癌的发病率还呈增长趋势,全球每年死于肾癌的患者约 10 万,在癌症总死亡率中居第六位。所有分期的肾细胞癌患者经肾切除后的 5 年生存率 50% ~ 60%。各分期的 5 年生存率分别为Ⅰ期 96%、Ⅱ期 82%、Ⅲ期 64%、Ⅳ期 23%。决定 5 年生存率最重要的因素为肿瘤分级、局部侵犯程度、区域淋巴结转移和远处转移。中国肾癌发病男性 ASR 为 2.0/10 万,在全癌谱中排第 9 位;女性肾癌发病 ASR 为 0.9/10 万,排第 16 位。据北京市城区居民 1985 ~ 1987 年调查结果,肾肿瘤平均世界标准化发病率和死亡率分别为:男性 3.66/10 万和 1.83/10 万,女性 1.56/10 万和 0.75/10 万;男女发病比例为(2 ~ 3):1;发病高峰年龄为 50 ~ 70 岁。肾癌的发病有家族倾向,推测可能与遗传有关。高危因素包括吸烟、肥胖、高血压、糖尿病及终末期肾病等。一些生长因子如 VEGF、PDGF 过表达,促进血管生成及细胞过度增殖,最终形成肾癌。60% 的肾癌患者中存在抑癌基因 VHL 的突变,VHL 基因编码的蛋白质参与调控细胞生长,如果失活就导致细胞无节制的生长、增殖及肿瘤血管的生成。早期局限性肾癌预后较好,但绝大多数晚期肾癌对细胞毒性化疗药物及放射治疗均不敏感,预后极差。肾癌有 10% ~ 52% 的患者发生骨转移,居脊柱转移性肿瘤的第四位。郭卫等报道 167 例脊柱转移瘤中,肾癌 21 例(12.5%)术后存活 3 年以上 8 例。Jeffrey 等报道 80 例脊柱转移瘤患者,其中 6 例来源于肾癌转移(7.5%),确诊转

移后的平均生存时间是 18 个月,手术后的平均生存时间是 11.3 个月。

### (一) 准确诊断

1. 原发瘤肾癌的确诊　对疑有脊柱转移瘤的患者,若有肾脏肿瘤病史或肾脏肿瘤手术史,甚至有病检结果者,容易找到原发瘤是肾癌的证据。但在临床上更多的病例是无肾病史,由于肾脏位于腹膜后,位置隐蔽,早期无明显症状,缺乏典型的临床表现,而肾脏与外界主要的联系是尿,因此血尿是发现肾癌最常见的病状,但血尿是在肿瘤侵犯肾收集系统后方才有可能发现,因此不是早期症状,倘若患者出现腰痛、血尿、腹部肿块时,或检查发现有明显压痛和肿块时,多数已到中晚期,已有远处转移,以肺、肝和骨骼为常见,甚至先发现转移灶,再查找原发肿瘤时才诊断有肾癌,无其他部位原发瘤的证据。目前大多数肾癌能够在定期体检由 B 超或 CT 偶尔发现,可使肾癌,尤其是直径小于 3cm 的肾癌在无任何临床表现的情况下获得早期诊断。肾癌为一高度恶性肿瘤,除血尿、疼痛、腰腹部肿块、精索静脉曲张、下肢水肿及远处转移的症状外,还有发热,高血压,贫血,肝功异常,血沉、尿多胺、癌胚抗原和碱性磷酸酶升高等全身毒性症状。B 超、CT、MRI 和 PET/CT 等影像学检查发现病灶主要位于肾皮质,呈圆形,卵圆形或不规则形,较大病灶常突出于肾轮廓之外,病灶边界不清,呈浸润性生长,有纤维性假包膜的病灶,常可以分辨出肿瘤边界,可评估是否发生重要脏器的远距离转移;对邻近重要结构的侵犯范围及严重程度;最后确诊还是要穿刺活检或手术取组织活检,以获原发瘤肾癌病理学诊断。肾癌病理分为透明细胞癌、颗粒细胞癌和未分化癌,其中以透明细胞癌最多见,透明细胞癌组织中,精氨基琥珀酸合成酶 1(ASS1)表达量明显降低,为透明细胞癌的诊断和治疗提供一种新思路;颗粒细胞癌生长活跃,恶性程度较透明细胞癌高。这两种类型癌细胞可单独存在,也可以同时存在,或以其中一种为主。未分化癌细胞呈梭形,有较多核分裂象,恶性程度更高。

2. 肾癌脊柱转移瘤的确诊　肾癌脊柱转移后常出现进行性加重的疼痛和脊髓压迫症状。脊柱 X 线片、CT、MRI、ECT、PET/CT 等影像学检查可证实肾癌脊柱转移瘤的具体部位,是单发病灶还是多发病灶及病变范围。肾癌脊柱转移在影像学上表现为

溶骨性改变,在 CT 上可见明显的溶骨性破坏(图 12-11-13A);在 MRI 上 $T_1$ 加权像一般表现低信号,在 $T_2$ 加权像上由于出血、坏死或炎性反应可表现为高信号或低混杂信号以及脊髓受压情况(图 12-11-13B)。CT 导向下穿刺活检或手术切开活检,均可证实转移瘤的诊断。Robert 等报道 107 例肾癌脊柱转移患者,其中 94 例(88%)出现转移相关的疼痛,

55 例(51%)出现神经功能障碍,其中 26 例以脊柱转移灶为首发症状。转移部位包括枕颈部 2 例、颈椎 7 例、颈胸段 5 例、胸椎 40 例、胸腰段 19 例、腰椎 28 例、腰骶段 2 例,以及骶骨 4 例。

病例 1:女性,56 岁,$L_3$ 椎转移瘤伴不全马尾神经损伤,Tokuhashi 修正评分 12 分。术后病检结果为:腺癌不能明确原发灶(图 12-11-13)。

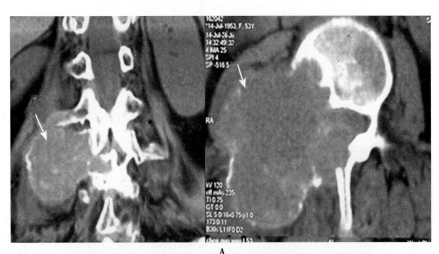

A

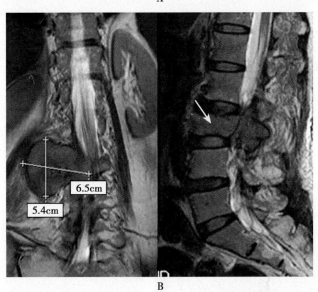

B

**图 12-11-13　病例 1:女性,56 岁,$L_3$ 肾癌转移**

A. 术前 CT 显示椎骨破坏,Tomita 分型,Ⅴ型;B. 术前 MRI 显示 $L_3$ 脊髓受压

病例 2　男性,75 岁,$L_4$ 肾癌转移伴不全马尾神经损伤,Tokuhashi 修正评分 12 分。术后病检结果为右肾透明细胞癌(图 12-11-14)。

**(二) 有效治疗**

1. 积极处理肾癌　肾癌已切除者应检查有无复发,及时处理复发瘤灶;部分患者在发现肾癌时,就已经出现了转移,若肾癌未治疗,应在切除脊柱转

移灶的同时根治性切除肿瘤肾,有效控制肾癌,偶有切除了原发灶后转移灶自行消失的报道。当肾脏原发肿瘤切除后,极少数患者的转移病灶会出现自发性消退。易复发是肾癌的一大特点。国外有研究显示 20%~40% 的局限性肾癌患者术后还会复发转移。一旦出现复发或转移,患者预后较差。

2. 综合治疗转移瘤

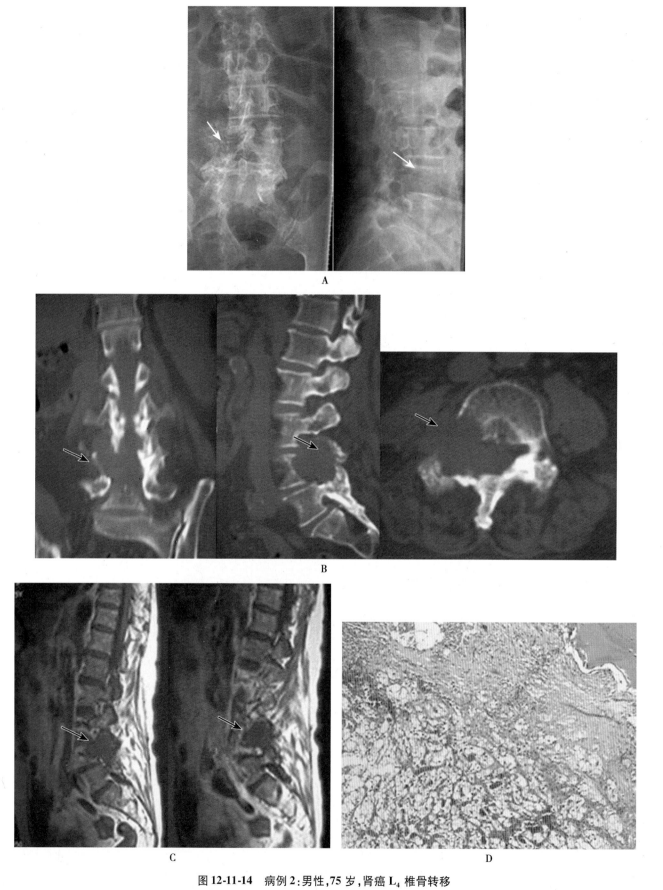

图 12-11-14　病例 2:男性,75 岁,肾癌 L$_4$ 椎骨转移

A. X 线片显示 L$_4$ 椎骨破坏;B.　CT 显示 L$_4$ 椎骨坏;C.　MRI 显示马尾受压;D.　肾透明细胞癌 L$_4$ 椎骨转移 HE×100

（1）手术治疗：①手术切除：对于肾癌单发局限性的脊柱转移灶，可选择边缘切除或广泛切除，脊髓神经减压，稳定性重建辅以术后放、化疗，具有较好的疗效。Robert 等报道 107 例肾癌转移患者，其中 79 例行手术治疗，前路手术 25 例，后路手术 36 例，手术后与转移相关的脊柱疼痛明显减缓，36 例患者神经功能障碍得到明显改善。大多数肾癌转移灶具有丰富的血运，可导致术中的大出血。一般情况下，术前

行血管造影和栓塞治疗有助于减少术中出血。②微创手术：对于多发的病灶，在条件允许的情况下也可以对引起脊髓神经受压的主要瘤灶进行手术切除，对次要病灶术中配合进行微创的开放椎体成形术。

病例 1：女性，56 岁，L₃椎转移瘤伴不全马尾神经损伤，Tokuhashi 修正评分 12 分。术后病检结果为：腺癌不能明确原发灶。术后 27 个月随访行 PET/CT 检查发现原发灶在右肾（图 12-11-15）。

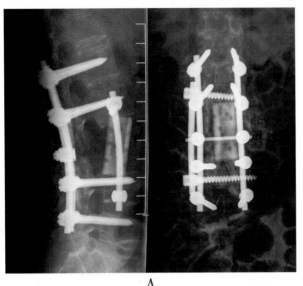
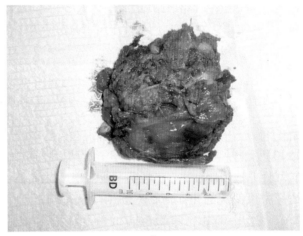

A

B

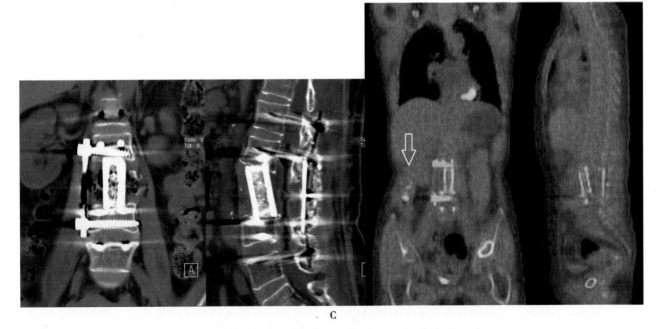

C

**图 12-11-15　病例 1 女性，56 岁，L₃ 肾癌转移**
A. 前后联合入路全脊椎肿瘤切除，人工椎体重建与内固定术后；B. L₃ 肾癌转移肿瘤切除后标本；C. 术后 27 个月 CT，PET/CT 发现原发灶在右肾

病例 2：男性，75 岁，L₄肾癌转移伴不全马尾神经损伤，Tokuhashi 修正评分 12 分。术后病检结果为右肾透明细胞癌（图 12-11-16）。

（2）放疗：肾癌细胞对于放疗不敏感，目前尚无研究表明进行放疗对于延长患者的生存期有所帮助，但肾癌脊柱转移瘤进行一定剂量的放疗有助于

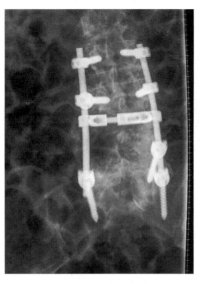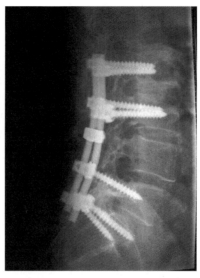

图 12-11-16 病例 2 男性,75 岁,右肾癌 $L_4$ 椎骨转移,后路肿瘤切除,椎弓根螺钉内固定术后

缓解疼痛。

（3）化疗:肾癌细胞对于化疗不敏感,主要作为转移性非透明性细胞癌患者的一线治疗。目前临床研究中所使用的化疗药物其临床缓解率均低于 15%。多选用 MVB(长春碱 $4mg/m^2$ 静脉滴注、甲氨蝶呤 $500mg/m^2$ 静滴、博来霉素 30mg 静脉滴注,每周 1 次。四氢叶酸 15mg/次,口服,首次每 3 小时 1 次,然后每 6 小时 1 次,共 12 次,每 14 天为 1 个疗程)和 MVP(长春碱 $5mg/m^2$ 静脉滴注、甲氨蝶呤 $500mg/m^2$ 静滴、培来霉素 10mg/d,静滴。四氢叶酸 15mg/次,口服,首次每 3 小时 1 次,然后每 6 小时 1 次,共 12 次,每 14 天为 1 个疗程)方案。研究表明,肾癌细胞含有 MDR 基因,能高达 P170 糖蛋白,可能与肾癌细胞对于多种化疗药物耐受有关。

（4）细胞因子治疗:2 型白介素(IL-2)和 α 型干扰素(IFN-α)是针对转移性肾脏细胞癌的标准的治疗方法。切除肾脏原发灶可提高干扰素和(或)白介素-2 治疗转移性肾癌的疗效,故对于初诊时有原发病灶及单一孤立转移灶或在肾切除术后出现孤立转移灶的病例,应首先对原发病灶及转移灶进行同时或分次手术切除。对原发灶有可能切除的多发转移病灶患者,在全身药物治疗前应进行减瘤性肾切除。多项试验分析显示手术联合药物治疗中位生存期较长。大剂量 IL-2 相比低剂量 IL-2 治疗有更高的缓解率,有一部分患者能达到完全缓解。大剂量 IL-2 副作用较明显,需对患者进行全面评估。据 1684 例患者应用各种干扰素治疗的结果,有效率为 16%,平均缓解时间为 6 个月。其中 α、β、γ 3 种 IFN 有效率分别为 16%、10% 及 9%。临床以 IFN 应用最多。国外推荐每次剂量为 $(5～10)×10^6 U$,皮下或肌内注射,每周 3 次,连续用药至肿瘤进展。常用方法为 $3×10^6 U$,肌内注射,每周 3 次,无明显不良反应的可递增剂量。

（5）分子靶向治疗:现在酪氨酸激酶抑制剂的靶向药物已经逐渐用于一线和二线治疗。苹果酸舒尼替尼、甲苯磺酸索拉非尼、西罗莫司、依维莫司和贝伐珠单抗联合 IFN-α 是 FDA 批准的 5 种靶向治疗药物。全身药物治疗前应进行风险度分级,风险因子和影响生存期的不良因子包括:血液 LDH 水平 >正常水平上限的 1.5 倍、高钙血症(校正血钙水平 >2.5mmol/L)、贫血、从初步诊断到需要接受全身治疗的时间间隔小于 1 年,以及一般情况较差,无上述风险因素者预后好,有 1～2 项风险因素者为中等预后,风险因素 ≥3 项者预后差。舒尼替尼的 II 期临床试验治疗的总有效率高达 40%,明显高于先前标准的肾癌治疗方案包括使用干扰素-α 和白介素-2,后者产生的有效率为 10%～20% 左右。

在靶向药物单药用于治疗转移性肾癌后,一些研究尝试将靶向药物联合使用或与细胞因子联合,以期提高临床有效率。如:索拉非尼和舒尼替尼的序贯治疗,依维莫司联合贝伐单抗,舒尼替尼联合贝伐单抗;贝伐单抗联合厄洛替尼;索拉非尼联合贝伐单抗;贝伐单抗、厄洛替尼和伊马替尼的三药联合治疗;贝伐单抗联合 IFN-α;索拉非尼联合 IFN-α;替西罗莫司联合 IFN-α。

（6）双磷酸盐类药物治疗：双磷酸盐类药物治疗高钙血症，缓解骨痛，可有效预防或延缓肾癌骨转移引起的骨相关事件。双磷酸盐类药物的安全性良好，不良反应发生率低，可以长期服用。唑来磷酸的疗效优于帕米磷酸二钠。

## 五、甲状腺癌脊柱转移

甲状腺癌是最常见的甲状腺恶性肿瘤，约占全身恶性肿瘤的1%，发病率为男性1.2/10万、女性3.0/10万，相对于其他恶性肿瘤预后较好，但同时也最容易发生骨转移的恶性肿瘤之一。文献报道其骨转移率高达13%，其中脊柱转移占80%～90%，尉然等报告46例甲状腺癌骨转移中，中轴骨转移占91.3%。在确诊甲状腺癌时即发现存在骨转移的患者占52.2%，多发性骨转移占58.7%。脊柱转移一旦发生病理性骨折或脊髓压迫，患者的生活质量将会严重受损，进而对患者的预后有明显负面作用。针对骨转移病灶的外科治疗能够明显改善患者的生活质量，从而间接改善其预后。除髓样癌外，绝大部分甲状腺癌起源于滤泡上皮细胞。按肿瘤的病理类型可分为：

1. 乳头状癌 约占成人甲状腺癌的60%和儿童甲状腺癌的全部。多见于30～45岁女性，恶性程度较低，约80%肿瘤为多中心性，约1/3累及双侧甲状腺。其主要转移途径是颈淋巴结转移，有很多原发灶很小（小于1cm，临床称隐癌），就可能有颈淋巴结转移，颈淋巴转移较早，但预后较好，血行转移较少。

2. 滤泡状腺癌 约占20%，常见于50岁左右中年人，肿瘤生长较快属中度恶性，且有侵犯血管倾向，较少发生淋巴结转移，血行转移较多，33%可经血运转移到肺、肝、骨及中枢神经系统。颈淋巴结侵犯仅占10%，因此患者预后不如乳头状癌。

3. 未分化癌 约占15%，多见于70岁左右老年人。发展迅速，且约50%早期便有颈淋巴结转移，高度恶性。除侵犯气管和（或）喉返神经或食管外，还能经血运向肺、骨远处转移。预后很差。平均存活3～6个月，一年存活率仅5%～15%。

4. 髓样癌 仅占7%。来源于滤泡旁降钙素分泌细胞（C细胞），细胞排列呈巢状或囊状，无乳头或滤泡结构，呈未分化状；瘤内有淀粉样物沉积。可兼有颈淋巴结侵犯和血行转移。预后不如乳头状癌，但较未分化癌好。

从治疗的角度来讲，甲状腺癌分为：①分化型甲状腺癌（differentiated thyroid cancer，DTC，包括乳头状癌、滤泡状癌，占90%）；②未分化型甲状腺癌（髓样癌，占5%～10%）；③未分化型腺癌（<5%）。

不同病理类型的甲状腺癌，其生物学特性、临床表现、诊断、治疗及预后均有所不同，北京协和医院862例甲状腺癌患者中，乳头状癌81%，滤泡癌16%，髓样癌2.5%，淋巴和未分化癌不足0.5%，甲状腺癌生存率高，10年生存率平均达58%，其中乳头状癌达98%，滤泡癌达92%，而未分化癌最差，病死率极高。

**（一）准确诊断**

1. 原发瘤甲状腺癌的确诊 临床上有很多患者没有任何症状而是在健康体检的时候发现甲状腺癌。若患者有甲状腺肿瘤病史或手术史，甚至有病理活检者，很容易确诊甲状腺癌是原发瘤；若患者甲状腺有孤立结节或肿块，质硬、固定，颈淋巴结肿大，或有压迫症状者，或存在多年的甲状腺肿块，在短期内迅速增大者，有声嘶或声带麻痹，均应怀疑为甲状腺癌。应查甲状腺功能，血清TSH、血清$FT_3$、血清$FT_4$、$^{131}I$、$^{123}I$和$^{99}MTC$甲状腺闪烁扫描，注意与慢性淋巴细胞性甲状腺炎鉴别，细针穿刺病理学检查有较高的诊断价值，尤其是在超声、CT、MRI等影像学引导下细针穿刺病理学检查，其诊断的准确性可达80%～98%。由于分化高的甲状腺癌，细胞异型不明显，术中冷冻切片往往不容易确诊，穿刺活检优于冷冻切片。如果在颈淋巴结中检测出甲状腺细胞，也可确诊为甲状腺转移癌。此外，血清降钙素测定可协助诊断髓样癌。临床上很多患者是以脊柱转移为首发症状，先发现脊柱转移灶，再查找原发肿瘤时才诊断有甲状腺癌，而无其他部位原发瘤的证据。

2. 甲状腺癌脊柱转移瘤的确诊 若患者出现颈、胸、腰背部疼痛逐渐加重、局部压痛、活动受限，甚至有神经根和脊髓压迫症状时，应及时进行脊柱X线片、CT、MRI、ECT、PET/CT等影像学检查，以确定病变的具体部位、是单发病灶还是多发病灶、病变范围以及脊髓受压程度。CT导向下瘤椎穿刺活检或手术切除肿瘤时送活体组织检查，均可证实转移瘤的病理学诊断。若患者是以转移瘤就诊，此时再查找原发瘤的证据。

**（二）有效治疗**

1. 积极处理原发瘤甲状腺癌 若甲状腺癌曾手术治疗，现应检查有无复发。对复发者要处理复发瘤灶；若甲状腺癌未处理，应在处理脊柱转移瘤的同时与普外科和肿瘤科协同处理甲状腺原发灶,使甲状腺癌得到有效控制,手术是除未分化癌以外各型甲状腺癌的基本治疗方法,并辅助应用核素、甲状腺激素及放射外照射等治疗。能手术切除原发瘤者,尽量手术切除;若无手术适应证者,应根据患者全身情况、肿瘤类型、病变范围、主要症状、经济状况,结合预后评分制定切实可行,有效的非手术治疗方案。甲状腺癌的手术治疗包括甲状腺本身的手术,以及颈淋巴结清扫。

甲状腺的切除范围目前仍有分歧,范围最小的为腺叶加峡部切除,最大至甲状腺全切除。近来不少学者认为年龄是划分高危、低危的重要因素,并根据高危、低危分组选择治疗原则。对低危组患者采用腺叶及峡部切除,若切缘无肿瘤,即可达到治疗目的。对高危组患者采取患侧腺叶、对侧次全切除术为宜。也可根据肿瘤的临床特点来选择手术切除范围:①腺叶次全切除术仅适用于诊断为良性疾病,手术后病理诊断为孤立性乳头状微小癌;②腺叶加峡部切除术适用于肿瘤直径≤1.5cm,明确局限于一叶者;③近全切除术适用于肿瘤直径>1.5cm,较广泛的一侧乳头状癌伴有颈淋巴结转移者;④甲状腺全切除术适用于高度侵袭性乳头状、滤泡状癌,明显多灶性,两侧颈淋巴结肿大,肿瘤侵犯周围颈部组织或有远处转移者。

颈淋巴结清扫的手术效果固然可以肯定,但患者的生活质量却受到影响。所以目前多数不主张作预防性颈淋巴结清扫,一般对低危组患者,若手术时未触及肿大淋巴结,可不作颈淋巴结清扫。如发现肿大淋巴结,应切除后作快速病理检查,证实为淋巴结转移者,可作中央区颈淋巴结清扫或改良颈淋巴结清扫。前者指清除颈总动脉内侧、甲状腺周围、气管食管沟之间及上纵隔的淋巴结组织。后者指保留胸锁乳突肌、颈内静脉及副神经的颈淋巴结清扫。对高危组患者应作改良颈淋巴结清扫,若病期较晚,颈淋巴结受侵犯围广泛者,则应作传统颈淋巴结清扫。

2. 综合治疗甲状腺癌脊柱转移瘤

(1) 手术治疗:适应于①椎骨破坏塌陷较重致病理性骨折,造成脊柱不稳定者;②脊髓或神经根受压者;③肿瘤对放疗不敏感者;若甲状腺癌单发转移,仅累及1~2个相邻椎体(WBB 分期4-8区或5-9区)者,可经前路肿瘤椎体切除椎管减压,人工椎体或钛网,或接骨板螺钉内固定骨水泥填塞(图12-11-17);若肿瘤累及2个以上的节段,拟行姑息性手术者,或肿瘤只破坏后方椎弓(WBB 分期10-3区)者,行后路肿瘤椎弓切除、椎管减压、椎弓根螺钉内固定;若肿瘤仅同时破坏1~2个节段的大部分椎体和椎弓者,可先后路手术,而后根据患者的全身情况,Ⅰ期或Ⅱ期行前路手术。甲状腺癌的单发转移,手术治疗应力争行边缘性整块切除。有脊髓神经压迫者,应肿瘤脊椎切除减压与稳定性重建。若有全脊椎切除的手术适应证,也可行全脊椎切除术,全脊椎整块切除术(TES)可有效减少局部复发。甲状腺癌多发转移,对引起脊髓神经受压和脊柱不稳的主要瘤灶可行姑息性手术切除,脊髓减压,稳定性重建;术中对次要瘤灶可同时行骨水泥椎体成形术。

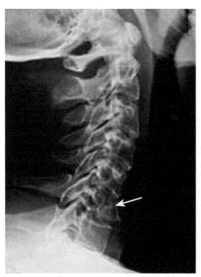
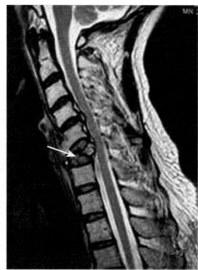
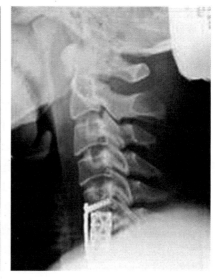

图 12-11-17 男性,49 岁,甲状腺癌 C$_6$ 椎体转移,椎体切除前路钛钢板及钛网固定

甲状腺癌椎骨转移患者术中出血量较大,大大降低了患者的手术安全性,同时也不利于术中彻底切除转移病灶,进而增加围术期并发症、远期并发症发生的风险。为了减少术中出血,目前较为常用的有术前肿瘤血管栓塞、术中腹主动脉球囊临时阻断或暂时阻断供血大血管等。2013 年,上海长征医院报告了 22 例 DTC-SM,随访 7 年结果显示手术切除能显著改善神经功能,提高患者的生存质量。

(2) 冷冻疗法结合手术:通过注射液氮进入肿瘤组织从而杀死癌细胞。2013 年 Murakami 报道了52 例 TES 手术结合冷冻疗法:术中将切下的椎弓和椎体放入液氮中冷冻灭活,再被当做自体骨移植用于脊柱重建。38 例患者的 IL-12 在术后 1 ~ 3 个月内有明显增加。此方法不但能提供局部肿瘤的根治性切除,还增加患者的 IL-12,提高机体的抗肿瘤免疫性,从而有效延长生存期。

(3) 放射性核素治疗:甲状腺细胞捕捉放射碘的能力是[131]I 治疗的基础。[131]I 进入转移灶后可逐步释放 β 射线、破坏癌细胞。[131]I 治疗已被证实是甲状腺癌的有效治疗手段,在甲状腺癌椎骨转移患者中,该治疗方式也被证实为预后良好因素。年轻分化型甲状腺癌转移患者,转移灶吸碘能力强,[131]I 治疗所需剂量较低,愈后较好,甚至有可能治愈,转移灶吸碘能力是影响患者愈后的主要因素,[131]I 治疗常需辅助用药,增加转移灶对[131]I 摄取的能力,延长滞留时间和提高疗效。常用辅助药包括重组人类促甲状腺激素、维 A 酸和碳酸锂等。对于甲状腺癌椎骨转移患者,如术前曾接受过[131]I 治疗,对其椎骨转移灶的手术治疗常能收到更好的疗效;如术前未接受[131]I治疗,术后应建议患者择期行[131]I 治疗,以持续改善患者的生活质量,并进一步对肿瘤进行全身控制,以期达到延长患者生存期的目的。对乳头状腺癌、滤泡状腺癌,术后应用碘适于 45 岁以上患者、多发性癌灶、局部侵袭性肿瘤及存在远处转移者,15 ~30mCi/次,4 ~ 5 日给药 1 次;转移灶少,全身状况较好者,可一次大剂量给药,75 ~ 150mCi,半年后根据需要考虑是否重复给药。

(4) 体外放疗:适用于对于[131]I 不敏感、手术不彻底、存在远处转移及老年的患者。主要用于未分化型甲状腺癌。从普通放疗已发展为调强放疗、近距离放疗和立体定向放疗等更为精确,强度更高的放疗。

(5) 激素治疗:分化型甲状腺癌(DTC)是最常见的内分泌系统恶性肿瘤,下丘脑分泌的甲状腺激素刺激激素(TSH)在甲状腺癌的发生发展过程中发挥着重要作用。鉴于 DTC 对 TSH 的高度依赖,通过服用甲状腺素片抑制 TSH 分泌仍然是 DTC 的终生治疗策略。DTC 骨转移患者的治疗往往并非根治而是姑息性的。一般情况下,患者在接受术后放射性碘治疗后即开始服用甲状腺素。甲状腺癌骨转移患者接受[131]I 治疗前应首先使用人重组 TSH(rhTSH),以恢复肿瘤细胞的碘摄取。

做甲状腺次全或全切除者应终身服用甲状腺素片,以预防甲状腺功能减退及抑制 TSH。乳头状腺癌和滤泡状腺癌均有 TSH 受体,TSH 通过其受体能影响甲状腺癌的生长。一般剂量掌握在保持 TSH低水平,但不引起甲亢。可用干燥甲状腺片,每天80 ~ 120mg,也可用左甲状腺素,每天 100um,并定期测定血浆 T4 和 TSH,以此调整用药剂量。

(6) 分子靶向治疗:德尼单抗(Denosumab)是FDA 新批准的一种人体单克隆抗体,可以抑制核因子 KB 受体活化因子配体,从而阻止破骨细胞对骨质的吸收。Fizazi 报道分化型甲状腺癌脊柱转移患者每 4 周使用 120mg 的德尼单抗能有效减少SREs,且效果优于同剂量的唑来磷酸。血管内皮细胞生长因子受体(VEGFR)是一种有效控制血管再生和肿瘤生长的因子,适合于对[131]I 不敏感的患者。

(7) 双磷酸盐治疗:通过抑制 DTC 诱导的破骨细胞活动,有效地减少疼痛、脊髓压迫、病理性骨折和高钙血症等骨骼相关事件(skeletal-related events,SREs)的发生,其疗效以 SREs 的最初发生时间和次数为指标,适用于骨质疏松及恶性肿瘤溶骨性转移引起的高钙血症和骨痛。2011 年 Orita 等回顾了 50例 DTC 骨转移患者,接受唑来磷酸治疗的患者14%发生过 SREs 明显少于接受治疗的患者(50%,$P <$0.05),唑来磷酸的最佳剂量仍在研究中。Wexler推荐在第一年中每 3 个月使用 4mg 唑来磷酸,而后每年剂量加倍。双磷酸盐的主要副作用是下颌骨坏死,5%的患者在接受双磷酸盐治疗后的 4.4 年内发生过下颌骨坏死;但除非存在明确的禁忌证,否则仍强烈建议使用该类药物。

## 六、胃癌脊柱转移

胃癌曾经是我国发病率和死亡率最高的恶性肿瘤。近年来随着人们胃癌防治意识的增强和生活习惯的改进,其发生率在城市中有所下降,但农村地区依然很高。就胃癌的新发病例而言,我国仍然占到全世界的40%,加之胃癌的治疗效果欠佳,故防治形势依然严峻。胃癌的流行病学有明显的地域差别,东亚地区(日本、中国、韩国)和东欧地区(包括俄罗斯)是胃癌的高发地区;北美洲、大洋洲、西欧地区的发病率均较低;不同国家之间发病率可以相差10倍左右;在所有国家中,男性发病率大约是女性的两倍。胃癌的临床病理类型分为:肠型(分化型)及弥漫型(未分化型)两大类。肠型胃癌多发于胃窦部,多见于胃癌高发区,与食用大量盐渍食品及幽门螺杆菌感染引起的慢性胃窦炎有关,有明显的癌前病变过程;与饮食因素相关,特别是摄入亚硝基化合物的前体物(如亚硝胺、亚硝酸盐等)后在体内合成致癌的亚硝基化合物从而引发胃癌;弥漫型胃癌多发于胃体部,呈散发性,主要与遗传背景有关,无明显地区差别,与环境因素关系不大,与饮食无关,癌前病变过程不明。尽管胃癌的总体发病率在下降,但弥漫性胃癌发病却在增加。

胃癌的发生、发展是一个多因素参与、多分子作用的复杂过程。原癌基因的激活、抑制基因的突变或缺失、凋亡相关基因的失衡以及转移相关基因的作用最终导致细胞恶性转化,表现为增殖失控和远处转移。激活的与增殖相关的原癌基因主要有Her2、EGFR、RhoA、c-Myc、c-met、ras等;突变或缺失而导致活性下降的抑癌基因有p53、DCC、APC等;与转移相关的基因主要有CD44、nm23和RhoC等。这些分子生物学的改变并不一定全部出现,具体病例间的差别很大,提示胃癌个体化治疗意义更大。胃癌骨转移的预后较差,有报告发现骨转移后,8个月生存率为18.3%,1年为13.3%,无1例超过2年,中位生存期为6个月。预后和患者的年龄、性别、体能状态、是否贫血和肿瘤的部位、大小、病理类型、分化程度、分期等有关。

### (一) 准确诊断

1. 原发瘤胃癌的诊断　胃癌早期多见于30岁以上的青壮年,40岁以上者可占80%以上,绝大部分病例有多年胃痛或类似溃疡病史,最长的可达数十年,部分患者虽无胃痛史,但有上腹饱满、食欲缺乏、腹泻、贫血、乏力、黑便、消瘦、吞咽困难等症状。有些患者尚伴有上腹堵胀、反酸、嗳气、恶心、呕吐等症状。约7%以上的患者在查体时有轻微的上腹部压痛。若患者有上述表现者,应作胃镜检查,取活检可发现早期胃癌。胃癌的癌前病变包括慢性萎缩性胃炎、胃息肉及胃溃疡,患有这些疾病的人发生胃癌的几率较高,很容易想到是胃癌的转移;若胃部有恶性肿瘤病史或曾胃大部手术切除,甚至有病检者,原发瘤很明确是胃癌。少数患者以脊柱转移为首发症状,因此要询问详细病史和仔细查体,作必要的影像学和实验室检查,特别是肿瘤标志物检查,对可疑为胃癌者,应行胃镜取活检作病理诊断。

2. 胃癌脊柱转移瘤的诊断　若胃癌手术或非手术患者出现颈、胸、腰背部疼痛逐渐加重、局部压痛、活动受限,甚至有神经根和脊髓压迫症状时,应及时进行脊柱X线片、CT、MRI、ECT、PET/CT等影像学检查,以确定病变的具体部位、是单发病灶还是多发病灶、病变范围以及脊髓受压程度。CT导向下瘤椎穿刺活检或手术切除肿瘤时送活体组织检查,均可证实胃癌脊柱转移瘤的病理学诊断(图12-11-18)。若少数患者是以脊柱转移瘤就诊,此时应查找原发瘤胃癌的证据。

### (二) 有效治疗

1. 积极治疗原发瘤胃癌　手术治疗是胃癌的根治性手段。

对于原发瘤胃癌未处理者,应根据患者的具体情况和意愿,合理选择根治性与姑息性手术:

(1) 远侧胃大部切除术:适用于胃窦癌和部分胃体下部癌。

(2) 近侧胃大部切除术:适用于贲门癌。

(3) 全胃切除术:仅适用于同时性多源性癌或范围很大的表浅型扩散癌。

(4) 姑息性手术:约有25%的病例在确诊胃癌时已不宜手术,而能手术者中仅有30%～50%的病例适合于根治性手术。姑息手术分为姑息性切除和胃肠转流手术两类,前者适用于病灶出血、梗阻和无法行转流术者;后者适用病变较晚,年老体弱难以耐受根治手术者。姑息手术的目的是缓解症状,改善生活质量。

对于原发瘤胃癌已手术切除或已有效控制者,应严格检查有无复发和其他脏器转移。

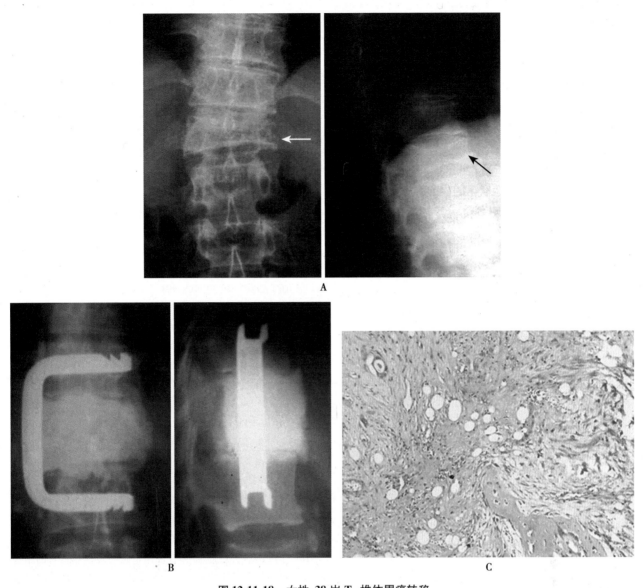

**图 12-11-18　女性,38 岁 $T_{12}$ 椎体胃癌转移**

A. 术前 X 线片表现;B. 椎体全切除,骨水泥椎体成形,椎体钉内固定术后 X 线片表现;C. 胃腺癌转移至 $T_{12}$ 椎骨 HE×100

2. 综合治疗胃癌脊柱转移瘤

(1) 手术治疗:手术作为脊柱转移综合治疗措施之一,手术目的是切除肿瘤病灶;解除脊髓或神经根压迫,重建脊柱稳定;预防或治疗病理性骨折;缓解疼痛。应根据骨转移所在部位、危害性、患者一般情况以及是否合并其他重要脏器的转移等综合考虑,严格掌握手术指征,科学评估患者条件,制订合理的外科手术方案。

(2) 化疗:对于胃癌多发骨转移可采用全身化疗,在进展期胃癌,化疗可以使其生存期延长一倍以上,因此占有重要的地位。尽管胃癌的化疗方案层出不穷,但至今没有一个标准的一线方案被大家广泛接受。常用的一线化疗方案有 5-FU 和顺铂组成

的 CF 方案,或在此基础上加上多柔比星组成的 ECF 方案。该方案疗效切实,被东西方广泛应用,但副作用较大。如果以奥沙利铂和卡培他滨分别替代 ECF 中的顺铂和 5-FU,组成 EOX 方案,不仅毒副作用明显下降,疗效也明显增加,总的有效率达到 48%,总的生存期达到了 11.2 个月。在 CF 方案的基础上加上多西他赛形成的 DCF 方案,临床疗效明显增加,中位生存期延长 2 个月以上达到 9.2 个月,但副作用也明显增加,其中Ⅲ~Ⅳ度的骨髓抑制达到 82%,化疗后 30 天内死亡率高达 10%。5-FU 和伊立替康组成的 IFL 方案也显示了较好的安全性且疗效不次于 CF 方案,从而奠定了伊立替康在晚期胃癌中化疗的地位。在临床实际应用中,由于三药

联合方案的副作用较两药大,故临床上常用两药联合的方案,如 5-FU 和奥沙利铂组成的 FOLFOX 方案。

（3）放疗：局部放疗也是有效方法,80% ~ 90%转移灶能得到明显疗效。多项回顾性和随机性分组研究结果表明,在有疼痛症状的胃癌骨转移瘤放疗中,单次大剂量照射可以获得与多次高剂量照射相同的疗效。

（4）靶向治疗：随着胃癌发生、发展和转移过程中分子生物学、分子病理学的研究深入发展,胃癌的靶向治疗研究有望突破胃癌治疗的瓶颈。目前的治疗策略主要包括新一代化疗方案联合靶向 EGFR 通路、靶向 VEGF 通路以及靶向 mTOR 信号转导通路的药物等。Her2 为表皮生长因子受体2,属于 EGFR 受体家族,Her2 高表达的患者应用曲妥珠单抗的总生存时间可达 16.0 个月,而单纯化疗的总生存时间仅为 11.8 个月。Her2 阳性患者常用 TCF 方案：曲妥珠单抗首次 8mg/kg,静脉滴注,以后 6mg/kg,第一天；顺铂 80mg/m²,静脉滴注,第一天；氟尿嘧啶 800mg/（m²/d）,持续静注,24 小时,第 1 ~ 5 天,或卡培他滨 1g/m²,口服,每天 2 次,第 1 ~ 14 天；每 21 天重复。近期有效率 47.3%,中位总生存期 13.8 个月。常见的不良反应是无症状的左心充血分数下降,但并不增加充血性心力衰竭等不良反应。

（5）核素治疗：以 $^{89}$Sr 为代表的放射性核素治疗是近期应用于临床的保守治疗方式之一。适用于胃癌多发性脊柱骨转移伴有严重骨疼痛而不适宜手术或局部放疗者。

**（胡豇　胡云洲）**

# 参 考 文 献

1. 胡云洲,饶书城.脊柱转移瘤的手术治疗(附33例分析).中华骨科杂志,1992,12(2):102-105

2. Pouessel D, Culine S. Complete clinical and biological response to zole dronic acid in castrate resistant prostate cancer metastatic to bone[J], Anticancer Drugs,2012,23(1):141-142

3. 李超,刘达人,李晓文,等.肿瘤转移前微环境假说及其研究进展,国际外科学杂志,2012,39(12):836-839

4. 胡云洲,饶书城,屠重棋,等.脊柱转移癌91例的综合治疗.中华肿瘤杂志,1993,15(4):292-294

5. 尉然,郭卫,杨荣利,等.脊柱转移癌外科治疗策略及预后因素分析.中华外科杂志,2013,51(12):1057-1062

6. Takuhashi S. Bone metabolic markers for evaluation of bone metastases. Clin Calcium,2013,23(3):391-400

7. 胡云洲,曾建成.脊柱转移瘤诊治中值得注意的一些问题.中国脊柱脊髓杂志,2003,13(8):453-454

8. 胡豇,刘仲前,王跃,等.胸腰椎转移瘤98 例的手术治疗.中国骨肿瘤骨病,2005.4(6):350-354.

9. 郭卫.骨转移性肿瘤外科学[M].北京:人民卫生出版社,2013:144-155

10. 胡豇,刘仲前,万仑,等.全脊椎切除不同术式治疗腰椎转移瘤比较研究.中国骨伤,2014,27(9):49-56

11. 徐辉,肖嵩华,刘郑生,等.胸腰椎转移瘤的外科治疗策略和效果分析[J].中国骨伤,2014,27(1):25-28

12. 曾建成,宋跃明,刘浩,等. Tomita 评分在脊柱转移瘤治疗决策中的意义.中国脊柱脊髓杂志,2006:16(10):728-731

13. 曾建成,宋跃明,刘浩,等. Tokuhashi 修正评分在脊柱转移瘤患者生存时间预测中的价值.四川大学学报(医学版),2007:38(3):488-491

14. 周非非,姜亮,刘晓光,等.颈椎转移瘤外科治疗效果及不同术式选择策略.中华骨科杂志,2013,33(8):797-802

15. Lipton A, Cook R, Brown J, et al. Skeletal related events and clinical outcomes in patients with bone metastases and normal levels of osteolysis:exploratory analyses. Clin Oncol (R Coll Radiol),2013,25(4):217-226

16. 王东来,冯建刚,张进明,等.胸椎转移性肿瘤的手术方式选择及疗效分析.中国脊柱脊髓杂志,2013,23(8):718-723

17. 胡海,杨惠林,王根林,等.Tomita 评分在脊柱转移癌治疗决策与生存时间预测中的作用[J].中国脊柱脊髓杂志,2012,22(8):673-677

18. 李彦,姜亮,刘忠军.伴脊髓压迫脊柱转移瘤患者的术前评估与手术治疗进展[J].中国脊柱脊髓杂志,2012,22(8):749-752

19. Smith MR, Saad F, Coleman R, et al. Denosumab and bone metastasis free survival in men with castration-resistant prostate cancer:results of a phase 3, randomised, Placebo controlled trial[J]. Lancet,2011,15［Epub ahead of print］

20. Ramadan S, Ugas MA, Berwick R, et al. Spinal metastasis in thyroid cancer. Head Neck Oncol,2012,4(1):39

21. 庄婷婷,陈志坚.脊柱转移瘤的立体定向放疗进展.中华放射肿瘤学杂志,2012,21(6):579-582

22. Farooki A, Leung V, Tala H, et al. Skeletal related events due to bone metastases from differentiated thyroid cancer. J Clin En-doerinol Metab,2012,97(7):2433-2439

23. Sugitani I, Miyauchi A, Sugino K, et al. Prognostic factors and treatment outcomes for anaplastic thyroid carcinoma:ATC Research Consortium of Japan cohort study of 677 patients. World J Surg,2012,36(6):1247-1254

24. Wang M, Bünger CE, Li H, et al. Predictive value of toku-

hashi scoring systems in spinal metastases,focusing on various pri-mary tumor groups:vvaluation of 448 patients in the Aarhus Spinal Metastases Database[J]. Spine, 2012, 37 (7):573-582

25. 王国文,韩秀鑫,张超,等.肺癌脊柱转移手术治疗和放射治疗的临床分析,中国矫形外科杂志,2013,21(5):425-442

26. Gazis A, Beuing O, J. llenbeck B, et al. Bipolar radio frequency ablation of spinal neoplasms in late stage cancer disease:a report of three cases[J]. Spine, 2012, 37 (1):E64-E68

27. 尉然,郭卫,杨毅.甲状腺癌骨转移的外科治疗及预后因素分析.中华骨科杂志,2012,32(11):1073-1080

28. Zhang D,Yin H,Wu Z,et al. Surgery and survival outcomes of 22 patients with epidural spinal cord compression caused by thyroid tumor spinal metastases[J]. Eur Spine J,2013, 22(3):569-576

29. 王国文,韩秀鑫,马育林,等.射频消融辅助椎体次全切除术在脊柱转移瘤中的应用,中华骨科杂志,2011,31 (9):938-943

30. Murakami H,Demura S,Kato S,et al. Increase of IL-12 following Reconsturction for Total En Bloc Spondylectomy Using Frozen Autografts Treated with Liquid Nitrogen[J]. PLOSONE,2013,8(5):814-818

31. 李文华,陈泽波,倪梁朝,等. ASS1 在肾透明细胞癌中的低表达及临床意义.国际泌尿系统杂志,2014,34(2):150-153

32. Laufer I, Lorgulescu JB, Chapman T, et al. Local disease control for spinal metastases following"separation surgery" and adjuvant hypofractionated or high dose single-fraction stereotactic radiosurgery:outcome analysis in 186 patients [J]. J Neurosurg Spine,2013,18(3):207-214

33. 汤坤龙,李黎明. 前列腺特异性抗原及相关标志物在前列腺癌早期诊断中的研究进展. 国际泌尿系统杂志, 2014,34(2):230-233

34. Lee BH,Kim TH,Chong HS,et al. Prognostic factor analysis in patients with metastatic spine disease depending on surgery and conservative treatment:review of 577 cases Ann Surg Oncol,2012,20:40-46

35. 欧阳汉强,姜亮,宋世兵,等. 分化型甲状腺癌脊柱转移的治疗进展,中国脊柱脊髓杂志,2014,24(6):570-573

36. Ren C,Zeng J,Song Y,et al. Recurrent primary lumbar vertebra chondrosarcoma:Marginal resection and Iodine-125 seed therapy. Indian J Orthop,2014,48(2):216-219

37. Folkert MR, Bilsky MH, Tom AK, et al. Outcomes and toxicity for hypofractionated and single-fraction image-guided stereotactic radiosurgery for sarcomas metastasizing to the spine. Int J Radiat Oncol Biol Phys,2014,88(5):1085-1091

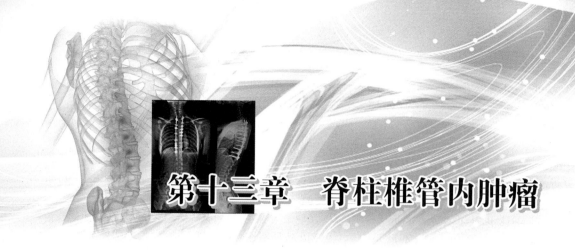

# 第十三章 脊柱椎管内肿瘤

## 第一节 概 述

脊柱椎管内肿瘤又称脊髓肿瘤。当临床出现脊髓病损的征象、神经根痛的表现、颈肩胸背疼痛,脊髓肿瘤都是非常重要的鉴别病种。脊髓肿瘤可以分为原发性和转移性。前者有起源于脊髓实质的胶质来源肿瘤,有起源于脑(脊)膜细胞的肿瘤,也有起源于神经根 Schwann 细胞的肿瘤;而椎管内结缔组织起源的肿瘤、交感神经链起源的肿瘤和骨来源的肿瘤也属于脊髓原发肿瘤之列(而且是不同于颅内肿瘤的细胞起源)。脊髓转移性肿瘤既可以源于系统原发肿瘤的播散,也可以来自于颅内肿瘤的种植转移。

脊髓肿瘤的年发生率为 0.9 ~ 2.5/10 万人。颅脑肿瘤发生率与脊髓肿瘤发生率之比为 4 ~ 20:1;而且具体到某种类型的肿瘤,此比值差别较大。绝大多数脊髓肿瘤在性别分布上没有显著差异,但脊膜瘤更易发生于女性患者,而男性更易罹患室管膜瘤。脊髓肿瘤多发生于青壮年人群,儿童及老人较少发生。在儿童群体中,脊髓肿瘤的病理和流行病学与成人存在相当差异。

### 一、分类

除了病理学的分类外,临床上常根据病变所处的脊髓节段(纵定位)和病变与脊髓、硬膜的关系(横定位),细化肿瘤的解剖学位置。这不仅关乎疾病的诊断,对治疗也有指导价值。

以纵定位的角度看,颈胸腰骶各节段肿瘤的分布存在一定规律:神经鞘瘤、脊膜瘤、星形细胞瘤、血管瘤,大致按脊髓各节段的长短比例分布;室管膜瘤、血管网状细胞瘤更多分布于颈段;先天性肿瘤更

容易发生于腰骶部。

以横定位的方式分类,脊髓肿瘤可以分为:

#### (一) 硬脊膜外肿瘤

转移性肿瘤最为常见(乳腺、前列腺、淋巴造血系统、肺来源的恶性肿瘤),另有局部发生的肉瘤(如 Ewing 肉瘤、横纹肌肉瘤、骨肉瘤),神经鞘瘤、脂肪瘤、血管瘤、囊肿、骨/软骨瘤等良性肿瘤所占比例较低。

#### (二) 髓外硬膜下肿瘤

此类肿瘤所占比重超过半数。以神经鞘瘤、脊膜瘤、室管膜瘤最为常见。皮样囊肿、表皮样囊肿、畸胎瘤、肠源性囊肿、蛛网膜囊肿、副神经节细胞瘤、脂肪瘤、种植转移于蛛网膜下腔的肿瘤等,都有报道。而肉芽肿性病变不在此节讨论。

#### (三) 髓内肿瘤

星形细胞瘤、室管膜瘤、血管网状细胞瘤、脂肪瘤是临床最常遇到的髓内肿瘤。海绵状血管瘤并非少见类型。约 2% 的髓内肿瘤是转移瘤。

此外,有些肿瘤可能跨越不同的间隙,形成骑跨型的肿瘤。临床最多见的就是哑铃形的神经鞘瘤(图 13-1-1)。

### 二、临床表现

#### (一) 临床证候

1. 神经根痛　神经根痛是椎管内肿瘤最具特征,也是对临床定位诊断最有意义的证候。椎管内肿瘤长大的过程,直接刺激神经根,造成根性疼痛。此类疼痛往往因"咳嗽"、"打喷嚏"等动作加重,称为"脑脊液冲击征"阳性。"夜痛"、"平卧痛"也是

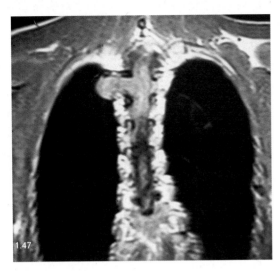

图 13-1-1　骑跨型神经纤维瘤

椎管内肿瘤神经根痛的典型症状。卧位时,椎管拉长、管腔相对狭窄,同时静脉血管床扩张,这些因素都将加重病变对神经根的刺激,使证候加剧。最早出现根痛的部位,往往提示肿瘤所在;晚期,病变进展,侵袭范围加宽所致的根性症状,则失去了定位价值。

2. 运动及反射异常　肿瘤直接压迫的节段,出现下运动神经元瘫痪,表现为迟缓性瘫痪、反射减弱或消失;其下的脊髓节段,出现上运动神经元瘫痪,表现为肌力下降、肌张力增高、反射亢进。圆锥马尾节段的损害以迟缓性瘫痪为主。

3. 感觉异常　痛温觉、触觉、本体感觉都有其固有的解剖学通路。临床证候涉及哪些结构,表现为感觉的减退或丧失,抑或感觉的分离,发展是由上到下还是相反过程,均对定位定性具有相当价值。病变影响后索、脊髓后角、前联合的感觉异常及临床鉴别,就不在此赘述。当疾病进展至晚期,感觉平面最终固定下来,且接近于病变的最高平面,以此进行定位诊断,显然已为时过晚。

4. 自主神经功能障碍　根据颈交感神经节受到破坏或激惹,出现 Horner's 征或反 Horner's 征;排便中枢位于腰骶节髓内,该部位损伤造成的排便功能障碍,主要是充溢性尿失禁和大便失禁;而排便中枢以上的脊髓损害,造成下位中枢失调控,出现自律性膀胱和大便秘结;自主神经功能障碍还体现在皮肤营养、立毛反射异常。

5. 特殊证候　①蛛网膜下腔出血,偶有发生,多为髓外硬膜下的肿瘤,如血管网状细胞瘤、脊膜瘤、神经鞘瘤等。②脑积水,椎管内肿瘤,尤其是髓外硬膜下肿瘤,可以因阻塞脑脊液循环通道或脑脊液内蛋白水平持续增高,出现脑室扩大、积水的病况。③以椎管内占位为表象,但合并存在颅内恶性肿瘤。此类病例非常具有迷惑性,如果没有细致和警觉,容易疏漏颅内病变的诊断,甚至因专注于局部而带来非常严重的后果。

（二）临床证候的分期

1. 刺激期　脊神经后根受激惹,出现根痛症状;脊髓后角损害,出现一侧的痛温觉消失;脊髓前联合病变,造成双侧分离性感觉障碍;脊髓前角或脊髓前根受累,出现相应节段的肌肉无力、肌震颤。刺激期的证候往往容易被忽视。

2. 脊髓半横贯损害期　又称脊髓半切综合征（Brown-Sequard syndrome）,表现为损害同侧的本体感觉丧失,肢体瘫痪,对侧躯体痛温觉丧失的临床综合征。传导束在脊髓内排布极有规律:颈胸腰骶自外而内,无论感觉还是运动纤维,都是如此。因此,如果髓外病损造成的压迫,出现证候的规律为自下而上;而髓内病变的影响,最先波及颈段,证候向下发展。脊髓肿瘤的证候有时会出现反体征,或者与经典神经系统证候学的描述不一致;此时,应该想到脊髓在椎管内,被软膜起源的齿状韧带相对固定;肿瘤挤压时,脊髓发生扭曲,或许能解释证候的复杂性。

3. 脊髓横贯损害期　脊髓完全受压,血运障碍明显,终致脊髓功能的不可逆损害。运动、感觉、反射、自主神经功能,全面枯竭。因此,早期诊断、及时干预,避免进入终末阶段,才是至关重要的问题。

## 三、辅助检查

（一）磁共振检查（MRI）

MRI 是最佳的诊断椎管内肿瘤的影像学手段。其良好的分辨率,能够清晰显现神经组织与肿瘤的细节。注入强化剂后,可以增强肿瘤与邻近正常组织的比对。磁共振显示骨质存在弱点,这是成像原理决定的,有时需要其他检查辅助。

（二）脊髓血管造影

对于血运丰富的肿瘤或脊髓血管畸形,造影能够显示供血来源和静脉引流的通道,有时还可进行术前栓塞治疗。

（三）CT/CT 脊髓造影

既往人们通过椎管内注入造影剂,然后通过 X 射线扫描,观察椎管内肿瘤间接征象,称为脊髓造影检查。有创、效果较差,临床不再应用。但脊髓造影与CT结合后,此法又获得了新生,尤其是对于无法进行磁共振检查的病员,CT或CT脊髓造影可以作为替代,但它难以显示髓内病灶。此外,CT及CT三维成像,能够良好显现骨质结构。

**（四）X线检查**

脊柱X线片,约30%的椎管内肿瘤会出现椎间孔扩大、椎体破坏或吸收、椎旁软组织影、椎管内外异常钙化等征象。这些表现具有提示意义,但确诊还需要更为精准的检查手段。

**（五）脑脊液检查**

既往的奎根氏试验(Queckenstedt test),通过颈部单或双侧加压,观察腰池脑脊液压力在加压后上升的速度和幅度;随后去除施压,再观察脑脊液压力下降的速度和幅度,进而椎管的梗阻是否存在及梗阻的程度。现今,此法临床已基本不用。脑脊液性状的检查,可以发现脑脊液黄变、蛋白增高(甚至出现自凝的Froin征)等现象。脑脊液脱落细胞学检查,对于肿瘤椎管内转移或种植,具有一定价值。

**（六）骨扫描**

无论用放射性核素骨扫描还是PET-CT,都难确定或排除椎管内肿瘤的诊断,仅作参考。

# 四、诊断和鉴别诊断

**（一）诊断**

主要是回答,有无椎管内肿瘤、位于何处、可能是什么性质三个问题。

1. 病史　病程的长短取决于①病变的性质:良性的神经鞘瘤病程往往以年计;转移瘤的病程多为数周或数月。②病变所处的节段:胸段椎管相对狭窄,同样的肿瘤发生于此,更易出现症状。③有无突发的肿瘤出血、囊变:往往出现卒中样临床过程。主要临床证候的演变过程,往往具有定位或定性的提示价值。既往疾病的追溯,对于明确转移瘤、先天性肿瘤的诊断,有一定帮助。

2. 体格检查

（1）神经系统检查:除了系统了解脊髓运动、感觉、反射、自主神经功能之外,颅脑的神经系统检查也不能轻忽。通过查体,明确阳性的体征和对临床判断有益的阴性证候,与病史资料共同构建临床诊断的框架。以期回答有无、何处、何种等三个问题。肿瘤位于何处,需要明确纵向及横向的定位。而性质的判断和鉴别,需要影像学的进一步印证。

这才是临床思维的正性过程。我们反对执果索因式的"影像学指导下的临床思维"。

（2）全身检查:发现皮毛窦的皮肤损害,脊柱裂患儿局部的皮肤血管瘤,神经纤维瘤病Ⅰ型的皮肤牛奶咖啡斑和皮下多发神经纤维瘤,斑痣错构瘤的皮肤病损等。

3. 辅助检查　磁共振成像作为诊断椎管内肿瘤的首选。同时,需要评价肿瘤及随后的外科干预对脊柱稳定性的影响。

**（二）鉴别诊断**

1. 腰椎间盘突出:青壮年多见,常有腰部外伤史。以腰$_{4\sim5}$、腰$_5$骶$_1$节段多见。典型的表现为:坐骨神经痛、直腿高抬试验阳性、腱反射的减弱或消失。症状在运动或直立位加剧,休息可缓解。磁共振检查可见,突出的髓核和受压的硬膜囊、神经管,椎间隙变窄。

2. 多发性硬化　多发性硬化可以出现脊髓半横贯损害或者横贯性损害的表现。但其病情加重与缓解的病程特点,及多解剖部位证候的特征,都是很好的鉴别点。诱发电位的特点和脑脊液单克隆蛋白条带,都提示多发性硬化的诊断。

3. 脊髓空洞症　髓内肿瘤也可继发脊髓空洞。而脊髓空洞症常存在颅底畸形、脊柱侧弯;临床病程相对更长;临床证候相对轻微;肌肉萎缩和营养障碍更为突出。

4. 肌萎缩性侧索硬化(amyotrophic lateral sclerosis,ALS)　可以和颈段椎管肿瘤的证候相混淆。但患者感觉功能正常、有肌束颤动、肌肉萎缩,可资鉴别。

5. 脊髓蛛网膜炎　既往病史较长,证候存在波动;脊髓造影检查可以显示造影剂停留的部位,而明确诊断。外科手术分离粘连,收效甚微,可尝试激素治疗。

6. 颈椎病　各型颈椎病的证候也可以与椎管内肿瘤重叠。病程长、波动性是颈椎病的特点;而椎管肿瘤的总的进程是渐进加剧。颈椎病较少引起括约肌功能障碍。影像学检查可以进一步明确。

7. 脊柱结核　既往结核病史。现今存在潮热、盗汗、血沉加快等结核活跃的表象。脊柱X线检查发现,椎体破坏、椎间隙缩小、椎旁肿物等征象。磁共振上,病变椎体可以呈现长$T_1$、长$T_2$改变,椎间盘受累、椎间隙变窄,椎旁肿物和腰大肌炎性肿胀可见。

## 五、治疗

随着影像学技术的提高,术中电生理监测的运用,术中超声和磁共振等定位方法的应用,以及显微手术条件的不断改善,椎管内肿瘤的外科治疗取得了显著进步。对于椎管良性肿瘤而言,追求肿瘤全切除和维持脊柱稳定性,成为了治疗的核心。而恶性椎管内肿瘤的治疗,则需要多学科协作。需要肿瘤放疗和化疗的专家对恶性肿瘤的综合治疗提出方案。

髓外硬膜下的肿瘤多为良性肿瘤,外科切除是唯一有效的方法;神经纤维瘤病患者多发的椎管内病变,以观察为宜,不建议积极切除;蛛网膜下腔播散的恶性肿瘤,不是外科干预的对象,应考虑放化疗。

髓内肿瘤多为恶性程度不高的星形细胞瘤或生物学行为近乎良性的室管膜瘤,室管膜瘤的全切除可以取得良好的远期效果,而星形细胞瘤充分减压后的放化疗疗效存在争议。对于髓内恶性肿瘤,放化疗是手术减瘤后的必要治疗。

硬膜外肿瘤多数都为恶性肿瘤。为了明确病理诊断,或解决脊髓压迫的危象,抑或作为辅助治疗无效后的补救措施,外科切除仍作为重要的治疗手段之一。但综合措施的运用,才是取得较好疗效的前提。

# 第二节　硬脊膜外肿瘤

硬脊膜外肿瘤(epidural spinal tumors)约占椎管内肿瘤的 15%~20%,恶性肿瘤占绝大部分。硬脊膜外的组织结构复杂,包括脂肪、血管、神经、脊柱骨质,这些结构都可能发生肿瘤;此外,全身其他部位的肿瘤还可以转移至硬脊膜外间隙。

局部发生的良性肿瘤包括:神经鞘膜瘤、脊膜瘤、脂肪瘤、畸胎瘤、蛛网膜囊肿来自于椎旁软组织的肿瘤,以及起源于骨组织的骨样骨瘤、成骨细胞瘤、骨软骨瘤、骨血管瘤、骨巨细胞瘤、动脉瘤样骨囊肿、嗜酸性肉芽肿。局部发生的恶性肿瘤有脊索瘤、骨肉瘤、软骨肉瘤、神经母细胞瘤、尤文肉瘤、淋巴瘤、软组织肉瘤、浆细胞瘤等。远处转移而来的肿瘤常见的有肺癌、乳腺癌、黑色素瘤、淋巴瘤、结直肠癌等。

## 一、临床表现

硬脊膜外肿瘤的临床表现取决于肿瘤起源的部位、肿瘤的性质、病变发展的速度和方向、神经根及脊髓受侵袭的程度以及脊柱受累的程度。

原发于硬脊膜外间隙的良性肿瘤,疾病起病隐袭,病程长。早期缺乏特异性证候。疼痛可以是最常见的首发症状,可以表现为局部疼痛、根痛或脊柱痛。随着病变的长大,逐渐出现传导束受累的表现,呈现有下向上发展的运动感觉障碍。位于腰骶部的肿瘤,出现马尾神经受累的征象。

硬脊膜外骨质来源的良性肿瘤中,骨样骨瘤、成骨细胞瘤、动脉瘤样骨囊肿、嗜酸性肉芽肿等都是容易在青少年节段或儿童期发病。临床表现也以局部疼痛、神经可能受累、痛性脊柱侧弯畸形等。骨巨细胞瘤、骨软骨瘤的发病年龄在青年及青少年期。前者容易出现疼痛,随病情进展,可出现神经损害证候;而后者,往往以局部疼痛和包块就诊,少有神经损害体征。骨血管瘤通常没有症状,出现局部疼痛后,病情可于数月内进展,出现脊髓病损。

硬脊膜外骨质来源的恶性肿瘤病情进展更快,对邻近结构的破坏也更严重。脊索瘤好发于枕蝶骨交接的斜坡区域、骶尾部。骶尾部的脊索瘤多为中年后发病。以局部疼痛和下肢疼痛、直肠功能障碍或尿失禁、局部包块为主要临床症状。淋巴造血系统肿瘤,包括淋巴瘤、浆细胞骨髓瘤、白血病、浆细胞瘤。肿瘤侵蚀破坏骨骼,造成病理性骨折;侵入椎管内也造成脊髓压迫,甚至包绕脊髓生长,引起严重的神经废损。肉瘤类的病变包括尤文肉瘤、骨肉、骨软骨肉瘤、软组织肉瘤(又包含脂肪、软骨、血管、滑膜、神经纤维等来源的肉瘤)。尤文肉瘤和骨肉瘤的平均发病年龄都在 15~16 岁。疼痛和脊髓神经压迫非常常见,尤文肉瘤的患者还有发热的现象。

其他器官恶性肿瘤转移到硬脊膜外。最多见的是肺癌,依次来自乳腺、黑色素瘤、结直肠癌等。转移到硬脊膜外腔隙的同时,肿瘤往往也出现其他脏器的转移病灶,如肝转移、肺转移等,可能产生相应的证候。硬脊膜外的病灶往往在局部侵袭破坏,造成神经根的激惹、破坏和脊髓的压迫,同时还可以侵蚀脊柱。

## 二、影像学表现

### （一）硬脊膜外脊膜瘤

1. MRI 硬脊膜外生长，与硬脊膜关系紧密，肿瘤与硬脊膜的交角为钝角（说明由脊膜长出）。$T_1$、$T_2$加权像上，肿瘤为等信号居多。均匀强化（图13-2-1）。

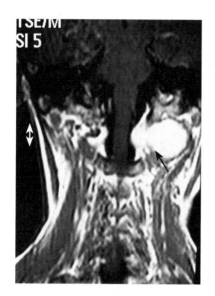

图 13-2-1 颈硬脊膜外神经鞘瘤

2. CT 或 X 线片 肿瘤压迫局部的骨质变薄，椎间孔扩大；CT 可以显示椎旁软组织影，均匀强化。

3. 脊髓造影 可以观察到受压局部的蛛网膜下腔狭窄或阻塞，称为"鸟嘴征"。脊髓造影检查可能带来证候加重的可能，因此只适用于无法进行MRI 检查的患者。

### （二）脊索瘤

1. CT 骶尾部溶骨性损害、不定形的钙化和软组织肿块影是脊索瘤的典型表现。由于病变生长速度较快，病灶周围的骨反应性增生较弱，骨硬化带不明显。

2. MRI $T_1$加权像上，肿瘤为等信号，如果瘤内有出血，则为高信号；$T_2$加权像上多为高信号。注入造影剂后，肿瘤强化明显（图 13-2-2、图 13-2-3）。

### （三）淋巴瘤与造血系统来源的肿瘤

肿瘤本身缺乏特异性表现。磁共振能够显示肿瘤对神经、软组织的侵袭；CT 利于发现溶骨性破坏（图 13-2-4、图 13-2-5）。

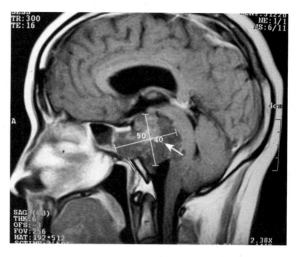

图 13-2-2 斜坡脊索瘤

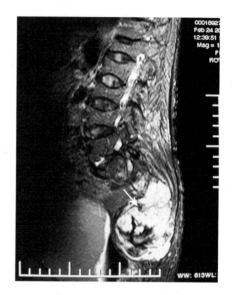

图 13-2-3 骶尾部脊索瘤

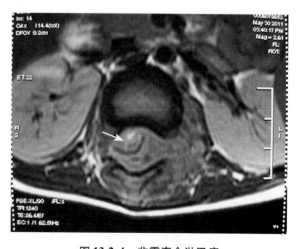

图 13-2-4 非霍奇金淋巴瘤

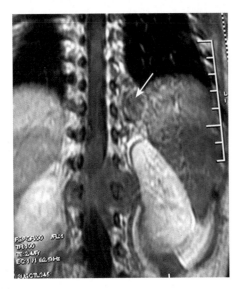

图 13-2-5　原始淋巴造血系统小细胞恶性肿瘤

**（四）尤文肉瘤**

X 线片可以显示溶骨性损害,骨硬化带可见;CT 能进一步评价骨损害的范围;MRI 主要显示神经等软组织受累的情况(图 13-2-6)。骨扫描对于术后评价有意义。

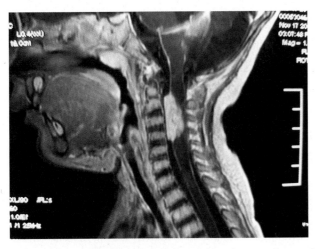

图 13-2-6　颈段尤文肉瘤

## 三、诊断和鉴别诊断

硬脊膜外肿瘤的临床证候包括疼痛(根痛、脊柱痛)、渐进发展的髓外向髓内压迫的运动感觉障碍。病程通常较短、病情进展迅速。X 线片、CT 及 MRI 检查可以为临床诊断提供进一步的线索。由于此部位肿瘤的病理非常复杂,有时需要 CT 引导下的针吸活检或切除病变送检才能最终确定诊断。

鉴别诊断主要与脊柱退变性疾病、椎间盘突出、

硬膜外出血、硬脊膜外脓肿、髓外硬膜下肿瘤等相鉴别。

## 四、治疗和预后

**（一）脊膜瘤、神经鞘瘤、脂肪瘤、囊肿等良性病变的治疗**

手术切除是唯一有效的手段,力争全切肿瘤,定期随访。不需其他辅助治疗。长期随访,效果理想。

**（二）硬脊膜外骨质来源的良性和中间性肿瘤的治疗**

1. 骨样骨瘤　全切通常可以治愈,脊柱畸形也多会缓解,约 5% 的复发几率。

2. 骨软骨瘤　有症状者应考虑手术,全切可以达到治愈的效果。

3. 成骨细胞瘤　生长较骨样骨瘤快,后期可能有恶变,宜争取全切。

4. 嗜酸性肉芽肿　病灶稳定可观察,当进展产生脊髓压迫或影响脊柱稳定性,则需考虑手术。

5. 动脉瘤样骨囊肿　病灶内切除和栓塞同样有效。

6. 骨巨细胞瘤　有侵袭性生长的特性,不容易做到彻底切除,复发几率较高。

**（三）硬脊膜外骨质来源的恶性肿瘤的治疗**

1. 脊索瘤　应采取整块切除肿瘤及受累椎体,同时重建的方法,可以取得更好的远期疗效。局部复发几率降至 25%。术后辅以放射治疗,质子束放疗受到推崇。可使 5 年生存率达到 67%,10 年生存率达到 40%。脊索瘤可以发生远处转移,转移区域涉及淋巴结、肺、肝、脑、骨等。出现转移者预后明显恶化。

2. 淋巴瘤　对于没有神经压迫侵袭症状的淋巴瘤患者,通过 CT 引导的活检明确诊断后,可以选择放射治疗和化学治疗,淋巴瘤对这两种治疗都很敏感。神经证候明显者,应考虑减压、缩瘤的手术。术毕尽快规范化地进行辅助治疗。非霍奇金淋巴瘤的 5 年生存率为 40%～60%,而霍奇金淋巴瘤的 5 年生存期可达 80% 以上。

3. 尤文肉瘤　属于原始神经外胚层肿瘤(PNET),恶性程度高。外科手术切除、放射治疗、化学治疗的综合运用,5 年生存率也只有 20%。晚近,提倡扩大切除范围、配合新型化疗方案,有报道称 5 年生存率已提高至 60%。

4. 浆细胞骨髓瘤　主要是非手术治疗,肿瘤对

放化疗均敏感,平均生存期约 48 个月。

**(四) 其他器官恶性肿瘤转移至硬脊膜外**

此类肿瘤外科干预的指征包括解除脊髓压迫、明确诊断、维持脊柱的稳定性。更多的是采取放化疗的手段,控制症状。恶性肿瘤发生椎管的转移,是预后不良的指标,平均存活期为 10 个月。

# 第三节 硬脊膜内髓外肿瘤

硬脊膜内髓外肿瘤是脊髓肿瘤中所占比重最高的肿瘤,可达 55% ~ 65%。髓外硬膜下肿瘤在成人患者更为多见,而儿童的髓内肿瘤相对常见。

硬脊膜内髓外肿瘤中,施万细胞瘤或神经纤维瘤和脊膜瘤占 80%,发生于终丝的黏液乳头型室管膜瘤占 15%(虽然是室管膜瘤的亚型,但从生物学行为和治疗的角度来划分,归在髓外硬膜下肿瘤),其余少见的肿瘤占 5%(表皮样囊肿、皮样囊肿、畸胎瘤、脂肪瘤、神经肠源性囊肿、蛛网膜下腔转移瘤、蛛网膜囊肿等)。

神经鞘膜来源的肿瘤包括神经纤维瘤和施万细胞瘤,二者均来源于神经鞘膜施万细胞。但两者在病理形态、生物学行为方面存在差异,而需要分别讨论。神经鞘膜肿瘤绝大多数位于髓外硬膜下间隙,10% ~ 15% 为椎管内外骑跨的哑铃形,10% 的肿瘤完全位于硬脊膜外。脊膜瘤是女性好发的肿瘤,性别比约为 1:3。脊膜瘤的发生部位依次为胸段脊髓、枕骨大孔区、上颈段脊髓,腰段和下颈段的脊膜瘤较少见。90% 的脊膜瘤位于髓外硬膜下间隙,10% 为哑铃形。终丝室管膜瘤由圆锥下端和终丝发出,在腰骶部的蛛网膜下腔扩展(图 13-3-1)。

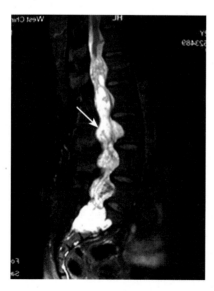

**图 13-3-1 终丝室管膜瘤**

# 一、临床表现

神经鞘膜肿瘤发病高峰在 30 ~ 50 岁。早期症状不典型,或呈现非特异性,很难与局部的肌肉韧带损伤或退行性疾病相鉴别。随着肿瘤的进展,症状逐渐明晰。神经根痛是比较常见的症状。鞘膜肿瘤与神经根毗邻,容易早期压迫神经根,造成根性分布的疼痛。脑脊液冲击征阳性、卧痛或夜痛等证候也比较常见。随着肿瘤进一步长大,挤压脊髓,出现感觉障碍、运动受损,直至脊髓半横贯损害(Brown-Sequard 征)。症状发展的顺序为由下向上。括约肌功能的障碍,甚至是横贯性损害,只见于病程进展的晚期,此时减压手术后仍有机会恢复,但很难恢复至病前水平。当髓外硬膜下神经鞘膜瘤只是神经纤维瘤病 I 型和 II 型的表现之一的时候,患者可能还存在神经纤维瘤病伴发的多发神经纤维瘤、丛状神经纤维瘤、双侧听神经瘤等的证候。神经鞘膜瘤向椎管外扩展,形成哑铃形肿瘤(图 13-3-2)。恶性神经鞘膜瘤侵袭进展较快,短期内破坏神经及邻近骨质,造成脊髓功能快速衰退。

脊膜瘤起源于神经根袖套附近的蛛网膜帽状细胞,容易分布在脊髓侧方(图 13-3-3)。发病高峰在 40 ~ 60 岁,女性发病占 75% 以上。胸段脊髓为最常见的部位。背部疼痛和指端感觉异常是最常见的症状,根性疼痛远少于神经鞘膜瘤。肿瘤压迫脊髓腹侧,根据肿瘤的位置不同,可造成截瘫或四肢瘫。真正进展为半横贯损害、括约肌功能障碍者,只占少数。临床病情的进展较漫长,反而容易延误诊断。

终丝室管膜瘤的典型症状就是长期、非典型性腰背部疼痛。运动证候和括约肌功能障碍出现的几率较低。肿瘤偶有卒中,可造成蛛网膜下腔出血。

其他少见的先天性肿瘤发病年龄较轻,临床表现缺乏特异性。根据神经证候的演变,推测可能存在椎管内占位,通过特殊的辅助检查,而明确诊断。

蛛网膜下腔种植转移的病例,除了有椎管的证候(如剧烈的神经痛、脊髓压迫)外,细致检查还能发现颅内病变的蛛丝马迹(如颅压增高的症状、小脑共济失调、癫痫、复视等)。如果只满足于脊髓证候的把握,可能漏诊颅内重症,甚至在椎管手术减压后,造成脑疝的发生。

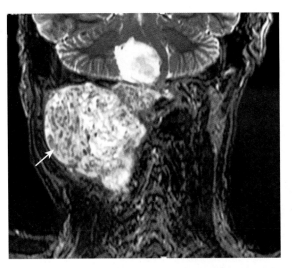

图 13-3-2　颅颈交界区巨大神经鞘瘤 MRI 表现

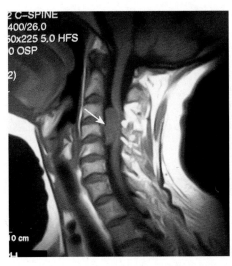

图 13-3-3　上颈段腹侧脊膜瘤 MRI 表现

## 二、影像学表现

### (一) 神经鞘膜肿瘤

1. CT 或 X 线检查　肿瘤的膨胀性生长,可以造成椎弓根骨质变薄,椎弓根间距加宽,椎体后壁压迫性改变,椎间孔扩大等间接征象。CT 可以发现椎管内外的稍高密度肿块影像。

2. MRI　$T_1$ 加权肿瘤呈现等或稍低信号,$T_2$ 加权肿瘤为较高信号,边界清楚。注射强化剂后,肿瘤均匀强化或环形强化。肿瘤内的囊变区在神经鞘瘤

比较常见。哑铃形肿瘤由扩大的椎间孔凸向椎管外。恶性神经鞘瘤均质强化,边界不清,对邻近的骨、肌肉组织有侵袭破坏(图13-3-4)。

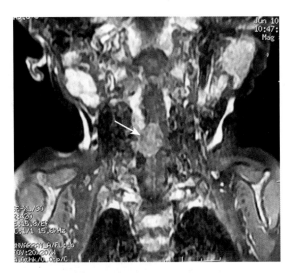

图 13-3-4　恶性神经鞘膜瘤 MRI 表现

3. MRA、CTA、椎动脉血管造影　当颈段肿瘤穿过椎间孔、在椎旁扩展时,需要评价椎动脉与肿瘤的关系。

### (二) 脊膜瘤

磁共振检查能够多维度显示肿瘤与脊髓的关系。在 MRI 上,肿瘤 $T_1$、$T_2$ 加权像均为等信号,均匀强化,与脊膜广泛附着。注入强化剂后,与肿瘤相邻的脑膜也出现强化,称为脑膜尾征(dural tail sign)。脑膜尾征是起源于脑脊膜肿瘤的常见表现,但不具有推断病理性质的价值。

### (三) 终丝室管膜瘤

肿瘤填充与腰骶段蛛网膜下腔。MRI $T_1$ 加权可以表现为高、等或低信号,$T_2$ 加权通常为高信号,强化比较均匀。

### (四) 表皮样囊肿

表皮样囊肿多发生于青少年、青年人群。病程长、症状波动。病变压迫脊髓形变明显,而临床证候相对轻。病灶主要位于胸段以下。MRI $T_1$ 加权为低信号,$T_2$ 加权为高信号,无强化或仅有边缘少许强化。内容物中角蛋白、胆固醇、钙化等情况,决定了 $T_1$ 加权上信号是否均质(图13-3-5)。

## 三、病理检查

神经纤维瘤和施万细胞瘤均起源于施万细胞,但存在显著的不同。顾名思义,神经纤维瘤是神经

纤维本身的梭形膨大,神经穿过肿瘤且无法区分正常与异常组织;施万细胞瘤则是依托于神经鞘膜,偏心生长的球形肿瘤,神经纤维本身并不膨大。镜下观,神经纤维瘤有大量的纤维组织,可见神经周细胞

核成纤维细胞,肿瘤细胞核狭长、波纹状;施万细胞瘤的细胞呈双极性,胞核梭形浓染,细胞可以呈紧密排列的栅栏状(Antoni A 型)和疏松排列的星形细胞(Antoni B 型)。

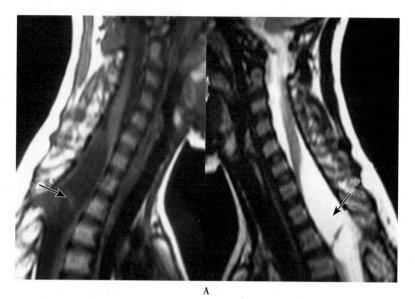

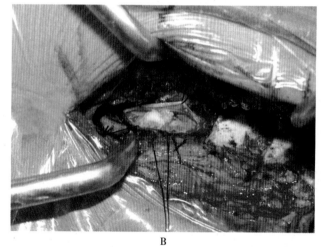

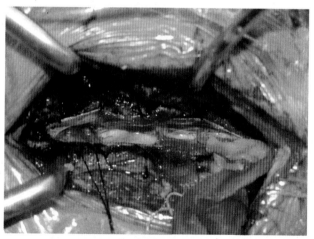

**图 13-3-5 颈段表皮样囊肿**
A. 表皮样囊肿 MRI 表现;B、C. 硬膜下表皮样囊肿切除术

　　脊膜瘤通常起源于神经袖套内的蛛网膜细胞,少部分起源于硬膜或软膜的成纤维细胞。因此,临床所见的脊膜瘤多位于侧方,腹侧及背侧少见。肿瘤大多位于硬膜下,不容易影响邻近骨质。肿瘤体积不大,扁圆形或匍匐样,质地较硬,血供来自于硬膜。肿瘤的组织学分型包括砂粒型、内皮型和成纤维型。

　　终丝室管膜瘤呈腊肠样,沿腰骶段蛛网膜下腔伸展。色红褐,质地较脆,血供一般。虽然没有包膜,但仍与邻近神经有清楚的分界。镜下可见立方或柱状的肿瘤细胞,周围围绕着透明样化的少细胞

结缔组织。生物学行为近于良性。

　　先天性肿瘤,如脂肪瘤、表皮样囊肿、皮样囊肿、畸胎瘤、神经肠源性囊肿等都源于胚胎期的发育异常,因此常常可以发现伴随的病损,如皮肤损害、窦道、脊髓纵裂、脊柱裂等。肿瘤多位于髓外硬膜下,偶有髓内分布的报道。脂肪瘤可以与脊柱裂相伴随,也可以位于终丝,或单纯位于硬膜下。神经肠源性囊肿是内外胚层分离不完全而形成的囊性占位。常位于颈段或上胸段脊髓腹侧,可有系带、盲管与脊柱、肠管或肠系膜相连。脊柱畸形、脊髓纵裂常见。囊肿内容液体清亮或混浊,囊壁为黏液柱状上皮。

## 四、诊断与鉴别诊断

髓外硬膜下肿瘤的临床表现较为典型:神经根痛,脑脊液冲击征阳性,卧痛或夜痛,由下向上发展的运动或感觉障碍,括约肌功能障碍出现较晚。有了上述的临床观察,通过特殊检查手段,就能明确疾病的细节了。

有关疾病的鉴别诊断请参照本章第一节和第四节的相关部分。

## 五、治疗

### (一)神经鞘膜肿瘤的治疗

对于散发的施万细胞瘤,手术切除可以达到治愈的目的,术后10年的复发几率为28%。术中离断了肿瘤发生的神经根,有16%的机会发生神经功能障碍,3%的病例不能恢复。对于神经纤维瘤病Ⅰ型(NF1)罹患的髓外硬膜下多发神经纤维瘤,只需要切除引起明显症状的肿瘤,其余只需观察。临床过程相对平和。而神经纤维瘤病Ⅱ型的患者多表现为椎管内多发的施万细胞瘤和脊膜瘤,肿瘤位于椎管内外或哑铃形生长。手术切除后容易复发或再发。恶性神经鞘膜肿瘤的手术治疗只能是姑息性的减瘤手术。肿瘤侵袭范围广,手术全切很难达成。多数生存期不超过1年。放射治疗可以起到一定的局部控制作用,化疗的效果不确切。

哑铃形肿瘤的治疗存在不同的观点。有些主张一期切除,部分学者建议分期处理。我们常规采取一期手术的方式。颈腰段可以通过中线及附加切口,同时暴露椎管内外的部分,做到一期切除。而胸段的哑铃形肿瘤,可以在胸腔镜的辅助下,一期切除椎管内外的肿瘤。按照操作常规,应该优先处理椎管内肿瘤,避免由外向内操作对脊髓的损伤。颈段哑铃形肿瘤的处理要特别关注椎动脉的保护。

### (二)脊膜瘤的治疗

通常采取后方入路,半椎板切除暴露。如果肿瘤位于腹侧,可以切除部分椎弓根,增加腹前外侧的显露。当脊柱稳定性受到影响,宜于肿瘤切除后,行关节融合术。肿瘤暴露后,宜从瘤内切除开始,逐步缩减肿瘤体积。脊膜瘤质地较硬,有时颇费时间和耐心。待肿瘤掏空了,可以开始处理肿瘤附着的基蒂部。分离边界,最终全切肿瘤。硬膜附着处应一并切除。如果难于切除的,可以电凝肿瘤基蒂部,也可以有效减少复发。长期随访肿瘤的复发几率为10%~15%,如果肿瘤残留复发几率将增加。复发肿瘤的治疗仍以再手术为宜。恶性或间变性的肿瘤才考虑放射治疗。

### (三)终丝室管膜瘤的手术治疗

由于肿瘤与马尾众多的神经关系密切,终丝室管膜瘤的全切几率不超过50%。手术前患者的状态直接与术后的效果有关。术前仅有疼痛证候者,术后75%的患者可以症状稳定;术前除了疼痛、还有神经废损,则术后稳定的比例下降到50%;术前已有括约肌功能障碍,术后几乎均会加重。因此,手术的目的是最大限度的减瘤和明确诊断。对于术后残留的患者,放射治疗可以作为辅助手段。多项研究均显示了放射治疗的必要。化疗对终丝室管膜瘤的作用尚待证实。

## 第四节 髓内肿瘤

髓内肿瘤占椎管内肿瘤的20%~35%。病变长自脊髓髓质内或转移至脊髓髓内。对神经功能的干扰明显而全面,手术治疗的风险较高,是临床工作中的重点和难点。自首例成功切除脊髓髓内肿瘤至今,已逾百年。常见的髓内肿瘤包括室管膜瘤、星形细胞瘤、血管网状细胞瘤、脂肪瘤、海绵状血管瘤等,少见的有间变性星形细胞瘤、多形性胶质母细胞瘤、髓内转移瘤、蛛网膜囊肿、表皮样囊肿等。室管膜瘤占成人髓内肿瘤的60%,近2/3发生在颈段脊髓,肿瘤上下方伴发脊髓空洞的约为65%。在儿童人群中,髓内胶质细胞肿瘤的发生率远远超过室管膜瘤,排在第一位。超过60岁的人群,髓内胶质细胞肿瘤少见。在髓内的胶质肿瘤中,低级别胶质瘤占70%~90%。血管网状细胞瘤好发于小脑、脑干和脊髓,其中2/3的病例为散发,1/3的病例作为von-Hippel-Lindau病(VHL)的一部分出现。脊髓脂肪瘤并非真正意义的肿瘤性病损,临床病程长、证候相对轻微,因持续进展而接受手术者较少(图13-4-1)。脂肪瘤组织与正常髓质难于辨别,大部切除减压即可,不要强求全切。

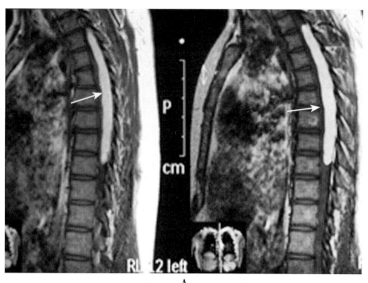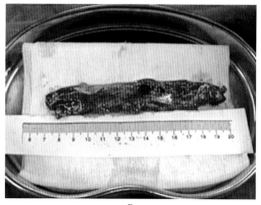

图 13-4-1　胸段脊髓脂肪瘤

A. 脊髓脂肪瘤 MRI 表现；B. 脊髓脂肪瘤切取的标本

## 一、临床表现

初始症状多为隐袭和非特异，偶因轻微外伤后证候出现、进展。从症状初显到明确诊断的时间，室管膜瘤为 3～4 年，低级别星形细胞瘤约为数月至年许。血管网状细胞瘤临床进展也需要较长时间，海绵状血管瘤突发加重与缓解交替出现是其特征。因为肿瘤卒中，证候可急骤恶化。

感觉障碍出现的几率最高，可达 70% 以上。表现为感觉减退、疼痛、分离性感觉障碍、本体感觉障碍等。疼痛分布较为弥散，根性疼痛相对少见。由于病变在髓内分布不一定对称，因此证候也存在不对称性。运动证候表现为受损节段的下运动神经元瘫痪与下位脊髓节段上级性瘫痪共存的现象，表现为肢体无力、下肢肌张力增高、步态异常，反射亢进等。自主神经功能障碍发生较早。发生于脊髓圆锥的髓内肿瘤，排便障碍、性功能障碍可以是首发症状。有 10%～30% 的患者存在脊柱后凸、侧弯等畸形，容易将椎旁疼痛归因于脊柱畸形，而漏诊了髓内肿瘤。

髓内肿瘤所处的节段与证候和临床进展相关。上肢的证候出现于颈段髓内肿瘤的患者；胸髓髓内病变产生下肢的僵硬和感觉异常，下肢证候由下向上进展；圆锥病变早期影响括约肌功能，且影响马尾神经，造成根性疼痛。

## 二、影像学表现

### （一）室管膜瘤

室管膜瘤好发于颈段脊髓（图 13-4-2），胸腰段

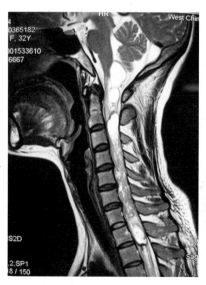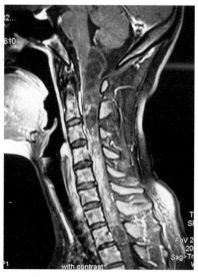

图 13-4-2　颈髓髓内室管
膜瘤 MRI 表现

髓内也有发生(图 13-4-3)。位于圆锥以下终丝部位的黏液乳头样室管膜瘤已在本章第三节中讨论。X 线、CT检查只能发现椎体吸收、椎间孔变化等间接的征象,但对于脊柱侧弯、后凸等显示有其价值。脊髓碘油造影也因为反应大,辨识能力有限而废止;将脊髓造影与 CT结合,可以作为无法完成 MRI 检查的备选方案。临床上以磁共振检查为首要检查手段。T_1 加权像上,肿瘤呈现等或低信号,显得不够均质;T_2 加权像上表现为高信号;病变上下方有脊髓空洞的比例超过 60%,甚至颈髓病变的空洞可以延伸至延髓。强化后,病灶多为均质强化,勾勒出与邻近脊髓和空洞间的清晰界面。横断面上,室管膜瘤位于脊髓中心,基本对称分布。

### (二) 星形细胞瘤

星形细胞瘤、神经节胶质瘤等胶质肿瘤(图 13-4-4),在 T_1 加权像表现为脊髓增粗、病变信号与脊髓组织相若或稍高;脊髓空洞不明显;强化后增强不明显或不均匀增强;横断面上肿瘤偏心分布。

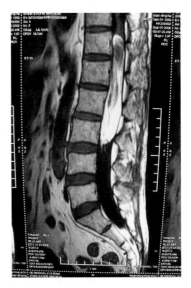

**图 13-4-3　胸腰段髓内室管膜瘤 MRI 表现**

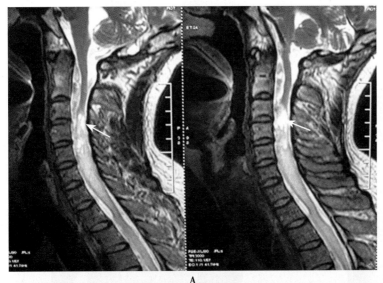

A

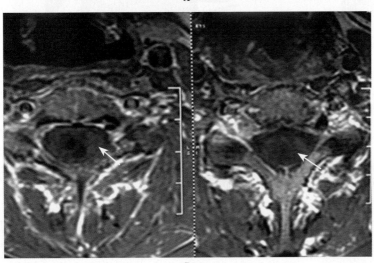

B

**图 13-4-4　颈段髓内星形细胞瘤**
A. 髓内星形细胞瘤 MRI T_1 加权;B. 髓内
星形细胞瘤 MRI 横断面

### （三）血管网状细胞瘤

脊髓血管网状细胞瘤多为实体性肿瘤（图13-4-5），可以多发（图13-4-6）。病变在MRI $T_1$加权像上为等信号，强化明显、均质；$T_2$加权可以看到显著

的血管流空影像，肿瘤伴发脊髓空洞也比较常见，空洞的长度远远超过病变的直径（与室管膜瘤伴发空洞的鉴别点）。血管造影检查可以明确供血来源及静脉引流，便于治疗方案的制订。

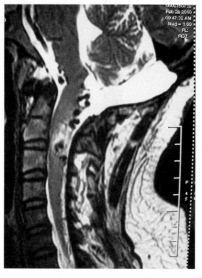
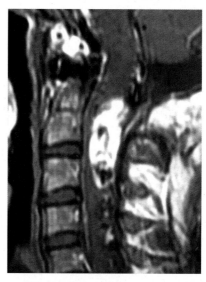

图13-4-5 颈段髓内血管母细胞瘤MRI表现

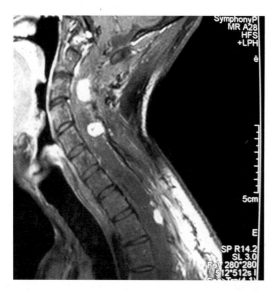

图13-4-6 颈段多发性血管母细胞瘤MRI表现

### （四）海绵状血管瘤

海绵状血管瘤的临床过程具有突发加重和缓解的波动性过程。磁共振上的典型表现为，$T_1$、$T_2$加权病灶为低信号；"靶环征"——中心为混杂信号，可强化；周边围绕着低信号的含铁血黄素带（图13-4-7）。

### （五）髓内转移瘤

全身其他脏器的恶性肿瘤可以通过血行途径、淋巴转移、局部侵入，随脑脊液种植等方式播散至脊

髓。往往存在多发病灶，单纯转移至髓内的少见（图13-4-8）。既往癌肿的历史、多发病灶、脊髓髓内占位伴较快临床进展等，可以综合上述信息判断。

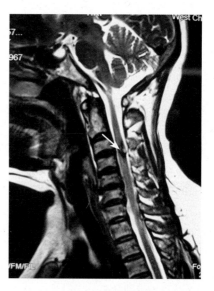

图13-4-7 颈段脊髓髓内海绵状血管瘤

## 三、病理检查

室管膜瘤是成年人群最常见的髓内肿瘤，在儿童患者中仅占12%。组织学上可以分为多种亚型：细胞型最为常见，另有上皮型、纤维型、黏液乳头型、

恶性型、室管膜下瘤。肿瘤大体观呈现红褐色或灰褐色,质地较脆,没有包膜。但肿瘤与周围的正常脊髓有明显的分界。肿瘤两极有非肿瘤性的囊性区域。肿瘤呈现良性的生物学行为。

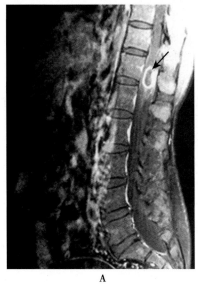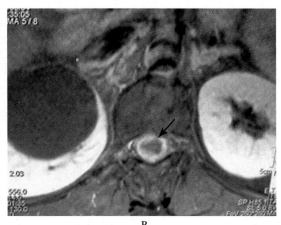

**图13-4-8 圆锥转移瘤**
A. 圆锥转移瘤 MRI 矢状位;B. 圆锥转移瘤 MRI 冠状位

髓内胶质瘤最常见于颈段,胸段脊髓次之。全节段受累者称为全脊髓肿瘤(holocord tumor)。颅内胶质瘤多为恶性,而脊髓胶质瘤多为低级别胶质瘤,其具体病理分型有:纤维型星形细胞瘤、毛细胞型星形细胞瘤、节细胞胶质瘤等。间变性或多形性胶质母细胞瘤所占比重较低。髓内的星形细胞瘤与周围组织界限不清,成为手术全切病灶的障碍。毛细胞型星形细胞瘤界限清晰,容易做到全切除。节细胞胶质瘤只发生在儿童及青年,肿瘤神经元和星形细胞分化良好;突触囊泡蛋白、神经丝蛋白等标志物阳性。恶性胶质瘤细胞异型性明显,血管增生,坏死区域可见。

血管网状细胞瘤外观为鲜红色或灰红色——富血管团呈现红色,而脂质沉积出现黄色。细胞有丝分裂少,镜下血管增生显著,周围包绕着富脂质的间质细胞。

海绵状血管瘤只占髓内肿瘤的2%。外观形似桑葚,镜下可见薄壁血窦样的血管腔隙。出血后,周围的含铁血黄素带非常明显。

其他少见的肿瘤类型包括少突胶质细胞瘤、皮样或表皮样囊肿或畸胎瘤、髓内施万细胞瘤、蛛网膜囊肿等。

## 四、诊断与鉴别诊断

### (一)诊断

详细的病史询问和体格检查,能够为我们提供更多判别疾病的线索。期望在疾病早期的非特异性证候阶段,就一目了然地确定病因,显然是非常困难的;而当所有典型证候都明朗化了,诊断是没有问题了,但患者的神经废损严重,甚至影响治疗的效果。因此,临床医师应该保持开放性的思维,对任何相关证候,动态观察、细致鉴别,及时选择恰当的检查手段来明确或临床判断。

### (二)鉴别诊断

1. 脊髓血管畸形 脊髓血管造影可以明确是脊髓动静脉瘘,还是动静脉畸形。易和血管网状细胞瘤或富血运的髓内肿瘤区别。

2. 脊髓脓肿 较为罕见。急性阶段,脊髓局部炎症明显、组织肿胀;进入亚急性和慢性期后脓肿壁逐渐形成,产生与髓内肿瘤相似的证候。

3. 脊髓梗死 通常急性起病,最常发生于胸段脊髓。需要与脊髓肿瘤卒中鉴别。脊髓空洞症。

4. 脊髓髓内肉芽肿 如结核球、结节病。

## 五、治疗

### (一)手术治疗

1. 手术要点

(1)体位:建议俯卧位,颈段或高位胸段肿瘤可以使用 Mayfield 头架。

(2)术前准确定位病变节段,术中椎板切开的范围可以通过术中超声辅助确定。减少影响脊柱稳定性的不必要暴露,术毕根据需要选择术中固定、术后外带支具等。

（3）根据肿瘤的不同性质,选择手术策略——极富血运的血管网状细胞瘤禁忌分块切除;而其余肿瘤建议首先囊内减压。

（4）选择对脊髓干扰最小的入路——外生性肿瘤长出脊髓的位置就是最好的突破口;髓内对称分布的室管膜瘤多选择背侧脊髓正中入路;而位于腹侧的肿瘤,甚至可以采取前入路来减少对脊髓的牵拉。

（5）使用能减少创伤的工具:手术显微镜、YAG 激光或 $CO_2$ 激光、双极电凝器、超声刀(Cavitron Ultrasound Aspirator system,CUSA)。

（6）术中神经电生理监测的运用:选择体感诱发电位(SSEPs)及运动诱发电位(MEPs),增加了手术的安全系数。

（7）术中超声的运用,可以指导切除的程度。为了达到更好的远期效果,手术切除的比例应力争超过80%。

2. 术后并发症　与手术操作相关的并发症有,术后出血、脑脊液漏、术后功能障碍加重或出现新的废损、感染或败血症、脊柱变形等;与肿瘤相关并发症有,肿瘤播散、无菌性脑脊髓膜炎(见于皮样囊肿、表皮样囊肿内容物溢流、刺激);与卧床相关的并发症有压疮、下肢静脉血栓、肺栓塞等。

**（二）辅助治疗**

1. 放射治疗　对于良性和低度恶性的髓内肿瘤,放射治疗没有带来预后的改进,只需要外科切除及随访观察。对而恶性髓内肿瘤而言,放射治疗是有益的综合治疗手段。对于儿童患者,不建议使用放疗。放射治疗的不良反应包括,急性/迟发的脊髓病损、脊柱变形等。

2. 化学治疗　作为尝试性的治疗手段,在针对儿童患者的多项研究中取得了一定效果。但由于病例数的限制,仍然需要进一步评价。

## 六、预后

综合而论,影响预后的因素包括:

1. 肿瘤的组织学分类是影响预后的最重要因素。间变性星形细胞瘤的平均生存期只有48个月;而低级别胶质瘤、室管膜瘤的患者,大多得到长期缓解;脂肪瘤大部切除后,甚至状态可以稳定终生。

2. 肿瘤切除的程度:手术仍然是脊髓髓内肿瘤

治疗的唯一显效手段,辅助治疗的作用存在争议。如果能全切或近全切除肿瘤,特别是生物学行为接近良性的肿瘤,必然影响到疾病的长期疗效。

3. 肿瘤累及的节段:胸段髓内肿瘤术后效果稍差,可能与此节段脊髓血供相对不丰富有关。

4. 肿瘤波及范围:长节段分布的髓内肿瘤,手术干扰的范围加宽、加重。

5. 术前患者的功能状态:神经功能已经严重损害的患者,术后少有改善,多数维持或加重。因此,建议能够在临床证候开始进展之时进行手术,远期效果相对更好。

6. 术后磁共振检查发现脊髓萎缩或蛛网膜瘢痕形成,提示功能状态的预后不佳。

7. 高龄:超过60岁以上的人群,同等状态下的恢复效果较差。

（鞠　延）

## 参 考 文 献

1. Brotchi J, Lefranc F. Current management of spinal cord tumors [J]. Contemporary Neurosurgery,1999 21(26):1-8

2. Constantini S,Miller DC,Allen JC,et al. Radical excision of intramedullary spinal cord tumors:surgical morbidity and long-term follow-op evaluation in 164 children and young adults[J]. J Neurosurg,2000,93(2 suppl):183-193

3. Cristante L,Herrmann HD. Surgical management of intramedullary spinal cord tumors:functional outcome and sources of morbidity [J]. Neurosurgery,1994,35(1):69-74,discussion 74-76

4. Do-Dai DD, Brooks MK, Goldkamp A. Magnetic resonance imaging of intramedullary spinal cord lesions:a pictorial review [J]. Curr Probl Diagn Radiol,2010,39(4):160-185

5. Epstein FJ, Farmer JP, Freed D. Adult intramedullary spinal cord ependymomas:the result of surgery in 38 patients [J]. J Neurosurg,1993,79(2):204-209

6. Hassall TE, Mitchell AE, Ashley DM. Carboplatin chemotherapy progressive intramedullary spinal cord low-grade gliomas in children:three case studies and lia review of the literature [J]. Neurooncol,2001,3:251-257

7. Hoshimaru M, Koyama T, Hashimoto N. Results of microsurgical treatment for intramedullary spinal cord ependymomas:analysis of 36 cases [J]. Neurosurgery,1999,44(2):264-269

8. Houten JK, Cooper PR. Spinal cordastrocytomas:presentation, management and outcome. J neurooncol,2000,47:219-224

9. Jallo Gl, Kothbauer KF, Epstein FJ. Intrinsic spinal cord tumor resection:Operative nuances [J]. Neurosurgery,2001,

49:1124-1128

10. Jyothirmayi R, Madhavan J, Nair MK. Conservative surgery and radiotherapy in the treatment of spinal cord astrocytom [J]. J Neurooncol, 1997, 33(3):205-211

11. Kennedy JG, Frelinghuysen P, Hoang BH. Ewing sarcoma: current concepts in diagnosis and treatment [J]. Curr Opin Pediatr, 2003, 15:53-57

12. Kothbauer K, Deletis V, Epstein FJ. Intraoperative spinal cord monitoring for intramedullary surgery: an essential adjunct spinal cord astrocytom [J]. J Neurooncol, 1997, 33(3):205-211

13. Lee M, Epstein FJ, Rezai AR. Nonneoplastic intramedullary spinal cord lesions mimicking tumors [J]. Neurosurgery, 1998, 43(4):788-794; discussion 794-795

14. Mansur DB, Hekmatpannah J, Wollman R, et al. Low grade gliomas treated with adjuvant radiation therapy in the modern imaging era [J]. Am J Clin Oncol, 2000, 23:222-226

15. Maranzano E, Latini P, Checcaglini F. Radiation therapy in metastatic spinal cord compression [J]. A prospective analysis of 105 consecutive patients. Cancer, 1991, 67(5):1311-1317

16. McCormick PC, Torres R, Post KD. Intramedullary ependymoma of the spinal cord [J]. J Neurosurg, 1990, 72(4):523-532

17. Samii M, Klekamp J. Surgical results of 100 intramedullary tumors in relation to accompanying syringomyelia [J]. Neurosugery, 1994, 35:865-873

18. Sandler IIM, Papadopoulos SM, Thornton AF Jr. Spinal cord astrocytomas: results of therapy [J]. Neurosurgery, 1992, 30(4):490-493

19. Sciubba DM, Liang D, Kothbauer KF, et al. The evolution of intramedullary spinal cord tumor surgery [J]. Neurosurgery, 2009, 65(6 Suppl):84-91, discussion 91-92

20. Sgouros S, Malluci CL, Jackowski A. Spinal ependymomas-the value of postoperative radiotherapy for residual disease control [J]. Br J Neurosurg, 1996, 10(6):559-566

21. Tomita K, Kawahara N, Baba H, et al. Surgical strategy for spinal metastases [J]. Spine, 2001, 26:298-306

22. Wanebo JE, Lonser RR, Glenn GM, et al. The natural history of hemangioblastomas of the central nervous system in patients with von Hippel-Lindau disease [J]. J Neurosurg, 2003, 98:82-94

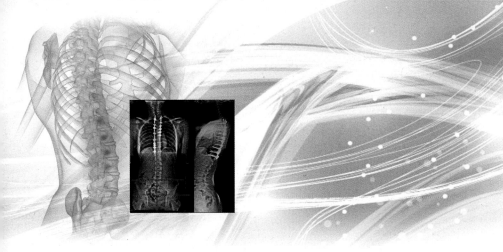

# 第三篇 手术治疗

# 第十四章 脊柱肿瘤活检术

## 第一节 活检的必要性与准确性

脊柱肿瘤的诊断应遵循临床、影像、病理相结合的原则已经被广泛认可,获得正确的诊断,才能有正确的治疗。现代影像学技术的进步使脊柱肿瘤的定位比较容易,但单纯依靠临床症状、体征、实验室检查及影像学检查常能作出临床诊断,为了提高临床诊断的正确率,往往需要病理诊断来证实,特别是肿瘤的定性,肿瘤的分型和分期,病理活检仍是正确诊断的关键,是脊柱骨肿瘤患者处理过程中最重要的步骤之一。如果处理得当,通过活检可以得到及时而准确的诊断,从而使患者得到及时而有效的治疗,如果活检计划和操作不当,可能影响诊断的准确性,从而对诊断和治疗造成延误。取材错误、标本处理不充分以及对病理切片阅片经验不足均可造成误诊。有研究比较了在骨肿瘤诊治中心和非骨肿瘤中心内进行骨肿瘤活检的结果,发现在非骨肿瘤中心与活检相关的并发症发生率为 17.3%,诊断明显错误率为 18.2%,活检技术不良发生率 10.3%,最终导致治疗方案改变发生率 18.2%,对预后造成不良影响者为 8.5%。

详细的病史和全面的体格检查是对患者进行诊断的第一步。对任何怀疑有脊柱恶性肿瘤的患者在进行活检之前都应该先进行全面检查。对于大多数脊柱肿瘤患者而言,普通 X 线片是作出鉴别诊断的首选;CT 对于诊断脊柱骨质破坏病变特别有用,能够发现微小的骨质破坏;MRI 对于软组织成像有明显的优势,对于区分脊髓前方和后方压迫有重要的参考价值,特别有助于软组织和脊髓病变的诊断,对脊柱转移瘤的敏感性和特异性可超过 90%,与其他

检查方法比较,可以较早地发现转移灶,对骨病变的鉴别诊断则处于次要地位;骨扫描有助于发现脊柱多发骨病变,但对于原发病变的诊断特异性不高;实验室检查有助于缩小鉴别诊断的范围;对于脊柱某一特定的病变,活检是最后一项检查手段,只有对病变局部和全身进行检查之后才进行活检;在对活检标本进行诊断时要综合考虑患者的临床和影像学表现。

有些脊柱肿瘤只要临床诊断,不需要活检,如影像学能诊断骨软骨瘤,实验室检查能诊断浆细胞骨髓瘤,X 线片与 CT 片上明显的良性或中间性肿瘤,只要患者没有症状、病变不影响椎骨的机械强度则可只进行随访观察。如脊柱血管瘤、软骨瘤、纤维结构不良、神经纤维瘤等,只要没有症状,没有病理骨折的风险,只要 X 线与 CT 表现典型,就可以只进行临床和影像学动态随访观察。这些肿瘤需要定期地进行影像学检查,以确保病变没有随着时间的变化而加重。对于不能做出明确临床诊断的肿瘤,或者在影像学上有发展、有侵袭性表现的肿瘤,应考虑进行活检。活检是脊柱骨肿瘤诊治的重要步骤,在活检前临床医师与病理医师一起讨论各种可能的诊断结果,有助于对活检标本进行恰当的处理,做免疫组织化学染色和组织化学染色,有助于提高病理诊断的准确性。活检是确诊脊柱肿瘤的最后标准,但并非唯一标准,虽然在大型医疗中心,永久性石蜡切片的诊断正确率可达 90%~95%,但仍应结合其他检查结果进行综合诊断,避免病理误诊。

(胡豇　胡云洲)

# 第二节　CT引导下穿刺活检术

临床病理活检可以通过闭合活检、切开活检、切除活检进行，一般情况下对疑为恶性肿瘤多采用闭合活检和切开活检。切开活检易于获取足够的组织做出诊断，但有损伤大、出血多、小病灶不能精确取材的缺点。近年随着影像学的发展，CT监视下经皮穿刺活检已被公认为脊柱肿瘤术前获得病理诊断的最佳方法。

**（一）CT引导下穿刺活检术的优点及安全性**

1. 快速、安全、经济和有效地获得可靠的诊断。

2. 不切开肿瘤组织，尽量避免了术前医源性的肿瘤污染。

3. 手术损伤较小。

4. CT可用于全身各系统活检的引导。

5. CT扫描分辨率高、对比度好，可清晰显示肿瘤大小、外形、位置以及肿瘤与相邻结构的空间关系。

6. CTA可了解肿瘤部位血供，以及肿瘤与相邻的血管关系。

7. CT引导技术可精确地确定进针点、角度和深度，提高穿刺活检的精确度和安全系数。另外Pinpoint系统（包括激光定位、重建三维图像立体定位和机械手操作）应用于CT导引活检，可准确刺中直径2mm大小的病灶，进一步提高CT导引活检技术的成功率和正确率。

**（二）CT引导穿刺活检诊断准确率**

CT引导下穿刺活检诊断准确率为70%～90%。Kornblum等报道的准确性与病灶的部位有关，CT引导下穿刺活检颈椎和骶椎的准确性高于胸椎和腰椎，作者认为颈胸椎的诊断率低与取材的技术性困难有关，胸椎周围较多的重要器官限制了应用较粗的穿刺针。我们认为穿刺诊断的准确性与取材质量关系更为密切，取材质量决定于穿刺的技术以及肿瘤本身。对于骨含量较多的肿瘤，可用GALLINI公司前端带有锯齿的骨活检针，质软肿瘤的穿刺可以采用PAJUNK切割式活检穿刺系统，液性成分较多的病灶，亦可用负压下骨活检针多方向抽吸获取有形肿瘤组织。有时骨内溶骨性病灶，特别是血供丰富的肿瘤，不适宜负压抽吸取材时，可联合应用GALLINI公司骨活检针与PAJUNK切割式活检穿刺系统。对于临床和影像学检查怀疑原发肿瘤的病例，宜选用较粗的穿刺针，在CT引导下穿刺实性的区域，不同方向取材，取多块标本，有助于提高确诊率。此外，病理科医师能否亲临现场及其诊断水平的高低也是重要因素。我们在取材之前，常规进行CT平扫，确定针尖是否进入靶灶，取材后请病理医师鉴定标本是否符合要求，并进行细胞学涂片、染色、镜检，如有必要，再次取材，从而提高了穿刺活检的准确性。

**（三）CT引导下活检的术前准备**

1. 一般情况　应做到以下几点：①全身情况能耐受穿刺。②血小板计数与流凝血机制正常。③2周内无长期服用阿司匹林或非甾体抗炎药物的病史。④仔细检查活检处皮肤有无红肿等软组织感染情况。

2. 选择合适的取芯活检穿刺针　GALLINI公司骨活检针与PAJUNK切割式活检穿刺系统等。

3. 穿刺活检方法　侵犯脊柱后方结构（椎弓）的肿瘤，在CT或X线引导下定位后，经皮穿刺活检比较容易，对于绝大部分侵犯椎体的肿瘤，在行椎体穿刺活检前更应详细阅读影像学资料，清楚肿瘤部位及周围结构。颈椎椎体穿刺患者根据病灶位置取侧卧位或仰卧位；上颈椎的经皮穿刺活检采用经口入路，穿刺颈$_1$前弓病变，可通过抬高软腭；颈$_2$椎体恰好位于口腔的后方，可通过压舌头进行穿刺；对于下颈椎病变可通过胸锁乳肌前缘或后方进行，可应用轴位CT帮助选择最佳入路，任何入路穿刺针都不要离中线过近，以免损伤食管。胸锁乳突肌前入路，要求将胸锁乳突肌和颈动脉鞘内结构拉向侧方，使穿刺针能够从椎体前方进入病灶。颈动脉鞘内结构、喉返神经、甲状腺肌肉、食管、神经根以及脊髓都可能在经这一入路操作时损伤；胸、腰、骶椎穿刺患者取俯卧位，胸椎、腰椎、骶椎均采用后侧椎弓根入路或椎旁入路（图14-2-1）。CT将肿瘤椎体以间隔2mm轴位平扫定位，以肿瘤最明显和易穿刺成功的CT扫描层次作为穿刺平面，确定进针路径。在监视器上根据CT图像确定最佳进针点和路线并测量进针点与中线之间距离与体表垂线夹角和进针深度，用扫描光标在体表标记进针点，常规消毒铺巾，采用5cm动脉穿刺针行皮肤及小关节突局部浸润麻醉，麻醉后，用尖刀片在穿刺点上切开皮肤3mm到深筋膜,然后按 CT 定位路径方向将骨穿刺针锥入椎体肿瘤下,建立工作通畅,CT 复扫确定穿刺点、进针方向与针尖位置是否正确。符合穿刺要求后取出针芯,用 GALLINI 公司骨活检针钻取椎体肿瘤骨质适量,可通过交换工作通道方向或用较长的骨活检针进行多向取材,将钻取标本立即置入 10% 甲醛溶液

中保存,送病理检查,部分病例同时送细胞学检查,怀疑化脓性感染的病例进行细菌培养,怀疑结核的病例同时行抗酸染色涂片检查。活检结束后,再次 CT 平扫,观察有无出血等并发症。术后观察 24 小时,必要时 CT 扫描复查观察有无血肿形成等。

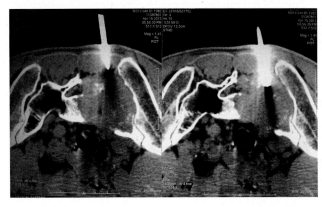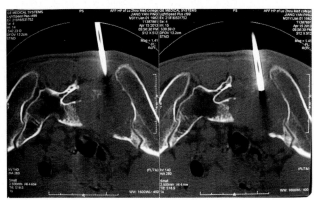

图 14-2-1 骶₁椎肿瘤穿刺活检术

4. 闭合活检的并发症

(1) 气胸:常见于胸椎肿瘤经椎旁入路活检,据一些学者报道,胸椎肿瘤闭合活检气胸的发生率为 2.2% ~ 6.6%。

(2) 气管和食管损伤:常见于颈椎肿瘤闭合活检。

(3) 血肿:如为大血管损伤,尤其是颈部大血管损伤应及时处理。

(4) 神经根及脊髓损伤。

(5) 肿瘤播散:常见于椎旁入路。穿刺时应避免反复穿刺,以免增加肿瘤播散的可能性。经椎弓根入路,相对于椎旁入路而言,活检通道位于椎骨内,可减少肿瘤椎旁播散的可能性。

# 第三节 切 开 活 检

脊柱肿瘤切开活检在某些情况下仍是明确诊断的重要方法,从而为肿瘤治疗采用不同的、更周密的手术方案作充分的准备。切开活检包括切开活检与切除活检,前者是指直接切开肿瘤,取出部分肿瘤组织,而不将整个肿瘤完整切除,适用于大于 3 ~ 4cm 的肿瘤病灶,切开活检的优点是可以获得足量的标本。与穿刺活检相比,其诊断的准确率较高,可以达到 96%。开放活检的缺点是花费较高,所需时间较长,围术期的感染、血肿和病理骨折等并发症的发生率较高。而切除活检是指在活检时切除整个肿瘤,肿瘤的手术切除边界通常为边缘性边界。切除活检的优点在于获得的标本量更大,除可供常规组织学检查外,还可留作电镜和分子生物学检查,提高了诊断的准确性,只要切除活检的病例选择恰当,特别是对于良性或中间性病变,如病灶能完整切除送检,切除活检后就不需要再次手术。

## (一) 脊柱肿瘤切开活检的适用范围

1. 临床表现,影像学检查与实验室检查不能确诊,需要病理确诊指导进一步治疗的患者;

2. 当穿刺活检尤其是反复穿刺无法得到准确诊断的患者;

3. 解剖部位复杂,隐蔽穿刺活检风险大,容易损伤重要的血管、神经及脏器,如寰枢椎、上胸椎等,应采用切开活检。

## (二) 脊柱肿瘤切开活检术的要求

1. 充分的术前准备。①全身情况能耐受穿刺。②血小板计数与凝血机制正常。③2 周内无长期服用阿司匹林或非甾体抗炎药物的病史。④仔细检查活检处皮肤有无红肿等软组织感染情况。

2. 脊柱肿瘤切开活检与后续的脊柱肿瘤切除术是一个整体,应由脊柱肿瘤切除术的主刀医师亲自施行。

3. 切口应沿躯干纵轴进行,应与以后做根治性的手术切口相符,寰枢椎肿瘤多采用颈椎后路,显露肿瘤病灶;颈椎($C_{3\sim7}$)多采用前入路,并在 C 形臂定位下取活检,上胸椎尽可能采用穿刺活检方法;胸椎及胸腰椎、腰骶椎多采用后正中入路,逐层显露,以便二期手术切除活检的切口和通道选择。

4. 切开活检应遵守肿瘤外科的基本原则:①不切割原则;②整块切除原则;③无瘤技术原则。操作要求严格执行"无接触隔离技术",手术切口及创面在手术过程中应采用手术薄膜及纱布垫保护,手术者的手套尽可能不接触肿瘤,应用过的纱布垫不能反复应用,另外器械护士在接触肿瘤标本及清扫的淋巴结时避免用手套。手术过程中尽量采用锐性剥离,多采用高频电刀,直达肿瘤,尽量少暴露正常组织。取材时应避免仅获得肿瘤的边缘、假包膜或中心坏死区域。同时,手术切口应足够长,应尽量避免

造成组织的挤压,挤压引起的人工假象常使活检标本不能诊断。另外取活检后用无菌蒸馏水反复冲洗手术切口。

5. 必要时应准备肿瘤的快速冷冻活检。活检的组织标本应该包括正常组织和肿瘤交界的部位,理想的情况是一个完整切除、未受挤压的肿瘤组织,因此,取材时应避免仅获得肿瘤的边缘、假包膜或中心坏死区域,同时,在外科医师钳取活组织、病理医师大体检查及技术人员包埋组织的各个环节,均应尽量避免造成组织的挤压,挤压引起的人工假象常使活检标本不能诊断。

6. 除送快速冷冻活检外,获得的标本立即以固定液固定,以行 HE 染色及免疫组织化学等其他检测手段。最常使用的固定液是 10% 缓冲甲醛溶液,固定液要浸没标本各面。对于既含软组织又含骨的标本,应予以脱钙。

## 第四节　椎体肿瘤经椎弓根活检术

随着影像学及临床穿刺技术的发展,CT 引导下穿刺活检准确率不断提高,CT 监视下经皮穿刺活检已被公认为脊柱肿瘤术前获得病理诊断的最佳方法,但对于成骨性病变或穿刺活检未成功者,可用切开活检。它能取较多组织,诊断的准确性更高,但椎体肿瘤活检的手术大且出血多,需要熟练技术和丰富的经验。为避免多次手术,常把诊断性的手术切开活检和治疗性的手术切除活检统一起来一次进行;椎弓肿瘤可先取合适的肿瘤组织送冰冻活检,确定良、恶性后即施行治疗性的彻底手术切除;椎体肿瘤切开活检是一个较大的手术,若术前估计不能一次进行肿瘤冰冻活检后手术切除者,为缩小手术打击,在胸腰椎可行后路切开,经椎弓根椎体肿瘤活检。待活检病理确诊后,再行手术彻底切除椎体肿瘤与稳定性重建。

经椎弓根椎体活检:选择椎体破坏明显或浸润椎弓的一侧,以病椎为中心,沿棘突偏患侧 1～2cm 做纵切口,逐层切开皮肤、皮下与腰背筋膜,用骨膜剥离器自棘突和椎板的骨膜下剥开骶棘肌,并用椎板拉钩拉向外侧,显露病椎的上关节突与横突根部。在上关节突下缘紧靠横突根部咬去一点骨皮质,由此插入一克氏针,进针约 3cm,经椎弓根到椎体,C 形臂 X 线机定位,证实针尖进入病灶后,拔出克氏针,用小弯刮匙沿针道进入病灶,刮出肿瘤组织送

检。仔细止血,骨窗可用骨蜡、吸收性明胶海绵和骨水泥填塞封闭,以免肿瘤扩散。冲洗伤口,逐层紧密缝合。

（王高举　王清）

## 参 考 文 献

1. 郭卫. 中华骨科学-骨肿瘤卷,北京:人民卫生出版社,2010
2. 袁慧书,李选,刘晓光,等. CT 引导下颈椎肿瘤经皮穿刺活检路径分析. 中国放射学杂志,2002,36(4):305-308
3. 蒋智铭,张惠箴,黄瑾,等. 骨科术中冷冻切片诊断的价值和风险. 中华病理学杂志,2006,35:365-368
4. 沈丹华,郭卫,杨毅,等. 骨转移癌临床及病理学研究. 中华病理学杂志,2006,35:324-327
5. Tay VK,Fitridge R,Tie ML. Computed tomography fluoroscopy-guided chemical lumbar sympathectomy:simple,safe and effective. Australas Radiol,2002,46(2):163-166
6. Issakov J,Flusser G,Kollender Y,et al. Computed tomography-guided core needle biopsy for bone and sof tissue tumous. Isr Med Assoc J,2003,5:28-30
7. Yang YJ,Damron TA. Comparison of needle core biopsy and fine needle aspiration for diagnostic accuracy in musculoskeletal lesions. Arch of Pathol Lab Med,2004,128(7):759-764
8. Fleteher C. D. M. Unni K,K,Mertens F. Pathology and genetic of soft tissue and bone. Lyou:IARC Press,2002:226-232
9. Heck RK,Peabody TD,Simon MA. Staging of primary malig-

nancies of bone. CA. Cancer J Clin,2006,56:366-375

10. Ashford RU,MxCarthy SW,Scolyer RA. et al. Surgical biopsy with intra-operative frozen section. J bone Joint Surg (Br),2006,88-B:1207,1211

11. Puri A,Shingade V,Agarwal M,et al. CT-guided percutaneous core needle biopsy in deep seated musculoskeletal lesions:a prospective study of 128 cases. Skeletal Radiol, 2006,35(3):138-143

12. Erlemann R. Imaging and differential diagnosis of primary bone tumors and tumor-like lesions of the spine. Eur J Radiol,2006,58(1):48-67

# 第十五章 脊柱肿瘤经皮椎体强化术

## 第一节 强化术的机制

经皮椎体强化术（percutaneous vertebral augmentation），是指经皮穿刺，向椎体内填充可注射式骨替代材料，以达到增加椎体强度和稳定性，防止塌陷，缓解疼痛，恢复椎体高度等目的的一种微创脊椎外科技术。目前最常用的骨替代材料是骨水泥。经皮椎体强化术主要包括：经皮椎体成形术（PVP）及经皮椎体后凸成形术（PKP）两种。PKP 是在 PVP（图 15-1-1）的技术基础上改进而产生的，其与 PVP 的主要差别就是加入了可扩张球囊，可利用液压原理将椎体撑开，使终板复位，从而矫正因椎体压缩骨折而产生的后凸畸形（图 15-1-2）。椎体强化术应用于脊柱肿瘤时，主要通过以下机制发挥作用：

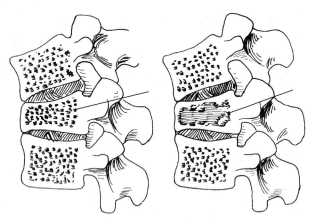

**图 15-1-1 PVP 手术原理示意图**
将穿刺针置于椎体中，高压注入低黏度骨水泥，使之分布于骨小梁，从而使手术节段强化

### （一）增加椎体生物力学强度及稳定性

脊柱血管瘤、浆细胞骨髓瘤、溶骨性转移瘤等破坏椎体骨质，使得椎体生物力学强度降低，导致病理性骨折。椎体的病理性骨折将进一步导致脊柱机械

性不稳定。椎体强化术向椎体内注入骨替代材料，可使治疗节段强化，防止椎体塌陷或塌陷加重，增加脊柱生物力学稳定性。PKP 还可有效恢复椎体的高度，纠正后凸畸形，从而恢复脊柱生物力学结构。有研究表明，纠正脊柱后凸，可减少邻近节段继发病理骨折。

### （二）缓解脊柱疼痛

对于椎体骨折后疼痛机制的研究发现，椎体微小的骨折及骨折部位微动，可对椎体内的神经末梢产生刺激从而引起疼痛。椎体强化术可有效缓解疼痛，其机制主要包括以下两个方面：一方面，骨替代材料注入椎体后，可渗透入骨小梁间的空隙并硬化，降低椎体骨折的微动，减少了对神经末梢的刺激；另一方面，某些骨替代材料骨水泥在固化时可释放热量及其单体的细胞毒性作用，可对神经末梢产生破坏作用。Eck 等人对 PVP 治疗骨质疏松及椎体肿瘤等原因引起的椎体压缩骨折进行了一项荟萃分析，结果显示 PVP 能使患者的疼痛 VAS 评分从术前的8.36 分降至术后 2.68 分。

### （三）对肿瘤细胞的灭活作用

向病椎中注入骨水泥，可利用其热效应和单体细胞毒性作用，将部分肿瘤细胞灭活，减少局部肿瘤细胞负荷。

脊柱是转移瘤的好发部位，当肿瘤发生脊柱转移时，已处于晚期阶段，患者预期寿命有限。治疗应更注重改善患者生存质量、缓解疼痛。经皮椎体强化术作为恶性肿瘤姑息治疗的手段，可显著减轻患者疼痛，同时预防脊柱骨折加重压迫脊髓，从而对瘫痪的预防有重要意义。可减少肿瘤晚期患者因瘫痪卧床而产生的相关并发症，提高末期生存质量及生命尊严。

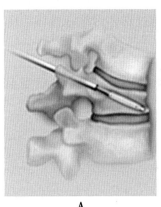 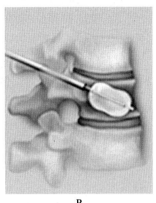 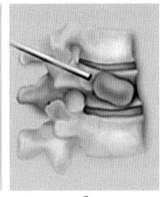 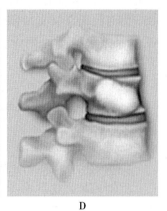

| A | B | C | D |

**图 15-1-2　PKP 手术原理示意图**

A. 经椎弓根途径向椎体内置入可扩张球囊；B. 向球囊内注入液体（含造影剂），撑开塌陷终板；C. 移除球囊后，椎体内形成空腔；D. 向空腔内注入骨水泥，填充空腔

# 第二节　治疗价值与适应证和禁忌证

## 一、强化术治疗椎体肿瘤

1984 年在法国 Amiens 大学医学院由 Galibert 和 Deramond 率先开展经皮注射骨水泥椎体成形术，成功地治疗了 1 例 C₂ 椎体血管瘤患者。后来法国里昂大学附属医院的神经放射科和神经外科医生使用一种略加改良的技术，给 7 例患者椎体内注射骨水泥，其中 2 例为椎体血管瘤，1 例是脊柱转移性肿瘤，4 例为骨质疏松性椎体压缩性骨折。结果 7 例患者的近期疼痛均获得缓解，手术效果优 6 例，良 1 例。1989 年 Kaemmerlen 等报道采用 PVP 治疗 20 例椎体转移性肿瘤。其中 16 例患者取得显著疗效，2 例无效，2 例出现并发症。总体而言，椎体强化可有效缓解脊柱肿瘤导致的疼痛，明显提高患者的生活质量。该手术具有创伤小、手术时间短、手术安全性高等优点，即使手术耐受性较差的晚期脊柱肿瘤患者也能安全地接受这种治疗方法。同时，该手术过程中可取得肿瘤组织作相应病理检查，为后续的放、化疗和生物治疗提供客观依据。

## 二、强化术的适应证

疼痛性溶骨性椎体转移瘤不伴有椎弓根周围侵犯是经皮椎体强化术的最佳手术适应证。对于椎体转移性肿瘤引起的疼痛，放疗的有效率约为 70%。但其显效较慢，通常需 2~6 周。有的患者还可因为

放疗后出现肿瘤组织坏死，产生局部炎症反应，使疼痛一过性加重。椎体强化术作为转移性肿瘤的姑息治疗手段，可快速缓解局部疼痛。椎体强化术的主要适应证有：

1. 椎体血管瘤　PVP 最早的应用就是对椎体血管瘤的治疗，可有效缓解椎体血管瘤引起的疼痛，预防病椎压缩骨折。

2. 浆细胞骨髓瘤　广泛的骨质疏松和和局部骨溶解是浆细胞骨髓瘤患者发生椎体压缩性骨折的潜在原因。在浆细胞骨髓瘤患者中，有超过半数将发生椎体压缩性骨折，在其中又有约 50% 的患者出现临床症状。多节段椎体压缩性骨折所致的疼痛使得患者活动、呼吸功能受限，影响患者的生活质量。椎体强化术可为椎体提供即刻稳定性，明显缓解疼痛。也有研究表明，椎体强化术可在一定程度上预防浆细胞骨髓瘤的患者截瘫的发生。

3. 溶骨性椎体转移肿瘤　随着椎体转移肿瘤病情的发展，肿瘤组织对椎体的侵蚀增大，发生椎体塌陷的可能性也随之增大。椎体强化术应用于椎体转移性肿瘤时，应考虑到肿瘤组织可能破坏椎体后壁，这使得骨水泥椎管内渗漏的风险加大。对于出现神经压迫症状的椎体转移性肿瘤，可将椎体强化术与减压内固定结合。

4. 部分椎体良性和中间性肿瘤　如：嗜酸性肉芽肿、椎体骨囊肿等。椎体强化术应用于椎体良性肿瘤的指征是良性肿瘤导致椎体骨折塌陷而引起疼痛。也有研究者认为，良性肿瘤有导致椎体压缩

骨折的风险,故对这类患者实施预防性椎体强化术。但尚缺乏证据支持预防性椎体强化术的临床应用,需要进一步研究评估其有效性和卫生经济学意义。

## 三、强化术的禁忌证

### (一) 绝对禁忌证

1. 有难治的凝血功能障碍和出血倾向者;
2. 对椎体强化器械或材料过敏者。

### (二) 相对禁忌证

1. 椎体病理骨折线越过椎体后缘或椎体后缘骨质破坏不完整者;
2. 严重椎体骨折,椎体压缩超过75%者;
3. 较重心脏疾病、体质极度虚弱、不能耐受手术者;
4. 椎弓根骨折者;
5. 合并神经损伤者;
6. 手术部位存在感染灶或无法控制的全身感染者。

# 第三节　技术要点

## 一、体位选择

患者舒适的体位对穿刺和手术成功十分重要。胸椎和腰椎椎体强化术通常采取俯卧位。对于需俯卧位患者,可在上胸部和骨盆部分别垫一软垫或将患者置于环形俯卧垫上,腹部悬空,这样可保持呼吸道通畅,避免腹部受压,可减少手术出血。但最近有学者指出,俯卧位腹部悬空时,心脏位于手术部位下方,手术时由于虹吸作用,空气可能随操作通道进入静脉系统,导致空气栓塞的发生。故主张在俯卧位时,不使腹部悬空,以增加腹内压,抵消虹吸作用,减少空气栓塞的发生几率。但目前尚未见到关于腹部悬空与否与空气栓塞相关性研究,故尚无法得出确切结论。在头部前额处垫一环形软垫,有利于患者呼吸和护理麻醉人员工作。在透视定位时,应注意C形臂机投照的位置应使椎体处于标准前后位上,其图像特点是:两侧的椎弓根对称,棘突刚好位于椎体中央,上下终板为"一线影"。极少数患者由于合并肋骨骨折、肋软骨炎等引起前胸壁疼痛或因心肺功能差,无法耐受完全俯卧位。此时可适当采取3/4俯卧位,甚至完全侧卧位进行手术。此时,可通过C形臂机球管的灵活调整来适应患者体位的改变。在颈椎进行PVP,通常应采取仰卧位,在颈肩部垫软垫,使颈椎处于过伸位并且头部向手术的对侧旋转约20°。麻醉通常采用清醒镇静联合局部浸润麻醉的方式,基础镇静的常用药为咪达唑仑与芬太尼联合,局部浸润采用利多卡因。需要注意的是,在局部浸润麻醉时,用普通针头行皮肤、皮下浸润后,还需用长穿刺针行穿刺部位骨膜的浸润麻醉,以减轻穿刺针通过时产生的疼痛。

## 二、穿刺定位方式的选择

椎体强化术的穿刺路径主要有以下几种:椎弓根旁入路(经椎肋入路)、后外侧入路(仅用于腰椎)、前外侧入路(仅用于颈椎)及经椎弓根入路。

### (一) 经椎弓根入路

大多数椎体成形的经典入路使它具有以下优点:

1. 能为手术医师穿刺提供一个清晰的解剖标志;
2. 用于PVP、PKP及椎体活检都十分有效;
3. 入路安全性较高,只要能维持穿刺针在椎弓根内,就不会损伤及邻近的解剖结构。

### (二) 不同部位因解剖结构不同,需采用不同穿刺技术

1. 颈椎　对于上位颈椎的椎体强化,因其特殊的解剖结构,通常采用PVP技术。由于该区域结构较复杂,危险性较大,要求操作者具有丰富临床经验,同时应采用CT引导下进行穿刺。可选择经口前入路、经前外侧入路、侧方入路或后外侧入路。对$C_1$行经椎体强化术时,应根据病变所在的具体位置选择不同的手术入路(图15-3-1)。对$C_2$行椎体强化术时,应首选前外侧入路(图15-3-2)。该入路穿刺时,穿刺针紧邻椎动脉、颈内静脉、颈内动脉及脑神经。进针点位于下颌角,进针过程中需避开下颌下腺、颈动脉及口咽结构,于$C_2$下部进入椎体内。有研究报道经口穿刺入路进入$C_2$椎体,因咽后壁与$C_2$椎体紧邻,该途径不会损伤重要的结构。在上位颈椎通常采取前外侧入路进行穿刺,颈动脉、颈静脉周围由软组织包绕,活动度较大,穿刺时易被损伤。椎动脉固定于椎体两侧骨性管道内,故在穿刺时应避免使用外侧入路。

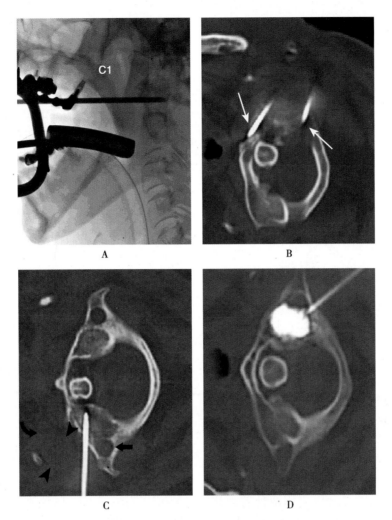

图 15-3-1 C₁ 椎体成形术时四种入路
A. 经口前入路；B. 前外侧入路（左侧箭头示）；C. 侧方入路；
D. 后外侧入路

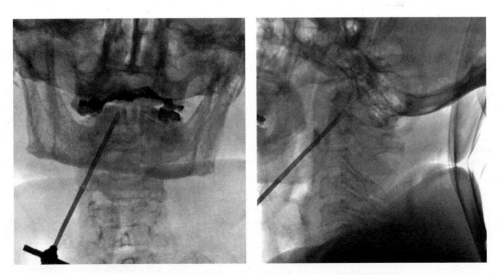

图 15-3-2 C₂ 经前外侧入路行椎体强化术 C 形臂机透视图像

中下位颈椎（C₃₋₇）可选择经前外侧入路（图15-3-3）。操作时，可用一手从颈动脉三角内侧将颈动脉鞘、肌群向外侧推挤，穿刺针应避开甲状腺进入椎体前方。该手术入路与经前路颈椎手术入路类似。有时，穿刺针可于血管的外侧进入，此时可用一手将气管、食管及颈动、静脉推向内侧。以上解剖标志应在术前CT扫描片上或术中使用CT导向辨识确认。

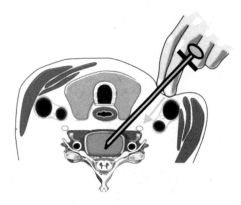

**图 15-3-3 颈椎前外侧入路穿刺示意图**

2. 胸腰椎 上胸椎（T₁₋₃）可经采取前外侧或后外侧入路。前外侧入路经锁骨上方，因此必须避开主动脉、气管、食管及甲状腺。应在术前CT扫描上仔细辨认该途径及周围结构，做好术前计划。通常认为右外侧入路更为安全，因其可避开食管。

中下胸椎及腰椎（T₄～L₅）可应用两种后外侧入路，即经椎弓根途径和横突上经椎弓根旁途径。椎体强化术最常选择经椎弓根入路（图15-3-4），故将其穿刺技巧详述如下：

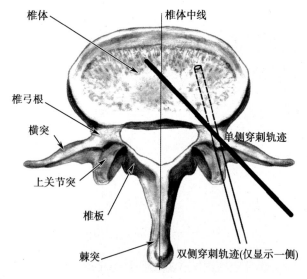

**图 15-3-4 胸腰椎经椎弓根入路穿刺示意图**
为了使骨水泥的的分布更加符合脊柱生物力学特性。当单侧穿刺时，穿刺路径经过中线；当双侧穿刺时，穿刺路径应位于中线两侧

患者取俯卧位时，通常可选择两种不同的定位和穿刺监视方法，目前最为常用的就是正侧位透视法：调整C形臂机的球管投射方向使之与患者背部平面垂直，也就是我们通常说的正位透视。通过正位透视辨别脊柱的相关结构，如塌陷的病变椎体、棘突和两侧的椎弓根。判断正位透视方向是否标准的一个重要的标志就是两侧的椎弓根投影是否左右对称，并且棘突投影应位于椎体的正中央（图15-3-5）。经椎弓根入路理想穿刺进针点正位应位于椎弓根影的上外方（图15-3-6）。通常在正位透视下，可采用一根克氏针放置于病椎的椎弓根上缘的皮质水平，在其尾侧用油性笔在体表标画出水平线。此为穿刺的骨性进针点的平面所在位置。对于皮肤进针点旁开距离可根据术前CT或MRI确定（图15-3-7）。先标画出正中线（与体表后正中线对应），再设计一个穿刺路径，当单侧穿刺时，路径需跨过正中线，以保证强化时骨水泥的分别与脊柱生物力学特性吻合。通过测量正中线与皮肤交点到穿刺路径与皮肤交点处的距离（图15-3-7红线表示），可得皮肤进针点的旁开距离。而穿刺针的头尾侧角度则应在侧位透视的监测下进行调整，以适应椎弓根的倾斜。由于这种定位方式操作简单，不需要过多调整球管的投射方向，国内外绝大部分手术医师采用这种穿刺定位方法。但是，这种穿刺定位的方式也存在一些不足。穿刺的过程是在侧位透视监视下进行的，期间穿刺针是否一直处于椎弓根内只能靠两种方式确定：一是手术医师的手感，二是当穿刺针刚好到达椎体后缘时，正位透视下观察穿刺针的尖端是否位

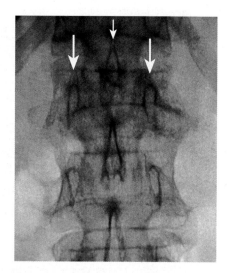

**图 15-3-5 术中标准C形臂机正位透视影像**
两侧的椎弓根投影应左右对称（粗↓），并且棘突投影应位于椎体的正中央（细↓）

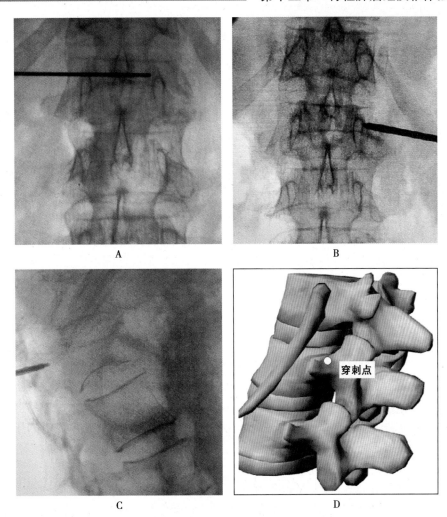

**图 15-3-6　穿刺点的定位与选择**
A. 在标准正位透视下，以克氏针置于患者体表并调整位置，使其处于病椎椎弓根上缘连线，沿克氏针尾侧缘再标画水平线；B. 经椎弓根入路理想穿刺进针点正位应位于椎弓根影的上外方；C. 侧位透视时，进针点应位于上、下关节突的基底部；D. 经椎弓根入路进针点的模式图

于椎弓根内侧骨皮质的外侧。在实践中，穿刺手感是一个较为不明确的概念，与手术医师的经验和患者病变椎体的骨质量有关，不能作为一种正规的操作指南。穿刺路径不当，可能引起严重后果。偏内侧时，穿刺针可能刺入椎管，损伤脊髓或马尾神经；偏外可能刺入肺或腹腔器官；穿刺向前方可能导致大血管损伤。因此，对于 C 臂二维图像的空间想象能力在椎体强化术穿刺技术的学习过程中，有重要意义。对于穿刺针位置的准确理解，对于预防穿刺针误伤椎旁结构，尤其是刺破椎弓根内侧皮质损伤脊髓或神经根十分重要。另外，对于 PKP 手术，除穿刺路径的准确安置外，术前还应充分评估椎弓根大小：一般来说，椎弓根至少应有 5mm 直径来容纳PKP 手术器械通过，椎弓根的直径可在术前轴位 CT 和 MRI 上测量评估。

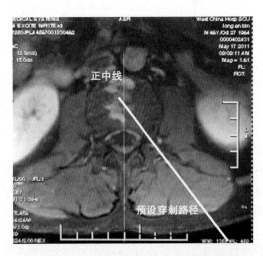

**图 15-3-7　体表进针点旁开距离的确定方法**
对于皮肤进针点的选择，可根据术前 CT 或 MRI 确定。先标画出正中线（与体表后正中线对应），再设计一个穿刺路径，当单侧穿刺时，路径需跨过正中线，以保证强化时骨水泥分别与脊柱生物力学特性吻合。通过测量正中线与皮肤交点到穿刺路径与皮肤交点处的距离（红线表示）

# 第四节 强化术的并发症及预防

## 一、强化术的并发症

Taylor 等人的研究发现椎体强化术的并发症发生率为 5% ~ 10%，主要有以下几种：

### （一）骨水泥渗漏

是最常见的并发症，可导致严重后果，也是近年来国内外研究的热点。根据渗漏方位不同，骨水泥渗漏可分为：椎管内渗漏、神经孔渗漏、椎间盘渗漏、脊柱旁软组织渗漏、椎静脉渗漏和穿刺针道渗漏等。

1. 渗漏原因　常见原因主要有：

（1）椎体骨皮质不完整，穿刺损伤椎弓根骨皮质或终板；

（2）多次穿刺使通道增宽；

（3）骨水泥过稀：为了追求骨水泥较好地弥散，注入过于稀薄的骨水泥。Baroud 等建立了一个椎体压缩骨折实验模型，用于研究 PVP 时骨水泥渗漏的特点。他们将不同剂量和黏度的骨水泥注入该模型，观察骨水泥渗漏与注射剂量、骨水泥黏度的关系。研究结果显示：注入调制后 5 ~ 7 分钟的骨水泥，因其黏滞性低，50% 以上的模型在骨水泥注入后立即出现渗漏；调制后 7 ~ 10 分钟的骨水泥黏滞性为中间瞬变状态，注入后 <10% 的模型发生骨水泥缓慢渗出；调制后 >10 分钟时骨水泥呈生面团状，黏度较高，注入时未发生渗漏；

（4）注入量过多与压力过大：临床手术中关于骨水泥的注入量是一个长期争论的问题。Belkoff 等在尸体椎体压缩骨折模型研究了骨水泥注入量与强化后椎体生物力学强度的关系。研究者利用 12 具尸体椎体，制作了 144 个压缩骨折模型，用不同量的骨水泥注入其中，并对强化后的椎体标本进行生物力学测试。结果显示：注射 2ml 骨水泥即可恢复椎体强度，而恢复椎体刚度在腰椎需要 6ml，在胸腰段则需要 8ml。实验中有 8 个椎体出现骨水泥渗漏，且均出现于注射 6ml 以上的模型。Kaufmann 在其对椎体强化患者的临床研究中也证实，骨水泥注射量与临床疼痛缓解效果无直接关系。在 PKP 术中填充骨水泥时，应参考球囊撑开时注入球囊中的液体体积。若骨水泥的注射剂量超过了球囊膨胀形成的空腔所能容纳的最大剂量，椎体内的压力则会骤然增加，增大了骨水泥的渗漏几率；

（5）拔除骨水泥推注管道时间过早：骨水泥注入后，需要一段时间发生聚合而硬化。若在骨水泥尚未硬化之前，将注射针拔出，未硬化的骨水泥可顺穿刺通道渗漏，影像学表现为"拖尾"现象。为了预防穿刺通道骨水泥渗漏，应在注入骨水泥后，待其硬化，再旋转骨水泥推注通道，缓慢将其取出；

（6）X 线监测不充分：骨水泥注入过程中的透视监测对于术中及时发现骨水泥渗漏有重要作用。一旦发现严重的椎管内渗漏，压迫神经、脊髓，需要行开放手术取出渗漏的骨水泥，避免进一步损害加重。

2. 渗漏的临床表现　骨水泥渗漏时，可因渗漏部位不同而出现不同的临床表现：

（1）骨水泥椎管内及神经孔渗漏时，由于骨水泥对脊髓、马尾神经或神经根的压迫及骨水泥硬化时的热力损伤，患者术后可能出现根性疼痛、马尾综合征甚至截瘫；

（2）静脉渗漏。椎体后壁基底静脉孔是骨水泥渗漏的常见通道，并可能继续渗漏至椎间孔静脉、椎旁静脉，引起肺栓塞，尤其是针道与椎体内静脉相通、骨水泥过稀或注射过快时。由于 PVP 技术采用的是高压方式注入低黏度骨水泥，故其渗漏发生率远高于用低压方式注入高黏度骨水泥的 PKP 技术；

（3）椎间盘渗漏。少量的骨水泥渗漏至椎间盘一般不会造成患者出现临床症状，但也有研究指出，骨水泥椎间盘渗漏可改变椎体应力分布，导致邻近椎体继发性骨折几率增加；

（4）椎旁软组织及针道渗漏。一般患者不出现神经症状，也有研究指出较大量的骨水泥如组织渗漏可引起腰背痛。

### （二）邻近椎体继发骨折

PVP 及 PKP 是否增加邻近椎体继发骨折的发生率，目前尚存在争议。Grados 等的研究指出骨水泥行椎体强化术后，患者邻近节段继发压缩性骨折的优势比为 2.27，而非手术治疗的骨折椎体邻近节段继发骨折的优势比为 1.44。据此认为主体强化术可增加邻近阶段发生压缩骨折的几率。PVP 术后椎体硬度明显加强，可以导致相邻椎体继发骨折，特别是在老年性骨质疏松患者或相邻椎体发生转移性肿瘤的患者中。骨水泥与人体骨组织在生物力学方面存在差异,骨水泥压缩强度为 80MPa 明显高于压缩强度小于 10MPa 的骨质疏松性椎体。有的学者认为这种差异可导致强化节段周围椎体应力分布发生改变。有学者使用三维有限元分析的方法研究了使用 PMMA 骨水泥行 PVP 后,手术节段及周围椎体、椎间盘应力情况,结果发现强化椎体邻近节段椎体及椎间盘的应力明显增高。如前所述,骨水泥渗漏也是邻近椎体继发性压缩骨折的危险因素之一。

### (三) 肺栓塞

骨水泥经静脉系统回流至肺动脉,导致肺栓塞的发生,是 PVP 和 PKP 手术中的严重并发症。Hulme 等对 69 项临床研究结果进行荟萃分析后,得出:PVP 术后发生肺栓塞的风险分别是 0.6%,而 PKP 术后为 0.01%。根据肺栓塞的面积不同,患者可出现不同的临床表现。小面积肺栓塞时,患者可无自觉症状;大面积肺栓塞时,患者可出现呼吸困难,难以纠正的低氧血症,甚至发生猝死。2012 年《新英格兰医学杂志》报道了 1 例 PVP 术后出现肺栓塞的病例。患者为 61 岁男性,因 $L_4$ 椎体血管瘤所致的压缩骨折行 PVP 治疗。术后患者出现氧饱和度下降,无其他症状。经胸超声心动图示:肺动脉压 5.99kPa[45mmHg,正常值 1.33 ~ 2.93kPa( 10 ~ 22mmHg)],胸部 X 线片可发现肺动脉分支有高密度的骨水泥影( 图 15-4-1)。给予患者氧气吸入及观察,3 天后患者氧饱和度正常出院。

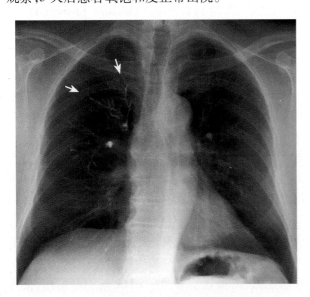

**图 15-4-1　PVP 术后肺动脉栓塞:右肺中叶及下叶后段肺动脉内可见骨水泥影像**

### (四) 其他并发症

1. 肋骨骨折　因大多数患者采用俯卧位,操作时应避免过度施压;

2. 过敏反应　Weinborn 报道了 PKP 后皮肤迟发型过敏反应。患者为 66 岁男性,行胸$_{10~11}$PKP 10 日后,出现红斑及丘疹,瘙痒不重。皮损在背部穿刺点附近且均匀分布。躯干部也有较轻的皮损分布。皮损随后出现色素沉着。全身黏膜、四肢甲未见改变。患者使用维 A 酸 3 个月(45mg/d),病情好转;

3. 软组织损伤　脊柱旁血肿并不是一个严重的并发症,经过治疗后不会留下后遗症,而硬膜外血肿则可引起脊髓受压,严重的可能造成永久性神经功能损害;

4. 椎弓根骨折　椎弓根骨折的发生与手术操作有较大关系,内侧壁骨折可导致硬膜外静脉撕裂、硬膜囊损伤,甚至损伤脊髓。导致骨水泥顺骨折处渗漏,也可引起神经根刺激;

5. 脊髓前动脉综合征　Yazbeck 报道了 1 例 20 岁男性多发性 Ewing 肉瘤患者,影像学检查显示 $T_8$ 与 $L_1$ 病理性骨折。行这两个节段 PVP 后,患者行该两个椎体的 PVP。术后患者出现双下肢瘫痪,脐平面以下痛温觉消失,深感觉及两点辨识觉存在。CT 及 X 线片示:$L_1$ 右侧节段动脉及 $T_{10}$ ~ $L_1$ 脊髓前动脉内可见骨水泥;

6. 空气栓塞　其形成原因及预防见第三节。

## 二、并发症的预防

1. 术前预防　充分的术前准备及对患者病情的准确判断对手术并发症的预防有重要作用。为了减少骨水泥渗漏,术前应对患者手术节段椎体情况进行充分评估。CT 三维重建可清晰反应手术节段椎体骨皮质完整性情况,故术前应对手术节段常规行 CT 三维重建。有研究结果显示,PVP 术后肺栓塞的发生率与手术节段的数目呈相关关系。故为预防肺栓塞的发生,一般主张一次注射不超过三个椎体。此外,术前对患者进行俯卧及手术配合训练可在术中获得患者更好的配合,可减少因体位不良引起的肋骨骨折、穿刺失败等并发症的发生率。

2. 术中预防　术中操作技术,在并发症的预防上起着决定性作用。为了预防骨水泥渗漏,David 等用"蛋壳技术"骨水泥注射方法。具体方法是:在行 PKP 时,先用球囊将椎体撑开后,取出球囊,注入面团期骨水泥。再次置入球囊并扩张,使得骨水泥在椎体空腔内层形成薄层的骨水泥"蛋壳"，再向腔内注入骨水泥。该方法先用少量骨水泥填补了骨水泥渗漏的可能途径，再注入骨水泥，减少了渗漏发生的可能性。进针技巧对骨水泥渗漏的预防也有一定重要性：棱形穿刺针进针时，尽量不要旋转进针，应锤击针尾徐缓进针。因旋转能使工作通道扩大，骨水泥可沿针道向外渗漏。如选择旋转进针，则针尖在通过椎弓根后进入椎体前时，宜锤击针尾徐缓在椎体内进针，从而避免工作通道的扩大。同时，操作过程中应注意控制骨水泥的黏稠度、注射压力及注射量。避免注射时骨水泥黏度过低和压力过高。水泥的注入全过程均应在 X 线透视监视下进行。故

一台高质量、显影清晰的 C 形臂机是 PVP 和 PKP 手术必不可少的。透视方式有连续或间断两种。间断 X 线透视因其射线量较小，但其透视时机的把握需根据患者术前椎体情况、术中注入骨水泥量及推注时手感综合判断，对术者经验有一定要求。

椎弓根骨折的预防主要是选择恰当的穿刺路径。经椎弓根路径穿刺时，当针尖进入椎体之前，应始终保持其在正位透视时位于椎弓根内侧皮质边缘的外侧方。当穿刺针已进入椎弓根骨皮质时，若要调节进针方向应尽早进行，随着针头的进一步穿刺深入进行，调整方向的阻力逐渐加大，调整效果逐渐变差，并且可因针头过度扭转导致椎弓根骨折。

# 第五节　强化术的填充物

用于经皮椎体成形的理想骨替代材料应具备以下特性：①可注射性；②理想的生物力学强度；③不透过 X 线；④良好的组织形容性，不产生排斥反应。目前研究较多的骨替代材料主要有以下几种：

## （一）聚甲基丙烯酸甲酯（polymethyl methacrylate，PMMA）

PMMA 骨水泥易于操作，具有良好的生物力学强度和刚度，同时相对便宜的价格，因此在临床上广为使用。由其单体甲基丙烯酸甲酯（MMA）聚合而成。该种骨水泥是由粉末和液体两部分组成，粉末的成分是 PMMA+苯乙烯+引发剂+显影剂，液体成分是 MMA+促进剂，为无色液体，有刺鼻气味，易挥发，具有亲脂性和细胞毒性。为了方便对骨水泥的观察，PMMA 骨水泥中含有一定量的硫酸钡，可使其在 X 线透视时显影。在使用时，将粉末和液体在室温下混合搅拌，一定时间后，混合物将发生聚合反应而固化。有学者根据 PMMA 骨水泥固化过程中物理性状的改变，将骨水泥的工作过程分为湿沙期、拉丝期、面团期和硬化期。其中拉丝期和面团期时进行操作的时机。但 PMMA 骨水泥存在一定的缺点：首先，PMMA 强度远远高于椎体松质骨。有研究显示 PMMA 的强度时椎体松质骨的 8 倍。这种生物力学特性的差异，可导致强化节段周围椎体应力分布发生改变。有学者使用三维有限元分析的方法研究了使用 PMMA 骨水泥行 PVP 后，手术节段及周围椎体及椎间盘应力情况。结果发现强化椎体邻近节段椎体及椎间盘的应力明显增高，增高的应力可能是邻近椎体压缩性骨折发生的危险因素。其次，

PMMA 聚合固化时会释放大量热量。MMA 单体通过碳键的断裂而相互连接聚合成 PMMA，碳键断裂时会释放热量。100gMMA 聚合时释放热量为 13kcal。这种放热效应在肿瘤患者中有一定的益处（如前所述），但当出现骨水泥渗漏时，有损伤周围神经、血管等结构的风险。再次，PMMA 骨水泥不可吸收降解，长期随访有松动移位的风险。近年来有人研发出了高黏度 PMMA 骨水泥。其混合后可瞬间达到面团状的高黏度状态并可保持 8~10 分钟的可注射状态，且聚合温度较低（50~60℃）操作简单，大大降低了骨水泥渗漏的风险。已成为研究新热点，具有良好临床前景。

## （二）磷酸钙骨水泥（calcium phosphate cements，CPC）

磷酸钙骨水泥主要分为两类：磷灰石骨水泥（apatite cement）和磷酸氢钙骨水泥（brushite cement）。但磷酸氢钙骨水泥降解速度过快，导致生物力学作用大大削弱，且凝固时间短，注射性差，限制了其临床应用。以羟磷灰石（Hydroxyapatite，HA）骨水泥为代表的磷灰石骨水泥成为研究热点，并且衍生出一系列以 HA 为载体的生物型骨水泥。Li 等报道了将双酚 A 甲基丙烯酸缩水甘油酯（Bis-GMA）与锶羟磷灰石结合（SrHA）的新型可注射骨水泥，并应用于 PVP 和 PKP 手术。其凝固时间在 15~18 分钟，聚合放热最高为 58℃，生物力学刚度较 PMMA 骨水泥低，更接近于骨质。SrHA 与 HA 相比，促进成骨细胞黏附、增殖，钙沉积能力更强，在生物体内骨传导、骨诱导、骨相容性显著优于 PMMA。Kim 等

将天然 HA 粉末、壳聚糖(chitosan)粉末与 PMMA 混合制成新型的骨水泥,在动物(成年雌性新西兰白兔)实验中发现随着壳聚糖的自然降解留下的孔隙,有利于周围骨组织渗入。并且在生物力学效能上与 PMMA 相当,达到了即刻稳定和生物活性的结合。

### (三) 硫酸钙骨水泥(calcium sulfate,CS)

硫酸钙骨水泥作为临床上骨缺损的填充材料已有相当长的历史,其具有可注射性、骨传导性以及凝固时有限产热等优点,受到了高度关注。Perry 等体外研究结果表明,在人新鲜冰冻尸体骨质疏松性椎体压缩性骨折模型上应用 CS 骨水泥行 PKP 后,能完全恢复椎体的强度(108%)及部分刚度(46%),与 PMMA 骨水泥相比无统计学差异。但 CS 具有吸收过快的缺点。Bell 等对 CS 的体内降解速度进行了研究,结果发现 CS 降解速度比自体骨快两倍多,比异体骨和异种骨快得更多,CS 在体内完全降解时间为 33 天,自体骨 7 周,异体骨 10 周,异种骨 11.5 周,冻干骨和去有机质骨吸收时间则更长。由于吸收过快,导致强化椎体生物力学强度下降,椎体高度丢失。Ryu 等将 CS 用骨质疏松性椎体压缩骨折后的 PKP 治疗。结果发现,用 CS 行 PKP 强化椎体后,患者的椎体高度、后凸角、疼痛及功能障碍较术前有明显恢复,但在随访中发现,患者手术节段出现进行性椎体高度丢失,后凸角度增加。因而得出结论:单纯将 CS 用于 PKP 患者值得商榷。目前,对 CS 的改性研究主要集中在减慢其降解速度上,有很多研究如:改变 CS 结晶方式,在 CS 中掺入锶盐、壳聚糖、磷酸钙等均取得了一定成果。

### (四) 生物活性陶瓷骨水泥

目前具有生物活性的新型陶瓷骨水泥主要有两种:Orthocomp 骨水泥和 Cortoss 骨水泥。骨水泥 Orthocomp 以 Bis-GMA 及其衍生物双酚 A 甲基丙烯酸乙氧基酯(Bis-EMA)为树脂基质加入生物活性陶瓷的复合材料。作为一种专门适用于 PVP 或 PKP 手术的骨水泥,目前在法国已处于临床试验阶段。研究发现,其具有与 PMMA 骨水泥相似甚至更好的力学性能。注射 Orthocomp 骨水泥的椎体恢复了最初的刚度,并且在显影性、聚合产热等方面优于 PMMA 骨水泥。Cortoss 骨水泥是一种模拟人体骨质许多重要性质的生物活性复合物。其主要成分为 Bis-GMA 和 Bis-EMA 交叉结合树脂和生物活性玻璃陶瓷粒子菱硅钙钠石(Combeite)。可使天然羟磷灰石分布于材料表面促进骨组织的结合。相对于 PMMA 骨水泥,Cortoss 骨水泥在体内的凝固时间更短,减少了注射后骨水泥流动的风险,并且具有可控的"即停即止"的注射系统,可预先少量注入骨水泥以堵住潜在的裂缝或破口,待这部分骨水泥聚合后再进行二次灌注,从而增加了注射的灵活性。Cortoss 骨水泥目前在欧洲已应用于临床,在美国尚处于临床试验阶段。

### (五) 其他新型骨水泥

氧化铁纳米粒子加入磷酸钙骨水泥中。这种新型骨水泥较普通磷酸钙骨水泥有更长的凝固时间,更好的可注射性,且无细胞毒性。加入的氧化铁纳米粒子不影响骨水泥凝固的反应方式,并强化了其显微结构以具有更高的抗压强度。Jayabalan 等报道了羟基聚丙烯延胡索酸(HT-PPF)骨水泥,具有生物降解活性及可注射性。在体外对其理化及生物学特性进行了一系列测定后,发现 HT-PPF 具有良好的弥散性,凝固时间适中(约 5 分钟),凝固温度较低(约 42℃),且生物力学性能平稳,组织相容性高,同时具有良好的骨传导和骨诱导性。HT-PPF 在被周围组织缓慢降解的过程中,可诱导周围成骨细胞渗入附着、软骨形成及钙化组织沉着,并提供支架作用。

# 第六节 强化术与放化疗和手术的联合应用

## 一、强化术与放化疗联合应用

脊柱肿瘤患者,PVP 或 PKP 手术过程中可获得肿瘤标本,在确定其肿瘤类型后,应继续行相应的放、化疗,控制肿瘤发展。

放射治疗能有效地缓解大多数患者椎体转移引起的骨疼痛和神经痛,特别是在控制突发性疼痛和镇痛药不能缓解的疼痛上更显得有意义。放疗可通过杀伤肿瘤细胞来促进骨愈合,溶骨性破坏的病变由增生的纤维组织聚集、钙化来替代。放射治疗能缓解 90% 以上患者的疼痛症状,但一般需在 10~20 天才能显效,而且无强化椎体的功效,相反,射线还会削弱骨的重建能力,使得放疗期间病变椎体有发生病理性骨折的潜在危险。而椎体强化术的优势是可通过骨水泥的填充加强病椎强度，而且可快速有效缓解疼痛。行椎体强化后放疗不仅能增加病变椎体的稳固性，避免脊髓受压的危险性，而且能够克服疼痛剧烈的患者常不能忍受照射期间的体位摆放，长久单一静态卧式和肢体制动要求。使预期放疗或精确放疗能够得以进行。关于体外照射与椎体强化联合应用的研究结果显示，联合治疗效果明显好于单一使用的任一种疗法。Jagas 等关于 PVP 与外照射联合应用的研究指出，联合治疗不仅在治疗效果上表现优异，且在注入骨水泥后，可使外照射时确定最佳正常组织照射边界变得相对容易，增加了照射的安全性。椎体强化还可同放射性粒子植入联合应用，Yang 等将 100 例脊柱转移性肿瘤患者分为 PVP+$^{125}$I 粒子植入组和单纯体外照射组，经 6 个月至 5 年的随访发现，PVP 联合 $^{125}$I 粒子植入组患者的疼痛缓解情况、脊柱稳定性、生活质量及截瘫发生率等均优于单纯体外照射组。

对于化疗较为敏感的肿瘤，在行椎体强化后联合化疗，可有效控制肿瘤的发展。Yang 等将 74 例多发性骨髓瘤合并椎体病理性压缩骨折的患者随机分为 2 组，分别行 PVP+化疗和单纯化疗。联合治疗组完全缓解率（complete remission）为 15.8%，而单纯化疗组为 7.9%，差异有统计学意义。对治疗的总体反应率（overall response rate）在联合治疗组为 65.8%，而在单纯化疗组为 50.0%。因此得出结论：在骨髓瘤的治疗中，联合治疗效果优于单一化疗。有学者在对 136 例实体瘤脊柱转移患者的治疗

情况及随访结果进行分析后指出：医师应认识到椎体强化术应用于疼痛性椎体转移肿瘤，可提高患者的生活质量，改善预后。将其作为放化疗的辅助手段应该受到更多医师的重视。

## 二、强化术与手术的联合应用

椎体强化术与内固定联合现已广泛应用于治疗无神经症状的胸腰椎骨折，取得了满意的疗效。对于出现神经损害（如脊髓、神经根受压表现）表现的脊柱肿瘤患者，若不解除压迫，将导致神经损害进行性加重，尤其是当肿瘤位于中上胸椎时。患者可能从出现脊髓压迫症状到完全瘫痪仅需数天时间。患者因脊髓压迫出现活动困难、大小便失禁，生活无法自理，大大增加了家属照顾患者的时间成本和人力成本。长期卧床可继发卧床相关并发症（如：压疮、坠积性肺炎、血栓、抑郁等）。患者往往在身心的双重折磨下，无尊严地痛苦死去，甚至选择放弃生命。因此，手术减压作为预防瘫痪的重要手段，可提高晚期肿瘤患者临终生活质量，体现生命尊严，减少患者及家属的痛苦。

开放手术可进行有效地减压，内固定重建脊柱的稳定性，而对病椎的处理可采用椎体强化的方式（图 15-6-1）。有学者对开放手术联合椎体强化治疗脊柱转移性肿瘤患者进行了研究，共纳入患者 18 例，其中 8 例有脊髓压迫，3 例为神经根受累症状。术后再行放、化疗。结果显示开放手术联合椎体强化可减轻患者疼痛，改善患者神经症状。脊柱后路

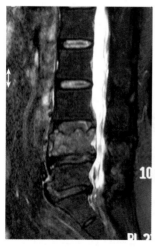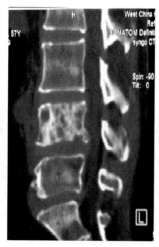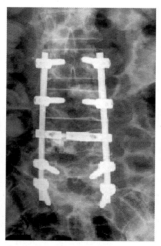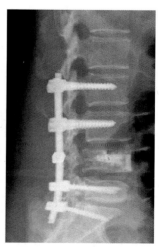

**图 15-6-1　PVP 联合内固定治疗脊柱溶骨性转移瘤**
女性 59 岁，肺癌 L$_4$ 椎转移病理骨折伴不全马尾神经损伤，双肺与纵隔淋巴结转移瘤。行经后路 L$_4$ 椎体成形，
椎管减压，L$_2$~S$_1$ 同种异体骨植骨，椎弓根螺钉内固定术，术后患者症状缓解

椎弓根钉棒系统用于因肿瘤破坏而失稳的椎体上、下节段固定,可达到较好的稳定性,具有承受脊柱轴向压缩,屈伸和侧方负荷的作用;并有一定的抗扭转能力。该术式将椎体成形术与后路钉棒系统联合在一起充分发挥了各自的优势。在开放手术中,可随时清理渗漏入椎管的骨水泥,克服了骨水泥椎管内渗漏的弊端。后路手术暴露相对容易,它可以直接切除受累的后柱结构,通过切除椎板暴露椎管内肿瘤上下界限,彻底清除椎管内的肿瘤组织,解除脊髓压迫。根据 Denis 三柱理论,除了后路牢固内固定外,手术还需为前、中柱提供强有力的支撑。替代物选择多样,如:钛网、自体骨、复合材料人工骨、人工椎体及骨水泥等。该术式选择的患者预期寿命较短,昂贵的填充物显然不适合。而自体骨往往被肿瘤组织再次破坏,维持时间短。所以,骨水泥是该术式理想的填充材料。在病损椎体内注入具有凝固特性的骨水泥进行椎体重建,恢复了前、中柱的支撑抗压性,减轻了椎弓根钉棒系统的负荷,可有效防止椎弓根钉棒松动、断裂及拔出等并发症。

(王贤帝  曾建成)

# 参 考 文 献

1. Baroud, G., Crookshank, M., Bohner, M., et al. High-viscosity cement significantly enhances uniformity of cement filling in vertebroplasty: an experimental model and study on cement leakage. *Spine（Phila Pa 1976）*, 2006, 31: 2562-2568

2. Sun G, Wang L J, Jin P, et al. Vertebroplasty for Treatment of Osteolytic Metastases at C2 Using an Anterolateral Approach. Pain physician, 2013, 16: E427-E434

3. Eck, J. C., Nachttgall, D., Humphreys, S. C., et al. Comparison of vertebroplasty and balloon kyphoplasty for treatment of vertebral compression fractures: a meta-analysis of the literature. *Spine Journal: Official Journal of the North American Spine Society*, 2008, 8: 488-497

4. Greene, D. L., Isaac, R., Neuwirth, M., et al. The eggshell technique for prevention of cement leakage during kyphoplasty. *J Spinal Disord Tech*, 2007, 20: 229-232

5. Hulme, P. A., Krebs, J., Ferguson, S. J., et al. Vertebroplasty and kyphoplasty: a systematic review of 69 clinical studies. *Spine（Phila Pa 1976）*, 2006, 31: 1983-2001

6. Jagas, M., Patrzyk, R., Zwollnskl, J., et al. Vertebroplasty with methacrylate bone cement and radiotherapy in the treatment of spinal metastases with epidural spinal cord compression. Preliminary report. Ortop Traumatol Rehabil, 2005, 7: 491-498

7. Jayabalan, M., Shalumon, K. T, Mttha, M. K., et al. Injectable biomaterials for minimally invasive orthopedic treatments. J Mater Sci Mater Med, 2009, 20: 1379-1387

8. Kaufmann, T. J., Trout, A. T. Kallmes, D. F., et al. The effects of cement volume on clinical outcomes of percutaneous vertebroplasty. AJNR Am J Neuroradiol, 2006 27: 1933-1937

9. Clarencon, F., E. Cormier, H. Pascal-Moussellard, J. B., et al. Transoral approach for percutaneous vertebroplasty in the treatment of osteolytic tumor lesions of the lateral mass of the atlas: feasibility and initial experience in 2 patients. Spine（Phila Pa 1976）, 2013, 38(3): E193-197

10. Krueger, A., Bliemel, C., Zettl, R., et al. Management of pulmonary cement embolism after percutaneous vertebroplasty and kyphoplasty: a systematic review of the literature. Eur Spine J, 2009, 18: 1257-1265

11. Li, Z. Y., Yang, C., Lu, W. W., et al. Characteristics and mechanical properties of acrylolpamidronate-treated strontium containing bioactive bone cement. Journal of Biomedical Materials Research. Part B, Applied Biomaterials, 2007, 83: 464-471

12. Perry, A., Mahar, A., Massie, J., et al. Biomechanical evaluation of kyphoplasty with calcium sulfate cement in a cadaveric osteoporotic vertebral compression fracture model. Spine Journal: Official Journal of the North American Spine Society, 2005, 5: 489-493

13. Ryu, K. S., Shim, J. H., Heo, H. Y., et al. Therapeutic efficacy of injectable calcium phosphate cement in osteoporotic vertebral compression fractures: prospective nonrandomized controlled study at 6-month follow-up. World Neurosurg, 2010, 73: 408-411

14. Taylor, R. S., Fritzell, P, Taylor, R. J., et al. Balloon kyphoplasty in the management of vertebral compression fractures: an updated systematic review and meta-analysis. European Spine Journal, 2007, 16: 1085-1100

15. Weinborn, M., Waton, J., Roch, D., et al. Drug-induced lichenoid reaction after kyphoplasty. Allergy, 2011, 6: 1494-1495

16. Weitao, Y., Qiqing, C., Songtao, G., et al. Open vertebroplasty in the treatment of spinal metastatic disease. Clin Neurol Neurosurg, 2012, 114: 307-312

17. Yang, Z., Tan, J., Xu, Y., et al. Treatment of MM-associated spinal fracture with percutaneous vertebroplasty (PVP) and chemotherapy. Eur Spine J, 2012, 21: 912-919

18. Yang, Z., Tan, J., Zhao, R., et al. Clinical investigations on the spinal osteoblastic metastasis treated by combination of percutaneous vertebroplasty and (125)I seeds implantation versus radiotherapy. Cancer Biother Radiopharm, 2013, 28:

58-64

19. Yazbeck,P. G. ,AL Rouhban,R. B. ,Slaba,S. G. ,et al. Anterior spinal artery syndrome after percutaneous vertebroplasty. Spine J,2011,11:e5-8

20. Huegli,R. W. ,S. Schaeren, A. L. Jacob,J. ,et al. Percutaneous cervical vertebroplasty in a multifunctional image-guided therapy suite:hybrid lateral approach to C1 and C4 under CT and fluoroscopic guidance. Cardiovasc Intervent Radiol,2005,28(5):649-652

# 第十六章 脊柱肿瘤经皮射频消融术

## 第一节 概　　述

实时影像学引导下射频消融术（radiofrequency ablation,RFA）是近年开展的肿瘤微创治疗新技术,操作安全,并发症少,广泛用于治疗各种实质性肿瘤。射频消融技术应用于骨肿瘤的局部介入治疗,得益于医学微创理念和现代工业技术的发展。RFA在影像学精确定位引导下经皮穿刺到达病灶,实行温度和功率双重控制消融范围,以最小的创伤最大限度地局部杀灭瘤细胞,可以缓解肿瘤引起的顽固性疼痛,提高生活质量,是一种有效的局部治疗办法。20世纪90年代以来,射频消融技术在骨肿瘤治疗中的应用不断获得新进展,在基础研究和临床应用方面有新突破,已成熟应用于病灶局限的良性肿瘤如骨样骨瘤、骨母细胞瘤等的治疗,对骨盆和四肢的局限性转移性肿瘤的治疗也取得了良好效果。实验研究和临床应用表明,该技术对于原发性或转移性椎体肿瘤具有良

好的应用价值。RFA联合经皮椎体成形术（percutaneous vertebroplasty,PVP）治疗椎体转移性肿瘤,可起到稳固骨的力线、防止病理性骨折、增强治疗效果的作用。由PVP发展演进的经皮球囊扩张椎体后凸成形术（percutaneous kyphoplasty,PKP）治疗脊柱转移性肿瘤可以降低骨水泥渗漏率,同时给予病变椎体足够的骨水泥支撑,有利于减少和消除脊柱后凸畸形相关的危险因素。术前行数字减影血管造影（digital subtraction angiography,DSA）明确肿瘤血供的同时,进行局部注射化疗药物并行肿瘤血管的吸收性明胶海绵栓塞,可提高脊柱恶性肿瘤RFA后的凝固坏死率。在直视手术的同时,对脊柱肿瘤病灶进行RFA,也起到了降低术中、术后并发症,增强肿瘤灭活的效果。RFA作为一种有效治疗脊柱肿瘤的微创手段,具有广阔的应用前景,并值得进一步探索。

## 第二节 射频消融术的机制

### 一、射频消融术工作原理

RFA是一种新兴的微创技术,治疗肿瘤的基本原理与激光、微波及高强度超声治疗原理相似,均为热损毁方法。它在超声、CT、MRI或内镜引导下,经皮将针状或多极伞状电极刺入患者肿瘤部位,通过射频消融仪测控单元和计算机控制,将频率为460～500kHz的射频电流通过消融电极传送到肿瘤组织内,利用肿瘤组织中的导电离子和极化分子按射频

交变电流的方向作快速变化,使肿瘤组织本身产生摩擦热;当温度达到60℃以上时,肿瘤组织产生不可逆的凝固坏死,坏死组织（灭活组织）在患者体内（原位）将部分吸收（术后约1个月）,坏死组织周围形成纤维包膜,包膜内聚集了中性DNA,它能增强患者的免疫功能,提高疗效;同时,肿瘤周围组织凝固坏死形成一个反应带,切断肿瘤血供并防止肿瘤转移。RFA具有操作简单方便、可控性强、创伤小、疗效确切、适应证广、疗程短、见效快、并发症少等优点。研究表明,RFA引起的癌组织坏死灶的大小和

形状,与射频仪治疗所采用的发射能量、暴露电极的长度、电极针的空间分布、预设定组织阻抗和持续时间有关。目前国内应用于临床治疗的进口射频消融系统有美国迈德公司(Medsphere International,MSI)及美国瑞达公司(RITA Medical Systems Inc.,Mountain View,CA)提供的各种型号射频电极针,射频治疗仪最大功率可达150~250W,多极伞状电极一次可产生消融直径3.5~7cm大小的球形凝固灶,并可通过上述参数由计算机自动控制所需凝固灶的大小。

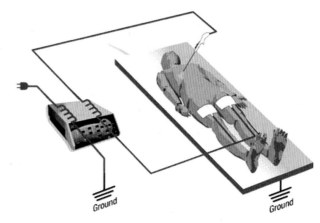

图 16-2-1　RFA 电流回路图

射频电极周围组织的温度升高并非电极自身温度升高和传导所致,而是组织中离子在电极的高频交替变化的电流作用下,产生振荡运动,离子振荡摩擦生热,引起局部组织温度升高。最初的单电极式射频探针的射频电流从单电极向外传播时,随着传播距离的增大,能量迅速下降,其程度与传播距离的平方成反比,因此组织凝固坏死区直径最大只能够达到1.6cm。随后出现的双电极式射频探针消融的范围达到了4~5cm。多极式射频探针的问世,使得凝固坏死区达到3.5~7cm。为了让热传导能够使肿瘤凝固坏死达到足够的范围,RFA区域常需要包括肿瘤周边的部分正常组织。因此,根据组织坏死的最大范围,多数学者认为RFA治疗肿瘤的直径一般不超过6cm,在3cm以内效果最好(图16-2-1~图16-2-3)。

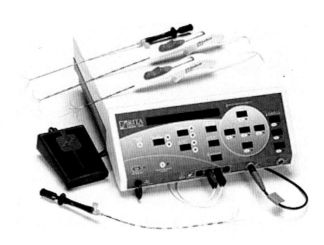

图 16-2-2　RITA 射频消融仪系统

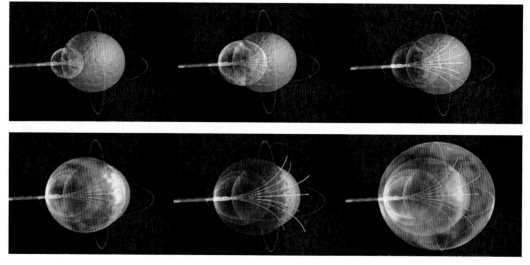

图 16-2-3　RFA 热消融形成示意图

## 二、射频消融术治疗脊柱肿瘤

原发性脊柱良性肿瘤主要有骨样骨瘤、脊柱血管瘤、软骨瘤等；脊柱交界性肿瘤有骨母细胞瘤、嗜酸性肉芽肿和动脉瘤样骨囊肿等；脊柱恶性肿瘤主要有恶性骨巨细胞瘤、浆细胞骨髓瘤、脊索瘤、骨肉瘤、软骨肉瘤等。脊柱转移性肿瘤较原发性脊柱肿瘤多见，多数发生于胸、腰椎，其次是颈椎，尤其多见于老年患者，中青年患者也可见。

解剖学上，脊柱以松质骨为主，外围包裹以较薄的皮质骨，因此脊柱的血运较丰富，尤其对于脊柱转移性肿瘤而言，常规手术切除脊柱肿瘤面临出血多、手术难度大、切除不彻底等问题。有研究表明，恶性肿瘤细胞对热的敏感性高于正常组织细胞，因此，RFA 应用于脊柱肿瘤的治疗能够较好地杀灭肿瘤细胞。

射频热降低癌性疼痛的机制有如下几种可能：①高温破坏涉及骨膜及皮质骨的相邻的感觉神经纤维，抑制痛觉传导；②机械性减压，通过热损毁使肿瘤体积减小，减少刺激感觉神经纤维；③破坏肿瘤细胞产生神经刺激因子（肿瘤坏死因子，白介素等），这可能降低神经纤维的敏感性及痛觉传导；④抑制可引起疼痛的破骨细胞活性。

脊柱肿瘤 RFA 治疗中需要保留脊髓及神经根的活性，因此神经组织对高温的敏感性直接影响到 RFA 对肿瘤组织的温度剂量。实验研究发现，44℃温度作用于犬坐骨神经持续 1 小时，可造成严重损伤；小鼠脊髓的半数反应剂量（ED50）为 41.3℃ 1 小时或 45℃ 10.8 分钟；犬脑组织的耐热限度为 42℃ 45 分钟或 43℃ 15 分钟。因此，临床上应用中应尽可能使涉及重要神经组织的温度控制在 42℃ 以下，不宜超过 43℃。研究表明，完整的骨皮质可有效限制热的分布和传导，而椎体后壁的完整性是避免脊髓热损伤的重要保证（图 16-2-4、图 16-2-5）。

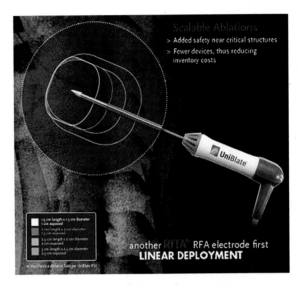

图 16-2-4　RITA UniBlate 单电极

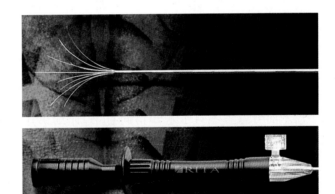

图 16-2-5　RITA StarBurst™ XL 伞状电极

# 第三节　射频消融术的适应证与禁忌证

## 一、射频消融术的适应证

脊柱肿瘤的 RFA 是一种较新的技术，一些适应证正在不停地探索过程中。根据国内外现有文献，总结如下：

### （一）脊柱原发性肿瘤

1. 骨样骨瘤　骨样骨瘤约占脊柱原发性肿瘤的 7.5%，主要症状是夜间加重的疼痛感，口服非甾体抗炎药物有效，X 线线很难发现病灶，CT 扫描可见 0.8~1.0cm"鸟巢"样病灶。

2. 骨母细胞瘤　约占脊柱肿瘤的 11%，影像学上容易和骨样骨瘤混淆,主要症状为后背部酸痛,也可以无症状。

3. 上皮样血管内皮瘤　占脊柱肿瘤的 10% ~ 20%,对于一些存在椎体压缩骨折的病灶,可联合应用椎体成形术进行治疗。

4. 软骨瘤　约占脊柱肿瘤的 2%。

5. 骨巨细胞瘤　约占脊柱肿瘤的 15%。

6. 软骨肉瘤　占脊柱肿瘤的 6%。

7. 脊索瘤。

8. 浆细胞骨髓瘤和淋巴瘤。

**(二) 脊柱转移性肿瘤**

脊柱转移性肿瘤在脊柱肿瘤中非常常见,有 10% ~ 30% 的肿瘤患者发生脊柱转移。胸椎和腰椎转移常见,原发灶多见于乳腺癌、肺癌、前列腺癌、肝癌及肾脏恶性肿瘤等。大部分患者临床症状最早表现为疼痛,继而发生病理性骨折,尤其是脊柱溶骨性破坏的病灶和脊柱浆细胞骨髓瘤患者,更容易发生病理性骨折。支持性和姑息性治疗是目前针对大多数患者行之有效的办法。

脊柱转移性肿瘤的非手术治疗方法包括镇痛药物治疗、放射治疗、激素治疗、化疗及二磷酸盐类药物治疗等。外科手术治疗包括病变椎体切除、cage 重建、骨水泥成形术、椎弓根螺钉内固定术等。但对于年纪较大、体质较弱、且合并有其他疾病或病灶多处转移的患者而言,外科手术相对创伤较大、恢复期较长,选择微创和姑息性治疗的办法是首选。

## 二、射频消融术的禁忌证

RFA 治疗肿瘤的原理是一种热疗,在引起肿瘤组织热损毁的同时,也会导致周围正常组织的热损伤。因而对一些包裹有重要的血管和神经等组织的、椎管后壁不完整、有可能导致重要组织器官损伤的肿瘤禁用经皮穿刺 RFA 治疗,对于一些不能耐受麻醉和凝血机制障碍的患者,也谨慎使用。存在神经受压症状的患者,可考虑在神经减压手术的同时直视下进行 RFA。

# 第四节　射频消融术的技术要点与疗效

## 一、术前准备

术前与患者签订手术知情同意书,详细讲述 RFA 治疗脊柱肿瘤的原理和要达到的预期目的。术前常规检查心电图、出凝血时间、脊柱正侧位 X 线片、病变椎体的 CT 扫描和三维重建、MR 平扫加增强和全身核素骨扫描,明确患者对麻醉药物或抗生素是否过敏,年龄超过 65 岁患者需进行心肺功能检查。对患者全身和局部情况进行综合评定,明确肿瘤部位、大小以及与周围组织器官的毗邻关系。根据影像学资料制定空间布针方案,选择不同规格的电极、设计进针点及进针方向。对于体积较大、形状不规则的骨转移病灶,需多次进针达到消融范围,相邻进针位点射频治疗有效半径一般可叠加 30% ~ 50%。

术前活组织检查可明确肿瘤性质,指导下一步对肿瘤的综合治疗。术前需准备肿瘤穿刺活检器械,以备术中使用。对于影像学显示肿瘤血运丰富的肿瘤组织,可于术前进行 DSA,必要时进行局部

血管的吸收性明胶海绵栓塞,病理明确者可于血管栓塞前血管内注射对肿瘤细胞敏感的化疗药物进行局部化疗。

## 二、操作方法与要点

根据患者肿瘤病灶部位,采取全麻或腰麻,患者平卧于 C 形 X 线机或 CT 机检查平台上,前臂建立静脉补液通道。根据病灶部位和穿刺进针方向,调整患者不同的体位,碘伏消毒术野皮肤直径约 30cm,铺无菌洞巾。首先对病灶部位进行 C 形臂机透视或 CT 断层扫描,CT 扫描层厚 2 ~ 4mm,平均 3mm。计算肿瘤大小,根据肿瘤空间范围初步确定各进针点及空间布针数,确定进针角度,进针点原则上选择既方便穿刺针进入病灶,又可避免周围神经、血管和重要组织脏器损伤的路径。如椎体肿瘤,一般选择经椎弓根入路。对于实体瘤,空间布针根据所采用射频电极的有效直径进行估算,原则上是有效消融半径依次相叠加 30% ~ 50% 区域进行空间布针。用开皮针将皮肤切开一约 3mm 长切口,经皮

肤切口用直径为 11~13G 的椎弓根穿刺系统进行穿刺,直达病灶,影像学定位下调整进针方向。建立工作通道后,用美国 Cooker 公司产骨活检针经原通道刺入病灶,取部分病灶组织放置于甲醛溶液中送病理检查。

　　根据肿瘤大小选取不同规格的射频电极针经工作通道插入病灶内(图 16-4-1A),再次影像学扫描见电极位置确切,伞状电极充分打开(图 16-4-1B),线路连接射频消融仪,负极电板贴于下肢后外侧,设置消融参数为治疗温度 95℃±5℃,治疗时间设为 5~10分钟,功率设为 150W。启动射频消融仪,当达到治疗温度 95℃后机器开始自动倒计时。治疗时间结束,机器自动停止,缓慢取出射频电极,热凝穿刺针道防止出血。根据病灶范围和大小,不同进针点依同样步骤进行穿刺、布针、消融(图 16-4-1C、D、E)。在无重要的神经、血管及重要脏器损伤的前提下,消融边界应当超出肿瘤边界 0.5~1.0cm。治疗完成后针眼处酒精纱布、无菌敷料包扎(图 16-4-2)。

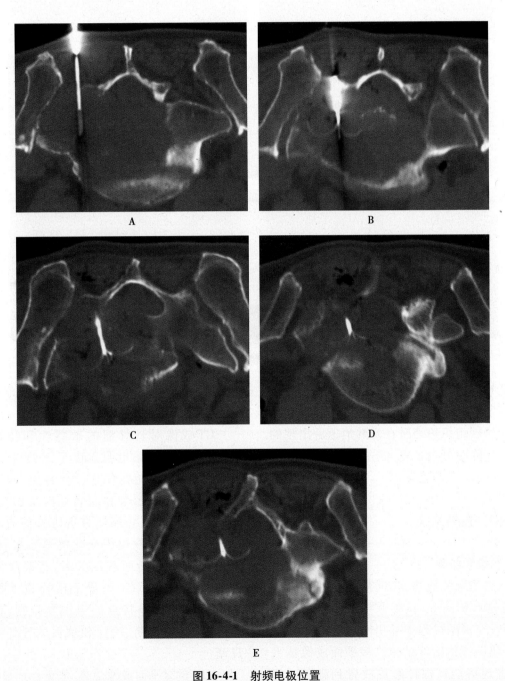

**图 16-4-1　射频电极位置**
A. CT 引导下将射频电极经皮刺入腰骶部骨转移病灶;B. 将伞状电极充分打开;C、D、E. 根据病灶范围和大小,进行空间布针,消融

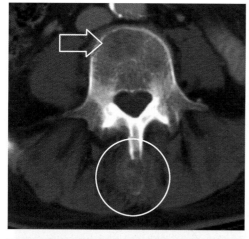
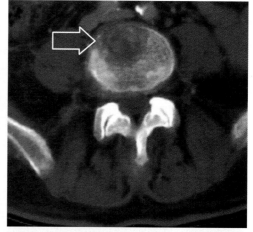
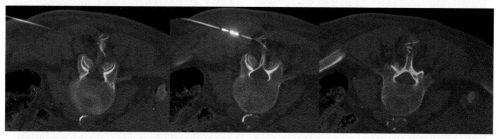
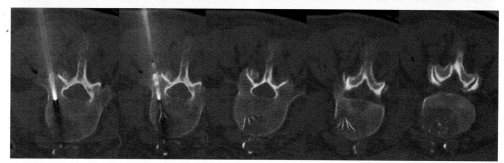

图16-4-2 男性,63岁,食管癌椎体及棘突转移,进行多次进针、肿瘤射频消融

术后适当静脉用抗感染及消肿药物,6小时内平卧,给予吲哚美辛栓100mg纳肛或肌注布桂嗪100mg,以减轻因组织热消融在麻醉消退后出现的局部疼痛。术后24小时恢复无限制性正常活动,继续口服抗生素3天预防感染。

### 三、术中监测系统

#### (一)影像学监测

为满足热消融的成功,诊断成像包括3个任务,即精确显示靶病变,在影像导引下将消融探针放到靶点;在消融过程中导引和监测能量的蓄积和发散;随访评估治疗结果。多平面成像技术可以较理想地将能量探针经皮放置到靶点。超声和CT廉价而有效,它们常常被用来作为导引设备。MRI能提供肿瘤与组织间的最大对比度,且可多平面导向,更为重要的是可实时检测靶组织的温度变化。

CT成像对骨肿瘤的敏感性和特异性均较好,其密度分辨率也明显优于X线片。CT对肿瘤累及范围、邻近组织尤其是神经、重要血管等显示良好,在显示骨肿瘤病灶内结构与钙化、细小骨皮质破坏及病理性骨折等方面有其自身优势,但对骨肿瘤软组织变化的显示欠佳。CT良好的分辨率和断面解剖关系,提高了穿刺的精确度和安全性。CT引导下活检技术的开展可提供骨肿瘤影像特点的组织学依据,使骨肿瘤的诊断、鉴别诊断、治疗和预后的评估有了明显提高。

MRI的多平面成像优势,能更好地显示肿瘤全貌。MRI对骨髓异常十分敏感,因此在骨肿瘤疗效评估中起着极其重要的作用,信号强度的变化可提供病灶内骨化和纤维组织成分的变化。动态增强MRI不仅能反映肿瘤强化效果和肿瘤实际轮廓，还能显示肿瘤不同的增强类型，反映肿瘤内部不同的血管化程度与灌注状态。

### （二）温度监测

为了保证治疗过程的安全性，必须监测靶组织内的温度分布，因为热消融技术的生物学效应主要取决于肿瘤每一部分所达到的温度。应用磁共振热成像的介入性MRI具有很高的空间和时间分辨力，允许非侵入性地监测体内的介入步骤，与CT或超声导向治疗相比，磁共振环境对激光和射频治疗设备的要求更高。磁共振弛豫机制的温度依赖性和MRI的高度敏感性，特别适用于显示和控制组织的热能蓄积，这是介入性MRI在间质治疗中应用的基础。

MRI拥有与众不同的特征，能够显示热消融治疗中$T_1$和$T_2$加权像的信号变化，$T_2$加权像中信号减低可用来作为凝固坏死的标志。影像学和病理对照研究说明，MRI与CT可清楚显示$2 \sim 3mm$的凝固坏死区域。当然，MRI的优势是它的实时显示能力，这对治疗与重要结构毗邻的病变特别有用。MRI和CT都可用于随访检查。

## 四、疗效评定

### （一）疼痛视觉类比评分系统

疼痛视觉类比评分系统（visual analogue score，VAS，0-10）是临床常用的疼痛评分系统，能够相对客观地评价治疗前后疼痛程度的变化情况。同时，因为患者痛阈的个体差异，不同个体疼痛分值大小也存在一定的误差。但目前尚无更好的疼痛评价指标，因此可作为相对指标对治疗效果进行评价。FRA治疗后即刻可减轻肿瘤引起的疼痛，这跟肿瘤热消融后体积减小、痛觉纤维破坏、肿瘤致痛因子释放得到抑制有直接的关系。

### （二）影像学评定

X线、CT及MRI可以显示治疗前后肿瘤体积大小、肿瘤组织含水量、椎体高度、病灶周围骨量等变化，尤其MR $T_2$加权相信号强度的改变，可明确消融范围的大小及肿瘤组织坏死程度及判断预后。

### （三）组织学评定

取RFA治疗前后肿瘤边缘组织和肿瘤组织在光镜和电镜下观察肿瘤细胞坏死率，将病理检查结果肿瘤坏死程度分为无（0）、差（>0，<50%）、良（>50%，<100%）和佳（100%），以此判定肿瘤坏死情况。

# 第五节　射频消融术的并发症及其预防

射频热在人体组织内的传导是不规则的，这取决于组织本身的热传导系数和含水量，含水量丰富的组织热传导相对就迅速，电阻较小，消融效果确切。含水量较少的组织，热传导较差，电阻抗较大，消融效果欠佳。肿瘤组织周围常常伴有重要的血管、神经、脊髓、膀胱、直肠等，位置表浅的肿瘤组织与皮下脂肪组织距离较近，因此在消融过程中，理论上存在脂肪液化、神经灼伤、直肠穿孔、血管损伤，以及术后病理性骨折、肿瘤复发等并发症。

为尽可能防止并发症的发生，治疗过程中需采取一些必要的措施。首先，要严格掌握手术适应证，椎体肿瘤原则上选择椎体后壁完整的病灶进行经皮穿刺进针，椎体后壁破损或椎管完整性遭到破坏的病灶，禁止进行经皮穿刺热消融。其次，制订严格的术前消融计划，科学计算肿瘤空间大小，选择正确的射频电极。再次，要掌握熟练的经皮穿刺技巧，术中操作需将射频电极准确无误地插入病灶内、且明确电极周围组织的解剖关系。第四，要掌握好治疗时间和治疗温度，恶性肿瘤组织一般来说血运比较丰富，因此在治疗过程中丰富的血液流动会带走一部分热量，在治疗时间选择上可根据具体情况适当调整治疗时间和治疗温度。第五，和其他治疗方式联合进行，为降低术后病理性骨折的发生率，可同时进行椎体的骨水泥成形术；椎管完整性受到破坏且有神经受压症状的病灶，可选择在手术减压、直视下进行肿瘤病灶的RFA，为防止脊髓的热损伤，术中可反复用冰盐水冲洗硬脊膜；对于血运丰富的病灶，可术前行肿瘤血管造影并进行高选择性血管栓塞,以增加肿瘤坏死和防止治疗过程中射频热量的散失。第六,对于体积较大,一次治疗无法达到肿瘤完全损毁或治疗后复发肿瘤,可采取多次、多点穿刺进针治疗的方式。

根据临床治疗需要,射频电极针增加了独特注水孔的设计,术中可注入化疗药物、乙醇(酒精)来增强治疗效果,或肿瘤局部组织注射盐水降温,防止组织炭化。这不但扩大了消融范围、增加了治疗效果,同时可以在一定程度上降低肿瘤周围正常组织的热损伤。

# 第六节　射频消融术与椎体强化术合用的临床价值

影像学引导下经皮椎体成形术(PVP)是通过在影像学定位引导下,经皮穿刺,将外科用骨水泥注入病变椎体内,达到稳定椎体结构,增强椎体负重能力的作用。它可用于椎体良性病变如骨质疏松引起的椎体骨折以及椎体转移性肿瘤、淋巴瘤、浆细胞瘤、血管瘤等的治疗。在增强椎体稳定性的同时,可以起到减轻疼痛的作用。

RFA联合PVP治疗脊柱肿瘤是近年来提出的一个较新的理念,两种治疗方法具有互补作用。脊柱肿瘤中最多见的是脊柱转移性肿瘤,往往会有病理性骨折和难以忍受的疼痛感,其中大部分患者都不适合常规手术治疗而只能采取姑息性治疗。PVP常常被单独或联合外科手术用来维持转移性骨肿瘤患者的脊柱稳定性,近期随访结果满意,而极个别失败的病历往往因为肿瘤的快速发展和肿瘤病灶的破坏范围较大引起。RFA可用于治疗多种肿瘤,其中包括脊柱转移性肿瘤。它的优点在于在不采取外科切除的情况下可以杀死肿瘤组织,而对于无法耐受常规手术的患者,可以选择RFA进行治疗。RFA可以在患者意识清醒、局部麻醉下实施,同时在影像学引导下能够控制热消融范围大小。它可以减轻因为骨肿瘤和转移性病灶引起的疼痛,其中包括脊柱病变。有关报道表明,采取RFA治疗的溶骨性破坏的患者中,约80%的患者在随访期间明显降低了止痛药物的使用量。

经皮球囊扩张椎体后凸成形术(percutaneous kyphoplasty,PKP)在经皮椎体成形术(PVP)基础上形成,是将球囊在X线透视引导下沿经皮插入的套管置入椎体,在一定压力下球囊扩张,使病变椎体的松质骨中形成一个类圆形的空间,移出球囊后,在较低压力下向空腔内推入团状期(固态)骨水泥PMMA。PKP是PVP的一大进步,撑开的球囊可使RFA后的病灶区域获得更大的空间以利于骨水泥更大范围地填充,增加了椎体的稳定性,同时也扩大了骨水泥与病灶边缘的接触机会,在骨水泥释放热

量时更有利于病灶边缘肿瘤组织的热损伤。

一个值得思考的问题是,靠近脊髓和神经的肿瘤是否可以采取RFA进行治疗。相对于软组织,脊椎的皮质骨作为一种热传导的绝缘体,而松质骨可以明面降低热量的传导,因而为肿瘤与脊髓和神经组织之间提供了一个安全屏障。建议需要进行RFA的瘤巢至少距离重要的结构至少要1cm距离,这样可以使热损毁范围在不会侵入椎管和不需要将射频电极紧贴着椎管后壁的情况下,将整个肿瘤病灶热消融。

PVP或PKP的目的是减轻患者疼痛、防止病理性骨折、维护或提高脊柱的稳定性。而联合应用RFA进行治疗,可以使椎旁和椎体内静脉丛在高温下发生血栓,因而降低椎体成形操作过程中比如骨水泥反应、肿瘤细胞经静脉网转移等并发症。虽然单独行RFA治疗可以减轻疼痛,但是却不能提高脊柱的稳定性。但RFA可以通过破坏椎体成形病灶内的肿瘤组织,有助于骨水泥在椎体内的分布,延长椎体成形术后致椎体稳定的时间,降低椎体成形术的失败率。

射频消融和椎体成形术可以同时进行,都可以在椎体成形建立的工作通道内操作。首先经椎弓根

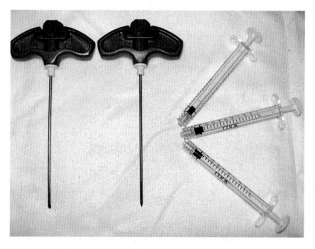

**图16-6-1　Cooker骨穿针和1ml注射器**

或椎弓根旁入路建立工作通道，活检钳或活检针取肿瘤组织送病理，然后将射频电极经工作通道插入病灶内进行 RFA，结束后再进行椎体成形，经工作通道将骨水泥直接或经球囊成形后注入病灶内。常用工具包括 11～13G 穿刺针，1ml 注射器，骨科小锤，骨水泥和单体（PMMA），以及 C 形臂机和（或）CT 等（图 16-6-1）。

国内外的文献表明，RFA 联合 PVP 或 PKP 治疗椎体肿瘤较分别单独应用两种治疗方式具有明显的优势，在扩大肿瘤损毁范围、减轻疼痛的同时，增加了脊椎的稳定性，防止了脊椎后凸畸形的发生率和骨水泥松动率。

典型病例一：女性，65 岁，鼻咽癌腰$_3$椎体转移放疗术后 4 年（图 16-6-2A、B、C、D）

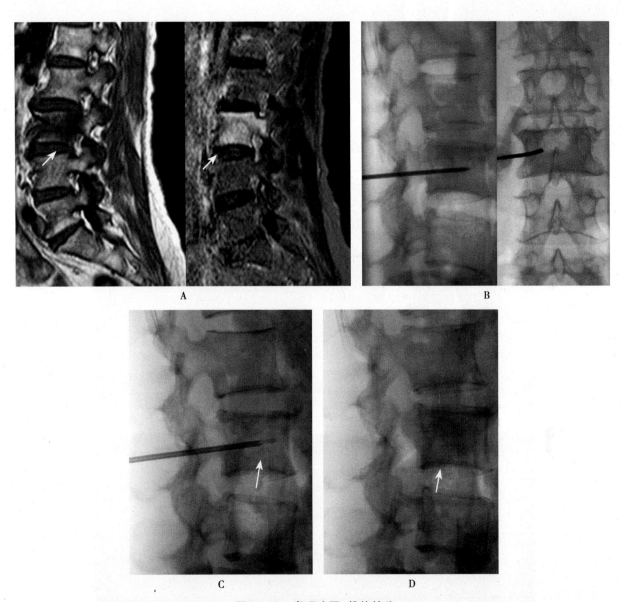

A

B

C

D

**图 16-6-2　鼻咽癌腰$_3$椎体转移**

A. 女，65 岁，鼻咽癌腰$_3$椎体转移放疗术后 4 年，MRI 显示 L$_3$ 椎体病变（T$_1$、T$_2$ 加权相）；B. 骨穿针经腰$_3$左侧椎弓根进针（正侧位透视片）；C. RITA UniBlate 微泵单针射频消融；D. 骨水泥注入

典型病例二:女性,45 岁,非小细胞肺癌,$T_9$、$T_{12}$转移(图 16-6-3A、B、C、D、E、F)

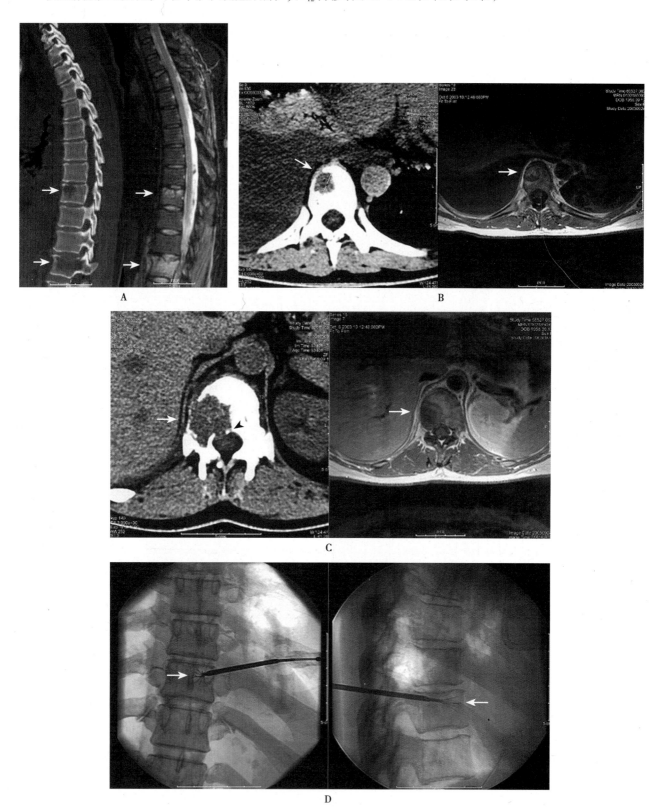

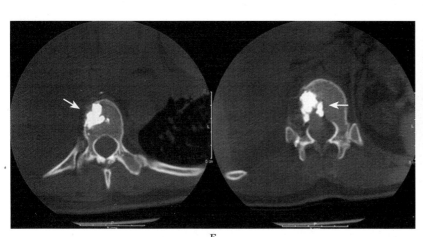
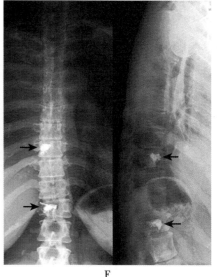

图 16-6-3　非小细胞肺癌转移灶

A. CT、MRI 显示转移病灶在 $T_9$、$T_{12}$；B. CT、MRI 显示转移病灶在 $T_9$ 椎体右前方；C. CT、MRI 显示 $T_{12}$ 转移灶破坏了椎体后壁，轻度椎管受压；D. 后前位、侧位 X 线显示 RFA 电极针插入病灶中心并打开伞状电极；E. 术后 CT 平扫显示骨水泥分布情况，未见骨水泥硬膜外间隙渗漏；F. 术后后前位、侧位 X 线显示骨水泥在 $T_9$ 及 $T_{12}$ 的分布情况

典型病例三：女性，47 岁，乳腺癌 $T_{11}$、$L_1$ 转移行 RFA+PKP 治疗（图 16-6-4A、B、C、D、E、F）

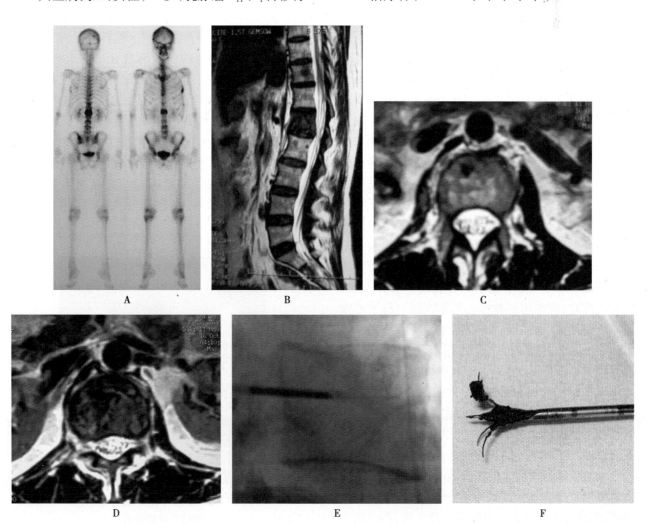

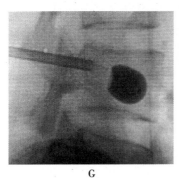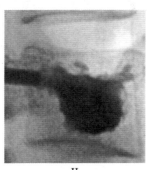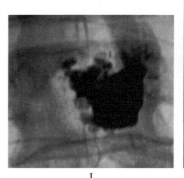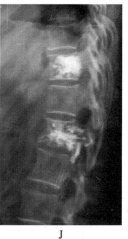

G　　　　　　　H　　　　　　　I　　　　　　　J

**图 16-6-4　乳腺癌转移灶**

A. ECT 骨扫描；B. MR 矢状位片示 $T_{11}$、$L_1$ 病灶；C. $T_{11}$ MR 轴位片；D. $L_1$ MR 轴位片；E. 椎体病灶 RFA 中；F. RFA 后的伞状电极；G. 球囊椎体成形；H. 骨水泥注入 $T_{11}$；I. 骨水泥注入 $L_1$；J. RFA+PKP 术后 X 线片

# 第七节　射频消融术与手术切除合用的临床价值

肿瘤治疗的原则是以早期手术彻底切除为主的综合治疗,尽可能清除肿瘤组织及避免肿瘤复发、延长患者的生存时间、改善患者的生存质量。一些引起疼痛症状的良性肿瘤可以通过经皮穿刺微创条件下采取 RFA 达到治疗效果。对于椎体后壁皮质完整且不适合常规手术的患者,亦可以通过 PFA 联合 PVP 技术达到姑息性治疗的效果。而对于一些患者一般状况良好、肿瘤体积较大、肿瘤与脊髓或神经根边界不清、椎管完整性受到破坏、合并有神经受压症状的患者,不适合经皮穿刺 RFA 治疗。而由于脊柱解剖位置的复杂性,临床很难完全做到肿瘤的彻底切除。此类肿瘤往往多采取肿瘤病灶清除术(debulking)。这种手术将肿瘤病灶进行分块切除,即刮除(curretage)。由于此术式为囊内手术,所以切除彻底性差,很难达到肿瘤的局部控制。行手术椎管减压辅助椎弓根固定系统联合直视下 RFA 技术,可以将手术和 RFA 两者的优点相结合:手术先将硬膜囊和神经根显露,在 RFA 过程中可以通过不断冲水降温来保护脊髓神经;RFA 后的肿瘤组织固缩、血管闭塞,在肿瘤切除过程中的出血量会明显减少。既增加了肿瘤清除的彻底性,又大大增加了操作的安全性。

常规采用脊柱后方手术入路。选择需要固定的病灶邻近节段置入椎弓根钉后,先行病灶所在节段的椎板切除,充分显露硬脊膜囊和神经根,再经该节段椎弓根进入椎体病灶内取活检,同样通过椎弓根在 X 线透视下将 RFA 电极置入椎体病灶内(图 16-7-1),电极到达满意的位置后打开伞状电极,开始 RFA 过程。消融过程可设定为 8～12 分钟,射频有效功率为 150W,有效治疗温度可设为 95±5°C。在此过程中为了确保脊髓和神经根不被高温灼伤,需不断用水冲洗硬膜囊周围,以带走硬膜与肿瘤交界处部分热量。消融结束后,再进行彻底的病灶刮除和脊柱稳定性重建,刮除的组织作为 RFA 后的病理标本,以进行治疗前后的组织学评估。

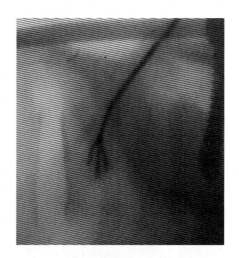

**图 16-7-1　X 线透视下 RFA 电极已到达椎体病灶内**

虽然已初步证实病灶清除联合术 RFA 临床应用的可行性和有效性，但在病例的选择、RFA 时间和温度控制等方面仍存在很多疑惑和问题，此治疗方法是否可以延长患者的生存时间及远期疗效如何尚不清楚，还需要今后进一步研究。

总之，微创外科的发展是现代外科领域的主旋律，旨在以最小的创伤达到最佳的治疗效果。射频消融治疗脊柱溶骨性病灶是一项简单、微创、安全、高效的方法，对于大多数脊柱肿瘤患者可以作为一种很好的选择。

（郑龙坡）

## 参 考 文 献

1. 郑龙坡,蔡郑东. 射频消融技术在骨肿瘤治疗中的应用. 国际骨科学杂志,2006,27(4):220-224

2. 郑龙坡,蔡郑东,牛文鑫,等. 热力学有限元方法研究骨组织热传导的三维空间分布. 中国组织工程研究与临床康复杂志,2008,12(39):7665-7668

3. 郑龙坡,蔡郑东,张治宇,等. 射频消融姑息性治疗骨转移瘤的效果. 中国骨肿瘤骨病杂志,2009,8(2):87-90

4. 蔡郑东,郑龙坡,左长京,等. CT 引导下经皮穿刺骨样骨瘤射频消融术. 中华骨科杂志,2008,28(2):122-126

5. 汝鸣,蔡郑东,郑龙坡,等. Paiban 骨组织单电极射频消融的范围及热场分布. 中国组织工程研究与临床康复杂志,2008,12(30):5865-5868

6. 郑龙坡,龚海洋,李全,等. 射频消融联合经皮后凸成形术治疗胸腰椎体转移性肿瘤的临床分析. 第二军医大学学报,2011,32(2):220-223

7. Mendel E, Bourekas E, Gerszten P, et al. Percutaneous techniques in the treatment of spine tumors:what are the diagnostic and therapeutic indications and outcomes? Spine(Phila Pa 1976),2009,34(22 Suppl):S93-100

8. Dasenbrock HH, Gandhi D, Kathuria S. Percutaneous plasma mediated radiofrequency ablation of spinal osteoid osteomas. J Neurointerv Surg,2012,4(3):226-228

9. Callstrom MR, Charboneau JW, Goetz MP, et al. Painful metastases involving bone:feasibility of percutaneous CT-and US-guided radio-frequency ablation. Radiology, 2002, 224(1):87-97

10. Halpin RJ, Bendok BR, Sato KT, et al. Combination treatment of vertebral metastases using image-guided percutaneous radiofrequency ablation and vertebroplasty:a case report [J]. Surg Neurol,2005,63(5):469-475

11. Samaha EI, Ghanem IB, Moussa RF, et al. Percutaneous radiofrequency coagulation of osteoid osteoma of the "Neural Spinal Ring[J]". Eur Spine J,2005,14(7):702-705

12. Nakatsuka A, Yamakado K, Maeda M, et al. Radiofrequency ablation combined with bone cement injection for the treatment of bone malignancies[J]. J Vasc Interv Radiol,2004,15(7):707-712

13. Gronemeyer DH, Schirp S, Gevargez A. Image-guided radiofrequency ablation of spinal tumors:preliminary experience with an expandable array electrode. Cancer J,2002,8:33-39

14. Schaefer O, Lohrmann C, Markmiller M, et al. Technical innovation:combined treatment of a spinal metastasis with radiofrequency heat ablation and vertebroplasty. AJR Am J Roentgenol,2003,180:1075-1077

15. Weill A, Chiras J, Simon JM, et al. Spinal metastases:indications for and results of percutaneous injection of acrylic surgical cement. Radiology,1996,199:241-247

16. Gazis AN, Beuing O, Franke J, et al. Bipolar radiofrequency ablation of spinal tumors:predictability, safety, and outcome. Spine J,2013,pii:S1529-9430(13)01203-5.

17. Becce F, Richarme D, Letovanec I, et al. Percutaneous radiofrequency ablation of primary intraosseous spinal glomus tumor. Skeletal Radiol,2012,41(4):467-472

18. Alexander G, Hadjipavlou, Philip H. Lander, Dante Marchesi. Minimally Invasive Surgery for Ablation of Osteoid Osteoma of the Spine. Spine,2003,28:E472-E477

19. Tokunaga K, Sugiu K, Miyoshi Y, et al. Percutaneous vertebroplasty combined with radiofrequency ablation for a patient with a spinal metastatic tumor:case report. No Shinkei Geka,2005,33(8):811-815

20. Rossi S, Bustarini E, Garbagnati F, et al. Percutaneous treatment of small hepatic tumors by an expandable RF needle elextrode [J]. AJR Am J Roentgenol,1998,170(4):1015-1022

21. Parikh AA, Curley SA, Fornage BD, et al. Radiofrequency ablation of heptic metastases [J], Seminars in Oncology, 2002,29(2):168-182

22. Dupuy DE, Hong R, Oliver BS, et al. Radiofrequency ablation of spinal tumors:temperature distribution in the spinal canal. AJR Am J Roentgenol,2000,175:1263-1266

23. You NK, Lee HY, Shin DA, et al. Radiofrequency ablation of spine:an experimental study in an ex vivo bovine and in vivo swine model for feasibility in spine tumor. Spine (Phila Pa 1976),2013,38(18):E1121-1127

24. Vujaskovic Z, Gillette SM, Powers BE, et al. Effects of intraoperative hyperthermia on canine sciatic nerve:histopathologic and morphometric studies. Int J Hyperthermia,1994,10 (6):845

25. Froese G, Das RM, Dunscombe PB. The sensitivity of the thoracolumbar spinal cord of the mouse to hyperthermia. Radiation Resarrch,1991,125:173

26. Woertler K, Vestring T, Boettner F, et al. CT-guided percuta-

neous radiofrequency ablation and follow-up in 47 patients. J Vasc Interv Radiol,2001,12:717-722

27. Callstrom MR,Charboneau JW,Goetz MP,et al. Painful metastases involving bone:feasibility of percutaneous CT- and US-guided radio-frequency ablation. Radiology,2002,224:87- 97

28. Callstrom MR, Charboneau JW, Goetz MP, et al. Image-guided ablation of painful metastatic bone tumors:a new and effective approach to a difficult problem. Skeletal Radiol,2006,35(1):1-15

29. Harrington KD. Metastatic disease of the spine[J]. J Bone JointSurg Am,1986,68(7):1110-1115.

30. 李浩淼,Alessandro Gasbarrini,Michele Cappuccio,et al. 术中射频消融后病灶刮除治疗脊柱转移瘤. 中国脊柱脊髓杂志,2008(11):828-831

31. Pizzoli AL,Brivio LR,Caudana R,et al. Percutaneous CT-guided vertebroplasty in the management of osteoporotic fractures and dorsolumbar metastases. Orthop Clin North Am,2009,40(4):449-458

32. Masala S,Manenti G,Roselli M,et al. Percutaneous combined therapy for painful sternal metastases:a radiofrequency thermal ablation (RFTA) and cementoplasty protocol. Anticancer Res,2007,27(6C):4259-4262

33. Masala S,Chiocchi M,Taglieri A,et al. Combined use of percutaneous cryoablation and vertebroplasty with 3D rotational angiograph in treatment of single vertebral metastasis:comparison with vertebroplasty. Neuroradiology, 2013, 55(2):193-200

34. Groetz SF,Birnbaum K,Meyer C,et al. Thermometry during coblation and radiofrequency ablation of vertebral metastases:a cadaver study. Eur Spine J,2013,22(6):1389-1893

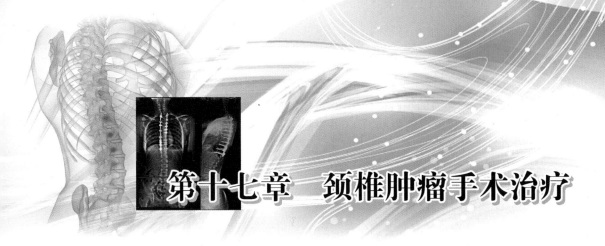

# 第十七章 颈椎肿瘤手术治疗

## 第一节 上颈椎肿瘤的手术治疗

上颈椎是指位于枕骨和 $C_{2/3}$ 节段之间的结构，由枕骨大孔区、寰椎、枢椎、颈$_{2\sim3}$椎间盘及其周围软组织组成。是人体头部与躯干连接的枢纽及重要解剖部位，它与延髓生命中枢毗邻，是头部活动功能的主要运动单元。上颈椎疾病或骨折脱位常累及延髓生命中枢与椎基底动脉，并严重影响颈部的活动功能。

发生于上颈椎的肿瘤较少见，在治疗上面临许多挑战。首先，寰枢椎是颅颈交界区的移行椎，发生在该部位的病变位置深在，手术暴露困难；其次，颅颈交界区结构特殊，周围结构毗邻复杂，按照肿瘤学的原则进行边缘或广泛切除极其困难；再次，颅颈交界区利用空间和结构有限，肿瘤切除后进行稳定性重建技术要求高，难度大，手术创伤大，并发症多，无论术中或术后出现并发症都可能导致手术失败，甚至危及生命。所以，长期以来对发生于该部位的肿瘤被视为手术治疗的"危险区或禁区"，尤其是恶性肿瘤。随着 CT、MRI 的临床应用、术前诊断水平的提高、手术技术的进步、脊柱内固定器械的更新以及相关学科的发展，上颈椎骨肿瘤的手术治疗已经取得了显著的疗效。

上颈椎骨肿瘤在选择手术治疗前需要综合评估诸多因素，概括起来主要包括以下几个方面：

1. 肿瘤的组织学性质、良恶性程度及预后；
2. 病椎在空间上受累的部位和范围；
3. 术前的稳定性及术后可能引起的不稳；
4. 患者的全身状况及耐受手术的能力。

在充分评估各种因素的基础上，确定治疗的基本原则。由于上颈椎骨肿瘤发病率低，临床报告较少，有不同的手术方式，而不同手术方式的选择又将直接影响手术治疗的效果。因此，具体病例的临床治疗，应在不违背肿瘤学基本原则的前提下，应个体化选择手术方式。

## 一、手术适应证

### （一）原发性肿瘤

1. **良性肿瘤** 手术适应证为：①肿瘤发展易引起病理骨折、脊柱不稳定或向椎管内生长易引起脊髓神经受压者，如向椎管内生长的骨软骨瘤，宜早行肿瘤边缘性切除；②已有截瘫和病理骨折致脊柱不稳定者，应尽早行肿瘤切除，脊髓减压，后路枕-颈椎弓根或侧块螺钉固定融合术，以解除对脊髓的压迫，恢复脊髓功能，重建脊柱的稳定性。

2. **中间性肿瘤** 对脊柱骨巨细胞瘤、骨母细胞瘤、动脉瘤样骨囊肿和朗汉斯细胞组织细胞增生症等，有病理骨折、截瘫和脊柱不稳定而明显疼痛者，应作肿瘤彻底切除、脊髓减压、后路枕颈融合固定术；恢复神经功能，重建脊柱稳定性。

3. **恶性肿瘤** 手术适应证为：①原发恶性骨肿瘤对射线和药物均不敏感者，应广泛切除肿瘤，术后免疫治疗；②肿瘤组织或病理骨折块压迫脊髓致截瘫或濒临截瘫者，应切除肿瘤，解除脊髓压迫，改善瘫痪，手术前、后辅助放疗或化疗；③肿瘤破坏椎骨致脊柱不稳定者，应在切除肿瘤的同时枕颈固定融合术；手术前、后辅助化疗或放疗。

### （二）转移性肿瘤

转移性肿瘤多数已属于疾病晚期，生存期有限，治疗目的在于肿瘤的局部控制与稳定，维持患者正常的生理功能和生活质量，所以转移性肿瘤的适应证选择不同于原发性肿瘤，除了考虑原发瘤灶手术治疗的相关因素外，还需要仔细权衡患者的年龄、一般状况、肿瘤控制及生存期等因素对预后的影响。具体的手术适应证为：①存在非手术治疗无效，有难以忍受的疼痛者；②对放、化疗不敏感的单发转移瘤；③转移瘤致截瘫或濒临截瘫者；④转移瘤致病理骨折、脊柱不稳定者；⑤需要明确病理诊断以便进一步治疗者。手术必须具备的条件是全身情况和各器官功能，能耐受手术，且预期寿命大于 3 ~ 6 个月。在严格掌握转移性肿瘤适应证选择的前提下，治疗上应该更加慎重，通常以局部病灶刮除为主，其次为边缘性整块切除，很少采取广泛性切除。稳定性重建以后路枕-颈椎弓根或侧块螺钉固定植骨融合术为主。

## 二、手术入路的选择

上颈椎骨肿瘤的手术入路包括前路、后路和前后联合入路，其基本要求是能够充分显露病灶为直视下按照肿瘤学原则切除创造条件并减少或避免重要组织损伤，具体选择主要取决于病变的性质、部位和范围等因素。

### （一）前入路

肿瘤累及寰椎前弓、枢椎齿突、椎体及一侧侧块，即 WBB 分期 4 ~ 8 区或 5 ~ 9 区，或 Tomita 分期 Ⅰ期（1 区）和 Ⅱ期（1+2 区）。前入路是治疗上颈椎肿瘤的常用途径，可以单独用于累及区域病灶的切除，如 Enneking Stage Ⅰ、Stage Ⅱ期及部分 Stage Ⅲ期和转移性肿瘤，也可作为联合入路的一部分，用于 Stage Ⅲ期和 Stage Ⅰ、Ⅱ及部分 Stage Ⅰ期和转移性肿瘤的治疗。

目前用于上颈椎肿瘤治疗的前入路包括经口咽入路、经下颌下咽后入路及经口劈开上或下颌骨的扩大入路。具体选择何种入路，术前应做出充分的评估和准备。一般来说，需要进行两个方面的评估：①是否能够充分显露并切除病灶；②是否能够进行有效的稳定性重建。通常，颈$_1$或颈$_{1~2}$病变，可选择标准经口咽入路；颈$_1$或颈$_{1~2}$病变向上累及斜坡下 1/3 和枕骨髁，可选择经口咽入路并劈开软、硬腭显露病变；颈$_1$或颈$_{1~2}$病变向上累及斜坡达中上 2/3，可选择经口劈开上颌骨的扩大入路（上颌骨开门术）显露病变；颈$_2$病变广泛累及颈$_1$和颈$_3$可采取经口劈开下颌骨的扩大入路；颈$_2$及颈$_2$以下病变可选择经下颌下咽后入路或经口劈开下颌骨的扩大入路

（图 17-1-1）。临床上经口咽和经下颌下咽后入路较常用，经口劈开上/下颌骨的扩大入路因创伤大、并发症多，并需要相应相关科室协作，应用须慎重。

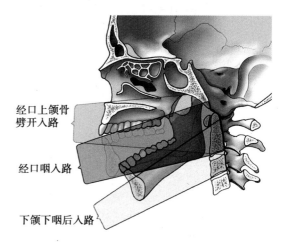

经口上颌骨劈开入路
经口咽入路
下颌下咽后入路

图 17-1-1 上颈椎不同入路的显露范围

### （二）后入路

肿瘤主要累及寰椎后弓、枢椎椎板、横突和棘突及部分椎弓根或侧面，即 WBB 分期 10-4 区或 9-3 区，或 Tomita 分期 Ⅰ期（3 区）和 Ⅱ期（3+2 区）。单一后路途径可行附件结构的广泛切除或矢状面切除，但临床单独应用的机会较少，主要用于部分 Enneking Stage Ⅰ期、Stage Ⅱ期及转移性肿瘤或作为联合入路的一部分，用于 Stage Ⅲ期和 Stage Ⅰ、Ⅱ期及部分 Stage Ⅱ期和转移性肿瘤的治疗。

### （三）前后联合入路

前后联合入路是脊柱肿瘤根治性治疗的常用技术，已广泛用于各节段肿瘤的治疗，但由于上颈椎结构和部位的特殊性和复杂性以及椎动脉等结构的影响，在上颈椎几乎不可能采取胸腰椎单纯后路 TES（total en-bloc spondylectomy）技术进行肿瘤的边缘性或广泛性切除，所以在上颈椎肿瘤的全椎或次全切除中通常需要采取联合入路。

采取前后联合入路治疗的病变通常广泛累及寰枢椎、侧块、椎弓根及椎板、横突等，即 WBB 分期 2-8 区或 5-11 区，或 Tomita 分期 Ⅲ期、Ⅳ期和 Ⅴ期及部分 Ⅱ期和 Ⅵ期病变。联合入路主要用于 Stage Ⅲ期和 Stage Ⅰ、Ⅱ期及部分 Stage Ⅱ期和转移性肿瘤的治疗，需要进行病变的边缘性或广泛性切除。

前后联合入路包括前-后联合入路和后-前联合入路。在上颈椎如果需要采取联合途径进行肿瘤切除，部分学者认为应先行后路然后再经前路瘤灶切除，通过后路显露保护或结扎椎动脉有助于前路病灶的广泛切除，而且也完全符合全椎切除的技术要

求,有助于进行边缘性或广泛性整块切除。但如果先行后路枕颈固定,而前路选择下颌下咽后入路或经口咽入路,将使手术显露极为困难。据文献报道及笔者经验采取先前路、再后路的顺序,即前-后联合入路,可以避免后路手术后枕颈区固定而影响前方的暴露。另外,椎动脉在上颈椎较下颈椎更居于后侧和外侧,因此,前路病灶切除时可以避免其损伤和干扰。在临床上具体采取何种入路取决于诸多因素,但关键需要考虑几个方面:

1. 病变节段 寰椎还是枢椎病变;
2. 切除方式 病损内还是整块切除;
3. 固定范围 枕颈还是$C_1$以下固定;
4. 椎动脉与病变的关系 如果是寰椎病变、病损内切除及枕颈固定,多数可采取前-后联合入路。反之,则可以考虑后-前联合入路。

## 三、椎动脉的评估

椎动脉起自双侧锁骨下动脉,经颈$_{6\sim1}$横突孔进入枕大孔,于脑桥下缘汇合形成一条粗大的基底动脉,即椎基底动脉系统。椎动脉是颈椎不同于胸腰椎的重要结构,也是影响颈椎肿瘤边缘性或广泛性整块切除的主要因素,一旦决定全椎切除都应当对肿瘤血供及椎动脉情况做出评估。

椎动脉评估方法包括 DSA、CTA 和 MRA。DSA 为有创检查,但较 CTA 和 MRA 临床意义更大,可以在显示病变血供和椎动脉与肿瘤间关系的同时,直接进行肿瘤供血血管和(或)椎动脉栓塞,以减少术中肿瘤切除过程中的出血。许多研究报告因肿瘤长时间压迫患侧椎动脉,受累椎动脉血流往往已被对侧代偿。一般应尽量保留或剥离椎动脉,但如果椎动脉严重受累无法分离时,栓塞或结扎一侧椎动脉并不影响脑部供血。

在上颈椎肿瘤全椎或次全切除术中,由于很难通过胸腰椎一期后路 TES 技术进行切除,所以多数采取联合入路。该入路经前方手术时由于椎动脉相对下颈椎更加偏外侧和后侧,术中直接显露或结扎非常困难,因此,术前通过 DSA 显示和(或)栓塞肿瘤供血血管和椎动脉有助于手术方案的制定并减少手术中的出血。

## 四、肿瘤显露

根据病变的性质、部位、范围和预后等因素确定

具体治疗方案后,选择经口或经下颌下咽后入路按解剖层次逐层显露。单纯经口入路暴露过程较为简单,可以迅速抵达椎前,但如果需要采取经口劈开上/下颌骨的扩大入路,则需要相关科室协作显露至口鼻咽腔。下颌下咽后入路多采用前内侧途径,与下颈椎前内侧入路相似,需要熟练掌握各层面解剖和结构。充分利用切口最大限度显露至咽后壁和椎前后,首先由头、尾侧正常部位切开咽后壁或椎前筋膜,逐步向病变区域接近。在上颈椎通常先由尾侧切开咽后壁或椎前筋膜,向上显露至斜坡下缘。然后向两侧剥离头、颈长肌至寰枢椎侧块外侧缘,由自持牵开器纵向和横向充分显露病变部位。在显露过程中需要注意两个方面:①充分利用切口最大限度显露病变部位时,尽可能减少组织创伤,尤其是重要组织和器官的损伤;②在没有完成必要的显露前,避免误入病变或立即进行病灶切除,应尽可能保持肿瘤壁和假包膜的完整,尤其是 Stage Ⅲ 期和 Stage Ⅰ、Ⅱ 期肿瘤。

## 五、肿瘤切除

合理的肿瘤病变的切除方式是有效控制和根治性治疗的关键环节,具体治疗技术包括病灶刮除和边缘性或广泛性全椎或次全切除术。

### (一)病灶刮除术

是肿瘤治疗的常用技术,无论前路还是后路操作上均较为简单,主要适用于 Stage Ⅰ、Ⅱ 期及部分转移性肿瘤。手术中先用棉片或纱条隔离保护正常组织,经肿瘤侵蚀部位或于局部开窗进入瘤体,病损内清除瘤组织后充分打开或清除软组织瘤壁显露瘤腔或周围正常的骨或软组织,确定无肿瘤组织残留后,小心用电凝或苯酚处理骨性瘤壁。如肿瘤累及范围较小或为实体病变,如骨样骨瘤和骨软骨瘤,也可将其连同部分正常骨组织整块切除。

### (二)边缘性或广泛性全椎或次全切除术

是良性交界性和恶性肿瘤的主要治疗技术,适用于 Stage Ⅲ 期和 Stage Ⅰ、Ⅱ 期及部分 Stage Ⅱ 期和转移性肿瘤,通常需要通过联合入路进行肿瘤的边缘性或广泛性全椎或次全切除。治疗过程中需要保持肿瘤壁和假膜的完整并将其整块切除,但是在上颈椎,尤其是寰椎,按照边缘性或广泛性整块切除非常困难,所以需要在这一原则指导下,通过病损内分块切除达到全椎或次全切除更为可行。

1. 病损内全椎或次全切除术　在采取病损内分块切除时，无论首先选择前路还是后路，都应该更加严格保护瘤壁的完整，将其与周围正常组织完全隔离。进入瘤体后尽可能清除瘤组织至前路或后路可及范围及周围骨或软组织瘤壁，清除周围骨或软组织瘤壁至前、后方可及部位，由棉片、纱条封闭隔离残留瘤体，然后取出周围隔离棉片或纱条检查并清理周围组织。

如果首先经前路手术，风险主要来自于外侧的椎动脉和中线的脊髓。由于手术主要在瘤体内操作以及硬脊膜的屏障作用，一般不易伤及脊髓，但椎动脉却很容易受到肿瘤累及，甚至直接位于瘤体内，所以向侧方清除时，不应超过中线 2.5cm，即侧块外侧缘，向后不超过其前后径 2/3。如果椎动脉位于瘤体内，病灶清除至此则可以终止前路手术。后路手术较为简单，显露后方结构后可以首先分离保护椎动脉，然后沿侧块周围小心分离，将残留侧块和附件移除直至前方留置棉片或纱条。

如果首先经后路手术，显露并分离椎动脉后，可以将后方结构整块移除，然后由后方于瘤体内尽可能清除肿瘤并使之塌陷，用棉片、纱条封闭隔离残留瘤体。由于后路手术可以经瘤体内清除大部分肿瘤并隔离保护了椎动脉和脊髓，再行前路手术相对安全和简单。

2. En-bloc 全椎或次全切除术　枢椎肿瘤的处理同寰椎不完全相同，可以采取 TES 技术进行肿瘤的切除：

（1）单纯枢椎肿瘤或枢椎肿瘤向尾侧累及但寰椎未受累时，可以不需要枕颈固定而采取寰椎和下颈椎固定，不仅有效保留了枕颈区的活动，而且先经后路手术后对前方暴露影响不大。

（2）首先选择后路手术通过部分神经根切断和椎动脉结扎，可以采取胸腰椎 TES 技术进行肿瘤的切除。近年来，许多学者陆续报告了后-前联合入路进行枢椎整块切除的技术并且取得了良好的效果。

# 六、稳定性重建

稳定性重建是脊柱肿瘤切除后的重要环节，也是影响手术成败的关键，而上颈椎肿瘤切除后稳定性重建要比其他部位更加困难，并发症也更多。原因主要包括以下两个方面：

1. 上颈椎肿瘤切除后，头侧可能仅保留寰椎或枕骨基底，植入物缺乏可靠的支撑部位和接触面；

2. 缺乏针对性设计的前方支撑物和内固定装置，许多情况下需要进行后路的固定。

由于充分的前方支撑植骨是保证稳定性重建的基础，因此，前方植入材料和内固定装置的使用在上颈椎肿瘤切除术后的重建中具有更加重要的意义。

由于肿瘤切除后大多数会引起不同程度的结构缺损，所以需要进行不同程度的结构修复和稳定性重建。上颈椎肿瘤切除后稳定性重建需要考虑病变切除的方法、部位、范围、稳定性破坏程度、植入材料和内固定装置等诸多因素，具体可以分为前路、后路和联合前后路重建。

（一）单纯前路重建

主要适用于 Stage Ⅰ、Ⅱ期及部分转移性肿瘤病灶刮除术的稳定性重建。如果病灶清除后大体结构基本完整，没有明显破坏局部的稳定性，可以直接采取填充式植骨，一般也不需要内固定。植骨材料可以选择自体骨、同种异体骨和其他骨替代物，老年患者也可用骨水泥。如果病灶清除后引起明显结构缺损和不稳定，则需要考虑结构性植骨。植骨材料可以选择大块自体骨、同种异体骨（髂骨、腓骨）或钛笼。由于单纯前路病灶刮除术造成的缺损很少同时波及寰枢椎，缺损范围一般不是很广泛，所以自体骨可以广泛应用于枕骨髁-枢椎侧块或椎体（$C_0 \sim C_2$）及寰椎-颈$_3$椎体（$C_1 \sim C_3$）各部位的支撑植骨。同种异体髂骨或腓骨与自体骨的应用相同，但前者支撑强度有限，脆性高，易骨折，后者愈合时间长，支撑植骨时应慎重。钛笼可用于枕骨斜坡-枢椎（$C_0 \sim C_2$）和寰椎前弓-颈$_3$椎体（$C_1 \sim C_3$）等缺损较大部位的支撑植骨。涉及枕骨髁和斜坡的内固定非常困难，通常仅能用钛板在尾侧临时固定或使用钛笼将其塑形后直接固定于斜坡和尾侧椎体。保留寰椎的固定相对简单，可以在单侧或双侧侧块和下颈椎椎体间固定。由于前路支撑植骨后固定欠稳，通常需要后路固定和（或）坚强的 Halo-Vest 外固定。

（二）单纯后路重建

后路行附件结构的广泛性切除或矢状面切除后重建比较简单。如果单纯的附件结构切除，不破坏稳定性，一般情况下不需要植骨和内固定。如果累及侧块行矢状面切除后则需要缺损区的结构性支撑植骨。植骨材料可用自体骨或同种异体骨，很少使用钛笼。内固定选择非常广泛，各种颈椎后路钉-板或钉-棒系统均可以获得良好的固定。固定范围不宜过大，通常固定结构性支撑植骨的头尾侧节段即可。如果非寰椎病变，则不需要行枕颈固定。

**（三）联合前后路重建**

Stage Ⅲ 期和 Stage Ⅰ、Ⅱ 期及部分 Stage Ⅱ 期和转移性肿瘤经前后路边缘性或广泛性切除后均需要进行前后方的稳定性重建。由于手术后缺损较大，有时达两个或两个以上节段，稳定性破坏严重，重建远较单纯前路或后路困难。前路重建包括植骨和稳定两个方面，充分的支撑植骨是保证稳定性重建的基础，但并不能提供足够的稳定，后路重建目的在于进一步提供稳定，只有在充分结构性支撑植骨和坚强固定的基础上才能获得良好的稳定性重建。

1. 植骨材料的选择　植骨材料可以选择大块自体骨、同种异体骨（髂骨、腓骨）或钛笼。但同单纯前路重建不同，由于缺损较大，通常宜选择自体骨

或钛笼，尤其是钛笼的应用更加广泛和便捷，而同种异体骨则需慎重。按照缺损由小到大，植骨材料的选择顺序是同种异体骨、自体骨和钛笼，即缺损较小，可选择异体骨，缺损较大，则可以选择钛笼。自体骨和同种异体骨可用于各年龄患者，而钛笼在儿童和老年骨质疏松者慎用。

2. 前路植骨和重建　单节段缺损植骨和固定同单纯前路重建，两个或以上节段缺损植骨主要选择钛笼，其次可选择自体骨和同种异体腓骨，但放置困难，即刻稳定性也较钛笼差。如果选择钛笼用于前方的结构性支撑，其头侧端可以修整为 U 形或 L 形，支撑于寰椎前弓或斜坡，并用螺钉固定于斜坡，尾侧端可直接放置于远侧椎体终板并通过颈椎钛板远侧固定，防止其向前方脱落。另外，钛笼尾侧端也可修整为倒 L 形，将其末端置于远侧椎体终板，前侧部分置于椎体前方并扩大 1～2 孔，直接拧入螺钉固定于椎体（图 17-1-2）。

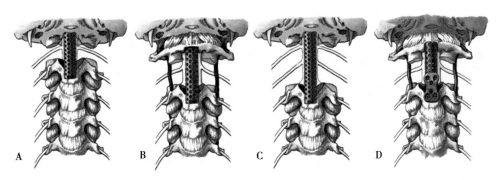

**图 17-1-2　前路重建固定**
A、B、C. 钛笼支撑植骨；D. 钛笼支撑+钛板固定

3. 后路植骨和重建　后路重建目的在于进一步提供稳定，一般情况下不需要植骨。如果缺损范围达两个或两个以上节段时，为获得更好的支撑稳定性，也可在前方植骨的基础上，补充后方的大块植骨。植骨材料选择自体骨，其次可选择同种异体骨

和钛笼。内固定同单纯后路重建，可以选择各种颈椎后路钉-板或钉-棒系统，但固定范围较大，必须提供足够的稳定性。如果寰椎结构完整，可以行寰椎及以下固定，否则，需要行枕颈固定（图 17-1-3、图 17-1-4）。

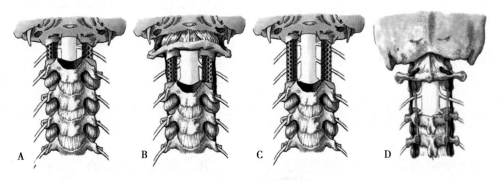

**图 17-1-3　后路重建固定**
A、B、C. 钛笼支撑植骨；D. 寰椎以下固定

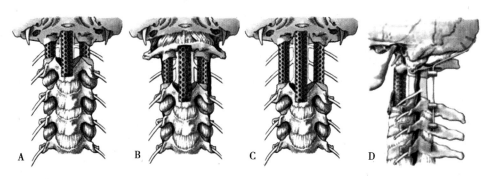

图 17-1-4　联合前后路重建固定
A、B、C. 钛笼支撑植骨；D. 枕颈固定

## 七、一期或分期手术

脊柱肿瘤手术切除由于创伤大、风险高,经常面临一期或分期手术的问题。但从肿瘤治疗的原则和要求来看,采取分期手术无疑为肿瘤的种植和复发创造了条件,同时也影响了肿瘤根治性治疗的可能性。近年来,许多过去认为不能选择手术者现在可以进行手术治疗,仅能采取病损内刮出者可以进行边缘性或广泛性切除,需要分期和前后联合手术切除者也能通过一期手术获得良好的治疗。究其原因主要是外科技术的进步,已经大大改变了脊柱肿瘤治疗的观念和方法。

上颈椎肿瘤可以采取前路、后路或联合入路治疗。单纯前路或后路手术一般可以避免手术分期的问题。但如果需要采取联合入路,由于手术难度和风险极高,所以选择分期手术的可能性也明显高于其他部位。Cloyd 等在其回顾性队列研究中报告:颈椎肿瘤($C_1 \sim T_1$)全椎切除的平均手术时间为 11 小时(4.3 ~ 56.0 小时),出血量为 2900ml(600 ~ 8700ml),住院时间 34.6 天(16 ~ 54 天),没有报告详细的并发症结果。根据 Cloyd 等报告和相关文献复习:大多数上颈椎肿瘤经联合入路全椎切除需要采取分期手术。分期手术的原因主要包括以下几个方面:

1. 患者情况不允许接受一期手术,术前计划分期手术;

2. 术中发生了不可预知的意外情况;

3. 术中发生椎动脉等血管损伤或其他原因引起的大量出血。

2007 年自 Suchomel 报告一期前-后路枢椎脊索瘤全椎切除以来,此后,国内外学者陆续报告了一期联合入路行上颈椎肿瘤全椎切除的结果。目前,随着诊断和外科手术技术的进步,大多数学者认为采取一期手术治疗上颈椎肿瘤是安全可靠的。根据笔者经验上颈椎手术中常见且严重的并发症是椎动脉损伤,也是导致手术失败或被迫终止的主要原因。因此,除一般状况的评估外,术前应认真评估肿瘤血供以及椎动脉和肿瘤间的关系,明确以下几个方面问题:

1. 椎动脉位于病损内还是病损外。椎动脉位于病损内可以将其结扎切断,病损外则应保留;

2. 肿瘤供血血管和(或)椎动脉是否需要进行栓塞;

3. 选择病损内还是病损外全椎切除,病损内切除可以先经前路而保留椎动脉,病损外切除则先经后路将其分离保护或结扎切断。

## 八、术后处理

手术结束关闭切口前,应认真检查创面,清理损伤组织并严格止血,按照由深至浅的顺序逐层关闭切口。由于手术创伤大,清理创面后放置引流管。一般单纯前路手术后于前方放置负压吸引,单纯后路或联合入路仅需后方放置引流管,待引流物减少后可改用负压引流。

术后患者应于重症监护室留观,留观时间一般需要待拔出气管插管或完全脱机后 1 ~ 2 天。留观期应密切观察生命体征并注意引流量,以免潜在出血和脑脊液漏。术后禁食 2 ~ 3 天,期间可通过静脉补充营养,待肠功能恢复后可经鼻饲管给予流质或半流质饮食。根据引流情况引流管一般在术后 3 ~ 5 天拔出。术后可使用抗生素或联合用药 5 ~ 7 天预防感染。

## 九、并发症的防治

由于解剖结构复杂和椎动脉的存在,上颈椎肿瘤全脊椎切除手术的并发症较多,也较为严重,包括术中和术后并发症。术中并发症主要有椎动脉、脊髓损伤、神经和硬膜损伤等。术后近期并发症有感染、呼吸衰竭、脑脊液漏、切口不愈等;术后远期并发症有内固定松动、脱落、植骨不愈、咽后壁缺损、吞咽困难、构音障碍等。各种并发症中以椎动脉损伤、脊髓损伤、脑脊液漏、术区感染、重建失败等较为常见且直接与手术相关。Rhines 等报告 1 例 $C_2 \sim C_4$ 脊索瘤整块全脊椎切除手术,术中牺牲右侧椎动脉,结扎右侧 $C_2 \sim C_4$ 神经根造成右侧膈肌麻痹,导致术后呼吸困难,需借助呼吸机辅助呼吸 12 周;另外,植入的异体腓骨移位,行二次手术翻修;咽后壁伤口不愈合,于术后 4 个月行前臂游离皮瓣移植。Bailey 等也报道了 1 例上颈椎的整块全脊椎切除手术,术后患者发生感染中毒性休克和急性呼吸抑制综合征;韦峰等 2014 年报道上颈椎原发肿瘤行全脊椎切除术 23 例,术中 5 例发生一侧椎动脉损伤出血;1 例发生脊髓损伤;2 例硬膜撕裂;2 例发生喉上神经损伤。术后死亡 2 例;迟发性椎动脉破裂出血 1 例;深部伤口感染 6 例;咽后壁并发症 8 例;内固定失败 3 例;植骨融合于倾斜位置 3 例;前方植骨吸收 5 例。

**（一）椎动脉损伤**

椎动脉损伤主要发生于前路手术,也是最严重的并发症,甚至可能直接导致手术失败或终止手术。一旦椎动脉损伤,由于术区范围有限,结扎止血非常困难,可立即用纱布填塞压迫止血,然后小心寻找出血部位。如果能找到出血部位可将其结扎。如果不能迅速找到出血部位,在纱布填塞压迫下先将周围病灶彻底清除,然后向头尾侧探查寻找出血部位。如果始终未能找到出血部位则可以通过止血纱布和吸收性明胶海绵填塞压迫止血。填塞后如果出血能够有效控制,可结束手术并密切观察,必要时可以通过介入技术栓塞椎动脉。如果压迫和栓塞均不能有效控制出血,可终止前路手术,通过后路手术结扎椎动脉。

**（二）脑脊液漏**

硬膜损伤致脑脊液漏是另一常见并发症。如果术中发现脑脊液漏,应立即修补缝合硬膜。如果片状缺损较大无法缝合,可用生物胶和吸收性明胶海绵等封堵缺损。无论能否修补缝合,术后均需要腰椎蛛网膜下腔置管引流。如果术后发现脑脊液漏,应尽早行蛛网膜下腔置管引流。

**（三）术区感染**

感染是前路或联合入路手术的另一常见并发症,由于上颈椎手术,处理也较其他部位困难。除术前做好口腔护理等准备外,术中应严格无菌操作和规范使用抗生素预防感染外,术后应密切注意体温和引流物的性状。一旦发现感染征象应立即送细菌培养并进行药敏试验,根据细菌培养和药敏试验结果调整抗生素。同时,可以部分打开切口灌注冲洗,充分引流,必要时需要行清创术。

**（四）稳定性重建失败**

由各种原因导致的稳定性重建失败在上颈椎较其他部位更常见,翻修也更困难。除了术中充分的植骨,坚强确实的内固定外,术后不应忽视外固定的保护。同时,应定期随访及时发现可能导致重建失败的各种潜在因素并予以早期处理。如果最终不能防止内固定失败相关并发症的发生,则需要进行翻修手术。

## 十、肿瘤复发

脊柱肿瘤术后复发是临床常见且严重的问题,尤其是颈椎,复发率更高,一旦复发可能意味着失去再次手术治疗的机会。肿瘤复发的原因非常复杂,主要受到以下几方面的影响:

1. 局部解剖结构复杂,尤其是上颈椎,位置深在,显露不充分客观上增加了肿瘤切除的风险和难度,容易因肿瘤切除范围不足而导致肿瘤残留或复发。

2. 术前诊断不明确,对肿瘤的性质及侵袭性认识不足。肿瘤复发主要见于 Ennecking 分期中 Stage Ⅲ 期和 Stage Ⅰ、Ⅱ 期及部分 Stage Ⅱ 期的肿瘤,由于其具有恶性侵袭性的特点,早期在正常组织反应区内形成卫星灶,甚至形成微转移灶,即使达到较广泛的切除边界,残留卫星灶仍可导致肿瘤复发。

3. 肿瘤切除理念及切除方法不正确。采用单纯肿瘤刮除术无疑难以达到肿瘤学要求的切除范围,肿瘤残留几乎是必然的,复发也只是时间问题。近年来,多数学者提倡应用 WBB 和 Tomita 脊柱肿瘤分期系统指导手术治疗,该系统不仅体现了肿瘤治疗的基本原则和要求,又充分结合了脊柱解剖结构的特殊性,大量的研究结果表明合理的肿瘤分期和正确的治疗方法是防止复发的重要基础。

4. 术前对肿瘤侵袭部位和范围等缺乏准确的认识,手术入路选择不恰当,导致术中肿瘤切除困难或不充分。

5. 对手术复杂性和风险认识不足,导致术中因技术或出血等原因而被迫终止手术。

6. 手术前后综合治疗缺失。

根据肿瘤病理性质及生物学特点采用相应的辅助治疗是控制肿瘤术后复发的有效手段,但临床普遍存在重视外科手术而忽视后续综合治疗的现象,缺乏治疗的连续性使其复发率增高。

(邓强 买尔旦 盛伟斌)

# 第二节 上颈椎前入路切除与重建

颈椎手术的成功不仅取决于对其正常解剖结构及毗邻关系的认识,而且也取决于对颈椎各种手术入路的了解和掌握。许多文献详细描述了颈椎手术的各种入路,但不同手术入路其使用指征不同。在手术入路的具体选择上需要仔细考虑病变部位、患者健康状况、术者技术水平及习惯等因素。同时,对不同手术入路的优缺点也应予以充分认识以便获得最佳的治疗效果并减少各种并发症。颈椎手术入路主要包括前入路和后入路,分别可以显露枕骨基底至颈胸交界区($C_7 \sim T_1$)的病变。由于颈椎结构的特殊性,其手术入路可以分为上颈椎(颅颈交界区)和下颈椎前、后入路及联合入路。上颈椎前、后入路主要用于显露颅颈交界区($C_{0\sim2}$)的病变,而下颈椎前、后入路则可以显露颈$_{3\sim7}$。

颅颈交界区是指寰椎、枢椎及与寰椎毗邻的部分枕骨及其关节囊和韧带等结构。目前用于上颈椎($C_0 \sim C_2$)骨肿瘤治疗的前入路包括经口咽入路、经下颌下咽后入路及经口劈开上/下颌骨的扩大入路,可以用来显露枕骨髁($C_0$)、上颈椎($C_{1\sim2}$)至颈4的病变。经口咽和经下颌下咽后入路临床应用较多,经口劈开上/下颌骨的扩大入路因创伤大、操作复杂,临床应用较少。临床上具体选择何种手术入路,应根据肿瘤病变的部位、性质、范围以及术者的技术和经验确定合适的手术方式,其基本原则是在保证充分显露达到手术治疗目的的同时,尽可能减少创伤和并发症。

## 一、经口咽入路

1917 年 Kanavel 首次报道了经口咽入路治疗上颈椎疾患。20 世纪 30 年代初,Crowe 和 Johnson 通过该入路为上颈椎巨大肿瘤患者进行了手术治疗。此后,陆续有学者报道了这一技术的应用。1962 年 Fang 和 Ong 在其 6 例经口咽入路的手术中,4 例发生咽喉壁切口感染,感染率达 67%。Bonny 和 Williams 报道了 16 例经口咽入路手术,其中 2 例发生脑膜炎,3 例出现咽后壁切口延迟愈合,感染相关并发症高达 30%。由于经口咽入路具有易并发感染的特点故该术式并没有得到广泛的认可和接受。随着外科技术的进步和抗生素的临床应用,经口咽入路因感染等因素在临床应用受到限制的情况逐步得到改善。1986 年 Marks 等在其 45 例经口咽入路手术中,仅有 1 例发生脑膜炎和切口感染。Louis 报告 76 例 2 例发生切口感染。Hadley 等报告 53 例 5 例出现切口延迟愈合。Merwin 等在其 16 例报告中无一例发生感染或切口不愈。上述结果表明:经口咽入路并不一定伴随更高的感染发生率。目前,该入路已相继应用于咽后壁脓肿切开引流、感染和肿瘤的病灶清除、先天性畸形和陈旧性骨折脱位的减压和复位等疾患的治疗。

经口咽入路直接由前正中进入上颈椎,能够暴露从斜坡至颈$_3$上缘的区域,术中可以根据病变的不同范围进行改良,但一般要求患者下颌关节的开口范围不应少于 2.5～3cm,病变以累及颈$_{1\sim2}$为主。如果暴露范围还需向头尾侧和(或)两侧扩展,术中可以通过切开软、硬腭以进一步显露斜坡下方,否则可能需要采取经口劈开上/下颌骨的扩大入路暴露病变。

### (一)手术适应证

1. 寰椎前弓和侧块的原发性良性、恶性或转移性肿瘤;

2. 枢椎齿状突、侧块和枢椎体的原发性良性、恶性或转移性肿瘤;

3. 同时累及寰枢椎的原发性良性、恶性或转移性肿瘤。

### (二)手术禁忌证

1. 寰枢椎巨大肿瘤或已广泛累及颅底斜坡、枕骨髁和颈$_2$及以下椎节;

2. 术者缺乏上颈椎手术的经验及相关训练;

3. 长期、严重神经功能障碍手术后难以获得功能恢复或患者情况难以耐受手术者。

### (三)手术优点

1. 直视下暴露颅椎区病变,手术入路简单、易行、创伤小;

2. 术中可根据病变情况调整切口范围以便充分显露。

### （四）手术缺点

1. 受病变范围、张口程度及解剖结构等因素的影响，显露范围有限；

2. 容易发生感染、脑脊液漏、血管、神经损伤等并发症；

3. 术后重建稳定性较为困难，可能需要后路稳定。

### （五）手术技术

在经口咽入路手术前应对口腔情况仔细评估以避免感染的发生，可以在术前三天进行口腔护理或预防性使用抗生素，必要时可以进行细菌培养和药敏试验。同时需要评估牙齿状况，对于牙齿松动或无牙患者，可以采用牙齿护套予以保护。另外，患者张口程度和舌体大小、厚度也是影响手术的重要因素。

1. 麻醉　麻醉可以采取经鼻腔或口腔气管插管或气管切开两种方法，具体选择何种方法取决于病变的性质、部位、大小、神经功能、患者体型和咽喉部情况等诸多因素。一般来说，病变局限于颈$_{1\sim2}$、累及范围不大、适中体型且不合并腭垂和舌明显肥大者，可以采取经鼻腔或口腔插管麻醉。根据笔者经验及相关文献，建议采取经口腔插管麻醉以免影响术中腭垂的悬吊。如果插管困难或患者合并严重神经功能损害，可以应用纤维支气管镜辅助气管插管，插管时应避免过伸性神经损害，如有可能应进行术中神经监护。否则，可以采取局麻下气管切开麻醉。

术后拔出气管插管取决于软组织水肿消退的程度。当病变主要位于寰椎和斜坡时，可以在术后早期拔出气管插管。当病变和手术部位主要位于颈$_{2\sim3}$时，术后容易发生呼吸道的机械性梗阻，应保留气管插管至术后24～48小时。

2. 体位　取仰卧位，头部置于手术床并略后伸，双肩部垫以软枕。如果手术中不能完全维持枕颈区的稳定，麻醉后可采取持续颅骨牵引。手术中使用头灯或显微镜有助于手术野的充分照明并增加可视范围。麻醉后用无菌薄膜遮盖面部和颈部，在使用黏膜碘溶液清洁口腔和咽部后可用1%氢化可的松均匀涂抹舌、口唇和黏膜防止水肿。同时，在操作过程中注意保持呼吸道通畅。

3. 手术器械　专门为经口腔入路设计的牵开器具有压迫舌体、提高软腭、牵开咽部软组织和气管内插管等基本功能，以 Codman、McGarver 或 Spetzler-Sonntag 经口自持牵开器较为常用。各种专用牵开器有助于成功地完成经口腔入路手术。

手术野在口腔内至少深达 10～12cm，因此有必要准备各种加长手术器械。在肿瘤病灶清除过程中，尤其需要配备各种不同型号、加长的咬骨钳、髓核钳和刮匙等。

4. 操作步骤

（1）手术野准备：安置好自持口腔牵开器后，术者应仔细检查舌体和嘴唇，防止其在牵开器和牙齿之间钳夹和压迫。经两侧鼻孔各插入一条红色橡皮导尿管，并由一侧导尿管将对侧导尿管由该侧鼻孔引出，然后缝于腭垂两侧，向外牵引尿管把腭垂和软腭拉入鼻咽部而离开手术区并将导尿管在鼻外固定。利用牵开器进一步张开口腔，从而暴露高位鼻咽部和咽喉后壁，并且将舌下压增加显露范围。咽后壁可用0.5%利多卡因以及1:200 000 的肾上腺素混合液局部浸润。

（2）切口：以寰椎前结节为中心作咽后壁的纵切口 3～4cm，上至软腭平面，下至颈$_3$椎体上缘。如果需要暴露斜坡和枕骨大孔时，则需要切开软腭，甚至硬腭。

（3）显露咽后肌：用示指经口腔在咽后壁扪到寰椎前结节。切开咽后壁黏膜和黏膜下组织，并一同向两侧钝性分离，防止黏膜和黏膜下组织分离以及黏膜损伤。如需切开软腭，应从硬腭开始沿中线切开软腭，到腭垂基底部后绕至其一侧切开，用缝线牵开软腭瓣，暴露高位鼻咽部。向两侧牵开咽后壁黏膜和黏膜下组织瓣，即可显露咽肌和前纵韧带。

（4）显露寰椎前弓和枢椎：再次确认寰椎前结节或中线准确定位后，沿寰枢椎表面进行分离，将两侧头长肌、颈长肌从其附着点充分剥离后向两侧牵开即可显露斜坡下方、寰椎前弓及枢椎体病变。从中线向两侧剥离至侧块外侧缘不超过中线 2cm，以免损伤椎动脉（图 17-2-1）。

（5）关闭切口：经口腔入路的手术野较深，软组织闭合应该按照肌层和黏膜层分别进行缝合，各层要对合整齐。如果切口累及软、硬腭，也必须对其逐层修复。如果术中发生硬膜撕裂，应尽可能予以修补。如果难以直接修补，可尝试使用生物胶和吸收性明胶海绵等封闭硬膜，并于术后留置腰椎蛛网膜下腔引流。

（6）术后处理：鼻腔和口腔的黏膜愈合较快，

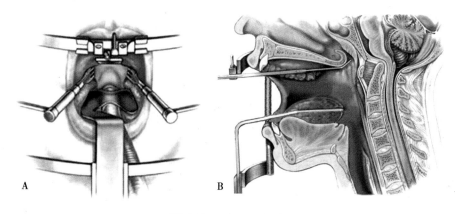

图 17-2-1　经口咽入路
A. 正面观；B. 侧面观

术后应注意口腔和鼻腔的清洁。术后禁食 2~3 天，在此期间可通过静脉补充营养，肠蠕动恢复后可以改用鼻饲补充营养。每 8 小时给 1 次氢化可的松有助于减轻唇、牙龈和口腔黏膜水肿。术后 2~3 天咽部水肿消退后拔除气管插管及鼻腔填塞物。如有脑脊液外引流，一般应在术后第 5 天拔出腰穿引流管。术后使用抗生素以预防感染。

## 二、经下颌下咽后入路

经下颌下咽后入路是上颈椎另一常用入路。与下颈椎前内侧和前外侧入路相似，经下颌下咽后入路基于和颈动脉鞘的关系可以分为前内侧途径（anteromedial retropharyngeal approach）和前外侧途径（anterolateral retropharyngeal approach）。1957 年 Southwick 和 Robinson 报告了下颈椎的前内侧入路，此后，DeAndrade 和 McNab 及 McAfee 等分别于 1969 年和 1987 年报告了该入路在上颈椎手术中的应用。1966 年，Whitesides 和 Kelly 等在 Henry 下颈椎前外侧入路的基础上，将其向上扩大暴露至上颈椎，显露一侧枕骨髁和寰枢椎侧块。因此，经下颌下咽后入路是下颈椎前内侧和前外侧入路在上颈椎的改良和应用。前外侧途径能够避免对喉上、下神经和颈外动静脉分支的干扰，但由于颈内动脉、颈静脉分支和迷走神经、副神经及舌下神经固定于颅骨基底部，使向上暴露范围受到限制，而且经前外侧病灶清除后难以直接进行稳定性重建。所以，下颌下咽后入路前外侧途径在临床肿瘤治疗中应用较少，对于上颈椎肿瘤主要采取前内侧途径进行病灶清除。与经口腔途径不同，该入路在口腔外操作，可进一步避免经口腔入路引起的感染、硬膜及神经功能损害等并发症。

（一）手术适应证

1. 枢椎体和侧块的原发性良性、恶性或转移性肿瘤；

2. 枢椎肿瘤同时累及颈₃ 椎体的原发性良性、恶性或转移性肿瘤。

（二）手术禁忌证

1. 寰枢椎巨大肿瘤或已广泛累及颅底斜坡、枕骨髁；

2. 长期、严重神经功能障碍手术后难以获得功能恢复或患者情况难以耐受手术者。

（三）手术优点

1. 口腔外操作，可避免经口腔入路引起的感染等相关并发症；

2. 入路熟悉，不需要颌面外科、颅底外科等相关科室协作；

3. 手术后可以进行有效的植骨和固定以重建稳定性。

（四）手术缺点

1. 受病变部位、范围、患者体型等因素的影响，头侧显露范围有限；

2. 累及对侧或寰椎及以上病变可能需要辅助切口；

3. 术中复杂的解剖容易造成血管、神经和腺体等组织器官的损伤。

（五）手术技术

经下颌下咽后入路术前准备较为简单，基本与下颈椎相同。但手术前应对患者颈椎及颅椎区情况仔细评估，尤其是颈椎的屈曲和伸展功能，对合并头颈部活动受限或僵硬者应慎重选择。另外，术前应充分准备各种植骨和固定材料以便进行稳定性重建。

1. 麻醉　手术采取经鼻腔或口腔气管插管麻

醉,插管成功后行气管内全麻。采取经鼻腔插管麻醉有助于下颌骨尽量伸向前上方而不影响手术野的显露。如果插管困难,可用纤维支气管镜辅助气管插管,很少采用气管切开麻醉。

2. 体位　取仰卧位,头部置于手术床,双肩部垫以软枕,头呈20°伸展位并向手术对侧旋转25°以进一步抬高下颌骨。麻醉后采取持续颅骨牵引以保持术中稳定。

3. 手术器械　经下颌下咽后入路器械准备同下颈椎。因手术部位深在,故需要准备不同型号"S"拉钩和加长手术器械。

4. 操作步骤

(1) 切口:经下颌下咽后入路切口的选择取决于病变的部位、范围及术者习惯等情况,可以分别采取颌下横形、斜形和T形切口。

病变范围局限,可以选择颌下横形切口;病变范围广泛,则可以选择斜形和T形切口。切口的侧别选择取决于病变的解剖位置。偏侧性病变切口位于病变同侧,病变位于中央选择根据手术者的习惯(图 17-2-2A)。

颌下横行皮肤切口位于下颌骨下方2cm并平行于下颌骨下缘,前方至甲状软骨水平。需要暴露颈$_4$椎体下缘时,可以选择胸锁乳突肌前缘斜形切口,长度根据病变范围确定。横行和斜行切口于下颌骨下缘相交则为T形切口。如果暴露不超过颈$_5$水平,损伤喉返神经的可能性较小。

(2) 分离颈内脏鞘和颈动脉鞘:切开皮肤、皮下组织和颈部浅筋膜,显露并纵行和(或)横行切开颈阔肌,在其深面向上、下潜行分离,显露甲状腺上动脉和喉上神经并加以保护。在舌骨下肌群和胸锁乳突肌之间锐性分离,将颈动脉鞘和胸锁乳突肌牵向外侧,甲状腺、喉头和气、食管向内侧牵开,显露颈动脉三角区。向上切开颈深筋膜浅层,牵开胸锁乳突肌显露颌下腺,提起颌下腺下缘并在切口正中剪开筋膜,可见面动、静脉横跨切口侧后方,向上方牵开颌下腺,必要时可切除颌下腺。

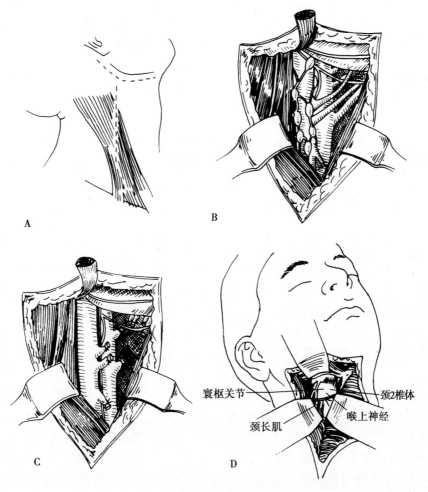

A. 切口;B、C. 颈动脉三角;D. 显露上颈椎

寰枢关节　颈2椎体　喉上神经　颈长肌

图 17-2-2　下颌下咽后入路

（3）牵开或切断二腹肌和茎突舌骨肌：二腹肌位于颌下腺下方，平行于横向切口。沿着肌腱的方向游离，牵拉二腹肌的两个肌腹，区分二腹肌和茎突舌骨肌并在肌腱处切断以增加侧方显露。

（4）血管和神经的处理：在颈动脉三角区内有面动静脉、舌动静脉和甲状腺上动静脉三组血管及舌下神经、面神经和喉上神经等重要血管、神经。术中应仔细分离并保护舌下神经、面神经和喉上神经，必要时可以使用神经刺激器以免造成损害。术中可以根据需要结扎面、舌动静脉，但甲状腺上动、静脉在显露时，解剖层次务必清楚，不可随意钳夹和结扎防止不可逆性神经损伤（图17-2-2B、C）。

（5）上颈椎的显露：颈动脉三角区内血管和神经处理后，向两侧充分牵开颈动脉鞘和内脏鞘，纵向分开疏松结缔组织和椎前筋膜，显露并确定两侧颈长肌及头长肌之间的椎体中线。将颈长肌和头长肌从其中线附着点分开，沿颈椎椎体前缘向两侧加以分离。通常先显露病变远侧，逐步向上方分离达枢椎椎体，继续向上方显露直达寰椎前弓，暴露寰椎前弓和枢椎侧块关节。枕骨大孔前缘位于寰椎前弓头端，其基底由头长肌和颈长肌附着，分离肌肉至颅底可显露枕骨大孔前缘以及邻近的枕骨基底部（图17-2-2D）。本显露途径的要点是充分显露各层颈筋膜平面，在各层筋膜切开前应仔细识别相应的解剖标志并以此引导手术。术中适当牵拉保持筋膜紧张有利于切开筋膜层，锐性切开各层筋膜保证有足够的范围向两侧牵开。

（6）关闭切口：经下颌下咽后入路关闭切口较为简单，但由于手术创伤大，术后应严格止血，清理创面并放置引流管。

（7）术后处理：术后应禁食2~3天，在此期间可通过静脉补充营养，随疼痛缓解、水肿消退可经口给予流质或半流质饮食。引流管一般在术后3~5天拔出。术后使用抗生素5~7天预防感染。

## 三、经口扩大入路

采取经口咽入路和经下颌下咽后入路能够暴露枕骨基底部（$C_0$）至颈$_3$的病变，但由于上颈椎肿瘤可能由于肿瘤累及范围广泛、交界性或低度恶性肿瘤需要根治性切除以及患者肥胖、短颈和张口困难等因素的影响，采取上述入路可能达不到手术治疗的目的。因此，许多学者在经口入路的基础上，通过改良的扩大入路进行颅颈交界区肿瘤的治疗，为复杂颅颈交界区病变的治疗创造了条件。目前，可用于颅颈交界区的各种改良手术较多，但与上颈椎相关、常用的经口扩大入路主要包括经口上颌骨劈开入路和下颌骨劈开入路。

### （一）经口上颌骨劈开入路

经口上颌骨劈开入路（transoral-transmaxillar approach）在临床应用较少，但由于经口腔途径头侧显露范围有限，如果上颈椎病变累及斜坡，尤其是斜坡中上1/3时，采取标准的经口入路即便切开软、硬腭可能也不能达到病变切除的目的，因此需要颌面外科医师的协作采取经口上颌骨劈开入路进行手术。扩大的经口上颌骨劈开入路可以显露中央斜坡以及寰枢椎直到颈$_3$水平，两侧以颈动脉和枕髁为边界，主要适用于颅颈交界区腹侧肿瘤和复杂畸形的治疗。

1. 手术适应证

（1）寰枢椎交界性、恶性肿瘤或已获得良好控制、预期长期存活的转移性肿瘤累及范围超过硬腭水平达中上1/3斜坡；

（2）寰枢椎肿瘤合并颅底凹陷或张口活动明显受限者。

2. 手术禁忌证

（1）寰枢椎肿瘤累及颈$_2$及以下椎节；

（2）肿瘤广泛转移或生存期较短；

（3）术者缺乏上颈椎手术经验、相关训练或学科协作；

（4）长期、严重神经功能障碍手术后难以获得功能恢复或患者情况难以耐受手术者。

3. 手术优点

（1）手术显露广泛，可以直视下充分暴露累及中上1/3斜坡的病变；

（2）术中可根据病变情况调整上颌骨劈开的方式；

4. 手术缺点

（1）手术创伤大，并发症多，风险高；

（2）手术后重建稳定性困难，可能需要后路稳定。

（3）需要颌面外科、颅底外科等相关学科协作。

5. 手术技术

（1）麻醉：手术麻醉可以采取经口腔气管插管或气管切开两种方法，具体选择取决于病变的部位和大小。一般来说，病变位置高，累及范围不大，主要位于颈$_2$以上时，采取经口腔插管麻醉。反之，则应采取气管切开麻醉。为方便手术操作及手术中和手术后呼吸道管理,建议行气管切开麻醉。经鼻腔气管插管可能影响头侧显露一般较少采用。

(2)体位:取仰卧位,头部置于手术床,头略后伸并维持牵引,双肩部垫以软枕,与经口腔显露途径相同。

(3)手术器械:除颌面外科切开上颌骨和术后固定所需专用器械外,其他器械准备与标准经口入路相同。

(4)操作步骤

切口:向上提起上唇并翻开后根据计划截骨方式沿上牙槽缘向一侧或两侧行黏膜切开,切口环绕磨牙逐步延伸至上颌粗隆,自上颌骨前表面行黏膜和骨膜下剥离,逐步显露一侧或两侧上颌骨至上颌粗隆,向上达鼻基底部。必要时沿着鼻唇沟和鼻翼外侧边缘分离,直到眶下孔下方以增加上方的显露范围。

截骨方法:经上颌骨截骨主要有三种不同类型。临床根据病变部位和范围选择不同的截骨方式,以经口上颌骨开门较为常用。①上颌骨 LeFort Ⅰ型截

骨:采取标准 LeFort Ⅰ型上颌骨截骨,然后将上颌骨和硬腭向下折断置入口腔。该技术最初由 Cheever 报告于 1867 年,主要用于鼻咽部肿瘤的治疗,即契佛尔手术(Cheever's operation),后经改良逐步应用于颅颈交界区(图 17-2-3A)。LeFort Ⅰ型截骨保留软腭完整可减少术后构音和吞咽功能障碍,但由于完整游离的上颌骨向下移位进入口腔,虽然足以到达上中 1/3 斜坡,却无法充分显露上颈椎病变。②上颌骨开门术(Open-door maxilotomy):1991 年 James 和 Crockard 在 LeFort Ⅰ型截骨的基础上,沿中线将上颌骨劈开称为扩大的上颌骨入路(图 17-2-3B、C)。该技术在 LeFort 截骨和中线劈开后行软、硬腭切开,将分离的两半上颌骨和其附着物向两侧牵开。这种方法目前常用于颅颈交界区肿瘤的治疗,其优点是能够充分显露病变,但缺点是术后可能影响牙齿的咬合及正常的软、硬腭功能。③单侧次全上颌骨劈开术,行单侧上颌骨劈开后将一半上颌骨和硬腭悬于软腭并向下外侧翻转。该方法较前暴露欠充分,适用于单侧受累的病变,其优点是由于只有一半上颌骨受累且保全软腭,因而术后口腭功能恢复较快。

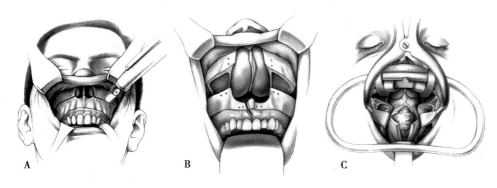

**图 17-2-3　上颌骨截骨术**
A. LeFort Ⅰ型截骨;B、C. 上颌骨开门术

上颌骨截骨:在行上颌骨截骨前,将微型加压钛板分别放置在上颌骨正中和两侧,预弯塑形以完全适合上颌骨表面,钻孔后拧入螺钉,在准备切开上颌骨时取下钛板以及螺钉并予以标记,这样可以保证手术后上颌骨的完全解剖复位,防止出现上颌骨位置不正确而导致的鼻、腭等功能障碍。截骨时用摆锯从侧后方的眶下孔下方到两侧的牙根部上方锯开上颌骨,截骨线至少距牙根部 5mm。然后正中切开上颌骨内侧的牙龈以及软、硬腭下方的黏膜和骨膜,用线锯或电锯于中线纵形劈开上颌骨,此时切开的两半上颌骨可以自由地向外侧方翻转。

显露口、鼻咽后壁:口腔牵开器牵开两侧上颌骨

及软组织,并将硬腭牵离中央术野,显露后方的口鼻咽后壁。余下的手术操作同经口腔途径,术中应保证操作一直在解剖正中线上进行,但劈开硬腭后软腭可经一侧切开。

关闭切口:关闭切口时按照由深至浅的顺序逐层关闭,软组织的修复同经口手术途径。上颌骨及硬腭的重建必须按截骨前的解剖标记将各结构解剖复位,恢复术前的正常咬合关系,然后用塑形加压钛板原位固定。由于手术创伤大,术后应严格止血,清理创面后再行切口关闭。

术后处理:术后应禁食 2~3 天,在此期间可通过静脉补充营养,之后可经鼻饲管给予流质或半流

质饮食。术后使用抗生素 5~7 天预防感染。

**（二）经口下颌骨劈开入路**

经口入路由于受到下颌关节活动范围的限制，为了获得广泛的从斜坡到中上颈椎的显露，可以采取下颌骨切开的技术代替标准的经口入路。经口下颌骨劈开入路（transoral-transmandibular approach）是临床治疗上颈椎病变的常用途径，可以显露中央斜坡以及上颈椎直到颈₅水平，适用于上颈椎肿瘤和结核的病灶清除。

1. 手术适应证

（1）寰枢椎交界性、恶性肿瘤或已获得良好控制、预期长期存活的转移性肿瘤累及范围达颈₅水平或以下；

（2）张口活动明显受限。

2. 手术禁忌证

（1）寰枢椎肿瘤累及中上 1/3 斜坡；

（2）肿瘤广泛转移或生存期较短；

（3）术者缺乏上颈椎手术经验、相关训练或学科协作；

（4）长期、严重神经功能障碍手术后难以获得功能恢复或患者情况难以耐受手术者。

3. 手术优点

（1）手术显露广泛，可以直视下充分暴露斜坡至颈₅水平，便于较大范围的病灶切除；

（2）术中可根据病变情况调整软组织的切开方式；

（3）可以直接进行植骨和内固定。

4. 手术缺点

（1）手术创伤大，并发症多，风险高；

（2）需要颌面外科、颅底外科等相关学科协作。

5. 手术技术

（1）麻醉：手术麻醉可以采取经口或鼻腔气管插管或气管切开两种方法。手术中咽后壁的气管插管可能影响操作，建议术前行气管切开麻醉，同时也利于术中和术后呼吸道的管理。因为术后短期无法进食，术前应常规经鼻留置胃管，术后经胃管给予胃肠道营养。

（2）体位：取仰卧位，头部置于手术床，头略后伸并维持牵引，双肩部垫以软枕，与经口腔显露途径相同。

（3）手术器械：除颌面外科切开下颌骨和术后固定所需专用器械外，其他器械准备与标准经口入路相同。

（4）操作步骤

切口：沿前正中线纵行向下切开唇、颏部和上颈部皮肤，直到舌骨水平 5~8cm。如果病灶位于前侧方，切口行至下颌骨下缘后可以沿其下缘向后外侧行横向切口至胸锁乳突肌外侧缘，然后转向外上方至乳突下方以进一步扩大手术显露的范围。从美容方面和手术操作考虑，下唇和颏部皮肤可用 Z 字形切口，以减少手术后切口瘢痕挛缩，并且有利于闭合伤口时按原来的位置缝合黏膜和皮肤（图 17-2-4）。

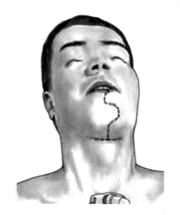

**图 17-2-4 经口下颌骨劈开入路
皮肤 Z 形切口**

下颌骨的显露：正中切开下唇、颏部以及上颈部皮肤、皮下组织，直到颈部横向切口水平，颏以上切开并分离唇黏膜、牙龈黏膜和下颌骨前方骨膜。在下唇切开过程中，仔细辨别下唇的鲜红色边界并注射亚甲蓝，从而在闭合创面时能精确对齐粉红色边界避免出现明显的黏膜台阶。颏以下首先在舌骨水平下方沿下颌骨下缘横行切开颈部皮肤、皮下组织显露颈阔肌，将其纵形或横形切开并向两侧游离。然后向两侧牵开皮肤、皮下组织和颈阔肌，仔细辨认胸锁乳突肌及内侧的颈动静脉及其分支，注意不要误伤舌下神经、面神经等组织器官。显露舌骨和舌骨上肌群，于下颌骨正中将二腹肌、下颌舌骨肌及颏舌骨肌在其附着处剥离，并将其向外侧牵开。剥离下颌骨骨膜显露下颌骨下方和后方。

截骨方法：经口下颌骨劈开入路根据病变范围，可分别采取经口下颌骨劈开入路、经口唇下颌骨劈开入路、经口唇舌下颌骨劈开入路和经口唇下颌骨劈开舌旁入路四种不同显露范围的经口扩大入路。四种经口下颌骨劈开扩大入路各有其利弊和适应证。

经口下颌骨中线或双侧劈开入路：仅沿中线或双侧下颌角劈开（下颌角截骨术）下颌骨，不切开下唇、舌及下颌骨皮肤，只需在锯开下颌骨之前潜行切开下唇与颌骨之间的黏膜,并潜行剥离骨膜。此入路可显露颈3,适合于伴有下颌关节病变所致下颌关节张开受限的上颈椎病变,术后不遗留皮肤瘢痕。

经口唇下颌骨劈开入路:将下唇、下颌骨皮肤及下颌骨一起沿中线劈开,撑开后可显露颈4。此入路适合于颈1~3病变合并各种原因引起的张口困难。

经口唇舌下颌骨劈开入路:在经口唇、下颌骨劈开入路基础上正中切开舌和舌底肌充分显露咽后壁,可显露至颈5水平。此入路适合处理同时累及上下颈椎病变。虽然创伤较大,但相对于其他入路显露更加充分,且不易损伤舌神经及舌下神经,愈合后不影响舌和下颌骨的生理功能,是同时处理累及上下颈椎多节段病变的理想入路。

经口唇舌旁下颌骨劈开入路:该入路不切开舌体,从舌旁切开舌底肌,从一侧劈开下颌骨。此入路虽然创伤小,但显露范围小,适合于处理同时累及上下颈椎且偏向一侧的病变。此入路较前者易伤及舌下神经和舌神经(图17-2-5)。

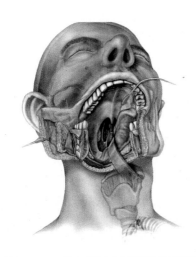

**图17-2-5 经口唇舌旁下颌骨单侧劈开**

上述4种扩大入路与常规经口咽入路一样,都面临感染的风险,必须加强预防切口感染的措施,合并口咽部炎症应视为手术禁忌。同时,上述各入路创伤和风险较大,应遵循避繁就简的原则,能选择创伤、风险较小的入路尽可能不用创伤、风险大的入路。即能用常规经口咽入路者则不劈开下颌骨,能用经口单纯下颌骨劈开入路者则不用经唇或经唇、舌的下颌骨劈开入路。

下颌骨截骨:切开下颌骨之前可以预先放置塑形钛板和钻孔,保证手术结束时原位对合下颌骨,防止手术后出现咬合功能障碍。自下颌骨中线向两侧行骨膜下剥离约2cm,将塑形钛板横跨在切口线的正中位置,钻孔后取下钛板,然后用电动锯阶梯状(stair-step)切开下颌骨前联合。

切开舌:分别于舌尖两侧缝线并保留,在口腔基底部切开舌,从舌系带到舌干背部,后方至舌基底的舌会厌襞,下方直到舌骨水平。向两侧牵开舌尖部的缝线,用自动拉钩向两侧牵开舌及下颌骨。当切开口腔基底部黏膜时,小心防止损伤舌系带两侧下颌下腺导管乳头。

显露咽后壁:将下颌骨和软组织用口腔牵开器向两侧牵开后,余下的手术操作同经口腔途径。为增加显露范围,必要时可以切开舌骨,向下可以直到颈5水平。如果需要暴露上方的斜坡,必要时可以在正中线切开软腭,甚至部分硬腭。

关闭切口:关闭切口时按照由深至浅的顺序逐层关闭,软组织的修复同经口手术途径。下颌骨的重建必须按照截骨前的解剖标记将各结构解剖复位,恢复术前的正常咬合关系,然后用加压钛板原位固定。由于手术创伤大,术后应严格止血,清理创面后放置引流管,然后行切口关闭。

(5)术后处理:术后禁食2~3天,期间可通过静脉补充营养,之后可经鼻饲管给予流质或半流质饮食。根据引流情况引流管一般在术后3~5天拔出。术后使用抗生素5~7天预防感染。

(李世昊　荀传辉　盛伟斌)

## 第三节　颈椎后入路切除与重建

单纯累及椎体后方附件及椎旁的颈椎肿瘤在临床较少见,但无论是良性肿瘤、中间性肿瘤还是恶性肿瘤,如果累及附件压迫或侵蚀神经组织或韧带复合体,均可通过后入路进行肿瘤切除及稳定性重建。颈椎后入路手术途径包括颈椎后正中、旁正中和后外侧或极外侧入路。后正中入路不仅是临床应用最广泛、历史最悠久的入路,而且也是操作最简单、安全和便捷的手术入路,适用于各种疾患的减压和稳定,是治疗颈椎肿瘤的常用途径;旁正中和后外侧主要适用于微创技术条件下的神经减压,在颈椎肿瘤中的应用较少,而且也不便于在病灶清除后进行稳定性重建。

## 一、手术适应证

1. 颈$_{1\sim7}$后方附件结构的原发性良性、恶性或转移性肿瘤；

2. 颈$_{1\sim7}$病变需要后路姑息性减压和稳定性重建；

3. 颈$_{1\sim7}$髓内、外原发性良性、恶性或转移性肿瘤。

## 二、手术禁忌证

1. 累及颈$_{1\sim7}$椎体的肿瘤；

2. 严重神经功能障碍手术后难以获得功能恢复或患者情况难以耐受手术者。

## 三、手术优缺点

优点可直视下充分暴露颈$_{1\sim7}$附件结构；手术操作简单易行，容易进行稳定性重建。缺点可以引起颈部僵硬、疼痛、无力或颈胸交界区后凸畸形。

## 四、手术技术

颈后路途径能暴露枕骨大孔后缘、寰椎后弓、枢椎及以下棘突、椎板和关节突关节等后部结构。由于颈后部肌肉丰富，骨性结构深在，因此显露时必须熟悉不同解剖区域的特点才能准确无误地进行暴露并减少出血和组织损伤。手术前应对病变部位、范围、神经压迫程度和颈椎稳定性等进行仔细评估，显露时务必保持操作动作轻柔和准确，防止误入椎管伤及神经。

### （一）麻醉

手术麻醉可以采取经鼻腔或口腔气管插管麻醉。一般采取气管插管麻醉。如果插管困难或患者合并严重神经功能损害，可以应用纤维支气管镜辅助经鼻腔或口腔气管插管。很少采取局麻或气管切开麻醉。

术后拔出气管插管取决于患者体型、手术范围、创伤大小、软组织水肿的程度。一般可以在术后早期拔出气管插管。为防止呼吸道的机械性梗阻，可保留气管插管至术后24~48小时。

### （二）体位

患者取俯卧位，以Mayfield头架或将头额部置于可调式马蹄形支架上。如果肿瘤导致颈椎不稳，在将患者由平卧转为俯卧位时注意保持头颈部稳定，可以使用颈围并使头颈部处于中立屈曲位时用Gardner-Well颅骨牵引弓维持牵引，牵引重量5~7kg，注意避免面部及双眼受压。胸腹两侧垫以侧垫以保持胸腹部免受压迫而影响呼吸。将手术床调整为头高脚低位，屈屈膝关节、并用垫子垫起足部。手臂放置于躯干两侧，应用长条状宽胶布将双侧肩部下拉，以利于手术操作及术中透视时最大限度显示颈胸交界区。对于部分累及范围广泛、颈椎严重不稳及需要前后路手术者，可以在佩戴Halo-Vest支具下施行手术。

### （三）手术器械

颈后路手术器械准备无特殊，同一般颈后路手术。

### （四）操作步骤

1. 切口 颈后路手术根据病变部位和范围，分别以枕后粗隆、颈$_2$和颈$_7$棘突为解剖标志进行上、下颈椎的暴露。沿颈椎棘突作正中直线切口切开皮肤和皮下组织至项韧带，根据手术操作需要，切口可以上下延长和缩短。如果病变位于寰枢椎，切口自枕骨粗隆至颈$_4$棘突可以显露枕骨大孔后缘及寰椎后弓和颈$_{2\sim4}$椎板。如果下颈椎病变，其切口可自颈$_2$延伸至颈$_{6\sim7}$或上胸椎（图17-3-1）。

2. 下颈椎的显露 切开皮肤和皮下组织显露至项韧带后，将项韧带正中切开，亦可将其自棘突连接处剥离，推向一侧连同肌肉一并行骨膜下剥离，显露椎板和棘突，显露一般从病变头尾侧正常结构开始逐步接近病变部位，两侧暴露至双侧关节突关节外缘。

3. 上颈椎的显露 皮肤切开后，宜选择枕部或枢椎以下的部位先行显露，待枕骨和枢椎充分显露后，再作寰椎后弓的剥离。临床通常按照枢椎或以下棘突和椎板，枕骨和枕骨大孔后缘至寰椎后弓的顺序进行暴露，分段显露不仅可以减少出血和损伤，而且有利于判断寰椎后弓及病变的部位和范围。

枢椎及以下棘突、椎板的显露同下颈椎。

枕骨区的显露：沿枕后粗隆中线切开项韧带并在骨膜下用骨膜剥离器向两侧剥离枕肌至枕骨大孔外侧。抵至枕骨大孔后缘时，先触及枕大孔边界，再仔细剥离。显露时务必保持操作动作轻柔和准确，不可用力过度。

寰椎后弓的显露：枕骨区和枢椎及以下棘突、椎板显露后，用自持牵开器将切口两侧软组织牵开，确

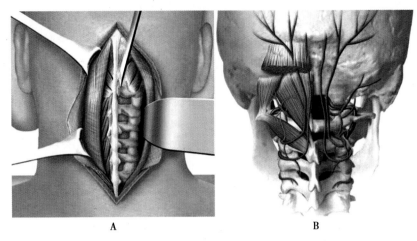

**图 17-3-1　颈椎后正中入路**
A. 显露附件；B. 颅椎区神经、肌肉

定寰椎后弓位置后，上方显露枕大孔后缘，下方沿枢椎上方剥离附着肌肉，即显露寰椎后部结构。确定寰椎后弓结节，沿寰椎后弓结节两侧，做锐性切割分离。后弓显露范围不能超过后结节两侧 1.5～2cm，避免损伤椎动脉。

4. 关闭切口　颈后路切口关闭较为简单，如果

手术创伤大，术后应严格止血，清理创面并放置引流管。

5. 术后处理　术后当日应禁食，第二天可经口给予流质或半流质。引流管一般于术后 3～5 天拔出。术后使用抗生素预防感染。

（梁卫东　普拉提　盛伟斌）

# 第四节　下颈椎肿瘤的手术治疗

下颈椎（$C_{3～7}$）肿瘤远较上颈椎常见，治疗的复杂性、风险和并发症明显低于上颈椎。但由于其解剖结构的特殊性，治疗的复杂性和风险仍明显高于胸腰椎。近 20 年，随着 CT、MRI 的临床应用、外科技术的进步和内固定器械的发展，下颈椎骨肿瘤的外科治疗取得了巨大的进步。目前，按照肿瘤学原则进行病变的边缘或广泛切除在下颈椎已不是困难，不仅可以完整的切除肿瘤，同时还能达到治愈和有效控制肿瘤的目的，显著改善了患者的生活质量。大量研究结果表明手术已经成为下颈椎骨肿瘤治疗的重要手段。

## 一、手术适应证

由于下颈椎肿瘤的显露、切除和重建较上颈椎容易，安全性也更高，所以适应证选择较上颈椎更广泛，可以广泛应用于各种原发性良、恶性和转移性肿瘤的治疗。

## 二、手术入路的选择

下颈椎骨肿瘤的手术入路包括前路、后路和联

合入路，其基本要求是能够充分暴露病灶为直视下按照肿瘤学原则切除创造条件并减少或避免重要组织损伤，具体选择主要取决于病变的性质、部位和范围等因素。

### （一）前入路

前入路适用于肿瘤累及椎体及一侧椎弓根，即 WBB 分期 4-8 区或 5-9 区，或 Tomita 分期 Ⅰ 期（1 区）和 Ⅱ 期（1+2 区）。前入路通过前内侧途径，可以单独用于累及区域 Ennecking Stage Ⅰ、Stage Ⅱ 期及部分 Stage Ⅲ 期和转移性肿瘤的病灶切除，也可作为联合入路的一部分，用于 Stage Ⅲ 期和 Stage Ⅰ、Ⅱ 期及部分 Stage Ⅱ 期和转移性肿瘤的治疗，是治疗下颈椎肿瘤的常用途径。

### （二）后入路

肿瘤主要累及后方附近结构及部分椎体，即 WBB 分期 10-4 区或 9-3 区，或 Tomita 分期 Ⅰ 期（3 区）和 Ⅱ 期（3+2 区）。单一后路途径可行附件结构的广泛切除或附件结构和部分椎体的矢状面切除，临床主要用于部分 Ennecking Stage Ⅰ 期、Stage Ⅱ 期及转移性肿瘤或作为联合入路的一部分，用于 Stage Ⅲ 期和 Stage Ⅰ、Ⅱ 期及部分 Stage Ⅱ 期和转移性肿瘤的治疗。

### （三）联合入路

联合入路是下颈椎肿瘤治疗的常用方法。由于下颈椎目前不可能采取胸腰椎单纯后路 TES 技术进行肿瘤的边缘性或广泛性切除，所以在下颈椎肿瘤通常需要采取联合入路进行肿瘤的全椎或次全切除。采取联合入路治疗的病变通常广泛累及椎体和后方附件等，即 WBB 分期 2-8 区或 5-11 区，或 Tomita 分期Ⅲ期、Ⅳ期和Ⅴ期及部分Ⅱ期和Ⅵ期病变。联合入路主要用于 Stage Ⅲ期和 Stage Ⅰ、Ⅱ期及部分 Stage Ⅱ期和转移性肿瘤的治疗，需要进行病变的边缘性或广泛性切除。

联合入路包括前-后联合入路和后-前联合入路。在下颈椎如果需要采取联合途径进行肿瘤切除，与上颈椎不同，主要选择后-前联合入路。首先通过后路显露保护或结扎椎动脉，彻底与前方结构隔离后将有助于病灶的边缘或广泛性切除。前-后联合入路应用较少，可用于前路病灶切除后颈椎稳定性破坏严重或前路手术后不能达到病变彻底切除的目的而需要后路重建或病灶清除者。

### 三、肿瘤显露

下颈椎的显露较为简单，按照入路要求逐层显露病变。到达病变附近后充分利用切口最大限度显露时尽可能减少组织创伤。显露先由头、尾侧正常部位切开椎前筋膜，逐步向病变区域接近，然后向两侧剥离头、颈长肌至钩椎关节和横突外侧缘，由自持牵开器纵向和横向充分显露病变部位。后路显露也由病变头、尾侧正常部位开始，根据病变范围和稳定性重建的需要，至少显露头、尾侧各一正常节段，两侧至侧块外侧缘。在没有完成必要的显露前，避免误入病变或立即进行病灶切除，应尽可能保持肿瘤壁和假膜的完整。

### 四、肿瘤切除

根据病变的性质、部位和范围等因素，可采取病灶刮除和边缘性或广泛性全椎或次全切除术。

#### （一）瘤灶刮除术

主要适用于 Stage Ⅰ、Ⅱ期及部分转移性肿瘤。手术中先用棉片或纱条保护隔离正常组织，经肿瘤侵蚀部位或于局部开窗进入瘤体，病损内清除肿瘤组织后充分打开或清除软组织瘤壁显露瘤腔或周围正常的骨或软组织壁，确定无肿瘤组织残留后，小心用电凝或苯酚处理骨性瘤壁或于正常组织切除瘤壁。如肿瘤累及范围较小或为实体病变，如骨样骨瘤和骨软骨瘤，也可将其连同部分正常骨组织整块切除（图 17-4-1）。

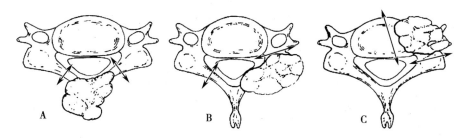

**图 17-4-1  整块切除**
A. 椎板；B. 椎板和椎弓根；C. 部分椎体和椎弓根

#### （二）边缘性或广泛性全椎或次全切除术

是良性交界性和恶性肿瘤的主要治疗技术，适用于 Stage Ⅲ期和 Stage Ⅰ、Ⅱ期及部分 Stage Ⅱ期和转移性肿瘤。治疗过程中可以通过病损内分块切除或 En-bloc 达到边缘性或广泛性全椎或次全切除的目的。

1. 病损内全椎或次全切除术  病损内分块切除是下颈椎肿瘤治疗的常用方法，多用于累及范围较为广泛的病变，无论首先选择前路还是后路，都难以避免直接进入瘤体。所以，可以通过病损内分块切除的方法逐步将其全椎或次全切除。

2. En-bloc 全椎或次全切除术  En-bloc 全椎或次全切除是下颈椎骨肿瘤治疗的重要技术，改变了经瘤手术切除的传统方法，使其根治性切除成为可能。下颈椎骨肿瘤采取 TES 切除与胸腰椎所不同的是由于颈神经和椎动脉的影响，不能直接通过单纯后路途径进行肿瘤切除和重建，而是需要采取后-前联合入路达到切除和重建的目的。

手术首先通过后路途径整块切除附件结构，在累及严重一侧于肿瘤外结扎和切断部分神经根和椎动脉,必要时可将部分硬膜一并切除,而将另一侧神经根和椎动脉分离和保护,然后用吸收性明胶海绵和棉片将神经和血管彻底与前方结构隔离。

前路手术首先切除邻近病椎头、尾侧椎间盘,向后至硬膜前方,两侧至钩椎关节外侧缘,使头、尾侧完全分离。然后由病椎前方进一步向两侧沿横突外侧缘显露,直至后路手术的隔离棉片,将其彻底松动并完整取出(图 17-4-2)。

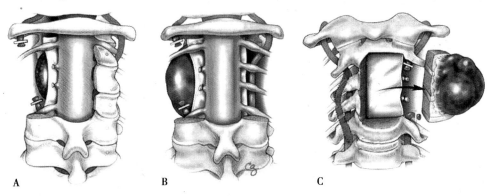

**图 17-4-2 联合入路颈椎肿瘤 En-bloc 切除**
A. 附件部分切除;B. 附件完全切除;C. 肿瘤 En-bloc 切除

## 五、稳定性重建

下颈椎肿瘤切除后稳定性重建较为简单,与一般颈椎手术后的重建基本一致。但由于肿瘤切除后稳定性破坏较其他颈椎疾患更加严重,所以重建的要求更高,考虑的因素也更多。主要涉及病变切除的范围、植入材料和内固定装置的选择等方面,具体可以分为前路、后路和联合前后路重建。

### (一) 单纯前路重建

如果病灶清除后大体结构基本完整,没有明显破坏局部的稳定性,可以直接采取填充式植骨,一般也不需要内固定。植骨材料可以选择自体骨、同种异体骨和其他骨替代物,老年患者也可用骨水泥。如果病灶清除后引起明显结构缺损和不稳定,则需要考虑结构性植骨。单节段植骨材料可以选择大块自体骨、同种异体骨或钛笼,以同种异体骨较为常用,可以避免手术再取骨。两个或以上缺损,可以选择自体骨、同种异体骨或钛笼,但以钛笼常用,稳定性也较好;其次为自体骨,但选择有限,可以使用同种异体骨,但愈合时间长,通常需要长期的佩戴外固定(图 17-4-3)。

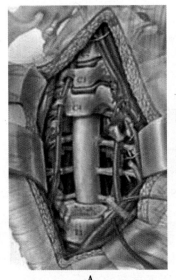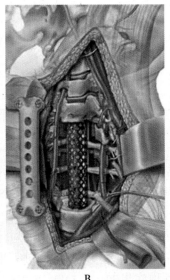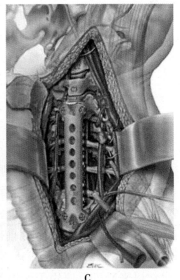

**图 17-4-3 前路病灶清除和稳定性重建**
A. 病椎切除;B. 钛笼支撑;C. 钛板固定

### （二）单纯后路重建

如果部分或局部附件结构切除,不破坏稳定性,一般情况下不需要植骨和内固定。如果广泛的附件结构切除或切除后稳定性破坏则需要植骨和固定。植骨材料可用自体骨或同种异体骨。内固定选择非常广泛,各种颈椎后路钉-板或钉-棒系统均可以获得良好的固定(图17-4-4)。通常固定病变的头尾侧即可。

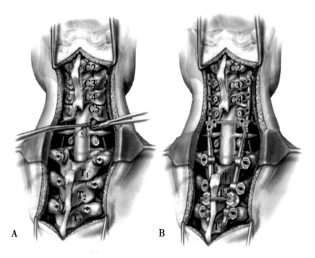

**图 17-4-4　后路病灶清除和稳定性重建**
A. 附件切除;B. 钉-棒固定

### （三）联合后-前路重建

肿瘤经后-前路边缘性或广泛性切除后均需要进行前后方的稳定性重建。后路重建一般不需要植骨,固定需要考虑节段切除的范围,单节段切除后仅固定头尾侧即可。如果手术后缺损达两个或两个以上节段,稳定性破坏严重,则需要固定头尾侧至少两个或两个以上节段。前路结构性植骨和内固定同单纯前路手术。

## 六、一期或分期手术

下颈椎肿瘤的手术治疗可以通过前路、后路和联合入路,但同上颈椎比较,手术的复杂性和风险性都较低。除了患者一般状况不能耐受一期手术或术中发生不可预知的意外情况外,通常可以通过后路附件切除后分离保护或结扎切断椎动脉,然后再经前路手术。一般不需要分期手术。

## 七、术后处理

手术结束关闭切口前应认真检查创面并严格止血,按照由深至浅的顺序逐层关闭切口。由于手术创伤大,清理创面后放置引流管。一般单纯前路手术后于前方放置负压吸引,单纯后路或联合入路仅需后方放置引流管,待引流物减少后可改用负压引流。

联合入路术后患者应于重症监护室留观,留观时间一般为1~2天。术后禁食1~2天,期间可通过静脉补充营养,之后可经口给予流质或半流质饮食。根据引流情况引流管一般在术后3~5天拔出。术后使用抗生素或联合用药5~7天预防感染。

## 八、并发症的防治

下颈椎肿瘤手术的并发症较少。主要并发症包括术中椎动脉、神经和硬膜损伤及术后切口感染、内固定松动、脱落、植骨不愈、肿瘤复发等。各种并发症处理同上颈椎肿瘤。

（张健　郭海龙　盛伟斌）

# 第五节　下颈椎前入路切除与重建

下颈椎骨肿瘤是指发生在颈$_{3~7}$的原发性和转移性肿瘤。临床上下颈椎骨肿瘤较上颈椎常见,诊断和治疗较为容易,而且各种并发症也较少。下颈椎前入路包括前内侧和前外侧入路。前内侧首先由 Smith 和 Robinson 及 Southwick 于 1955 年和 1960 年提出,半个世纪以来已广泛应用于颈椎各种疾患的治疗。下颈椎前内侧入路经外侧血管鞘和内侧气、食管鞘之间进入椎前,可以充分显露颈$_{3~7}$的病变,是治疗下颈椎肿瘤的常用途径。前外侧入路由 Henry 于 1959 年首次报道以来,Hogson 和 Verbiest 分别于 1965 年和 1969 年报告了该入路在下颈椎手术中的应用。前外侧入路经胸锁乳突肌和血管鞘后侧进入椎旁,可以显露一侧横突、颈神经和椎动脉,主要应用于局部的减压,很少用于颈椎肿瘤的治疗,所以下颈椎骨肿瘤的前入路主要是指前内侧入路。

## 一、手术适应证与禁忌证

### （一）适应证

$C_{3~7}$椎体的原发性良性、中间性和恶性肿瘤或单发转移性肿瘤。

### （二）禁忌证

肿瘤累及三个或以上节段，或头侧累及上颈椎，尾侧累及上胸椎者；棘突、关节突和椎板等附件结构的肿瘤；严重神经功能障碍手术后难以获得功能恢复或患者情况难以耐受手术及广泛转移者。

## 二、手术优缺点

优点是：

1. 直视下充分暴露$C_{3~7}$椎体病变；

2. 手术入路解剖层次清楚，病灶清除简单易行、创伤小；

3. 手术后容易进行稳定性重建。

缺点是：

1. 由于直接损伤或长时间牵拉造成颈部前方血管、神经及气、食管等组织器官的损伤；

2. 因患者体型、短颈、畸形及颈部屈伸活动受限等因素影响前方暴露。

## 三、手术技术

下颈椎前入路手术前应对患者进行详细的体格检查，评估颈部活动、颈前及前外侧皮肤、甲状腺大小、发声和吞咽功能等情况，确定手术的部位、范围和侧别。对于既往接受过颈前手术的患者，术者需决定采用同侧切口还是对侧切口。若选择对侧切口，必须仔细评估患者是否存在喉返神经麻痹。

### （一）麻醉

手术麻醉可以采取局部麻醉或经鼻腔或口腔气管插管麻醉，具体选择何种方法取决于病变的性质、部位、大小、患者体型等因素。一般来说，局限性良性病变、累及范围不大、适中体型且手术时间较短者，可以采取局部麻醉。否则，建议采取气管插管麻醉。如果插管困难或患者合并严重神经功能损害，可以应用纤维支气管镜辅助气管插管，很少采取气管切开麻醉。

术后拔出气管插管取决于患者体型、手术范围、创伤大小、软组织水肿的程度，一般可以在术后早期拔出气管插管。为防止呼吸道的机械性梗阻，可保留气管插管至术后24～48小时。

### （二）体位

取仰卧位，头部置于手术床，头略后伸位，双肩部垫以软枕。若存在颈椎明显不稳或脊髓严重压迫者麻醉后可采取持续颅骨牵引。在操作过程中注意保持呼吸道通畅。

### （三）手术器械

下颈椎前入路器械准备无特殊，同一般颈前路手术。

### （四）操作步骤

1. 切口　下颈椎前入路切口的选择取决于病变的部位、范围及术者习惯等情况，可以分别选择横形或斜形切口。病变范围局限于两个或两个以下节段，可以选择横形切口；病变范围广泛，累及三个节段则可以选择纵形切口。横切口的中点位于胸锁乳突肌的内缘，斜形切口位于胸锁乳突肌的前缘，略长于病灶范围。切口的侧别取决于手术医师的习惯。由于左侧喉返神经的解剖比较固定，行程长，所以首选左侧皮肤切口，可降低该神经意外损伤的危险。一般来说，显露颈$_{3~5}$，切口位于甲状软骨水平，在锁骨上3～4横指处；显露颈$_{5~7}$，切口位于环状软骨水平，约在锁骨上2～3横指处（图17-5-1A）。

2. 分离颈内脏鞘和颈动脉鞘　切开皮肤、皮下组织和颈部浅筋膜，显露并纵形切开颈阔肌以获得更广泛的显露。确认胸锁乳突肌前缘，纵行切开颈深筋膜的浅层，通过触摸动脉搏动确定颈动脉鞘的位置。将胸锁乳突肌牵向外侧，沿颈动脉鞘内侧小心切开包绕肩胛舌骨肌的颈深筋膜中层，显露肩胛舌骨肌并根据手术部位和术中情况决定是否将其切断。将胸锁乳突肌和颈动脉鞘牵向外侧，气管、食管和甲状腺牵向对侧即可到达颈椎椎体的前侧。

3. 显露下颈椎　向两侧充分牵开颈动脉鞘和内脏鞘后，纵向分开颈深筋膜深层、疏松结缔组织和椎前筋膜，显露并确定两侧头、颈长肌之间的椎体中线。将头、颈长肌骨膜下从其中线附着点向外剥离至钩突关节和横突前外侧缘。下颈椎前入路显露的要点是充分显露各层颈筋膜平面，在各层筋膜切开前应仔细识别相应的解剖标志并以此引导手术（图17-5-1B、C）。

4. 关闭切口　下颈椎前入路切口关闭较为简单，如果手术创伤大，术后应严格止血，清理创面并放置引流管。

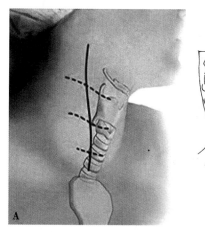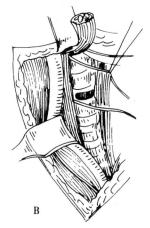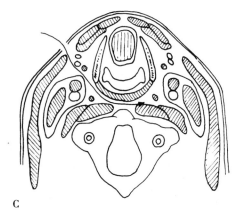

**图 17-5-1　下颈椎前内侧入路**
A. 切口；B、C. 显露下颈椎

5. 术后处理　术后当日应禁食，第二天可经口给予流质或半流质饮食。引流管一般在术后 3～5 天拔出。术后使用抗生素预防感染。

（帕尔哈提　盛军　盛伟斌）

# 第六节　下颈椎肿瘤全脊椎切除术

由于颈椎解剖部位的特殊性，颈椎肿瘤易侵犯脊髓和椎动脉，造成高位截瘫、致残率和死亡率均较高。随着脊柱外科技术的进步和脊柱内固定器械的改进与提高，颈椎肿瘤诊断、治疗观点和手术方法日新月异。传统原发性颈椎肿瘤的瘤内部分切除和转移性肿瘤的姑息性颈椎椎板减压的治疗已渐被淘汰，取而代之的是颈椎肿瘤的积极有效的根治性治疗方案即全脊椎切除术。全脊椎切除术包括全脊椎分块切除术和全脊椎整块切除术。颈椎由于双侧椎动脉从颈椎的横突孔经过，所以只能分块切除，下颈椎肿瘤为避免损伤椎动脉，常采用后前联合入路全脊椎切除术治疗，是一安全、有效的根治性手术方式，在严格掌握手术适应证的条件下，能彻底切除下颈椎肿瘤，可有效控制术后肿瘤局部复发，从而治愈肿瘤，最大限度地延长患者的生存时间和改善生存质量。

## 一、手术适应证和禁忌证

### （一）手术适应证

1. 颈椎原发中间性和恶性肿瘤Ⅰ或Ⅱ期；出现神经系统损害；肿瘤破坏所致脊椎不稳；保守治疗难以控制的严重疼痛（局部疼痛、脊柱轴向疼痛以及根性疼痛）；对放疗不敏感的肿瘤。

2. 颈椎转移性肿瘤同时具备以下 7 个条件的患者：

（1）单发、孤立性颈椎转移病灶，有脊髓压迫症状或因脊柱不稳定引起难以控制的颈肩背部疼痛者；

（2）原发瘤灶已行根治切除或可被根治性切除或得到有效控制者；

（3）Tokuhashi 预后评分系统为 2～8 分，预计生存期≥6 个月者；

（4）孤立性转移灶位于一个或两个相邻的椎骨内者；

（5）身体其他重要器官无转移病灶或重要脏器转移病灶可切除或已切除者；

（6）病灶未侵袭邻近重要组织，如硬膜囊、下腔静脉或主动脉者；

（7）全身情况良好，能承受大手术者。

### （二）手术禁忌证

1. 原发恶性肿瘤Ⅲ期，重要脏器有转移性病灶，无法切除者；

2. 有广泛性转移病灶的患者；

3. 高龄或一般情况差的转移性肿瘤患者；

4. Tokuhashi 预后评分系统大于 8 分，预计生存期≤6个月的患者。

## 二、术前准备

1. 术前 CT 和 MRI 检查明确肿瘤侵袭范围以及肿瘤与周围组织的关系,对于部分患者,可行增强 MRI,以确定手术方案。

2. 术前椎动脉 CTA 观察椎动脉与肿瘤的关系及双侧椎动脉的通畅情况。须评估脑部血供情况,用气囊导入椎动脉并扩张可判断其是否为优势侧及患者脑供血情况,如为非优势侧椎动脉则可行栓塞以减少术中风险。

3. 有后凸畸形患者在手术时采用 Cardner-Wells 牵引弓稍牵引的仰卧体位,椎体受累、塌陷导致后凸畸形的患者,畸形可在手术前改善。

4. 术前 24 小时开始牵引,初始牵引重量 10lb,后逐渐增至 20~25lb,可逐渐矫正后凸畸形。后凸畸形导致囊内压力增高,术前可通过轻度伸展或牵引来减轻脊柱畸形。

5. 畸形矫正后,CT 和 MRI 仍显示明显的硬膜受压。但是,术前畸形减轻可使术中暴露更容易操作,术中也不必再行畸形矫正。

## 三、肿瘤显露

根据脊柱肿瘤侵犯节段和大小采用不同的手术入路,可分为单纯前路、单纯后路以及后前联合入路,目的是充分暴露病灶以便彻底切除肿瘤,达到脊髓减压的目的。后路显露一般并不困难,但要求在实施切除之前将棘突、椎板及关节突等均暴露无遗,并将关节突及横突周围附着的肌肉和韧带进行剔除和剥离。颈椎前路显露的要点在于尽可能充分地游离胸锁乳突肌前缘与中线结构(包括气管、食管等)之间的间隙,在纵行切开椎前筋膜后,向两侧暴露出颈长肌。先于欲切除椎体的横突水平切断颈长肌并将颈长肌向两侧剥离,显露并分块切除横突后使两侧椎动脉得以游离,然后在保护好椎动脉的情况下再行整个椎体切除,若在手术中将椎动脉损伤,可予以结扎。

### (一)后入路操作

在清醒状态下气管插管,以便体位摆好后仍可测定患者神经功能状态,气管插管后患者在清醒状态下气管插管,以便体位摆好后仍可测定患者神经功能状态,气管插管后患者取俯卧位,固定头颅,取后正中线切口,自枕骨粗隆至上胸椎水平剥离肌肉,以显露多节段的椎板与关节突,使用高速磨钻在跨越肿瘤上下及其侧方开槽,可在肿瘤上下横向开槽。如果行取俯卧位,固定头颅,取后正中线切口,自枕骨粗隆至上胸椎水平剥离肌肉,以显露多节段的椎板与关节突,使用高速磨钻在跨越肿瘤上下及其侧方开槽,可在肿瘤上下横向开槽。如果行 Tomita 手术,可沿骨槽滑入自根部切断椎弓根,这样可整块切除肿瘤。如椎动脉未被侵及则可从中央向两侧开槽至椎动脉,如椎间盘未被侵及则可将其对脊柱行后路固定。这样,当椎体自前方切除后,椎动脉或椎弓根切除也变得可行,术前化疗等降低肿瘤细胞生存能力和扩散危险的措施就成为唯一合理的方案。

表明,一侧椎动脉结扎很少造成脑供血障碍。

### (二)前入路操作

前方入路是下颈椎($C_3$~$C_7$)转移灶最有效的暴露途径,如病灶局限于单节段可采用横切口,如需要暴露多节段可选用与胸锁乳突肌前缘平行的纵向切口。治疗巾卷成团状置于两肩,多数低位颈椎肿瘤可采用左侧入路,单节段横向切口的体表定位标志如 $C_2$~$C_6$ 颈动脉结节容易触及。切口起自中线,刚超过该侧胸锁乳突肌肌腹前部。如采用横向切口,沿皮肤切口方向横行切断、分离颈阔肌;如采用纵向切口,则沿皮肤切口方向纵行分离颈阔肌。分离覆于胸锁乳突肌前缘的深筋膜浅层,将颈部带状肌向中线、胸锁乳突肌向外侧牵拉。与所有的颈前方入路相同,于颈动脉鞘内侧纵行切开颈部深筋膜中间层。颈动脉鞘可用甲状腺拉钩或阑尾拉钩牵向外侧,在血管鞘与食管后方的脏鞘之间分离筋膜。另一阑尾拉钩置于食管后并将食管牵拉超过中线,以 Kitner 剥离器沿筋膜鞘钝性分离。至此,可显露出椎前筋膜。在确定中线后打开椎前筋膜。

通常需要用电凝将颈长肌分向后方。分离必须从肿瘤上方或下方正常骨区域开始,以确认颈长肌是否被侵犯,从而决定是切除还是将其从肿瘤表面剥离,左右两侧都必须以该方法分离。除非肿瘤膨胀并超出上下椎间盘表面,其余情况下都不能先切肿瘤。首先切除肿瘤上方和下方的椎间盘,将颈长肌向后方分离之后,以电凝切除椎体前部直至对侧。然后,以刮匙将椎间盘组织刮松,并以喙状咬骨钳咬除。椎间盘间隙暴露充分有助于瘤体在椎体内更理想的定位。

## 四、肿瘤切除

肿瘤充分暴露后,下一步就是将肿瘤切除。对于可整块切除的肿瘤患者,使用高速磨钻从肿瘤间室外纵行切断椎体,如椎动脉未被侵犯,可不用结扎椎动脉,由于后路已经除去横突孔后壁,这使得从前路分离椎动脉变得容易;如术前MRI明确一侧椎动脉被侵及,则需于$C_{6\sim7}$的近端和$C_{3\sim4}$的远端分别结扎椎动脉,然后同肿瘤组织一起切除。切除椎体后,如硬膜囊外仍有少量肿瘤残余组织,可分块切除,尽管在小范围内做了肿瘤内手术,但有研究表明,这样术后局部的复发率仍明显低于分块切除术。

当患者不适合行整块切除时,可做瘤体内的分块切除,出血较少的情况下,垂体咬骨钳通常可理想移除瘤体的前2/3,挖空椎体上下间隙并将瘤体的前2/3移除,其余受累椎体的骨性终板也可被移除。此后,可用刮匙小心刮除肿瘤至后纵韧带,弯或直的小刮匙都可用来将小块瘤体刮松,然后以垂体咬骨钳移除。如果后纵韧带无受累表现,则很难决定是否将其切开。一些肿瘤会穿透后纵韧带压迫硬膜囊,另一些则不会侵犯后纵韧带,瘤体压缩导致椎体高度丢失,发生脊柱后凸。一旦肿瘤的压缩解除,硬膜囊的压迫相应消除。后给韧带是否切开部分取决于术前MRI的表现。如果显示清楚且压迫程度不重,后纵韧带有时可以保留;如果显示不清且压迫明显而不伴脊柱后凸,则通常将后纵韧带切开,以小的成角刮匙清除上、下邻位椎体后方与后纵韧带之间的内容物。后纵韧带游离后,纵行切开后纵韧带,并以2mm椎板咬骨钳切除。如果患者接受了术前放疗,硬膜呈白色,增厚,后纵韧带与之粘连;没有接受放射的患者,硬膜呈蓝色。

## 五、稳定性重建

脊柱肿瘤手术要求既彻底切除肿瘤侵蚀的脊椎,充分环绕脊髓减压,又要保持脊柱的稳定性。肿瘤切除造成脊柱骨缺损,要获得满意的脊柱稳定,就必须有可靠的植骨融合及坚强的内固定,而且任何脊柱内固定技术,必须满足全脊椎切除后脊柱抗屈曲、后伸和旋转的生物力学稳定性要求。颈椎整个

椎节被切除后,后方尚无很好的植骨融合方法,故一般多采用前路椎体间的植骨融合,可选择的椎体间植入材料包括自体骨块、同种异体骨块或人工椎体等。颈椎后方的内固定目前以侧块钛板及螺钉固定技术应用最为普遍,如病变部位在上颈椎,可替代以枕骨与下颈椎侧块之间的钛板及螺钉固定,颈椎前方的内固定目前多采用钛板与螺钉技术。Harms建议在所有肿瘤病例采用前后联合内固定,因为70%~90%的轴向负荷通过椎体,前路重建必须有足够的强度承受轴向负荷和扭转应力,后方拉伸力较为突出,应采用短节段加压内固定。

单节段全脊椎切除后可进行5种方式的重建:①后路多节段经椎弓根内固定并前路内固定;②后路短节段经椎弓根内固定并前路内固定;③单纯前路内固定;④单纯后路多节段经椎弓根内固定;⑤单纯后路短节段内固定。这5种重建方式中以前2种后前联合重建脊柱稳定性效果最佳,其次是多节段后路重建方法,再次是单纯前路方法,效果最差的是单纯后路短节段方法。

当肿瘤同时累及椎体及附件时,单纯应用前路或后路手术很容易导致肿瘤复发。颈椎周围有椎动脉血管、脊髓、神经根,使用单一前路或后路手术皆难以彻底切除受累的脊椎病灶。所以,需要联合前、后路一期或二期手术完成肿瘤切除、植骨、内固定。前性肿瘤且全身情况较好,预计生存期较长,同时罹及椎体及附件、或椎体受罹、后突畸形伴有脊髓压迫症者,更适合一期后前联合肿瘤切除、前方钛网植骨钛板螺钉固定,后方椎弓根螺钉固定,前后联合稳定性重建(图17-6-1A、B)。

## 六、术后处理

1. 术后即刻对患者颈部进行制动,一般用头颈胸支具固定,对于术后需行放化疗的患者,植骨床可能延迟愈合,可佩戴头环支架辅助固定。

2. 术后床头抬高45°,以利于引流渗出的血液;对于气管水肿的患者,有学者提出可于术后24~48小时再行拔出气管插管;早期活动双下肢并使用气动装置压缩下肢及足部,以有效预防深静脉血栓形成。

3. 对于侵犯广泛的原发恶性肿瘤如脊索瘤等,应当依据术前MRI,切除一切可见的瘤体,术后应当用加强MRI再评估并且适当放疗,如术后立即行质子束照射等。

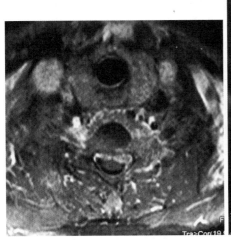
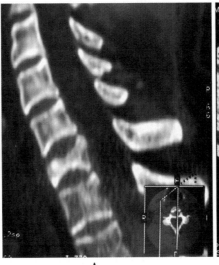
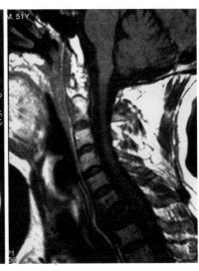

A

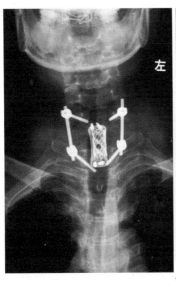
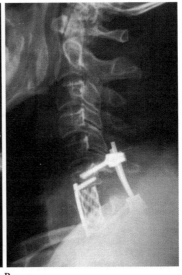

B

图 17-6-1　男性,51 岁,颈肩痛 3 个月,左上肢无力半月,确诊为 $C_7$ 肺癌转移

A. 术前 CT 与 MRI 表现;B. $C_7$ 全脊椎切除内固定术后

## 七、手术难点和注意事项

### (一) 手术显露注意事项

与上颈椎相比,下颈椎的手术显露相对容易。考虑到后路内固定抗屈曲及抗旋转能力较强的特点,在颈椎结构破坏较广泛的情况下,宜先行后路手术,以保持手术体位转换过程中颈部的稳定性。侧块螺钉及椎弓根固定技术均较实用且效果可靠。此外,从近几年的临床实践来看,先经后路切除颈椎侧块及部分横突结构并使椎动脉获得较好显露和游离,十分有利于前方手术时切除椎体的彻底性和安全性。在后路椎板开槽时,我们推荐使用高速磨钻而非骨刀,这样可避免使用骨刀产生的振动对脊髓产生影响。

### (二) 前路手术切口选择

多数低位颈椎肿瘤可采用左侧入路,但如颈椎双侧的横突均遭肿瘤破坏,一侧颈部切口有时显露欠佳,此时,可于对侧另做切口。在前路暴露过程中,显露椎前筋膜后,确定左右两侧的颈长肌非常关键,特别是对于颈椎转移瘤的病例,解剖结构紊乱,确定中线困难。此时,需要于瘤区上方或下方分离以利于确定中线。需确定在中线后才可打开椎前筋膜。如椎前筋膜膨胀难于辨认肿瘤,可通过放置定位针透视来确定肿瘤位置。所有病例均需显露瘤区上方和下方各一个完整椎体。

### (三) 椎动脉的处理

术中患者采用仰卧位。从受侵椎动脉一侧以纵切口或横切口进入,切除颈动脉鞘。为减少出血及其他并发症,术前可通过放射介入手段栓塞椎动脉。术前须评估脑部血供情况,用气囊导入椎动脉并扩张可判断其是否为优势侧及患者脑供血情况,如为非优势侧椎动脉则可行栓塞以减少术中风险。前方入路可暴露肿瘤并且可通过恰当地水平游离椎动脉,向侧方胸锁乳突肌及颈动脉鞘,切除局限于前纵韧带后方的肿瘤。如有必要,也可切除部分颈长肌以获得足够术野。椎动脉可在病灶上下界结扎,如果术前已行栓塞,术中出血较少。

### (四) 手术分期的选择

对于颈椎肿瘤全脊椎切除术的手术分期选择本身就存在争议,由于二期手术通常于第一次手术后2~3周后再次手术,这段时间的肿瘤进展情况不详,特别是肿瘤侵犯椎弓根的患者,其肿瘤局部播散的可能更大,所以更应在严格把握适应证的条件下行一期手术,但术前应评定患者的全身情况及其对手术的耐受情况。同时,一期手术还能缩短患者的住院时间、降低手术费用。

### (五) 重建方式的选择

一般先行后路手术,切除脊椎后结构,行椎弓根钉棒或侧块螺钉固定植骨融合;然后再行前路手术,切除椎体后利用钛网植骨或骨水泥,钉板或钉棒重建椎体,注意恢复椎间隙的高度和生理曲度。与单纯前路或后路手术相比,尤其是累及颈椎椎体及附件的肿瘤患者,前后联合入路手术能实现肉眼下彻底切除肿瘤、更加彻底地椎管减压和重建脊柱稳定性。因为的轴向负荷通过椎体,前路重建必须有足够的强度承受轴向负荷和扭转应力,后方拉伸力较为突出,应采用短节段加压内固定。重建依据辅助治疗的需要。接受放疗或化疗的患者植骨床可能发生延迟愈合,重建需要考虑术后的综合因素。前后联合入路一期或分期病灶切除与重建术,适用于大部分颈椎肿瘤的手术治疗。

## 八、并发症的防治

颈椎骨肿瘤的治疗是针对每个患者的个性化治疗。前后联合入路手术时间长,术中、术后并发症发生率机会增加,但大多数并发症是可以成功控制的。合理的围术期处理可减少并发症发生率,通过缩短手术时间,可降低感染的发生率。由于大多数原发性颈椎骨肿瘤系低度恶性或良性侵袭性生长的肿瘤居多,具有较高的局部复发率,前后联合入路全脊椎切除术能实现肉眼下彻底切除肿瘤、更加彻底地椎管减压和重建脊柱稳定性。由于颈椎邻近解剖结构复杂,肿瘤常常与椎动脉等血管、神经粘连,此术式手术风险高、难度大,对手术外在条件及手术者求很高,否则可能会出现严重并发症而加重患者的身心负担。

1. 脊髓神经损伤　脊髓神经损伤可通过术中仔细操作来预防,术中严格避免直接触动脊髓,术中高质量的体感诱发电位监测对脊髓神经损伤的预防意义重大。

2. 硬膜损伤　术中损伤硬脊膜是术中常见并发症,有患者本身的原因,如肿瘤与周围组织紧密粘连,也有术者操作的原因,如磨钻穿透椎管时损伤硬脊膜。对于小的创口可直接缝合,而对于较大的创口或创口边缘存在不规则撕裂的,通常需要通过"三文治"法硬膜补片修补。对于硬膜损伤的患者,术后脑脊液漏尚无有效规避方法,通常通过延长引流时间,避免过强负压引流来促进硬膜修复。

3. 血管损伤　对于颈椎肿瘤要完成全脊椎切除应特别注意控制出血,尤其是对于已有术前病理明确或术前判断易出血的肿瘤类型,如动脉瘤样骨囊肿等病例,更应作好充分的术前准备,如备血、止血纱布等。术中应仔细分离,避免盲目地切除肿瘤。一旦出现椎动脉、椎静脉损伤大出血时,应注意准确结扎或堵塞止血,避免颈髓损伤。术中控制性降压处理,有研究表明,维持术中平均动脉压 8.65 ~ 9.98kPa(65~75mmHg) 可减少术中出血量,并且对脊髓的供血无影响;术中应注意保温,这可减少低体温导致的凝血功能障碍;肿瘤包膜外暴露,结扎供血血管;暴露保护毗邻血管等重要结构。有研究表明,整块切除比分块切除术中出血更少,瘤内刮除出血多时需尽快切除肿瘤才能控制出血。

4. 切口感染　要预防切口感染,除了认真作术前准备和皮肤消毒,还须在手术操作时严格注意无菌操作,用薄膜粘贴皮肤可降低手术切口感染率,术中尽量减少不必要的组织损伤,手术缝合伤口前,用等渗盐水冲洗等。

## 九、讨论

外科手术作为现阶段治疗脊柱肿瘤最基本、最重要的手段,能否经手术彻底切除肿瘤,往往直接关系到患者的预后,颈椎因其特殊的解剖结构,下颈椎肿瘤的全脊椎切除尤其是恶性肿瘤的全脊椎切除是脊柱外科努力的方向。脊髓压迫与脊柱不稳定皆是手术适应证，故手术常需兼顾减压及稳定性的重建。转移瘤常侵及脊椎椎体等结构，因此前路手术可直接解除肿瘤对脊髓的压迫。后路在下颈椎由于椎动脉走行的影响，难以完全切除脊髓腹侧的肿瘤组织，仅能通过扩大椎管的容积间接达到减压的目的，故仅适用于需单纯减压的患者。当颈椎三柱均受累、前方椎体次全切除超过 3 个节段或对预后较好的单发转移灶行脊椎整块切除时，需联合后路的减压固定术。绝大部分有手术指征的脊柱转移瘤患者接受的是外科边界内的姑息性切除术。虽然未能达到根治性手术的要求，但随着全身化疗及放射治疗的进步，边界内的肿瘤切除术也可获得较为理想的效果。Junming 等报道了 13 例经前后路一期全椎体切除治疗颈椎原发性肿瘤（骨巨细胞瘤）术后随访 68 个月，仅 1 例复发，且余下患者术后均骨性融合，也无神经损伤等并发症；李锋等采用一期经前后联合入路全椎体切除加前路椎体重建和后路椎弓根钉棒系统内固定术治疗颈椎肿瘤患者 37 例，颈椎肿瘤病灶位于 $C_3$ 3 例、$C_4$ 6 例、$C_5$ 9 例、$C_6$ 9 例、$C_7$ 10 例；颈椎原发性肿瘤 27 例，转移瘤 10 例（单发孤立转移病灶，且术前已切除原发病灶或同期切除病灶），平均随访 3.6 年，所有病例术后随访摄片均未发现脊柱失稳，无断钉、断棒等现象；病例术中无重要器官、组织的损伤；术后无脊髓、马尾神经损害加重；且全部患者术后局部疼痛及放射性疼痛得到明显的缓解，术后神经功能恢复良好、肌力明显改善，仅有 1 例患者术后局部复发；4 例患者（2 例原发性肿瘤和 2 例转移性颈椎肿瘤）死于多器官转移；肖建如等采用前后联合入路全脊椎切除、内固定重建技术治疗颈椎（$C_{3\sim7}$）骨肿瘤患者 39 例，得出：前后联合入路全脊椎切除颈椎原发性骨肿瘤能明显降低术后复发率，改善脊髓神经功能，提高手术疗效；Simşek 等报道了 2 例经前后路全脊椎切除治疗颈$_3$椎体软骨肉瘤和颈$_4$肺腺癌转移瘤，经 2 年的随访均无复发；马俊明等手术治疗 23 例颈椎骨巨细胞瘤，病变累及上位颈椎 8 例，下位颈椎 15 例；表现为单个节段病损 14 例，累及 2 个节段 5 例，3 个节段 4 例，通过对椎体次全切除、矢状位切除及全脊椎切除 3 种切除方式及其预后的比较可以看出，全脊椎切除较其他切除方式而言，肿瘤局部复发率明显降低，且复发时间较晚。

脊柱转移瘤因原发癌瘤种类不同其平均生存期有很大区别，分化良好的如甲状腺癌和前列腺癌平均生存期可达 5 年以上。肺癌和肝癌的脊柱转移通常存活期较短。如果病例选择合适，全脊椎切除术可提高患者生活质量，改善神经功能。我们认为，积极的前后联合入路手术对单发性的转移瘤患者也有明显的疗效，脊柱单发性转移瘤的切除被认为应按照标准肿瘤切除理念的治疗方法，其方法类似于肺部、肝脏转移性肿瘤切除。

胡资兵等采用前后联合入路一期全脊椎切除术治疗肺癌颈椎局部转移 6 例、乳腺癌颈椎转移 2 例、鼻咽鳞状上皮细胞癌颈椎局部转移 3 例、甲状腺癌颈椎转移 1 例、原发性嗜酸性肉芽肿 4 例，肿瘤位置：$C_4$ 3 例；$C_5$ 3 例；$C_6$ 7 例；$C_7$ 6 例。术后随访 12～28 个月，植骨均在 3～6 个月内骨性融合，颈椎椎间高度及生理曲度维持良好，无感染和内固定松动、滑脱、折断等并发症。所有患者颈肩疼痛和肌肉痉挛症状消失或明显缓解。全组患者术后脊髓神经功能得到 Frankle 1～2 级的恢复，生活质量明显改善，随访期间内未发现肿瘤复发。

（曹云　贾云兵　孔清泉）

## 参 考 文 献

1. Park SH, Sung JK, Lee SH, et al. High anterior cervical approach to the upper cervical spine. Surg Neurol, 2007, 68 (5):519-524

2. 韦峰,刘忠军,刘晓光,等. 上颈椎原发肿瘤全脊椎切除术的术中及术后并发症. 中国脊柱脊髓杂志,2014,24(3):227-233

3. 胡资兵,曾荣,魏劲松,等. 颈椎肿瘤前后路联合全脊椎切除及稳定性重建[J]. 齐齐哈尔医学院学报,2010,31(14):2196-2197

4. 马俊明,杨诚,杨兴海,等. 颈椎骨巨细胞瘤手术治疗的中长期随访及预后分析[J]. 临床骨科杂志,2008,11(2):97-100

5. Junming M, Cheng Y, Dong C, et al. Giant cell tumor of the cervical spine:a series of 22 cases and outcomes[J]. Spine, 2008,33(3):280-288

6. Simşek S, Belen D, Yiğitkanli K, et al. Circumferential total resection of cervical tumors:report of two consecutive cases and technical note[J]. Turk Neurosurg, 2009, 19(2):153-158

7. 徐公平,闫景龙,周磊,等. 前后联合入路一期全脊椎切除脊柱重建治疗颈胸交接部脊椎肿瘤[J]. 中国骨与关节损伤杂志,2007,22(7):559-560

8. Huang W, Cao D, Ma J, et al. Solitary plasmacytoma of cervical spine:treatment and prognosis in patients with neurologi-

cal lesions and spinal istability[J]. Spine,2010,35(8):278-284

9. Cloyd JM,Chou D,Deviren V,et al. En bloc resection of primary tumors of the cervical spine:report of two cases and systematic review of the literature[J]. Spine J,2009,9(11):928-935

10. Hsieh PC,Gallia GL,Sciubba DM,et al. En bloc excisions ofchordomas in the cervical spine:review of five consecutive cases with more than 4 year follow up[J]. Spine,2011,36(24):1581-1587

11. Wei Wu,Feng LI,Zhong FANG,et al. Total Spondylectomy of C2 and Circumferential Reconstruction via Combined Anterior and Posterior Approach to Cervical Spine for Axis Tumor Surgery[J]. J Huazhong Univ Sci Technol[Med Sci],2013,33(1):126-132

12. Ogihara N,Takahashi J,Hirabayashi H,et al. Stable reconstruction using halo vest for unstable upper cervical spine and occipitocervical instability[j] EurSpinej,2012,21(2):295-303

13. Placantonakis DG,Laufer I,Wang JC,et al. Posterior stabilization strategies following resection of cervicothoracic junction tumors:review of 90 consecutive cases. J Neurosurg Spine,2008,9:111-119

14. Park SH,Sung JK,Lee SH,et al. High anterior cervical approach to the upper cervical spine. Surg Neurol,2007,68(5):519-524

15. Refai D,Shin JH,Iannotti C,et al. Dorsal approaches to intradural extramedullary tumors of the craniovertebral junction. J Craniovertebr Junction Spine,2010,1(1):49-54

16. Suchomel P,Buchvald P,Barsa P,et al. Single stage total C-2 intralesional spondylectomy for chordoma with three column reconstruction. Technical note. J Neurosurg Spine,2007,6:611-618

17. Youssef AS,Guiot B,Black K,et al. Modifications of the transoral approach to the craniovertebral junction:anatomic study and clinical correlations. Neurosurgery,2008,62:145-155

18. Matsumoto M,Watanabe K,et al. Complicated surgical resection of malignant tumors in the upper cervical spine after failed ionbeam radiation therapy[J]. Spine,2010,35(11):E 505-509

19. 李锋,方忠,熊伟,等. 一期经前后联合入路全脊椎切除术治疗颈椎肿瘤[J]. 生物骨科材料与临床研究,2012,9(4):13-16

20. Stulik J,Kozak J,Sebesta P,et al. Total spondylectomy of C2:reprt of three cases and review of the lierature[J],J Spinal Disord Tech,2010,23(8):e53-58

21. 李伟栩,杨迪生. 全脊椎整块切除治疗脊柱转移瘤[J]. 实用肿瘤杂志,2011,26(6):558-560

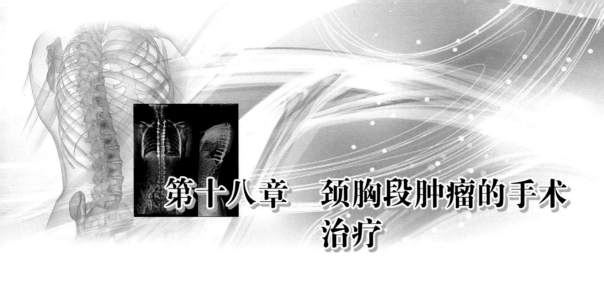

# 第十八章　颈胸段肿瘤的手术治疗

颈胸段通常指 $C_7 \sim T_3$ 椎节,此范围内脊柱肿瘤在临床上较少见,转移性为多。颈胸段肿瘤特点有:①解剖结构复杂,前路显露困难。颈椎前凸与胸椎后凸在此处移行,手术时切口深度突然改变;且椎体前方是一些不易牵拉开的骨组织、血管、神经等重要结构汇集处,导致从前路暴露该区域挑战性大;②X线片在颈胸段因胸腔结构的干扰往往显示不清,易致漏诊;③颈胸段生物力学特性有别于其他节段,下颈椎与上胸椎活动度明显不同,肿瘤切除后脊柱重建较困难;④颈胸段椎管偏窄,脊髓偏向前方,此处又存在颈膨大,故脊髓前方轻度的压迫就可致出现严重的临床症状。

## 第一节　颈胸段前入路的切除与重建

### 一、应用解剖

颈胸段解剖结构复杂,前方有胸骨纵隔阻挡,椎体部位深在,手术显露此部位是脊柱外科难点之一。若不了解相关解剖,将增加手术难度和风险,甚至造成灾难性后果。

颈胸段前方重要结构包括:骨性结构有胸骨和胸锁关节;血管有颈总动脉、主动脉、头臂干、无名静脉和甲状腺下动静脉;神经有喉返神经、交感神经和膈神经;肌肉有颈阔肌和胸锁乳突肌;其他结构有气管、食管、甲状腺和胸导管等。

在下颈部,颈阔肌是最表浅的肌肉。胸锁乳突肌大部分被颈阔肌覆盖,起自胸骨柄前面和锁骨中 1/3,二部分会合向后上方止于颞骨乳突。甲状腺下动脉是锁骨下动脉甲状颈干的分支,沿前斜角肌内侧缘上行至 $C_6$ 水平,经颈动脉鞘深面达甲状腺侧叶后,在侧叶下极与喉返神经相交叉。甲状腺中静脉短粗且壁薄,在颈总动脉前方横过,汇入颈内静脉。前路手术中,若其妨碍显露,可结扎切断,否则术中牵拉甲状腺时可能将其拉断甚至导致颈内静脉的撕裂,造成严重出血。

前方入路最大的障碍是胸廓。胸廓入口由胸骨柄上缘、第 1 肋和 $T_1$ 椎体围成。胸廓上口窄且较固定,手术时操作空间较小。胸骨是胸廓重要结构,分为胸骨柄、体及剑突。胸骨柄上缘有胸骨上切迹,一般平 $T_3 \sim T_4$ 水平。切迹两侧是胸锁关节。胸骨柄外缘上部与第一肋相连。胸骨角是胸骨柄与体的交界,平 $T_5$ 水平,是计数肋骨的重要标志。在第 2~4 胸肋关节水平双侧胸膜前界高度靠拢,而在其上段和下段则彼此分开。其中,上段的位于胸骨柄后方的三角形无胸膜覆盖区称胸腺区。故胸骨柄劈开时一般不伤及胸膜。另外,胸骨血供来自胸廓内动脉形成的骨膜血管丛,与长骨比无髓内营养支存在,劈开胸骨后有明显出血点时,胸骨用骨蜡封闭止血,骨膜宜电凝止血。烧灼骨膜忌过度广泛,否则影响术后胸骨愈合。胸骨前方肌肉组织缺乏,血运差,若将皮肤切口稍向中线旁错会减少术后感染及胸骨不愈合风险。

胸骨和肋骨后方是纵隔。通常以胸骨角和 $T_4$ 椎体下缘构成的假想平面将其分为上、下纵隔,这里主要述及上纵隔。它分为前、中、后三层。前层结构有胸腺、无名静脉和上腔静脉(图 18-1-1A)。左无名静脉在 $T_1 \sim T_2$ 上方,有时上突至颈部,不可忽视。中层结构有主动脉弓及其三大分支(从右向左依次为头臂干、左颈总动脉和左锁骨下动脉),迷走神经,膈神经(图 18-1-1B)。头臂干在右胸锁关节后方发出右颈总动脉和右锁骨下动脉。左迷走神经在左颈总动脉与左锁骨下动脉之间下降至主动脉弓前面,经左肺根后方,分出数小支加入左肺丛,然后在食管前面分成若干细支参与构成食管前丛,并向下延续成迷走神经前干。右迷走神经经右锁骨下动脉前面,沿气管右侧下降,在右肺根后分出数支,参加右肺丛,然后在食管后面构成食管后丛,在食管下端合成迷走神经后干。后层结构有气管、食管、胸导管和喉返神经(图 18-1-1C)。胸导管是重要的淋巴管,在 $T_2 \sim T_3$ 高度于食管与左纵隔胸膜之间上行,在 $C_7 \sim T_1$ 椎体高度逐渐向左呈弓状越过胸膜顶,向下内注入左静脉角。左喉返神经起始于主动脉弓前,绕主动脉弓下方,沿气管、食管间沟上行,至环甲关节后方入喉。右喉返神经发出位置较高,右锁骨下动脉前方由右迷走神经分出向下。前入路手术中,由于左喉返神经部位较恒定,且左侧更容易对大血管牵拉保护,故更推荐左侧入路。

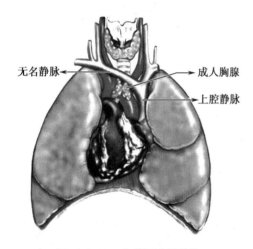

图 18-1-1A 上纵隔前层结构

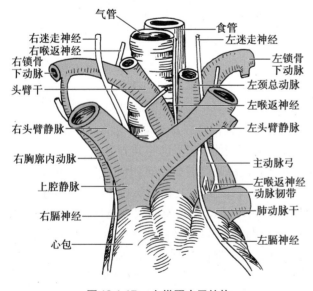

图 18-1-1B 上纵隔中层结构

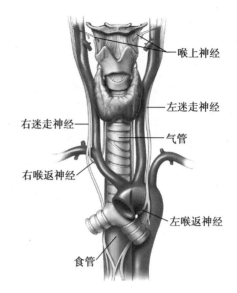

图 18-1-1C 上纵隔后层结构

## 二、肿瘤显露

颈胸段骨肿瘤的手术入路包括前路、侧方入路、后路和联合入路,其中前路主要包括低位下颈椎前方入路、经胸骨入路;侧方入路是指前外侧高位经胸腔、经胸膜肋骨切除入路,即肩胛下入路;后入路包括传统后正中入路及后外侧入路。

选择何种入路之前,充分术前准备和评估很重要。术前评估主要涉及:①该入路能否充分显露和切除肿瘤;②该入路是否适于进行有效的脊柱重建。

关于前路的具体选择,Teng 等于 2009 年提出常用到颈胸角(cervicothoracic angle,CTA)的概念。在矢状位 MRI 上,将胸骨上切迹与 $C_7 \sim T_1$ 椎间盘前缘中点做一直线,该直线与胸骨上切迹处水平线的夹角称为颈胸角。一般以 CTA 为参考,肿瘤位于 CTA 上方可仅采用低位下颈椎前方入路,位于 CTA 内部则视病变特点考虑是否合并胸骨劈开,而位于 CTA 下方则选择合并胸骨劈开。Karikari 等于 2009 年提出另一种判断方法,具体方法是在三维重建 CT 矢状位上画一条直线,为穿过并平行于椎间盘的所有直线中胸骨上凹上方最低者。此直线上方病变可行单纯颈前路手术,下方病变需合并胸骨柄劈开。如果 MRI 检查常受限制时,Karikari 方法可能更适用。每种入路均有优缺点,术前应仔细研究患者解剖结构的变异,结合患者情况谨慎个体化选择。

**前路的肿瘤显露方法**

1. 低位下颈椎前方入路 1957 年 Southwick 和 Robinson 首次报道了利用下颈椎前方入路(lower

anterior cervical approach)治疗颈胸段疾患,充分暴露 $C_5 \sim T_1$,避免了劈胸骨给患者带来的痛苦。对于大部分病例,此入路显露 $T_1$ 以下结构比较困难,无法显露脊椎后方结构。但因个体解剖变异,有些病例可通过此入路显露到 $T_2$,而有些 $T_1$ 椎体也无法显露。故术前仔细评估颈椎过伸体位正侧位 X 线片和颈椎的大体形态(颈椎短/长),可帮助判断此入路是否可行和手术难易程度。一般而言,下颈椎前侧入路也足够满足放置椎间融合器和接骨板-螺钉等内固定物的要求。

(1)手术适应证:① $C_5 \sim T_1$ 节段椎体原发性良性、恶性或转移性肿瘤;② $C_5 \sim T_1$ 节段椎管内腹侧原发性良性、恶性或转移性肿瘤;③ $C_5 \sim T_1$ 节段椎体次全切除手术;④瘦小/颈部较长而且胸椎无明显后突的患者 $C_4 \sim T_2$ 节段前方的肿瘤性病变。注意:如手术要求将内固定物固定到 $T_2$ 椎体,则操作起来较为困难,需要术前仔细评估影像学资料。

(2)手术禁忌证:① $C_4$ 及以上和 $T_2$ 及以下节段的原发性良性、恶性或转移性肿瘤;②肥胖和颈部较短的患者, $T_1$ 节段肿瘤为相对禁忌证;③ $C_5 \sim T_1$ 节段后方附件结构病变;④ $C_5 \sim T_1$ 节段椎管内背侧肿瘤;⑤长期、严重神经功能障碍手术后难以获得功能恢复或患者情况难以耐受手术者。

(3)手术优点:①充分暴露 $C_5 \sim T_1$ 椎体病变,对于单节段椎体肿瘤,能在直视下切除与重建;②手术入路解剖层次清楚,创伤小;未劈胸骨,未切锁骨,相对出血少,缩短手术时间,术后并发症少;③脊柱外科医师相对更为熟悉。

(4)手术缺点:①因锁骨和胸骨阻碍了手术入路,一般可以直视下暴露至 $T_1$,远侧的椎体暴露受限,不能提供足够手术空间对病变部位实行脊髓减压、椎体切除等操作;②因患者体型、短颈、畸形及颈部屈伸活动受限等因素影响前方暴露;③长时间牵拉损伤或直接损伤喉返神经、胸导管等重要结构。

(5)手术技术

1)术前准备:①术前评估患者颈椎形态(长短/粗细)和身材特点对病变部位显露和手术切口选择的影响;②术前 X 线片确定 $C_5 \sim T_1$ 病变的部位、范围,以及病变部位与胸骨柄之间的位置关系;③术前 CT、MRI,了解 $C_5 \sim T_1$ 病变的部位、范围及脊髓受压情况;④术前行气管和食管推移实验,呼吸功能训练等。

2)麻醉:气管内插管全身麻醉。

3)体位:取仰卧位,双肩垫以薄枕,头轻度伸展,颈后部垫沙袋,头部位置保持正中,双肩尽量牵引下拉并用胶布条固定于手术台上。如若患者有明显的颈部不稳定,应予以持续牵引或用 Halo 装置。在操作过程中注意保持呼吸道通畅。

4)手术步骤:①切口:将常规颈前路斜行切口向下延伸,从胸锁乳突肌前缘下 1/3 处延至胸骨柄上缘中点的上方;也可采用在左侧锁骨上一横指宽处的横向切口,前者较常使用(图 18-1-2A);②肌肉的处理:依次切开皮肤、皮下组织、颈阔肌。颈阔肌下钝性游离显露胸锁乳突肌,从骨性起点稍远处切开胸锁乳突肌的胸骨头和锁骨头,然后向外上方牵开(图 18-1-2B)。注意保留部分肌肉,利于后续的缝合固定。影响术野暴露时,可切断结扎颈外静脉。避免向两边过度游离,以减少损伤胸导管的风险。接着在锁骨上切开同侧的带状肌;③椎体的显露:在手术区域解剖颈动脉鞘,侧方解剖颈静脉。分离气管食管和颈动脉鞘之间无血管间隙,可达椎前筋膜。向两侧牵开气管食管鞘和颈动脉鞘,切开椎体前方

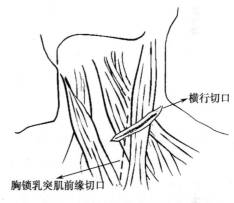

图 18-1-2A　低位下颈椎前侧入路手术切口

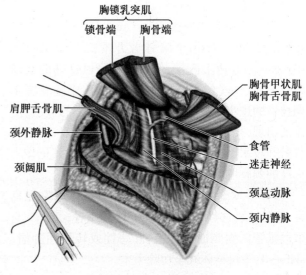

图 18-1-2B　肌肉的处理

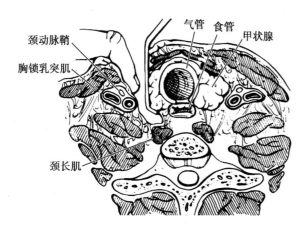

**图 18-1-2C　椎体的显露:分别向两侧牵开气管食管鞘和颈动脉鞘**

的筋膜、韧带并缝线牵开。使用 Cloward 牵开器可保护喉返神经及大血管(图 18-1-2C)。

(6)手术注意事项:①为使颈胸椎有充分的显露空间,应使下颈椎处于过伸位。两侧肩部应向下牵引并固定,减少肩部对术中透视的影响,以免造成对手术位置判断失误;②因胸膜顶邻近第 8 颈神经根,以后者为标志操作分离,避免损伤胸膜顶及肺尖,以免引起气胸;③进行常规术中检查,防止损伤食管,否则术后可能发生纵隔感染或咽后脓肿;④对于下颈椎右侧入路,喉返神经的辨认很重要,应注意保护。而对于左侧入路,需注意分离胸导管。

2. 经胸骨入路　颈胸段肿瘤有时累及 $T_1$ 以下椎体,采用低位下颈椎前入路难以满足暴露的要求。这时需考虑联合经胸骨入路(trans-sternal approaches to the spine),一般可显露至 $T_4 \sim T_5$,能为肿瘤的切除和稳定性重建提供充分操作空间。随着研究的深入,脊柱外科技术日渐发展,经胸骨入路到达颈胸段的方法也不断改良和创新。

(1)全胸骨正中劈开术:Cauchoix 与 Binet 1957年首次报道了使用全胸骨劈开术式(full median sternotomy)显露上胸椎,但这种颈胸段良好的暴露是以高死亡率(约 40%)为代价的。后来随着围术期技术的进步及各种胸骨劈开范围减小的、改良术式的出现,死亡率明显下降。然而时至今日,因全胸骨劈开技术要求较低,切口下显露范围广,其仍作为标准的颈胸段病变显露术式而被使用。

1)手术适应证:①$T_1 \sim T_4$ 节段椎体原发性良性、恶性或转移性肿瘤,伴或不伴截瘫者;②$T_1 \sim T_4$ 节段椎管内腹侧原发性良性、恶性或转移性肿瘤;③$T_1 \sim T_4$ 节段椎体次全切除手术。

2)手术禁忌证:①$C_7$ 及以上和 $T_5$ 及以下节段的原发性良性、恶性或转移性肿瘤;②$T_1 \sim T_4$ 节段后方附件结构病变;③$T_1 \sim T_4$ 节段椎管内背侧肿瘤;④长期、严重神经功能障碍手术后难以获得功能恢复或患者情况难以耐受手术者;⑤既往胸骨劈开手术入路困难的患者;⑥术者缺乏经胸骨入路的经验及相关训练。

3)手术优点:相对于后来的多种改良术式,全胸骨劈开提供了更好的纵隔结构显露,利于大血管尤其是锁骨下血管的控制,所以更为安全。$T_4$ 甚至 $T_5$ 椎体水平及后纵韧带、硬膜在这一术式中直视下能得到充分显露。另外,这种术式未涉及锁骨的操作,一般不会影响肩部稳定性,上肢功能术后恢复良好。

4)手术缺点:为减少患者痛苦,颈胸段疾患中下半部分胸骨一般没必要切开。此术式胸骨劈开范围广,手术创伤大,并发症较多,术后感染多见,且患者恢复期较长,一定程度上增加了长期卧床相关并发症的发生率。术后需要置管引流。

5)手术技术:术前 X 线片确定 $T_1 \sim T_4$ 病变的部位、大小;术前 CT、MRI,了解 $T_1 \sim T_4$ 病变的部位、大小及脊髓受压情况;呼吸功能训练、床上排便训练等;改善患者一般情况,客观评估患者对手术的耐受力。取仰卧位,颈部过伸,头部位置保持正中,双肩垫以薄枕,沙袋稳定头部。患者有明显的颈部不稳定情况时,应持续牵引或用 Halo 装置。

6)手术步骤:胸锁 T 形切口,垂直切口由胸骨上切迹正中至剑突,横向切口沿颈基底部从正中向两侧延长少许即可。切开皮下组织和胸骨前筋膜,胸骨骨膜暴露。将胸骨舌骨肌和胸骨甲状肌自胸骨附着稍远处切开。操作胸骨切迹近端区域时勿损伤甲状腺下静脉。钝性分离并在胸骨后沿着肋软骨向下剥离壁层胸膜,形成导入线锯的间隙。术中一般不需显露脏层胸膜。而后用季格利线锯(giglis saw)或摆动锯(oscillating saw)沿着中线劈开胸骨。向两侧牵开胸骨,可显露胸腺和心包。切断胸腺静脉,将胸腺牵向右侧。然后可见左无名静脉,在部分患者中因后凸畸形而使无名静脉较紧张,为避免术中将其撕破,可予以夹闭或切断结扎。颈动脉的内侧面,分离左侧甲状腺下动脉。向外侧牵开颈动脉鞘,向内侧牵开气管、食管和甲状腺。纵行切开椎前筋膜即可显露目标椎体及椎间盘。

骨膜下剥离显露胸骨远端及剑突时,谨慎操作,避免进入腹腔。保护喉返神经、膈神经。避免劈开胸骨时损伤胸膜,具体方法详见下文。结扎无名静脉可致术后该侧上肢变粗,应尽量避免;如术前评估可能需要结扎无名静脉时,需要向患者详细交代可能出现的情况。采用左侧入路时,应轻柔牵开颈动脉鞘,避免损伤胸导管。手术结束缝合切口前,应在胸骨后缘留置负压引流,钢丝缝合胸骨。

（2）改良的经胸骨术式:有全胸骨正中劈开术、部分胸骨正中劈开、部分胸骨柄切除术(图 18-1-3)、改良的部分胸骨柄切除术、经胸腔颈胸联合入路、改良的颈胸结合部前方手术入路,暴露范围 $T_{1\sim4}$,切口与截骨范围不同,各有优缺点,根据截骨情况有些需要用钢丝缝合。

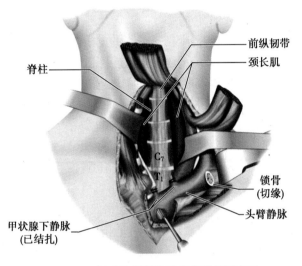

左侧标注（从上到下）：
脊柱
$C_7$
$T_1$
甲状腺下静脉（已结扎）

右侧标注（从上到下）：
前纵韧带
颈长肌
锁骨（切缘）
头臂静脉

**图 18-1-3　部分胸骨柄切除术截骨后示意图**

（3）经胸骨入路手术并发症的防治:经胸骨入路操作不慎,会导致血管、神经、内脏结构损伤。喉返神经损伤引起声带麻痹、声音嘶哑,左喉返神经位于气管食管沟内,行程较垂直,损伤几率小,多数学者建议优先行左侧切口。Boockvar 等人建议病变位于 $T_1$ 椎体以下时行右侧切口,可减少左侧入路操作对胸导管的损伤,且仔细分离的情况下也不易损伤右侧喉返神经。从喉返神经与甲状腺下静脉的解剖关系可知,术中结扎甲状腺下静脉时尽量往外侧靠,更有利于保护右侧喉返神经。在颈内静脉与颈动脉的内侧显露组织,间断性松开已牵开的与喉返神经伴行的组织,也可减少喉返神经的损伤。$C_6 \sim C_7$ 水平颈交感干距中线最近,损伤后会出现交感神经受刺激体征,所以前入路尽量减少颈长肌肉的剥离,手术尽量不偏离中线。

右侧胸膜的返折部位于胸骨劈开线的正后方,劈开胸骨时容易被撕破。所以劈开前用手指钝性游离胸骨后间隙,做到仔细轻柔,并用海绵钳将胸膜返

折部适当向右推送,而且在劈开过程中勿过度膨肺,可避免损伤胸膜。劈开时还应注意胸骨柄后的胸廓内动脉、无名静脉。撑开胸骨时切忌暴力。

若胸锁关节被破坏,会导致肩胛带无力,影响患者(尤其是预期存活时间长的左利手)生活质量,这时最好选用锁骨外的其他植骨材料,原位固定截下的锁骨,并将该侧胸锁关节融合。

## 三、肿瘤切除

如何有效地切除肿瘤是控制和根治性治疗颈胸段肿瘤的另一个重点,切除方法包括病灶刮除、分块切除及整块切除。

### （一）病灶刮除术

病灶刮除术较为常用,采用的时间较早,步骤较为简单,但常致肿瘤残留,一般适用于 Enneking 分期 $S_1$ 及 $S_2$ 期良性肿瘤。刮除之前先隔离保护正常组织并确认椎体前方和侧方显露充分,骨皮质较薄时开窗刮除。实质性的肿瘤若边界清楚,则用不同弯度的骨凿沿其外缘轻轻凿开,将完整的肿瘤凿除。刮除瘤组织后,应确定无肿瘤组织残留,而后用各种物理的或化学的方式处理骨性瘤壁。

### （二）分块切除

颈胸段肿瘤全脊椎整块切除手术难度较大,对同时累及前后柱的病例,即使该手术过程很完美,纵隔重要组织受肿瘤细胞污染也在所难免。部分肿瘤体积较大或存在大量出血,所以有些情况下应及时考虑分块切除(piecemeal resection)。Boriani 等人研究表明,颈胸段软骨肉瘤行边缘整块切除时,易造成肿瘤污染;而谨慎操作的分块切除与其治疗效果相当,却一定程度降低了手术难度。而且,术中更换手套及其他可能受肿瘤污染的器械,肿瘤分块切除后充分冲洗都可减少肿瘤种植的机会。因此,在颈胸段是选择死亡率高、肿瘤复发可能性较小的整块切除,还是选择死亡率低、复发可能性大的分块切除,是个进退两难的问题。Cohen 等人倾向于选择椎体分块切除辅以术后化疗作为整块切除手术的替代。在颈胸段椎体肿瘤分块切除中采用边缘或广泛切除的手术边界更为合适,在保护重要神经血管方面也更为安全;手术边界进入肿瘤组织的囊内式分块切除则一般不用,除非是良性肿瘤。

### （三）整块切除

整块切除(en-bloc resection)是指将肿瘤组织一整块地切除而非分块逐步地切除。在多种脊柱肿瘤

的手术切除方式中,整块切除被认为是提高原发性脊柱肿瘤预后的最有效方式。对于颈胸段肿瘤,Enneking分期中的$S_3$期良性肿瘤和Ⅰ、Ⅱ期恶性肿瘤可考虑使用整块切除。

当肿瘤累及脊柱前后柱时,一般行一期或分期前后联合或单独后侧入路整块切除(全脊椎切除术)。而对于只累及脊柱前柱的肿瘤性疾患,可采用前路、侧路、后路或联合入路行整块切除。具体采用哪种入路,要结合肿瘤特点,累及节段和范围,是否需要重建以及重建方式等来进行分析,可见颈椎段肿瘤的切除。

行整块切除时,关于手术边界,对于$S_3$期的肿瘤采用边缘切除(沿着肿瘤周围的反应带切除)可使复发率降低;对于Ⅰ期低度恶性肿瘤,手术边界最好为广泛,即沿着肿瘤反应带周围的正常组织切除;而对于Ⅱ期高度恶性肿瘤,手术边界一定要尽可能广泛。若切除的边界进入了肿瘤组织内,这种手术边界称为囊内(intralesional)。鉴于颈胸段解剖的复杂性和特殊性,肿瘤整块切除时采用边缘切除、广泛切除式的手术边界较囊内更为理想。

## 四、稳定性重建

颈胸段肿瘤切除后,遗留较大骨缺损,需行稳定性重建。颈胸段属于应力集中区域,屈伸活动时尤为明显,重建难度较大。此节段任何两柱的损伤都会导致脊柱不稳,必须予以重视。要综合考虑肿瘤病灶的破坏范围与程度,手术病灶清除情况以及所需固定的范围等因素来确定行前路重建还是后路重建抑或前后路联合重建。前路重建一般可用前路内固定,人工椎体,椎间融合等。

### (一)前路内固定

当颈胸段后侧骨-韧带结构未破坏,且未行椎体全切,可行单独前路内固定。前路内固定主要起支持带作用,对维持脊椎前柱高度更为可靠。骨缺损修复后加用内固定,脊柱稳定性恢复更好。但是,单纯前路接骨板固定的稳定性不足,用于长节段椎体切除术后更是如此,易出现植骨融合前的植入物失败。前路内固定主要指接骨板-螺钉系统。

接骨板固定节段短,但具有较高的生物力学强度。前路接骨板固定包括:非限制性内固定(近端非锁定螺钉),如Caspar接骨板系统,通常用于退变等后柱结构完整的情况,前后柱均有破坏时不能使用;限制性内固定(单皮质锁定螺钉),又称坚强内

固定,如CSLP和Orion接骨板系统,一般用于前后柱均有损伤的患者;带自锁装置半限制性接骨板,如Codman接骨板系统等。

但是,很少有专门为颈胸段设计的前路接骨板,而且上胸椎椎体小于中、下胸椎,故一般通过预弯第二代以后的颈椎前路接骨板,来适应颈胸段特殊的弯曲。颈胸段接骨板预弯时,方向一般与颈椎接骨板相反。术前根据患者MRI正中矢状位片测量颈胸段相应节段的Cobb角,便于选取折弯角度。现较常用的接骨板有颈前路Orion带锁接骨板、AO带锁接骨板、Zephir锁定型钛板系统、Codman接骨板、Slimlock接骨板等。

前路内固定时颈椎皮质骨螺钉通常选用13mm,配合颈胸段带锁接骨板的皮质骨螺钉建议使用14~17mm(Orion),这样固定牢靠,可减少接骨板螺钉松动、脱落等的发生。固定上胸椎时置入的螺钉也较颈椎螺钉长2~4mm。螺钉过短会达不到所需的固定强度。对于低位下颈椎前路手术,一般可直视下显露$T_1$,接骨板固定时需将下端螺钉向下15°成角固定于$T_2$椎体上。对于上胸椎手术,选择进钉点时,头端椎体在椎体前缘中下1/3处选择,尾端椎体则在椎体中上1/3处,且稍向尾端倾斜螺钉。置钉时,患者出现血压骤降可能由牵拉主动脉弓所致,需放松牵引,待血压恢复再继续操作。

望远镜式接骨板(telescopic plate spacer,TPS)是一种较新的内固定方式,颈胸段前路单节段或双节段椎体肿瘤切除术后也适用。它由前路钛合金接骨板和椎间融合器混合而成,用螺钉将接骨板固定在相邻上下椎体上,稳定性好,融合器内可植骨,且可延长来充填椎切后的骨缺损,利于重建椎体的高度(图18-1-4)。

### (二)人工椎体

因切除椎体肿瘤后需重建椎体而设计了人工椎体。植骨时自体骨来源若受限,也可考虑人工椎体的使用。人工椎体以金属框架或圆筒形为基本结构,内外均可植骨,且可按要求改变长度(图18-1-5)。人工椎体的制作材料有金属材料、新型复合材料,后者又包括聚醚烷/生物玻璃复合材料、生物陶瓷材料等,各有利弊。金属材料人工椎体又可分为单纯支撑型(如Ono金属假体),撑开固定型(如改良哈氏棒人工椎体),可调固定型(如钛网)。钛网近年来应用广泛,适用于颈胸段大部分位于椎体(单椎体或相邻双椎体)内的脊柱转移瘤且脊柱不稳的病例,在此作重点介绍。

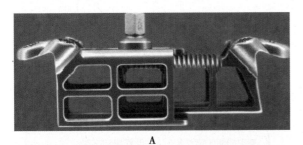

图 18-1-4　望远镜式接骨板
A. 侧面观；B. 前面观

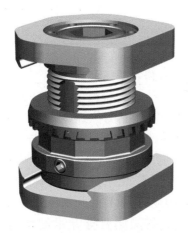

图 18-1-5　一种 CAD 式人工椎体模型

钛网作为椎体切除后的占位器，为纵向放置的空心圆柱形网状结构，可根据需要按椎体间空隙高

度裁剪，恢复理想的椎体高度，上下方再加以环状固定器，可提供良好的三维稳定性（图 18-1-6）。钛网内可放置松质骨碎片植骨，相比单纯植骨可避免肿瘤复发造成的塌陷，兼顾远期的稳定。为加强钛网负载能力，需加用后路椎弓根螺钉固定和（或）前路固定器。

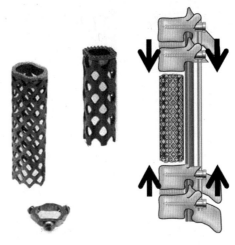

图 18-1-6　钛网

### （三）椎间融合

椎体切除部分较多时，需进行椎间融合。行刮除术时，适当的骨移植后一般不需进行融合。多数脊柱恶性肿瘤的预期寿命短，植骨融合必要性小，可用撑开器撑开上下相邻健康椎体恢复脊柱高度，而后用骨水泥和 Steinmann 钉达短期稳定。骨水泥易出现碎裂，故针对肿瘤侵袭范围小、良性肿瘤等预期寿命较长的患者，争取行骨移植。一些经胸骨入路截下的中内 1/3 锁骨，尺寸适合做植骨块，可用骨锉修成 T 形。选择含骨皮质的锁骨支撑植骨，同时植入骨水泥，整体强度提高，可防止植骨块脱出。行前路融合术后，一般建议采用头颈胸支具制动。

# 第二节　颈胸段侧方入路切除与重建

## 一、应用解剖

颈胸段背部肌肉可分为浅层（斜方肌、背阔肌），中层（肩胛提肌、菱形肌、后锯肌）和深层（夹肌、骶棘肌、横突棘肌）（图 18-2-1）。

肩胛骨是位于胸廓后面的三角形扁骨，介于第 2～7 肋之间。肩胛冈是其背面高起的骨嵴，内侧连

线平 T<sub>3</sub> 棘突。侧方入路（肩胛下入路）常需分离肩胛周围背部浅层及中层肌肉及相关腱性组织，然后掀开肩胛骨以暴露上胸椎。其中，背阔肌位于背下部，起于下胸椎及腰椎的棘突和髂嵴等处，向外上方止于肱骨上段前面。斜方肌位于项部及背上部，起于颈椎的棘突处，止于锁骨外侧及肩峰、肩胛冈，由肩胛背动脉的分支供血。脊髓副神经位于斜方肌深面和肩胛提肌浅面，注意保护。斜方肌深面是大、

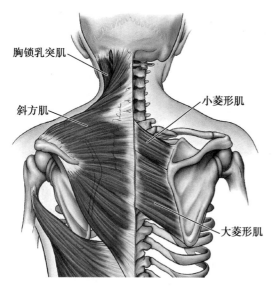

图 18-2-1　颈胸段背部部分肌肉解剖

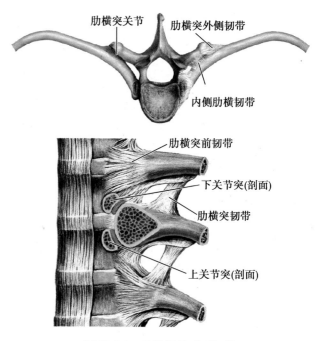

图 18-2-2　肋骨相关重要韧带

小菱形肌以及肩胛提肌。大菱形肌起于 $T_1 \sim T_4$ 棘突,小菱形肌起于 $C_6 \sim C_7$ 棘突,均止于肩胛骨脊柱缘。肩胛提肌是一带状长肌,起于上部颈椎横突,斜向后下止于肩胛骨上角和肩胛骨脊柱缘上部。上后锯肌起于项韧带下部,$C_6 \sim T_2$ 棘突,止于第 $2 \sim 5$ 肋骨肋角的外侧面,上提肋骨助吸气。

掀开肩胛骨后,分离前锯肌,可显露上胸椎肋骨床,此过程中注意保护胸长神经。术中需要计数后切除部分肋骨时,注意第 1 肋在第 2 肋深面,计数时不要遗漏。一般每一肋骨后面与相应胸椎椎体、部分上位椎体及之间的椎间盘相关节,而第 1 肋仅与 $T_1$ 相关节。肋骨头也与对应的脊椎横突相关节,分别形成独立的滑膜关节并有关节囊围绕,通过肋头相关韧带连于椎体前侧。切除肋骨并移除时,涉及一些重要韧带(图 18-2-2)的处理。显露和切除肋骨时注意保护肋骨血管、神经。

切开壁层胸膜后可显露其覆盖的脊柱及一些纵隔血管结构,具体位置关系见前入路解剖。交感神经干位于脊柱两侧,神经节一般位于肋骨头前方。右侧除第 1 肋间静脉注入右无名静脉外,均注入奇静脉。而左侧除第 $1 \sim 3$ 肋间静脉注入左无名静脉,均注入半奇静脉。奇静脉、半奇静脉及胸主动脉位于胸椎椎体前方。

## 二、肿瘤显露

颈胸段前入路肿瘤显露要求术者熟悉复杂的纵隔解剖,而且多数需要劈开胸骨,手术时间长,创伤大,并发症较多,术后难以恢复,部分患者难以耐受。

必要时需根据肿瘤特点尝试选择侧方入路治疗,这里主要介绍前外侧高位经胸腔、经胸膜肋骨切除入路,即肩胛下入路。

Hodgson 等人首先报道了切除第 3 肋显露脊椎前部和侧块的前外侧高位经胸入路(superior transthoracic approach)以治疗 Pott 病。与后外侧入路不同的是,前外侧入路可为 $T_2$、$T_3$ 及以下椎体前外侧区域提供最佳显露,但出口狭窄的胸腔则限制了 $T_1$ 及以上椎体的显露,而且也无法同时完成后路内固定操作。无法耐受胸骨劈开术创伤而肿瘤位于 $T_2 \sim T_3$ 及以下椎体的病例,有时可考虑使用这一术式。

### (一)手术适应证

1. $T_2 \sim T_3$(及 $T_3$ 以下)椎体节段原发性良性、恶性或转移性肿瘤;

2. $T_2 \sim T_3$(及 $T_3$ 以下)节段椎管内腹侧肿瘤;

3. $T_2 \sim T_3$(及 $T_3$ 以下)肿瘤切除后行前路重建。

### (二)手术禁忌证

1. 胸膜腔感染史,患有慢性阻塞性肺疾病难以耐受单肺通气,或估计存在胸膜粘连的患者,以及肺大疱患者;

2. $T_2 \sim T_3$ 节段脊柱后方附件结构病变;

3. $T_2 \sim T_3$ 节段椎管内背侧肿瘤;

4. $T_1$ 及以上节段的原发性良性、恶性或转移性肿瘤;

5. 胸廓发育畸形或肥胖的患者;

6. 患者一般情况差,无法耐受手术。

（三）手术优点

1. 从侧前方直接显露上胸椎结构,并且通过切除第 4～8 肋骨可以显露 $T_4$～$T_{10}$ 椎体,视野清晰,减少纵隔重要血管、神经的牵拉,风险较小;

2. 能在直视下充分进行椎管前方减压;

3. 切除脊柱相关肿瘤后适于安放内植物,可直接撑开相邻椎体进行植骨。

（四）手术缺点

1. 暴露椎体范围有限,难以暴露 $T_1$ 及以上椎体;

2. 影响肩胛骨活动。

（五）手术技术

1. 术前准备　①对患者进行肺功能检查或血气分析,判断患者手术耐力;②呼吸功能训练;③行常规检查,排除有胸膜粘连增厚或肺大疱的患者;④结合 CT、MRI 等检查对肿瘤进行定位。

2. 麻醉　气管插管全身麻醉,双管气管插管利于实现单肺通气,使术侧肺远离术野,留置经口胃管。

3. 体位　由于左侧有心脏、主动脉弓等大血管的阻挡,优先采取左侧卧位,这也要视肿瘤位置及范围而定。腋窝下垫物体保护臂丛神经,大腿之间垫枕,所有受压部位垫物保护。

4. 手术步骤　①切口:起于大约 $T_1$ 水平的棘突旁,沿着肩胛骨内侧缘至第 7 肋水平,越过肩胛下角,再向前止于第 3 肋与肋软骨相接处（图 18-2-3A）;②肌肉的处理:切开皮下组织后,沿着皮肤切开方向依次将斜方肌、背阔肌切断,切开后标记清楚便于后续修复,显露菱形肌、冈下肌、前锯肌和大圆肌。切断肩胛骨内下缘附着的肌腱和肌肉组织,而后将大圆肌切断,再用肩胛拉钩向内上侧牵开肩胛骨;③肋骨的切除:一般根据显露范围需要决定切除的肋骨,切除第 3 肋较多。先辨认第 3 肋,游离附着于其上的前锯肌,骨膜下剥离第 3 肋后,从肋骨与肋软骨相接处将其分开并切除。必要时,也可考虑切除其他肋骨或多肋骨切除,颈胸段一般涉及第 2～4 肋;④显露椎体和椎间隙:放置肋骨牵开器,可见胸膜和其下的肺,主动脉及脊柱。此时实行单肺通气,使右侧肺瘪陷。或仅仅将右侧肺向前方牵开。从肋软骨至椎体旁切开壁层胸膜即可显露下面的椎体和椎间隙,切开的胸膜边缘缝线利于后续的胸膜关闭。必要时结扎越过椎体的血管,肋间静脉在此注入右奇静脉,必要时结扎（图 1-2-3B）。

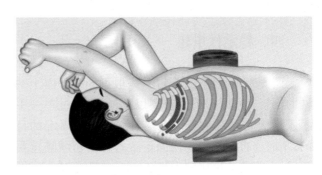

图 18-2-3A　前外侧高位经胸入路切口

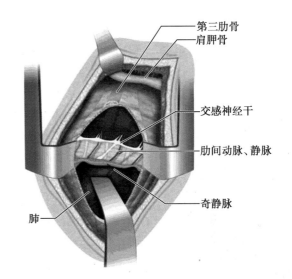

图 18-2-3B　切除第 3 肋后显露椎体

（六）手术注意事项

开始的胸腔结构显露过程术者可站在患者背侧操作,当进行脊髓减压、肿瘤切除时位于患者腹侧视野更好。术中患者若出现血压骤降,可能因主动脉受压或刺激到迷走神经所致;若麻醉监测仪显示术中气道阻力有所增加,应谨防气道受压。这时应暂停手术,放松切口周围牵引,等到患者生命监测体征恢复后再继续操作。

（七）术后处理

术后留置胸腔闭式引流。严密观察生命征、胸腔闭式引流液体量。硬板卧床。

（八）手术并发症的防治

单肺通气可能引起术后肺不张,但利于术野的显露和肺脏的保护。一旦损伤肺组织应立即修补,以免造成气胸。为避免大出血,术中仔细处理任何垂直走行或走行变异的静脉。注意辨认和保护胸长神经。

三、肿瘤切除

见前入路肿瘤切除。

## 四、稳定性重建

侧方入路显露范围较广，一般可同时显露上胸椎的椎管、椎体、一侧关节突以及椎板，通过单一手术入路就可达到充分减压、植骨融合、内固定的目的，不需要再做切口。内固定置入时损伤纵隔重要神经、血管的几率比前入路小，且最大限度减少了椎体前方血管损伤的危险。肋骨切除后可用作自体骨植骨，切除后形成的窗口也便于钻孔和螺钉置入的操作。另一方面，椎体一般主要支撑压缩载荷，承重主要来源于脊柱前中柱。椎体切除后行侧前方内固定是固定在运动节段的负重区，利于植骨融合；而植入物一般置于中柱可起支持带作用，能更有效维持前、中柱高度。所以相对主要起张力带的后路内固定而言，侧前方内固定具有坚强牢固，椎体承重轴和矢状面序列恢复良好，假关节形成少，不易断钉棒等优点。但是，侧入路对椎体前部的显露欠佳，所以对前柱重建操作有些不便。侧入路内固定主要涉及钉板系统、板棒系统和钉棒系统，下面仅选取其中一些具有代表性的内固定器械进行介绍。

### （一）钉板系统

Z-plate 接骨板系统具有代表性，其抗拔出力强，抗疲劳期限长，内固定装置相关并发症较其他前路内固定系统发生率低，且安装简便，稳定性高。Z-plate 接骨板为钛合金材料，不影响术后影像学检查。此系统表面光滑，接骨板较窄，有预定的生理曲度，利于减少血管损伤。另外，顶部锁定系统可获得及时稳定，利于早期康复。需注意的是，Z-plate 接骨板主要为固定下胸椎椎体设计，用于颈胸段尺寸偏大。使用这种固定技术时，1 椎体需置入 2 枚螺钉，脊柱侧前方暴露范围较大；一般单侧应用，最多只能跨越 2 个椎体。

### （二）板棒系统

金田器械（kaneda device）具有代表性，是由日本北海道大学金田教授为胸腰椎爆裂性骨折患者前路减压术后脊柱重建而研制的，由椎体接骨板、椎体螺钉、螺帽、支撑螺棒以及螺棒间连接器组成，是一种牢固的支撑型侧前路短节段固定器械。行颈胸段椎体肿瘤切除术后，金田器械配合植骨对载荷的承受较为有效，且可加快椎间融合。此外，这种固定术是在 4 钉 2 棒之间加横向连接器，能维持脊柱在伸屈和旋转活动时的稳定性。置入步骤一般为：行硬脊膜前方减压后，将椎体接骨板放置在上下位椎体侧壁上，而后置入椎体螺钉，撑开器适当矫形后椎体间植骨，再依次放置支撑螺棒和螺棒间连接器。金田装置不足之处在于，相对复杂的设计使安装操作繁琐，从而使手术时间较长，增加出血量。另外，此装置为不锈钢材料，一定程度影响术后影像学检查。

### （三）钉棒系统

主要指的是 Antares 系统。Antares 系统较其他常使用的内固定系统切迹最低，故置入后周边组织受到的干扰小。独特的椎体垫片设计使其与椎体侧方贴合紧密，垫片腹面符合上下终板的凹度和椎体矢状面曲度，从而能较好地适应脊柱生理结构；另外，垫片内侧面的双钉结构也一定程度分散了承载载荷，增加了内固定的牢固性。三种不同尺寸的垫片可以适合不同的患者。该系统中钛棒配合固定角度的螺钉，可避免置入时误入椎管。螺钉和横连接板均采用顶部锁紧设计。所以，使用 Antares 系统结构强度好，安装环节较少，手术时间短。

# 第三节  颈胸段后入路切除与重建

单纯颈胸段后入路手术一般仅适用于附件肿瘤，如椎弓肿瘤的切除与重建。后入路不能充分暴露脊柱前、中柱病变，难以完成椎体肿瘤切除。相对前入路而言，后入路相关解剖和手术技术简单易掌握，流行时间较早，进行单纯的骨膜下剥离椎旁肌肉即可达充分暴露之目的，术后并发症发生率和死亡率低。需行椎体和附件肿瘤切除时，则进行前后联合入路。若患者情况允许，行一次性联入路手术可减少肿瘤污染及复发。

## 一、应用解剖

脊柱区由浅至深依次为皮肤、浅筋膜、深筋膜、肌肉、血管神经、脊柱及椎管。背部肌肉介绍见颈胸段侧方入路应用解剖。另外，骶棘肌位于棘突两侧，从骶骨延伸到枕骨，参与维持人体直立姿势。因脊神经后支节段性分布明显，术中横断深层肌时，不会引起肌肉瘫痪。棘上韧带由腰背筋膜和背阔肌、多裂肌的腱膜部分构成,上端起自 $C_7$ 棘突,下端止于骶中嵴。在颈部更为发达,称为项韧带。血管性结构中椎动脉起自锁骨下动脉第一段,穿第 $C_6$ ~ $T_1$ 颈椎横突孔,位置偏外侧,颈胸段后路重建手术操作不易伤及。骨性结构中,$C_7$ 脊椎棘突长而水平,末端结节状不分叉,体表易触及,是重要的定位标志。胸椎棘突呈叠瓦状斜向后下。

## 二、肿瘤显露

颈胸段后入路一般包括后正中入路、后外侧入路。其中,后正中入路在颈胸段肿瘤切除和稳定性重建中应用最早、最广泛,而且操作过程较前入路和侧方入路简单、安全。后外侧入路又称椎旁肌入路,这里主要介绍经椎弓根入路和经肋骨横突切除入路(图 18-3-1)。相对于后正中入路,因椎旁肌间隙血管分布少,较少切断、剥离肌肉,不破坏棘上韧带的连接,故后外侧入路损伤小,手术效果好,可以保留后方肌肉复合体结构,显露方便,不需要从椎板上大范围剥离及强力牵拉椎旁肌肉,减少了术中出血量,也减少了对椎旁肌神经支配和血供的损伤,降低术后椎旁肌退变的几率。一些转移性脊柱肿瘤患者存在多种并发症,手术耐受力较差时可考虑后外侧入路。一般而言,后外侧入路不便于肿瘤切除和脊柱重建操作,但可行姑息性减压操作。

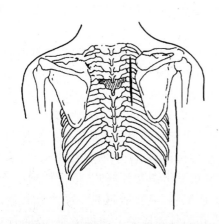

**图 18-3-1　颈胸段后外侧入路手术切口**

### (一)后正中入路

1. **手术适应证**　①颈胸段附件原发性良性、恶性或转移性肿瘤;②颈胸段脊柱椎管内脊髓背侧肿瘤;③颈胸段需要行姑息性减压手术和稳定性重建者。

2. **手术禁忌证**　①颈胸段脊柱椎体肿瘤;②颈胸段脊柱椎管内腹侧肿瘤;③全身情况差难以耐受

手术的患者。

3. **手术优点**　直视下充分暴露颈胸段附件结构;手术创伤较小,简单易行,也方便术后进行稳定性重建。

4. **手术缺点**　难以显露脊柱前方结构;可能导致颈部僵硬,颈胸段术后后凸畸形等。

5. **手术技术**

(1)术前准备:因需要较长时间俯卧位,术前评估肺功能状态。最好剃除头发。仔细评估肿瘤所在部位、侵及范围、颈椎稳定性等。

(2)麻醉:气管插管全麻。

(3)体位:俯卧于旋转架上。上肢尽量外展,这样肩胛骨可远离脊柱,便于上胸椎病变的显露。用软枕垫起胸腹两侧,头部置于马蹄形支架上,回收下颌,使头部中立位略屈曲。注意双眼的保护。

(4)手术步骤:①切口:以肿瘤所在椎体为中心,上下超过两个正常棘突,做正中纵行直线切口。当肿瘤向一侧突出或侵犯一侧椎弓时,可考虑使用椎旁或棘突旁切口。$C_7$ 棘突比较突出,利于定位;②脊柱后方结构的显露:手术切口处皮下注射一定比例的肾上腺素利于止血,然后依次切开皮肤、皮下组织、深筋膜及棘上韧带。椎旁肌自棘突、椎板上剥离,肌肉的附着点在骨膜下自内向外用骨膜剥离器剥离。棘突处的韧带附着用骨膜剥离器游离。而后用拉钩向两侧牵开椎旁肌,显露椎板、棘突、关节突和横突。填塞带标记线的干纱布压迫止血而后抽出。

6. **手术注意事项**　自动拉钩的使用可保持软组织张力,且利于止血。由于肌肉附着点和骨性结构间成锐角,显露棘突时按照从远端向近端的方向便容易剥离肌肉,否则剥离器容易进入到肌肉内增加出血。

7. **术后处理**　关注引流管引流量,一般术后 3 ~ 5 天可拔出。

8. **手术并发症的防治**　大范围剥离椎旁肌肉时注意认真止血。关闭切口前仔细缝合各层肌肉,尽量避免出现术后椎旁肌萎缩。

### (二)后外侧入路

1. **经椎弓根入路**　经椎弓根入路能直视下显露脊椎侧块和有限的前方脊髓,适用于存在前柱肿瘤而无法耐受前路手术或其他较为广泛结构暴露的后入路的患者。根据肿瘤特点,可行单侧或双侧经椎弓根入路。双侧可增加脊髓前外侧的显露范围,便于部分椎体切除、前柱重建。对来自腹侧硬膜外的压迫性病变,此入路可行环式脊髓减压。另外,也可进行后入路重建。但对于前柱的病变,仅能分块切除,不能行椎体整块切除;重建也往往仅限于Steinmann钉和骨水泥。病变位于T₂椎体及以下时,一种开窗式肋骨切除使放入小的可膨胀式cage成为可能,这取决于个人解剖特点和椎体大小,以及后凸畸形的程度。

(1)手术优点:此入路需切除的脊椎侧块骨最少,减少了胸膜损伤和气胸的风险。

(2)手术缺点:视角有限,难以直视下完成腹侧脊髓减压操作,增加了神经损伤的风险;坚固的、骨性的或钙化的前柱病变难以去除。

(3)手术技术:①术前准备、麻醉:同后正中入路。可留置双腔气管,以免出现胸膜损伤;②体位:俯卧位。或者斜卧位,背部与水平面约120°;③手术步骤:以病变节段为中心,行后正中切口或旁开棘突中线5～6cm做纵行直切口,一般上下均延长1～2个节段或根据手术需要延长(图18-3-1)。初始显露步骤同后正中入路,但横突处软组织也要剥离。注意,欲行单侧减压时,做后正中切口,分离一侧椎旁肌肉并向内牵开。此入路一般保留肋横突关节,但为了便于后续肿瘤切除,应行半椎板及横突内侧端切除,从而形成骨窗利于操作和控制出血。肿瘤患者往往需要广泛减压,此时经常使用"彻底"的经椎弓根入路,即切除横突内侧端及双侧椎弓根。这样可以行后路椎骨切除而不需要切除肋骨及肋横突关节(图18-3-2)。

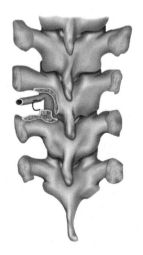

**图18-3-2 经椎弓根入路(椎板、界面、椎弓根已切除)**

(4)手术注意事项:透视定位深度可提高安全性,便于操作。

(5)术后处理:关闭切口前,切口内注入生理盐水检查肺是否漏气。出血较多时,留置引流管。

(6)手术并发症的防治:避免损伤胸膜,损伤后应及时修补。减压或重建操作时,小心重要神经、血管。

2. 经肋骨横突切除入路 Menard等人于1894年提出经肋骨横突切除入路行颈胸段结核脓肿的引流。此术式术野及椎体的显露长度大于经椎弓根入路,但小于侧方经胸入路及肩胛旁入路(图18-3-3),一般主要用于椎体侧前方和侧后方的减压。

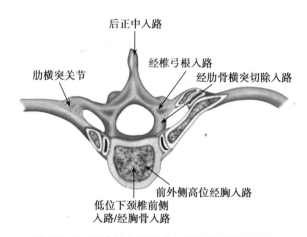

**图18-3-3 颈胸段主要手术入路显露脊椎的对比**

(1)手术优点:①创伤较小;②不打开胸膜,一般不影响心肺功能,适用于肺功能差的难以耐受其他入路者;③侧方和侧前方显露范围大于经椎弓根入路。

(2)手术缺点:①显露胸椎结构有限,不如经胸腔显露彻底;②行旁正中切口难以完成后路重建操作;③显露下颈椎困难。

(3)手术步骤:①切口:同经椎弓根入路。注意切口应位于椎旁肌和肋骨角后侧突起间凹陷形成的沟上,或者行顶端指向外侧的弧形切口;②肌肉的处理:切开皮下组织及深筋膜,依次切断斜方肌,菱形肌及上后锯肌,显露骶棘肌。锐性分离并向内侧牵开附着在肋骨和横突上的椎旁肌;③肋骨和横突的切除:骨膜下、胸膜外剥离显露至少两个横突及肋骨的头和颈。注意保护肋间神经血管束。切断肋骨横突韧带和关节囊,再用咬骨钳在基底部切断横突。横突前方是椎弓根。肋骨角处用肋骨切除6～8cm长的肋骨(可留作植骨用),再切除肋骨头、颈;④显露脊椎:椎体侧边小心地钝性分离壁层胸膜,避免进入胸膜腔。牵开胸膜和肺后,沿着相对无主要血管神经的途径向前显露椎体侧前方及椎间盘。

（4）手术注意事项：切除横突及肋骨时注意保护胸膜，尽量保存肋间神经，保护肋间血管。

## 三、肿瘤切除

### （一）椎体肿瘤切除

运用到的主要技术是经后路全脊椎切除（posterior vertebral column resection，PVCR）。前后联合入路及单一后入路均能完成全脊椎切除手术。一般而言，前后联合入路多用于腰椎肿瘤，而经后路全脊椎切除技术多用于胸椎肿瘤和上腰椎肿瘤。联合入路运用于颈胸段存在一些不足：需劈开胸骨或切除肋骨，手术较为困难，时间长，创伤大；可能会增加肿瘤播散的机会。相对于联合入路，PVCR 出血量少、创伤小，安全性较高，手术时间短。而且，行椎体切除和后路内固定时，PVCR 手术能更好地观察脊髓是否有受损可能。考虑到颈胸段前路手术中解剖结构的复杂性，PVCR 手术优点更为突出。只要脊柱肿瘤尚未侵犯胸腔大血管，病椎周围无重要软组织粘连和侵蚀，处理颈胸段单节段肿瘤更为推荐 PCVR 手术。而双节段椎旁肿块较局限的肿瘤也可行 PVCR；但对于三节段及以上的肿瘤，因肿瘤侵犯较广泛，多选择后路联合前方入路游离肿瘤。

所以，PVCR 手术主要适用于：颈胸段良性、原发性恶性未转移或恶性度较低的部分Ⅲ期、Ⅳ肿瘤以及无周围严重粘连的 Ⅴ 期肿瘤；初次手术，累及 B-D、3-9 区的未侵犯邻近脏器及远处转移的单节段或部分双节段肿瘤；肿瘤未明显偏离中线侵蚀胸腔者；患者一般情况欠佳，难以耐受前后联合入路全脊椎切除。但是，当有较大肿块位于椎体前方或侧方的单节段或多节段的及复发肿瘤的全脊椎切除，一般多选择后路联合前方入路。

### （二）椎弓肿瘤切除

当病变主要累及颈胸段椎弓、附件结构，即脊椎的 10-3 区时，可经单纯后路行广泛椎弓切除。

原发性良性肿瘤选择骨膜下显露，即通过剥离棘突和椎板上的骨膜显露。骨膜外显露，即经肌层和骨膜间分离，适用于良性肿瘤有较大侵袭性或骨皮质薄的情况。肌肉外显露用于恶性椎弓肿瘤，即沿肿瘤边缘外至少 2cm 切断肌肉显露。

肿瘤切除时，先切除肿瘤上下界正常脊椎的椎板，使上下邻近硬膜显露。由于包括 $T_1 \sim T_3$ 节段在内的胸椎椎板呈叠瓦状排列，下一椎板的上缘被上一椎板的下缘所覆盖，所以应由下向上切除椎板。

具体操作时，先于下一椎板上缘用尖刀水平切开黄韧带，切开时注意保护脊髓。而后自正中开始，用小号咬骨钳从黄韧带切口处分块咬去黄韧带和椎板。范围足够时，其余椎板可换用椎板咬骨钳咬除。注意咬骨钳不可进入过深，同时咬合力量应上提，避免损伤或压迫脊髓。而后在直视肿瘤外围正常组织的情况下咬断、切断或用骨凿凿断附近正常组织内骨质，用线锯或骨刀切断椎弓根，将完整的且有正常组织覆盖的肿瘤从后方完全切除。使用骨凿时注意保护脊髓。

## 四、稳定性重建

当仅切除局部附件结构时，只要前方椎体结构稳定，对脊柱稳定性影响不大，一般不需要重建。行广泛的附件结构切除，手术范围广，脊柱失稳，则需固定和植骨融合。后入路常使用椎弓根固定，牢固性好，操作方便，构建稳定，更利于防止术后颈椎侧凸，有较大的生物力学方面的优点。

### （一）单纯后路重建

1. 经椎弓根内固定　多数情况下，小关节因被肿瘤浸润予以切除，固定点需向相邻节段移动，故颈胸段的长节段固定较常见。而行 $T_1$ 全脊椎切除前路重建时，后路椎弓根固定仅采取单节段固定也能获得较高的稳定性，不必强求长节段固定，否则反而一定程度上影响脊柱的运动。长节段固定方式较多，很多改良后的枢下颈椎的内固定技术在颈胸段得以应用，如钩-棒、钉-棒系统等，主要包括：①椎弓根螺钉-棒（钉-板）系统；②Mossmiami、CDH、Cervifix 钉-棒系统；③颈椎侧块螺钉；④万向螺钉、双直径棒；⑤Cotrel-Dubousset（CD）系统。后路钩棒系统对颈胸段的稳定作用比前路接骨板强 6 倍之多，若使用钉棒系统则效能更强。

椎弓根螺钉使用较多。颈胸段选用椎弓根螺钉的原因较多，具体包括：下颈椎椎弓根较上颈椎渐变短粗，椎弓根外侧宽高比增加；上胸椎椎弓根高而宽，容积较大，所以适合椎弓根螺钉的植入。另外，椎动脉在 $C_7$ 和 $T_1$ 水平位于横突孔外，置入螺钉时损伤椎动脉风险较小。由于 $C_7$ 侧块较薄，平均厚度约 9mm，是脊椎侧块向横突的过渡区，不能为侧块螺钉提供足够长度的骨道，如在下颈椎使用侧块固定则易松动、不稳定，轴向压缩刚度达不到，且螺钉置入时易伤及 $C_8$ 神经根。而椎板螺钉固定不适于椎板切除的患者，仅作为椎弓根固定的补充。

置入椎弓根螺钉时,因颈胸段椎体较深,必要时可将椎体向对侧牵拉或适当扩大切口以提供足够操作空间。颈胸段 X 线透视定位常不清楚,此时可行椎板或椎间孔切开术,以便触到椎弓根,引导椎弓根螺钉的置入。置入角度必须仔细计算。如 $C_7$ 椎弓根平均直径大,内倾角度在颈椎中最小,且向下倾斜,角度不对易伤及椎动脉。$T_1$、$T_2$ 椎弓根螺钉置入时,偏内侧 $5° \sim 10°$,偏尾侧 $10° \sim 20°$。对于 $T_3$,偏内侧的角度减小。$C_7 \sim T_3$ 可容纳 $3.5 \sim 4.0mm$ 的椎弓根螺钉。操作时有损伤硬膜可能(发现损伤,应立即修补),所以应准确定位进钉点,越靠下的节段越往中间选取进钉点。在上胸椎可取横突上 1/3 处水平线与贯穿上关节中部的竖直线的交点。角度和进钉点选好后,用 3.5mm 磨钻磨去进钉点处皮质,用可调式导向器逐步增加钻孔深度,进入松质骨后用 2mm 胸椎开口器插入椎弓根内,探子探测椎弓根四壁,克氏针置入,X 线确定位置无误后,置入椎弓根螺钉。

螺钉的连接可选择接骨板或棒,连接多个螺钉时,棒比板容易。连接两棒之间的横联可增加颈胸段屈曲稳定性(图 18-3-4、图 18-3-5)。

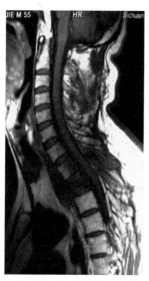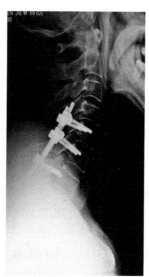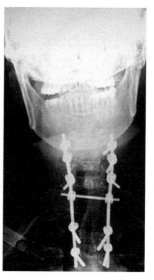

图 18-3-4　男性,55 岁,肝癌 $C_7 \sim T_2$ 转移伴不全瘫,椎弓切除、椎管减压、椎弓根螺钉固定

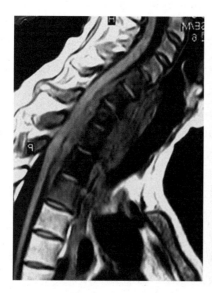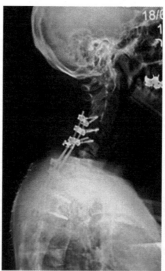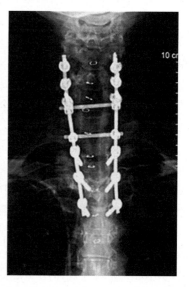

图 18-3-5　多节段的颈胸段肿瘤后路减压及重建

2. TSRH 系统　TSRH 内固定技术是在 CD 矫形原则基础上改良而成,该系统由螺钉、钩、棒和横连接构成。横连接板可据需要进行折弯塑形,各种不同部位均适用。运用此技术时侧前方暴露范围较小,利于保护侧前方重要血管神经。另外,钢棒能延长以适应多节段长固定。需注意的是,TSRH 器械

部件较多,为发挥最大优越性,需仔细选用合适的部件。对于颈胸段,将此系统的横突钩尾向放置便于与椎弓根钩构成钳夹式固定,能增加牢固性。

3. 植骨融合　骨缺损较大且患者预期寿命较长时,应行植骨融合。自体骨或同种异体骨均可用作植骨材料,均容易获得,自体骨融合率高于异体骨,均可能被肿瘤破坏。在钛网内植骨优点较多,如植骨块与上下椎体接触充分,植骨融合率高;钛网力学强度大,能恢复椎体高度,防止轴向负荷造成的塌陷;钛网内用作植骨块的自体骨(锁骨、髂骨等)体积小,可避免取骨过多造成的并发症。

**(二) 前后路联合重建**

当三柱同时损伤时,单纯后路重建不足以提供足够稳定性,需联合前路重建,达到三柱支持固定。行两个以上椎体切除时,行单独前路或后路固定难以维持长期稳定性,大部分患者往往需二次手术,这时也提倡前后路联合重建,以增加术后脊柱的稳定性。

# 第四节　颈胸段微创技术

颈胸段开放术式一般涉及劈开胸骨或切除肋骨,显露范围有限,创伤大,并发症多。而微创技术为此带来较大变化,可在充分完成操作的前提下减小创伤,手术切口小,出血少,结构显露清晰。尤其适用于难以耐受开胸手术的患者,一定程度扩大了颈胸段肿瘤的手术范围和适应证。下面主要介绍胸腔镜和肿瘤治疗相关经皮穿刺微创技术。

**(一) 胸腔镜**

2001 年 Huec 等人成功在 $T_1$ 或 $T_2$ 水平行胸腔镜下全椎体切除及脊柱重建,突破了胸腔镜下难以行高位胸椎手术的禁区。胸腔镜易于显露胸腔,一般不需要切除肋骨,术后恢复快。其最初仅用于病椎活检,胸椎间盘切除等,近来渐用于神经源性、脊柱及椎旁肿瘤的切除,重建及内固定术。

现常用的是电视辅助胸腔镜手术(video-assisted thoracoscopic surgery,VAST),可分为标准"锁孔"胸腔镜技术与胸腔镜辅助小切口技术(minimal access spine surgery,MASS)两种。前者采用的手术入路据肿瘤部位、特点而定,有前入路和侧方入路,均需在胸壁上做 3 到 4 个小孔切口(图 18-4-1、图 18-4-2)。此技术学习曲线长,费用高昂,对解剖结构的强力牵拉易致重要神经损伤,不慎损伤大血管时止血困难。当椎体病变复杂、肿瘤较大或胸内粘连严重分离困难时,此技术不适用。而后者同时具有开放手术的操作便利性和微创的优势,一定程度弥补了"锁孔"胸腔镜技术的不足,应用较广。其一般适用于大块肿瘤切除及内固定重建,但多数仅能从前入路显露 1~2 个节段椎体。此技术需在病变优势侧的病椎正侧方做一个 5cm 左右切口,而后通过窗口技术(切除一小段肋骨)、开门技术(做一个肋骨瓣)、肋间隙入路等打开胸腔。也可做胸骨柄

上 3cm 至胸骨柄上缘中间的 Smith-Robison 切口(图 18-4-3)。

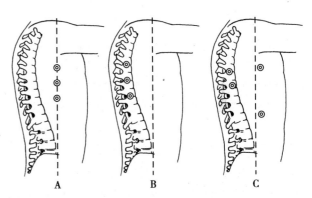

**图 18-4-1　根据病变性质及位置,胸腔镜选择三到四个切口**

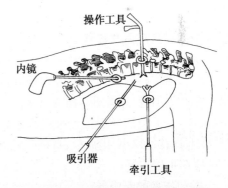

**图 18-4-2　侧卧位下胸腔镜采用四个切口时的相对位置图**

胸腔镜下视野独特,需医师熟悉颈胸段周围复杂的解剖结构,熟练掌握它的使用,从而提高手术的安全性。

**(二) 经皮穿刺微创技术**

影像引导下肿瘤治疗相关的经皮穿刺微创技术近来应用广泛。其中,经皮椎体成形术指在影像系

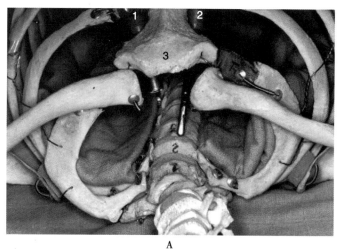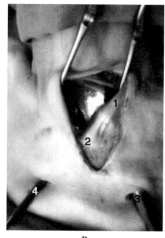

**图 18-4-3　胸腔镜辅助小切口技术下的解剖图像（Smith-Robison 切口）**
A. 通过第 2 肋间隙放入胸腔镜套管，其余的套管放在另一边或胸骨柄上；B. 左胸锁乳突肌、
胸骨柄、光源切口、操作切口

统辅助下，经椎弓根往因脊柱肿瘤破坏造成的椎体压缩骨质内注入骨水泥。经皮椎体后凸成形术则是用扩张球囊恢复椎体高度，纠正肿瘤造成的后凸畸形后将骨水泥注入，可降低骨水泥渗透的发生率。PVP 和 PKP 通常在门诊就可完成，对肿瘤性椎体压缩骨折后疼痛止痛效果明显，目前已广泛用于不能耐受手术或拒绝手术的椎体转移性肿瘤、椎体血管瘤、骨髓瘤等患者的治疗。因颈胸段椎体较小、椎弓根狭窄，应在术中 CT 辅助下行 PVP 或 PKP。在上胸椎，一般通过肋椎关节穿刺进入椎体。

经皮穿刺微创技术还包括射频热凝消融术（RFA）、放射性 $I^{125}$ 粒子组织间植入术及氩氦刀冷冻消融术（ACA）等，对多发转移瘤治疗优势较大。

经皮穿刺微创技术也可用于不稳脊柱的固定和重建。例如，当颈胸段肿瘤尚未造成脊髓和神经根压迫，但脊柱严重不稳，患者难以耐受常规开放椎弓根螺钉置入术时，可使用经皮微创椎弓根螺钉内固定术。该技术具有切口小，出血少，对椎旁肌肉损伤小等优点，应用也较广泛。

### （三）微创技术的新进展

随着科学技术的迅速发展，微创技术也不断变化。如定向导航装置、机器人装置等先进技术可配合内镜的使用。一种声控机械手可作为内镜的固定器，医师通过口令指挥机械手迅速调节和重置内镜，大大提高了解剖的准确性和手术效率。头置交互式声控三维可视系统可将影像检查图像及立体定位导航图像同时投射到医师视野，医师根据三维内镜视野检查手术入路和判断病变情况。新技术不胜枚举，相信不久的将来，新技术的革命会不断增加手术的有效性，减少并发症的发生，为广大颈胸段肿瘤患者带来福音。

（刘印　孔清泉）

## 参 考 文 献

1. Yang X, Wu Z, Xiao J, et al. Chondrosarcomas of the cervical and cervicothoracic spine：surgical management and long-term clinical outcome［J］. Journal of spinal disorders & techniques, 2012, 25（1）:1-9

2. Teng H, Hsiang J, Wu C, et al. Surgery in the cervicothoracic junction with an anterior low suprasternal approach alone or combined with manubriotomy and sternotomy：an approach selection method based on the cervicothoracic angle［J］. Neurosurg Spine J, 2009, 10:531-542

3. Karikari IO, Powers CJ, Isaacs RE. Simple method for determining the need for sternotomy/manubriotomy with the anterior approach to the cervicothoracic junction［J］. Neurosurgery, 2009, 65:165-166

4. Cloyd JM, Acosta FL, Jr., Polley MY, et al. En bloc resection for primary and metastatic tumors of the spine：a systematic review of the literature［J］. Neurosurgery, 2010, 67（2）:435-44；discussion 44-45

5. Klimo P, Jr., Thompson CJ, Kestle JR, et al. A meta-analysis of surgery versusconventional radiotherapy for the treatment of metastatic spinal epidural disease［J］. Neuro-oncology, 2005, 7（1）:64-76

6. Eid AS, Chang UK. Anterior construct location following vertebral body metastasis reconstruction through a posterolateral transpedicular approach：does it matter? ［J］. Journal of neurosurgery Spine, 2011, 14（6）:734-741

7.  Winters HA, van Engeland AE, Jiya TU, et al. The use of free vascularised bone grafts in spinal reconstruction [J]. Journal of plastic, reconstructive & aesthetic surgery: JPRAS, 2010, 63(3):516-523

8.  Omeis I, Bekelis K, Gregory A, et al. The use of expandable cages in patients undergoing multilevel corpectomies for metastatic tumors in the cervical spine[J]. Orthopedics, 2010, 33(2):87-92

9.  Ackerman DB, Rose PS, Moran SL, et al. The results of vascularized-free fibular grafts in complex spinal reconstruction [J]. Journal of spinal disorders & techniques, 2011, 24(3): 170-176

10. Lubelski D, Abdullah KG, Steinmetz MP, et al. Lateral extracavitary, costotransversectomy, and transthoracic thoracotomy approaches to the thoracic spine: review of techniques and complications [J]. Journal of spinal disorders & techniques, 2013, 26(4):222-232

11. Tredway TL. Minimally Invasive Approaches for the Treatment of Intramedullary Spinal Tumors [J]. Neurosurgery clinics of North America, 2014, 25(2):327-336

12. Park MS, Deukmedjian AR, Uribe JS. Minimally Invasive Anterolateral Corpectomy for Spinal Tumors [J]. Neurosurgery clinics of North America, 2014, 25(2):317-325

13. Ando K, Imagama S, Wakao N, et al. Single-stage removal of thoracic dumbbell tumors from a posterior approach only with costotransversectomy [J]. Yonsei medical journal, 2012, 53(3):611-617

14. Bisson EF, Sauri-Barraza JC, Niazi T, et al. Synovial cysts of the cervicothoracic junction causing myelopathy: report of 3 cases and review of the literature [J]. Neurosurgical focus, 2013, 35(1):E3

15. Christison-Lagay ER, Darcy DG, Stanelle EJ, et al. "Trapdoor" and "clamshell" surgical approaches for the management of pediatric tumors of the cervicothoracic junction and mediastinum [J]. Journal of pediatric surgery, 2014, 49(1):172-176

16. Healy AT, Lubelski D, Mageswaran P, et al. Biomechanical analysis of the upper thoracic spine after decompressive procedures [J]. The spine journal: official journal of the North American Spine Society, 2013, 142-145

17. Huang YX, Tian NF, Chi YL, et al. Mini-open anterior approach to the cervicothoracic junction: a cadaveric study [J]. European spine journal: official publication of the European Spine Society, the European Spinal Deformity Society, and the European Section of the Cervical Spine Research Society, 2013, 22(7):1533-1538

18. Huang YX, Wang S, Teng YJ. Imaging measurement of anterior internal fixation for the cervicothoracic junction and its clinical significance [J]. Zhongguo gu shang/China journal of orthopaedics and traumatology, 2013, 26(6):497-501

19. Kim TW, Seo EM, Hwang JT, et al. Charcot spine treated using a single staged posterolateralcostotransver sectomy approach in a patient with traumatic spinal cord injury [J]. Journal of Korean Neurosurgical Society, 2013, 54(6):532-536

20. Lau D, Song Y, Guan Z, et al. Perioperative characteristics, complications, and outcomes of single-level versus multilevel thoraciccorpectomies via modified costotransversectomy approach [J]. Spine, 2013, 38(6):523-530

21. Roldan H, Ribas-Nijkerk JC, Perez-Orribo L, et al. Stabilization of the cervicothoracic junction in tumoral cases with a hybrid less invasive-minimally invasive surgical technique: report of two cases [J]. Journal of neurological surgery Part A, Central European neurosurgery, 2014, 75(3):236-240

22. Valle-Giler EP, Garces J, Smith RD, et al. One-stage resection of giant invasive thoracic schwannoma: case report and review of literature [J]. The Ochsner journal, 2014, 14(1): 135-140

23. Verdu-Lopez F, Beisse R. Current status of thoracoscopic surgery for thoracic and lumbar spine. Part 2: Treatment of the thoracic disc hernia, spinal deformities, spinal tumors, infections and miscellaneous [J]. Neurocirugia, 2014, 25(2):62-72

24. Wong ML, Lau HC, Kaye AH. A modified posterolateral transpedicular approach to thoracolumbar corpectomy with nerve preservation and bilateral cage reconstruction [J]. Journal of clinical neuroscience: official journal of the Neurosurgical Society of Australasia, 2014, 21(6):988-992

25. Zairi F, Marinho P, Allaoui M, et al. New advances in the management of thoracolumbar spine metastasis [J]. Bulletin du cancer, 2013, 100(5):435-441

# 第十九章　胸椎肿瘤的手术治疗

同所有部位的脊柱肿瘤一样,胸椎肿瘤依然是以转移性肿瘤最为常见。原发病灶主要来源于乳腺癌、肺癌、前列腺癌等。胸椎的转移性肿瘤的发生率远高于脊柱其他节段,其中胸椎占70%,而腰椎和颈椎转移分别约占20%和10%。脊柱的原发肿瘤虽然相对少见,但依然占到所有原发性骨肿瘤的10%左右。美国统计,每年新发的脊柱原发肿瘤患者达7500人。对于肿瘤性质的鉴别诊断十分重要,因为对于原发性肿瘤,手术治疗方式选择的正确与否对预后起着至关重要的作用。

对于胸椎肿瘤手术切除及脊柱重建可选择前路、后路或前后联合入路手术。手术入路的选择与肿瘤的位置(包括所在脊椎的节段及脊椎受累情况)、肿瘤分级、患者全身情况、肺功能情况以及有无其他部位转移等相关,术前一定要制订完善的手术计划。全脊椎切除,TES手术难度大,风险高,术前必须做好充分沟通,而且需要手术团队的密切配合。Enneking分期、WBB分型对手术方案的制定具有重要的指导意义。

## 第一节　胸椎前入路切除与重建

胸椎前路手术适用于椎体部位肿瘤的切除。该入路可以完成对脊髓腹侧的充分减压以及前柱的稳定性重建。根据壁层胸膜是否完整,该入路可以分为经胸及胸膜外两种。优点是:①直达脊柱前柱,可以对脊髓腹侧病变直接切除减压;②可一期重建脊柱前、中柱稳定性,而对后方韧带复合体没有干扰。缺点是对肺功能有一定要求。有COPD或肺切除病史,或者肺功能检测提示 $P_{O_2}<7.98kPa(60mmHg)$,$P_{CO_2}>5.99kPa(45mmHg)$,$O_2$ 饱和度 $<90\%$,$FVC<1.5L$,$FEV_1<1L$,$FEV_1/FVC<35\%$ 时,则属开胸手术禁忌。此入路适用于 $T_{4\sim12}$ 脊柱的前方病变。而再向近端,由于肩胛骨的阻挡,手术会受到明显限制。

### 一、应用解剖

#### (一)肌肉层次

背部及胸后外侧肌肉可分为深浅两层。浅层主要是斜方肌和背阔肌;深层为菱形肌、前锯肌、后锯肌以及竖脊肌。做胸椎前外侧切口时,切口前缘略超过腋前线,后端距棘突约5cm。切开斜方肌、背阔肌、竖脊肌。切除第8肋及以上肋骨时,需切开前锯肌;切除第6及以上肋骨时,菱形肌被切开,掀起肩胛骨才能完成。

#### (二)胸椎的解剖

胸椎由椎体及椎弓两部分组成,体积介于颈椎与腰椎之间。胸椎一般为12节,与相应的12对肋骨连接。胸椎椎体呈圆柱形,其左前份有较为明显的血管压迹,与其紧邻搏动的降主动脉有关。胸椎的椎板厚度和高度均较颈椎明显增加,但其宽度变

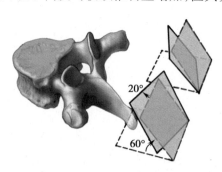

**图19-1-1　胸椎关节突关节方向**

窄,胸椎椎管呈圆形,椎管直径较颈椎狭窄。胸椎的关节突关节方向较为直立,上关节突稍有内倾,且基本与胸椎的椎弓根垂直(图19-1-1)。中上胸椎的棘突斜下方走向,术中如果需要采用棘突定

位时则应注意这种位置关系。胸椎的横突向后外侧方向延伸,近端横突较长,越向远端,横突越短,T$_{11、12}$椎横突已经较短,椎体的形态逐渐向腰椎过渡(图19-1-2)。

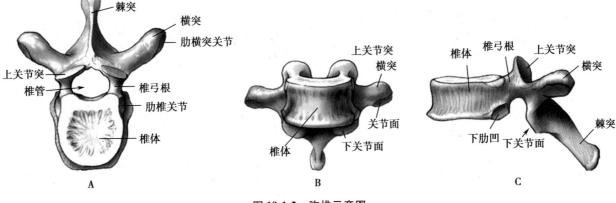

图 19-1-2　胸椎示意图
A. 上面观;B. 正面观;C. 侧面观

### (三) 肋骨与胸椎的关系

肋骨与胸椎的椎体、椎弓根形成肋椎关节;肋骨与同节段的脊椎横突形成肋横突关节。肋椎关节由肋骨头的上下关节面与相邻胸椎体的上下肋凹及其间的椎间盘构成。但第1及第10~12肋只有一个关节面,它们仅与相应的胸椎相关。肋横突关节是肋结节关节面与胸椎横突肋凹连接而成。胸廓的存在可以提升胸椎的稳定性30%。

### (四) 胸腔与纵隔和胸椎

胸壁与膈围成的腔即为胸腔,胸腔内包含有双侧的肺、几乎为"肺"充满的胸膜腔以及介于两侧胸膜腔之间的纵隔。胸椎位于纵隔后方,是纵隔的后界。

纵隔右侧面观(图19-1-3):纵隔右侧面中部有右肺根,肺根前下方是心包形成的隆突,心包隆突向上续连上腔静脉及右头臂静脉;向下续连下腔静脉。奇静脉沿胸椎椎体右侧上行,在胸$_4$椎水平,由后向前呈弓形跨过右肺根上方,注入上腔静脉。右膈神经及心包膈血管自上而下沿右头臂静脉及上腔静脉的右侧下降,行经右肺根前方,继续沿心包右侧及下腔静脉的右侧下降,终止于膈。交感神经节及内脏神经(起自胸$_6$椎水平,沿交感干内侧下行)位于肋椎关节的侧方。

纵隔左侧面观(图19-1-4 纵隔左侧观):纵隔左侧面中部有左肺根,左肺根前下方为心包形成的较右侧者大的隆突。隆突上延呈弓形的主动脉弓,主动脉弓位于胸$_4$椎水平。降主动脉位于胸椎的前

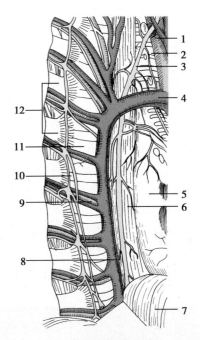

图 19-1-3　纵隔右侧观
1. 头臂干动脉;2. 气管;3. 迷走神经;4. 奇静脉弓;
5. 心脏;6. 食管;7. 膈;8. 奇静脉;9. 肋间血管;
10. 交感干;11. 胸椎;12. 肋骨头

方,肋间动脉发自主动脉的后外侧方,其中,上位肋间动脉斜行向上走行,中间的肋间动脉水平方向走行,下位肋间动脉斜向下走行。肋间血管束附于胸椎表面,半奇静脉及副半奇静脉跨越肋间血管束的左侧面,于胸$_{6、7}$椎水平从主动脉后方穿过,汇入奇静脉。交感神经干和内脏神经于肋骨头的侧方走行。

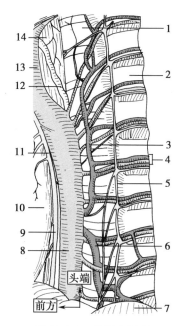

图 19-1-4　纵隔左侧观

1. 胸椎；2. 肋骨头；3. 副半奇静脉；4. 肋间血管神经；5. 交感干；6. 半奇静脉；7. 膈；8. 胸主动脉；9. 迷走神经；10. 心脏；11. 迷走神经；12. 胸导管；13. 左锁骨下动脉；14. 食管

## 二、肿瘤显露

患者取侧卧位，注意骨突部位及神经浅表走行部位的保护（图 19-1-5）。至于选择左侧还是右侧卧位，需要考虑到肿瘤的位置及解剖因素。对于偏向一侧的肿瘤，应该采取同侧进入。除此之外，胸₅椎以上水平，推荐右侧入路，这是因为主动脉位于左侧，操作空间较小。而对于下胸椎肿瘤，由于右侧肝脏的存在，左侧入路操作空间更大，同时主动脉的移动和修复均比静脉好处理，因此首选左侧入路。

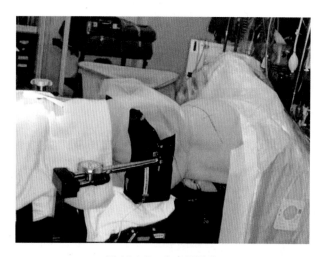

图 19-1-5　患者侧卧位

手术的切口定位有时具有挑战性，尤其在手术室 X 线机上椎体的骨质破坏显示不清时。在术前应做好充分的准备，明确解剖定位标志。成年人胸廓相对僵硬，必须切除肋骨才能获得较好的入路视野。根据脊柱侧位 X 线片可以确定需要切除的肋骨。一般选择切除高于病变椎体两个节段的肋骨。另外，由于向尾端显露更为容易，所以切除的肋骨宁可偏向近端一点。

按照术前定位标记线，切开皮肤及深浅两层肌肉。根据切口的不同位置，浅层会遇到背阔肌、前锯肌、斜方肌，深层为菱形肌、前锯肌、后下锯肌。上胸椎手术需要向近端牵开肩胛骨。

到达肋骨骨面后，切开肋骨骨膜，在骨膜下剥离显露整段肋骨，前方到达腋中线，后方到肋骨角。然后，应用肋骨剪剪除肋骨。

对于经胸入路，切开肋骨床后便进入胸腔（图19-1-6）。将肺向前方牵拉，此时即可以看到壁层胸膜覆盖着的胸椎以及肋骨头。若采用胸膜外入路，则在肋骨床开始用"花生米"小心钝性分离、剥开壁层胸膜。

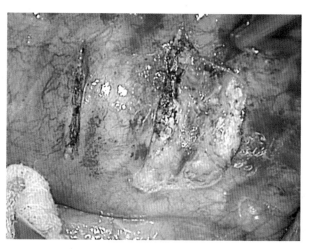

图 19-1-6　开胸后看见胸椎，表面覆盖有壁层胸膜

在肋骨头前方 5mm 处纵行切开椎体表面的壁层胸膜，此时，注意辨别肿瘤组织、椎间盘。节段血管位于椎体中部。

在肿瘤椎近端及远端开始显露，切开壁层胸膜，辨认并游离结扎节段血管。向前方游离大血管，以利于进一步显露椎体（图 19-1-7）。同时，一定注意避免结扎 Adamkiewicz 动脉。一般不超过三个节段血管，应在椎体中部结扎血管，减小造成脊髓损伤的风险。

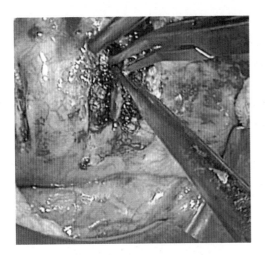

图 19-1-7　结扎节段血管

### 三、肿瘤切除

由于肋骨头的阻挡,椎间孔及椎体后缘此时无法看到,所以必须切除肋骨头。切除肋骨头后,就可以看到其下方的椎弓根,这是定位椎管的重要解剖标志。用钝的剥离子探查椎间孔及椎管的腹侧。切除病椎上下椎间盘。然后开始切除肿瘤椎体。可以用骨刀对椎体肿瘤的中部进行大块切除,随后用咬骨钳或高速磨钻处理椎体后壁,当后壁很薄时,可以用刮匙将后壁推向前方。从切除开始直到瘤体完全切除,这个过程往往出血很多。在进行瘤内切除时,注意探查是否仍然存在对脊髓的压迫。肿瘤切除后,可以选择钛网或人工椎体植入及进行内固定来重建前柱的稳定性。

经胸入路时则需要安置胸腔闭式引流管,然后逐层关闭切口。

### 四、稳定性重建

前路肿瘤切除后,如果脊柱失稳或存在潜在脊柱失稳风险时,需要进行脊柱稳定性的重建。重建稳定性的方式需要考虑到肿瘤的性质。如果肿瘤的恶性程度较低,可以考虑选择人工椎体、钛网、自体髂骨或肋骨。如果肿瘤的恶性程度较高,则不主张椎体间植骨,一旦肿瘤复发,可能会使相邻的正常椎体受累,给下一步的治疗带来困难。目前,多种非金属的椎间支撑体已可以应用于临床,这些材料与金属材料相比,具有容易判断肿瘤复发、判断植骨融合情况、对术后可能需要的放疗干扰小等优点。前方的内固定系统有多种选择,固定形式上也有单钉棒或双钉棒可选,后者稳定性更高,但有时因骨质条件因素,操作上存在困难,总体上与创伤或结核病灶清除减压后固定方法相似。

## 第二节　胸椎后入路切除与重建

### 一、应用解剖

#### (一) 后方入路的肌肉层次及血管神经束

胸椎后路相关解剖需要了解如下肌肉的解剖层次:斜方肌、菱形肌、上后锯肌及下后锯肌、竖脊肌等(图 19-2-1)。

血管神经束:在各节段,由肋间动脉分支、肋间静脉属支和肋间神经后支组成的血管神经束,经由横突下方向后走行,支配和营养前述的肌肉。

#### (二) 椎板切除术相关解剖

椎板切除术是指切除棘突及椎板的中央部分。胸椎椎管比较狭窄,在合并脊柱脊髓病变情况下常常更是如此。因此,进行椎板切除时需要小心,不要损伤脊髓。另外,在不准备做内固定的情况下,需要注意保护双侧关节突关节。

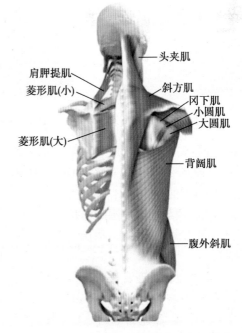

图 19-2-1　背部肌肉的解剖层次示意图

### （三）椎弓根螺钉的相关解剖

首先需要做的是评估拟固定节段的椎弓根条件是否适合椎弓根螺钉的植入。其次，要了解和设计良好的参照点，明确螺钉的进钉点和进钉方向。

椎弓根的评估：首先需要评估椎弓根的大小、连续性。椎弓根的大小需要评估其矢状径和横径。由于一般椎弓根冠状面上均为椭圆形，矢状径较大，横径的大小是制约椎弓根螺钉安放的主要限制因素。评估椎弓根的大小可以通过前后位以及侧位的 X 线片进行初步评估，另外，三维 CT 可以辅助进一步进行准确的定位和评估。

进钉点的选择：主要依靠邻近椎弓根的表面标志进行定位。一般常用的标志包括：上、下关节突的外缘或中线、横突的上缘或中线等。这些标志容易辨认，且邻近椎弓根的表面定位点（图 19-2-2）。

胸椎的椎弓根定位可选择通过上关节的中点或中外 1/3 的垂线与横突上缘的水平线交点。胸$_{12}$椎缺少横突，但是有类似于腰椎的"乳突"，其下方有副突结构，其进钉点可选在这两点之间部位（图 19-2-3）。

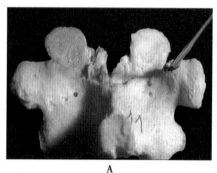
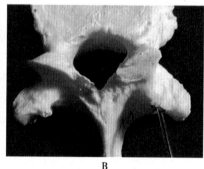
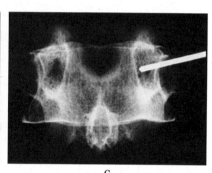

A　　　　　　　　　　B　　　　　　　　　　C

**图 19-2-2　胸$_{11}$椎的后面**
A. 上面观；B. 正位 X 片；C. 显示椎弓根螺钉进钉点

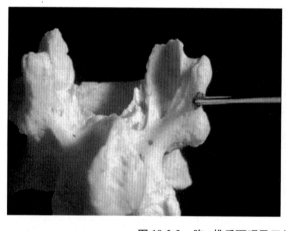
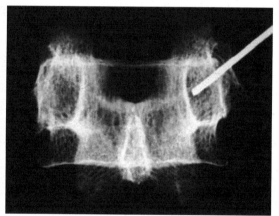

**图 19-2-3　胸$_{12}$椎后面观及正位 X 片，显示其椎弓根进钉点**

进钉方向：矢状面上可以采用垂直椎板或是垂直于固定节段的生理弯曲。横断面上，参照术前 CT，保持 5°～10°的内向倾斜。

### （四）椎弓根与横突周围毗邻关系

横突的下方即为椎弓根，周围有节段血管以及神经根通过。

### （五）重要血管处理及脊髓保护

节段血管中需要注意的是 Adamkiewicz 动脉（图 19-2-4），该血管通常位于胸$_8$～腰$_2$椎水平。当其被结扎时，有导致脊髓缺血的风险，术前需要仔细评估。

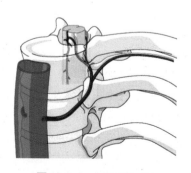

**图 19-2-4　Adamkiewic**

## 二、肿瘤显露

根据肿瘤的性质、部位、临床分期等情况,术前需要制订相应的手术计划。一些良性肿瘤,例如骨样骨瘤和骨软骨瘤,多仅累及脊柱的椎弓,可采用后路有限的椎板切除和肿瘤切除。另外,当患者病情不适合做前路手术时,可选择后路手术;后入路肿瘤切除也可以作为一期或前、后路分期肿瘤椎体全切的治疗手段。

后路及后外侧入路对腹侧肿瘤显露不及前路,但亦具有其优势。首先,后路或后外侧入路相对更被脊柱外科医师熟悉;第二,对心肺功能干扰更小,适用于无法耐受开胸的患者;第三,对于合并椎弓及附件肿瘤的患者,前路手术无法完成肿瘤的切除;第四,在肿瘤切除的同时,可以行后方的稳定性重建,对于伴有畸形的患者,还可以完成矫形。

后入路对肿瘤的切除,可以采取经椎弓根、经肋骨横突、外侧经胸膜腔外入路来完成。

### (一) 后正中入路椎板切除术

该入路应用最早,适用于肿瘤累及脊椎后方,或对脊髓压迫来自后方的肿瘤。由于不破坏关节突关节,该术式对于脊椎前方结构显露有限。

一定做好术前定位。手术时患者取俯卧位,做后正中切口,显露病椎上下各一个节段。两侧显露时注意避免损伤肋骨深部的组织,以免损伤胸膜产生气胸。对于非计划融合的节段,注意避免破坏小关节的关节囊。切除病椎棘突及椎板,切除时可能出血较多,注意止血。

### (二) 肋椎入路

该手术方式根据向外侧切除范围的逐渐扩大,可以分为经椎弓根、经关节突、经肋骨横突入路。

(1) 该入路的优点

1) 适用于肺功能差、无法耐受单肺通气的患者;

2) 可以从后方处理上胸椎病变,而不需要处理前方的大血管及纵隔器官;

3) 较前述的单纯椎板切除可以显露更多的脊椎前方结构;

4) 可以在前方减压完成后,进行前柱的支撑以及后方的固定融合。

(2) 该入路的不足

1) 前柱的支撑体放置不及前路方便;

2) 有较高的损伤胸膜的风险,出现医源性气胸;

3) 前方的出血有时难以控制;

4) 若双侧椎弓根、关节突关节切除,则需要后方提供更佳的稳定性,常常需要增加固定节段,与前路比较费用有所增加。

(3) 手术操作:患者取俯卧位,腹部悬空,若是要固定到颈胸交界区,则用 Mayfield 头架固定头部。采用后路正中切口,常规显露椎板及附件后,切除病椎的横突,显露肋横突关节。接着进一步切除上关节突的外侧份及椎弓根,即可显露肋椎关节。注意除了第 1、11、12 椎以外,其他节段的肋骨均与相应的上下两个椎体形成关节,椎间盘即位于肋椎关节内侧,椎弓根可以作为椎间盘的下缘的标记点。

对于肿瘤患者,常常需要前方病灶的广泛切除,可选择切除双侧的椎弓根、关节突,即双侧的肋椎入路。该方法不需要切除肋骨及破坏肋横突关节即可以切除前方椎体及椎间盘,同时具有省时、降低胸膜破损的风险,当结扎切断一侧胸脊髓神经根后,可以放入钛网,完成脊柱前柱的支撑。

若选择单侧入路,则需进一步切除肋骨头,此时可到达该侧前方的椎间盘及上下软骨终板。该入路可以处理脊髓一侧的前外侧病变。

对于单侧病变,若需要再向前或向内(近中线)显露,可选择肋横突入路。该入路患者可以侧卧位,也可以采用俯卧位。有学者推荐采用旁正中切口、斜形(沿拟切除的肋骨,超越中线)或倒 T 形切口(适用于多个节段肋骨切除,显露多节段病变)(图19-2-5)。该入路逐层剥离椎旁肌,横行切断并上下牵开最长肌,显露椎板、关节突关节、横突及肋骨。切开肋骨表面骨膜并注意骨膜下剥离操作,游离肋

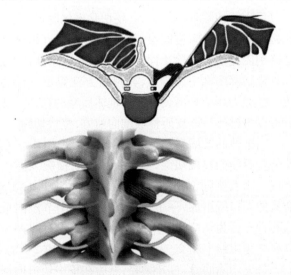

图19-2-5　单侧肋椎入路示意图

骨长 5~6cm。先切断肋骨外侧段,向内侧剥离至肋椎关节,牵拉切断肋椎关节囊后,旋转肋骨即可将肋骨取出。若想切除一个椎体,则断 1~2 根肋骨较为合适,若想将做瘤体整块(en-bloc)切除,则需要切除 3~4 根肋骨。

用"花生米"在肋骨床下进行钝性分离,可以显露 2~3 个椎体的侧方,切除椎板、关节突及椎弓根后可显露椎管。

关闭切口时要注意行正压通气,判断有无壁层胸膜的损伤,如果损伤壁层胸膜,应予以缝合,并安置胸腔闭式引流。

**(三)外侧经胸膜外入路**

该入路是肋骨横突入路的扩展,可以进一步显露脊柱前方及腹侧结构,适用于切除位于脊髓腹外侧的病变。该入路可以同时进行脊椎前方稳定性重建。该手术入路可以显露 3~4 个椎体。对于胸₄以上的病变,由于肩胛骨的阻挡无法应用此入路。

患者取俯卧位,做后正中切口,应超过病椎上下各 3 个节段,远端斜向外侧,长约 14cm,整体似 L形。该切口可以同时完成后正中入路及前外侧入路的显露。切口逐层深入,然后将皮肤、皮下、肌肉及筋膜瓣整体向外侧牵拉。充分游离肋骨,在距肋椎关节约 7~10cm 处切断。切除横突,然后在肋椎关节处切开关节囊及周围韧带,取出肋骨及肋骨头,以达到椎体侧方的充分显露。游离和切断节段动脉,用小号神经剥离子的探查上下椎间孔后,咬骨钳和薄椎板咬骨钳切除椎弓根,此时即打开了椎管。

## 三、肿瘤切除

后入路切除椎弓肿瘤后,要切除椎体肿瘤,先切除病椎邻近的上下椎间盘,椎间盘后份贴近硬脊膜处特别需要注意切除干净。此时开始切除椎体,用咬骨钳切除病椎中份骨质,其前后方注意留一层骨块。神经剥离子分离硬脊膜与椎体后缘的粘连。然后可以将椎体后方皮质整块推向前方,整块切除。

当椎体的肿瘤累及到肋骨时,可以采用 T 形切口进行肿瘤的整块切除,实际上属于肋横突入路的扩展。患者侧卧位,肿瘤侧向上。手术切口由两条交叉的切口线组成,一个是以病椎近 2 个节段对应的肋骨走行为切口线,另一条是后正中切口线,两切口在后正中线上相交,呈 Y 形(图 19-2-6、19-2-7)。

首先切除肋骨,打开胸腔,然后在正中切口向深部分离,显露椎板、横突、关节突关节。切除病椎平

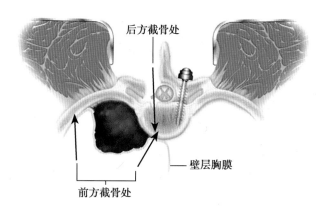

图 19-2-6 累及部分椎体及肋骨的肿瘤

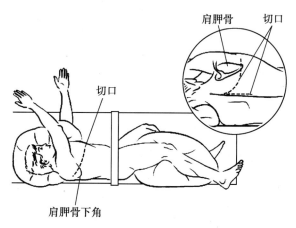

图 19-2-7 V形手术切口

面所在椎板,显露硬脊膜、切断神经根(根据肿瘤大小决定切断数目)。向内侧轻轻牵拉硬脊膜,在椎弓根内侧壁为界(适用于部分椎体外缘肿瘤累及的情况,术前截骨平面应个体化测量),向前方进行截骨。

通过前方切口,结扎节段血管。切断肋骨的范围应该在距离肿瘤 1cm 以上。据肿瘤大小、累及范围确定切断肋骨及肋间肌的多少,与劈开的部分椎体作为一个整体由前路切口取出。

如果手术过程中发生了胸膜的损伤,应及时修复,修复失败则应该安置胸腔闭式引流。

## 四、稳定性重建

肿瘤切除后,如果判断脊柱失稳,或存在潜在脊柱失稳风险时,需要进行脊柱稳定性的重建。目前最为常用而且成熟的固定方式即为椎弓根螺钉固定。对于脊柱肿瘤患者的稳定性重建,其特殊需要考虑的问题在于如何获得足够的稳定性以及植骨方式怎样选择。

对于肿瘤切除、前方椎体大部缺失时,此时脊

柱前柱无法承重,此时仅仅进行后方的螺钉固定融合是不够的,应在前方予以稳定的重建。

如果前方能够予以足够的支撑,患者比较年轻,骨质条件很好。可以考虑后路的短节段的椎弓根螺钉固定,即固定正常的上下一个节段即可。如果患者骨质条件不好,或作为姑息临时稳定的一种手段时,则需要延长固定节段,另外要避免固定节段终止在脊柱曲度变化的交界区,以免出现交界区的继发

畸形。Chen 等报道 23 例转移性恶性肿瘤的患者,前方的肿瘤予以部分切除,仅仅进行后方固定,在前方不进行另外的支撑。结果显示随访终点内固定均未发生断裂,最常维持时间为 55.8 个月,平均为 11.3 个月。

固定后的植骨必不可少,360°植骨效果最为满意。植骨材料可根据具体情况,选择自体髂骨、肋骨等,或人工骨、同种异体骨等。

## 第三节　前后路联合切除与重建

前后路联合手术的优点在于直接看到肿瘤,手术视野更为清楚,止血、肿瘤切除等操作也相对更容易。前后路的重建也更为简单而且有效。适用于肿瘤巨大,或手术创伤较大,无法一期完成的情况。或是肿瘤需要完整切除,但后路一期手术风险较大时可以选择。

（周忠杰　宋跃明）

## 参 考 文 献

1. Bridwell, K. H. D. , Ronald L. Textbook of Spinal Surgery. 3rd ed. Lippincott Williams & Wilkins, 2011. 1486-1540
2. Daniel H. Kim, U. -K. C. , Se-Hoon Kim, Mark H. Bilsky, Tumors of the Spine. Saunders, 2008. 359-471
3. Webb, M. A. V. A. J. K. , AOspine manual: principles and technIques. Thieme, 2007. 173-192
4. Uribe, J. S. , et al. Minimally invasive surgery treatment for thoracic spine tumor removal: a mini-open, lateral approach. Spine (Phila Pa 1976), 2010, 35(26 Suppl): S347-354
5. Shen, F. H. , et al. The use of an expandable cage for corpectomy reconstruction of vertebral body tumors through a posterior extracavitary approach: a multicenter consecutive case series of prospectively followed patients. Spine J, 2008, 8(2): 329-339
6. Lubelski D, et al. Lateral extracavitary vs. costotransversectomy approaches to the thoracic spine: reflections on lessons learned. Neurosurgery, 2012, 71(6): 1096-102
7. Sciubba DM, et al. 5-Level spondylectomy for en bloc resection of thoracic chordoma: case report. Neurosurgery, 2011, 69(2 Suppl Operative): onsE248-55; discussion ons E255-256
8. Chong S, et al. Single-stage posterior decompression and stabilization for metastasis of the thoracic spine: prognostic factors for functional outcome and patients' survival. Spine J, 2012, 12(12): 1083-1092
9. Kim CH, C. K. Chung. Surgical outcome of a posterior approach for large ventral intradural extramedullary spinal cord tumors. Spine (Phila Pa 1976), 2011, 36(8): E531-537
10. Eads TA, EM Hattab, RB Rodgers. Metastatic pancreatic endocrine tumor presenting as thoracic spinal cord compression. Spine (Phila Pa 1976), 2010, 35(11): E510-513
11. Valle-Giler EP, et al. One-stage resection of giant invasive thoracic schwannoma: case report and review of literature. Ochsner J, 2014, 14(1): 135-140
12. Lan ZG, et al. One-stage removal of a giant thoracic paraspinal shamrock-shaped schwannoma via modified hemilaminectomy and posterolateral thoracotomy. Spine J, 2012, 12(6): e8-11
13. Metcalfe S, H Gbejuade, NR Patel. The posterior transpedicular approach for circumferential decompression and instrumented stabilization with titanium cage vertebrectomy reconstruction for spinal tumors: consecutive case series of 50 patients. Spine (Phila Pa 1976), 2012, 37(16): 1375-1383
14. Chen YJ, et al. Transpedicular partial corpectomy without anterior vertebral reconstruction in thoracic spinal metastases. Spine (Phila Pa 1976), 2007, 32(22): E623-626
15. Lewis SJ, et al. Posterior column reconstruction with autologous rib graft after en bloc tumor excision. Spine (Phila Pa 1976), 2012, 37(4): 346-350
16. Samartzis D, et al. Multilevel en bloc spondylectomy and chest wall excision via a simultaneous anterior and posterior approach for Ewing sarcoma. Spine (Phila Pa 1976), 2005, 30(7): 831-837

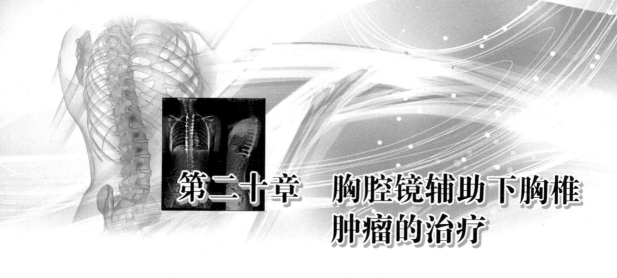

# 第二十章 胸腔镜辅助下胸椎肿瘤的治疗

## 第一节 概　述

电视辅助胸腔镜手术（video-assisted thoracoscopic surgery，VATS）具有减少患者平均住院时间、术后引流时间，减轻患者术后疼痛，加快术后恢复等优点，已广泛应用于胸外科疾病微创治疗。但此技术具有较长的学习曲线，手术视野暴露较狭窄和范围较局限等因素，限制了其进一步应用于复杂病变的治疗。

1990 年美国的 Mack 和 Regan 等以及德国的 Rosenthal 等第一次描述了 VATS 技术，在 90 年代中期逐渐地用于骨切除。随着后来设备和技术的发展，VATS 的应用范围扩大到胸椎肿瘤的切除，并且取得了良好的效果。

胸椎肿瘤按其来源，可分为转移性肿瘤、原发性肿瘤和神经源性肿瘤三类。肿瘤在胸椎上的病变所引起的并发症基本一致，即椎体病理性骨折、侵犯脊髓和压迫神经根所导致的脊柱不稳、畸形、瘫痪和疼痛等症状。这些症状对患者的生活质量产生了很大影响，所以治疗目的应该是提高患者的生存质量，延长存活率，而不仅仅是肿瘤的切除。但肿瘤来源不同，在胸椎上的发病特点是不一样的，引起并发症的类型也各有侧重，而且由于肿瘤本身引起的症状和其他系统并发症的影响，使得 VATS 治疗三类胸椎肿瘤的适应证、方式以及效果也不尽相同。下面分别予以介绍。

## 第二节 胸椎转移性肿瘤的治疗

50%～70% 的癌症患者在死亡的时候发现有肿瘤的转移。脊柱转移性肿瘤患者中有 10%～20% 出现脊髓压迫症状，每年多达 25 000 例，相对于外伤所致的脊髓损伤，转移性肿瘤所致的脊髓伤害变得更加常见。而脊柱的转移性肿瘤当中位于胸椎的占 70%，腰椎占 20%，颈椎占 10%，肿瘤位于椎体前部和硬膜外腔的占 85%。

这些数据表明，胸椎转移性肿瘤的发病率很高，如前列腺癌、乳腺癌的胸椎转移等，常引起椎体破坏、病理性骨折、侵袭脊髓、压迫神经根等病变，造成诸多临床症状如疼痛、感觉异常等。Kan 等回顾性调查了 5 例 VATS 治疗胸椎转移性肿瘤患者的临床资料，其中男 3 例，女 2 例，年龄 48～67 岁，平均 58 岁，病变脊柱节段位于 $T_{10}$ 1 例（前列腺癌），$T_{11}$ 2 例

（食管癌与乳腺癌）、$L_1$ 2 例（肾癌与乳腺癌）。影像学检查显示骨质破坏、胸椎畸形和脊髓受压。患者术前均有背痛症状，顽固性疼痛和进行性神经损害，1 例进行性双下肢肌力减弱，1 例膀胱失禁合并下肢肌力减弱。行右侧胸腔镜下病变椎体切除术，椎体间重建以及前外侧椎体固定，均未出现术中或术后并发症，平均手术时间 4.3 小时，平均出血量 610ml，平均术后 7 天出院。术后 1 例失访（前列腺癌），其余随访时间分别为 4 月、6 月、6 月、6 月。在随访中所有患者伤口愈合良好，疼痛大幅度减轻（直观类比标度评分分别由术前的 8/10，C、3/10，E、7/10，E、8/10，E、8/10，C 降至随访结束时的 4/10，D、0/10，E、3/10，E、4/10，E、4/10，E），2 例下肢肌力减弱患者完全恢复。Sasani 等也报道了 6 例 VATS

治疗胸椎转移性肿瘤的案例,其中男 5 例,女 1 例,年龄 31 ~ 83 岁,平均 58.1 岁,病变脊柱节段分别位于 $T_{11}$ 与 $T_8$(结肠癌),$T_5$(乳腺癌),$T_{8~9}$(浆细胞骨髓瘤),$T_6$ 与 $T_8$(腺癌)。所有患者均有背痛,其中 2 例为肿瘤切除术后($T_{11}$ 结肠癌、$T_5$ 乳腺癌),2 例出现膀胱失禁和下肢轻瘫($T_{8~9}$ 浆细胞骨髓瘤与 $T_8$ 腺癌)。患者行胸腔镜下椎体切除术,椎体重建及融合术,手术顺利。1 例术后 6 天出现肺炎($T_5$ 乳腺癌),其余术中及术后均无明显并发症。平均手术时间 3.1 小时,平均出血量 333ml,平均 6.5 天出院。随访时间至少 24 个月,其中 1 例(胸 8 腺癌)术后 12 个月上位椎体肿瘤复发,导致椎体不稳,3 例术后 12 个月由于原发肿瘤死亡。术前平均 Oswestry 评分和平均 VAS 评分分别为 85.20 分和 7.6 分,而术后 2 年内平均 Oswestry 评分和平均 VAS 评分分别降至 36.30 分和 2.6 分。6 例患者的疼痛和功能障碍术后都得到了很大改善。可见 VATS 对于治疗肿瘤转移至胸椎所引起的疼痛、肌力下降等症状具有很好的效果,而且对患者手术打击小,有效地降低了术后并发症的发病率。Kan 等报道的病例病变椎体节段较低,需要切开膈肌,手术过程比较复杂,所以比 Sasani 等报道的病例手术时间长,出血量大。当肿瘤的侵袭范围小,单个椎体病变,病变椎体节段胸腔镜容易抵达,无大血管、脊髓和重要组织等侵犯时,使用 VATS 治疗胸椎转移性肿瘤,往往有比较好的手术效果,所以术前需要对患者进行全面的评估。

放疗和手术常用于治疗胸椎转移性肿瘤,有研究表明手术联合放疗比单纯放疗具有更高的术后行走率和存活时间。手术治疗可以直接切除病变椎体,对椎管充分减压,同时行椎体重建及固定手术,可以有效应对术中并发症。但传统的前路开胸术手术切口大,需要切断肌肉和肋骨,胸腰椎手术时还要切开膈肌等,导致术后疼痛和引流时间延长,引起各种术后肺部和其他并发症。VATS 与开胸术相比具有减少患者平均住院时间、术后引流时间、术后并发症的发病率、手术出血量,减轻患者术后疼痛,加快术后恢复等优点,明显提高胸椎转移性肿瘤患者的生活质量和存活率。

# 第三节　胸椎原发性肿瘤的治疗

胸椎的原发性肿瘤比较罕见,包括骨样骨瘤和骨肉瘤等。大部分骨样骨瘤位于长骨,而出现在脊柱占 10% ~ 20%,其中累及胸椎占 12%;位于椎骨的骨肉瘤占全部的 1% ~ 4%,其中 5% ~ 23% 是恶性肿瘤。

Mori 等报道了一例罕见的骨样骨瘤。患者女,23 岁,不明原因的后背部疼痛 3 个月,无外伤史。脊柱正位平片发现脊柱侧弯,CT 及 MRI 示胸₉右前外侧有一处反应性骨形成,考虑背痛和侧弯均由此处病变引起,计划手术切除病变。病变位于胸椎前外侧骨膜下,靠近肺及大血管,传统的后路手术和热凝固疗法风险均较大。若用传统开胸手术,对患者打击较大,所以综合考虑,决定使用 VATS 切除。手术切下一块直径 1cm 的肿块,病理检查为骨样骨瘤。术后几小时内疼痛完全消失,术后 2 个月脊柱侧弯好转,术后随访 1.5 年,患者无肿瘤复发,无类似症状出现。可见 VATS 对此类患者的治疗效果极佳,应首选使用。Cappuccio 等报道了一例位于胸₆和胸₅肋脊角的高分化骨肉瘤。患者女,43 岁,近期出现背痛症状,影像学检查示胸₆和胸₅肋脊角的成骨性病变,无远处转移。CT 引导下病例活检示高分化骨肉瘤。采用前后路联合的方式切除肿瘤,前路胸腔镜下血管结扎并分离受累椎体处的胸膜,为后路大块椎体切除术切除病灶提供了极大的帮助。患者术后无并发症出现,术后 6 天下地行走,2 年内无肿瘤复发及症状出现。所以 VATS 也可以和后路手术联合治疗胸椎肿瘤,减少椎骨切除术的时间和并发症,并获得良好的效果。

胸椎的原发性肿瘤发病率较低且多数为良性病变。肿瘤压迫脊髓和神经根可以引起疼痛和神经缺乏症状等,对患者的正常生活影响很大。对于骨肉瘤的治疗 Zils 等建议若肿瘤浸润范围很大则联合手术和多药物化疗,若肿瘤无明显边缘则联合手术和放疗,若肿瘤有明显界限则手术将其整体切除。而且肿瘤的切除方法会影响治疗效果,逐渐切除术后肿瘤的复发率要比整体大块切除术后肿瘤的复发率高,所以 VATS 对于胸椎局限高分化骨肉瘤的大块切除具有很好的治疗效果。化疗对于原发于椎体的骨样骨瘤不敏感,而对于其他如热凝固疗法等,由于肿瘤靠近脊髓和神经根,危险性较大,不宜使用。手术切除成为治疗此类患者的重要方法,但肿瘤易侵犯脊髓等重要结构组织,手术难度大,经常需要前后路联合切除。

# 第四节 胸椎神经源性肿瘤的治疗

神经源性肿瘤按其来源一般分为三类,起自于周围神经、交感神经节和副交感神经节。神经鞘瘤、神经纤维瘤和神经细胞瘤等源于周围神经,在胸腔内生长可沿着神经根孔进入椎管内,形成哑铃形肿瘤,此类肿瘤90%为良性,占全部脊柱肿瘤的6%～14%。

多数哑铃形肿瘤患者无症状,只有少数人因为肿瘤在椎管内的压迫而出现感觉异常和疼痛。传统治疗方法为前路开胸术联合后路切除术,而现在VATS已经代替传统开胸手术,联合后路椎板切除术对胸腔哑铃形肿瘤患者进行微创治疗。Wang 等报道了VATS联合后路手术对3例哑铃形肿瘤患者的治疗。其中男1例,女2例,年龄39～71岁,平均44.9岁。术前所有患者均有胸背痛、呼吸困难、下肢麻木和肌力下降等症状。行CT和MRI检查示,肿瘤位置2例位于胸$_4$～胸$_5$,1例位于胸$_6$～胸$_7$,直径3～6cm,肿瘤通过椎间孔进入椎管压迫脊髓。经过后路椎管内肿瘤切除术联合前路VATS,整个哑铃形肿瘤被移除。手术时间4～6小时,术中估计失血量100～300ml,12～14天后出院。术后背痛症状消失,神经缺乏症状改善,随访10～36个月,均无肿瘤复发。Tanaka 等也报道了1例位于胸$_7$的哑铃形肿瘤。患者女,41岁,有咳嗽时胸痛以及神经症状,CT及MRI证实哑铃形肿瘤位于胸$_7$右侧。经后路右侧半椎板切除术联合前路VATS,肿瘤被全部移除。患者症状消失,术后8天出院,随访无肿瘤复发。

与开胸手术相比VATS可以降低肺部并发症、术后疼痛、肋间神经痛等的发生率,并且有良好的手术效果。胸椎哑铃形肿瘤的特点是同时位于椎管内和脊柱旁并且通过椎间孔相连,所以也需要前后路联合切除。这些患者肿瘤侵袭范围比较局限,而且大部分是良性,所以使用VATS代替前路开胸术,可以获得最佳的治疗效果。

VATS对胸椎肿瘤的微创治疗具有很多优点,但也有不足之处。VATS对位于脊椎后柱结构的病变的治疗困难较大,对于对侧椎弓根的暴露也比较局限;处理术中并发症的能力较差;相对于其他内镜手术,其学习曲线较长,难以短时间掌握;若肿瘤侵犯椎管或肿瘤直径较大(>6cm),单独使用胸腔镜切除比较困难。但对于这些不足之处,可以用其他方法和技术来弥补和克服。位于脊柱后柱结构的病变可以联合后路手术,充分的切除病变,同时在后路对脊柱重建和固定;对于术中并发症,如大出血等,应在术前应做好随时转为开胸术的准备;对于胸腔内直径大于6cm的肿瘤,如源于神经鞘的哑铃形肿瘤,可以辅助影像导航系统对其整体切除。Wilson 等报道了30例VATS治疗胸腰椎骨折和肿瘤的学习曲线表明:VATS具有较长的学习曲线,手术时间在前3例之后有了明显减少,但失血量、并发症和转为开胸术的几率没有明显变化。可见VATS虽然具有较长的学习曲线,但是对于手术出血量和并发症的发生率的改善却不明显,所以只要术者在术中有足够仔细和耐心,也会达到比较满意的手术效果。

（刘立岷）

## 参 考 文 献

1. Gokaslan ZL, York JE, Walsh GL, et al. Transthoracic verte-brectomy for metastatic spinal tumors[J]. J Neurosurg,1998,89(4):599-609

2. Stoker GE, Buchowski JM, Kelly MP, et al. Video assisted thoracoscopic surgery with posterior spinal reconstruction for the resection of upper lobe lung tumors involving the spine[J]. Spine J,2013,13(1):68-76

3. Mori K, Imai S, Saruhashi Y, et al. Thoracoscopic en bloc ex-tirpation for subperiosteal osteoid osteoma of thoracic verte-bral body:a rare variety and its therapeutic consideration[J]. Spine J,2011,11(5):e13-18

4. Wang ZY, Liang Z, Liu B, et al. Combined microneurosurgical and thoracoscopic resection for thoracic spine dumbbell tumors[J]. Chin Med J(Engl),2008,121(12):1137-1139

5. Kan P, Schmidt MH. Minimally invasive thoracoscopic ap-proach for anterior decompression and stabilization of meta-static spine disease[J]. Neurosurg Focus,2008,25(2):E8

6. Sasani M, Ozer AF, Oktenoglu T, et al. Thoracoscopic surgical approaches for treating various thoracic spinal region diseases[J]. Turk Neurosurg,2010,20(3):373-381

7. Cappuccio M, Gasbarrini A, Donthineni R, et al. Thoracoscop-ic assisted en bloc resection of a spine tumor[J]. Eur Spine J,2011,20 Suppl 2:S202-205

8. Arapis C, Gossot D, Debrosse D, et al. Thoracoscopic removal of neurogenic mediastinal tumors:technical aspects[J]. Surg Endosc,2004,18(9):1380-1383

9. Mack MJ, Regan JJ, Bobechko WP, et al. Application of thoracoscopy for diseases of the spine [J]. Ann Thorac Surg, 1993, 56 (3): 736-738

10. Rosenthal D, Marquardt G, Lorenz R, et al. Anterior decompression and stabilization using a microsurgical endoscopic technique for metastatic tumors of the thoracic spine [J]. J Neurosurg, 1996, 84 (4): 565-572

11. Rosenthal D. Rosenthal R, De Simone A. Removal of a protruded thoracic disc using microsurgical endoscopy. A new technique [J]. Spine (Phila Pa 1976), 1994, 19 (9): 1087-1091

12. Dickman CA, Rosenthal D, Karahalios DG, et al. Thoracic vertebrectomy and reconstruction using a microsurgical thoracoscopic approach [J]. Neurosurgery, 1996, 38 (2): 279-293

13. Kim DH, O' toole JE, Ogden AT, et al. Minimally invasive posterolateral thoracic corpectomy: cadaveric feasibility study and report of four clinical cases [J]. Neurosurgery, 2009, 64 (4): 746-752; discussion 752-743

14. Newton PO. Shea KG, Granlund KF. Defining the pediatric spinal thoracoscopy learning curve: sixty-five consecutive cases [J]. Spine (Phila Pa 1976), 2000, 25 (8): 1028-1035

15. Ghostine S, Vaynman S, Schoeb JS, et al. Image-guided thoracoscopic resection of thoracic dumbbell nerve sheath tumors [J]. Neurosurgery, 2012, 70 (2): 461-467; discussion 468

16. Klimo P, Jr. . Kestle JR, Schmidt MH. Clinical trials and evidence based medicine for metastatic spine disease [J]. Neurosurg Clin N Am, 2004, 15 (4): 549-564

17. Klimo P, Jr. , Schmidt MH. Surgical management of spinal metastases [J]. Oncologist, 2004, 9 (2): 188-196

18. Campos WK. Gasbarrini A, Boriani S. Case report: Curetting osteoid osteoma of the spine using combined video-assisted thoracoscopic surgery and navigation [J]. Clin Orthop Relat Res, 2013, 471 (2): 680-685

19. Zils K, Bielack S, Wilhelm M, et al. Osteosarcoma of the mobile spine [J]. Ann Oncol, 2013, 24 (8): 2190-2195

20. Silverman NA, Sabiston DC, Jr. Mediastinal masses [J]. Surg Clin North Am, 1980, 60 (4): 757-777

21. Tanaka T, Kato N, Aoki K, et al. Combined unilateral hemilaminectomy and thoracoscopic resection of the dumbbell shaped thoracic neurinoma: a case report [J]. Case Rep Neurol Med, 2012

22. Mccormick PC. Surgical management of dumbbell andparaspinal tumors of the thoracic and lumbar spine [J]. Neurosurgery, 1996, 38 (1): 67-74; discussion 74-65

23. Schmidt MH, Klimo P, Jr. , Vrionis FD. Metastatic spinal cord compression [J]. J Natl Compr Canc Netw, 2005, 3 (5): 711-719

24. Byrne TN. Spinal cord compression from epidural metastases [J]. N Engl J Med, 1992, 327 (9): 614-619

25. Gerszten PC, Welch WC. Current surgical management of metastatic spinal disease [J]. Oncology (Williston Park), 2000, 14 (7): 1013-1024; discussion 1024, 1029-1030

26. Gilbert RW, Kim JH, Posner JB. Epidural spinal cord compression from metastatic tumor: diagnosis and treatment [J]. Ann Neurol, 1978, 3 (1): 40-51

27. Patchell RA, Tibbs PA, Regine WF, et al. Direct decompressive surgical resection in the treatment of spinal cord compression caused by metastatic cancer: a randomised trial [J]. Lancet, 2005, 366 (9486): 643-648

28. Talac R, Yaszemski MJ, Currier BL, et al. Relationship between surgical margins and local recurrence in sarcomas of the spine [J]. Clin Orthop Relat Res, 2002 (397): 127-132

29. Ray WZ, Schmidt MH. Thoracoscopic Vertebrectomy for Thoracolumbar Junction Fractures and Tumors: Surgical Technique and Evaluation of the Learning Curve [J]. J Spinal Disord Tech, 2013

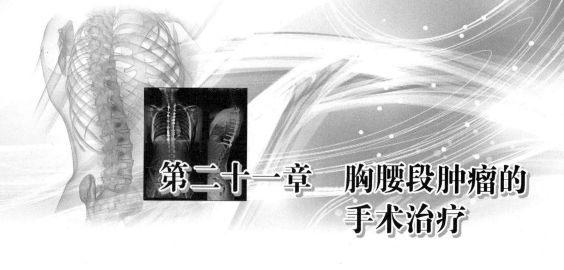

# 第二十一章 胸腰段肿瘤的手术治疗

胸腰段骨肿瘤是指位于 $T_{11}$ 至 $L_2$ 之间的肿瘤,此处为胸腰交界处,由于在解剖结构上的特色

性,在手术入路方面尤其是前入路手术有其特别之处。

## 第一节 胸腰段前入路切除与重建

### 一、应用解剖

采用胸腰段前入路进行肿瘤切除时,需熟悉及重点关注的解剖结构包括肋间结构、膈肌、腹壁结构、节段血管。

肋间结构包括肋间肌及肋间血管神经。肋间肌分为三层,肋间外肌在最外层,起自上位肋骨的下缘,肌纤维斜向前下,止于下位肋的上缘;中层为肋间内肌,纤维从后下斜向前上,从肋角向后一段移行为肋间内膜;内层为肋间最内肌,仅见于肋间隙中间 1/3,纤维走向同肋间内肌。在切除肋骨时,应沿肋缘顺肌纤维方向剥离骨膜,在肋骨上缘由后向前剥离,在肋骨下缘由前向后剥离,以免误入肌肉中损伤肋间血管神经,降低损伤胸膜的几率。肋间血管神经伴行于肋间隙中,在肋角后方,行于肋间隙中间,在肋角前方,行于上位肋骨下缘及肋间隙中。

膈肌位于胸腹腔之间,构成胸腔的底,呈穹隆状,中央为腱性部,周围为肌性部,按肌起始部位的不同,分为胸骨部、肋部及腰部。胸骨部起自胸骨后面,肋部以多数肌齿起自下位 6 个肋软骨的内面,与腹横肌的肌齿相互交错。腰部起自 $L_{1-4}$ 椎体及第 12 肋骨。腰部分别以腱性的膈脚起自腰椎椎体和膈脚外侧的两个弓状韧带。右侧膈脚粗而长,起自上 3 个腰椎椎体的前面;左侧膈脚短小,起自上 2 个腰椎椎体的前面。膈脚外侧有两条弓状韧带:内侧

弓状韧带和外侧弓状韧带。内侧弓状韧带由腰大肌筋膜增厚而成,紧张于 $L_1$ 椎体侧方及 $L_1$ 横突尖之间,横跨在腰大肌前面。外侧弓状韧带为腰方肌筋膜增厚而成,紧张于 $L_1$ 横突尖之间与第 12 肋骨中部之间,横跨腰方肌前面。

腹壁结构主要是腹部三层肌肉,包括腹外斜肌、腹内斜肌、腹横肌。腹外斜肌肌束由外上斜向内下方,在半月线外侧移行为腱膜;腹内斜肌位于腹外斜肌深面,行向内上方,在半月线处移行为腱膜;腹横肌位于腹内斜肌深面,肌束横行向前内,在半月线处移行为腱膜。切开腹壁肌肉,进入腹膜后隙,钝性分离腹膜后脂肪组织,显露后腹膜,连同其内的腹腔脏器,一起推向前方,即可充分暴露脊柱、两侧的腰大肌及其前方的血管、神经。

节段血管自主动脉发出,沿椎体表面走行于椎体中份,进入两侧椎间孔,位置比较恒定,常有动静脉伴行。在腰段,由于有腰大肌覆盖,常需剥离腰大肌,才能结扎节段血管。节段血管处理不当是导致术中大出血的常见原因。

### 二、肿瘤显露

采用气管插管,静脉全身麻醉。患者取侧卧位,术侧在上。确定手术切口总的原则是:手术入路要在需要显露的最上方椎体的上 1 ~ 2 个皮区内进行。如果要显露 $T_{12}$ ~ $L_2$,那么就要在 $T_{11}$ 处的肋骨做切口。如果不能完全确定需要处理的最上

方的椎体,一定要铭记:通过向前方中线延伸切口,很容易增加下方椎体的显露。切口向下方延伸相对容易,一般没有并发症。常用的手术入路有两种:

**(一)经胸腔腹膜后入路**

该切口入路适用于 $T_{11\sim12}$ 椎肿瘤。由经胸切口和腹膜外斜切口两部分组成。根据病变位置高低,沿第 10 肋或第 11 肋,由后向前达肋缘,再由肋缘转向腹壁,沿腹膜外斜切口向下延伸。上部沿皮肤切口方向切开浅筋膜、深筋膜、背阔肌和下后锯肌,切开肋骨骨膜,骨膜下剥离并切断肋骨,切开肋骨床骨膜和壁层胸膜进入胸腔,使肺组织萎缩。下部沿皮肤切口方向切开三层腹肌,用盐水纱布将肾周脂肪囊、腹膜及其内容物推向中线。然后切开膈肌附着(图 21-1-1),连通两切口。将萎缩的肺组织和切开的膈肌向中线牵开,显露胸腰段椎体和肿瘤。

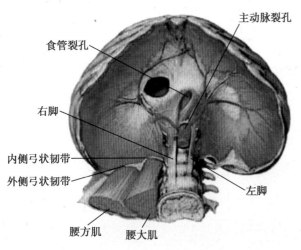

图 21-1-1 切开膈肌附着处

**(二)经胸膜外腹膜后入路**

胸$_{11}$~胸$_{12}$肿瘤,切口上端由第 10 肋水平距棘突两横指处始,先与棘突平行向下至第 12 肋远端后,再沿腹膜外斜切口走行方向朝腹壁延伸,止于腋中线、髂嵴的上方。胸$_{11}$~胸$_{12}$肿瘤,切口上端可起自第 11 肋水平,距棘突两横指处,沿第 12 肋向外下方走行,转向腹壁前方,再沿腹膜外斜切口向下延伸。沿切口方向切开浅、深筋膜,露出背阔肌和腹外斜肌,切断背阔肌,上端切断后下锯肌的下部和部分骶棘肌,下端切开腹外斜肌、腹内斜肌和腹横肌。将切断的肌肉牵开,即可显露第 12 肋和肾周脂肪囊。如为胸$_{11}$肿瘤,可先切除胸$_{11}$横突及第 11 肋骨后段,再切除第 12 肋,结扎第 11 肋间

神经及血管,将胸膜推向前方即可显露胸$_{11\sim12}$椎体的侧面。胸$_{12}$平面为胸膜返折区,注意勿穿破胸膜。于椎旁沿第 11 和第 12 肋间神经达椎间孔,咬除胸$_{12}$椎弓根,即可见一段脊髓。向前推开椎旁软组织,切开膈肌角即可显露胸腰段椎体侧方和肿瘤。

**(三)经腹膜后入路**

腰$_{1,2}$肿瘤,可采用经腹膜后入路。顺 12 肋做切口,由后向前达肋缘,再由肋缘转向腹壁,沿腹膜外斜切口向下延伸。切断 12 肋,在 12 肋末端分开腹壁的三层肌肉和腹横筋膜,推开其深面的腹膜,切开腹部肌肉,将腹膜及其内容物推向中线,切断腰肋弓(图 21-1-2),将膈肌上推,切断腰大肌起点,由腰大肌前缘剥离腰大肌,显露腰$_{1,2}$椎体。

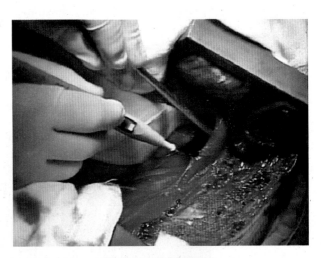

图 21-1-2 切断腰肋弓

## 三、肿瘤切除

在肿瘤椎体与上下正常椎体的侧前方纵行切开胸膜,在胸$_{10\sim12}$椎体中份侧前方找到节段血管,分别切断、结扎。在腰$_{1,2}$椎体则结扎腰动脉,经结扎血管深面与椎体骨膜外向左右分离达到椎弓根,显露肿瘤,若系局部的良性肿瘤,可沿肿瘤边缘凿除、刮除或咬除肿瘤,残留部分椎体。若良性肿瘤破坏大部分椎体或系恶性肿瘤,需先切除上下椎间盘,显露后纵韧带,用尖嘴咬骨钳咬除术侧椎弓根,用神经剥离器沿神经根到硬膜,剥离硬膜与椎体后方的粘连,采用大块切除方式彻底切除整个肿瘤椎体,清除椎管前方及侧方的肿瘤组织。对于硬膜囊和神经根周围的肿瘤组织,采用分块切除和刮除的方式彻底清除,保护硬膜囊和神经根。

## 四、稳定性重建

肿瘤椎体切除后的缺损,可选用下列方法重建:①大块自体髂骨:自体髂骨是植骨融合的金标准,但在恶性肿瘤及复发几率高的交界性肿瘤不宜采用,以免肿瘤侵蚀髂骨导致脊柱稳定丧失;②钛网:钛网的支撑强度好,良好的孔隙有利于植骨融合(图21-1-3A),但是其弹性模量远高于椎体,发生下沉的风险较高;③人工椎体:具有良好的生物相容性及支撑强度,而且不易被肿瘤侵蚀(图21-1-3B),是植骨重建较为理想的材料。

肿瘤切除后常需加用内固定器械增强脊柱稳定性,有多种器械可以选择,可分为钉棒系统和钉板系统。钉棒系统有 Kaneda、Dwyer、Zielke、Ventrofix、TSRH 等,钉板系统有 Armstrong、Z-plate、ATLP、K 形钛接骨板。在笔者单位,主要应用了三种内固定系统:椎体钉、Z-plate、Antares(图21-1-4)。椎体钉系笔者单位具有自主知识产权的内固定器械,固定可

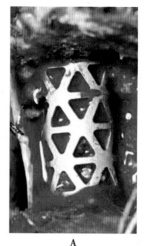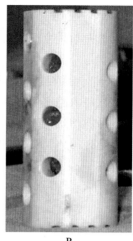

**图 21-1-3 钛网与生物材料**
A. 钛网;B. 生物材料纳艾康支撑体

靠,但防旋能力稍差,在 2000 年以前应用较多,之后随着新型内固定器械的出现,应用逐渐减少。目前在临床应用较多的是 Z-plate 和 Antares,均可有效固定,且具有较好的防旋能力。

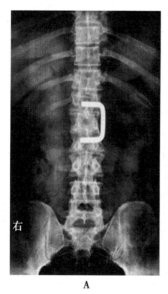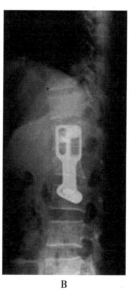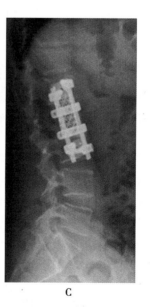

**图 21-1-4 内固定系统**
A. 椎体钉;B. Z-plate;C. Antares

## 五、典型病例(图 21-1-5)

此外,胸腰段前入路手术切除还可以与后路手术切除联合应用,实现瘤椎的全椎切除(也称为整块切除),根据手术实施可分为一期前后路联合手术、分期前后路联合手术。

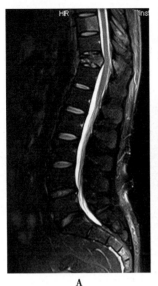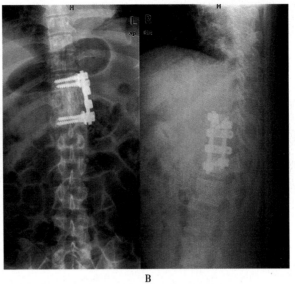

图 21-1-5　女性,33 岁,胸$_{11}$椎弥漫大 B 细胞淋巴瘤、病理性骨折伴不全瘫
A. 术前 MRI 表现;B. 行经前路椎体肿瘤切除、Antares 内固定术后 X 线片

# 第二节　胸腰段后入路切除与重建

## 一、应用解剖

与胸腰段前入路相比,胸腰段后入路解剖相对简单。由后正中入路切开皮肤、皮下组织,达棘突、棘上韧带,沿棘突旁骨膜下剥离椎旁肌,注意避免误入椎旁肌,以免引起较多的出血。胸腰段为胸段和腰段脊柱的交界处,骨性结构有其特殊之处,T$_{11}$的横突多与其他胸椎横突大体形态相似,而胸$_{12}$的横突常为一半圆形的骨性突起,可以此进行初步的脊柱节段定位。此外 T$_{12}$连接第 12 肋骨,触摸肋骨有一定弹性,而且由后上向前下走行,而 L$_1$的横突触摸无弹性感觉,且呈横向走行,可根据这些解剖特点进行节段定位。但应谨记,根据这些解剖特点进行节段定位并不是万无一失的,因为胸腰段的解剖变异是比较常见的。

## 二、肿瘤显露

采用气管插管,静脉全身麻醉。患者取俯卧位,胸及耻骨联合处垫高,避免腹部受压。取后正中切口,逐层切开皮肤、皮下、深筋膜,剥离椎旁肌,显露椎板、关节突及横突,分别于拟固定节段左右两侧各置入椎弓根螺钉,进行 C 形臂机透视明确螺钉位置、长度是否满意。如果肿瘤侵及椎板、棘突等后方附件,剥离椎旁肌肉后即可显露肿瘤;如果肿瘤位于椎弓、椎体,常需切除椎板以充分显示肿瘤。存在脊髓受压的患者需进行彻底的减压,在不影响脊柱稳定性的前提下,可适当扩大减压范围,防止短期内再次出现瘫痪症状。

## 三、肿瘤切除

在进行肿瘤切除前,应充分地显露肿瘤,切忌在显露不充分的情况下进行肿瘤切除。若系局限的良性肿瘤,可沿肿瘤边缘凿除、刮除或咬除肿瘤。若系恶性肿瘤,应争取于正常组织内、肿瘤包膜外游离软组织肿块,争取整块切除软组织肿块,尽量减少肿瘤残余,对于硬膜囊和神经根周围的肿瘤组织,采用分块切除和刮除的方式彻底清除,保护硬膜囊和神经根。

## 四、稳定性重建

如果肿瘤仅侵袭椎板、椎弓,或侵袭少部分椎体,切除后不影响脊柱稳定性,多不需进行固定植骨。如果肿瘤明显侵袭椎体,切除肿瘤后脊柱明显不稳,例如进行全脊椎切除的患者,可根据情况选用钛网、人工椎体等进行支撑植骨,重建脊柱稳定性。在采用胸腰段后入路进行肿瘤切除的患者中,现多采用椎弓根螺钉进行固定,因为椎弓根螺钉固定技术十分成熟,固定强度高,而且在胸腰段的植入难度不高。

## 五、典型病例(图 21-2-1 ~ 图 21-2-3)

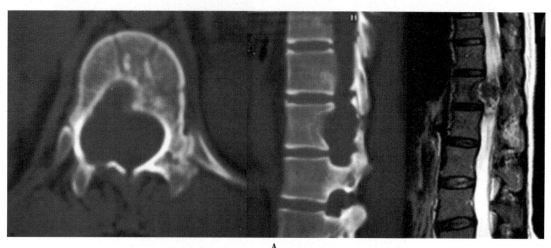

A

B

**图 21-2-1 男性,20 岁,$T_{12}L_1$ 右侧神经鞘瘤**

A. CT 显示溶骨性破坏,MRI 显示椎体后缘破坏,肿瘤压迫脊髓;B. 行经后路肿瘤切除、椎弓根螺钉固定、植骨融合术

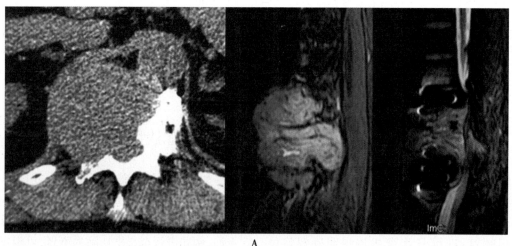

A

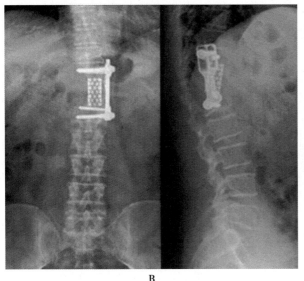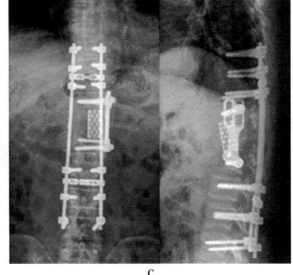

B　　　　　　　　　　　　　　　C

**图 21-2-2　男性,65 岁,甲状腺滤泡状癌 T₁₂ 椎转移术后复发伴不全瘫(Frankel D 级)**
A. CT 与 MRI 显示 T₁₁-L₁ 椎破坏;B. X 线片显示内固定松动;C. 行经后路 T₁₁-L₁ 椎肿瘤切除、椎管
减压、T₈-L₄ 椎同种异体骨植骨融合、椎弓根螺钉固定、T₁₀-L₁ 椎病灶 I¹²⁵ 粒子置入术后

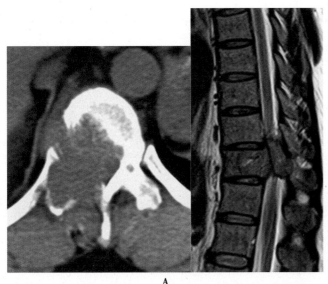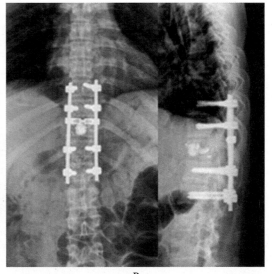

A　　　　　　　　　　　　　　B

**图 21-2-3　男性,47 岁,左肾癌术后 T₁₁ 椎转移伴不全瘫(Frankel C 级)**
A. 术前 CT 与 MRI 显示 T₁₁ 溶骨性破坏;B. 行经后路 T₁₁ 椎肿瘤部分切除,椎管减压,椎体成形,
I¹²⁵ 粒子植入,T₉-L₁ 植骨融合,椎弓根螺钉内固定术

(周春光　宋跃明)

## 参 考 文 献

1. Bridwell,K. H. D. ,Ronald L. ,Textbook of Spinal Surgery. 3rd ed. Lippincott Williams & Wilkins,2011:1486-1540

2. Daniel H. Kim,U. -K. C. ,Se-Hoon Kim,Mark H. Bilsky, Tumors of the Spine. Saunders,2008. 359-471

3. Webb, M. A. V. A. J. K. , AOspine manual:principles and technIques

4. 饶书城,宋跃明. 脊柱外科手术学. 第 3 版. 北京:人民卫生出版社,2007

5. 汪雷,宋跃明,裴福兴,等. 纳米羟基磷灰石/聚酰胺 66 支撑体重建肿瘤切除术后脊柱稳定性的初步应用. 中国修复重建外科杂志,2011,25(8):941-945

6. 胥少汀,葛宝丰,徐印坎. 实用骨科学. 第 4 版. 北京:人民军医出版社,2012:2192-2195

7. 曾建成,刘浩,宋跃明,等. 瘤椎全切与重建治疗胸腰椎肿

瘤伴神经功能障碍. 中国修复重建外科杂志,2007,21(5):445-448

8. 胡永成,夏群,纪经涛,等.同体位一期前后联合入路脊柱肿瘤切除术.中华骨科杂志,2008,28(2):89-95

9. Wong ML,Lau HC,Kaye AH. A modified posterolateral transpedicular approach to thoracolumbar corpectomy with nerve preservation and bilateral cage reconstruction [J]. Journal of clinical neuroscience:official journal of the Neurosurgical Society of Australasia,2014,21(6):988-992

10. Zairi F,Marinho P,Allaoui M,et al. New advances in the management of thoracolumbar spine metastasis [J]. Bulletin du cancer,2013,100(5):435-441

11. Valle-Giler EP,Garces J,Smith RD,et al. One-stage resection of giant invasive thoracic schwannoma:case report and review of literature [J]. The Ochsner journal,2014,14(1):135-140

12. Cloyd JM,Acosta FL,Jr.,Polley MY,et al. En bloc resection for primary and metastatic tumors of the spine:a systematic review of the literature [J]. Neurosurgery,2010,67(2):435-44;discussion 44-45

# 第二十二章　腰椎肿瘤手术治疗

## 第一节　腰椎前入路切除与重建

腰椎前入路有两种：①经胸膜外腹膜外斜切口（前外侧入路）；②经腹直肌旁直切口（前正中入路）。两种切口各有优势，对于 $L_{1~4}$ 椎体的肿瘤应用经胸膜外腹膜外斜切口显露较好，经过腹膜后更容易接近上腰椎，进行侧前方的减压和前柱重建；而对于 $L_5$ 椎体的肿瘤经腹直肌旁切口显露较佳，直接从前方经腹直肌外缘腹膜后间隙接近腰椎，切开腹膜经腹腔入路对腹腔内脏干扰较大同时肿瘤腹腔种植的风险增大。

### 一、经胸膜外腹膜外斜切口

经胸膜外腹膜外斜切口是临床上常见的切口，类似泌尿外科的肾切口，可以根据病变的位置适当向头端或尾端平移切口的位置，切口的中央部分与病变椎体在一个平面上，可以更方便显露。可以显露 $L_{1~4}$ 椎体，对于椎体部位的病变较佳。但是合并椎弓部位的病变必须联合后路手术才能彻底切除病变的椎骨。

#### （一）应用解剖

侧卧位，前倾约60°或完全侧位，腰桥抬高令术侧肋弓与髂嵴张开。上腰椎切口上后端可分别起自第11肋骨或第12肋骨中后部的肋角，切口前下端可至髂前上棘内侧或耻骨结节上方。下腰椎则于肋骨下缘平行第十二肋骨做切口。

切断的肌肉有背阔肌、下后锯肌、腹内、外斜肌、腹横肌和腰髂肋肌（图22-1-1）。

将腹膜壁层自切口剥离，体位改为后仰60°，剥离腹膜至椎体外侧面。推腹膜囊及肾脏向腹侧，注意保护输尿管、生殖股神经、交感干及其分支（图22-1-2）。

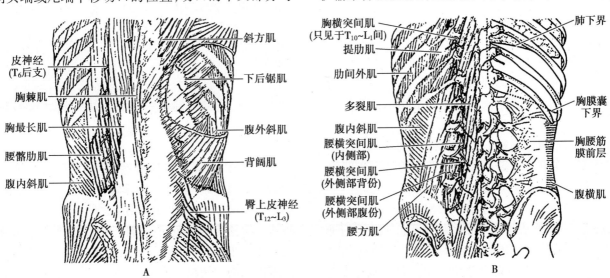

斜方肌
皮神经（$T_6$后支）
胸棘肌
胸最长肌
腰髂肋肌
腹内斜肌
下后锯肌
腹外斜肌
背阔肌
臀上皮神经（$T_{12}~L_3$）

胸横突间肌（只见于$T_{10}~L_1$间）
提肋肌
肋间外肌
多裂肌
腹内斜肌
腰横突间肌（内侧部）
腰横突间肌（外侧部背份）
腰横突间肌（外侧部腹份）
腰方肌
肺下界
胸膜囊下界
胸腰筋膜前层
腹横肌

A　　　　　　B

**图22-1-1　胸腰背部层次**
A. 浅层结构；B. 深层结构

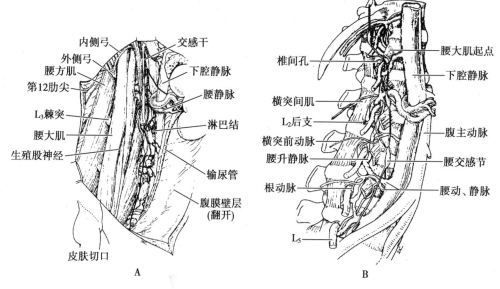

图 22-1-2 胸腰段腹后壁外侧部层次

处理 $L_1$ 时,需剥离切除第 12 肋、$T_{12}$ 肋椎头,此时注意勿伤及其深面的胸膜囊。

腰大肌起自 $T_{12}$ 及腰椎椎体表面并向下外方走行,髂肌起自髂窝内,与腰大肌汇合加强形成髂腰肌,止于股骨小转子。髂腰肌是腰椎侧前方最为邻近的肌肉。

腰大肌的起点位于 $T_{12} \sim L_5$ 椎体、椎间盘的侧方及腰椎的横突,此双重起始点使腰大肌在横断位上有着 2 个接触面。这两个接触面形成的夹角朝向后正中方位,正对椎间孔;腰神经干的前支从此发出并相互交织形成腰丛,腰椎各神经根、腰丛、骶丛行于腰大肌后缘椎弓根侧面。在腰大肌中后 1/3 平面分离腰大肌不会损伤腰骶丛及神经根。

**(二)肿瘤显露**

腰椎前入路是指经胸膜外腹膜外斜切口,主要是切除 $L_{1\sim4}$ 椎体的肿瘤。经胸膜外腹膜外斜切口是临床上常见的切口,类似泌尿外科的肾切口,可以根据病变的位置适当向头端或尾端平移切口的位置,切口的中央部分与病变椎体在一个平面上,可以更方便显露。可以显露 $L_{1\sim4}$ 椎体,但是合并椎弓部位的病变必须联合后路手术才能彻底切除病变部位。对于椎体部位的病变较佳。

1. 麻醉和体位 全麻,右侧卧位,因为腹主动脉位于左侧,术中损伤下腔静脉的可能性降低,下腔静脉损伤后修补较困难。身体与手术台垂直,根据需要可以把手术台倾斜至 30° 位。右侧胸壁垫腋枕,使肩部悬空避免三角肌受压导致腋神经损伤,避免右上肢受压而静脉回流受限,双上肢置于托架上。

头右侧垫枕使之与脊柱保持在同一水平上,在右侧大转子部及右膝部垫软枕避免出现压疮和腓总神经损伤,双下肢轻度屈曲可以松弛髂腰肌和减轻腹部的压力。在耻骨联合前方和骶尾部后方应用挡板阻挡避免患者前后摆动,需要注意的是避免压迫股静脉而出现深静脉血栓(图 22-1-3)。

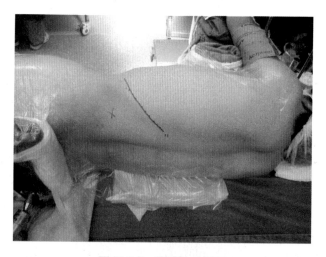

图 22-1-3 腹膜外斜切口

2. 切口 以 $L_2$ 椎体肿瘤为例,采用切除第 12 肋骨入路,切口自第十二肋骨棘突旁 5cm 斜向前下超过肋骨尖 2cm,切口线沿第十二肋骨走行,标记笔画线。取髂骨可以经同一切口下方深浅筋膜之间至髂骨的前半部,不用再做切口,也可以在同一个消毒范围内另做一切口。

3. 浅层显露 沿切口线手术刀切开皮肤,约 15cm,换手术刀切开皮下组织层,电凝止血,再向深层切开深筋膜及肌层,后缘是腰背筋膜,其下方由浅及深分别是背阔肌、下锯肌、前方有腹外斜肌、腹内斜肌、腹横肌,后方不横断椎旁纵行肌,切除第12肋骨前方3/4,肋软骨劈开可以留做切口缝合标记。切开肋软骨及腹侧的腹肌进入腹膜后间隙(图22-1-4),把腹膜后脂肪向前方从腰大肌表面钝性剥离,输尿管不需要显露,其位于腹膜后脂肪中,显露至腰

大肌的前缘即可。在切开肋骨床过程中避免损伤胸膜,近端显露肋膈角亦应避免损伤壁层胸膜导致气胸。应用两块纱布分别垫于切口上下缘安放撑开器,撑开后充分显露手术野。用湿盐水纱布包裹好的"S"拉钩或压肠板拉开并保护腹膜及前方内脏组织,在腰大肌前后缘的中后1/3处纵行钝性分开腰大肌直至腰椎的椎体侧方椎弓根部位。

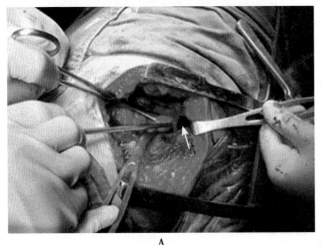 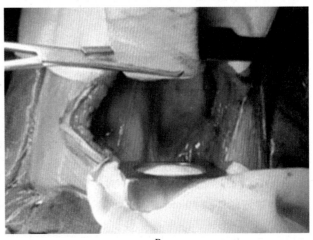

**图 22-1-4　手术切口**
A. 肋膈角(箭头所示);B. 腹膜后间隙

4. 定位　根据病变的特点以及术中所见做出基本定位,或者根据最远端的肋骨和横突进行初步定位,然后在病变椎上下椎体或间盘插入定位针,用C形臂机透视定位。不要插入病变部位。

5. 深层显露　在助手的帮助下逐渐向头端和尾端纵行延伸钝性分开腰大肌,充分显露手术野直至显露$L_{1\sim3}$椎体的侧方。注意处理椎体侧方的节段血管,一般是应用两把直角血管钳挑起钳夹、切断后丝线结扎,也可用双极电凝和电刀直接切断血管,另外的选择是应用钛夹夹闭腰椎的节段血管,血管的断面应用双极电凝烧灼,需要注意在$L_{4,5}$椎体侧方的节段静脉常常较为粗大,分离、结扎时应小心,否则,一旦破裂或滑落处理起来较为困难。椎体上的滋养孔出血,可用骨蜡止血。有效处理血管可以减少术中出血量和缩短手术时间。用腹腔拉钩保护前方的腹腔血管,圆柄骨膜剥离器钝性或电刀锐性剥离椎体侧方附着的肌肉和肌肉腱性组织。剥离范围为前方到椎体的前缘,后方到椎弓根根部,神经剥离子可以探到椎间孔。应用撑开器连接前方的两枚椎体螺钉并撑开保持椎体的正常状态,同时也有助于切除病变椎体后仍保持脊柱稳定。

**(三)肿瘤切除**

肿瘤的切除要求尽可能完整,避免分块切除,主要是减少肿瘤细胞的种植转移。完整的切除取决于良好的显露。

1. 切除上下位椎间盘　尖刀环形切断病变椎上下方的椎间盘纤维环,应用髓核钳取出髓核组织,并应用各种刮匙或骨刀清除病变上位椎体的下终板软骨、下位椎体的上终板软骨,对于病变椎体的上下终板不需要处理可以减少出血、避免进入病变椎体内。

2. 切除病变椎体　利用椎间盘的完整性和肿瘤外包膜的完整性减少肿瘤细胞的种植,用锋利的骨刀在椎间盘与上下位椎体的交界处切断纤维环,后方在完整的椎弓根水平用咬骨钳切断椎弓根,尽可能完整地切除肿瘤,特别是对于恶性肿瘤,腰椎前中1/3处和椎弓根稍前处纵行切开椎骨至对侧皮质骨,用咬骨钳等清除切开的椎肿瘤切除范围至软组织包膜外,快速切除病变椎体是减少出血的最佳方式,手术中完全切除椎体,注意不要切断椎体对侧的节段血管,以免导致大出血,用神经剥离子探查椎管,避免在硬膜前方残留病灶,特别是对侧的椎弓根水平最容易残留病灶,活动性出血点可用骨蜡、吸收

性明胶海绵、止血纱、流体明胶等止血。

3. 椎管减压 充分的显露是快速切除肿瘤病变椎体的关键,快速切除病变椎体是减少出血的最佳途径。用神经剥离子探查椎管,避免在硬膜前方残留病灶,特别是对侧的椎弓根水平最容易残留,硬脊膜膨隆是减压的标准,减压死角是双侧椎弓根基底部。活动性出血点可用吸收性明胶海绵、止血纱、流体明胶等止血,明确的小血管出血应用双极电凝止血。

### (四) 稳定性重建

腰椎前路稳定性重建取决于整个手术方案的选择,如果单纯前路手术能完成瘤体的切除,则单纯前路重建稳定,应用椎间植骨+链接上下位椎体之间的固定装置,椎体间支撑植骨可以应用自体髂骨、骨水泥、钛网、人工陶瓷、人工椎体、合成材料椎间融合器等,链接系统很多有 Z-plate、Antares、Kaneda、Ventro Fix、ATLP 等。

1. 置入椎体螺钉 在切除肿瘤椎体之前,先在肿瘤椎体上下椎体上安置椎体螺钉并应用撑开器维持位置,有利于切除椎体的取出。

椎体螺钉置入根据器械设计的要求进行。以 Antares 系统固定 $L_{1-3}$ 节段为例,先确认患者的体位是完全侧位后,确认准备置入椎体螺钉的椎体后缘,于 $L_1$ 椎体的后下方距下终板和椎体后缘各 0.5cm 处先行开孔,以平行终板,向前呈 5° 的角度钻孔、探查、测深、攻丝、旋入椎体螺钉。$L_1$ 椎体前上方的进钉点距离椎体前缘 1cm,距上终板 0.5cm,以平行于终板向后呈 10° 的角度钻孔、测深、探查、攻丝、旋入椎体螺钉。在 $L_3$ 椎体的相对应的位置安置第三枚椎体螺钉,即于 $L_3$ 椎体的后上方距上终板和椎体后缘各 0.5cm 处先行开孔,以平行终板,向前呈 5° 的角度钻孔、探查、测深、攻丝、旋入椎体螺钉。同法确定 $L_3$ 椎体的前下方的进钉点,以平行于终板向后呈 10° 的角度钻孔、探查、测深、攻丝、旋入椎体螺钉。C 形臂机透视确认螺钉的位置(图 22-1-5)。

有时由于髂骨的遮挡,在 $L_5$ 椎体平行终板置入螺钉有困难,可以切除相应位置的一块髂骨用于植骨,同时也便于螺钉置入。椎体螺钉的置入应在减压前完成,否则可能增加术中的出血量。但应注意避免置入椎体螺钉后螺钉的阻挡影响椎管减压的操作。

如果下端在 $L_5$ 椎体上置入双钉确有困难,有时我们在 $L_3$ 和 $L_5$ 椎体上都用一枚椎体螺钉固定,可以减少操作范围。

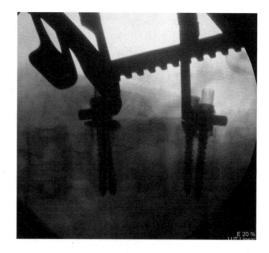

图 22-1-5 C 形臂机确定螺钉位置

2. 植骨融合 撑开上下方的椎体,脊柱序列良好,测量上下椎体之间的高度。修剪相应长度的钛网,用切取的髂骨、肋骨粒充填钛网压实,安置钛网于上下椎体的中部,钛网的后方不得超过椎体的后缘,不得与硬膜相贴,用吸收性明胶海绵隔离钛网与硬脊膜。同样可以应用大块的髂骨块直接填塞其中起到支撑作用,也可以应用人工椎体或其他支撑稳定系统。

如果用髂骨植骨,仅需在同一切口内取髂骨。在切肿瘤组织之前进行,而且术前测量所需要髂骨的长度,可以适当延长便于术中修剪。

3. 连接内固定装置 分别测量上下椎体的螺钉之间的距离,剪取相应长度的钛棒。安放棒于椎体螺钉尾端的开口槽中,并旋紧钉尾螺帽,初步旋紧后 C 形臂机透视显示内固定器及钛网的位置良好后即可旋断钉尾部。最后连接两个横向连接装置(图 22-1-6)。

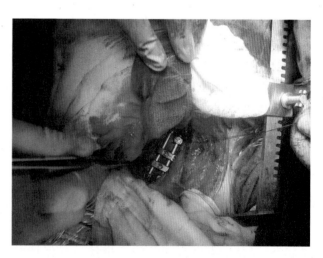

图 22-1-6 前路双钉棒内固定

将切取的多余的碎骨粒放置在钛网或髂骨块的前方及侧方,避免放在其后方以免对硬脊膜造成压迫,硬脊膜侧方和前方用吸收性明胶海绵保护以免碎骨粒掉入椎管内。

**（五）讨论**

1. 对于椎管内肿瘤更多采用后路切口,如果椎管内肿瘤位于硬膜的前方和前侧面,宜应用该切口入路切除,如果肿瘤位于椎体的右侧,可以采用右侧入路,$L_1$ 椎体右侧的肿瘤因为肝脏的阻挡右侧入路较困难。对于椎体的肿瘤宜采用该切口切除。

2. 术中硬膜、脊髓、神经的保护,如果肿瘤没有侵及硬膜和神经根的表面,术中损伤神经的可能性较小,显露时位于腰大肌的中后 1/3 纵向分离避免损伤紧贴腰大肌后缘的神经根,此处神经损伤有牵拉损伤和电灼损伤,注意牵开器的电传导损伤。椎体后缘切除时需要保护硬膜的前方,避免损伤硬脊膜和脊髓。

3. 椎体节段血管的处理,椎体节段血管位于椎体侧方最凹陷处,在椎体表面剥离时小心处理避免血管断裂导致出血,如果出血则应用 Cobb 骨膜剥离器压迫血管的两端,找到血管断端并结扎。节段血管可以应用丝线结扎、钛夹夹闭、电灼止血等方法,因为节段血管来自腹主动脉,血流压力大,不易自行闭合,一旦出血均可能需要再次手术处理。对于腹主动脉和下腔静脉手术中一般不需要显露和过度的牵拉,牵拉下腔静脉可能出现术后深静脉血栓形成。

4. 此手术的缺点是术后可能出现下腹壁的麻木痛觉过敏现象,可能是因为术中直接切断肋间神经、神经被缝合、撑开器压迫髂腹下神经、髂腹股沟神经导致损伤。另外,因为术中切断腹部的三层肌肉组织,如果缝合不佳可能出现腹壁疝。

## 二、经腹直肌旁直切口

经腹直肌旁直切口与经腹腔入路不同,后者需要切开腹膜经腹腔至后腹膜,对腹腔脏器有一定的干扰。经腹直肌旁直切口对于显露 $L_5$ 椎体及上下椎间盘有优势,可以对经后路手术不容易切除的 $L_5$ 椎体较方便切除。但是因前方有大血管的存在,术中应用内固定比较困难,往往需要后路椎弓根系统内固定。其缺点还有需要将大血管和下腹神经丛游离后才能显露椎体,下腹神经丛的上部含有调节泌尿生殖系统的交感神经,特别是在男性,此入路可能导致如逆向射精等并发症,还有术中对大血管的牵

拉导致血管内膜损伤可能导致术后出现深静脉血栓可能危及生命。

**（一）应用解剖**

仰卧位,下腹部正中旁切口,旁开正中线 2~3 横指,经皮肤皮下层后即是腹直肌前鞘,切开前鞘后把腹直肌向中线牵开,显露腹直肌后鞘,约在肚脐和耻骨联合中点处可以见到弓状线,弓状线上缘有腹直肌后鞘,弓状线下缘没有腹直肌后鞘,腹直肌后方即是腹膜外脂肪。把腹膜外脂肪、腹膜等内脏组织向中线牵开后即显露腰下段及骶前（图 22-1-7、图 22-1-8）。

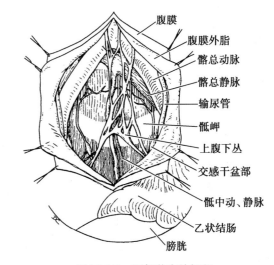

图 22-1-7　骶岬前方的解剖

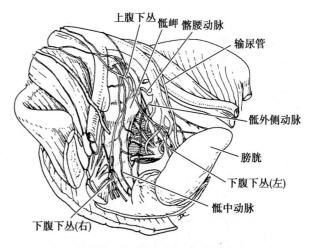

图 22-1-8　盆部腹膜后间隙诸结构

剥离腹膜及解剖腹主动脉和髂总动脉时可能伤及上腹下丛,导致射精障碍,因此对男性,此入路应慎重选择。输尿管常与腹膜粘连,解剖时可能损伤之,一般情况下不需要解剖之,把腹膜后脂肪向对侧牵开时,输尿管往往随之牵开。

左髂总静脉受左髂总动脉级腹主动脉末端压迫,可与腰4椎体及椎间盘粘连紧密,剥离时可能造成撕裂,腰静脉的汇入点也易造成撕裂。

游走肾、低位肾、马蹄肾、盘肾均可能妨碍手术进行,术前应予以了解。

**(二)肿瘤显露**

1. 麻醉和体位　全麻。仰卧位。术前留置尿管以保证膀胱排空,术后可能会出现肠麻痹者可以先予以插胃管。需要取髂骨者应暴露髂前上棘部分髂嵴。

2. 切口　仰卧,下腹部正中左侧腹直肌旁纵向切口,约10cm,根据需要选择合适长度,根据肚脐与腰3,4椎间盘或腰4椎体上缘的对应关系初步定位切口的位置,标记笔画线。取髂骨不能经同一切口内完成,需要取髂嵴切口,根据需要选择相应长度。

在前正中线左侧两至三横指处打开腹直肌前鞘进入腹膜腔。分离腹直肌外侧缘牵向前正中线,牵开腹直肌后辨认后鞘,采用左侧腹直肌旁切口更有利于从左侧进入,左侧为腹主动脉,耐受牵拉的强度较大,不易损伤下腔静脉导致严重出血情况发生(图22-1-9)。

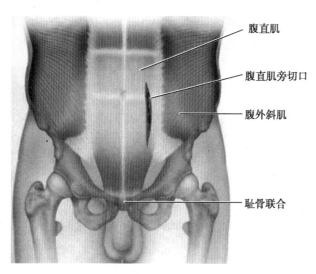

图 22-1-9　腹直肌旁切口

3. 浅层显露　沿切口线手术刀切开皮肤,换手术刀切开皮下组织层,电凝止血,显露腹直肌前鞘,纵向切开腹直肌前鞘后,游离腹直肌外侧缘,从腹直肌外侧缘进入,把腹直肌向中线牵开,显露腹直肌后鞘,在脐下4.0~4.5cm处找到腹直肌后鞘的游离缘即弓状线(大约是脐和耻骨联合中间),紧挨着弓状线下方的就是腹膜后间隙的入口。仔细在腹直肌后鞘与腹横筋膜之间的潜在间隙进行分离,纵向打

开腹直肌后鞘,即进入腹膜外间隙(图22-1-10)。沿侧腹壁分离进入腹膜后间隙,腰大肌的显露表示腹膜剥离的完整性,将腹膜连同腹腔内脏器向右侧牵开,输尿管通常随腹膜一并被分离,Hohmann牵开器牵开充分显露(图22-1-11)。

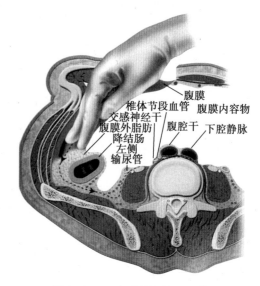

图 22-1-10　腹膜外钝性剥离范围

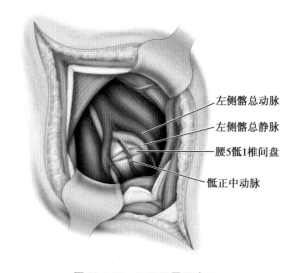

图 22-1-11　深层显露及牵开

4. 深层显露　辨认腹主动脉分叉处,通常是腰4,5椎间盘水平。在腹主动脉分叉以下,通常在L5椎体上半部水平是下腔静脉分叉部。在髂总动脉周围有一静脉环,找到它对牵开和分离结构有帮助。结扎血管应用2-0的丝线,血管钳或双极电凝。游离动脉后再游离静脉。此时应按以下步骤:结扎、钳夹或用双击电凝阻断骶中血管;结扎或钳夹髂腰静脉及其分支(不要用双极电凝);结扎或钳夹L4节段血管;游离L5椎体上的左髂总静脉的后壁;

术中应避免同时牵拉双侧的髂总静脉以避免分叉处撕裂。

牵开腹腔血管要轻柔,有报道显示前路手术增加深静脉血栓的发生率。沿骨面或包块周围锐性剥离至椎体的两侧,显露病变椎体和上下位椎间盘,椎体上的滋养孔出血,可用骨蜡止血。有效处理血管可以减少术中出血量和缩短手术时间。

5. 定位　根据骶骨岬的位置或病变的特点以及术中所见做出基本定位,然后在病变椎上下椎体或间盘插入定位针,用 C 形臂机透视定位。不要插入病变部位。此处往往不需要 C 形臂机透视定位。

6. 显露中注意事项　髂血管的过度牵开可能导致深静脉血栓的形成。骶正中动脉和腹主动脉的分支腰血管需要小心的分离出来,不要误切,结扎要牢固,否则因邻近血压很高的腹主动脉而引起大量出血,很难控制。静脉结构的游离应极小心地操作,对他们的游离应限于最小限度,因为静脉壁菲薄而易被损伤。在应用刀片切断纤维环时应非常小心,刀刃的朝向应背向血管,以免横行损伤椎前大血管。Quraishi 报道 10 年间发生需要修复的大静脉损伤占 4.6%、大动脉损伤占 1.6%。

在骶骨前部的切口应保持在正中线上,以便小心地钝性剥离副交感神经的骶前丛,这些神经对性功能极为重要,全部去除此神经丛会导致男性患者逆行射精及阳痿。在骶骨前方处理时不要应用电刀,止血可以应用双极电凝。

### (三) 肿瘤切除

1. 切除上下位椎间盘　用 4 个 Hohmann 牵开器插入到病变椎体邻近椎体靠近椎间隙的上下部位,尖刀环形切断病变椎上下方的椎间盘纤维环,应用髓核钳取出髓核组织,并应用各种刮匙或骨刀清除上下椎体间隙的软骨终板,病变椎体的上下软骨终板予以保留。

2. 切除病变椎体减压椎管　利用椎间盘的完整性和肿瘤外包膜的完整性减少肿瘤细胞的种植,用锋利的骨刀在椎间盘与上下位椎体的交界处切断纤维环,应用骨刀于相对正常的组织切断骨组织,并逐一取出骨及病变组织,直至显露椎管内硬脊膜的前方,尽可能完整的切除肿瘤,特别是对于恶性肿瘤,快速切除病变椎体是减少出血的最佳方式,避免损伤硬脊膜和马尾神经。用神经剥离子探查椎管,避免在硬膜前方残留病灶,活动性出血点可用吸收性明胶海绵、止血纱、流体明胶等止血。

### (四) 稳定性重建

1. 植骨融合　测量上下椎体之间的高度。吸收性明胶海绵覆盖硬膜起隔离植骨与硬膜作用,用切取的髂骨填充其中支撑植骨,髂骨的后方不得超过椎体的后缘。也可以应用人工椎体支撑稳定,可以减少髂骨的切取量。其他可用的支撑材料有:自体腓骨、PMMA、异体骨、钛网等。

如果用髂骨植骨,需要另做切口取髂骨。在切肿瘤组织之前进行,而且术前测量所需要髂骨的长度。电刀紧贴骨面切剥骨膜,避免切入肌肉内,髂骨的内外侧可以应用骨膜剥离器行骨膜下剥离,骨刀切取相应大小的髂骨备用,块状骨蜡封堵髂骨的断面,止血后逐层关闭切口。

2. 内固定装置的应用　因为前方有大血管存在,能满足前路内固定极少,目前主要是一期进行后路的椎弓根螺钉的固定融合。分别测量上下椎体的螺钉之间的距离,选择合适长度的接骨板并应用低切迹螺钉固定,C 形臂机透视确定内固定位置良好。

如果前路没有合适的内固定材料,需要从后路手术安置椎弓根螺钉系统稳定相应的节段,避免内置物移位,内置物移位的风险大。

### (五) 讨论

1. 此切口对于 $L_5$ 椎体病变较佳,但是因前方不宜安装内固定材料,往往需要增加后路的椎弓根系统内固定来充分稳定脊柱。

2. 此切口需要把腹腔血管向上方及两侧牵开,过度牵开可能导致深静脉血栓的形成。骶正中动脉和腹主动脉的分支腰血管需要小心地分离出来,不要误切,结扎要牢固,否则因邻近血压很高的腹主动脉而引起大量出血,很难控制。静脉结构的游离应极小心地操作,对他们的游离应限于最小限度,因为静脉壁菲薄而易被损伤。在应用刀片切断纤维环时应非常小心,刀刃的朝向应背向血管,以免横行损伤椎前大血管。Quraishi 报道 10 年间发生需要修复的大静脉损伤占 4.6%、大动脉损伤占 1.6%。

3. 神经损伤　在骶骨前部的切口应保持在正中线上,以便小心地钝性剥离副交感神经的骶前丛,这些神经对性功能极为重要,全部去除此神经丛会导致男性患者逆行射精及阳痿。在骶骨前方处理时不要应用电刀,止血可以应用双极电凝。

4. 输尿管损伤　术中应检查左侧输尿管,避免牵开向右侧,如辨别不清,可用无齿镊轻轻地捏试,见其有蠕动,即可判定是输尿管。

# 第二节　腰椎后入路切除与重建

腰椎后路手术是最常使用的脊柱手术入路之一,解剖结构简单,无重要的血管神经,可以完成绝大部分脊柱的手术包括脊柱肿瘤的切除,对于椎管内手术是主要的手术入路,对于椎体的肿瘤可以完成全椎体切除。

## 一、应用解剖

俯卧位,胸及耻骨联合处垫高以免腹部受压,否则椎管内静脉充血,手术时出血增多。

正中切开棘上韧带,将肌肉做骨膜下剥离。剥至上关节突根部处因有营养动脉进入,撕断后出血较多。咬除椎板及黄韧带则可进入椎管。局部结构层次关系如图22-2-1。

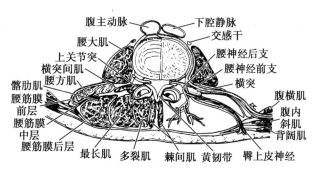

图 22-2-1　腰背部水平切面,上面观

## 二、肿瘤显露

腰椎后路手术是最常使用的脊柱手术入路之一,解剖结构简单,无重要的血管神经,容易显露,可以完成绝大部分脊柱的手术包括脊柱肿瘤的切除,对于椎管内手术是主要的手术入路,可以进行附件切除和全椎体切除。

### (一) 麻醉与体位

全麻。俯卧位。胸前及髂骨前应用垫枕支撑使腹部悬空以减轻腹部压力,有助于减少术中出血,双膝部垫薄软枕,双踝部垫枕头使膝关节轻度屈曲,头部侧偏置于软的头圈中,避免眼睛受压。双上肢置于两侧的支架上避免肩关节外展超过135°,过度外展可能损伤臂丛神经。

### (二) 定位

根据腰椎的解剖特殊性确认脊柱序列比较困难

时,根据术前定位或术中应用C形臂机透视定位。术前定位方法有:

1. 术前俯卧位摄正位X线片,切口区用金属标记,在皮肤上划线,因皮肤的移动性较大,此方法不够准确。

2. 术前俯卧位摄正位X线片,切口区用金属标记,局部注射亚甲蓝进行深部定位,此方法较准确,但是注射亚甲蓝的量要适宜,过多时会因亚甲蓝弥散范围大而定位不准确,过少可能术中找不到亚甲蓝的染色区域。

3. 根据术前X线片上髂嵴最高点的连线与脊柱的相交点确认 $L_{4,5}$、$S_1$ 的棘突,此方法有时欠准确,必须在术中再次确认。

4. 可以根据 $L_5S_1$ 椎板间是最后一个椎板间隙(也要从前后位X线片上确认)、$L_5$ 和 $S_1$ 的棘突的活动度不同、$L_5$ 椎板和 $S_1$ 椎板的敲击的声音不同来确认,一旦有怀疑则需要立即应用C形臂机透视定位。

5. 术前摆放体位后C形臂机透视定位,皮肤划线,此法因皮肤不再移动,定位较准确,定位标志为椎弓根。

### (三) 切口

以病变椎棘突间为中心,沿棘突连线做脊柱后正中切口 10~15cm,标划线。

### (四) 浅表显露

应用1/1 000 000的肾上腺素生理盐水沿切口线行皮下注射,并注射至双侧的关节突关节区有利于减少术中的出血。手术刀切开皮肤,换刀切开皮下组织层。甲状腺拉钩向两侧牵开皮肤,进一步切开深筋膜层,电凝止血。电刀沿棘突两侧骨膜下小心切开,避免切至肌肉内和肿瘤组织内,只要不切至软组织内,出血极少。

### (五) 深层显露

当切开至椎板时,换用浅部单齿自动拉钩向两侧牵开椎旁肌,沿椎板的骨面用电刀行骨膜下剥离,向两侧切开至关节突关节的外缘,不需要行脊柱融合的患者要小心保护关节突关节关节囊避免切开及损伤关节囊及关节软骨,显露到横突中部以获得较宽的植骨床,同时有助于术中完整的切除病变椎体。在完成椎体附件切除后进一步显露椎体侧方及前方,应用特制的工具沿椎体侧方至椎体前方与对侧的会合,节段血管可以结扎或电灼。

## 三、肿瘤切除

后路切除脊柱附件的肿瘤可以完成整块切除,但包括椎体的肿瘤需要在先切除附件再完成椎体的切除。肿瘤的切除要求尽可能完整,避免分块切除,主要是减少肿瘤细胞的种植转移。

### (一) 置入椎弓根螺钉

在准备切除肿瘤之前需要先安置病变上下各两个或三个节段的椎弓根螺钉,同时需要先安置一侧的连接棒以稳定脊柱。

确认各个椎体椎弓根螺钉的进钉点,根据需要安置椎弓根螺钉的数量分别于确定各个椎弓根螺钉的进钉点,$L_{1~5}$椎弓根螺钉进钉点为以横突的中线与上关节突外缘的连线的交点,$S_1$椎弓根螺钉进钉点为$S_1$上关节突外下缘,均相当于人字嵴顶点。先开孔,钻孔,小圆头探针探查孔道的四壁,特别是内侧壁和下壁,最后测深、攻丝、旋入椎弓根螺丝钉。为了安装钛棒顺利要求几个进钉点尽可能保持在一条纵行线上。$S_1$椎弓根螺钉因位置和角度的关系最好应用万向螺钉有利于棒的安置。C形臂机透视确定螺钉的位置正确。安置临时连接棒。分别测量上下椎体螺钉之间的距离,剪取相应长度的钛棒,根据术中的操作要求可能随时取下和安装临时连接棒。

### (二) 肿瘤椎体的切除

整块切除:于椎弓根的外缘行骨膜下或肿瘤表面的软组织包膜外切开至上下椎间盘水平,应用特制的骨刀截断双侧椎弓根并整块取出椎体后方的附件结构。将线锯绕过椎体的前方切断病椎上下椎间盘,再绕过硬脊膜完整取出病变的椎体。整块切除有利于减少肿瘤细胞的种植和减少出血,完全切除病变组织有利于减少出血。止血后用吸收性明胶海绵覆盖减压部位裸露的硬脊膜。

分块切除:于椎弓根的外缘行骨膜下或肿瘤表面的软组织包膜外切开至上下椎间盘水平,安置一侧临时固定棒,用骨刀切除对侧受累的部分椎体及上下方椎间盘和软骨板,再安装已切除侧的连接棒,拆除未切除侧的连接棒,切除余下的病椎及相邻的椎间盘。也可以在整块椎体不能取出的情况下于椎体的中部纵向切断病变椎体,并分别从两侧取出病变椎体。

## 四、稳定性重建

腰椎后路稳定性重建取决于病变的范围及整个手术方案的选择,如果病变范围为 1~2 个节段,上下固定范围各 2 对椎弓根螺钉,更长节段的病变需要上下固定范围各 3 个节段。对于术中加强内固定材料的选择,也应依据肿瘤发生的部位、病变的范围及患者自然生存期等方面综合考虑。肿瘤侵犯范围较大,刮除后采用多种固定联合加固脊柱的稳定性。椎体间支撑植骨可以应用自体髂骨、骨水泥、钛网、人工陶瓷、人工椎体、合成材料椎间融合器等,链接系统为各种椎弓根螺钉内固定系统。

### (一) 安置支撑装置

刮匙刮除上下方终板软骨,测量上下椎体终板之间的距离,剪取相应长度的钛网。应用切取的髂骨填塞钛网或应用人工椎体,把钛网或人工椎体填塞在前方切除的椎体处,应用吸收性明胶海绵填塞硬膜的周围,椎弓根系统进行加压使钛网与椎体接触紧密,有利于植骨的愈合及支撑稳定,减少椎弓根螺钉内固定系统受到更大的张力。初步稳定后 C 形臂机透视显示内固定器及钛网的位置良好后即可旋断钉尾部。最后连接两个横向连接装置(图 22-2-2)。

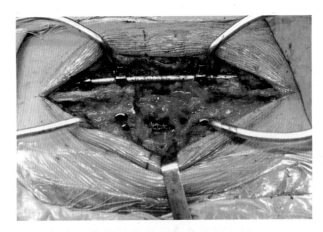

**图 22-2-2　腰椎后路钉棒内固定**

将切取的多余的碎骨粒放置在钛网的前方及侧方,硬脊膜侧方和前方用吸收性明胶海绵保护以免碎骨粒掉入椎管内。

### (二) 固定植骨

安棒并连接横杆,紧固所有的螺栓。生理盐水冲洗切口。应用小骨刀、骨圆凿、咬骨钳或磨钻处理植骨床(图 22-2-3)。准备植骨床非常重要,它是植骨后椎骨能否融为一体的重要因素之一,植骨融合脊柱才能真正稳定,从而避免断钉断棒。最后用从髂后上棘切取的髂骨(或自体骨与人工骨的混合)做成的植骨材料紧密压入植骨床中,因切除了较长节段的骨质最好应用大块长骨条连接上下椎板。取髂骨可以在同一切口内完成,需要先完成取髂骨的步骤。如果需要大块的髂骨需要先在仰卧位时取髂前的相应长度的髂骨。

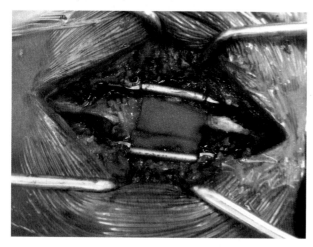

**图 22-2-3　腰椎后路内固定植骨融合**

### (三)手术方式及重建材料的选择

依据肿瘤性质不同,选择适当的植入物,对于脊柱良性肿瘤切除后的瘤腔多选用植骨充填缺损,自体骨因强度好,无排斥反应,而且愈合率较高;对侵袭性肿瘤前柱骨缺损者修复多采用骨水泥固定或人工椎体,采用骨水泥联合人工椎体维持稳定性。Oda 等对单节段全脊椎切除后进行了 5 种方式的重建,结果表明前路内固定加后路多节段经椎弓根内固定和前路内固定加后路短节段经椎弓根内固定方法的前后联合重建脊柱稳定性效果最佳。

## 五、讨论

1. 腰椎后路手术入路是脊柱外科医师最熟悉的手术入路。手术入路中无重要的血管神经,需要注意的是在上关节突外缘和峡部外侧有静脉分支易损伤致出血。不需要行关节融合的患者保护关节突关节的关节囊和关节软骨避免损伤。

2. 全椎体切除的患者需要保护相应的神经根和硬脊膜,显露充分是重要的步骤,双极电凝止血椎管的静脉丛可以减少术中的出血。

3. 椎管内的肿瘤切除椎板的范围应以保留下

关节突的 2/3 为标准,避免完全切除下关节突,这将导致脊柱不稳需要行脊柱固定融合术。

(马立泰　宋跃明)

## 参 考 文 献

1. Quraishi NA, Gokaslan ZL, Boriani S. The surgical management of metastatic epidural compression of the spinal cord [J]. J Bone Joint Surg Br, 2010, 92(8):1054-1060

2. Choi D, Crockard A, Bunger C, et al. Review of metastatic spine tumour classification and indications for surgery: the consensus statement of the Global Spine Tumour Study Group [J]. Eur Spine J, 2010, 19(2):215-222

3. Fisher CG, Dipaola CP, Ryken TC, et al. An ovel classification system for spinal instability in neoplastic disease: an evidence-based approach and expert consensus from the spine oncology study group [J]. Spine, 2010, 35(22): E1221-E1229

4. 肖建如. 脊柱转移瘤的外科治疗进展[J]. 中国癌症杂志, 2012(9):652-657

5. 初同伟,张莹,刘玉刚,等. 经后路全脊椎整块切除术在胸腰椎肿瘤中的应用[J]. 第三军医大学学报, 2012, 34(5):442-444

6. 许伟华,杨述华,杜靖远,等. 侧方途径切除胸腰椎肿瘤和脊柱重建[J]. 临床骨科杂志, 2004, 7(4):382-384

7. Fang T, Dong J, Zhou X, et al. Comparison of mini-open anterior corpectomy and posterior total en bloc spondylectomy for solitary metastases of the thoracolumbar spine[J]. J Neurosurg Spine, 2012, 17(4):271-279

8. 赵宏,朱勇,邱贵兴,等. 后路一期全椎体切除加重建治疗脊柱肿瘤[J]. 中华医学杂志, 2009, 89(9):597-600

9. 杨荣利,郭卫,汤小东,等. 后路一期整块全脊椎切除治疗胸腰椎肿瘤[J]. 中国脊柱脊髓杂志, 2010, 20(1):34-38

10. Nair S, Gobin YP, Leng LZ, et al. Preoperative embolization of hypervascular thoracic, lumbar, and sacral spinal column tumors: technique and outcomes from a single center[J]. Interv Neuroradiol, 2013, 19(3):377-85

11. Jandial R, Kelly B, Chen MY. Posterior-only approach for lumbar vertebral column resection and expandable cage reconstruction for spinal metastases[J]. J Neurosurg Spine, 2013, 19(1):27-33

12. 杨强,李建民,杨志平,等. 全脊椎整块切除术治疗胸腰椎肿瘤及稳定性重建结果[J]. 中华肿瘤杂志, 2013, 34(3):225-230

13. Zairi F, Marinho P, Bouras A, et al. Recent concepts in the management of thoracolumbar spine metastasis[J]. J Neurosurg Sci, 2013, 57(1):45-54

14. Zahradnik V, Lubelski D, Abdullah KG, et al. Vascular injuries during anterior exposure of the thoracolumbar spine

［J］. Ann Vasc Surg,2013,27(3):306-313

15. Ziv Y,Zbar A,Bar-Shavit Y,et al. Low anterior resection syndrome (LARS):cause and effect and reconstructive considerations［J］. Tech Coloproctol,2013,17(2):151-162

16. Tessitore E,Cabrilo I,Boex C,et al. Cauda equina tumor surgery:how I do it. Acta Neurochir (Wien), 2012, 154 (10):1815-1820

17. Huang L,Chen K,Ye JC,et al. Modified total en bloc spondylectomy for thoracolumbar spinal tumors via a single posterior approach［J］. Eur Spine J,2013,22(3):556-564

18. Zairi F,Arikat A,Allaoui M,Marinho P,Assaker R. Minimally invasive decompression and stabilization for the management of thoracolumbar spine metastasis［J］. J Neurosurg Spine,2012,17(1):19-23

19. Funao H,Nakamura M,Hosogane N. Surgical treatment of spinal extradural arachnoid cysts in the thoracolumbar spine ［J］. Neurosurgery,2012,71(2):278-284

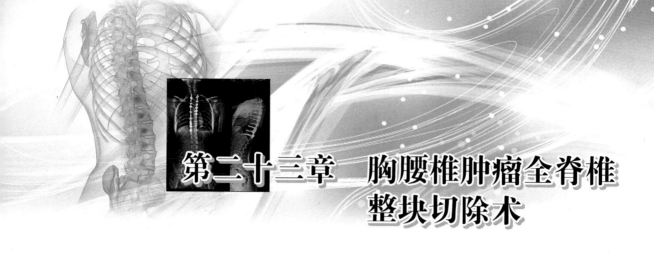

# 第二十三章　胸腰椎肿瘤全脊椎整块切除术

## 第一节　概　述

由于脊柱的部位深在,解剖结构复杂,前面有大血管和重要器官,中间有脊髓神经,寰枢椎还邻近延髓、脊髓、脑神经和臂丛神经,术中易出现呼吸循环障碍、高位截瘫、肿瘤出血、椎动脉损伤出血等严重并发症随时危及生命。脊柱解剖的特殊性,毗邻结构的复杂性以及脊柱肿瘤侵袭和浸润,给完整切除肿瘤造成极大的困难,使脊柱肿瘤的治疗难以达到肿瘤的广泛切除原则。多数脊柱肿瘤的切除,特别是恶性肿瘤的边缘性切除常存在一定的难度和风险,有时可因失血过多而失败。所以,长期以来刮除或瘤内切除术是临床普遍应用的手术方法。对脊柱肿瘤而言,前纵韧带、后纵韧带、覆盖椎管的骨膜、黄韧带、椎板和棘突的骨膜、棘间和棘上韧带、软骨终板以及软骨纤维环可被视为肿瘤生长的生理性屏障。脊柱的每个椎节可以作为独立的肿瘤生长的解剖学间室,是肿瘤生长的天然屏障。

1968年Lievre等报告对1例骨巨细胞瘤患者进行了全脊椎切除术。1971年Stener和Johnson对1例T$_7$软骨肉瘤患者进行了全脊椎分期切除手术。1981年Roy-Camille等报告通过单一后侧入路进行全脊椎肿瘤切除术。1988年Magerl等对9例胸腰椎转移瘤行全脊椎切除术。提出了单一后路切口进行全脊椎切除,实现了脊髓的有效减压,但不是整块切除,而是一块一块去除。自20世纪90年代起,国内也有不少学者尝试了对脊柱肿瘤实施肿瘤椎体切除或全脊椎切除术,均因为脊柱手术显露困难,毗邻结构复杂,邻近大血管和内脏器官,既往所行手术大部分瘤椎多以囊内经瘤分块切除为主,为尽可能避免手术造成肿瘤组织残留及手术区域肿瘤细胞的污染,导致术后肿瘤的局部复发,Tomita提出可以将下述组织结构看作肿瘤向四周扩散的自然屏障:前纵韧带,后纵韧带,覆盖椎管的骨膜,黄韧带,椎板的骨膜和棘突,棘间韧带棘上韧带,椎间盘终板和纤维环。如此,从组织学的角度可以将单一的椎体看作一个独立的"脊椎间室",而上述椎体周围的组织可以看作肿瘤向周围扩散的自然屏障。这为整块切除肿瘤提供了理论基础。Tomita设计出了一种更积极的手术方式:单一后路的全脊椎整块切除(total en bloc spondylectomy,TES)。并根据肿瘤侵犯的部位将脊柱肿瘤分为7型。他认为恶性肿瘤通常最先生长于椎体的中后部,然后可沿椎弓根向椎板方向侵袭,这称为间室内病变(1~3型)。如肿瘤侵入椎管(4型)或破坏椎体壁进入椎旁组织(5型),甚致使邻近椎体受累(6型),则称为间室外病变。第7型则指肿瘤侵犯多个椎体。Tomita认为当脊柱肿瘤尚处于间室内病变时,可进行广泛切除或至少是边缘切除。而对于间室外的第4~6型病变,只有当病灶周围存在纤维反应带时才可能进行边缘性切除手术。全脊椎切除应从间室外正常组织处进行分离,以达到广泛切除的目的。

## 第二节　手术入路的选择

随着脊柱外科及相关技术迅速发展。手术彻底切除肿瘤、脊髓减压、重建脊柱稳定性的全脊椎切除术成为脊柱肿瘤手术治疗的基本原则和重要手术理念,要求彻底切除瘤椎,操作尽可能在肿瘤外的正常组织中进行,争取完整切除肿瘤及其假包膜,是可行且相对彻底的切除方式,疗效已得到国内外众多学者的认同。入路是手术设计的重要组成部分,选择恰当的手术入路、充分暴露肿瘤是彻底切除的前提。全脊椎切除术入路的选择取决于肿瘤累及脊柱的节段的多少和范围的大小,通常有三种入路可供选择:

### (一) 单一后侧入路(后正中入路)

后正中入路可很好地显露脊柱全长的后方结构,可能获得边缘或边界外的整块全脊椎切除,主要用于初次手术,肿瘤位于 $T_4 \sim L_2$,单节段或椎旁肿块较局限的双节段,WBB 分区的 B-D、3-9 区,未侵犯椎体前方大血管时采用此入路,其最大优点是在手术全程,特别是在前柱截骨,椎体切除以及脊柱重建时都可以观察到脊髓情况,避免误伤脊髓;对于较局限的胸、腰椎肿瘤,后正中入路切除更彻底,多能行肿瘤的整块切除,整块切除率高,复发率低,并且创伤较小,是最有效的使用最多的全脊椎切除手术入路。

### (二) 后路联合前路

前方入路即经胸/腹膜腔入路,能比较满意暴露 $T_{3\sim12}$,椎体和 $L_5 \sim S_1$ 椎体。颈胸段( $C_7 \sim T_3$ )肿瘤多用后路联合低位下颈椎前方入路或胸骨柄入路;上胸椎前方或侧方有肿块时,毗邻重要脏器及血管,加之肩胛骨的遮挡,影响暴露,多数学者选择后路联合前路途径;中下胸椎及胸腰段侧前方开胸入路,侧卧位,沿右或左侧肋缘斜切口,前方达腋前线,后方达腋后线,切除肋骨,切开壁层胸膜进入胸腔,暴露并切除瘤椎。中下胸椎及腰椎的前方入路能较满意地显露 $T_4 \sim L_5$ 椎体。中下腰椎因髂骨翼和腰骶神经丛的存在, $L_{3\sim5}$ 脊椎肿瘤可先行后路椎弓整块切除和内固定,再经前外侧入路行椎体整块切除及重建。因 $L_{2\sim3}$ 椎体从神经根之间取出时容易引起神经根损伤,故对 $L_{2\sim3}$ 也可行后路联合前路。此入路以分块切除为主,复发率较整块切除高。经腹直肌旁直切口与经腹腔入路不同,后者需要切开腹膜经腹腔至后腹膜,对腹腔脏器有一定的干扰。经腹直肌旁直切口对于显露 $L_5$ 椎体及上下椎间盘有优势,可以对经后路手术不容易切除的 $L_5$ 椎体较方便切除。但是因前方有大血管的存在,术中应用内固定比较困难,往往需要后路椎弓根系统内固定。

### (三) 后路联合侧方入路

侧方入路又称为经胸/腹膜后入路,胸椎为后外侧入路即肋骨横突切除入路,腰椎是前外侧入路,可用于显露胸腰段脊髓侧方和前方的椎体结构。胸椎侧方入路即肋骨横突切除入路,左或右侧病椎相关节的肋骨或其上一肋缘做斜切口,将肋骨切除,进入胸膜后间隙,整块或分块切除瘤椎;中下腰椎侧方入路,沿病椎水平左或右侧,从 12 肋下半部向下到脐和耻骨联合中点平面的腹直肌侧斜切口,经腹膜后间隙显露并切除病椎。后路联合侧方入路的主要是脊椎侧方较大肿块,单节段或多节段的 1 ~ 12 区破坏,首次手术的或复发的肿瘤,由于椎体肿瘤侵犯椎旁组织,单纯后路很难处理,而侧方入路可达到所有胸腰段的椎体,手术时宜选择肿瘤椎旁侵袭一侧入路。后入路联合侧方入路以分块切除为主,复发率较整块切除高。

侧方入路与前方入路相比有以下几个优点:①侧方入路可达到胸腰脊柱所有的椎体,而前入路在某些节段的椎体难以采用;②侧方入路不需经胸/腹膜腔,手术相对安全简单,患者比较容易耐受;③侧方入路不仅能切除胸腰段脊髓前方、侧方的肿瘤,而且横断脊旁肌后能够暴露脊椎的后部结构,切除脊髓后侧的肿瘤组织,尤其当脊髓神经组织呈环形嵌压时,此手术入路特别有利,是椎管环形减压的改良途径。但是侧方入路不像前方入路那样能够获得充分的暴露,尤其是肿瘤累及连续多个椎体时显露范围有限。

# 第三节　脊椎整块与分块切除的概念

全脊椎切除术,根据肿瘤切除的手术边界可分为:①瘤内切除;②边缘切除;③广泛切除;其中以广泛切除最好,但临床实际工作中瘤内切除用得最多,边缘切除用得较少,能做到广泛切除的边界者极少。根据肿瘤切除的方式可分为:①全脊椎碎块切除术( debris total spondylectomy );②全脊椎大块切除术( piecemeal total spondylectomy );③全脊椎整块切除术( total en bloc spondylectomy,TES ),其中以整块切除最好,但临床实际工作中整块切除用得较少,分块切除用得最多,碎块切除用得极少。1968 年 Lievre 等报告对 1 例骨巨细胞瘤患者进行了全脊椎切除术,1971 年 Stener 对 1 例 $T_7$ 软骨肉瘤患者进行了全脊椎分期切除手术,瘤椎切除方式均以经瘤碎块切除为主;1988 年 Magerl 等对 9 例胸腰椎转移瘤行全脊椎切除术,瘤椎切除方式以经瘤大块切除为主;1994 年 Tomita 基于脊柱毗邻解剖研究和脊柱肿瘤分型,设计了 TES 的手术步骤和使用钢缆式 T-saw 线锯相关配套器械,实施全脊椎整块切除,在 23 例脊柱转移瘤临床试验中,疼痛均得到缓解,18 例神经功能损害的患者中 14 例神经功能显著改善,术后均未出现局部复发,在平均 14.1 个月的随访后,12 例患者存活,使脊柱肿瘤的手术治疗取得了突破性进展。理想的全脊椎切除术是指将"脊椎间室"内的肿瘤及其周围病灶完整切除。

原发性脊柱恶性肿瘤患者的长期生存率与初次手术切除范围和肿瘤类型显著相关,肿瘤广泛切除将会产生较好地预后。突出整块( en bloc) 切除的概念,不同于以往的以刮除和瘤内切除为主的全脊椎切除术。希望以整块的形式将存在于一个脊椎间室内的肿瘤及其周围的卫星微小病灶完整切除,以避免术后复发。全脊椎整块切除是一个肿瘤学概念,在切除了部分脊椎结构后能够将脊髓和硬膜与要切除的肿瘤安全分离,周缘有一层相对正常的组织,再将病变脊椎作为一个整块切除。从解剖学概念来说,要保留脊髓和神经根,就得分前后两个大块,也就是椎体和椎弓两个大块来切除,全脊椎整块切除术应包括:①肿瘤学概念的整块切除术即保留脊髓神经根的分块切除术。肿瘤可以是整块切除的,椎体也可以是整块切除的,但脊椎骨是分块切除的,至少分前后两大块;②解剖学概念的整块切除术即不保留脊髓神经根的整块切除术。就目前国内外文献报道的脊椎整块切除实际上都是分块切除,至少要切断椎弓根,分为后方的椎弓和前方的椎体两个大块( 整块)。由于脊椎的椎弓与椎体环状结构之间是椎管,椎管内是脊髓神经,要保护脊髓和神经根就只能是椎体和椎弓的分两大块切除。国外有学者

报道以牺牲功能为代价的硬膜囊结扎切除实施脊柱肿瘤 en-bloc( 整块) 根治切除。这种连同脊髓整块切除,将造成完全性永久性截瘫,将使大小便和肢体行走功能完全丧失,令患者及家属无法接受,使这种术式难以实施。只有当肿瘤侵犯压迫脊髓,造成不可恢复的完全截瘫,完全丧失脊髓神经功能时,才可以牺牲无功能的脊髓神经根,将脊椎骨连同脊髓一起整块切除,否则都是分两大块或碎块切除。1998 年四川大学华西医院饶书城等为 1 例 $L_{3,4}$ 软骨肉瘤复发累及椎旁和椎管内,肿瘤广泛浸润压迫脊髓圆锥和马尾神经伴完全性截瘫的患者,成功施行了经前后联合入路,$L_{3\sim5}$ 三个节段全脊椎整块切除,$T_{10}\sim S_1$ 用 CD 器械作胸腰骶长段内固定,前方用长段自体胫骨支撑,用钢丝与后方 CD 棒捆绑,髂骨植骨融合,脊柱稳定性重建术。手术时间长达 11 小时,手术出血 10 500ml,输血 9800ml。术后 4 月患者坐轮椅逐渐恢复日常生活与工作,术后 3 年死于脑转移,但未见局部复发( 图 23-3-1)。

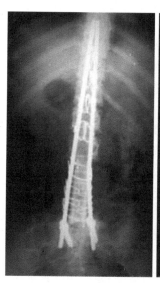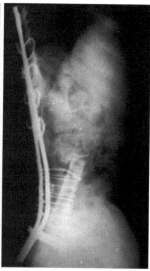

图 23-3-1　女性,42 岁,$L_{3\sim5}$ 软骨肉瘤复发,$L_{3\sim5}$ 全脊椎整块切除术后 1 周正侧位 X 线片

# 第四节　手术适应证与手术风险的防范

## 一、手术适应证与禁忌证

全脊椎整块切除的肿瘤局部控制率明显高于瘤内分块切除,但具有严格的适应证,并非适用于所有

的脊柱肿瘤病例,全脊椎整块切除的适应证为:①原发性脊柱恶性肿瘤( Ⅰ、Ⅱ期);②侵袭性生长的良性脊柱肿瘤;③脊柱中间型肿瘤;④孤立性脊柱转移瘤。从肿瘤侵犯的角度而言,全脊椎切除适用于 Tomita 分型的 Ⅲ ~ Ⅴ型,Tokuhashi 评分 12 ~ 15 分

Tomita 评分 2~3 分的单发转移瘤，Ⅰ型、Ⅱ型与Ⅵ型为相对适应证，Ⅶ型为禁忌证。对脊柱转移瘤的手术适应证，目前多数作者认为对符合以下七条标准的孤立性脊柱转移瘤患者可进行全脊椎切除术手术：①有脊髓压迫症状或因脊柱不稳定引起难以控制的背部疼痛者；②原发病灶已行根治切除或可被根治性切除或得到有效控制者；③预期存活时间超过 6 个月者；④孤立性转移灶位于一个或两个相邻的椎骨内者；⑤身体其他重要器官无转移病灶者；⑥病灶未侵袭邻近重要组织，如硬膜囊、下腔静脉或主动脉者；⑦患者的身体条件可承受大手术创伤。单节段和双节段病变可以行该手术，三节段病变因切除后对脊髓血供影响较大，可能引起脊髓缺血，且重建后稳定性难以保证，故全脊椎整块切除只适合于极少数三节段肿瘤伴完全性永久性截瘫，而又符合上述 7 个条件者。

Clovd 等总结了 2007 年 10 月以前 Medline 发表的 44 篇关于 TSE 治疗脊柱肿瘤的文献，其中 TSE 共计治疗 77 例脊柱转移瘤患者，平均年龄为 56 岁，胸椎转移占 66.2%，术后平均随访时间为 26.5 个月，平均复发时间为术后 24 个月。虽然 TSE 可以明显降低局部的复发率但无法控制远处转移，同时较长的手术时间及较多的失血量会明显增加术中及术后的并发症，因此对于脊柱转移瘤患者应严格掌握适应证。

## 二、术中大量出血的防范

全脊椎切除术中出血主要来自肿瘤组织、节段动静脉及椎管内静脉丛。减少术中出血的方法有：

1. 术前选择性血管造影与血管栓塞。2005 年 Nambu 等与 Ueada 等在动物实验中发现连续结扎 3 个脊椎的双侧节段动脉后，脊椎的血供会减少 75%，而脊髓组织仍可保留 80% 的血供，同时脊髓功能不会受到损伤。所以，在临床中不仅应用介入方法栓塞肿瘤的营养动脉，同时栓塞病变脊椎及其上、下相邻的节段动脉，术中出血可明显减少。在行血管栓塞治疗脊柱肿瘤时，必须先行血管造影检查，以了解椎体血管的分部情况和相邻的上下两个椎体的节段动脉，避免栓塞后影响脊髓的血供。

2. 术中进行控制性降压麻醉，使收缩压维持在 10.64~13.3kPa（80~100mmHg）。

3. 胸椎肋间血管的结扎和椎体的暴露应从病

椎上下侧正常椎体开始，然后逐步至病椎，仔细结扎两侧肋间动静脉，以动静脉发出或回流的残端为解剖标志，在其与椎体之间间隙仔细分离椎体前方，防止大血管损伤导致严重出血；上位胸椎椎体较小，椎间隙更狭窄，线锯更不容易准确地切入椎间隙，在完成脊柱前方的解剖后，从两侧以示指在脊柱前方会师，触摸脊柱前方，防止有条索样结构残留，然后以纱布垫贴近脊柱填压其前方组织，再将保护拉钩在纱布垫的上方由两侧分别置入，由两侧的助手把持并做适度下压，可达到压迫创面止血和扩大手术操作空间的目的；

4. 腰动脉自腹主动脉后壁发出后沿腰椎椎体中部向后外侧走行，沿途发出一些垂直小支进入椎体前方，主干至椎间孔前缘分出脊前支、横突前支和背侧支，形成椎管内、外血管网。腰静脉与腰动脉伴行，接收椎体小静脉，最后汇入下腔静脉或髂总静脉。腰椎管内静脉丛主要接收椎体后半部的静脉回流。因此要根据腰椎的血管分布，认真仔细显露手术区域椎体侧前方腰动静脉，牢靠结扎、切断腰动静脉后将断端推向前方以防椎前的大血管损伤。

5. 在椎弓根截骨后，以骨蜡封堵椎弓根残端，可减少残端渗血和肿瘤污染周围组织；

6. 对于椎管内静脉丛出血，常用止血方法为双极电凝止血及吸收性明胶海绵压迫止血法。还可在硬膜外腔注射一种由凝血酶和纤维蛋白原混合而成的胶水后，它会迅速由溶胶态凝固成凝胶态，对静脉丛有明显的填压止血作用；

7. 尽量在肿瘤外切除和缩短手术时间是减少术中失血的重要因素，术后使用生物蛋白胶喷洒创面，减少创面术后渗血。

## 三、大血管和节段血管损伤的防范

### （一）选择好手术入路

胸腰椎肿瘤突破到椎体前方软组织形成肿块，行肿瘤整块切除时易伤及大血管，特别是单一后侧入路进行椎体前方钝性剥离时极易损伤前方大血管和节段血管，有上胸椎肿瘤术中因前方奇静脉破裂大出血死亡的报告。因此，颈胸段（$C_7$~$T_3$）肿瘤多用后路联合低位下颈椎前方入路或胸骨柄入路；上胸椎前方或侧方有肿块时，毗邻重要脏器及血管，加之肩胛骨的遮挡，影响暴露，多数学者选择后路联合前路途径；后路联合侧方入路的主要用于脊椎侧方较大肿块，单节段或多节段的 1~12 区破坏，首次手术的或复发的肿瘤,由于椎体肿瘤侵犯椎旁组织,单纯后路很难处理,而侧方入路可达到所有胸腰段的椎体,手术时宜选择肿瘤椎旁侵袭一侧入路。

### （二）熟悉解剖

须熟知椎体和内脏器官、大血管、节段血管及其脊髓支之间的解剖关系。尸体标本研究发现在 $T_1 \sim T_4$ 节段,椎体前方剥离时不易损伤胸主动脉和奇静脉。在 $T_5$ 节段水平以下,在切除椎体前须小心分离节段动脉,要先从椎体上剥离横膈膜。整个胸段脊柱的左前方有胸主动脉。

### （三）精心操作

防止损伤的关键在于显露椎体时,剥离在骨膜下或靠近肿瘤包膜进行,避免使用暴力和盲目剥离及器械失手损伤。腰段脊柱左前方为腹主动脉,右前方为下腔静脉,在 $L_4$ 椎体下缘分为髂总血管。腰椎前路手术中,因腹主动脉和下腔静脉紧贴椎体,应在直视下,须极其小心地进行分离,避免损伤。在 $L_5 \backslash S_1$ 椎体区域操作时,可能损伤位于椎体前方的骶中动静脉,常止血困难,应先行结扎、切断骶中动静脉。若肿瘤侵蚀大血管或包绕大血管,这应是全脊椎整块切除的手术禁忌。术前应通过 CT 或 MRI 或血管造影片上明确肿瘤与大血管的关系。

## 四、脊髓和神经根损伤的防范

### （一）手术节段的脊髓血供障碍

脊髓表面有三条纵行动脉:一条沿着正中裂行走称脊髓前正中动脉(有的称脊髓前动脉)。两条沿后外侧沟走行称脊髓后外侧动脉(有的称脊髓后动脉)。这三条动脉是由颅内椎动脉和躯干部节段性动脉发出到脊髓的分支吻合而成。躯干的节段动脉在胸部为肋间动脉和肋下动脉,在腰部为腰动脉和髂腰动脉,这些动脉发出的脊支经椎间孔进入椎管,一般在椎间孔处分为3支:一支向前到椎体,一支向后到椎弓,中间的一支沿脊神经根行走称根动脉。根动脉又分前根动脉和后根动脉,前根动脉和后根动脉的血管管径在走行的不同脊髓平面有变化。通常情况下,在脊髓的 $T_4$ 到 $T_8$ 区域,血管管径最细。在这一区域,经常只有一根根髓动脉向前根动脉供血,这根根髓动脉常常起源于 $T_4$ 或者 $T_5$ 水平。$T_{4\sim5}$ 区域位于胸中段和胸腰段的交界处,如果这根根髓动脉闭塞,该节段的脊髓会发生缺血、梗死。这提示在临床上如果一次性栓塞了过多的根动脉,有可能导致相应节段的脊髓急性缺血或迟发

性缺血性损害,故须加谨慎。一些节段的根动脉较大,发出后沿脊神经前根到脊髓前面与脊髓前正中动脉吻合,称脊髓前支。其中较大的一支称为腰骶膨大动脉,起自 $T_7$ 到 $L_3$ 范围内,以 $T_9$ 最常见,左侧为多。脊髓的血供应相当一部分来自节段性动脉的脊髓前、后支。腰骶膨大动脉是脊髓的重要供血动脉,在此动脉起源部位(肾动脉平面以上主动脉发出的节段性动脉,左侧第9肋间动脉最常见)附近手术时,应注意勿使损伤。避免同时结扎双侧或同侧连续两根以上节段血管。

全脊椎切除术的脊髓环形(360°)减压和"拱桥"样畸形曾被认为会引起脊髓损伤。但胸椎后纵韧带骨化引起脊髓压迫的患者在进行了脊髓环形减压后脊髓功能有明显改善。因此,在全脊椎切除术手术中可以彻底切除脊髓周围的组织结构。脊髓的血液供应来自:椎管内、硬膜外和软脊膜三个层次的动脉网。当一或两个节段的根动脉被结扎时,这些层次的动脉网可补偿脊髓血液供应的损失不会引起神经损害。在椎弓根切除时,手术器械对邻近神经组织结构的无意损伤,手术节段的脊髓循环无障碍。

### （二）术中脊髓和神经根的损伤

主要存在于以下4个步骤:

1. 在病椎全切前应尽可能先置钉并用预弯棒连接、固定、以保持病变椎体切除时的局部稳定;

2. 线锯切割椎间至后缘时,可将线锯和骨刀前后联合使用,避免通常担忧的线锯由前向后切割在脊椎后缘不易控制而潜在损伤脊髓的风险。在椎板下穿过线锯时,先以神经根钩沿椎板下适当分离,线锯以聚乙烯保护套保护下,仔细穿过;在进行椎间盘切割前将硬膜与椎管内壁分离;进行椎间盘切割时,上位线锯适当压低;

3. 取出瘤椎时,应严格遵循将分离与硬膜囊腹侧无粘连的病椎向腹侧推离硬膜囊 $6 \sim 10mm$ 的原则,以获得旋转的余地,再轻轻推向一侧并围绕硬膜囊缓缓旋转取出;

4. 椎体间置钛网时,首先要选择恰当直径和长度的钛网,植入时尽可能自外侧方植入,避免强行自后方挤入而压迫脊髓,植入后检视其头尾侧有无倾斜突入椎管,要求其后缘与硬膜腹侧的距离至少 $5mm$,可经透视确认。适当加压短缩脊柱 $5 \sim 10mm$,一般不超过单椎节的 $2/3$,根据研究认为 $1/3$ 以内为安全范围,$1/3 \sim 2/3$ 则为警惕范围,超过 $2/3$ 属危险范围。

## 五、肿瘤细胞污染和残留的防范

只要有肿瘤细胞残留就一定会再生,在全脊椎切除术中,对手术切除边缘的判断和计划是预防术后残留肿瘤组织局部复发的关键措施。如果肿瘤切除边缘适当,就不会残留肿瘤组织;然而,对于Ⅲ、Ⅳ、Ⅴ型病变,椎弓根会受到肿瘤破坏,进行椎弓根截骨就是一种囊内操作,不可避免地会发生肿瘤细胞污染,肿瘤细胞污染的危险性始终存在。而污染肿瘤细胞的再生潜力较弱,为了杀灭污染的肿瘤细胞,可先用蒸馏水浸泡 2.5 分钟,使肿瘤细胞肿胀,细胞膜通透性增加,再用高浓度顺铂(0.5mg/ml)浸泡 2.5 分钟。经蒸馏水浸泡后,使进入细胞内的顺铂量增高,导致肿瘤细胞灭亡,有利于去除污染的肿瘤细胞。

如果仅单侧椎弓根受累,则椎弓整块截断的位置可望避开肿瘤侵犯部位截断,即不一定都放在双侧椎弓根,可于一侧未受累椎弓根截断并另一侧椎板处截断,但椎间截断和取出瘤椎时困难和风险都将加大,以保证避免肿瘤细胞污染和残留。

# 第五节　胸腰椎后路全脊椎整块切除术

## 一、手术方法之一

1994 年 Tomita 等首创应用特制的线锯进行双侧椎弓根截骨横断,将脊椎分成前后两部分再分别进行整块切除,以达到肿瘤边缘切除的目的。Tomita 后路一期 TES 方法,其手术操作主要分三个步骤完成:

### (一) 椎弓整块切除

患者俯卧位,行背部后正中切口,切口两端分别超过受累节段上下各 3 个脊椎。手术区暴露必须足够宽,以便于在横突下进行分离操作。在胸椎,受累脊椎两侧的肋骨须在肋横关节外侧 3～4cm 处截断并切除,以利于分离椎体表面的胸膜。清除受累脊椎下关节突与下一相邻脊椎上关节突周围的软组织,将一根易折弯的 C 形线锯导向器绕过椎弓根,经神经根管由椎间孔钻出。导向器应紧贴椎弓根的内侧壁以免损伤硬膜和神经根。当线锯导向器绕过椎弓根后,其尖端正好位于神经根的出口、关节突关节的下方。然后,将一根直径 0.54mm 的特制线锯穿过导向器中央的小孔,接着抽取导向器,拉紧线锯,使其紧贴上关节突和横突,来回拉动线锯锯断椎弓根。完成上述操作后,脊椎的后半部分,包括椎板、棘突、上下关节突、横突和椎弓根就可被整块切除。用骨蜡封闭椎弓根的截骨面以减少出血和降低肿瘤细胞污染的可能。为保持脊椎后半部分切除后的脊柱稳定性,在后路行椎弓根钉内固定。

### (二) 椎体整块切除

在剥离椎体前,必须分辨清楚椎体两侧的节段动脉,游离并结扎沿神经根走行的节段血管的脊髓支。在胸椎,可切断一侧的神经根以便于取出被切除的椎体。通常用一把特制的弯形椎体剥离器在胸膜和椎体间隙由两侧向前方剥离椎体。当剥离至椎体前方时,小心用剥离器和手指分离主动脉。当术者的手指在椎体前方相接触时,即用一系列的剥离器从最小号开始依次插入以扩大剥离范围,直至用一对最大号的剥离器挡住椎体周围的组织和器官以防误伤并有利于进行脊椎前柱截骨。确定病变椎体上、下椎间盘的位置放置线锯,用脊髓拉钩保护脊髓,来回拉动线锯,锯断脊椎前柱和前、后纵韧带。将锯下的椎体以绕脊髓旋转的方式取出。

### (三) 稳定性重建

前柱重建方法包括采用自体骨、异体骨、陶瓷或纳米椎体假体,或钛网植入椎体缺损处,调整椎弓根螺钉使植入物适度受压。

## 二、手术方法之二

### (一) 椎弓整块切除

患者全麻后俯卧位,将病变节段置于手术床腰桥处,C 形臂机定位并体表标记,以病椎棘突为中心行后正中切口,充分显露病椎及病椎上下各 2 个椎节的椎板和关节突。在解剖和透视定位下分别于病椎上下的双侧椎弓根共植入 8 颗椎弓根螺钉,切除病椎双侧各 4～5cm 的肋骨至肋椎关节,切除肋骨头,若操作空间不足,也可以切除两段肋骨,结扎肋间血管,必要时可以切断肋间神经;腰椎病变则自横突尖部骨膜剥离其腹侧至椎弓根外缘,分离受累的腰神经。用骨刀和咬骨钳去除病椎上位椎节的部分椎板、下关节突、黄韧带和下位椎节的部分椎板、上关节突、黄韧带。可用以下三种方法切断椎弓根:①用磨钻切断病椎的两侧椎弓根,注意保护脊髓和神经根,完整切除病椎后半部分；②将0.6cm线锯在保护套保护下由椎板下穿过并仔细将线锯滑移至椎弓根处，抽去保护套，缓慢进行椎弓根截骨，完整切除病椎后半部分；③紧贴病椎椎弓根引入线锯，改向器辅助下进行椎弓根截骨，置入线锯困难者可用锋利的弧形骨刀至椎弓根的上、下方截骨，完整切除病椎后半部分。

#### （二）椎体整块切除

瘤椎骨后半切除后，骨蜡封堵截骨面。确定病椎上下椎间盘及椎体两侧组织侵犯情况，如为Ⅱ~Ⅳ型肿瘤，未扩展到周围软组织，则可直接沿骨膜下剥离，显露病椎和上下椎体两侧及前方；如为Ⅴ~Ⅵ型肿瘤，显露则应从病椎上下正常椎体开始，然后逐步至病椎，仔细分离结扎病椎节段血管，可用以下三种方法取出瘤椎体：①用弧形剥离子将病椎两侧的软组织和胸膜剥离并推向前方显露病椎两侧和前方。用纱布垫置入椎体两侧和前方，将椎体与周边的重要组织隔开，当病椎与周围的软组织完全分离后，固定棒预弯至适合矢状面生理弧度并与一侧椎弓根螺钉连接、固定，以保持病变椎体切除时脊柱的暂时稳定，以弧形侧弯骨刀绕过脊髓前方切断病椎上下椎间盘及相连的前、后纵韧带，至病椎完全游离。分离病椎和硬膜粘连，然后将其整块从侧方旋转取出；②以手指和钝性剥离子仔细由后向前钝性分离胸膜、椎体前方结构，手指在椎体前方会师，并作适度上下分离，将两个大S形拉钩由后向前放入，两个拉钩前端在椎体前方会师重叠，仔细分离病椎的上下椎间盘，周围用纱布适度堵塞，将穿刺针带套筒与脊柱水平面呈45°~60°，在椎管中份椎间盘水平由后向前穿过至前方挡板拉钩，拉出穿刺针，将线锯由套筒内穿过，以导引钳将线锯前端在同侧拉出，

以神经根剥离子保护硬膜，拉动线锯，切割椎间盘。选择合适长度的固定棒并适度撑开，固定一侧脊柱，将瘤椎体从对侧旋转取出；③用手指和钝性剥离子自后向前钝性分离椎体侧方至前方结构，直至手指或两侧剥离子头端会师，再沿脊椎前方上下钝性分离扩大分离面，达病椎上下椎间盘及上下部分，于椎体两侧置入S型拉钩隔离前方大血管和侧方结构。选择合适长度的固定棒并适度撑开，固定一侧脊柱，接着先用小刀切开后外侧纤维环，再用薄骨刀自两侧后外侧于椎间盘处向前内下开口至略抵达挡板拉钩，导入线锯，用薄圆弧形神经拉钩置于硬膜囊腹侧与病椎之间，助手略向腹侧方施力，持续往返拉动线锯自此骨刀开路切割水平由前向后切割至约为椎间盘后1/3处，再用L形骨刀经两侧由后向前凿至于线锯切割水平处会师，进而完成整个椎间盘的截断，用手指将病椎向腹侧推移6~8mm，使病椎和瘤体离开硬膜囊腹侧并获得旋转的空间，用神经剥离子保护硬膜囊，围绕硬膜囊缓缓旋转整块取出瘤椎体。

#### （三）稳定性重建

病椎切除后，清理上下椎体软骨终板及残存的椎间盘纤维环至正常骨质，精确测量上下椎体间距离，选择合适直径和长度的人工椎体或钛网，填充自体肋骨和异体骨或骨水泥后植入椎体间，使置入的人工椎体或钛网牢固嵌入，重建前柱稳定性；安装螺钉及固定棒，适度加压后安装横联，重建脊柱后柱矢状面生理曲度及稳定性。冲洗创面，仔细止血，放置引流管，逐层关闭切口。胸膜破裂无法修补者，按常规置入胸腔闭式引流管。

笔者采用方法之二，行胸腰椎后路一期整块切除术典型病例（图23-5-1）。

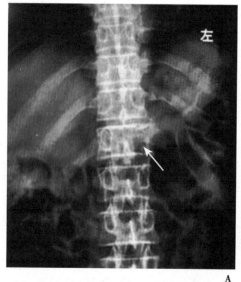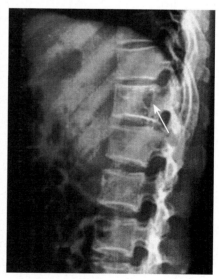

A

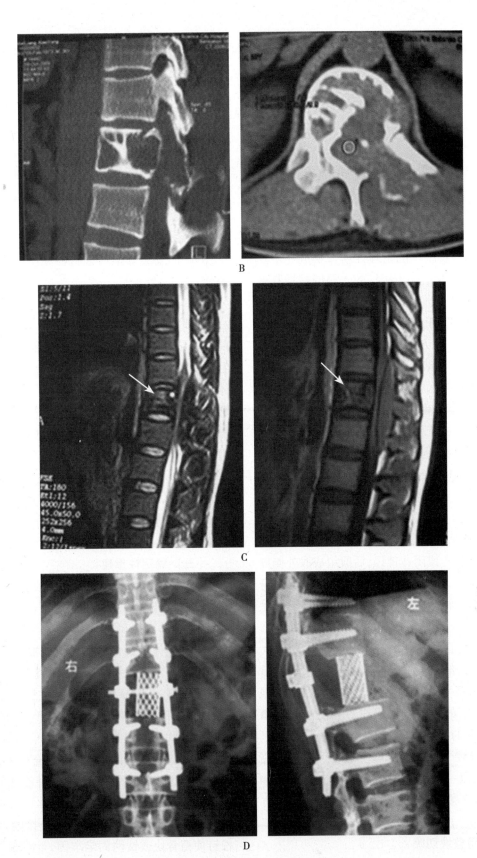

图 23-5-1　男性,37 岁,T$_{12}$骨巨细胞瘤
A. 术前正侧位 X 线片表现;B. 术前 CT 表现;C. 术前 MRI 表现;
D. 一期后路 TES 切除稳定性重建术后

# 第六节 腰椎后路联合前外侧入路全脊椎整块切除术

腰椎肿瘤的 TES 手术入路有单纯经后入路和经后前联合入路。Abe 等认为 $L_3$ 以上采用一期后路入路，$L_4$、$L_5$ 采用前后联合入路。Kawahara 等通过对尸体解剖研究得出 $L_1$、$L_2$ 能够行一期经后路 TES，$L_3$、$L_4$ 也能经后路 TES，但 $L_3$、$L_4$ 椎体从神经根之间取出时容易引起神经根损伤，他还是推荐 $L_4$ 采用前后联合入路；$L_5$ 局部解剖更为复杂，如单纯采用后路时，双侧髂翼阻挡及腰椎的生理性前弯形成一个狭窄而又深的操作视野，所以对 $L_5$ 的入路同样推荐采用前后联合入路。我们认为单一后路适用于 $T_{4\sim12}$ 肿瘤和 $L_{1\sim2}$ 肿瘤，鉴于胸椎节段神经根的功能容易获得代偿，经单一、后方入路行整块切除的可行性较强。尤其对于中、上胸椎，经后方入路行全脊椎切除的技术似更简单实用，创伤较小，手术时间短，术中失血量在一定程度上也相应减少。而前后联合入路适用于腰椎肿瘤，由于腰椎是腰大肌附着点，并且邻近腹主动脉与下腔静脉，腰神经都由同序数椎骨下方的椎间孔穿出，$L_1$ 神经前支一般分为 3 分支：一支为髂腹下神经，一支为髂腹股沟神经，另一支与第 2 腰神经上支组成生殖股神经；第 2 腰神经下支、第 3 腰神经和第 4 腰神经的一部分均分成较小的前股和较大的后股，前股合成闭孔神经，后股组成股外侧皮神经和股神经。$L_{4,5}$ 神经和 $S_{1\sim3}$ 神经前支发出全身最长、最粗的坐骨神经。由于腰神经根阻挡椎体，尤其下位腰椎受到髂翼的阻挡和腰骶神经丛的存在，给 $L_3\sim L_5$ 椎经后路整块分离与取出带来了很大的困难。宜前后路暴露游离椎体两侧组织，切除后方椎弓，再行前路手术取出椎体，可避免腰神经的损伤。对于 $L_2$ 以上的腰神经根损伤对其功能影响不大，但对 $L_2$ 以下的神经根损伤后，影响股神经和坐骨神经，必然导致下肢功能障碍。笔者回顾性研究 2008 年以来采用一期后路联合前外侧入路全脊椎整块切除术治疗腰椎转移性肿瘤 20 例，其手术方法为：

## （一）椎弓整块切除

患者俯卧位，行背部后正中切口，充分显露病椎及上下各 3 个相邻椎骨的棘突、椎板、上下关节突及病椎两侧的横突，于受累脊椎上、下方的各 1~2 个脊椎椎弓根安置椎弓根螺钉。咬去部分病椎上方椎体的下关节突显露变椎的上关节突及椎间孔上后缘，探测椎弓根内侧缘并置窄骨刀完全离断椎弓根，解剖腰神经根到相邻神经根的连结处，分开腰大肌，在肿瘤头尾交界处切除椎骨的后半部分，取出全椎弓整块，椎弓根残端用骨蜡封闭。自后路切断后纵韧带，尽可能切除病椎上、下椎间盘组织；并临时安装好椎弓根钉棒系统，用纱布临时填塞伤口。

## （二）椎体整块切除

再取侧卧位，经腹膜后斜切口显露病椎椎体前方。结扎腰椎节段血管，注意保护腰骶丛、输尿管及下腹部大血管；显露病椎并用纱布垫置入椎体前方和两侧，挡板保护掩盖椎体周围软组织，线锯或剪刀结合锐利骨刀切断病椎上下椎间盘，软骨板及相应处的前、后纵韧带，充分游离椎体前的组织，使其完全松动，然后拆开后路伤口，自后向前推出并以绕脊髓旋转的方式完整取出椎体。如果肿瘤侵入椎管，在切除肿瘤前用神经剥离子将肿瘤与硬脊膜仔细分开，保护好脊髓，避免过多地刺激脊髓。

## （三）稳定性重建

病椎切除后，清理上下椎体软骨终板及残存的椎间盘纤维环至正常骨质，精确测量上下椎体间高度，选择合适直径和长度的人工椎体或钛网，填充自体肋骨和异体骨或骨水泥后植入椎体间，于前方安置合适大小的植骨块或钛网，使置入的人工椎体或钛网牢固嵌入，钉棒系统重建前柱稳定性；安装后路椎弓根螺钉及固定棒，适度加压后安装横联，重建脊柱后柱矢状面生理曲度及稳定性。对原发良性、中间性肿瘤应用整块自体髂骨或填充自体骨钛网进行前路椎体重建、对原发高度恶性肿瘤或转移性肿瘤采用纳米人工椎体、多柔比星骨水泥钛网和异体骨钛网复合体重建椎体，安装预弯连接棒，并压缩椎弓根钉使植骨块或钛网固定牢固，重建脊柱矢状面生理曲度及稳定性，切除相邻脊椎小关节突及椎板皮质骨，在其间桥式植入髂骨，冲洗创面，仔细止血，放置引流管，逐层关闭切口（图 23-6-1）。

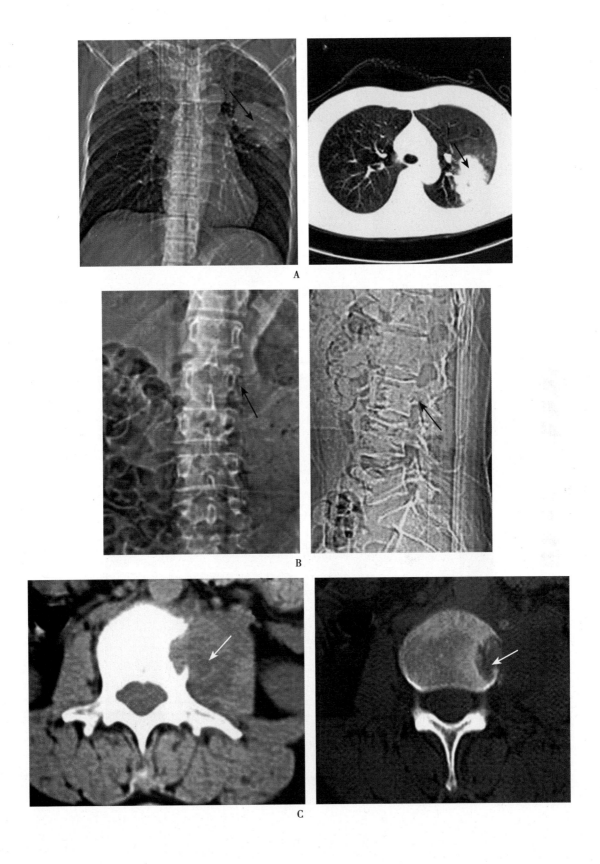

A

B

C

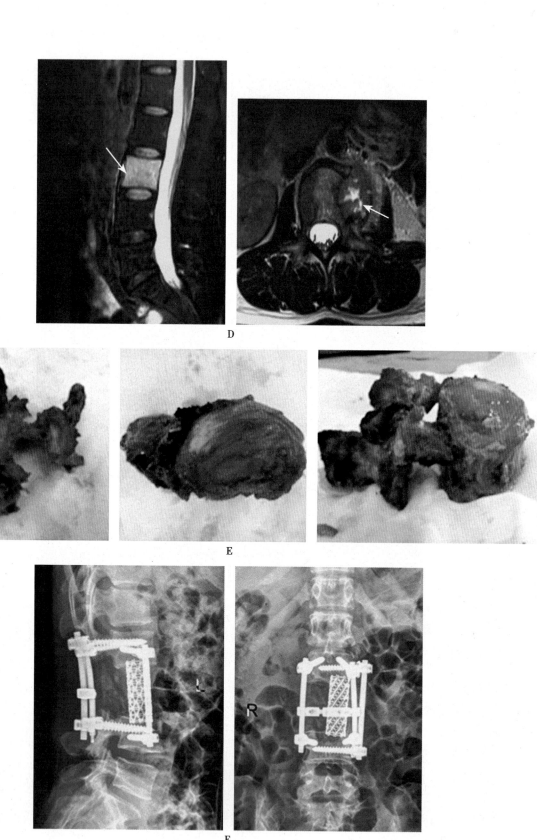

D

E

F

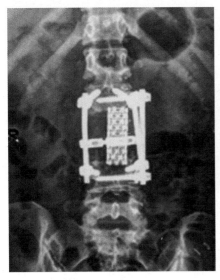
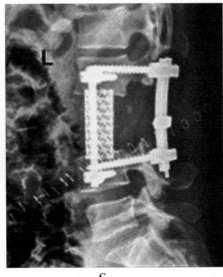
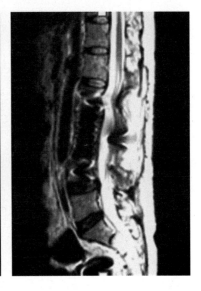

G

**图 23-6-1** 男,44 岁,左侧肺癌切除术后 20 个月发生 L₃ 骨转移,Tokuhash 评分 11 分,Tomita 分型 5 型
A. 左侧肺癌 X 线片与 CT 表现;B. L₃ 转移瘤 X 线片表现;C. L₃ 转移瘤 CT 表现;D. L₃ 转移瘤 MRI 表现;
E. 一期前后路联合全脊椎整块切除术的瘤椎标本;F、G. 术后 X 线片显示瘤椎完整切除,内固定位置良好

# 第七节　脊柱重建方式的选择

## 一、脊柱稳定性重建

脊髓周围环形(360°)全切除后必须进行环形重建以恢复脊柱稳定性。目前常用的重建方法包括:前路单用钛网或加用前路接骨板,联合后路短节段或多节段椎弓根螺钉。内固定能提供脊柱短期稳定性,但长期稳定性的维持须依靠前路植骨的融合。植骨块的骨融合须坚强的内固定,但同时过于坚强的内固定会引起应力遮挡,导致植骨块不能接受有效应力的刺激而影响骨融合。因此,在坚强固定与应力传递之间必须保持平衡。

2005 年 Akamaru 等运用三维有限元法对脊柱重建后植骨块所承受的应力进行了分析。被测试的内固定方法包括三种:钛网+多节段椎弓根钉,钛网+前路接骨板+多节段椎弓根钉,钛网+前路接骨板+短节段椎弓根钉。测试结果证实单用多节段椎弓根钉固定能更好地重塑钛网内的植骨块,促进植骨愈合。

有关全脊椎切除的重建方式问题争议较多,有学者在冷冻新鲜的人尸体标本上建议单节段全脊椎切除的生物学模型进行检测,结果显示前方内固定加后方固定较单纯的后方固定更为稳定。而另有学者通过尸体标本的稳定性测试结果显示:①前方人

工椎体+后方椎弓根螺钉固定;②前方人工椎体、接骨板+后方椎弓根螺钉固定;③前方骨水泥-螺钉复合体+后方椎弓根螺钉固定,三者稳定性无明显差异。一期后路全脊椎切除术由于不能同时在前方进行固定,为保证局部稳定性,病椎上下多节段固定较单节段更可靠。Tomita 报道的病例基本采用上下各三节段以上的后路椎弓根螺钉固定,前方重建采用的是自体或异体腓骨或钛网,认为其支撑强度优于自体髂骨块。多数学者认为,良性或低度恶性肿瘤用钛网+自体松质骨填充,而对术前病理分型恶性度较高、估计患者生存期较短者用钛网+骨水泥重建前柱;在上胸椎单节全脊椎切除后对脊柱稳定性影响较小,可以上下各两个节段固定。目前国内文献报道,TES 多采用椎弓根钉棒系统结合前方椎体的替代物(vertebral body replacement,VBR),重建脊柱稳定性。笔者在前方多采用恰当直径和长度的钛网充填自体或异体骨材料,尽可能自外侧方植入,避免强行自后方挤入而压迫脊髓,植入后检视其头尾侧有无倾斜突入椎管,要求其后缘与硬膜腹侧的距离至少 5mm。适度加压缩短脊柱 5～10mm,笔者认为一般不超过单椎节的 2/3,在 1/3 以内为安全范围,后方长节段(2～3 个节段,8～12 颗螺钉)椎弓根钉棒系统固定(图 23-7-1)。随着全脊椎切除术

459

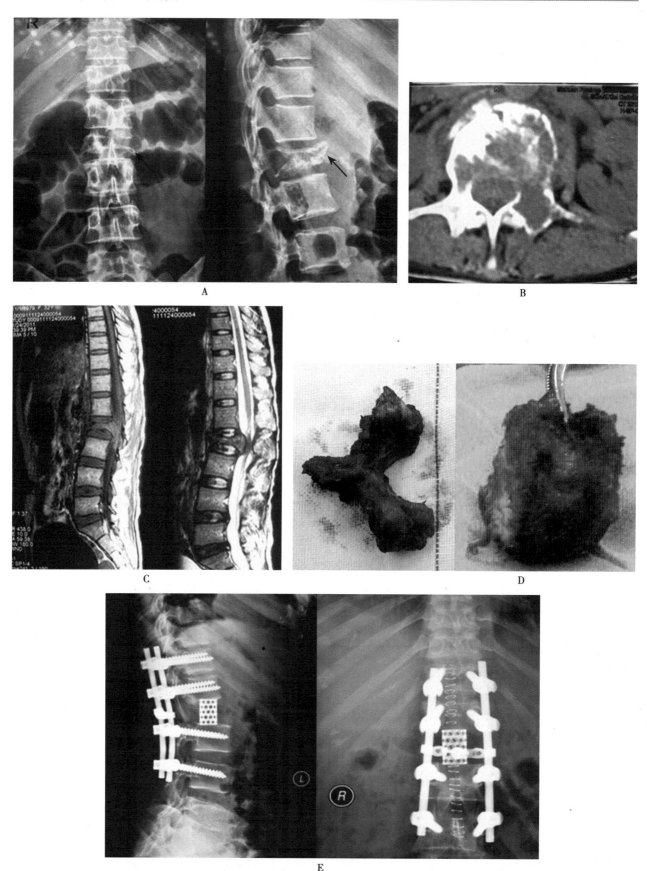

图 23-7-1　女性,39 岁,乳腺癌 $L_2$ 转移,Tokuhashi 评分 14 分,预计生存期>12 个月,Tomita 分型 3 型

A. $L_2$ 转移瘤 X 线片表现;B. $L_2$ 转移瘤 CT 表现;C. $L_2$ 转移瘤 MRI 表现;D. 全脊椎切除标本;

E. 后路全脊椎整块切除钛网与椎弓根螺钉固定术后 X 线片,显示全脊椎切除

后肿瘤患者生存期明显延长,脊柱稳定性重建相关的并发症也逐渐受到关注。Krepler等报告7例原发脊柱恶性肿瘤行全脊椎整块切除术,3例出现内固定失效,2例螺钉断裂,1例因进展性脊柱畸形而行二次内固定翻修术。Boriani等应用一种可与后方固定棒相连的新型碳纤维增强复合材料网填充自体骨重建前方椎体,10例(7%)出现内固定失效。

## 二、脊柱短缩

脊柱重建时最后的操作步骤为调整椎弓根钉以使钛网受到适当的加压作用。此操作会导致脊柱短缩,但有增加脊柱前柱和后柱的稳定性、增加脊髓血流量,以增进脊髓功能恢复两个好处。2005年Kawahara等用犬做实验以测试脊柱短缩的安全性。他发现脊柱短缩不超进1/3椎体高度时不会引起硬膜囊或脊髓的畸形;脊柱短缩介于1/3~2/3椎体高度时会引起硬膜囊皱缩,但不会引起脊髓畸形;短缩超过2/3椎体高度时会引起脊髓畸形,同时硬膜囊会压迫脊髓。

# 第八节　手术的局限性与手术效果

## (一) 手术局限性

TES手术最大的局限性在于当侵犯椎弓根时,进行椎弓根截骨是一种囊内操作,不可避免会造成肿瘤细胞污染。另外,当肿瘤侵入椎管或侵犯椎体外组织时,最大限度也只能做到肿瘤边缘切除。因此,目前脊柱肿瘤的广泛切除还只是一种理想化的目标,尚需不断创新手术方法以实现此目标。Tomita等建议当高度恶性骨肉瘤侵犯一侧椎弓根时,可行同侧椎板截骨及对侧椎弓根截骨。当病灶侵犯双侧椎弓根时,可将电刀插入椎弓根,使截骨处肿瘤细胞凝固以防止肿瘤细胞污染。Krepler等认为当肿瘤侵入椎管但没有累及硬膜,并且病灶宽度不超过硬膜周径的1/3时,可行硬膜部分切除和人造硬膜重建,以达到广泛切除。因为硬膜切除多在脊髓腹侧,视野狭小、不便修补。Biagina等介绍了一种从背侧修补腹侧硬膜缺损的方法。他先在病变水平纵行切开背侧硬膜,取冻干牛心包膜内层包裹脊髓,然后在背侧分别缝合牛心包膜和硬膜。再切除病变椎体和受累的腹侧硬膜,取冻干牛心包膜外层再包裹整个硬膜囊,在背侧缝合。其缺点是须切断两侧的脊神经根。另外,在TES手术中,为了将整块切除的椎体取出,有时不可避免地将一侧的脊神经根切断。如肿瘤在胸椎,神经根切断后影响不大,但在腰椎将会引起下肢肌肉瘫痪,影响下肢功能。

## (二) 手术效果

脊柱原发肿瘤较少,而脊柱转移瘤则随着肿瘤综合疗效的提高而日渐增多,几乎半数的实体癌患者将发生骨转移,脊柱是最常见的转移部位。据统计,脊柱转移瘤的发病率约为原发肿瘤的30~40倍。TES设计的初衷主要以脊柱原发肿瘤为主,以期达到肿瘤外科原则。实际上,从当前国内外学者报道临床病例总量不大的应用情况来看,TES主要应用于脊柱转移瘤。由于全脊椎切除术符合肿瘤切除手术原则,在临床应用中已显示出较好的结果。单纯后路或后前联合入路全脊椎整块切除术,可一期完整切除病变脊椎,减少或避免局部肿瘤的复发,可提高脊柱肿瘤手术的疗效。

国外2001年Abe等报告的14例患者中,有3例在0.3~3.5年,平均3.2年后复发。2003年Yao等报告的40例脊柱转移瘤患者中,手术死亡率1%,局部复发率低于10%,平均存活期在3年以上。2006年Tomita等报告97例患者中,33例为原发性脊柱肿瘤(骨肉瘤、尤文肉瘤、浆细胞瘤、骨母细胞瘤和血管瘤各3例,软骨肉瘤2例,骨巨细胞瘤4例,其他肿瘤9例)术后5年生存率达67%;64例为脊柱转移瘤术后2年生存率为66.6%。术后随访时间至少2年,其中92例(95%)在末次随访或死亡时未发现局部复发,仅5例(5%)出现局部复发,平均复发时间为22.1个月。2014年Kato等对82例脊椎肿瘤en bloc切除术后患者进行长达10年以上随访,29例患者获得至少10年以上生存期,其中19例为原发性肿瘤,10例孤立性脊柱转移瘤。长期的临床结果显示en bloc切除对脊柱肿瘤(包括转移瘤)很有意义,并可增加患者的生存期。另外,作者对29例10年以上生存患者统计发现,79%患者肿瘤性质为侵袭性良性肿瘤或者低-中度恶性肿瘤,余为良性肿瘤而没有高度恶性肿瘤患者存活至10年以上。

国内 2009 年徐华梓报告 6 例(其中 4 例为转移性肿瘤),随访期 6 个月～3 年,术后近期疗效均较满意,1 例骨巨细胞瘤于术后 15 个月局部复发,再次手术。2010 年杨荣利等报告 9 例,其中 3 例为孤立性转移瘤,随访时间 14～36 个月,平均 25.8 个月,在随访期内 1 例死亡,3 例带瘤生存,病灶均无复发。2010 年郭常安等报告 5 例,其中 1 例前列腺癌转移,术后平均随访 18.2(10～35)个月,5 例患者未见局部复发。2010 年李锋等报告 21 例(原发性 3 例,转移性 8 例)随访 1 到 5 年,平均 2.7 年,末次随访 2 例原发性肿瘤术后 13 与 18 个月死于肺转移,2 例转移性肿瘤术后 7 和 12 个月死于多器官转移,存活 17 例,仅 1 例复发。2011 年沈慧勇等报告 10 例,其中 8 例脊柱转移瘤,术后平均随访 8.1(3.3～18.1)个月,无局部复发和内植物失败。2014 年胡豇等报告 20 例腰椎转移瘤,术后平均随访 17.5(6～36)个月,末次随访死亡 8 例,生存期 13～24 个月,带瘤生存 6 例,无瘤生存 6 例。

目前,一期后路或前后联合入路全脊椎整块切除术(TES)仍是脊柱手术中难度最大、技术要求和风险性最高的手术,用于治疗胸腰椎肿瘤临床疗效肯定,国内外应用的疗效均较刮除或瘤内切除有较大提高。随着脊柱肿瘤治疗理念的更新、手术技术的提高与手术操作的熟练,全脊椎整块切除术将会更安全更可靠,值得进一步改进和积累经验,疗效会更好。

(胡豇 刘仲前 胡云洲)

## 参 考 文 献

1. Tomita K, Kawahara N, Baba H, et al. Total en bloc spondylectomy for solitary spinal metastasis. Int Orthop, 1994, 19: 291-298

2. Tomita K, Kawahara N, Baba H, et al. Total en bloc spondylectomy. A new surgical technique for primary malignant vertebral tumors Spine(Phila pa 1976), 1997, 22(3): 324-333

3. Tomita K, Kawahara N, Murakami H, et al. Total en bloc spondylectomy for spinal tumors: improvement of the technique and its associated basic background. J Orthop Sci, 2006, 11(1): 3-12

4. 刘忠军, 党耕町, 马庆军, 等. 脊柱肿瘤的全脊椎切除术及脊柱稳定性重建, 中华骨科杂志, 2001, 21: 646-649

5. 马忠泰, 施学东, 栗怀广, 全脊椎切除术治疗脊柱转移瘤, 北京大学学报(医学版), 2002, 34(6): 645-652

6. Kawahara N, Tomita K, Murakami H, et al. Total en bloc spondylectomy of the lower lumbar spine: surgical techniques of combined posterior-anterior approach[J], Spine, 2011, 36(1): 74-82

7. 肖建如, 魏海峰, 杨兴海, 等. 全脊椎切除治疗原发性、侵袭性和恶性腰椎肿瘤 30 例报告. 中国骨肿瘤骨病, 2006, 5(2): 129-132

8. 曾建成, 刘浩, 宋跃明, 等. 瘤椎全切与重建治疗胸腰椎肿瘤伴神经功能障碍. 中国修复重建外科杂志, 2007, 21(5): 445-448

9. Shimada Y, Hongo M, Miyakoshi N, et al. Giant cell tumor of fifth lumbar vertebrae: two case reports and review of the literature. Spine J, 2007, 7: 499-505

10. Liljenqvist U, Lemer T, Halm H, et al. En bloc spondylectomy in malignant tumors of the spine. Eur Spine J, 2008, 17(4): 600-609

11. 胡永成, 夏群, 纪经涛, 等. 同体位一期前后联合入路脊柱肿瘤切除术. 中华骨科杂志, 2008, 28(2): 89-95

12. Disch AC, Schaser KD, Melcher I, et al. En bloc spondylectomy reconstructions in a biomechanical in-vitro study. Eur Spine J, 2008, 17(5): 715-725

13. 徐华梓, 池永龙, 水小龙. 经后路全脊椎整块切除术治疗胸腰椎肿瘤. 中国脊柱脊髓杂志, 2009, 19(4): 268-272

14. Kawahara N。Tomita k Murakami H。et al. Total en bloc spondylectomy for spihal tumors: surgical techniques and related basic background. Orthop Clin North Am, 2009, 40(1): 47-63

15. 郭常安, 阎作勤, 张键, 等. 改良全脊椎切除技术后路一期切除胸椎肿瘤. 中华骨科杂志, 2010, 30(5): 449-453

16. Murakami H, Kawahara N, Demura S, et al. Total en bloc spondylectomy for lung cancer metastasis to the spine. J Neuro-surg Spine, 2010, 13(4): 414-417

17. 杨荣利, 郭卫, 汤小东, 等. 后路一期整块全脊椎切除治疗胸椎及腰椎肿瘤. 中国脊柱脊髓杂志, 2010, 20(1): 34-38

18. Cloyd JM Acosta FL Jr, Polley MY, et al. En bloc resection for primary and metastatic tumors of the spine: a systematic review of the literature[J]. Neurosurgery, 2010, 67(2): 435-445

19. 李锋, 方忠, 熊伟, 等. 一期经前后路全脊椎整块切除术治疗腰椎肿瘤, 中华外科杂志, 2010, 48(2): 120-123

20. Murakami H, Kawahara N, Demura S, et al. Neurological function after total en bloc spondylectomy for thoracic spinal tumors. J Neurosurg Spine, 2010, 12(3): 253-256

21. 沈慧勇, 黄霖, 杨睿, 等. 改良一期后路全脊椎整块切除术治疗胸腰椎肿瘤. 中华骨科杂志, 2011, 31(1): 7-12

22. Acosta F J, Sanai N, Cloyd J, et al. Treatment of Enneking stage 3 aggressive vertebral hemangiomas with intralesional spondylectomy: report of 10 cases and review of the literature[J]. J Spinal Disord Tech, 2011, 24(4): 268-275

23. 蒋成,叶俊武,蔚芃.经后路全脊椎切除同期脊柱重建治疗胸腰椎肿瘤.中国修复重建外科杂志,2011,25(5):547-550

24. 胡豇,刘仲前,万伦,等.全脊椎切除不同术式治疗腰椎转移瘤的比较研究.中国骨伤,2014,27(9):749-756

25. 杨强,李建民,杨志平,等.全脊椎整块切除术治疗胸腰椎肿瘤及稳定性重建结果[J].中华肿瘤杂志,2013,34(3):225-230

26. Luzzati AD,Shah SP,Gaglino FS,et al. Four-and Five-Level En Bloc Spondylectomy for Malignant Spinal Tumors[J]. Spine,2014,39(2):129-139

27. Kato S,Murakari H,Demura S,et al. More than 10-year follow-up after total en bloc spondylectomy for spinal tumors [J]. Ann Surg Oncol,2014,21(4):1330-1336

# 第二十四章 腰骶段稳定性重建

## 第一节 腰骶段肿瘤前路稳定重建

正常骶骨上缘呈向前倾斜的面,与水平线的夹角称为腰骶角,约为34°。生理状况下,人体重力线垂直于腰骶关节(图24-1-1)。对于腰骶段肿瘤,大多为原发性或转移性恶性肿瘤,手术切除仍然是目前最基本、最重要的治疗手段。根据 Tomita、WBB 等脊柱肿瘤分期和所确定的切除方式,大范围的腰骶椎切除常引起腰骶椎不稳,腰骶段承重和稳定功能重建显得尤为重要。重建方法有后路、前路及前后路联合。如果肿瘤来自椎体及肿瘤组织突入椎管致脊髓受压,附件未受侵,前路手术重建是较好的选择。

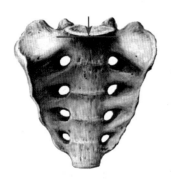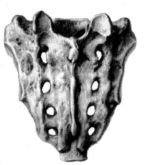

图24-1-1 骶骨示意图:人体重力线显示绝大部分轴向应力从 $S_1$ 椎体经骶髂关节向髂骨分散

### 一、重建的适应证

1. $L_5$、$S_1$、$S_2$椎体肿瘤;
2. 瘤体向前方生长;
3. 椎骨附件无受侵;
4. 合并骶髂关节受累。

### 二、重建的术前准备

术前3天常规肠道准备,术前1天晚清洁灌肠,若估计肿瘤切除术中出血大于1500ml,术前24~48小时行骶正中动脉、双侧髂内动脉及肿瘤供血动脉进行血管栓塞,也可于术中采用腹主动脉球囊阻断,以减少术中出血。

### 三、重建的手术方法

气管插管,静脉吸入复合全麻,仰卧位。腹膜外"倒八字"切口或腹膜外下腹部正中切口,经腹膜外腔进入,将腹腔内容物推向对侧,显露腰骶段前方结构,结扎骶正中动脉及部分肿瘤供血动脉,保护骶前神经丛及髂血管,沿椎体前方纵行切开前纵韧带并行骨膜下分离,显露瘤椎及上下正常椎体后,切除瘤椎上下椎间盘,再切除肿瘤及瘤椎,椎管减压时注意勿损伤硬膜囊。行椎体重建,根据肿瘤良恶性及患者预期功能和寿命,选择钛网、纳米人工骨、自体髂骨、骨水泥等进行支撑填塞骨缺损,用可塑形重建接骨板或钉棒在椎体前方固定。

### 四、重建支撑材料的选择

椎体肿瘤切除后需要在椎体缺损处放入支撑物,目前使用的支撑物种类较多。

1. 自体髂骨或腓骨 取三面皮质髂骨骨块或腓骨,具有足够大的强度支撑,而且没有排斥反应,能保证植骨块在重力传导轴上的融合。

2. 钛网　不仅具有其他金属的强度和韧性，更具有排斥反应小，术后能通过 MRI 检查（兼容）的优点。

3. 骨水泥　凝固时产生的热量 80°~90° 可以灭活肿瘤细胞，并且可以根据骨缺损的情况随意塑形，但可能会烧灼马尾神经。

4. 纳米人工骨　较钛网具有较大的接触面，不容易下沉，不吸收、不降解，无骨传导及诱导成骨特性。

5. 定制假体　目前关于定制型假体应用的报道不多，缺乏大样本、长期随访的结果，另外术中无法对假体进行调整且费用昂贵。

6. 同种异体骨　移植骨可逐渐被宿主新生骨替代而具有活性，最终成为生物愈合，具有自行修复的能力，但有排斥反应的可能。

7. 可撑开型融合器　可与上下椎体更加贴合，增加了支撑物的咬合力，但费用较高，且属于实验阶段。

## 五、重建内固定材料的选择

主要为钉板和钉棒两大类。钉板系统切迹较低，对血管干扰较少，在腰骶椎前路内固定中应用较多。王文军等应用重建接骨板塑形成"U"型两枚，在腰骶椎前方固定，认为两块接骨板固定后，能够维持脊柱三维的稳定性，支撑在腰骶椎前方，以对抗腰$_5$骶$_1$局部的剪切应力，确保植骨块在位，能够提供足够的力学强度直至植入的骨块融合。Lee 等应用重建钛接骨板预弯成弧形治疗 18 例腰骶椎骨病，认为重建接骨板治疗可任意预弯，符合腰骶椎的解剖结构，操作安置方便（图 24-1-2）。

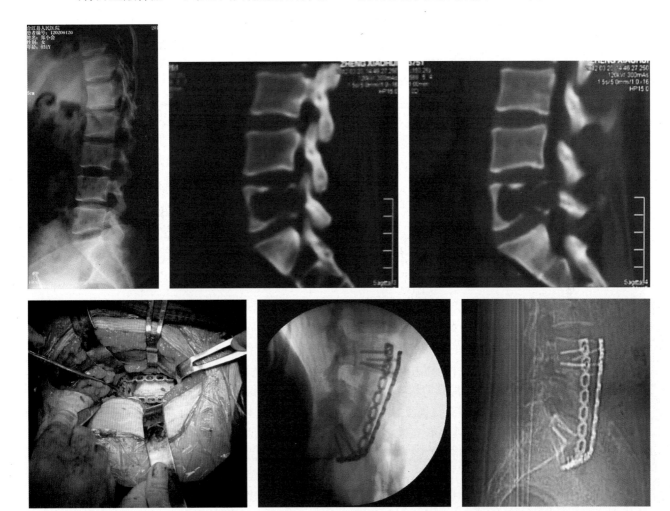

图 24-1-2　患者，女，31 岁。L$_5$ 椎体破坏，经椎弓根穿刺活检证实为 L$_5$ 椎体骨巨细胞瘤。采用经腹直肌外切口前方显露，L$_5$ 椎体次全切除，人工骨支撑植骨，L$_4$~S$_1$ 双重建钢板内固定术。术后 4 月复查，螺钉有断裂

钉棒系统具有较好的生物力学强度，而且具有加压功能，但其占据空间较大，临床上报道较少，刘立峰等应用 ventrofix 单棒重建腰骶段稳定性，取得了满意疗效。但在腰骶椎前侧应用单棒系统的治疗中，目前文献报道的病例数较少，也缺少长期随访的效果。

## 六、重建的并发症

1. 血管损伤 主要为双侧髂总动静脉、下腔静脉、腹主动脉等损伤和血栓形成。有研究报道，血管损伤总发生率约2.9%，主要为操作空间有限，牵拉或分离因肿瘤浸润引起粘连的血管时，出现撕裂伤和血栓形成。如果出现髂总动静脉、下腔静脉、腹主动脉的损伤，首选修补术。对于深静脉血栓的处理，给予肝素抗凝，如果有肺栓塞的症状，应行下腔静脉滤器置放。

2. 输尿管损伤 对于输尿管断裂，及时行输尿管吻合术。发生在接近膀胱部位的输尿管受伤，可行输尿管膀胱吻合术。

3. 神经损伤 主要为骶前神经丛、交感链和上腹下神经丛的损伤。骶前神经丛损伤主要表现为坐骨神经损伤症状及括约肌功能障碍，如大小便功能失禁。上腹下神经丛损伤使膀胱颈关闭不全，在射精时精液逆流到膀胱里（逆行射精现象），这个神经丛位于腹膜后间隙腰骶结合处。腰交感链位于椎体的侧面，损伤后由于缺乏交感神经支配，引起血管收缩功能障碍，而出现肢体皮温升高及肿胀，可以自行代偿恢复。

4. 内固定松动与断裂 目前缺乏关于腰骶椎肿瘤切除后符合解剖、生物力学及临床需要的内固定系统，因此尽管采用可塑性重建接骨板双接骨板固定于腰骶椎前方，由于该处是脊柱骨盆生物力学铰链区，骨缺损填充材料不同，骨缺损愈合时间相当长，再加上肿瘤组织的复发及患者生理功能需求等，有发生接骨板螺钉松动、断裂的可能，我们已发现1例。

5. 其他并发症 主要有肠梗阻、切口疝、感染、直肠损伤等。肠梗阻是由于腹膜后血肿和交感链受损等有关。切口疝主要为缝合肌肉和深筋膜不严密引起。

## 七、重建的优缺点

前路肿瘤彻底切除后，从生物力学上考虑，前路内固定正处于运动节段的负重线上，因而可以很好地恢复脊柱的负重功能，重新恢复椎体前方结构的稳定性，并通过增加植入骨块的轴向应力以提高融合率，一期支撑内固定，可以即刻稳定脊柱，避免了前后路联合手术，创伤小，患者痛苦少，减少患者的经济负担，预防后凸畸形的发生，均有较大的优势。但也存在一定的局限性，由于腹主动脉及下腔静脉分叉的存在，固定节段常局限于$L_5S_1$椎体，对于$L_4$及以上椎体的固定较为困难，而且操作空间较小，容易出现血管损伤的并发症。

# 第二节 腰骶段脊柱后路稳定性重建

### （一）腰骶段稳定性

脊柱腰骶段一般指$L_4 \sim S_1$脊椎节段，位于活动度较大的腰椎前凸和基本无活动的骶骨后凸的交界部位。由于腰骶椎局部解剖复杂，生物力学有其特殊性，恢复腰骶椎正常曲度、对抗局部剪切应力和轴向应力必须考虑。同时骶骨的解剖结构复杂，它不仅是骨盆环的重要构成部分，而且还有支撑腰椎的功能，因而骶骨（尤其是$S_1$）缺损将对骨盆和脊柱的稳定性造成影响。

近年来对全骶骨或次全骶骨切除后是否进行骶骨重建一直存在争论。以往对于大部分患者在行全骶骨或次全骶骨切除后，没有进行骶骨重建，因此患者术后需要较长时间的卧床。脊柱和骨盆之间的肌肉和瘢痕组织会逐渐形成悬吊带限制脊柱的下沉。随着近年来脊柱内固定器械的发展，许多学者对于全骶骨切除和骶骨次全切除后同时进行了内固定手术，重建骨盆环的稳定性。

Gunterberg等通过实验证明：如果骶髂关节的1/3切除，骨盆环承受力将减弱30%；如果经$S_{1,2}$间截除，骨盆环承受力将丧失50%，但仍能承载生理负荷。由此得出结论：只要保存骶髂关节50%（保留$S_1$节段的上1/2完整），则骨盆环仍可保持稳定，也就能够满足患者站立、负重和行走的需要。郭卫等认为对保留$S_1$或骶髂关节完整的患者，不需要进行稳定性重建，单侧或双侧骶髂关节切除后则必须行内固定重建腰骶段稳定性。

O'Brien将骶骨骨盆内固定区域分为3个区，1区为$S_1$，骶骨椎体和骶翼，2区为$S_1$到尾骨，3区则是髂骨；内固定的稳定性由1区到3区逐渐递增，他们证实3区的内固定在生物力学上抗拔出和抗弯曲力最为强大。因此，腰骶段后路重建经常会考虑3区的固定和融合。

## （二）腰骶段后路稳定性重建术前准备

手术需仔细的术前准备,包括:改善全身情况,纠正贫血及营养不良状态,纠正高血压、高血糖等;术前请麻醉科、胃肠外科等相关科室会商患者手术情况;术前3天进流质饮食,口服缓泻剂;术前1天口服抗生素准备肠道,术前一天下午清洁灌肠;术晨保留导尿;术前联系血库备充足的血液等。骶骨血供丰富,周围出血来自髂内动脉、骶正中动脉、周围静脉丛及肿瘤血管的出血较多,不易控制;目前临床上经常采取的术中控制出血的方法有:低血压控制出血、双侧或单侧髂内动脉结扎、术中腹主动脉临时阻断加髂内动脉及术前髂内动脉或肿瘤供血动脉栓塞等方法控制术中失血,应根据具体手术及各单位设备情况选择恰当的方式。

## （三）腰骶段稳定性重建

重建技术方法多样,下面介绍后路重建的一些方法。

1. Galveston 技术　Galveston 技术是将两根 L 形棒固定在 $L_{3\sim5}$ 椎体的两侧,棒的远端经弯棒塑形后,从髂后上棘插入髂骨的两层皮质之间,棒之间另加有两三个横连接。

2. 改良 Galveston 技术　改良的 Galveston 技术重建采用两枚髂骨螺钉置入髂骨翼中,然后再将螺钉与固定于脊柱两侧的螺钉通过棒直接连接,如 TSRH 技术、ISOLA 技术、USS 技术、四棒技术等都属于此技术。我们认为改良 Galveston 技术不仅简化了弯棒操作,而且髂骨钉螺纹和钉棒连接器增强了装置的矢状面上抗拉能力,建议使用该技术时加用

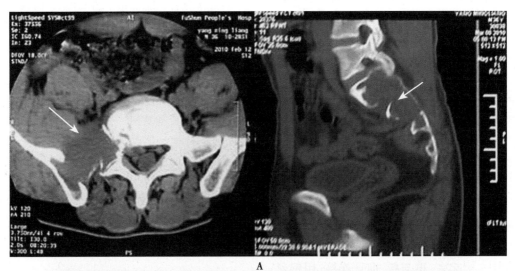

A

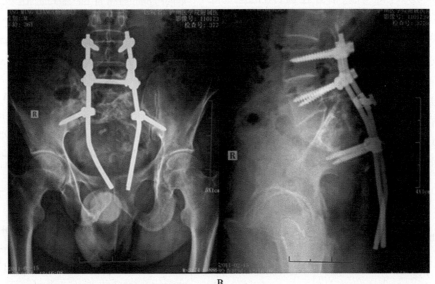

B

**图 24-2-1　男,36 岁,因反复腰骶痛 1 年,加重 1 周入院。诊断:骶$_{1,2}$骨巨细胞瘤**

A. 术前 CT 显示 $S_{1,2}$ 溶骨性破坏;B. 经后路骶骨次全切,自体植骨,腰骶椎改良 Galveston 技术重建术后 X 线片

横连,髂骨钉使用万向螺钉。

典型病例:男,36岁,因反复腰骶痛1年,加重1周入院。诊断:骶$_{1,2}$骨巨细胞瘤。术前X线片与CT显示S$_{1,2}$溶骨性破坏,行DSA动脉栓塞后,经后路骶骨次全切,自体植骨,腰骶椎改良Galveston技术重建术,同时用棒重建骶骨。术中见,S$_{1,2}$椎体及部分髂骨破坏,与周围组织无明显粘连,肿瘤彻底切除,双侧S$_{1-3}$神经保存完好(图24-2-1)。

3. 联合重建技术　此技术由两部分组成,后方使用改良的Galveston技术,前面部分是在L$_5$椎体下放置一个充填有同种异体骨和有机骨基质的钛网笼,再将一根骶骨棒横穿过网笼后固定在双侧髂骨上,对腰椎形成支撑。

4. 定制型假体重建　全骶骨切除连带部分髂骨,并应用一种定制型假体(计算机辅助下重现仿真三维骨盆模型,按模型设计假体)进行重建。

5. 异体骨或自体骨重建　行全骶骨切除后,即用一根长松质骨螺钉将一块异体或自体股骨、胫骨或肱骨水平加压固定于髂骨之间,再用椎弓根螺钉和钛棒将另一块异体骨倾斜加压固定在L$_5$椎体的终板和左侧髂骨之间。

6. 长节段异体管状骨重建　全骶骨切除后,采用一块异体股骨、胫骨或肱骨水平加压横置于L$_5$椎体的下方支撑L$_5$椎体,两端与髂骨相连,使之骨性愈合。

7. 金属或高分子塑料骶骨假体置换。

8. 钢针钢丝连接加骨水泥　用钢针和接骨板将两侧的髂骨连接起来,再与腰$_5$椎骨连接,用钢丝捆扎,再用骨水泥塑形。

#### (四) 腰骶段后路稳定性重建的并发症

因腰骶部重建手术术野较深,出血量大,有时难控制,术中易损伤盆腔脏器及大血管,术后残腔大,骶尾部皮肤血供差,涉及骶神经的处理等特点,故术后也较其他部位脊柱肿瘤手术并发症多。常见有切口愈合不良、残腔感染、二便功能障碍、胃肠道并发症等。术后需严密观察,及时处理。

(王永江　王清)

## 参 考 文 献

1. 王文军,李耿,等.前路U形在腰骶段脊柱肿瘤切除术后稳定性重建中的应用[J].中国脊柱脊髓杂志,2007,17(1):20-23

2. 路小勇.骶骨肿瘤切除术中控制出血量方法探讨[J].中国脊柱脊髓杂志,2004,14(1):46-47

3. 镇万新,窦永充,徐万鹏,等.球囊导管腹主动脉阻断术控制骨盆及下腰椎肿瘤手术出血[J].中华骨科杂志,2001,21:468-470

4. 唐顺,董森,郭卫,杨荣利,等.腹主动脉球囊阻断控制骶骨肿瘤切除术中出血的效果.中国脊柱脊髓杂志,2009,19(2):85-89

5. 郑珂.有关骶骨肿瘤术后常见并发症的研究.中国中医药资讯,2011,3(15):323

6. 刘立峰,郝定均,王晓东,等.应用VentroFix前路重建腰骶段稳定[J].第四军医大学学报,2006,27(4):1305-1307

7. 杨墨松,肖建如,马俊,等.TSRH-3D在高位骶骨肿瘤切除和腰椎骨盆稳定性重建中的作用.临床骨科杂志,2008,11(5):400-403

8. 李国东,蔡郑东,侯铁胜,等.ISOLA脊柱内固定系统在高位骶骨肿瘤切除重建中的应用.中国矫形外科杂志,2008,16(17):1298-1302

9. 颉强,王臻,王岭,等.脊柱通用钉棒系统在骶骨肿瘤切除重建中的初步应用.中国修复重建外科杂志,2003,17(1):13-15

10. 蒋欣,韦兹宇.骶骨整块切除骨盆环重建治疗骶骨骨巨细胞瘤的疗效观察.中国脊柱脊髓杂志,2009,19(2):94-98

11. Lee CK. Accelerated degeneration of the segment adjacent to a lumbar fusion[J]. Spine,1988,13(3):375-377

12. Fantini GA,Pappou IP,Girardi FP,et al. Majorvascular injury during anterior lumbar spinal surgery:incidence,risk factors,andmanagement. Spine,2007,32(24):2751-2758

13. Gunterberg B,Bomanus B,Stener B. Pelvic strength after major amputation of the sacrum. An eximental study[J]. Acta Ofthop Scand,1976,47(6):635-642

14. O'Brien MF. Sacropelvic fixation in spinal deformity[M]. DeWald R L. Spinal deformities:the comprehensive text. New York:Thieme,2003,601-614

15. Shen FH,Harper M,Foster WC,et al. A novel four-rod technique-for lumbo-pelvic reconstruction:theory and technical considcrafions[J]. Spine,2006,31:1395-1401

16. Wuisman P,Lieshout O,Van Dijk M. diest reconstruction after total en bloc sacrectomy for osteosarcoma using a custom-made prosthesis:a technical note. Spine,2001,26:431-439

17. Min K,Espinosa N,Bode B,et al. Total sacrectomy and reconstruction with structural allografts for neurufibrosarcoma of the sacrum. A case report[J]. Bone Joint Surg Am,2005,87(4):864-868

# 第二十五章　骶骨肿瘤的切除与重建

## 第一节　概　　述

骶骨肿瘤在临床上发生率不很高,但各类骨肿瘤均可发生于骶骨,原发性骶骨肿瘤占原发性脊柱肿瘤的4%～7%,转移性骶骨肿瘤占转移性脊柱肿瘤的8%～10%,占骶骨肿瘤的21%～25%。常见的原发性骶骨肿瘤依次为脊索瘤、骨巨细胞瘤、神经鞘瘤、神经纤维瘤、软骨肉瘤、浆细胞骨髓瘤、尤文肉瘤、骨肉瘤、非霍奇金淋巴瘤、畸胎瘤、恶性纤维组织细胞瘤、骨母细胞瘤、动脉瘤样骨囊肿、骨软骨瘤、骨囊肿和纤维结构不良。

骶骨肿瘤位于腰椎和两侧髂骨之间,骶骨及其周围血液供应丰富(图25-1-1),骶骨血供主要来自髂内动脉,骶正中动脉及其腹主动脉、髂外动脉的侧支循环。髂内动脉分支有闭孔动脉、阴部内动脉、臀上与臀下动脉、膀胱与直肠动脉、髂腰动脉、骶外侧动脉。而骶骨肿瘤手术区的供应血管主要是臀上动脉、骶外侧动脉和发自腹主动脉的骶正中动脉。术中结扎髂内动脉,创面出血减少,但仍有骶正中动脉

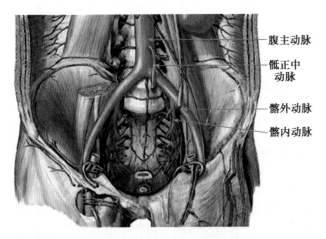

图25-1-1　骶骨及其周围血供

及其髂内动脉与腹主动脉、髂外动脉的丰富侧支循环,这些血管有臀上动脉与腹主动脉的肋下、肋间动脉的吻合;臀上、下动脉与髂外动脉的股深动脉的吻合;骶外侧动脉与骶正中动脉的吻合。只有阻断了腹主动脉才能阻断骶正中动脉的直接供血,也阻断了骶正中动脉与髂外动脉的间接供血及髂内、外系统的侧支循环。

由于骶骨部位深在,解剖结构复杂,发病隐匿、疼痛和马尾神经压迫所致的大小便和性功能障碍等症状出现较晚,通常难以获得早期诊断,在初诊时肿瘤体积往往已经较大。骶$_{1\sim3}$周围结构复杂、血供丰富、骶正中动脉与腹主动脉、髂外动脉之间形成侧支循环,并与臀上动脉有广泛的吻合支形成,而与其伴行的静脉在骶骨前部形成骶前静脉丛,肿瘤边界不清,手术治疗困难,使外科手术面临极大挑战。20世纪60年代,骶骨肿瘤被外科视为禁区,刮除手术多因大出血被迫停止,只能刮除部分肿瘤,甚至只做了活体组织取材送病理检查。

正确的诊断决定正确的治疗,随着医学科学的发展,对骶骨肿瘤的认识在不断提高,骶骨肿瘤和其他肿瘤一样,需要早发现早治疗,才能提高疗效,早期诊断要点:①不明原因的慢性腰骶腿痛或坐骨神经痛是多数骶骨肿瘤早期的唯一症状:多数为持续性钝痛或隐胀痛,活动和劳动后加重,按慢性腰骶痛治疗可暂时缓解。与常见的慢性腰腿痛一样而长久不被注意,当作一般的腰腿痛病,未做详细的神经系统和影像学检查,疼痛逐渐加重到晚期不能缓解时方引起重视;②骶前肿块是多数骶骨肿瘤早期的重要体征:骶前肿块不如骶后肿块易早期发现,对一个长期腰骶痛、腿痛或有直肠膀胱刺激征的患者要考

虑到骶骨肿瘤的可能性,应常规做直肠指诊,就可以早期发现骶前肿块和肛门括约肌松弛,肿块自骶骨突出,位于直肠外,不活动。骶前肿块穿刺,可吸出坏死组织及血性液体,并有肿瘤组织碎块,送组织病理学检查对早期诊断和鉴别诊断具有重要的意义;③轻微的溶骨性破坏是多数骶骨肿瘤早期的影像学表现:对一个长期腰骶痛、腿痛或括约肌功能障碍,骶后有叩击痛的患者,应尽早做骶骨正侧位高质量 X 线片和 CT 扫描,必要时加用 MRI 以早期发现有轻微的溶骨性破坏,是早期诊断骶骨肿瘤的重要手段。

手术治疗是多数骶骨肿瘤唯一有效的治疗方法,骶骨肿瘤切除术进展缓慢;1961 年 McGarty 等报告了 18 例位于骶$_3$椎骨平面以下的脊索瘤的手术治疗;1967 年 Localio 等经腹腔和骶部联合途径治疗 5 例骶$_3$椎骨平面以上的脊索瘤;1976 年 Gunterberg 等报道 5 例骶骨肿瘤从骶$_1$椎骨平面以下切除;我国骶骨肿瘤手术治疗是 20 世纪 60 年代末由北京积水潭医院宋献文等多学科专家共同精心策划下开始的,

经过不断探索于 1978 年报告 13 例骶骨肿瘤手术治疗,其中 1 例为国内首创全骶骨切除术;20 世纪 70 年代末 80 年代初相继有北京友谊医院、四川华西医院、上海长海医院等同时开展了巨大骶骨肿瘤的大部或次全骶骨切除手术治疗。经过数十年的临床实践,无论是手术操作,还是在控制出血,抢救失血性休克,麻醉管理,手术并发症的防治等诸多方面都有了飞跃的进步。目前骶骨肿瘤的骶骨切除术在全国范围内有条件的三甲医院,特别是高校教学医院都得到了普遍的开展,但骶骨高位肿瘤边缘切除或囊内刮除,手术出血多,对于骶骨中间性和恶性肿瘤难以达到根治的目的。骶骨部分切除术、骶骨次全切除术和全骶骨切除术,已成为治疗骶骨肿瘤的常用术式,通常能取得良好的疗效,但高位骶骨恶性肿瘤手术难度较大,控制出血是手术的关键,血管损伤和创面广泛渗血可造成术中大量出血,失血性休克,必须高度重视,做好各种准备,以便正确而及时的处理,避免措手不及,如处理不当或不及时可造成严重后果。

# 第二节　手术适应证及术前评估与准备

## (一) 手术适应证与禁忌证

要根据病史、症状、体征、影像学表现、穿刺活检获得正确的病理诊断,弄清是肿瘤还是非肿瘤病变,是原发性肿瘤还是转移性肿瘤,是单发还是多发,掌握好手术适应证。

1. 手术适应证

(1) 原发性骶骨良性或中间性肿瘤有疼痛等症状,病变在扩大,非手术治疗不能控制肿瘤的发展者;

(2) 原发性骶骨恶性骨肿瘤,而放、化疗无效者;

(3) 转移性骶骨肿瘤,患者全身状况良好,原发病灶已切除或可行手术切除,骶骨为唯一转移灶,预期寿命≥6 个月者;

(4) 骶骨肿瘤经各种检查性质不能确定,需手术切除做病理确诊以指导进一步治疗者。

2. 手术禁忌证

(1) 多发性脊柱肿瘤,单纯骶尾部手术切除对提高患者生活质量和寿命的意义不大者;

(2) 转移性骶骨肿瘤,原发灶未处理或难以手术治疗或辅助治疗控制欠佳,预期寿命≤6 个月者;

(3) 原发恶性骶骨肿瘤已有重要脏器转移,预计寿命≤6 个月者;

(4) 虽为低度恶性肿瘤,但已有多处转移或年龄大、全身健康状况不能耐受手术者。

## (二) 科学评估

1. 病变部位评估　根据 X 线片、CT 和 MRI 检查,确定病变处骨质破坏范围和软组织受累情况。必要时可行 DSA 检查,了解肿瘤与直肠、膀胱、子宫等盆腔重要脏器的关系,确认肿瘤的切除范围和残留宿主骨的范围。

2. 全身情况评估　做好心脑肝肾功能评估、骨髓抑制评估、营养状况评估、精神与需求评估和经济状况评估。

3. 症状功能评估　分析疼痛原因,做好视觉模拟疼痛评分(visual analogue scale, VAS,轻度 0 ~ 4 分;中度 5 ~ 6 分;重度 7 ~ 10 分)、脊髓神经功能 Frankel 分级和腰骶髂稳定性评估。

4. 生存时间评估　根据良性肿瘤,中间型肿瘤,恶性肿瘤和转移性肿瘤,预计生存期。

5. 手术并发症评估　预计手术对下肢功能、大小便与性功能的影响。

### （三）术前准备

1. 术者再次根据影像资料,确认病变处骨质破坏范围、软组织受累情况和肿瘤是否累及直肠与膀胱。

2. 根据肿瘤部位和侵及范围决定术前备血(低位骶骨肿瘤 600～800ml 红细胞悬液,400ml 血浆;累及骶$_{1,2}$椎的高位骶骨肿瘤可根据情况增加备血量,包括血浆、血小板以及相应的凝血因子)。

3. 确诊为恶性肿瘤对化疗较敏感者,可术前新辅助化疗 1～2 周后再手术。对放疗较敏感者术前可选择放疗作为辅助治疗。

4. 术前 3 天口服庆大霉素和甲硝唑做肠道消毒,术前 1 天清洁灌肠,预防术中肠道损伤,导致伤口继发感染。

5. 术前检查证实肿瘤离直肠距离近或有粘连者术前应插肛管,便于术中分辨直肠,加以保护。

6. 高位骶骨肿瘤计划使用腹主动脉球囊阻断者,术前应行腹主动脉、髂总及髂内外动脉、股动脉彩超或动脉造影,排除动脉其他病变。

7. 无条件作腹主动脉球囊阻断者,术前 1 天可行肿瘤血管栓塞或髂内动脉栓塞,以减少术中出血。

# 第三节　腹主动脉球囊阻断术

控制出血是骶骨肿瘤切除手术成功的关键。控制骶骨肿瘤手术出血的方法有很多种,但经多年的临床实践证明,最成功和最有效的是腹主动脉球囊阻断。采用球囊导管置入,一过性阻断腹主动脉血流,控制骨盆及下腰椎肿瘤手术的出血,特别是控制骶骨肿瘤手术的出血,使用的机会最多,疗效也最满意。

### （一）在骶骨肿瘤的适应证

对于骶$_1$和骶$_2$部位的高位骶骨肿瘤手术切除,术中采用低位腹主动脉球囊暂时阻断腹主动脉血流可良好控制出血,利于手术显露,提高肿瘤切除率,减少肿瘤复发和转移,利于骶前神经根的保护。因此,S$_2$ 及以上的骶骨肿瘤,可选用球囊阻断下完整切除肿瘤,减少出血,降低复发率和内脏神经损伤。对于 S$_2$ 以下骶尾部肿瘤切除,根据肿瘤的大小,一般出血量 400～800ml,多数不需要球囊阻断。

### （二）插管与造影

术前彩超证实患者至少一侧股动脉、髂内髂总动脉、腹主动脉下段无病变可行腹主动脉球囊安置术者,会阴部备皮,常规铺无菌巾,穿刺部位局部浸润麻醉,采用 Seldinger 技术行右股动脉穿刺,放入 8F 导管鞘,通过鞘管导入 6F 猪尾(pig-tail)导管,行腹主动脉造影,测量腹主动脉内径,了解双侧肾动脉开口位置及确定球囊放置部位,观察病灶血供情况。

### （三）置入球囊并预阻断

术前 10 分钟全身肝素化,使用 Angiostart TOP 125mA 血管机配置的径线测量软件计算阻断部位腹主动脉的直径,选取直径大于测量数值 1～2mm 的双腔球囊导管,在导丝引导下通过鞘管进入腹主动脉,将球囊置于腹主动脉下段距离双侧髂总动脉分叉上方约 2cm 处(图 25-3-1)。球囊内注入无菌生理盐水和适量造影剂,C 形臂机透视确定球囊安

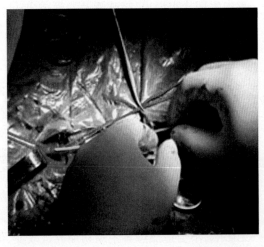
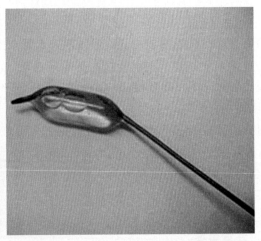

图 25-3-1　穿刺、安置球囊

置于双侧肾动脉以下及腹主动脉之间(图25-3-2、图25-3-3),定位后,进行阻断实验并复查造影,以造影剂不向远端流动且不阻断双侧肾动脉血流为准,避免肾动脉阻断,发生肾衰竭。记录充盈球囊导管的生理盐水剂量。

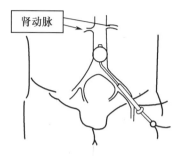

图25-3-2　球囊放置位置

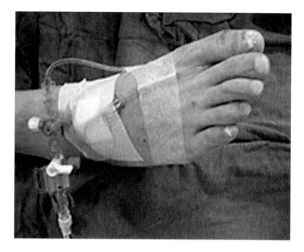

图25-3-4　足背动脉压力检测

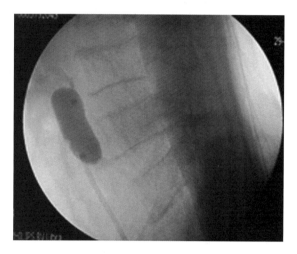

图25-3-3　C形臂机透视球囊位置

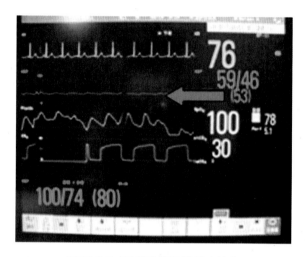

图25-3-5　足背动脉波形基本消失

**(四)术中运用**

确定球囊位置安放正确后,固定腹股沟区导管,再次向球囊内注入生理盐水至用手触摸足背动脉搏动消失、足背动脉穿刺动脉压力仪监护测得动脉波形基本消失(图25-3-4、图25-3-5),记录注入水量。完成球囊安置后无菌敷料贴附,保护切开或穿刺口。术中持续导尿并严密观察尿量,是防止发生术中肾动脉被阻断的关键,若每小时尿量少于30ml,则要考虑双侧肾动脉血流是否被阻断,应及时处理。前方或者后方入路手术开始前可先将球囊内生理盐水抽出(检查与注射进入的盐水量是否相等,明确球囊有无破损),至手术分离过程中出血较多时再阻断腹主动脉血供。

**(五)注意事项**

①留置球囊的整个手术操作过程中必须保持全

身肝素化;②球囊单次阻断时间应控制在45~60分钟内,应间隔10分钟再次阻断,以免造成缺血远端组织坏死及重要脏器缺血性损伤;③术后即可将球囊内生理盐水抽出,将球囊及导管拔出;④对于切开穿刺者应缝合血管。应注意穿刺口用弹力绷带或1kg盐袋压迫,防止出血。

**(六)优缺点**

优点是①腹主动脉球囊导管阻断术阻断血流可靠,可有效控制盆腔及瘤床大出血,使显露良好,视野清晰,能提高肿瘤切除率,减少复发,有利于盆腔脏器和神经根的保护及功能重建;②与下腹部中线纵形切口进入腹腔,切开后腹膜,硅胶管临时套扎腹主动脉暂时阻断腹主动脉的方法相比,虽然阻断部位相同,低位阻断腹主动脉时,对卵巢、睾丸的血供无影响,不会造成患者生殖功能异常改变,但腹主动脉球囊阻断是体外控制腹主动脉的血流,便于操作,缩短了手术时间,不增加新的切口和损伤,不增加患者痛苦;③不存在肿瘤移位种植的可能。缺点是①增加手术流程,需仰卧位穿刺成功后更改体位手术,术后重新仰卧位取出导管;②有血管损伤、术中并发血栓、肾衰竭和脑血管意外的可能,但发生率极低。

# 第四节　骶骨肿瘤切除术

根据骶骨肿瘤的部位,以 $S_2$、$S_3$ 椎间横线为界,可将骶骨肿瘤分为三个区:Ⅰ区为 $S_{2\sim3}$ 椎间横线以上骶骨($S_2$ 椎及以上为高位骶骨肿瘤);Ⅱ区为 $S_{2\sim3}$ 椎间横线以下骶尾骨($S_3$ 椎及以下为低位骶骨肿瘤);Ⅲ区为累及骶髂关节和腰$_5$椎(图 25-4-1)。根据肿瘤骶骨切除的多少和肿瘤切除范围的大小,骶骨肿瘤有五种手术方式:骶骨肿瘤切刮术、骶骨部分切除术(完整切除)、骶骨次全切除术($S_1$ 神经孔以下切除)、全骶骨切除术、扩大全骶骨切除术。

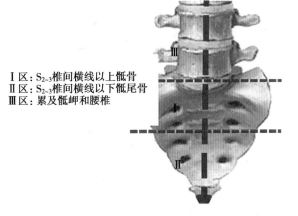

Ⅰ区:$S_{2\sim3}$椎间横线以上骶骨
Ⅱ区:$S_{2\sim3}$椎间横线以下骶尾骨
Ⅲ区:累及骶岬和腰椎

**图 25-4-1　骶骨肿瘤分区**

## 一、骶骨肿瘤切刮术

适用于:①高位骶骨(累及 $S_1$、$S_2$)原发良性和中间型肿瘤彻底切刮后或辅助放疗者;②少数高位恶性肿瘤复发后刮除与灭活重建者(图 25-4-2);③转移性骶骨肿瘤压迫骶神经造成剧烈疼痛和神经功能障碍或放疗后疼痛缓解不明显者。

患者俯卧位,可根据肿瘤位置及大小分别选择骶骨后正中、T形、Y形或I形切口,切开深筋膜,游离牵起骶棘肌后,显露骶尾骨背面,双侧骶髂骨之间的韧带联合部,第 5 腰椎棘突,分离骶骨周围筋膜的外侧纤维,分离肿瘤壁。切除 $L_5$ 椎板及骶管后壁,切开骶管后辨认硬膜囊及 $L_5$ 和 $S_{1\sim3}$ 神经根,尽量分离保护 $S_3$ 及以上神经根,彻底切刮除骨壳内的肿瘤组织,用"螺旋水刀"和磨钻处理残留骨壁,以减少局部复发。

## 二、骶骨部分切除术

适用于低位骶骨($S_3$ 及其以下)原发良性、中间型和恶性肿瘤和高位骶骨(累及 $S_1$、$S_2$)的良性

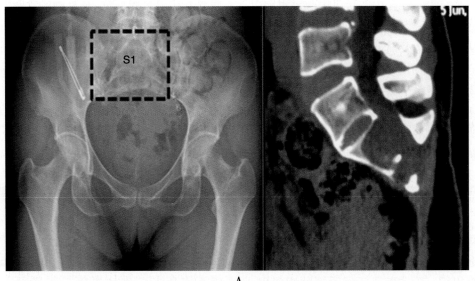

A

473

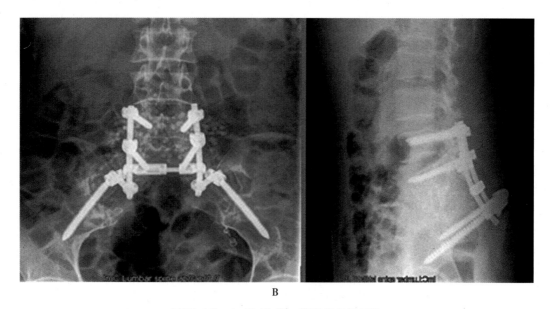

B

图 25-4-2　女,50 岁,骶$_{1,3}$脊索瘤术后复发

A. X 片与 CT 表现;B. 腹主动脉球囊阻断下骶骨肿瘤切刮除、灭活和腰骶髂重建术后 X 线片

肿瘤。

骶骨部分切除术多经后路切除。患者取俯卧位,以病变为中心,采用倒 Y、"工"字或后方正中切口,上至第 5 腰椎,下至尾椎平面,切开皮肤、皮下至深筋膜下、臀大肌和骶棘肌于骶骨后侧的附着,将肌肉向两侧翻起,显露骶骨后面,分离并切断尾骨和末节骶骨。手指伸入骶骨前面,由低位到高位钝性分离,将后腹膜从肿瘤前壁剥离推向前,使骶前肿物完全与后腹膜游离,填塞干纱布,防止损伤盆腔组织。于骶骨侧方距肿瘤两横指处切断骶棘肌、骶结节韧带和骶棘韧带,切断梨状肌。于髂后上棘切开臀肌附着,推开臀肌和骨膜,显露并切除髂后下棘和部分髂骨,显露骶髂关节下份。此处可分离至骶髂关节下缘部位。将来自坐骨大孔内梨状肌用弯钳钳夹向上提起,于骶髂关节下缘处切断,勿损伤坐骨神经。即可用手指从瘤壁两边及前方将肿瘤推移至两手指可互相接触。将肿瘤周围组织行最大限度分离后,在相当于第 2 骶椎下缘平面用薄骨刀截断骶骨。注意此处应先切开骶管以浅的骶骨,进入骶管后将肿瘤未累及的所有骶神经向外侧拨开,将硬脊膜拨向对侧加以保护。此处应至少保留骶$_1$和骶$_2$神经根,术后才不致发生永久性尿失禁。将剩余骶骨截断,电刀将骶骨前方肌肉韧带组织切断,即可将骶骨肿瘤整块取出(图 25-4-3)。对肿瘤上界高于骶$_3$平面的良性和中间性肿瘤,亦可只在骶髂关节下界水平或呈弧形向上瘤内或边缘切除肿瘤,再清除截面以上残存的肿瘤组织。除非髂骨后翼受到肿瘤侵犯,否则通常不切除髂骨后翼,这样可以增加骨盆的稳定性。

## 三、骶骨次全切除术

适用于高位骶骨恶性肿瘤,肿瘤巨大向前、后方均突出者。可采用前后方联合入路,行骶骨次全切除术(S$_1$神经孔以下的骶骨肿瘤完整切除)。

### (一)前入路游离肿瘤

前入路用于结扎动脉,阻断骶骨血供,剥离骶骨肿瘤的前缘,部分切除肿瘤。患者取仰卧位,行下腹部倒八字或正中切口。逐层切开皮肤、皮下组织、腹外斜肌、腹内斜肌和腹横肌至腹膜,从两侧向后方行腹膜外游离至腹后壁,将直肠骶骨间隙游离,充分暴露肿瘤部位,根据需要决定是否结扎双侧髂内动脉;注意保护输尿管、髂血管、直肠、膀胱、子宫等脏器;暴露清楚后,最大限度地游离肿瘤前壁并切断进入肿瘤体内的骶神经根,在骶前肿瘤周围直肠的背侧放置一块无菌纱布与前方的直肠和骶骨完全隔开,作为后路手术时的分离标志,关闭后腹膜及腹壁。

### (二)后入路切除肿瘤

后入路用于游离骶神经根、部分或全部切除骶骨、重建骨盆环。患者翻转为俯卧位,自 L$_4$棘突至 S$_3$平面做一后正中或倒 Y 形切口,向两侧剥离椎旁肌,暴露椎板、L$_4$、L$_5$、L$_5$/S$_1$小关节、髂后上棘。按常规方法在 L$_{4、5}$椎体置椎弓根螺钉(直径 5mm 或

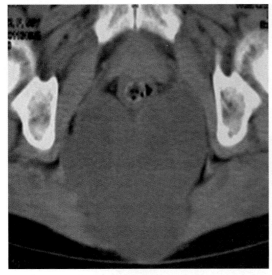
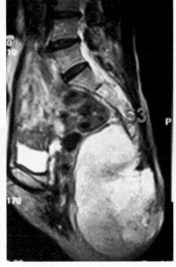
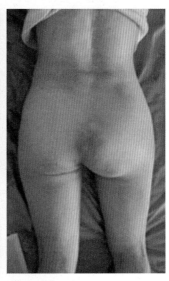

A

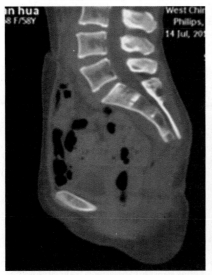
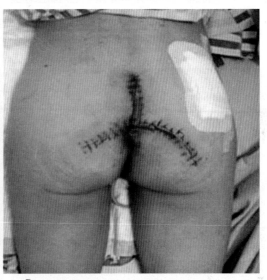

B

**图 25-4-3　女性,58 岁,S$_3$-Sco 脊索瘤**
A. 术前影像与外观表现;B. S$_3$-Sco 脊索瘤骶骨部分切除术后影像与外观表现

6mm)。按照改良 Galveston 技术的要求在双侧髂后上棘处开骨槽,放置髂骨钉时注意进针角度与矢状面呈 50°~70° 角,与水平面向上呈 15°~25° 角方向(此角度与骶髂关节负重力线方向基本保持一致),球形探子需一直保持在髂骨翼骨质中,然后置入髂骨螺钉(直径 6.25~7mm),长 60~80mm。

切除 L$_5$ 椎板及骶管后壁,辨认硬膜囊及 L$_5$ 和 S$_1$ 神经根,根据肿瘤性质决定要保留的神经根,将要切除的神经根在其神经根远端结扎硬膜囊及骶神经根,分离肿瘤壁,并迅速将肿瘤组织完整切除。

从后侧切口将骶前纱布取出。创面冲洗后,模棒试好金属棒的长度及弧度,体外弯棒后置入体内并锁紧。注意金属棒尾端不超过髂骨钉侧开口远端

过多,以避免伤口关闭后皮肤明显隆起或受压淤血坏死。混合使用自体骨、异体骨以及去矿物质的骨基质,将之放置于选择性去皮质的骨表面,以促进融合(图 25-4-4、图 25-4-5)。

## 四、全骶骨切除术

适用于骶$_{1~2}$椎骨原发性高度恶性肿瘤,或巨大的低恶性肿瘤并有神经损害、对放化疗不敏感者。可通过 L$_5$~S$_1$ 的骶骨切除,即全骶骨切除术。

**(一)前路手术**

1. 腹膜外途径　平卧位,低位腹主动脉球囊阻断后,经下腹正中或弧形切口入腹腔,或经双侧下腹

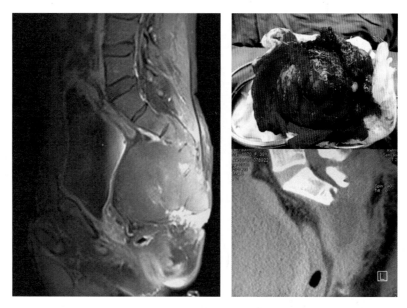

图 25-4-4 男,46 岁,S₂-Sco 脊索瘤骶骨次全切除术前 MRI 表现与术后标本

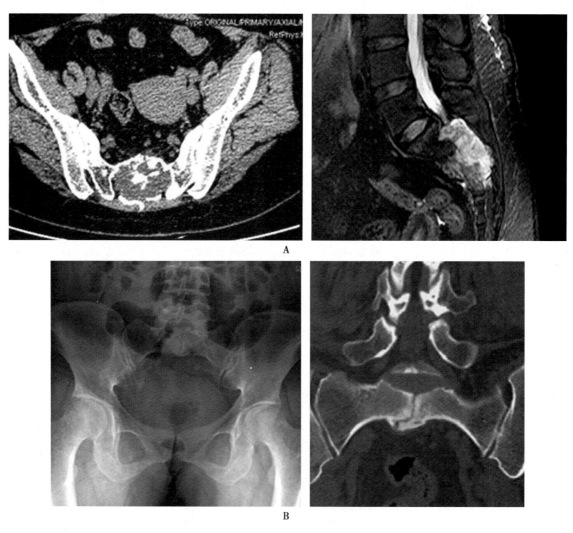

图 25-4-5 女,34 岁,S₁₋₃神经鞘膜瘤

A. 术前 CT 与 MRI 表现;B. 经骶 1 神经孔以下骶骨次全切除术后 X 线片与 CT 表现

部腹膜外斜切口。双侧下腹部斜切口,逐层切开皮肤、皮下组织、腹外斜肌和腹横肌,向中线和向前推开腹膜和输尿管,即可见骶骨前上方,输尿管跨过髂总动脉,慎勿损伤。结扎双侧髂内动脉,从腹膜后向下游离到肿瘤前方,结扎骶中动、静脉,切除腰₅骶₁椎间盘,形成空隙,便于向后方窥测,直达后纵韧带。

2. 经腹腔途径 经下腹正中切口,逐层切开进入腹腔,将肠管推向上,并用大方纱布遮盖。在肿瘤的前上方切开后腹膜,结扎双侧髂内动脉和骶中动脉,沿肿瘤包膜钝性分离盆腔器官,切除腰₅骶₁椎间盘,直达后纵韧带,注意勿损伤硬脊膜。若肿瘤巨大,与骨盆内缘紧贴时,可切开耻骨联合,扩大骨盆

环,便于钝性分离。

完全游离肿瘤前方,松开腹主动脉阻断球囊,腹主动脉通血后彻底止血,填塞干纱布使肿瘤与后腹膜分开,缝合后腹膜,逐层缝合腹壁切口,关闭腹腔。

（二）后路手术

患者由平卧位改成俯卧位。腹主动脉球囊阻断后,在腰骶部,由腰₃棘突到尾骨尖中线上,以病变为中心,做足够长度的工形切口,切开皮肤、皮下组织、臀大肌和耻骨肌于骶骨后侧的附着,将后腹膜自肿瘤前壁剥离推向前,直肠随之前移。术前已留置肛管,可作为识别标志,术中应避免损伤直肠。继续从骶骨两侧向其上方钝性分离,使骶骨肿瘤两侧组织

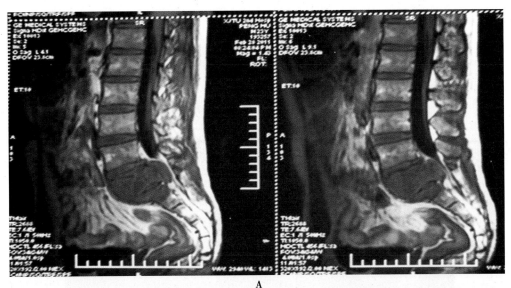

A

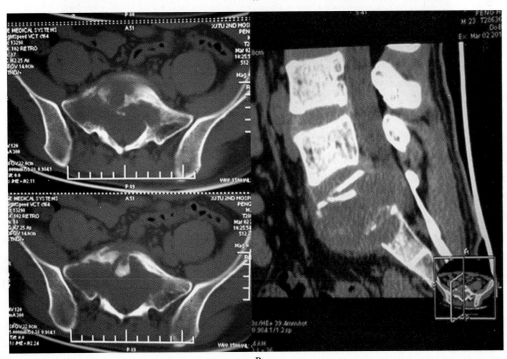

B

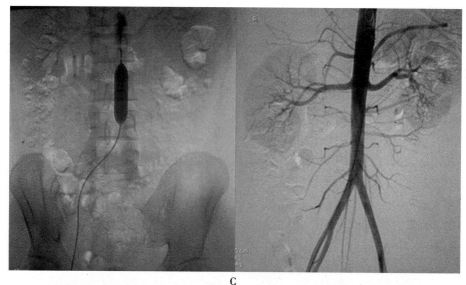

C

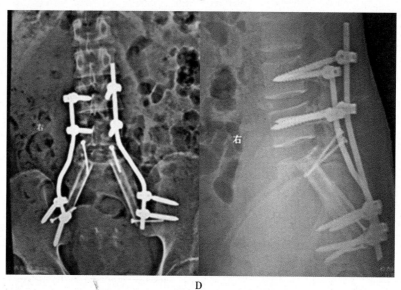

D

**图 25-4-6　男性,23 岁,L₅ ~ S₂ 骨巨胞瘤**

A. 术前 MRI 表现;B. 术前 CT 表现;C. 血管造影和球囊阻断;D. 全骶骨切除腓骨植骨内固定术后

剥离至与盆腔内剥离的平面汇合,触及前切口填塞的纱布为止。

切除腰₅骶₁的椎板、两侧的关节突和韧带。显露并游离硬膜囊,切断并结扎硬膜囊,并一一结扎骶神经根,防止脑脊液漏,切除腰₅骶₁椎间盘的后半和后纵韧带使腰骶间完全解脱。于骶骨侧方距肿瘤两横指处切断骶肌、骶结节韧带和骶棘韧带,切断梨状肌,切除髂后上下棘和部分髂骨,显露骶髂关节。用骨刀将双侧骶髂关节解脱,从后方取出完整的骶骨肿瘤。典型病例如图 25-4-6 所示。

## 五、扩大全骶骨切除术

适用于极少数高位巨大骶骨恶性肿瘤晚期,肿瘤已累及腰₅椎和骶髂关节,侵及盆腔,浸润压迫骶神经,引起膀胱直肠功能障碍者。骶骨肿瘤切刮术的复发率为 30% ~ 35%;低度恶性的脊索瘤术后复发率高达 40% ~ 50%,反复手术反复复发,最终无奈长期带瘤生存,患者十分痛苦。高位骶骨的恶性肿瘤若通过肿瘤的完整切除(扩大全骶骨切除术),即骶骨与邻近组织器官的切除(全骶骨切除同时切除髂骨、腰₅椎体或盆腔内脏器),辅以放化疗能达到根治的效果。肿瘤在安全边界外游离切除,一期或二期行直肠、膀胱造瘘,辅以有效的放疗、化疗,以获得最低的复发率和长期生存。带着直肠、膀胱瘘,在轮椅上生活。这是致残率很高的手术,会给患者和家属增加巨大麻烦,很难为患者和家属接受,术前须告知家属与患者,并征得同意。

# 第五节　骶骨稳定性重建

骶骨肿瘤刮除术、骶骨部分切除术（完整切除）和骶骨次全切除术（S_1神经孔以下切除）骶髂关节均未受累，腰骶稳定性尚好，可不予重建。骶骨全切除和扩大全骶骨切除术，骨盆后弓支撑躯干受到影响，需要重建骶骨的稳定性。有学者根据尸体标本进行生物力学研究，在S_1、S_2之间切除骶骨，骨盆环强度降低30%，在骶岬下1cm处切除骶骨，骨盆环强度降低50%，在S_1神经孔下缘切除骶骨不需要重建，在S_1神经孔上缘切除骶骨需要重建，残留骶髂关节面，小于50%将明显影响骶髂关节稳定性，全骶骨或次全骶骨切除（S_1神经孔以上切除）后，如不进行骶骨重建，患者需长时间卧床，主要依靠骶骨和骨盆之间、骶骨和脊柱之间的韧带组织和残留的关节以及术后形成的瘢痕组织维持稳定性，术后脊柱稳定性将受一定影响，S_2参与构成骶髂关节的大部分关节面，S_2大部分切除（3/4 S_2）可导致骶髂关节不稳定，建议重建固定。

任何重建术均应包括纵向及横向内固定结构，酌情使用骨性连接移植术才能使其抗扭转效果确切。20世纪80年代是将适当长度和粗细的异体四肢长管骨干一段横置于腰_5椎体下方，支撑腰_5椎体，两端与髂骨相连，用髂骨螺栓螺钉固定，使之骨性愈合，重建骨盆环，阻挡腰5椎体下移。90年代采用Harrington和Galveston L-rod固定植骨融合重建（图25-5-1）。2000年后多采用现代钉棒系统固定植骨融合重建（图25-5-2、图25-5-3）。不同节段的骶骨肿瘤切除后对骶髂关节的稳定性影响不同，骶骨切除平面应与残留骶髂关节多少结合起来考虑是否需要重建（图25-5-4）。在S_1神经孔上缘切除骶骨，且残留骶髂关节面小于50%者需要重建骶骨稳定性（图25-5-5）。

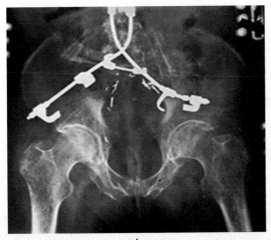 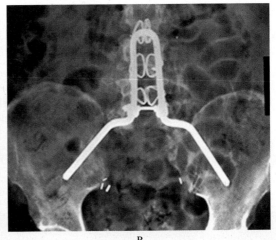

**图 25-5-1　植骨融合重建**
A. Harrington 重建；B. Galveston L-rod 重建

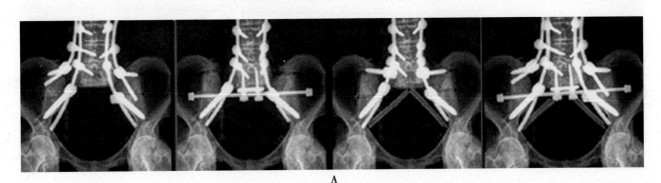

A

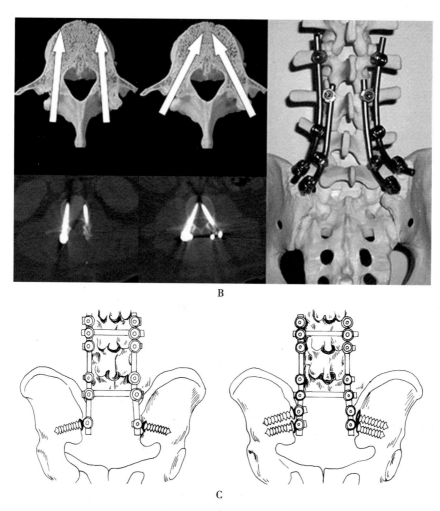

图 25-5-2　腰骶髂部重建
A. 纵向内固定结构；B. 纵向内固定；C. 横向内固定

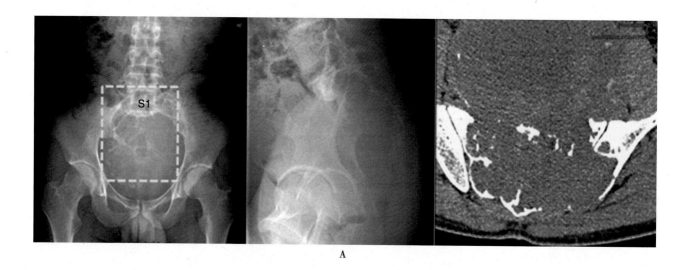

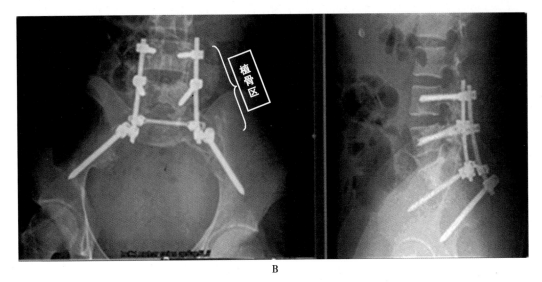

B

**图 25-5-3　男性,25 岁,$S_{1-5}$巨大骨巨细胞瘤**
A. 术前 X 线片与 CT 表现;B. 经 $S_1$ 神经孔上缘切除、CMAS 内固定、腰骶髂区植骨术后 X 线片

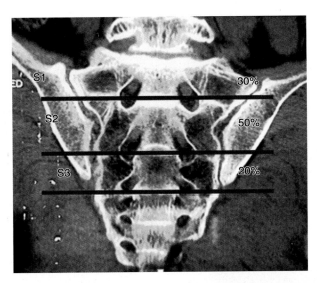

**图 25-5-4　骶骨切除平面对骶髂关节稳定性的影响**

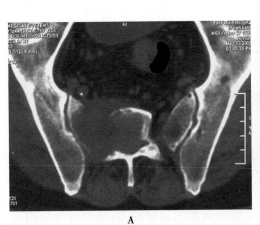

A

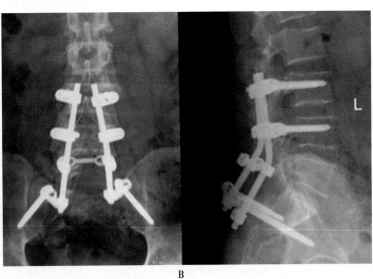

B

**图 25-5-5　男性,42 岁,骶$_{1,2}$恶性神经鞘瘤**
A. 术前 CT 表现;B. 肿瘤切除稳定性重建术后

# 第六节　手　术　要　点

1. 尽量包膜外切除肿瘤　为了达到根治要求，减少复发机会，手术时应按照从肿瘤假性包膜外的健康组织和自病变上部骶椎截骨的原则进行分离与截骨。对肿瘤后壁手术时基本可以做到在臀骶部健康组织内分离切开，不会损伤假性包膜。但肿瘤前侧与后腹膜、直肠等紧密相连，只能沿假性包膜剥离，不宜在健康组织内进行手术，否则可能损伤直肠和大血管使手术难以进行。若肿瘤为良性或低恶性，为保护骶髂关节完整性，亦可在骶髂关节下界水平或呈弧形向上瘤内切除肿瘤，再清除截面以上残存的肿瘤组织，但应采用50%氯化锌或电刀和其他化学药物进行局部烧灼灭活，降低复发率。

2. 保护骶神经根　肿瘤未累及的所有骶神经原则上应保留，避免损伤，尤其是骶$_1$和骶$_2$神经根，对直肠和膀胱功能作用极为重要。只有骶$_1$和骶$_2$神经根完好，术后才不致发生永久性尿失禁。因此在前路和后路手术，尤其是后路分离和截断骶骨时注意保护截骨平面以上的骶神经根。术中神经根的保留与否应充分考虑肿瘤的性质，尤其是骶$_1$～骶$_3$神经根，良性骶骨肿瘤必须保留；中间性肿瘤应尽量保留神经根，可给予术中、术后的辅助治疗，即内照射或术后放疗以杀灭残留的肿瘤细胞；骶骨恶性肿瘤受累的神经根原则上需将肿瘤连同神经根一并切除，但要权衡利弊和患者的要求。据我们观察S$_{2\sim5}$是括约肌神经功能的主要支配者，仅保留双侧S$_1$神经根的患者，就失去括约肌功能，但下肢运动功能不受损害；保留双侧的S$_1$、S$_2$神经根的患者，均出现暂时性膀胱功能异常，但术后半年左右，多数的患者恢复括约肌功能；保留双侧S$_1$、S$_2$和一侧S$_3$神经根的患者，括约肌功能多无影响。因此，应尽量保留双侧S$_1$、S$_2$和一侧S$_3$神经根。

3. 保护盆腔脏器　前方入路以腹膜外结扎双侧髂内动脉为主，而对于肿瘤前壁的分离不可勉强进行，以免损伤盆腔内重要脏器。初次手术患者前方肿瘤与盆腔脏器常有假性包膜存在，分离常较为简单。而对于复发性骶骨肿瘤多次手术患者，肿瘤常与盆腔脏器紧密粘连，解剖关系紊乱，此时术前预置肛管和输尿管插管等措施就显得极为重要，尽管如此，对于多次手术者前后方联合入路手术并发脏器损伤率也相当高，因此有人主张，对于估计前后方联合入路也难以完整切除的肿瘤患者，应提前做好膀胱、直肠造瘘准备。

4. 有效控制术中出血和止血　安置腹主动脉球囊者一般控制出血效果较好，未安置球囊者麻醉后用药物控制性低血压，在控制性低血压中进行手术；术中低位腹主动脉钳夹阻断或同时结扎双侧髂内动脉；术中单纯结扎双侧髂内动脉，切除肿瘤和将骶骨取出后，术野渗血常常较多，此时可采用油纱压迫止血，10分钟后逐渐将油纱取出并电凝止血；骶骨断面采用骨蜡封堵；创面内的少量渗血，可在关闭切口前采用大量止血纱布包裹凝胶海绵填塞压迫止血；熟练操作，快速有效，避免重复步骤，缩短手术时间，以减少出血。

5. 创面处理　肿瘤取出后必须彻底止血，仔细检查并清除残存的瘤组织及瘤体包膜。对未能做到包膜外剥离的部位，可用50%氯化锌或其他化学药物进行局部烧灼灭活，然后用生理盐水进行彻底冲洗，仔细止血，逐层闭合创口。先将两侧深层软组织及臀大肌等尽量对拢缝合，用以托住盆腔内组织，再缝合皮肤，做好负压引流。

# 第七节　并发症防治

## （一）大出血与失血性休克

采取积极有效的预防措施，不但可降低术中出血量，避免失血性休克，减少术中输血，还可提高手术安全性，提高手术成功率，利于患者术后恢复。目前控制出血最有效的方法是放置球囊导管腹主动脉阻断，在无条件行腹主动脉球囊阻断术的情况下，高位骶骨肿瘤行骶骨全切除或骶骨次全切除术时，可根据骶骨肿瘤的性质、肿瘤的大小和侵犯的范围分别采用以下措施：①术前1天或手术当天进行介入靶血管栓塞或双侧髂内动脉栓塞；②麻醉后用药物控制血压，在控制性低血压中进行手术；③术中单纯低位腹主动脉钳夹阻断或同时结扎双侧髂内动脉；

④术中单纯结扎双侧髂内动脉;⑤肿瘤切除后的残腔用适当的填充物填充压迫止血,切口缝合后加压止血;⑥若术中出血量大于 4000~5000ml 时,可以出现凝血功能异常,创面大量渗血,凝血速度减慢,应及时补充血浆、血小板及相应的凝血因子。

（二）神经损伤

$S_1$ 神经根支配小腿后肌群,$S_2$ 神经主要支配大腿后肌群。$S_2$~$S_4$ 神经组成阴部内神经,与加入的交感、副交感神经纤维共同支配膀胱和直肠括约肌功能及性功能。因此术中要尽量保留患者 $S_1$~$S_5$ 神经的完整,保留双侧 $S_1$、$S_2$ 神经及单侧 $S_3$ 神经,有正常肠道功能 67%,正常膀胱功能 60%;保留双侧 $S_1$~$S_3$ 神经,有正常肠道功能 100% 和正常膀胱功能 89%;保留单侧 $S_1$~$S_5$ 神经,87% 患者有正常肠道功能,69% 有正常膀胱功能;单侧 $S_1$~$S_5$ 神经切除后同侧会阴部感觉麻木,但不影响性功能;根据患者具体情况,在不影响肿瘤较为彻底切除的条件下,尽可能保留双侧 $S_1$~$S_2$ 及至少一侧 $S_3$ 神经根,或一侧 $S_1$~$S_3$ 神经根,配合适当的功能锻炼以最大限度保留行走、大小便及性功能,维持或改善患者的生存质量。因此在前路和后路手术,尤其是后路分离和截断骶骨时注意保护截骨平面以上的骶神经根。术中神经根的保留与否应充分考虑肿瘤的性质,尤其是骶$_1$~骶$_3$ 神经根,良性骶骨肿瘤必须保留;中间性肿瘤应尽量保留神经根,可给予术中、术后的辅助治疗,即内照射或术后放疗以杀灭残留的肿瘤细胞;骶骨恶性肿瘤除肿瘤未累及的骶神经应保留避免损伤外,原则上需将肿瘤连同受累的神经根一并切除,但要权衡利弊和患者的要求。

（三）脑脊液漏

术中应仔细游离、切断、结扎硬膜囊和神经根,应避免硬膜和神经根的损伤,对有脑脊液溢出的硬膜破口应及时修补或结扎。术后观察引流液的颜色、性质及量,如引流液呈淡红色、不凝、量越来越多,患者常主诉头痛,应考虑脑脊液漏。应给予头低脚高位:将床尾抬高 15° 并嘱患者尽量平卧。也可取俯卧位,伤口用 1kg 沙袋加压。将伤口引流管接负压吸引器改为接引流袋,观察引流液的颜色、性质及量,并做好记录。口服乙酰唑胺减少脑脊液生成量。引流液多时,随时询问患者是否出现头痛症状并嘱患者多饮水,并适量补充生理盐水。避免增加负压的因素,留置导尿者,保持尿管通畅,不可夹闭尿管。观察伤口包扎是否完整,有无渗出,如发现伤口敷料潮湿,应以无菌换药法予以更换。脑脊液漏

一周内不能自愈者,采用腰$_3$~腰$_4$ 椎间隙穿刺,持续腰池脑脊液引流,控制引流量 200~300ml/天,至引流量较少且较恒定时,拔除引流。密切注意观察体温变化及神志情况,合理预防性应用抗生素,防止逆行性中枢神经系统感染。

（四）切口不愈合与感染

骶骨后路手术后,切口皮瓣血供明显减少,易发生皮缘坏死;切口距离肛门很近,支配肛门括约肌的骶神经术中受牵拉损伤,术后短时间大便不能控制;骶骨肿瘤切除术后骨盆后部无效腔大,间隙较多,引流不畅等,均是后方切口发生不愈合、感染的危险因素。因此骶骨手术应做到以下几点:

1. 根据肿瘤部位设计好切口皮瓣。

2. 术中仔细止血,紧密缝合切口。

3. 引流管时间宜较长,可至引流量少于 20ml,持续 5~7 天再拔管。

4. 换药后注意切口区封闭完好,避免与肛门接触,避免感染。

5. 有感染迹象者,分泌物及时送培养及作药敏,使用敏感抗生素,并注意加用抗厌氧菌的抗生素。

6. 有大量坏死组织和感染,且位置较深者可一次或多次清创治疗。

（五）尿潴留

表现为拔出尿管后小便不能自解。故对于术中无膀胱损伤者,术后第一天即应开始夹闭尿管,每 2 小时开放一次,指导患者进行括约肌功能锻炼,促进排尿功能恢复。

（六）肺部感染

术后 6 小时开始鼓励患者做深呼吸,有效咳嗽、咳痰;协助患者翻身、拍背 2 小时 1 次。根据痰细菌培养和药物敏感实验,调整使用有效的抗生素。

（七）深静脉血栓

术后第一天指导患者行双下肢功能锻炼,由被动到主动,同时给予双下肢气压式血液循环驱动器治疗,必要时给予肝素皮下注射,鼓励患者早期下床活动,防止血栓形成。骶髂关节未受损伤者及全骶骨切除重建患者,术后 3 天在有效保护措施下,患者可下地活动;骶$_1$ 大部分完整或未破坏者,术后 10~14 天下床活动;骶骨全切或次全切,未重建者,4~6 周下床活动。对于下肢肿胀并主诉疼痛的患者,行 B 超检查,确诊为深静脉血栓形成者患肢制动,避免按摩,以防栓子脱落,并应积极给予抗凝、溶栓治疗。

（八）腹胀

所有患者术后应暂禁食,待患者排气,腹胀消

除,肠鸣音恢复后,可少量摄入流食、半流食,一般 7 天后患者可渐改为普食;肠道损伤者应严格禁食且时间可适当延长。协助患者轴向翻身每 2 小时 1 次且按摩腹部,以促进排气,避免腹胀。腹胀严重停止排气排便时,可给予肛管排气、肥皂水低压灌肠、胃肠减压等。

(段宏　屠重棋　胡云洲)

## 参 考 文 献

1. 胡云洲,沈怀信,饶书城,等.原发性骶骨肿瘤(附 15 例临床分析).中华骨科杂志,1983,3(1):6-9

2. 罗先正.骶骨大部或次全截除治疗原发骨肿瘤.中华骨科杂志,1983,3(1):10-13

3. 刘植珊,李光业,陈永裕,等.骶骨部巨大肿瘤的手术治疗.中华骨科杂志,1983,3(1):15-18

4. Tomita K,Tsuchiya H,Kawahara N,et al. En bloc sacrectomy//Warkins RG. Surgical Approaches to the Spine. 2nd ed. New York:Springer,2003

5. Zhang HY,Thongtrang I,Balabhadra RS,et al. Surgical techniques for total sacrectomy and spinopelvic reconstruction. Neurosurg Focus,2003,15:E5. Review

6. 徐万鹏,宋献文,乐守玉,等.骶骨肿瘤及其外科治疗(125 例手术治疗分析).中华骨科杂志,1994,14(2):67-70

7. Moshirfar A,Rand FF,Sponseller PD,et al. Pelvic fixation in spine surgery. Historical overview,indication,biomechanical relevance,and current techniques. J Bone Joint Surg Am,2005,87(2 suppl):89-106

8. Ohata N,Ozaki T,Kunisada T,et al. Extended total sacrectomy and reconstruction for sacral tumor. Spine,2004,29:E123-126

9. Segal LS. Galveston rod contouring and placement//Vaccaro AR,Albert TJ. Spine Surgery:Tricks of the Trade. New York:Thieme,2003:166-168

10. Gelb DE. Transiliac rod placement//Vaccaro AR,Albert TJ. Spine Surgery:Tricks of the Trade. New York:Thieme,2003:169-172

11. 徐万鹏,我国骶骨肿瘤的外科治疗的发展与挑战.中国骨与关节杂志,2012,1(2):101-104

12. 唐顺,董森,郭卫,等.腹主动脉球囊阻断控制骶骨肿瘤切除术中出血的效果.中国脊柱脊髓.2009.19(2):85-89

13. Daniel M. Sciubba,Rory J. Petteys,Giannina L. Diagnosis and management of sacral tumors. J Neurosurg Spine,2009(10):244-256

14. Chucheep Sahakitrungruang,Kraisri Chantra,Navara Dusitanond. Sacrectomy for Primary Sacral Tumors. Diseases of the Colon & Rectum. 2009(5):913-918

15. 郭卫,李大森,唐顺.骶骨肿瘤的类型和临床特点.中国脊柱脊髓杂志,2010(5):380-384

16. Brown MJ,Kor DJ,Curry TB,et al. Sacral tumor resection: the effect of surgical staging on patient outcomes,resource management,and hospitalcost. Spine,2011,36(19):1570-1578

17. Li D,Guo W,Tang X,et al. Surgical classification of different types of en bloc resection for primary malignant sacral tumors. Eur Spine J,2011,20(12):2275-2281

18. Zhiyu Zhang,Yingqi Hua,Guodong Li. Preliminary proposal for surgical classification of sacral tumors. J Neurosurg: Spine,2010(11):652-658

19. 杨荣利,郭卫,汤小东,等.骶骨巨细胞瘤的外科治疗.中国骨与关节杂志,2012,1(2):111-114

20. Li D,Guo W,Qu H,YangR,et al. Experience with wound complications after surgery for sacral tumors,Eur Spine J,2013,16

21. Ruggieri P,Angelini A,Pala E,Mercuri M. Infections in surgery of primary tumors of the sacrum. Spine(Phila Pa 1976).2012,37(5):420-428

22. Liu Yang,Tu Chong-qi,Song hai-bo. Appling the Abdominal Aortic-Balloon Occluding Combine With Blood Pressure Sensor of Dorsal Artery of Foot to Control Bleeding During the Pelvic and Sacrum Tumors Surgery. Journal of Surgical Oncology,2008,97:626-628

23. Ruggieri P,Mavrogenis AF,USSia G,et al. Recurrence after and complications associated with adjuvant treatments for sacral giant cell tumor. Clin Orthop Relat Res,2010,468(11):2954-2961

24. 王保仓,赵刚.骶骨肿瘤切刮治疗对排尿功能影响的解剖基础.中国骨与关节杂志,2012,1(2):174-176

25. Tang X,Guo W,Yang RI,et al. Use of aortic balloon occlusion to decrease blood loss during sacral tumor resection. J Bone joint Surg(Am),2010,92(8):1747-1753

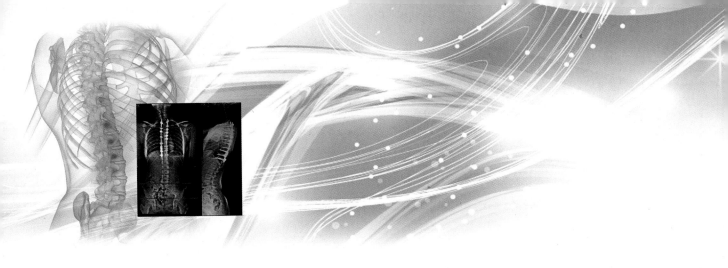

# 第四篇　非手术治疗

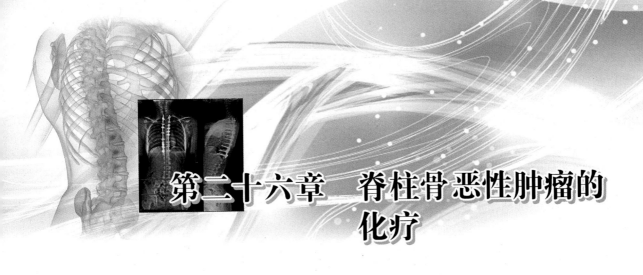

# 第二十六章 脊柱骨恶性肿瘤的化疗

## 第一节 化疗基本原理

恶性肿瘤的一个重要特征是早期的微小转移灶。对于脊柱恶性肿瘤除手术、放疗等局部治疗外，往往需要结合化学治疗，尤其是新辅助化疗（neoadjuvant chemotherapy）的应用，使恶性骨肿瘤的治疗获得了极大的进步。

恶性肿瘤化疗原理是利用不同的细胞对于化疗药物敏感性的不同进行的。化疗药物通过抑制 DNA 合成、破坏 DNA 结构与功能、抑制蛋白质的合成及改变机体激素平衡等多方面的作用，起到杀死肿瘤细胞的作用。增殖旺盛的细胞对化疗的敏感性高于增殖缓慢的细胞，幼稚细胞对化疗的敏感性高于成熟细胞。癌细胞是身体内的增殖旺盛细胞，而且很多为幼稚细胞，身体内的其他正常细胞则多数是成熟细胞。因此癌细胞是身体内的化疗敏感组织，也就是说化疗药物对这些细胞的作用最大，这就是化疗药物治疗恶性肿瘤的基本原理。

### （一）按照化疗药物作用原理分类

1. 抑制 DNA 合成

（1）二氢叶酸还原酶抑制剂：是二氢叶酸不能还原为四氢叶酸，脱氧胞苷酸合成受阻而抑制肿瘤细胞 DNA 的合成，例如甲氨蝶呤等；

（2）胸苷酸合成酶抑制剂：阻止脱氧尿苷酸甲基化，使其不能转变为脱氧胸苷酸而抑制肿瘤细胞 DNA 的合成，例如氟尿嘧啶等；

（3）嘌呤核苷酸合成酶抑制剂：阻止肌苷酸转变为胸苷酸和鸟苷酸，干扰嘌呤代谢，从而抑制肿瘤细胞 DNA 的合成，例如巯嘌呤等；

（4）核苷酸还原酶抑制剂：阻止胞苷酸转变为脱氧胞苷酸，抑制肿瘤细胞 DNA 的合成，例如羟基脲等；

（5）DNA 多聚酶抑制剂：影响 DNA 的合成，干扰 DNA 的复制，从而抑制肿瘤细胞 DNA 的合成，例如阿糖胞苷等。

2. 抑制蛋白质合成

（1）影响微管蛋白装配：干扰肿瘤细胞有丝分裂时的纺锤体的形成，例如长春新碱等。

（2）干扰核蛋白功能：抑制肿瘤细胞蛋白合成的起步阶段，例如三尖杉碱等。

（3）阻止氨基酸供应：降解血液中的门冬酰胺，使肿瘤细胞缺乏门冬酰胺酸的供应，例如门冬酰胺酶等。

3. 破坏 DNA 的结构与功能

（1）烷化剂：烷化基团与瘤细胞的亲核基团反应，与 DNA 发生交联而破坏 DNA，例如环磷酰胺等；

（2）金属化和反应剂：顺铂产生的二价铂可与 DNA 上的碱基交联而破坏 DNA；

（3）嵌入 DNA 干扰核酸合成剂：药物通过嵌入 DNA 的碱基对之间，干扰转录，例如放线菌素 D 等；

（4）拓扑异构抑制酶：使受损伤的 DNA 得不到修复，例如羟喜树碱。

4. 改变集体激素平衡　该类药起源于激素依赖性组织的肿瘤，可通过改变机体激素的平衡状态而得到治疗肿瘤的作用，多用于骨转移癌：

（1）直接或反馈作用剂：如应用地塞米松及甲羟孕酮治疗淋巴瘤及乳腺癌的骨转移。

（2）阻断性激素受体作用剂：如他莫昔芬阻断雌激素受体治疗乳腺癌、卵巢癌的骨转移。

## （二）按照化疗药物作用于细胞周期内的不同时期分类

化疗药物可以被分为细胞周期特异性药物（cell cycle specific agents，CCSA）和细胞周期非特异性药物（cell cycle non-specific agents，CCNSA）。

1. 细胞周期特异性药物 作用于细胞周期中的某一个特定的时期，这些药物主要是抗代谢药，例如作用于 S 期的药物有羟基脲、氟氧嘧啶、阿糖胞苷、甲氨蝶呤等，作用于 M 期的长春新碱、长春碱等，作用于 $G_2$ 期和 M 期的紫杉醇等。

2. 细胞周期非特异性药物 作用于细胞周期中的各个时期，这些药物包括烷化剂、顺铂类药物，代表药物是顺铂和环磷酰胺。以上只是化疗药物的一个分类方法，治疗效果与分类方法没有直接的关系。

# 第二节 化疗药物与剂量

## （一）化疗药物

目前临床上常见化疗药物包括抗代谢药物、烷化剂、抗生素、植物药、激素类等。

1. 抗代谢药物在化学结构上与核酸代谢所必需的物质如叶酸、嘌呤、嘧啶类似，通过竞争作用而干扰核苷酸的代谢，从而阻止肿瘤细胞的增殖，属细胞周期特异性药物，主要对 S 期敏感。临床上常用与骨肿瘤的该类药物主要有甲氨蝶呤（MTX）和氟尿嘧啶（5-Fu）。

2. 烷化剂是最早应用于肿瘤化疗的药物，该类药物均具有活泼的烷化基团，并通过烷化反应，取代 DNA 相应基团中的氢原子，而产生细胞毒作用。常为细胞周期非特异性药物。临床上常用于骨肿瘤的主要有环磷酰胺（CTX）、异环磷酰胺（IFO）和丙氨酸氮芥（MEL）。

3. 抗生素类化疗药物一般由放线菌或者真菌产生，它们在化学机构上具有醌式的芳香结构，通过嵌合于 DNA 改变 DNA 模板而干扰 mRNA 的合成，属于细胞周期非特异性药物。临床上常用于骨肿瘤的有多柔比星（ADM）、吡柔比星（THO-ADM）、表柔比星（EADM）、放线菌素 D（ACTD）等。

4. 植物类化疗药物是从植物中提取出的含有生物碱等抗肿瘤成分的药物，大部分作用于微管，阻止纺锤体的形成，将有丝分裂停止于中期，另外有小部分作用于 DNA 拓扑异构酶，是细胞分裂停止于晚 S 期或早 $G_2$ 期。该类药物属于细胞周期特异性药物。临床上常用于骨肿瘤的有长春新碱（VCR）、紫杉醇（PTX）、依托泊苷（VP-16）等。

5. 激素类药物多用于血液系统的肿瘤、骨转移癌，同时也可以用于控制化疗的毒副作用。临床上常用的包括肾上腺皮质激素、雄性激素、雌性激素、抗雄性激素、抗雌性激素。

6. 其他类化疗药物还有顺铂（CDP）、达卡巴嗪（DTIC）。顺铂分子中的铂原子在抗肿瘤作用中有重要意义，它与 DNA 链形成交联而抑制癌细胞的增殖，属于细胞周期非特异性药物。达卡巴嗪在肝微粒体混合功能氧化酶作用下转化为具有烷化活性的产物，而抑制 DNA 和 RNA 的合成发挥作用。

## （二）药物剂量

在临床肿瘤化疗过程中，化疗药物剂量强度与治疗效果明显相关，对于有治愈可能的患者，应尽量可能使用可耐受的最大剂量强度的化疗来保证疗效。近年来随着对化疗常见并发症如骨髓抑制的有效治疗，高剂量强度化疗以提高化疗疗效，已在临床上逐渐引起重视。

1. 1979 年 Rosen 等正式提出新辅助化疗（neo-adjuvant chemotherapy）的概念，这是区别于以前的辅助化疗强调在手术控制局部肿瘤后应用化疗药物来治疗可能转移至肺、骨骼、淋巴结和其他部位的微小病灶。新辅助化疗强调术前化疗 6～10 周，然后行肿瘤切除，根据肿瘤组织坏死程度，制定术后化疗方案。如果肿瘤坏死率大于 90%，术后则继续原化疗方案，5 年生存率可达 80%～90%；而坏死率小于 90% 者，5 年生存率低于 60%，应调整术后化疗方案。新辅助化疗的概念得到广泛认可，目前已成为恶性骨肿瘤治疗的标准模式。其主要优点为：

（1）可早期进行全身治疗，消灭潜在的微小转移灶；

（2）通过评估术前化疗效果，指导术后化疗；

（3）缩小肿瘤及肿瘤周围的反应带，提高保肢手术率；

（4）允许有充分时间设计保肢方案，定制假体；

（5）减少手术中肿瘤播散的机会；

（6）早期识别高危病例组。

2. 根据目前国内化疗经验和循证医学分析,恶性骨肿瘤的化疗方案应为:

（1）行个体化超大剂量化疗,根据患者的身高和体重计算体表面积(体表面积 $m^2$ =0.0061×身高 cm +0.0128×体重 kg−0.1529),多柔比星 60～80mg/$m^2$,顺铂(CDP)100～120mg/$m^2$,甲氨蝶呤(MTX)8～12g/$m^2$,异环磷酰胺(IFO)2g/$m^2$;

（2）术前行 ADM 和 CDP 动脉插管化疗,MTX 和 IFO 静脉内给予,采取动静脉结合的双途径化疗方式,使用动脉泵将上述药物泵入,使血药浓度持续保持高浓度;

（3）将二线药物 IFO 变为一线用药,提高药物的剂量强度;

（4）化疗过程中仔细观察,详细记录肿瘤对化疗药物的反应,了解该患者对哪种药物敏感,以便于指导制定术后化疗方案;

（5）对于化疗效果欠佳者,可加用新药紫杉醇(PTX),175～200mg/$m^2$;

（6）既往患者术后化疗 2～3 年,现在由于术前已行个体化超大剂量化疗,获得了良好化疗效果,所以术后化疗 3～5 个疗程即可。

# 第三节　化疗药物的不良反应及处理

化疗药物通常是在细胞分裂期杀伤细胞,由于肿瘤细胞与正常细胞在生化代谢、DNA 合成等方面无显著的差异,造成了化疗药物较差的选择性,即化疗药物对处于细胞分裂期的正常细胞也有杀伤作用,这也是化疗药物产生不同形式的化疗不良反应的原因。随着化疗药物剂量的不断增加,虽然可能更有效地控制肿瘤的生长,但同时化疗药物的不良反应也将增加。化疗药物对身体不同组织产生的损害程度不一样,表现形式也存在差别。人体内同样有增殖旺盛的细胞,这些组织包括骨髓细胞和胃肠道的上皮细胞。化疗对于骨髓的副作用表现为骨髓抑制,出现血小板、白细胞的减少和贫血;对于胃肠道的副作用则表现为消化道溃疡、出血等情况;其他组织的损害可以表现出相应的症状。因此在临床工作中,在化疗药物疗效与不良反应之间找到平衡点尤为重要。

**（一）消化道反应**

1. 恶心呕吐、食欲下降　恶性、呕吐是现有化疗药物中最常见的不良反应。同时它可以导致患者厌食、营养不良、恶病质,甚至某些患者因此拒绝继续进行化疗,影响最终治疗效果。目前所有患者化疗期间均常规采用预防止吐治疗,个别患者反应较重时需采用不同机制止吐药物联合应用。有研究表明止吐药联用地塞米松可以提高其疗效。

2. 腹泻与便秘　部分药物如紫杉类和长春瑞滨有一定比例的肠道症状,如出现腹泻或便秘,多数较轻,给予对症支持治疗即可好转。

3. 口腔黏膜炎　迅速增殖的黏膜组织容易受到化疗药物损伤,表现为口腔黏膜疼痛、部分可出现溃疡,常见于甲氨蝶呤和氟尿嘧啶类药物。出现口腔黏膜炎患者,可应用漱口液(预防细菌及真菌感染)、进食前含漱利多卡因液止痛、给予维生素 $B_2$ 等多种维生素、必要时给予静脉营养支持治疗。

**（二）骨髓抑制**

1. 白细胞及粒细胞下降　最常见。粒细胞的半衰期最短,6～8 小时,因此最先下降,最低值一般出现在化疗后 7～13 天,白细胞及粒细胞下降的治疗疗效很好,以粒细胞集落刺激因子为主,Ⅳ度以下降低时还需采用保护性隔离、房间消毒及预防应用抗生素,这些措施的应用可安全保护患者度过化疗后骨髓抑制期。

2. 红细胞及血红蛋白下降　多周期化疗后可出现,一般为轻度下降,必要时可应用促红细胞生成素或输注红细胞悬液以保证治疗顺利进行。

3. 血小板下降　少见于个别药物有血小板下降的不良反应。轻度下降不需处理,较重时可采用血小板集落刺激因子、输血小板等措施,Ⅳ度以下血小板降低患者需适当制动。

**（三）肝脏毒性作用**

化疗药物引起的肝功能损害是降低化疗药物剂量强度的重要原因。临床表现为血清谷丙转氨酶、谷草转氨酶升高或血清胆红素升高。化疗期间可常规预防或治疗性使用保肝药物,化疗前后肝功能检测尤为必要,严重时需停用化疗药物。

**（四）泌尿系统毒性作用**

1. 肾脏损害　轻度损害临床上可无明显症状而表现为肌酐升高、轻度蛋白尿、镜下血尿;严重则可出现肾衰竭。肾脏毒性以预防为主。绝大多数化疗药物的肾毒性不明显,顺铂和甲氨蝶呤相对多见。因此使用顺铂时应计 24 小时尿量,并常规水化、利尿以减轻药物对肾脏的影响。化疗期间肾脏功能、电解质检测是非常重要的,当出现肾衰竭时应用血液透析。

2. 出血性膀胱炎　主要表现为血尿,血尿可轻可重,轻者仅有镜下血尿,重度可造成贫血及血流动力学改变出血。可为突发性大量血尿,亦可为顽固性反复血尿。大剂量应用环磷酰胺时约 40% 患者可出现出血性膀胱炎,应用美司钠(mesna)可有效防止出血性膀胱炎的发生。

### （五）神经毒性作用

在骨肿瘤的化疗中,神经系统的毒性反应临床表现可有多重形式。顺铂可见听神经改变,表现为耳鸣、听力下降等,多数不严重,可继续治疗,不能耐受时停药多数可自行恢复。应用营养神经药物可减轻症状。

### （六）其他毒性作用

化疗药物还有些少见的不良反应,如过敏反应、肺部毒性、心脏毒性等,用药前应充分了解各种化疗药物的常见不良反应,注意早期预防和治疗。

## 第四节　脊柱骨肉瘤的化疗

### （一）新辅助化疗

已应用多年,自 90 年代初至今,已成为骨肉瘤的标准治疗方案。目前用于骨肉瘤化疗的主要药物有多柔比星(doxorubicin,ADM)、顺铂(cisplatin,CDP)、甲氨蝶呤(high-dose methotrexate,HD-MTX)、长春新碱(vincristine,VCR)、表柔比星(EADM)和异环磷酰胺(ifosfamide,IFO)等。

### （二）常用化疗方案

目前临床上常用的骨肉瘤化疗方案有 Rosen 的 T 系列方案、COSS 方案、Rizzoli 研究所的 IOS/OS-4 方案、ISG/SSG 研究方案、北京大学人民医院的 OS-1 方案。目前国内多用 OS-1 方案,包括一线药物:ADM、CDP、MTX,二线药物:IFO、紫杉醇、$As_2O_3$ 和 VP-16。有报道 113 例骨肉瘤采取此方案化疗,5 年生存率为 71.93%,与国外相应化疗方案在 5 年生存率上差异不大。

OS-1 方案:

多柔比星(ADM)60mg/m²,iv,第 1、3 天。

顺铂(CDP)100mg/m²,iv(静脉滴注 24 小时),第 2 天。

甲氨蝶呤(MTX)8 ~ 12g/m²,iv,6 个小时后使用四氢叶酸钙(CF)解救。

对于某些患者随机加用异环磷酰胺(IFO),2g/m²,iv,连续 5 天。

术前按此方案化疗 2 周期,术后 21 天开始化疗,化疗方案取决于术后病理,如果肿瘤坏死率大于 90%,继续上述方案化疗。如果小于 90%,调整化疗方案,加用异环磷酰胺(IFO),剂量 2g/m² 连续 5 天,同时给予等计量的美司钠预防出血性膀胱炎的发生。

## 第五节　脊柱尤文肉瘤的化疗

尤文肉瘤是骨内小圆细胞增生的恶性肿瘤。近年来国外学者将尤文肉瘤患者分为高风险和标准风险两类。高风险的定义是变化的,但通常包括肺、骨和(或)骨髓转移病例,扩散的病例和不良部位的原发肿瘤,直径大于 8cm 或体积大于 100ml 的大肿瘤也包含在高风险分类中。标准风险类包括中轴骨或骨盆肿瘤,有许多研究者建议还应包括在肱骨和股骨的近端骨肿瘤。目前尤文肉瘤常用的化疗方案包括 CESS-86 方案、SSG 研究方案、REN 方案。其中 CESS-86 方案标准风险组和高风险组 10 年无瘤生存率分别为 52% 和 51%,局部复发率为 7%,现将该方案介绍如下:

CESS-86 方案:

放线菌素 D(ACD):0.5mg/m²,iv,只在第 2 疗程使用,第 1 ~ 3 天给药。

多柔比星(ADM):20mg/m²,iv,只在第 1、3 疗程使用,第 1、2 天给药。

长春新碱(VCR):1.5mg/m²,iv,第 1 天给药。

环磷酰胺(CTX):1.2g/m²,iv,第 1 天给药。

对高风险组,环磷酰胺换为异环磷酰胺(IFO),1.2g/m²,连续给药 2 天。此方案 1 个疗程为 3 周,持续 12 个疗程,第 9 周可进行局部治疗,可行手术、放疗或二者结合。

## 第六节 脊柱浆细胞骨髓瘤的化疗

脊柱浆细胞骨髓瘤几乎全部为多发性,治疗以化疗为主,但应该指出该种疾病到目前为止仍不可治愈,化疗的目的是延长生存期,减少和预防并发症如骨痛和病理性骨折等。绝大多数患者经正规化疗均可取得客观上的缓解,表现为血清和尿 M 蛋白下降,症状可暂时或长期缓解。经化疗后患者的中位生存期一般为 2~3 年,生存期的长短取决于初始治疗时患者肿瘤的负荷和对治疗的反应。目前较常用的诱导化疗方案是 VBMCP 方案和 MP 方案两种。

**（一）VBMCP 方案**

具体用法为:

长春新碱(VCR):1.2mg/m²,iv,第 1 天。

卡莫司汀(BCNU):20mg/m²,iv,第 1 天。

美法仑(MEL):8mg/m²,po,第 1~4 天。

环磷酰胺(CTX):400mg/m²,iv,第 1 天。

泼尼松(PDN):40mg/m²,po,第 1~7 天(所有周期)。

20mg/m²,po,第 8~14 天(只用于第 1~3 周期)。

以上药物应用每 35 天为一个周期,至少持续应用一年。

在此方案中泼尼松的应用应个体化,对于显效慢,持续骨痛或贫血严重的患者,可在 1~14 天给予较高剂量的泼尼松,在前 2~3 周期的其他时间则给予低剂量维持治疗。

**（二）MP 方案**

对于 70 岁以上的老年患者或不能耐受 VBMCP 方案的患者可应用 MP 方案:

美法仑(MEL):8mg/m²,po,第 1~4 天。

泼尼松(PDN):60mg/m²,po,第 1~4 天。

两种药物应用每 28 天为一个周期,至少应用一年。

## 第七节 脊柱恶性淋巴瘤的化疗

恶性淋巴瘤分为霍奇金淋巴瘤(Holdgkin Lymphoma,HL)和非霍奇金淋巴瘤(non-Holdgkin Lymphoma,NHL)两种病理类型。脊柱淋巴瘤有原发和继发性之分,原发性淋巴瘤的预后优于继发性淋巴瘤,两者均应以化疗为主。

HL 常采用的化疗方案为 ABVD(ABM、DLM、VLB、DTIC)方案,4~6 周期后进行疗效评价,达到缓解指标要求后,再进行 2 周期巩固化疗,整个周期为 6~8 个周期。

NHL 又分为不同的类型,包括:慢性淋巴细胞

性白血病、滤泡淋巴瘤、边缘区淋巴瘤、套细胞淋巴瘤、弥漫大 B 细胞淋巴瘤、高度侵袭淋巴瘤 6 种。其中:慢性淋巴细胞性白血病和滤泡淋巴瘤的一线化疗方案为 CVP(CTX、VCR、PDN)±利妥昔单抗。边缘区淋巴瘤化疗效果欠佳,以放疗为主。套细胞淋巴瘤和弥漫大 B 细胞淋巴瘤一线化疗方案可选择 Hyper CVAD 方案。高度侵袭淋巴瘤无一定的标准方案,一般选择 Hyper CVAD。

将上述方案的计量和疗程列表(表 26-7-1)如下:

表 26-7-1 恶性淋巴瘤的化疗

| 方案 | 药物 | 剂量 | 用法 | 用药时间(d) | 天数/周期 |
|---|---|---|---|---|---|
| ABVD | ADM | 25mg/m² | iv | 1,15 | 28 |
| | BLM | 10mg/m² | iv | 1,15 | |
| | VLB | 6mg/m² | iv | 1,15 | |
| | DTIC | 375mg/m² | iv | 1,15 | |
| CVP | CTX | 750mg/m² | iv | 1 | 21 |
| | VCR | 1.4mg/m² | iv | 1 | |

续表

| 方案 | 药物 | 剂量 | 用法 | 用药时间(d) | 天数/周期 |
|---|---|---|---|---|---|
| | PDN | 40mg/m$^2$ | Po | 1~5 | |
| Hyper CVAD | CTX | 300mg/m$^2$ | iv | 1~3 | 21 |
| | VCR | 2mg/m$^2$ | iv | 4,11 | |
| | ADM | 50mg/m$^2$ | iv | 4 | |
| | DXM | 40mg/m$^2$ | iv | 1~4;11~14 | |

# 第八节 脊柱转移瘤的化疗

脊柱和骨盆是转移性肿瘤的多发部位,所有的脊柱转移癌患者在原发肿瘤分期中为第Ⅲ期,即平常所说的晚期肿瘤,但这并不是生命的终末期。只要原发肿瘤或转移性肿瘤未累及重要的内脏器官,或对这些器官影响较小,转移癌患者可有较长的生存时间。因此,对脊柱转移癌的患者在根据患者情况进行脊柱受累及部位处理前后,可行化疗以延缓原发肿瘤的扩散,延长患者生存时间。

## 一、乳腺癌转移的化疗

乳腺癌的治疗目前采用多学科的综合治疗,除原发部位肿瘤的手术切除治疗外,尚需在手术前后应用全身性的药物治疗,以杀灭局部区域淋巴结及远处脏器的亚临床微小转移灶,从而推迟局部复发及减少远处转移,达到延长生存期的目的。

目前乳腺癌患者的辅助化疗的方案主要有以下几种:

### (一) CMF 方案

CMF 方案辅助化疗是使用最早的有效方案,适用于:①低度及中度复发危险病例;②老年患者尤其是 70 岁以上者;③以往有心脏功能不全或高血压病史的患者。用药剂量如下:

环磷酰胺(CTX):400mg/m$^2$

甲氨蝶呤(MTX):40mg/m$^2$

氟尿嘧啶(F):400mg/m$^2$

### (二) 蒽环类方案

以蒽环类药物为主的辅助化疗常用方案有 AC、CAF、CEF 等。蒽环类药物的化疗已作为乳腺癌术后常用的方案,尤其对术后淋巴结有转移、有高危复发危险的患者,但由于其对心脏有一定的毒性,因而其临床应用受到一定的限制,有心脏疾病的患者慎用。

AC 方案:

多柔比星(AADM):40mg/m$^2$

环磷酰胺(CTX):600mg/m$^2$

CAF 方案:

多柔比星(AADM):40mg/m$^2$

环磷酰胺(CTX):600mg/m$^2$

氟尿嘧啶(5-Fu):500mg/m$^2$

CEF 方案:

表柔比星(EADM):70mg/m$^2$

环磷酰胺(CTX):600mg/m$^2$

氟尿嘧啶(5-Fu):500mg/m$^2$

### (三) 含紫杉类药物辅助化疗

应用紫杉类的辅助化疗方案,近几年在临床被高度重视,但应该注意防治过敏及其神经毒性作用,如:神经性肠麻痹。

ACT 方案(适用于转移、复发高危患者):

多柔比星(A):60mg/m$^2$

环磷酰胺(C):600mg/m$^2$

紫杉醇(T):175~225mg/m$^2$。第 1 天使用,iv,3 小时完成。

21 天为一周期,共 4 周期 。

### (四) 吉西他滨

吉西他滨单药主要用于晚期乳腺癌,对初治或复治病例的疗效为 10%~15%,与蒽环类、紫杉类合用也有较好的效果,与顺铂联合应用也有一定的疗效。主要不良反应是骨髓抑制所致的剂量限制性毒性,常见有中性粒细胞下降、贫血、血小板降低等。

吉西他滨的剂量为 500 ~ 2500mg/m²，根据单用或联合用药而剂量不同。常用量为 1000mg/m²，每周 1 次，第 1、8、15 天应用，以 4 周为 1 个疗程。

吉西他滨：1000mg/m²

多柔比星：60mg/m²

吉西他滨：1 000mg/m²

紫杉醇：175mg/m²

吉西他滨：1000mg/m²

顺铂：40mg/m²

### （五）卡培他滨

卡培他滨作为难治性乳腺癌的一线化疗药物，特别是对部分蒽环类及紫杉类药物治疗无效的乳腺癌患者，能达到较好的疗效。

卡培他滨（希罗达）1000 ~ 1250mg/m²，分早晚两次口服，21 天为一周期，第 1 ~ 14 天使用，然后停药 7 天。联合用药时可根据不同的方案，剂量范围可从每日 500mg/m² ~ 1200mg/m² 不等。

## 二、肺癌转移的化疗

### （一）小细胞肺癌的化疗（SCLC）

1. PE（一线）

顺铂（cisplatin）：75mg/m²，第 1 天。

依托泊苷（etoposide）：100mg/m²，第 1、2、3 天，3 周重复，持续 4 ~ 6 周期。

2. CE（一线）

卡铂（carboplatin）：AUC 5/6。

依托泊苷（etoposide）：100mg/m²，第 1、2、3 天，4 周重复，持续 4 ~ 6 周期。

### （二）非小细胞肺癌的化疗（NSCLC）

一线方案：

1. NP（第 2 或 3 代）

长春瑞滨（NVB）：25mg/m²，iv，第 1、8、15 天。

顺铂（DDP）：80mg/m²，iv，第 1、3 天，4 周重复。

2. Paclitaxel+Cisplatin

多西他赛（TAXOL）：150 ~ 175mg/m²，iv，第 1 天。

顺铂（DDP）：80mg/m²，iv，第 1 天，3 周重复。

3. 老年人化疗

（1）多西他赛（TAXOL）：75mg/m²，iv，第 1 天，3 周重复，持续 4 周期。

（2）吉西他滨：1000mg/m²，iv，第 1、8、15 天，4 周重复，持续 4 周期。

（3）长春瑞滨（NVB）：25mg/m²，iv，第 1、8、15 天，4 周重复。

## 三、前列腺癌转移的治疗

前列腺癌一开始治疗应选择内分泌治疗，但内分泌治疗失败后应选择联合化疗，方案有多种：

### （一）EEM 化疗方案

足叶乙苷（VP-16）：50mg/(m²·d)，po，第 1 ~ 21 天。

雌莫司汀（EM）：50mg/(kg·d)，po，第 1 ~ 21 天。

4 周为一周期，可持续进行。

### （二）PEM 方案

紫杉醇：120mg/m²，持续静脉滴注 96 小时，第 2 ~ 5 天。

雌莫司汀（EM）：600mg/(kg·d)，po，第 1 ~ 21 天。

每 3 周重复，3 周为 1 个疗程。

### （三）VEM 方案

长春新碱（VLB）：4mg/m²，iv 每周 1 次，持续 6 周。

雌莫司汀（EM）：10mg/(kg·d)，每日分 3 次口服，持续 6 周。

每 8 周重复，2 周期为 1 个疗程。

## 四、肾癌转移的化疗

肾癌对化疗不敏感，有效率极低，免疫治疗有效率也仅 20% 左右。具体方案有很多种，介绍如下：

### （一）肾癌干扰素递增化疗方案

应用 8 周左右，客观有效率 24%，且 13% 病情有效。

干扰素（IFNα-2b）：30 万 U/kg（第 1 周）

60 万 U/kg（第 2 周）

90 万 U/kg（第 3 周）

13-顺式维 A 酸：0.5mg/kg，每天分两次口服，对病情缓解有效。

### （二）肾癌化疗方案之ⅡP 生物化疗方案

28 天重复。

干扰素（IFα-2b）：40 万 U/kg，持续 28 天。

白介素-2（IL-2）：20 万 U/kg，iv，第 1 ~ 5 天。

氟尿嘧啶：600mg/kg，iv，第 1 ~ 5 天。

### （三）肾癌化疗方案之Ⅱ方案

IL-2：900 万 ~ 1000 万 U，皮下注射，每周 3 次。

以上这些肾癌治疗方案不是所有患者都可以使用的,需根据患者的病况、身体承受能力,及其对药物有否排斥反应来具体制定。

## 五、消化道癌瘤转移的化疗

消化道肿瘤种类多,分类复杂,不同器官、分期的肿瘤有不同的化疗方案,效果也差异较大。转移至脊柱的消化道肿瘤应根据患者肿瘤类型、患者年龄和身体情况进行充分评估后再决定是否行化疗以及具体的化疗方案。下面就食管癌、胃癌、大肠癌和胰腺癌的化疗方案进行简单介绍。

### (一)食管癌的常用化疗方案

1. PF 方案

顺铂(DDP):75~100mg/$m^2$,iv,第 1 天。

氟尿嘧啶(5-FU):1000mg/$m^2$,连续静脉滴注 4~5 天,第 1~4 或 5 天,28 天为 1 周期。

2. TP 方案

紫杉醇(PTX):135~175mg/$m^2$,iv,第 1 天。

顺铂(DDP):40mg/$m^2$,iv,第 2、3 天。

21 天为一周期。

### (二)胃癌化疗方案

1. FUP 方案

顺铂(DDP):75~100mg/$m^2$,iv,第 1 天。

氟尿嘧啶(5-FU):1000mg/($m^2$·d),连续静脉滴注 24 小时,第 1~5 天。

4 周为一周期。

2. PTX+DDP+5-FU 方案

紫杉醇(PTX):175mg/$m^2$,iv,第 1 天。

顺铂(DDP):20mg/$m^2$,iv,第 1~5 天。

氟尿嘧啶(5-FU):750mg/$m^2$,连续静脉滴注 4~5 天,第 1~5 天。

28 天为 1 周期。

### (三)大肠癌化疗方案

1. HLF 方案　每 28 天重复。

羟喜树碱:10mg/$m^2$,iv,第 1~5 天。

醛氢叶酸:200mg/$m^2$,iv,第 1 天。

60mg/$m^2$,PO,第 2~21 天。

氟尿嘧啶:375mg/$m^2$,iv,第 1~21 天。

2. 大肠癌化疗方案 HDLF 方案　21 天重复。

羟喜树碱:10mg/$m^2$,iv,第 1~5 天。

顺铂(DDP):20mg/$m^2$,iv,第 1~3 天。

醛氢叶酸:20mg/$m^2$,iv,第 1~5 天。

氟尿嘧啶:500mg/$m^2$,iv,第 1~5 天。

### (四)胰腺癌常用化疗方案

1. 局部晚期或术后辅助化疗方案

方案 1:

氟尿嘧啶(5-FU):225mg/($m^2$·d),第 1~5 天/周,连续静脉滴注。

方案 2:

氟尿嘧啶+CF

醛氢叶酸(CF):20mg/$m^2$,静脉推注,第 1 周连用 4 天。

氟尿嘧啶(5-FU):425mg/$m^2$,静脉推注。

5-FU 单药尤其是加用生化调节剂 CF 时,主要的剂量限制性毒性是腹泻及口腔黏膜溃疡。与胰腺放疗同时应用,腹泻的发生率更高。使用该治疗方案时,应密切观察患者大便情况,必要时应停药和予对症处理。同时注意观察口腔黏膜、血象、肝肾功能等。另外,为防止静脉炎的发生,应采用深静脉插管化疗。

2. 晚期胰腺癌的联合化疗方案

FAM 方案:

氟尿嘧啶(5-FU):600mg/$m^2$,静脉滴注,第 1,8,29,36 天,每 8 周重复。

多柔比星(ADM):30mg/$m^2$,静脉推注,第 1,29 天。

丝裂霉素(MMC):10mg/$m^2$,静脉滴注,第 1 天。

3. 美国东部肿瘤协作组推荐转移性胰腺癌的治疗方案　吉西他滨(gemcitabine):1000mg/$m^2$ 静脉滴注 30 分钟,每周 1 次,共 7 周,休 1 周后,每周重复 1 次,连用 3 周休 1 周。

## 六、鼻咽癌转移的化疗

鼻咽癌 95% 以上属于低分化癌和未分化癌类型,恶性程度高、生长快,容易出现淋巴结或血道转移。放化疗联合治疗是主要的方式,鼻咽癌的化疗常用联合化疗方案:

1. PF 方案　顺铂 20mg/$m^2$ 和 5-氟尿嘧啶 750mg/$m^2$,静脉滴注,连用用药 5 天后休息 2 周,可用 2~3 个疗程。此方案可用于放疗前使肿瘤缩小,或用于单纯化疗的病例,有效率介于 40%~90%。为最常用化疗方案。

2. PFA 方案　顺铂 20mg/$m^2$ 和氟尿嘧啶 500mg/$m^2$,静脉滴注 5 天;多柔比星 40mg/$m^2$,疗程第 1 天静脉注射。3~4 周后重复一次,有明显缩小肿瘤作用。现已少用。

3. CBF 方案

环磷酰胺 600～1000mg/次，静脉注射，第 1、4 天应用。

争光霉素 15m/次，肌内注射，第 1、5 天应用。

氟尿嘧啶 500mg/m²，静脉注射，第 2、5 天应用，疗程结束后休息 1 周，共用 4 个疗程。有效率为 60.8%，现已少用。

化疗与放疗联合治疗效果优于单纯化疗，5 年生存率有明显提高。

（段宏　屠重棋）

## 参 考 文 献

1. 蔡郑东,纪方. 实用骨肿瘤学. 北京:人民军医出版社, 2004:131-141

2. 郭卫. 中华骨科学-骨肿瘤卷. 北京:人民卫生出版社, 2010:131-163

3. 库宝善. 药理学. 北京:北京大学医学出版社,2004:448-449

4. Vincent T Devita, Jr. Cancer, principles and practice of Oncology. 4th ed. Philadelphia：J. B. Lippin-cott,1993:227-278

5. Von Hoff DD. Risk factors for doxorubicin-induced congestive heart failure. Ann Intern Med,1979,91:710-717

6. Rosen G, Marcove RC, Caparros B, et al. Primary osteogenic sarcoma. The rationale for preoperative chemotherapy and delayed surgry. Cancer,79,43:2163-2177

7. Grem J, King S, Wittes R, et al. The role of methotrexate in osteosacoma. JNCI,1988,80:625-655

8. Willian F, Cassano, Etoposide. Cyclophosphamide, Cisplatin and Doxorubicin as Neoadjuvant Chemotherapy for Osteosarcoma. Cancer,1991,68(9):1899-1902

9. Bacci G, Mercuri M, Longhi A, et al. Neoadjuvant chemotherapy for Ewing's tumor of bone ：recent experience at the Rizzoli Orthopaedic Institute. European Journal of Cancer, 2002,38:2243-2251

10. Kyle RA, Rajkumar SV：Mutiple myeloma. N Engl J Med. 2004,351:1860-1873.

11. Attal M, Harousseau JL, Stoppa AM, et al：A prospective, randomized trial of autologous bone marrow transplantation and chemotherapy in multiple myeloma. Intergroup Francais du Myeloma. N Engl J Med,1996,335:91-97

12. Hortobagyi GN：Novel approaches to the management of bone metastases in patients with breast cancer, Semin Oncol,2002,29:134-144

13. Sandler AB：Chemotherapy for small cell lung cancer. Semin Onlcol 2003,30:9-25.

14. Oh WK：Chemotherapy for patients with advanced prostate carcinoma：A new option for therapy. Cancer, 2000, 88: 3015-3021

15. Yagoda A, Abi-Rached B, Petrylak D：Chemotherapy for advanced renal-cell carcinoma：1983-1993. Semin Oncol, 1995,22:42-60

16. Mücke T, Mitchell DA, Tannapfel A, Wolff KD, Loeffelbein DJ, Kanatas A. Effect of neoadjuvant treatment in the management of osteosarcomas of the head and neck. J Cancer Res Clin Oncol,2014,140:127-131

17. Jyoti Bajpai, Ajay Puri, Kajal Shah. Chemotherapy Compliance in Patients With Osteosarcoma. Pediatr Blood Cancer, 2013(60):41-44

# 第二十七章 脊柱肿瘤的放射性核素治疗

## 第一节 概　述

几乎任何癌症都可以转移到骨骼系统,尸检证实,85%的患者有骨转移。脊柱转移瘤患者其原发肿瘤多为前列腺癌、乳腺癌、肺癌和鼻咽癌。另外肾、甲状腺、膀胱、子宫颈和胰腺的癌肿也会发生骨转移。因为骨髓和骨基质是一些初级细胞生长和分化的部分,适合于肿瘤生长,但肿瘤在骨髓和骨基质发生的机制仍不十分清楚。矿物结构以及髓腔内丰富的细胞及生长因子(如胰岛素样生长因子-IGF-II,转移生长因子-TGFβ 等),为肿瘤细胞生长提供了合适的微观环境。脊柱转移是肿瘤细胞通过特殊血管丛侵入邻近器官导致血液播散。

骨转移瘤最易侵犯的部位是脊柱、骨盆和肋骨,病变广泛时可侵犯颅骨、胸骨和四肢骨。前列腺癌主要是通过骨盆静脉丛引流,与椎静脉丛相沟通。在红骨髓的癌细胞培养中,某些癌细胞表面性质与骨髓中红细胞有高度亲和性,因此富含红骨髓的骨骼恶性肿瘤的转移率高,如脊柱>肋骨>骨盆。在脊柱转移瘤中,腰椎>胸椎>颈椎。乳腺癌细胞,能分泌甲状旁腺激素依赖性肽,该物质能刺激破骨细胞生成的启动子。此外肿瘤细胞也能产生白介素6、前列腺素 $E_2$($PGE_2$)、肿瘤坏死因子和巨噬细胞集落刺激因子(M-CSF)等,使破骨细胞的形成增加,引起骨溶解加速。

在某些情况下骨转移瘤与原发肿瘤侵犯静脉血管有关,例如肾上腺神经母细胞瘤容易转移至颅骨。X 射线发现骨转移可能是溶骨性或硬化型改变,但这种反应并非有确切的分界。虽然是以溶骨性骨破坏为主,但大多数原发瘤的骨转移均表现为混合型,肺癌的转移表现为溶骨型,前列腺癌转移则表现为成骨型。

骨转移瘤的骨痛是经历几周或几月后逐渐发展起来并进行性加重。发生骨转移瘤后,约70%的患者有骨疼痛。疼痛常很局限,一般为刺痛,且在夜晚加重。疼痛的机制可能是:由于肿瘤细胞浸润蔓延至神经末梢支配的骨膜,骨内膜和骨外膜的压力增高出现疼痛;骨转移病灶部位出现炎症反应,产生的化学物质(如前列腺素和缓激肽)激活、刺激骨膜和致敏骨关节的疼痛感受器,导致疼痛加剧;一些较大的骨转移病灶的机械性压迫,引起骨组织变薄,骨皮质张力增加,疼痛加剧。

顽固性骨疼痛的治疗是各科医师最棘手的问题之一。因此,许多工作都是致力于完成止痛或提高晚期脊柱转移瘤患者的生活质量。传统的治疗方法在控制转移瘤的早期疼痛上是有效的,这些治疗方法有化疗、外照射、镇痛药物和内分泌治疗。在广泛性骨转移瘤出现严重骨疼痛时,某些患者对这些治疗方法的效果反应很差。除疼痛外,高钙血症,继发性病理性骨折,神经系统受压,运动功能障碍等并发症也严重困扰着患者。

放射性核素内照射治疗脊柱转移瘤是通过放射性核素的电离辐射作用使肿瘤肿块缩小乃至消失,从而能减轻骨膜的压力。该治疗因其简便、经济,且无明显不良反应,比较安全、有效而得到比较广泛的应用。用于治疗的大多数放射性核素主要问题仍是病变组织的吸收剂量,最值得关注的是亲骨性放射性核素对骨小梁、红骨髓的影响,高能 β 离子如$^{32}P$ 和$^{89}Sr$,穿透力强,在有转移灶的部位能发挥最大治疗作用是其优点。然而,残存在邻近正常骨组织(如骨髓)中的放射性会导致对骨髓的较大平均吸收剂量值的增加而导致不良反应,但该反应比较轻微。

# 第二节　治　疗　原　理

用于治疗转移性脊柱肿瘤的放射性药物与骨组织有较高的亲和能力。骨转移病灶内由于骨组织的破坏，成骨细胞修复过程非常活跃，所以能浓聚大量放射性药物，其 β 射线的电离辐射作用使病灶内毛细血管扩张、细胞水肿；细胞核固缩、炎性细胞浸润；肿瘤细胞核空泡形成或消失；肿瘤病灶坏死或纤维化形成。放射性药物治疗骨肿瘤转移灶并同时缓解骨疼痛的机制不完全明确，可能与以下因素有关：①病灶缩小，减轻了骨膜和骨髓腔的压力；②肿瘤侵蚀骨的重新钙化；③电离辐射作用影响神经末梢去极化过程，干扰疼痛信号转导；④抑制缓激肽、前列腺素等疼痛介质的分泌。

# 第三节　放　射　性　药　物

用于治疗脊柱转移肿瘤的常用放射性核素列于表 27-3-1。

现简要介绍几种常用的治疗用药物。

**（一）$^{32}$磷酸盐类药物**

$^{32}$P 半衰期为 14.3 天，发射纯 β 射线，能量为 1.71Mev。$^{32}$P 以磷酸钠和正磷酸钠的形式作为骨转移瘤治疗药物，其经过的历史最长。

1942 年首次用$^{32}$磷酸氢二钠治疗骨转移瘤，以后用正$^{32}$磷酸钠（$NaH_2{}^{32}PO_4$）治疗。治疗骨转移瘤的主要机制是肿瘤细胞中的 RNA 和 DNA 摄取$^{32}$P，且肿瘤细胞中$^{32}$P 的浓集可达到很高，由于射线作用导致转移瘤细胞的破坏和死亡。肿瘤坏死仅在射线能作用的范围内，超过这个范围肿瘤细胞无明显的损害，骨转移瘤的骨痛减轻完全是由于坏死肿瘤缩小减轻了骨膜或骨髓腔的压力所致。肿瘤侵蚀骨的重新钙化在减轻骨疼痛上也具有重要作用，虽然重新钙化在 X 线片上能得到证实仅约 30%，但是必须着重指出骨痛减轻、肿瘤体积缩小不是唯一的原因。因为减轻在用正$^{32}$磷酸盐 2~3 天后就发生，时间太快不能用体积缩小来解释。故有人认为神经周围淋巴内的恶性细胞摄取了$^{32}$磷，破坏了这些细胞可以降低神经周围的压力、因而使骨痛减轻。这一种解释不能说明为什么使用$^{90}$钇或$^{89}$锶会减轻骨痛。因为这两种放射性核素不在肿瘤细胞中浓集。总之，放射性核素$^{32}$P 治疗使骨痛减轻的机制仍不完全清楚。尚需继续探讨。

**表 27-3-1　治疗骨转移肿瘤的常用放射性核素**

| 核素 | 半衰期（d） | β 射线最大能量<br>（MeV） | 组织中最大射程<br>（mm） | γ 射线能量<br>（keV） | γ 发射丰度<br>（%） |
|---|---|---|---|---|---|
| $^{89}$Sr | 50.5 | 1.49 | 6.7 | 0 | 0 |
| $^{32}$P | 14.3 | 1.71 | 8.0 | 0 | 0 |
| $^{153}$Sm | 1.93 | 0.81 | 3.4 | 103 | 28.3 |
| $^{188}$Re | 0.7 | 2.12 | 3.0 | 155 | 15 |
| $^{186}$Re | 3.8 | 1.07 | 4.7 | 137 | 9.12 |
| $^{117m}$Sn | 13.9 | 0.13 * 0.15 * | 0.22　0.29 | 159 | 87 |

注：* 内转换电子

1. **$^{32}$P 制剂**　包括正$^{32}$磷酸盐，$^{32}$P 标记的多磷酸盐、焦磷酸盐和二磷酸盐等。

（1）$^{32}$P-多磷酸盐：用$^{32}$P-多磷酸盐（-O-$^{32}$PO$_2$-O-）$^n$治疗前列腺癌骨转移瘤的目的在于减轻骨髓发生抑制的程度。动物分布实验证实；$^{32}$P-多磷酸盐在软组织和骨髓中的分布较之$^{32}$P-正磷酸盐为少，因而骨髓的照射量也就较低，发生骨髓功能抑制也要少一些。$^{32}$P-多磷酸盐治疗骨转移瘤，一般为一次 2mCi（74MBq），每周 3 次共服用 16mCi（600MBq），疼痛缓解时间平均为 17 周。

多磷酸盐的缺点是磷酸酯酶会将其水解成正磷酸盐,故所有患者骨痛缓解时仍有一定程度的骨髓抑制发生。在服用$^{32}$P-多磷酸盐的同时若再用睾酮,则会有较高的骨髓抑制发生率,40%的患者需要输血,输血常常在第二和第三疗程之后进行。另外,椎体萎陷的发生率也较高,可能和服用睾酮有关,而和服用$^{32}$P-多磷酸盐无关。不过$^{32}$P-多磷酸盐和正$^{32}$P磷酸盐比较,并无多少优越之处。

(2)$^{32}$P-焦磷酸盐:$^{32}$P-焦磷酸盐治疗骨转移瘤的用量为10~12mCi(370~444MBq),能缓解和减轻疼痛,缓解时间平均为8周,所有患者均发生骨髓抑制,特别是白细胞下降明显,治疗后3周开始下降,4~5周达到高峰,6周恢复正常。这些结果说明$^{32}$P-焦磷酸盐不如正$^{32}$P磷酸盐。

(3)$^{32}$P-二磷酸盐:骨摄取$^{32}$P-二磷酸盐较之摄取$^{32}$P-正磷酸盐高20倍,而骨髓摄取前者较之摄取后者低20倍,再因二磷酸盐的P-C-P键比磷酸盐的P-O-P键对磷酸酯酶的抗力要大,故$^{32}$P-二磷酸盐可用治疗骨痛。但临床上用量低到3mCi(111MBq),骨髓抑制仍较严重,故目前临床上已很少使用$^{32}$P-二磷酸盐。

2.$^{33}$P治疗 $^{33}$P是一种新的放射性治疗药物,发射β射线,其能量很低,主要优点是对骨髓的损害很轻。用于内照射治疗的放射性核素,考虑射线对机体的影响主要是骨髓的吸收剂量,而吸收剂量主要由骨髓、骨内膜层、骨基质和周围骨组织中的放射性所组成,四种因素中主要是前三种。事实上发射β射线的药物能够选择性的浓聚在骨受损部位,只有少部分分布于骨髓。因此对骨髓的毒性又集中在骨内膜层和骨基质中。$^{33}$P所发射的低能β射线能选择性的增加骨基质的剂量,这就减轻了对骨髓的剂量,因而对骨髓损害很轻。$^{33}$P和$^{32}$P两种核素的比较见(表27-3-2、表27-3-3)。

表27-3-2 两种磷类放射性核素的比较

| 核素 | 平均能量(KeV) | (μm) |
|---|---|---|
| $^{32}$P | 695 | 1200 |
| $^{33}$P | 77 | 60 |

表27-3-3 两种磷类放射性核素的理论S值(cGy/MBq/h)

| 核素 | 骨髓 | 骨内膜层 | 骨基质 |
|---|---|---|---|
| $^{32}$P | 0.786 | 0.595 | 0.338 |
| $^{33}$P | 0.319 | 0.149 | 0.0174 |

## (二)氯化$^{89}$锶($^{89}$SrCl$_2$)

用$^{89}$Sr治疗骨转移瘤实际上较之$^{32}$P还要早,在20世纪40年代初期就有人用自显影的方法证实成骨肉瘤周围反应骨中就有非常高的$^{89}$Sr浓集。70年代,增加$^{89}$Sr用量达到每公斤体重30uCi(约1MBq),则取得非常满意的结果。因为$^{89}$Sr是一个发射纯β射线的放射性核素,β射线的能量为1.46MeV,半衰期为50.5天。$^{89}$Sr的化学性质和在体内的生物学行为类似于钙,静脉注射后很快自血液中廓清而聚集在成骨活跃的骨组织,在正常骨内的生物半衰期为14天,在转移灶内的生物半衰期大于50天。骨转移肿瘤病灶聚集量是正常骨的2~25倍。静脉注射后48小时尿中排泄量小于10%。Breen等计算出骨肿瘤病灶接受的辐射剂量为21~231cGy/MBq,肿瘤与骨髓的吸收剂量之比为10:1。$^{89}$SrCl$_2$在骨肿瘤病灶的生物半衰期(Tb)大于50d,注射后很快由骨摄取,转移灶内$^{89}$Sr的停留时间很长可能是从正常骨中释放的$^{89}$Sr出现再循环,而由转移灶重新摄取之故。随着时间的延长,锶被更深层的骨母细胞置换而不是停留在骨表面。

## (三)$^{153}$Sm-乙二胺四甲撑磷酸($^{153}$Sm-ethylenediamineteramethylene phosphonate,$^{153}$Sm-EDTMP)

$^{153}$Sm($^{153}$S钐)的半衰期为46.3小时,发射β射线和γ射线。β射线能量为0.81MeV(20%)、0.71MeV(50%)和0.64MeV(30%),组织中射程3.4mm,同时发射能量为103keV的γ射线。$^{153}$Sm-EDTMP在体内的生物学分布与$^{99m}$Tc-MDP类似,静脉注射后主要聚集在骨及骨转移肿瘤病灶。

## (四)$^{188}$Re-1-羟基亚乙基二磷酸($^{188}$Re-hydroxyethylent diphosphonate,$^{188}$Re-HEDP)

$^{188}$Re(铼)可由$^{188}$W($^{188}$钨)-$^{188}$Re发生器获得($^{188}$W的半衰期为69.4d)或反应堆生产,其半衰期为16.9h,β射线最大能量为2.12MeV,并发射能量为155keV的γ射线,故在给药治疗的同时可进行骨显像。目前临床上常用$^{188}$W-$^{188}$Re发生器的新鲜淋洗液标记HEDP,制备$^{188}$Re-HEDP。该药的体内生物学行为亦与$^{99m}$Tc-MDP相似,静脉注射后迅速为骨组织摄取,且大多数滞留在骨及转移肿瘤灶内,未被摄取的部分由肾脏排泄。注射4小时、20小时和28小时后单个转移灶的滞留量分别为注射剂量的1.3%±0.5%、0.6%±0.3%、0.45%±0.2%;体内滞留量分别为57%±17%、15.5%±2%、11%±3%。$^{188}$Re-HEDP在体内的有效半衰期为11.4±2.8小时,而在

骨转移癌灶的有效半衰期为 15.3±3.0 小时。由于半衰期短,外辐射影响少,使用时可适当增大剂量,也有利于与其他治疗方法联合应用。$^{188}$W-$^{188}$Re 发生器可连续使用半年之久,便于边远地区使用。

## 第四节　适应证和禁忌证

### (一) 适应证

1. 经临床、病理、X 线、CT、MRI 等确诊的脊柱转移肿瘤,骨显像提示有放射性浓聚。

2. 脊柱肿瘤伴严重骨痛。

3. 脊柱原发性恶性骨肿瘤未能手术切除或术后残留肿瘤病灶,或伴椎骨内多发转移。

4. 白细胞计数 $\geqslant 3.5 \times 10^9$/L, 血小板 $\geqslant 80 \times 10^9$/L。

### (二) 禁忌证

1. 骨显像显示病灶无放射性浓聚,而呈放射性"冷区"的溶骨性病变。

2. 放、化疗后出现严重骨髓功能抑制。

3. 严重肝、肾功能损害。

4. 近期(6 周)内进行过细胞毒素药物治疗。

## 第五节　治 疗 方 法

### (一) 患者准备

1. 治疗前检查:测量身高、体重、骨显像,CT、MRI 或 X 线检查,血常规、肝肾功能检查等。

2. 如进行过放疗、化疗者,间隔 4 周后行核素治疗。

3. 有条件时测定患者对放射性药物的骨摄取率。

### (二) 给药剂量

1. $^{89}$SrCl$_2$ 一般推荐剂量为 1.48 ~ 2.22MBq (40 ~ 60uCi)/kg 体重,成人一般用量为 111 ~ 185MBq(3 ~ 5mCi)/次,最常用的剂量为 148MBq(4mCi)。

2. 153Sm-EDTMP 可按以下方法确定给药剂量。

(1) 按体重计算给药剂量:22.2 ~ 37MBq (0.6 ~ 1.0mCi)/kg 体重,是临床上最常用方法。

(2) 固定剂量法:每次给予 1110 ~ 2220MBq (30 ~ 60mCi)。

(3) 按红骨髓吸收剂量计算给药剂量:以红骨髓吸收剂量控制在 200cGy 以内,可根据以下公式计算给药剂量:

$$A(MBq) = \frac{D_{RM}(mGy) \times W(kg)}{82.5 \times Bu}$$

式中,A:注射 $^{153}$Sm-EDTMP 的活度;D$_{RM}$:红骨髓吸收剂量;W:体重;Bu:骨吸收率,可从尿排率算出,即 Bu=1-尿排率。

3. $^{188}$Re-HEDP 给药剂量按 14.8 ~ 22.2MBq (0.4 ~ 0.6mCi)/kg 体重。在确定给药剂量时,应考虑患者的具体临床情况。如对于巨大骨转移和转移灶数量多的患者宜增加用药剂量;肾功能不良患者宜减少部分用量;晚期癌症患者,尤其是经多周期化疗、大剂量多野放疗或已用过细胞毒素治疗的患者,由于骨髓储备功能较差,应慎重考虑用药方案。

### (三) 给药方法

给药途径均为静脉注射。注射前应仔细核对药名、放射性活度、批号及外观性状等。

### (四) 重复治疗

1. 重复治疗的指征

(1) 骨痛减轻但未消失,或骨痛缓解后又复发。

(2) 骨痛缓解,进一步重复治疗以控制或消除转移病灶。

(3) 第一次治疗效果显著而未达到红骨髓最大吸收剂量。

(4) 虽达到红骨髓最大吸收剂量,随访中外周血变化不明显(白细胞 $\geqslant 3.5 \times 10^9$/L, 血小板 $\geqslant 80 \times 10^9$/L),仍有骨痛。

2. 重复治疗的间隔时间　重复给药的时间根据不同放射性药物的有效半衰期而定,一般 $^{89}$SrCl$_2$ 间隔 3 个月,$^{153}$Sm-EDTMP 间隔 2 ~ 4 周,$^{188}$Re-HEDP 间隔 1 ~ 4 周。

# 第六节　临床评价

## （一）治疗前临床分级标准

根据表 27-6-1 所列标准可对骨转移肿瘤患者治疗前的状况做出量化评价。

## （二）疗效评价标准

1. 骨痛反应的评价标准

Ⅰ级：所有部位的骨痛完全消失。

**表 27-6-1　脊柱转移瘤患者临床情况分级标准**

| | 食欲 | 睡眠 | 疼痛 | 生活质量和体力状况 |
|---|---|---|---|---|
| Ⅰ级 | 正常 | 正常 | 无疼痛 | 活动能力正常，与其发病前活动能力无任何差异 |
| Ⅱ级 | 食量减少 1/3 | 睡眠略差，但不需服用安眠药 | 轻度疼痛，能忍受，睡眠不受干扰，不需服用止痛剂 | 能自由走动，能从事较轻体力劳动（如一般家务或办公室工作），但不能从事较重体力劳动 |
| Ⅲ级 | 食量减少 1/2 | 服药后方能入睡 | 中度疼痛，正常生活和睡眠受到干扰，要求服用止痛剂，阿司匹林服用量 650mg 左右，或可待因口服用量 32mg 左右，或哌替啶 50mg 左右 | 能走动，生活能自理，但已丧失工作能力，日间一半时间可以起床活动 |
| Ⅳ级 | 食量减少 2/3 或无食欲 | 服用药物也难入睡 | 重度疼痛，正常活动和睡眠受到严重干扰。须用止痛剂治疗，哌替啶肌内注射用量 75mg 左右，或吗啡注射用量 10mg 左右 | 生活仅能部分自理，日间一半时间卧床或坐轮椅 |
| Ⅴ级 | | | | 卧床不起，生活完全不能自理 |

Ⅱ级：至少有 25% 以上部位的骨痛消失；或者骨痛明显减轻，必要时服用少量的止痛剂。

Ⅲ级：骨痛减轻不明显，或无任何改善及加重。

观察期间应密切注意和记录骨痛消失、开始缓解、缓解维持和复发的时间。

2. 转移灶疗效评价标准

Ⅰ级（显效）：X 线或骨显像检查证实所有部位的转移灶出现钙化或消失。

Ⅱ级（有效）：X 线检查证实转移灶的体积减少或钙化 >50%，或者骨显像显示转移灶数目减少 50% 以上。

Ⅲ级（好转）：X 线检查证实转移灶的体积减少或其钙化Ⅳ>25%，或者骨显像显示转移灶数目减少 >25%。

Ⅳ级（无效）：X 线检查证实转移灶体积减少或其钙化小于 25%，或无变化，或者骨显像显示转移灶减少数目小于 25% 或无变化。

# 第七节　$^{89}$Sr 治疗脊柱原发性和转移性肿瘤

因为 $^{89}$Sr 是一种类似钙离子的放射性药物，能选择性地被成骨细胞活性增高的骨组织吸收。如果骨显像发现有骨转移，及时使用 $^{89}$Sr 治疗不但能阻止病灶扩散，同时还能提高生活质量。一旦延误治疗，转移性脊柱肿瘤将进一步发展，对患者非常不利

（图 27-7-1A、B）。

## （一）缓解脊柱肿瘤引起的疼痛

用 $^{89}$Sr 治疗了 1097 例骨转移瘤疼痛患者，其治疗剂量的范围为 1.0 ~ 10.8mCi（37 ~ 372.96MBq）。虽然少部分其他类型肿瘤患者疗效不太理想，但在

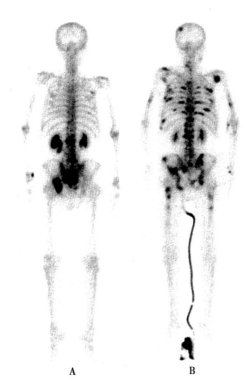

**图 27-7-1** 患者男性,42 岁。腰痛 3 个月。骨显像提示腰 2 ~ 5 椎体影像增浓,显像剂分布不均匀。左坐骨影像增强。双肾盂影像扩大,排泄显像剂能力较差。由于患者当时对使用<sup>89</sup>Sr 治疗迟疑不决(图 27-7-1A),因此 5 个月后复查骨显像,出现颅骨、脊柱、肋骨、四肢骨等多数性骨摄取异常,提示全身广泛骨转移,并留置尿管帮助排小便,生活质量很差,运动功能受限制(图 27-7-1B)
A. 基础骨显像;B. 同一患者 5 个月后的骨显像

前列腺癌患者(有效率 80%)和乳腺癌患者(有效率 89%)中疗效最佳。在治疗前后分别对患者的疼痛日记、服用止痛药数量、睡眠类型、系列骨扫描及 Karnofsky 评分等进行登记。疼痛及镇痛标准分为:显效—Karnofsky 评分增加,疼痛记分下降(≥4)或镇痛记分下降(≥1);部分显效—Karnofsky 评分增加,疼痛记分下降(2 或 3 分),镇痛记分无明显变化;无效—以上参数无改变或恶化。结果表明:疼痛缓解维持时间为 3 ~ 12 个月(平均 6 个月)。止痛药用量减少 25% 以上,行为评分(Karnofsky)改善 20% 以上。有 40.7% 患者疼痛轻度改善,47.5% 明显改善(10% 患者疼痛消失),7.6% 无改善。用<sup>89</sup>Sr 一次治疗后平均无痛时间为 3.3±2.3 个月。在 3 年随访中,那些首次用<sup>89</sup>Sr 治疗有效而无骨髓抑制征象的患者,他们又接受了 5 次<sup>89</sup>Sr 治疗,疼痛消失的维持时间延长(乳腺癌患者由首剂给予后的 3.1±0.5 月延长到第 5 次<sup>89</sup>Sr 治疗后的 5.3±2.4 月)。

对接受重复治疗的患者按 1.11MBq(30uCi)/

kg 给药,间隔时间为 3 个月。有 43 例患者接受 2 次治疗,6 例接受 3 次治疗,6 例接受 4 次治疗,1 例患者接受 6 次治疗,另外 1 例患者接受 8 次治疗。按疼痛与睡眠的关系(表 27-7-1)评价。还对 137 例患者进行了疼痛缓解评估,见表 27-7-2。

**表 27-7-1　疼痛与睡眠的关系**

| 分级 | 疼痛程度 | 睡眠方式 |
|---|---|---|
| 0 | 无疼痛 | 整夜睡眠 |
| 1 | 偶尔疼痛 | 整夜睡眠,偶尔用止痛药 |
| 2 | 轻度疼痛 | 痛醒,用止痛药可缓解 |
| 3 | 中度疼痛 | 痛醒,用止痛药不能缓慢 |
| 4 | 严重疼痛 | 不能睡眠 |

**表 27-7-2　用<sup>89</sup>Sr 治疗后疼痛缓解的程度**

| 疼痛程度 | 前列腺癌(n) | 乳腺癌(n) | 其他癌(n) |
|---|---|---|---|
| 疼痛加重 | 0 | 0 | 2 |
| 疼痛无变化 | 20 | 3 | 3 |
| 轻度缓解 | 41 | 14 | 0 |
| 明显减轻 | 29 | 6 | 5 |
| 疼痛消失 | 10 | 5 | 0 |
| | 100 | 28 | 9 |

多数作者观察到,注射<sup>89</sup>Sr 以后几天,约有 1/3 的患者疼痛很快缓解,或者明显缓解或者疼痛消失。疼痛缓解、疼痛消失后的维持时间为 1 ~ 15 个月,平均 3 ~ 6 个月。在注射<sup>89</sup>Sr 以后最初几天内,有 10% ~ 29% 的前列腺癌患者出现用药后疼痛反而增加,这是"反跳现象"或"骨疼闪烁"(pain flare),其原理并不清楚。Robbinson 等还用 4mCi(148MBq)/每次作为标准剂量,随访观察治疗结果以及后期给予重复用药的可能性。结果表明:148MBq(4mCi)的标准剂量与按照 1.11MBq(30uCi)/kg 或者按 1.48MBq(40uCi)/kg 用药无显著性差异,其临床效果基本相同。因此,有学者建议:为防止疼痛复发,每 3 个月提供重复治疗,可以阻止疼痛的发生。

**(二)<sup>89</sup>Sr 的治疗作用**

前列腺癌是男性最常见的恶性肿瘤之一,是肿瘤死亡中的第二大原因。50% 的前列腺癌患者在就诊时已处于晚期,25% 已发生骨转移。在常规治疗(放疗、化疗和内分泌治疗)失败的前列腺癌患者中,<sup>89</sup>Sr 治疗效果较好。因为<sup>89</sup>Sr 是一种类似钙离子的放射性药物,能选择性地被成骨细胞活性增高的骨组织吸收。经[89]Sr治疗后,临床上用有效率即完全反应率(CR)+部分反应率(PR)作为判断治疗效果的标准。316名前列腺癌骨转移患者的总有效率为88%(19%+69%),见表27-7-3。

表 27-7-3　[89]Sr 治疗前列腺癌的效果

| 患者数(n) | CR | % | PR | % |
|---|---|---|---|---|
| 316 | 61 | 19 | 218 | 69 |

Ruchali等治疗了204例患者,204例患者的平均生存期为60.9个月。在对10例患者进行了治疗前、后的[99m]Tc-MDP骨显像对比研究。一次治疗后4个月,发现同一部位病灶中的放射性减少80%,损害区/正常骨的比值明显下降。有9例患者的碱性磷酸酶测定值降低。X线片提示,某些患者原来的溶骨性损害已转化成硬化型,有再钙化征象。同时还发现,许多患者使用[89]Sr以后,肿瘤标志物如前列腺特异抗原PSA,碱性和酸性磷酸酶

都有降低。

在[89]Sr注射后1周对7例患者进行了[89]Sr韧致辐射显像,所有患者都有异常摄取,并与[99m]Tc-HM-DP显像结果一致。未观察到新的转移灶。韧致辐射显像还能直接证实转移灶对[89]Sr的选择性局部摄取,这几乎可与[99m]Tc骨显像相媲美。

根据观察,用行为评分(Karnofsky performance score,KPS)可以预报生存率及疼痛反应。101例前列腺癌骨转移患者都用4mCi的[89]Sr治疗,其中28例KPS≤60,这组患者中位数生存期为17.5周,发现KPS≤50者在治疗后对疼痛的反应偏低(40%),平均生存期只有12.5周。治疗前KPS≥60的患者用[89]Sr治疗后平均生存期为20.5周。由上可知,治疗前KPS≤50的患者不宜用[89]Sr治疗,而KPS≤60者则必须逐例进行基本分析,以决定[89]Sr是否为最合理的治疗措施。

四川大学华西医院用[89]Sr治疗脊柱转移瘤患者收到了较好效果,见图27-7-2。

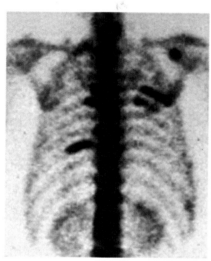 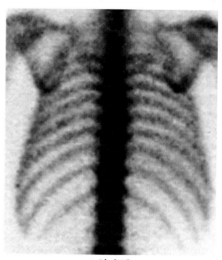

A 治疗前　　　　　　　　　　　B 治疗后

**图 27-7-2　治疗前后显像**
A. 男,48岁,前列腺癌,骨显像显示胸椎1、3、5、6、8,左锁骨和肋骨多数骨转移。部分脊柱骨有转移病灶;B. 经过7次[89]Sr 777MBq治疗后20个月复查,在相同部位的一些转移病灶基本消失

### (三)[89]Sr 对白细胞和血小板的影响

用[89]Sr治疗以后,有20%的人白细胞和血小板与基础值比较无明显变化,有20%的患者白细胞和血小板有降低,但是除了骨髓中有肿瘤细胞转移者外,其血小板下降的幅度小于基础测定值的20%,但1~2月后又恢复到治疗前的水平,无1例患者出现临床症状而需输入血小板。一项多中心研究表明,在常规治疗失败的前列腺癌患者中,按照

1.5MBq/kg体重[89]Sr给药以及按推荐剂量为150MBq/次给药,静脉注射后3个月,其毒性均较低,未发现有差异,重复治疗时血小板计数在$100×10^9$/L以上。因此认为可以进行不短于3个月的间隔作重复治疗。尽管20%~30%患者出现血小板,白细胞计数有所下降,这些下降是可逆的,可以恢复到治疗前的基础测定值水平。一般在用药后4~8周白细胞和血小板计数有减少,但12周后部

分患者已恢复到正常。重复用药时,血小板计数最好限制在 $60×10^9/L$,而白细胞计数的下限可以在 $2.4×10^9/L$。

Tennvall 对 8 例前列腺癌骨转移的疼痛患者每隔 4 周用 $^{89}SrCl_2$ 100MBq 治疗一次,共治疗了 3 次,12 周内的累积剂量为 300MBq;另外 3 例患者一次性静脉注射 200MBq。结果表明,静脉注射 3 次共 300MBq 和静脉 1 次注射 200MBq 的 $^{89}Sr$ 均未发现明显毒性反应。

经过测试,$^{89}Sr$ 所发射的 β 射线对医院的工作人员、家庭成员和火葬场的工作人员都没有辐射危害。

# 第八节  $^{153}Sm-EDMTP$ 治疗骨癌和骨转移癌

## (一) $^{153}Sm-EDMTP$ 的吸收剂量

根据大鼠分布资料和人的辐射剂量学研究,假定 $^{153}Sm-EDTMP$ 分布在骨的表面,而不是均匀地分布于整个骨骼系统中,骨小梁的吸收剂量为 3.05mCy/MBq(11.28rad/mCi),红骨髓的吸收剂量为 1.03mGy/MBq(3.82rad/mCi),所以骨/骨髓的比值为 17-7-11。关于 $^{153}Sm-EDTMP$ 的骨吸收剂量见表 27-8-1。

**表 27-8-1  $^{153}Sm-EDTMP$ 的最大骨吸收剂量(rad/mCi)**

|  | 骨 | 骨髓 | 肾 | 膀胱 |
|---|---|---|---|---|
| Logan | 11.28 | 3.82 | 0.4 | 4.55 |
| Eggie | 8.6 | 6.9 | – | – |
| Eary | 25 | 5.7 | 0.65 | 3.6 |

蒋长英等分别测定尿排出活度、骨吸收活度和骨累积活度分别为每小时 481.0 ± 239.03MBq、1051.17 ± 28.01MBq 和 67468.02 ± 19492.90MBq。红骨髓吸收剂量为 216.97±62.79cGy。

Turner 在用 $^{153}Sm$ 治疗骨转移瘤时,校正体重后,骨髓的吸收剂量范围为 100 ~ 275cGy(100 ~ 275rad)。逐步增加剂量以估计骨髓吸收剂量,骨髓吸收剂量为 300cGy(300rad)时出现血小板减少。Eary 等按 111MBq(3mCi)/kg 给药,2 例患者有轻度骨髓抑制,估计该剂量时骨髓的吸收剂量为 1277 ~ 2250rad。一般认为 200 ~ 400cGy(200 ~ 400rad)的骨髓吸收剂量会导致骨髓毒性的发生。这种毒性主要表现为白细胞和血小板计数下降。由于骨组织中有较高的、不均匀性放射性分布,尤其是广泛性转移病灶中的放射性分布不均匀更为明显。因此,那些放射性分布较少的骨髓组织未受到损害、或者并未受到全部照射的骨髓根本也并未受到损伤。所以在使用 $^{153}Sm-EDTMP$ 治疗后,骨髓中毒是暂时性的,由于绝大部分正常骨髓在行使功能,所以暂时的骨髓毒性很快就会恢复到正常。

在临床工作中,由于患者的个体差异较大,转移灶的多少,骨吸收状况,骨髓的储备能力,肝、肾功能等因素对选择治疗剂量有一定影响。在制订治疗方案时,应限定红骨髓的最大允许吸收剂量,针对不同的患者,按公式计算给药,可以避免对骨髓造成不必要的损伤。

## (二) $^{153}Sm-EDTMP$ 的止痛作用

1. 临床研究  Turner 等认为,$^{153}Sm-EDTMP$ 治疗前列腺癌和乳腺癌患者可以获得最好效果,总止痛有效率可达 87%,疼痛缓解可以持续 4 ~ 40 周,平均 8 周。重复用药的另一组患者,疼痛缓解持续 4 ~ 52 周,平均 24 周。

邓候富等用 $^{153}Sm-EDTMP$ 治疗了 300 例骨转移瘤患者(男 182,女 118),原发癌分别为:肺癌 110,乳腺癌 40,前列腺癌 30,鼻咽癌 20,其他癌 50 和原发灶不明者 50 例。给予的剂量范围为 18.5 ~ 37MBq/kg。300 例中有 53 例接受过化疗。95 例患者使用了一次注射,205 例接受了 2 ~ 10 次治疗,治疗的间隔时间为 2 ~ 5 周。结果表明:出现疼痛缓解的时间为 7.9±6.8 天,范围为 3 小时和 1 ~ 5 周,维持时间为 2 ~ 26 周。对 136 例患者(男 81,女 55)进行了追踪,疼痛完全缓解者 49 例,部分缓解者 77 例。Karnofsky 评分平均增加 10.5 分(范围 5 ~ 25),55 名患者的睡眠时间平均增加 2.1 小时(范围 1 ~ 5 小时),30 例患者的止痛药用量减少或取消。因此 $^{153}Sm-EDTMP$ 对疼痛的总止痛有效率达 90% 以上。与 Eary(1990 年)治疗 20 例骨转移瘤患者的总反应率为 90% 基本一致。

唐谨等用 Karnofsky 评分比治疗前上升 20 分为骨痛完全缓解,患者停用止痛药物;治疗后 karnofsky 评分上升 10 分为骨痛部分缓解,患者止痛药用量减少 1/3 以上作判断。41 例患者中骨痛完全缓解为 43.9%(18/41),骨痛部分缓解为 48.8%(20/41),无效为 7.3%(3/41),总有效率为 92.7%(38/41)。

田嘉禾等用单次剂量（18.5 或者 37MBq）的 $^{153}$Sm-EDTMP 治疗后，相当数量的患者表现出临床改善。以 2 分以上为有效标准，两组中 63 例不同程度治疗有效。组 1 有效率 86.8%（46/53），组 2 有效率 85.0%（17/20），总有效率 86.3%。治疗效果一般在 3 天至 3 周内出现（平均 8±5 天），并在 1～3 周内逐渐达到最大效果。主观感觉计分平均改善 2.98。治疗效应持续 8 天～16 周（平均 8.3±4.2 周）。止痛剂用量减少到治前的 1/3～1/2，17 例停用止痛药。

2. 止痛原理　$^{153}$Sm-EDTMP 的止痛原理仍不清楚。可能为：$^{153}$Sm-EDTMP 所发射的 β 射线刺激癌变骨组织周围的疼痛感受器，干扰疼痛部位伤害冲动的形成，使疼痛部位的 pH 值，氧压力和代谢物质（前列腺素等）发生改变，使疼痛缓解或减轻。

$^{153}$Sm-EDTMP 所发射的 β 射线直接辐射骨肿瘤与正常骨的交界面，引起骨母细胞活性增加，代谢旺盛，β 射线辐射癌变组织，电离辐射效应影响神经末梢去极化的速度，干扰疼痛在轴索中的传导，使疼痛缓解或减轻。

EDTMP 系磷酸盐类化合物，可以抑制破骨细胞的活性，使破骨细胞的活性降低，减慢骨破坏的速度，即所谓"配体止痛"。

有人认为骨痛是骨膜受累或骨间质中压力增加而引起，体外照射骨转移处达 30～50Gy，可使肿瘤缩小，至骨间质中压力减低，受累骨膜中的癌细胞被杀伤，从而骨痛减轻。近年一些作者着眼于低剂量辐射效应和体液中化学介质变化的研究，以阐明止痛药物的机制。有认为低剂量辐射可增强机体免疫力和抑制癌细胞。Bennet 认为体液中前列腺素和缓激肽的减少，可使骨关节部位损伤受体对痛觉的敏感性降低，从而使骨痛减轻。

**（三）$^{153}$Sm-EDTMP 对骨肿瘤的治疗作用**

1. 骨癌患者的病理学变化　在肿瘤坏死区和繁殖的细胞之间有一个氧浓度逐渐减少的区域。这些部位的细胞由于低氧张力不受放射线的影响从而成为肿瘤再生长的中心。

注射放射性 $^{153}$Sm-EDTMP 后，与肿瘤邻近的反应骨组织浓聚放射性增多，β 射线直接照射骨肿瘤与正常骨的交界面，其能量聚集在最靠近受损害病变区域，能够穿透血液灌注受限的低氧细胞群。电离辐射引起细胞变性、水肿、破裂或死亡。

$^{153}$Sm-EDTMP 的半衰期为 46.3 小时（1.95 天），与实体肿瘤细胞增殖周期（2 天，DNA 合成前期 18 小时，有线分裂 6 小时，）基本一致。用药后第 1 天测得病灶内药物浓度为正常骨的 11 倍，第 3 天为 14 倍，第 7 天为 8 倍。

用药后 24～72 小时后，肿瘤组织内毛细血管水肿、扩张，癌细胞排列疏松，细胞结构不清，核染色淡或固缩，肿胀，间质水肿，炎细胞浸润。7～10 天癌细胞明显变性，水肿，核固缩，空泡或核消失。癌细胞大片坏死或纤维化形成。

我们观察到：经 $^{153}$Sm-EDTMP 照射后的肿瘤细胞核仁的变化处于一个非常明显的地位。细胞核发生肿胀，核固缩，核消失和核囊性扩张，最后导致核破裂。这些改变证实了许多学者观察到"细胞核的放射敏感性比细胞质高 100 倍"。

因此 $^{153}$Sm-EDTMP 的杀癌过程可以理解为：大剂量的 β 射线先辐照杀死骨肿瘤表面的一部分细胞，一部分肿瘤细胞已被"击晕或击昏死"。第 3 天时药物又对深层次的肿瘤细胞进行杀伤。

第 7 天时测得病灶内仍有大剂量药物继续对残存的肿瘤细胞进行攻击。相当于对在 3 个半周期的增殖细胞进行连续杀伤，一直到肿瘤细胞失去增殖能力，完全死亡为止。

国外学者认为：当给予放射性的剂量为常用量的两倍时，作最低限度的估计，癌细胞会被大量杀伤、杀死。

2. 个体化给药的重要性　个体化给药的目的是：缓解疼痛或使骨转移病灶缩小、消失。我们从收集的 150 个治疗患者的尿液中发现，骨摄取 $^{153}$Sm-EDTMP 的差异为百分之几至 90% 以上。如果都按 18.5～37MBq/kg 给药，虽然都能止痛，但真正使病灶缩小或消失效果并不理想。

在临床工作中，由于个体差异大，患者转移灶的多少，骨吸收状况，骨髓的储备能力，肾功能等因素对选择治疗剂量有一定影响。在制订治疗方案时，应限定红骨髓的最大允许吸收剂量，针对不同的患者给药。强调了个体化给药法的临床价值，可以避免对骨髓造成不必要的损伤。对骨摄取率低的患者，绝大部分的 $^{153}$Sm-EDTMP 已从尿液排泄，达不到治疗作用。因此应相应地加大 1 倍甚至数倍剂量。其原则是：以患者红骨髓吸剂量在 100～150cGy 之间去计算总用药量。第二减少了对骨髓的损伤，例如对骨摄取率高的患者，其剂量宜偏小，既达到了治疗作用又不会影响血象。第三为重复治疗奠定了基础。

$^{153}$Sm-EDTMP 对肿瘤有缩小或消退作用。Lattimer 等用 $^{153}$Sm-EDTMP 治疗患原发性骨肿瘤的犬，23 条犬中有 11 例经 X 线片提示肿瘤为静止期。在 7 条有显著疗效的犬中，2 条犬存活 3 年，肿瘤已治

愈。Turner 等报道 34 例骨转移瘤患者经[153]Sm-EDT-MP 治疗用[99m]Tc-MDP 骨显像随访用[153]Sm 治疗的患者,发现有 1 例患者在用药后 6 周原异常浓聚灶已消失。另一例患者以后每三个月做一次骨显像,以观察随访病变的变化,在第 9 个月时原异常浓聚灶也完全消失,提示病变完全好转。

唐谨等按 14.8~29.6MBq(0.4~0.8mCi)/kg 的剂量给药,对 6 例患者的全身 104 个转移灶进行

了系统观察。用[153]Sm-EDTMP 后消退 45 个病灶,59 个转移灶缩小变淡。1 例患者 14 个病灶缩小变淡。

邓候富和谭天秩等用[153]Sm-EDTMP 治疗的 300 例骨转移瘤患者中,有 29 例病灶消失(图 27-8-1),51 例患者转移灶数量减少,转移灶的直径缩小(图 27-8-2)。该组资料中有 154 例患者生存了 6 个月,101 例患者生存了一年,45 例患者生存了两年以上,有的患者已经生存了 15 年。

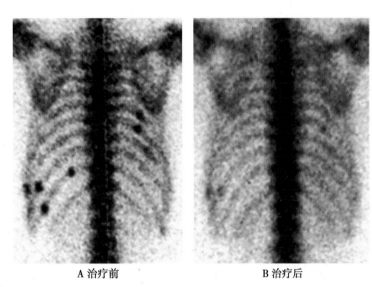

A 治疗前　　　　　　　B 治疗后

**图 27-8-1　[153]Sm-EDTMP-EDTMP 治疗前后的比较**
A. 治疗前肋骨有多数性转移病灶;B. 使用[153]Sm-EDTMP 555MBq 治疗半年复查,病灶基本消失

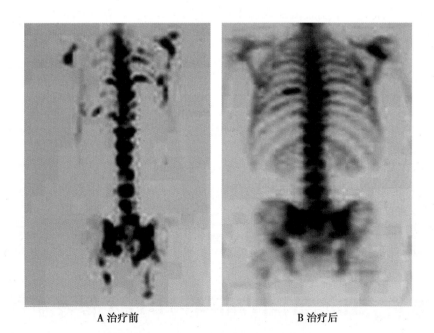

A 治疗前　　　　　　　B 治疗后

**图 27-8-2　[153]Sm-EDTMP 治疗前后的比较**
A. 治疗前难以估计有多少病灶,中轴骨摄取显像剂增强,肋骨影像显示较差,全身骨显像提示呈"过度曝光征";B. 用[153]Sm-EDTMP 11100MBq 治疗后 1 年,骨显像提示病灶数量显著减少

**(四) 对骨髓和重要器官的影响**

1. 动物实验　Lattimer 等使用 37MBq/kg·周× 4 周和 74MBq/kg·周×4 周两种剂量的 $^{153}$Sm-EDT-MP，虽然在 2~3 周时发现白细胞、血小板下降较明显，然而所有动物并未由于止血功能降低而需要采取治疗措施，做活检的犬也未发现有广泛出血倾向和因白细胞降低而出现的感染性疾病。Turner 等给新西兰种大白兔 450MBq(12mCi)/kg 做毒性试验，7 天中仅发现粒细胞、淋巴细胞和血小板暂时下降，但 25 天恢复到正常，2 个月后骨髓未发现异常。据报道，给 Beagle 犬静脉内注射超大剂量 $^{153}$Sm-EDT-MP(1110MBq/kg) 未发现骨髓受抑现象。

Turner 用 $^{153}$Sm 治疗骨转移瘤时，校正体重后，骨髓的吸收剂量范围为 100~275cGy (100~275rad)。Sandeman 试验逐步增加剂量以估计骨髓吸收剂量，骨髓吸收剂量为 300cGy(300rad) 时出现血小板减少。

我们给予 EDTMP $^{153}$Sm-EDTMP 的剂量分别相当于人用量的 2000 和 20 倍时，未发现动物有化学毒性和放射损伤。给予 $^{153}$Sm-EDTMP 的剂量大于人用量的 30 倍时，用药后第一天和第七天，动物的白细胞和血小板计数均有降低($P<0.05$)，但 16 天以后恢复到正常。张锦明等静脉注射 $^{153}$Sm-EDTMP 后 3 个月，74MBq/kg 和 370MBq/kg 组无一动物死亡，而 1110MBq/kg 组 80% 死亡。3 个实验鼠组均观察到白细胞和血小板下降，以高剂量组尤著，单次给药后第 3 周发现白细胞和血小板一过性明显高于对照组，但第 4 周又下降，3 个实验组在 12 周后均恢复正常，且骨髓组织病理学检查未见明显抑制。

2. 对白细胞和血小板的影响　Eary 等按 111MBq(3mCi)/kg 给药，2 名患者有轻度骨髓抑制，估计该剂量时骨髓的吸收剂量为 1277~ 2250rad。一般认为 200~400cGy(200~400rad) 的骨髓吸收剂量会导致骨髓毒性的发生，主要表现为白细胞和血小板计数下降。

我们的结果表明：$^{153}$Sm-EDTMP 用量≤3.7MBq (1mCi)/kg 时，无论用药后 1 周或 1 月，患者的白细胞与基础值对照，均无显著性差异，与国外学者报道相符。虽然 1 周时粒细胞有减少，但 1 月时也恢复到治疗前的水平。1 月时血小板计数有降低($P<0.05$)，进一步分析表明：只接受 $^{153}$Sm-EDTMP 治疗，白细胞和血小板计数的变化较小，与治疗前比较均无显著性差异($P>0.05$)；而同时接受化疗的患者(包括细胞毒素治疗)，其白细胞和血小板计数却有显著降低($P<0.01$)，这与治疗剂量有关系，>74MBq (2mCi)/kg 时，1 月后血小板减少较明显($P<0.05$)。此结果也与国外学者的报道相符。

白细胞和血小板计数降低的患者中，除了放疗、化疗、激素治疗和细胞毒素治疗以及 $^{153}$Sm-EDTMP 的用量增大等因素有关外，我们还观察到在治疗前该类患者的基础值就偏低，此点国外学者也有类似的看法。故可认为，用 $^{153}$Sm-DTMP 治疗前白细胞和血小板计数偏低的患者，用药时应持慎重态度。本研究的血小板和白细胞计数降低患者中，还没有发现由于降低了止血功能需要采取临床措施的病例。我们采用>185MBq(5mCi)/kg 用药，观察 3~18 个月，骨髓活检未发现有中毒现象。许多学者认为 $^{153}$Sm-EDTMP 对骨髓的损伤是暂时的、轻微的，很快就会恢复到正常。

3. $^{153}$Sm-EDTMP 对重要器官的影响　用 $^{153}$Sm-EDTMP 治疗后，我们同时监测了反映脑、心、骨骼肌、肝、肾组织内细胞酶学系统变化(GOT、AkP、CK、γ-GT、LDH 等)，是因为这些酶类的浓度能直接反映与上述器官细胞更新或损伤的程度。本研究中，上述酶学测定值与基础值比较，并无明显变化($P>0.05$)。由于 $^{153}$Sm-EDTMP 对患者肝、肾功能、电解质和酶学均无明显影响，所以临床使用是比较安全的。张锦明以 74MBq/kg 组为主要观察对象，每次给药后 1 周，末次给药后 4 周测丙氨酸转氨酶(ALT)和天冬氨酸转氨酶(AST)，在观察期内未见 AST 和 ALT 有明显变化。高剂量组在 12 周后也未见 ALT 和 AST 变化。杂种犬 AST 和 ALT 也无明显变化。

# 第九节　Tin(Sn)-117m(4+)DTPA 治疗骨肿瘤

用锡(4+)DTPA 治疗骨疼痛或骨转移瘤是最近几年才发展起来的又一新型放射性药物。动物实验表明：锡离子对骨骼有较高的特异性，对转移癌有明显治疗作用。

$^{117m}$Tin 的半衰期为 13.6 天，以内转移电子的形式发射能量，为 127 和 156kev。伴随内转换电子的还 158.6kev 的 γ 射线，γ 射线适合做显像。

$^{117m}$Tin 的生产比$^{153}$Sm 和$^{186}$Re 困难。需要在反应堆照射富集靶$^{116}$Sn。

人体内的初步实验资料与动物体内的分布相同，骨骼是唯一摄取$^{117m}$Tin 的器官。$^{117m}$Tin-DTPA 的排泄比其他络合物（如$^{153}$Sm-EDTMP）缓慢，排泄时间为 3 天。

$^{117m}$Tin-DTPA 的骨表面剂量/骨髓剂量比值，在所有亲骨性放射性核素中是最高的，这是因为较低的内转换电子的能量所致。据估计骨表面剂量是 54.86mGy/MBq（203rad/mCi），红骨髓为 6.11mGy/MBq（22.6rad/mCi）。标准体模的妇女，其骨表面剂量为 71.62mGy/MBq（265rad/mCi），骨髓为 6.57mGy/MBq（24.3rad/mCi）。骨表面/红骨髓的剂量比，男为 8.98，女为 10.9。$^{117m}$Tin 在软组织中的射程为 0.3mm，足以对肿瘤组织产生有效的影响而不损伤骨髓。

显像证实，$^{117m}$Tin-DTPA 和$^{99m}$Tc-MDP 在骨转移瘤患者中的分布相同，能清晰显示转移病灶。目前正在试行$^{117m}$Tin-DTPA 的临床应用。

其他如$^{188/186}$Re-HEDP 治疗骨癌和骨转移癌初步效果也很满意。

# 第十节　分化型甲状腺癌脊柱转移瘤的放射性核素治疗

甲状腺癌分为两类，其中起源于甲状腺滤泡细胞的有甲状腺乳头状癌、甲状腺滤泡状癌和未分化癌，前两者又被称为分化型甲状腺癌。在甲状腺癌中占 80% 以上，分化型甲状腺癌脊柱转移灶的治疗主要取决于下列因素：①有没有发生病理性骨折的危险，尤其是转移病灶位于承重骨骼；②转移病灶是否压迫神经；③转移病灶是否有疼痛；④转移病灶是否能够摄取$^{131}$I；⑤骨盆转移病灶摄取较多$^{131}$I 引起骨髓吸收剂量的增加。

1. 对于那些孤立病灶摄取$^{131}$I 者，最好手术切除，尤其是进展缓慢的那些年龄较小的患者；

2. 对于多发性转移病灶摄取$^{131}$I 者应行$^{131}$I 治疗，但是患者很少能够缓解。可以使用 5.55 ～ 9.25GBq9（150 ～ 250mCi）$^{131}$I，也可以根据吸收剂量计算$^{131}$I 用量。

另外一类甲状腺癌称为未分化癌即甲状腺髓样癌。这类甲状腺癌的脊柱骨转移则不能用$^{131}$I 治疗，可考虑其他治疗方法。

# 第十一节　核素治疗脊柱转移瘤应注意的问题

$^{89}$Sr 和$^{153}$Sm-EDTMP 治疗骨转移癌有较好的效果，总止痛有效率大于 90%，能使部分患者的病灶消退。但在临床工作中，有几个问题值得注意，现分述如下：

**（一）加强骨转移癌患者的营养**

癌症患者普遍存在营养不良，无论是手术引起的机械性或生理性改变，还是由于化疗、放疗引起的细胞水平的改变，都可以造成患者厌食、恶心、呕吐。由于营养摄取减少，虚弱，组织消耗和器官功能障碍又使患者严重营养缺乏，晚期骨转移癌患者的上述表现尤为突出。

动物研究表明：蛋白质缺乏可以增加化疗的毒性和致死率。营养疗法是一项重要的辅助治疗措施，它可以使某些营养不足而又不能进行治疗的患者承受连续治疗，并可获得病情缓解或好转的效果。Copeland 等的研究表明：在随访 1500 个癌症患者之后，他们没有发现由于营养支持治疗而引起肿瘤生长加快的证据。

因此，对某些转移癌患者，通过积极劝告经口摄入足够的饮食，在饮食中补充含有高热量物质、氨基酸、维生素、矿物质是非常重要的。美国食物和药品管理局推荐的维生素日许可量为：维生素 A 4000 ～ 5000U，VitD400U，维生素 E12 ～ 15U，维生素 C45mg，维生素 B$_1$、B$_6$、B$_{12}$ 分别为 1 ～ 2mg，叶酸 400μg。成年癌症患者每天完全性肠道外营养建议方案为:蛋白质总热量2470kcal,其中右旋糖热量1190kcal(700ml),20%脂质乳剂热量880kcal(400ml),10%氨基酸液热量400kcal(1000ml)。电解质(葡萄糖酸钙、氯化钠、氯化钾、硫酸镁、磷酸钾等),微量元素(铜、锌等),铁剂、维生素$K_1$和肝素等。通过加强营养,使患者在接受[89]Sr和[153]Sm-EDTMP治疗前、后能够获得较好的治疗效果。

**(二)正确认识骨转移癌患者的危重症**

晚期转移癌患者死亡的又一个原因,是原发癌复发或癌肿向脑、肺、肝等软组织的转移,引起病情恶化、死亡;并不是发生了骨转移而造成死亡。因此,处理这类危重症比治疗骨转移更紧迫。

1. 脑转移或癌性脑膜炎 乳腺癌、膀胱癌、肺癌等患者中合并脑转移的发生率较高,这可能是由于联合化疗生效,使者生存时间延长之故。由于大多数化疗药物通过血-脑屏障的能力欠佳,经过化疗后虽然原发病灶得到了控制,但却发生了脑转移。约有10%的小细胞肺癌患者在就诊时已有脑转移,在存活2年以上的小细胞肺癌患者中,约80%的人将出现脑转移。有远处转移的乳腺癌患者尸检时有1/3出现脑转移。死于脑转移的患者中,在尸检时约60%又发现全身多部位转移。

脑转移的症状主要表现为恶心、呕吐、神志改变、睡眠增加、嗜睡、视力下降、头痛(有时为剧烈头痛)。头痛多在起床前已发生,起床后1小时有减轻的趋势。剧烈头痛可引起颅内出血而造成突然死亡。一旦上述症状出现,脑转移的可能性最大。

2. 呼吸道梗阻 在治疗骨转移的同时,肺癌原发灶复发,患者出现端坐呼吸、咳嗽、声音嘶哑、咯血等症状,听诊时肺部有干、湿啰音。对这类患者需要采取紧急措施,以防止肺炎,肺不张或呼吸衰竭突然死亡。

3. 脊髓压迫 约5%的转移癌在脊髓硬膜外,病灶沿脊髓前硬膜发展,椎体因骨转移癌的破坏而凹陷,脊髓和脊神经根受挤压,使血管损害而缺血,出血以致形成永久性瘫痪。脊髓受压患者中,有95%的患者主诉有进行性神经根疼痛,卧位、咳嗽、闭口做鼻闭气实验时其疼痛都明显加剧。

4. 高钙血症 钙从骨骼中动员出来的速度超过钙排出的肾阈时即发生高钙血症。恶性肿瘤中最常发生的高钙血症为乳腺癌、肺癌、肾癌,多发性骨髓瘤、食管鳞癌,甲状旁腺癌等。高钙血症患者中80%的人都有骨转移癌。

患者主诉为乏力,食欲减轻,恶心,多尿,发渴或便秘。其神经症状为轻微肌肉乏力,困倦思睡,感情淡漠,反应迟钝。对这类患者如不及时治疗,症状逐渐加重,最后出现肾小管酸中毒,高磷酸盐尿症,心律不齐最后导致死亡。

**(三)善于识别骨癌疼痛的主要类型**

肿瘤骨转移或骨肿瘤直接浸润,手术,放疗,化疗,心理因素等都可以引起疼痛。核医学医师应善于识别各种原因引起的疼痛并做相应处理。

1. 癌痛原因

(1)躯体因素:①肿瘤本身的压迫造成骨、神经以及脏器的浸润和转移。②治疗后的副作用(手术、放疗、化疗等)。③癌症以外的病理因素。

(2)社会心理因素:抑郁、焦虑、愤怒等。

2. 由肿瘤侵袭引起的疼痛综合征 由原发性或转移性肿瘤的骨浸润引起的疼痛,从病理学的角度来看,骨转移癌伴随有两种情况,活动性骨破坏和新骨形成。从临床方面看,转移性肿瘤累及骨骼时,由于骨的破坏和激活局部疼痛感受器,以及毗邻的神经、软组织、血管结构受压而产生疼痛。

(1)颅底转移出现颈静脉综合征:以枕骨疼痛开始,涉及头顶,同侧肩和臂部。头部运动时疼痛加重,严重时可出现声音嘶哑,吞咽困难。

(2)脊柱转移:其特点是疼痛症状先于神经体征。其中颈[7]和胸[1]椎体转移时,疼痛呈持续性并向两侧放射至两肩,第4~5手指感觉异常或麻木,进行性加重的手和肱三头肌无力。腰[1]椎体转移时,腰背部钝痛、酸胀痛,卧位或坐位时疼痛加剧,站立时疼痛缓解,治疗后疼痛加重(尤其是从卧位到站立位时),故患者常常以卧床为主。

(3)骶骨转移:躺下或坐下时疼痛加重,而走动时疼痛可缓解或减轻。腰背和骶尾部酸痛伴有肛周感觉丧失。某些患者坐骨切迹处有触痛及出现坐骨神经分布区的神经根症状。

3. 与癌症治疗有关的疼痛综合征

(1)术后疼痛综合征:有4%~10%的患者作乳腺手术后产生疼痛。其特征是后臂、腋窝、胸壁等部位有紧缩样烧灼痛,刺痛,胀痛。持续性阵发加剧,治疗后疼痛增加。臂部处于屈曲状态,患例肢体肿胀,功能障碍。由于胸[1,2]支配的肋间神经损害。

有时可形成创伤性神经瘤。胸科手术后造成肋间神经损伤,该神经支配区出现持续性胀痛、钝痛、胸壁和肋骨处可出现创伤性神经瘤。

（2）化疗后疼痛综合征:某些化疗药物可以出现末梢神经痛,表现为全身性的肌肉酸痛和关节痛。使用类固醇药物的患者,不论使用时间的长短,停药后可出现类固醇假风湿病,肱骨和股骨头无菌性坏死或硬膜外脊髓压迫带来的持续性疼痛。

（3）放疗后疼痛综合征:放疗后引起的疼痛可持续数月或数年不等。臂丛、腰骶丛的神经纤维化可出现三角肌,肱二头肌运动无力,胀痛,肌肉肿胀;会阴部、小腿疼痛、下肢淋巴水肿。严重时可出现腰、骶骨的放射性坏死。

放射性脊髓痛:疼痛可能发生于脊髓损伤区域,同侧运动不完全性麻痹,伴有对侧颈,胸平面感觉丧失或损伤水平以下触物感样疼痛。

4. 疼痛的处理　医师应尊重患者对疼痛的主诉,并提供疼痛和痛苦方面的治疗,使患者的疼痛得以缓解。但是现实中我们经常遇到很多晚期癌症中患者疼痛并未得到良好控制,其原因是:①患者对医务人员能控制疼痛缺乏认识。②患者宁可忍受疼痛不愿治疗。③医护人员、患者和家属担心患者用止痛药会成瘾。

$^{89}$Sr 或$^{153}$Sm-EDTMP 对骨癌疼痛有明显止痛作用,对由于肿瘤骨转移或原发骨肿瘤浸润引起的疼痛止痛效果较好。如果某些患者对治疗不够理想,可以配合使用"云克"静滴液或"云克"胶囊。因为该制剂有抑制前列腺素的合成、缓解疼痛,清除人体内的自由基、调节自身免疫功能的作用。可以起到较好的治疗"相加"效果。

对由于因手术、放疗或化疗或其他原因引起的疼痛这一类转移癌患者,用$^{89}$Sr 或$^{153}$Sm-EDTMP 治疗后,其疼痛并未缓解或疼痛加重者,可以使用止痛药物,其原则是:

（1）按阶梯用药(by the ladder):第一阶梯用非鸦片类药物(阿司匹林、布洛芬,吲哚美辛、萘普生、酮洛酸氨丁三醇、克痛宁等),在该阶梯中的各类药物可以交替使用。第二阶梯,当使用非鸦片类药物效果不理想时,改用弱鸦片类药物(可待因、氧可酮、盐酸二氢埃托菲等)。第三阶梯,在使用弱鸦片类药物仍不能止痛时,选用哌替啶口服片或注射液、阿那度、美沙酮、吗啡等。

（2）按时用药(by the clock):使用止痛药物应有规律,而不是必要时才给予。先由小剂量试用,逐渐加量,疼痛控制以后即保持该剂量持续使用。下一次服药的时间应在前一次剂量的药物消失前,不要等到疼痛已经出现后才给药。

（3）先口服用药:口服效果较差后再改用注射用药。

生理成瘾性和耐药性是连续使用鸦片类药物的正常药理学反应。生理成瘾性的特点是:当治疗突然停止时,将出现"药物戒断综合征"。耐药物性的特征是:随着药物的重复使用,其药效降低,增加剂量才能维持止痛效果。许多资料表明:当有规律地给予那些对鸦片类药物有临床效果的患者口服后,不存在耐药性问题(如有资料证实,2000 例用鸦片类药物治疗癌痛的患者中,只有 4 例成瘾,其发生率很低,为 0.002% )。

多数止痛药物都会引起不同程度的恶心、呕吐、嗜睡等症状,在使用时应配合用保护胃肠道功能的药物和止吐药物。

对某些抑郁型的患者,可加用阿米替林。对焦虑型的患者可加用多塞平和艾司唑仑。应根据患者的症状确定其剂量。

对于睡眠质量较差的患者,可以使用思诺思,该制剂能维持正常的睡眠结构,具有单纯催眠作用,不影响次日的记忆力。

**（四）白细胞和血小板降低的处理**

只接受$^{89}$Sr 或者$^{153}$Sm-EDTMP 治疗的患者,白细胞和血小板计数有暂时性降低,1 月以后可以恢复以治疗前水平。对以前曾接受过大剂量、长时间放疗,多疗程化疗和其他治疗的患者,在使用核素治疗以前,应做骨髓检查。骨髓有损伤时,待恢复正常以后再用$^{89}$Sr 和$^{153}$Sm-EDTMP 治疗。注射$^{89}$Sr 或者$^{153}$Sm-EDMTP 后,应定期复查血象。白细胞计数低于 $3.0×10^9$/L,血小板计数低于 $50×10^9$/L,Hb 低于 90g/L 者,应使用升白细胞药物。利血生和鲨肝醇以及升白胺,螺旋藻类药物等,都有较好临床效果。升白能和非格司亭肌内注射,效果较理想。

**（五）多学科治疗问题**

在癌症症状的缓解方面外照射治疗起重要作用,90% 有症状的骨转移患者经低剂量、短疗程放疗后都有所减轻。治疗有效的患者中有半数获得完全的疼痛缓解。镇痛剂无法控制的多发性转移所引起的疼痛可采用单剂量半身照射治疗;600cGy 做上半身(脐以上)照射及 800cGy 做下半身(脐至股骨中段)照射能使 73% 患者的疼痛得到一定程度的缓解。

对骨转移癌患者又疑有脑转移者,CT、MRI 是诊断脑转移的重要工具。采用放疗有一定作用。在已证实有脊柱和神经根压迫,应立即做脊髓造影、CT、MRI 检查。认为有骨折危险的骨转移灶,或者有溶骨性转移灶以及孤立性病灶,有剧烈骨疼痛等都是外照射的指针。为了保持患者下床活动和病灶尽可能消失,应尽早使用外照射加$^{89}$Sr 或者$^{153}$Sm-EDTMP 联合治疗。

(邓候富)

# 参 考 文 献

1. 谭天秩. 核医学诊断与治疗规范. 北京:科学出版社,1997

2. 邓候富,罗顺忠,谭天秩. $^{153}$Sm-EDTMP 对骨转移癌疼痛的止痛效果. 华西医大学报,1995,26:391-394

3. 邓候富,谭天秩,罗顺忠. 新的骨显像及骨肿瘤治疗剂 $^{153}$Sm-EDTMP 的初步作用. 中华核医学杂志,1992,12:27

4. 邓候富,谭天秩,莫廷树. $^{153}$Sm-EDTMP 的体内动力学及其治疗骨转移瘤的方法学探讨. 中华核医学杂志,1995;15:21

5. 邓候富,谭天秩,莫廷树,等. 骨转移癌治疗药物 $^{153}$Sm-EDTMP 对患者造血系统和重要器官的影响. 华西医大学报,1995,26:155

6. 邓候富,杨宇如. 放射性 89-Sr 治疗前列腺癌骨转移的新进展. 中华泌尿外科杂志,2002,23(2):122-124

7. Baczyk M, Czepczyński R, Milecki P, et al. 89Sr versus 153Sm-EDTMP: comparison of treatment efficacy of painful bone metastases in prostate and breast carcinoma. Nucl Med Commun,2007,28(4):245-250

8. Liepe K. A comparative study of 188Re-HEDP, 186Re-HEDP,153Sm-EDTMP and 89Sr in the treatment of painful skeletal metastases. Nucl Med Commun,2007,28(8):623-630

9. Baczyk M, Czepczyński R, Milecki P, et al. 89Sr versus 153Sm-EDTMP: comparison of treatment efficacy of painful bone metastases in prostate and breast carcinoma. Nucl Med Commun,2007,28(4):245-250

10. Li WB, Höllriegl V, Roth P, Oeh U. Influence of human biokinetics of strontium on nternal ingestion dose of 90Sr and absorbed dose of 89Sr to organs and metastases. Radiat Environ Biophys,2008,47(2):225-239

11. Montesano T, Giacomobono S, Acqualagna G, et al. Our ex-perience on pain palliation of bone metastasis with Sr-89 or Sm-153 in cancer patients resistant to a conventional analgesic therapy. A retrospective study, Clin Ter,2009,160(3):193-199

12. Ma YB, Yan WL, Dai JC, et al. Strontium-89: a desirable therapeutic for bone metastases of prostate cancer. Zhonghua Nan Ke Xue. 2008 Sep;14(9):819-822

13. Zhou Y, Beyene D, Zhang R, et al. Cytotoxicity of etidronic acid to human breast cancer cells. Ethn Dis. 2008 Spring;18(2 Suppl 2):S2-87-92

14. Yamaguchi K. Pain control for bone metastasis using radioactive strontium. Gan To Kagaku Ryoho, 2010, 37(10):1868-1871

15. Werner M, Scheinert D, Henn M, et al. Endovascular brachytherapy using liquid Beta-emitting rhenium-188 for the treatment of long-segment femoropopliteal in-stent stenosis. J Endovasc Ther,2012,19(4):467-475

16. Ogawa K, Washiyama K. Bone target radiotracers for palliative therapy of bone metastases. Curr Med Chem. 2012;19(20):3290-3300

17. Biersack HJ, Palmedo H, Andris A, Palliation and survival after repeated (188)Re-HEDP therapy of hormone-refractory bone metastases of prostate cancer: a retrospective analysis. J Nucl Med,2011,52(11):1721-1726

18. Zetting G, Fueger BJ, Passler G, et al. Long-term foloow-up of patients with bon tastaases from differentiated thyoid carcinonm or conventional therapy? Clin Endocrinol (Oxf),2002,56:377-382

19. Ozkal-Baydin P, Gümüş-Akay G, Varol N, et al. Potential genotoxic effect of 186Re-HEDP on human lymphocyte cells: in-vitro evaluation with micronucleus-FISH analysis. Nucl Med Commun,2012,33(4):415-421

20. Cheng A, Chen S, Zhang Y, et al. The tolerance and therapeutic efficacy of rhenium-188 hydroxyethylidene diphosphonate in advanced cancer patients with painful osseous metastases. Cancer Biother Radiopharm,2011,26(2):237-244

21. Hindorf C, Flux GD, Ibisch C, et al. Clinical dosimetry in the treatment of bone tumors: old and new agents. Q J Nucl Med Mol Imaging,2011,55(2):198-204

22. Pillai MR, Dash A, Knapp FF Jr. Rhenium-188: availability from the (188)W/(188)Re generator and status of current applications. Curr Radiopharm,2012,5(3):228-243

23. Hama Y. Antitumor effect of 89Sr for multiple bone metastases of breast cancer: diagnosis by 18F-FDG PET/CT. Clin Nucl Med,2014,39(4):290-291

24. Sakai E, Masuda Y, Sato Y, etm al. The effect of strontium-89 therapy in a patient with cholangiocellular carcinoma. Gan To Kagaku Ryoho, 2013, 40(12):1856-1858

25. Abbasian P, Foroghy M, Jalilian AR, et al. Modeling the time dependent biodistribution of Samarium-153 ethylenediamine tetramethylene phosphonate using compartmental analysis.

Rep Pract Oncol Radiother, 2013, 19(3):214-220

26. Pacilio M, Ventroni G, Basile C, et al. Improving the dose-myelotoxicity correlation in radiometabolic therapy of bone metastases with 153Sm-EDTMP. Eur J Nucl Med Mol Imaging, 2014, 41(2):238-252

# 第二十八章 脊柱肿瘤的放射治疗

## 第一节 概 述

1895 年德国科学家伦琴在实验室里从事阴极射线的实验工作,偶然发现一种特殊的射线,它具有极强的穿透力,能使照相底片感光,当时不知其为何种射线,故称之为 X 射线。X 射线被发现后很快用于临床,从此开创了放射线在医学领域中的应用。随后贝克勒尔在研究铀矿石时又发现铀也能辐射出一种看不见的射线,使人们意识到有些物质存在天然放射性,1898 年居里夫妇从沥青铀矿中发现了天然放射性元素钋和镭,又经过不懈的努力,1902 年从数吨铀矿中成功地分离了 0.1g 的纯镭盐。1903 年贝克勒尔与居里夫妇共同获得诺贝尔物理学奖。随着对放射性现象的研究,一些研究人员的皮肤发生了不同程度的放射性损伤,使人们逐渐认识到放射线对于机体组织所具有的生物学效应,这种生物学效应很快运用于临床治疗,人们尝试用放射线治疗皮肤癌,并取得了良好效果。1950 年在重水型核反应堆,利用高速热中子轰击钴-59,获得了人工放射性核素钴-60,它放射出平均能量为 1.25 百万电子伏特(MeV)的 γ 射线,1951 年,加拿大生产了第一台钴-60 远距离治疗机,在 Saskatoon 大学医院应用于临床。

第二次世界大战中,基于战争需要的核物理、电子和微波理论和技术得到飞速发展,也促进了加速器的研制,加速器产生的各类射线也很快应用于临床,经过几十年的发展,技术日渐成熟。目前医疗上主要有电子回旋加速器、电子感应加速器和电子直线加速器。

电子回旋加速器是通过一个或多个微波腔的振荡电场加速电子,电子沿环形轨道运行反复通过微波腔被不断加速,直至获得较高能量的电子。电子感应加速器的基本工作原理利用交变的磁通产生涡旋电场,电子进入涡旋电场中受到加速,再将加速的电子引出或撞击靶产生 X 射线。医用电子直线加速器是利用微波电场,沿直线加速电子到较高能量,产生用于治疗的 X 射线或电子线。

放射治疗作为肿瘤治疗的主要方法之一,在经历了 100 多年的发展,取得了巨大的成效,放疗设备从单一的低能 X 线治疗到高能的直线加速器,治疗技术从简单的二维照射到三维适形放疗、调强放疗,取得了质的飞跃,在肿瘤的治疗中起到越来越重要的作用。

### 一、放疗物理学基础

#### (一)放射治疗剂量学中的基本物理量

1. 放射性活度(activity) 是指一定量的放射性核素在单位时间内发生的核衰变数,国际单位是贝克勒尔(Bq,简称贝克),旧的放射性活度单位是居里(Ci),换算关系是:

$$1Ci = 3.7 \times 10^{10} Bq$$

2. 吸收剂量 D(absorbed dose) 是指电离辐射在质量为 dm 的介质中沉积的平均能量 $d\varepsilon$,表示为:

$$D = \frac{d\varepsilon}{dm}$$

吸收剂量的国际单位是戈瑞(Gray,Gy),定义为:1Gy = 1J/kg,它与原用单位拉德(rad)之间的关系是:1Gy = 100cGy = 100rad。它适用于任何电离辐射,如带电的质子、正负电子或不带电的中子和光子等,也适用于任何介质,如组织、空气、水、骨等任何吸收物质。

3. 比释动能 K（Kerma）　指不带电电离粒子在单位质量 dm 的某一物质内释放的全部带电电离粒子的初始动能的总和 dE$_{tr}$。表示为：$k = \dfrac{dE_{tr}}{dm}$

其国际单位是焦耳每千克（J/kg），专用名戈瑞，符号为 Gy。

**（二）射线源的种类**

1. 放射性核素释放的 α 射线、β 射线和 γ 射线：α 射线即高速运动的氦原子核，带正电，电离作用强，穿透力弱，一张纸就能挡住其通过，一般不直接用作临床治疗；放射治疗主要使用 β 射线和 γ 射线，β 射线实际上是高速电子束，有一定电离能力，在组织中射程短，一般用于内照射或敷贴治疗；γ 射线能量较高，可达兆伏级，穿透力较强，可用于体外照射和组织间治疗；

2. X 线治疗机和加速器产生的不同能量的 X 射线；

3. 各类加速器产生的电子束、质子束、中子束、负 π 介子束及其他重离子束。

**（三）放射治疗设备**

钴-60 远距离治疗机：使用钴源作为射线源，钴（$^{60}$Co）源是一种人工放射性核素，半衰期 5.27 年，衰变过程中释放出能量分别为 1.33MeV 和 1.17MeV 的 γ 射线，平均能量 1.25MeV。钴-60 远距离治疗机结构简单，维修方便，目前在临床上仍然占有一定地位。

医用电子直线加速器：是通过使用高频电磁波加速带电粒子（如电子）至高能量，高能电子束直接引出可以治疗浅表肿瘤，或使电子束轰击靶产生 X 射线用以治疗深部肿瘤。根据加速电子的微波电场不同，分为医用行波电子直线加速器和医用驻波电子直线加速器。

多叶光栅：多叶光栅实际上是对照射野进行修饰的一种重要辅助附件，由于肿瘤形态和转移路径的不规则，为保护正常组织，传统的放疗采用挡铅或制作适形铅挡块，由于制作铅挡块费时费力，在溶铅和铅挡块加工过程中易产生铅蒸汽和铅粉尘，危害工作人员的身体健康，加之铅挡块摆放费力，使用也极为不便。因此，为形成临床放疗所需不规则野，多叶光栅随之出现。多叶光栅一般由钨或钨合金制成，基本结构是叶片，每个叶片可单独控制，每对叶片相对运动，可形成矩形子野，再由多个子野形成临床所需的不规则照射野。

**（四）放射治疗技术**

1. 普通外照射技术

（1）固定源皮距（SSD）技术　此种照射技术是将放射源到皮肤的距离固定，肿瘤或靶区中心放在放射源和皮肤入射点连线的延长线上，可在治疗机托架上放置不同形态的铅挡块（或制作个体化的铅膜）形成不规则照射野。该方法简单易行，但在成角照射时机架转角一定要准确，否则肿瘤中心可能会偏离射野中心，甚至部分靶区位于射野外。

（2）等中心照射技术（SAD）是将机器的等中心置于肿瘤或靶区中心，在成角照射时无论机架角旋转到任何角度，都能准确照射到靶区。

2. 三维适形放疗　是指通过一系列不同剂量权重、不同射野形状采用多角度分散照射技术，使高剂量的分布尽可能与靶区的形态在三维方向上一致，让靶区在得到高剂量照射的同时，尽量减少周围正常组织的受照剂量。目前临床上多采用制作适形铅挡块或利用多叶准直器（muti-leaf collimator，MLC）形成与靶区形状一致的照射野，采用多野、不同角度的照射，最终在三维方向上形成与靶区形状相一致的高剂量分布体积。

3. 调强适形放射治疗　是一种放射治疗的新方法，它可以对不同方向入射的照射野强度进行调整，从而以非均匀射野对靶区进行照射，所有照射野合成之后，最终得到期望的靶区剂量分布。自由调整射线强度不仅可以获得更好的靶区适形剂量分布，而且可以降低敏感器官的受量。调强放疗采用逆向计划系统，先由医师根据肿瘤大小、形态以及周围敏感组织器官的剂量限值给出处方剂量，再由计算机反复运算得出每个照射野的最佳射束强度分布。实现调强适形放疗的方式有以下几种：

（1）二维物理补偿器：制作特殊补偿器，通过改变补偿器单元厚度，来调整照射野内剂量强度，达到临床所需剂量分布。

（2）MLC 静态调强：先将照射野按照射强度进行分级，利用 MLC 形成多个子野，以子野为单位进行分步照射。照射完成后调整 MLC 至另一子野，再继续照射，直到完成所有子野的照射。其特点是相对简单、易行，MLC 的运动和照射分别进行。

（3）MLC 动态调强：该方式是利用多叶光栅相对应的一对叶片的相对运动，通过控制叶片运动方向和速度来调控照射强度，特点是多叶光栅在运动时，射线束保持持续输出状态。

（4）断层治疗（tomotherapy）：利用特殊设计的

MLC形成的扇形束围绕患者身体纵轴360°旋转照射,完成一个层面的治疗后,利用床的前行,再继续下一个层面的治疗。断层治疗有步进和螺旋两种,前者是每完成一次旋转照射后,治疗床就步进一段距离,直至完成所有层面照射;后者是将螺旋CT机和直线加速器的原理结合起来,即将一台6MV直线加速器安装在特制的CT环滑机架上,机架边旋转照射,治疗床同时缓慢前行(图28-1-1)。

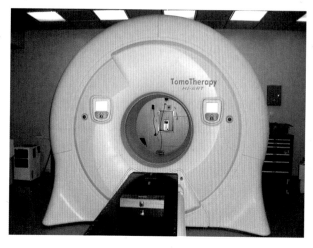

图28-1-1 螺旋断层放射治疗机

4. 立体定向放射手术和立体定向放射治疗

立体定向放射手术(stereotactic radiosurgery,SRS)是利用射线(如γ射线或X射线)进行非共面、小野、多角度、三维集束立体定向单次大剂量照射,一次性给予靶区致死剂量的照射,而周围正常组织受照剂量迅速下降,靶区高剂量与正常组织的低剂量分界明显,类似于外科手术切缘,故俗称为γ刀或X刀。立体定向放射治疗(stereotactic radiation therapy,SRT)是立体放射治疗分次照射技术,通过1~5次照射,使放射剂量集中于肿瘤病灶处,最大限度地增加肿瘤的局部控制几率。

目前实现立体定向放射治疗的方式有:

(1)γ射线立体定向放射治疗系统,又称γ刀,1967年由瑞典神经外科医师Leksell设计发明,是将201枚放射性活度分别为1.11T Bq的钴-60放射源分布于头顶部北半球的不同纬度和经度上,钴源产生的γ射线经准直后聚焦于一点,称为焦点,放射源到焦点的距离39.5cm。焦点处形成一个球形剂量分布,4种不同规格的准直器决定球形照射野的大小,通常为4~18mm。1998年我国深圳OUR公司研制的旋转式聚焦γ刀,采用30枚钴-60源,用旋转的方式实现多野聚焦照射。

(2)直线加速器立体定向放射治疗系统,又称X刀,在直线加速器上安装一套专用准直器和立体定向定位系统,通常采用4~12个非共面小野,通过加速器机架等中心旋转、治疗床运动,达到类似γ刀集束聚焦照射的剂量分布。

Cyberknife(赛博刀,射波刀)是一种图像引导的无框架立体定向放射治疗设备,最初由美国Stanford大学医疗中心脑外科与Accuray公司合作研发,1997年John Adler教授首次引入临床。该治疗系统包括:①机器人手机械臂,由6个灵活的关节组成,通过伸屈、旋转,可以从1200个不同角度对病灶进行投照;②安装在机械臂上的一台小型直线加速器,产生治疗用6MV X射线,加速器配有12个圆形准直器,直径5~60mm;③影像定位系统,2个安装在天花板上的Kv级X射线源分别以45°正交投照患者靶区,并由2个安装在地板上的平板探测仪接收影像,机械臂根据计算机校验结果自动修正偏差,精度可达到亚毫米级。射波刀的工作原理就是实时定位、追踪肿瘤病灶,计算机指令机械手实时修正偏差,使X射线始终对准肿瘤,从不同角度集束照射,大大降低肿瘤周围正常组织和重要器官的受照剂量,减少并发症的发生。

## 二、放射生物学基础

放射生物学主要是研究电离辐射对生物体的作用,一般认为电离辐射的生物效应有直接作用和间接作用。直接作用是指放射线直接作用于细胞DNA,使其受到可逆或不可逆的损伤;间接作用是指放射线与细胞内大分子(特别是水分子)相互作用,产生自由基,后者再继发性损伤DNA,两种作用最终导致一系列生物学效应。实验证明,染色体DNA是射线杀灭细胞的主要靶点。细胞被杀灭的形式有多种,如细胞的坏死、细胞凋亡等。

放射生物学中,根据机体组织的不同生物学特性及对电离辐射的不同反应性,分为早反应组织和晚反应组织。早反应组织的特点是细胞更新快,照射后损伤很快表现出来,并活跃增殖以维持组织中细胞数量,促进受损伤组织的恢复。如黏膜、小肠绒毛细胞、皮肤等。早反应组织对放射治疗的分次剂量不太敏感,但对总治疗时间敏感,缩短总治疗时间,早反应组织损伤加重。晚反应组织的特点是细胞群体的更新速度很慢如神经组织,损伤后很晚才表现出来。晚反应组织对放射治疗分次剂量敏感,当加大分次剂量,晚反应组织损伤加重,但晚反应组织对总治疗时间不敏感。晚反应组织中,肺、脊髓、膀胱、脑、肝和肾组织受照射后的损伤,往往由邻近细胞的复制来代偿的,而不是干细胞分裂分化成终末细胞的结果。

# 第二节　脊柱肿瘤的放疗适应证与放疗剂量

放射治疗在脊柱肿瘤的治疗中起着非常重要的作用,但由于脊柱肿瘤与脊髓关系密切,目前临床常用光子束如 X 射线或 γ 射线,无论采用三维适形放疗或是调强放疗,很难避开脊髓和脊神经,尤其是脊髓,如果超过允许耐受量易导致放射性脊髓损伤,因此,脊柱肿瘤的照射剂量和治疗靶体积受到限制。放疗的疗效与肿瘤的组织来源、分化程度等因素也密切相关。一般而言,对于不需接受手术的早期肿瘤、或对放射线高度敏感的肿瘤或有手术禁忌的患者可考虑单纯放射治疗;术后有肿瘤残留、切缘阳性、瘤细胞分化差可给予术后辅助放疗,术后复发患者、不宜再次手术可试行根治性放射治疗;中、晚期肿瘤患者癌性疼痛、出血和肿瘤压迫症状可行姑息性放疗。

## 一、肿瘤的放射敏感性

1. 放射高度敏感的肿瘤　骨恶性淋巴瘤、生殖细胞瘤、神经母细胞瘤、髓母细胞瘤、尤文肉瘤、小细胞肺癌。放射高度敏感的肿瘤对射线敏感,易产生辐射损伤的生物学效应。但同时肿瘤细胞恶性程度也较高、发展快,易出现远处转移。

2. 放射中度敏感的肿瘤　浆细胞骨髓瘤、孤立型浆细胞瘤、前列腺癌、肺癌、乳腺癌、直肠癌等。放射中度敏感的肿瘤发展较慢,出现转移较晚,应用单纯的放射治疗即可取得较好的疗效。

3. 敏感性差的肿瘤　骨肉瘤、脊索瘤、软骨肉瘤、肾癌、恶性黑色素瘤、肾母细胞肉瘤等。放射敏感性差的肿瘤需要较高的剂量,但较高的剂量同时会引起周围正常组织的损伤,因此宜采用精确放疗等先进治疗技术,如调强适形技术的应用,在治疗肿瘤的同时应注意最大限度地保护肿瘤周围的正常组织。对于放射敏感性差的肿瘤在放射治疗过程中,还可通过使用放射增敏剂提高肿瘤放射敏感性。

## 二、单纯放射治疗

某些病理类型的脊柱肿瘤采用单纯放射治疗,亦能达到治愈效果。如:早期的骨恶性淋巴瘤及生殖细胞瘤,常规分次照射 DT 25～50Gy 可达到治愈。原发性脊柱尤文肉瘤属放射敏感性肿瘤,治疗上可选择放射治疗,剂量为 DT45～50.4Gy。单纯放射治疗被推荐用于无硬膜外压迫的疼痛性脊柱转移瘤患者、对放疗敏感的转移性硬膜外压迫(metastatic epidural spinal cord compression, MESCC)患者亦适用于因心血管疾病不能手术或因其他原因不能接受手术的肿瘤患者。

## 三、放射治疗与手术的综合治疗

采用术前放射治疗可缩小肿瘤体积,提高手术切除率;降低肿瘤细胞活性,防止因手术操作造成的肿瘤转移扩散的风险;减少手术中的出血,常见的有:骨肉瘤和尤文肉瘤的术前放疗,2Gy/次,5 次/周,总剂量 40～45Gy。如果肿瘤已被切除,但切除不彻底、术后残留、病理证实切缘为阳性以及转移淋巴结清扫不彻底的患者,可采取术后放疗。需根据肿瘤病理类型、分期、治疗方案各异等影响因素,予以不同的照射剂量,DT40～60Gy/20～30 次。这类肿瘤的治疗关键是要评估复发的风险,要有充分的辅助治疗理由,只有在适应证选择正确时,才能明确地提高局部控制率和生存率。

## 四、姑息性放射治疗

晚期肿瘤,如发生骨、脑等远处转移或局部肿瘤复发,放射治疗是最重要的姑息治疗手段。可以达到止痛、减轻症状和提高生活质量的目的,对于估计有较长生存期,而且患者一般状况好者,可给予较高剂量的姑息放射治疗,DT 可达根治性剂量或接近根治性剂量,而对一般情况较差,预计生存期较短的患者只需达到缓解症状即可,此类患者低分割放疗较常规放疗简单易行,疗效相当,DT30Gy/10 次或DT40Gy/20 次。

# 第三节 常见脊柱原发性肿瘤的放疗

## 一、脊柱浆细胞骨髓瘤

浆细胞骨髓瘤也称多发性骨髓瘤(multiple myeloma,MM)是一种原发性浆细胞恶性肿瘤,以广泛的溶骨性破坏伴有贫血、高钙血症、肾功能损害为特点。浆细胞骨髓瘤是一种成年人常见的骨肿瘤,在西方国家,它的发病率约占全部恶性骨肿瘤的一半。好发于老年人,多数患者在 60～70 岁,男女发病率相似。成人任何有红骨髓的部位都可发生骨髓瘤,全身所有骨骼均可受累,脊柱、肋骨、骨盆和颅骨最常受累,中轴骨明显多于四肢骨。疼痛是最主要的首发症状,最常见于骨盆、脊柱和胸廓。其影响学特征为大量显著地溶骨性"筛孔状"骨质破坏伴随很少的或没有周围骨反应,而且骨皮质很薄。浆细胞骨髓瘤总的来说治疗效果不佳,预后不良,10 年生存率<10%。浆细胞脊髓瘤侵袭到脊柱时,通常伴有脊髓压迫症状。浆细胞骨髓瘤对放射敏感性高,放疗可作为其主要的治疗方式,对于孤立性浆细胞瘤(solitary plasmacytoma,SP),通过放疗有治愈的可能。照射范围应包括 MRI 所见肿瘤边缘外至少 2cm,放射剂量为 40Gy,分 20 次照射,当病灶>5cm 时,推荐的剂量为 50Gy,分 25 次照射。对骨痛,即将发生病理性骨折或脊髓压迫症,可姑息性照射 10～30Gy。

## 二、脊柱巨细胞瘤

骨巨细胞瘤发病率占骨肿瘤的 15%～20%,好发于长骨的骨端,少数发生于椎体、扁平骨或短骨。早期症状为疼痛,局部肿胀,原发于椎体者有神经根压迫症状或截瘫,原发于骶骨时出现坐骨神经痛和大小便功能障碍。脊柱巨细胞瘤分为中间型(局部侵袭性、偶见转移型)巨细胞瘤和恶性巨细胞瘤。首选的治疗方法为手术,但对放射治疗具有中度敏感性,有下列情况时应考虑做放疗:①手术后可能引起明显残疾或病变部位不适宜手术者;②术后复发者;③手术切除不彻底者。CT 和 MRI 扫描能清晰地显示出软组织肿块的范围,对正确选择照射范围有很大的帮助。放疗范围应超过病变边缘 1～2cm,包括软组织肿块在内。放疗剂量为 45～55Gy/5～6 周,用钴-60γ 射线或高能 X 线照射。62% 的患者在放疗过程中疼痛就得到缓解,还有 34% 的患者在放疗后 6 个月内疼痛缓解,无效者只占 4%。肿瘤消退情况:21% 在放疗中就缩小,34% 在放疗后 2 年内消退,只有 5% 无变化,5 年总生存率及无病生存率分别为 91% 及 58%。

有文献报道部分良性骨巨细胞瘤放疗后可能恶变成为恶性骨巨细胞瘤、纤维肉瘤或骨肉瘤。这些患者的特点是用普通深部 X 线治疗及多程放疗,骨吸收剂量往往较大,近年来采用高能 X 线,单程放疗后恶变的报道很少。

## 三、脊柱脊索瘤

脊索瘤(chordoma)是由胚胎残存脊索发生的原发性恶性肿瘤,约 10% 发生在脊柱,是常见的原发性脊柱肿瘤,多发生于骶骨和颅底,发生在骶尾骨者约占一半以上,生长较缓慢。病变为局部恶性,远处转移少见。脊索瘤对射线不敏感,治疗以手术为主,但由于病变部位的限制,手术往往无法彻底切除;肿瘤质脆,术中易于播散,因此单纯根治术后复发率高,可达 85%。当手术切除不彻底时可行术后放疗,减少局部复发率或延缓复发时间;对不能手术切除或术后复发的患者放疗可达到缓解症状,抑制肿瘤生长,延长生存期的作用。照射范围包括肿瘤所在的整块骨,采用多野等中心照射,剂量 45Gy～55Gy。照射剂量大于 60Gy,局部正常组织损伤增加而疗效不见增加。由于脊索瘤的局部侵袭性特征和术后容易出现局部复发,治疗相对困难,患者的总体生存率仍然相对偏低。大约有 60% 病例复发,约 90% 病例在 5～10 年内死亡。

近年来,有作者应用质子或碳离子等新放射源来治疗脊索瘤。质子治疗时,由于其具有独特的 Bragg 峰,高剂量和中等剂量照射区比 X 线治疗能更好地与肿瘤区适形,减少了对肿瘤周围正常组织的照射,可提高对肿瘤病变的照射剂量,有望进一步提高局部控制率。Park 等报道 MGH 医院应用高剂量的质子和 X 线混合线束对骶骨嵴索瘤进行治疗,初治患者平均照射剂量为 71Gy(E)/36 次,复发患者平均剂量为 77Gy(E)/41 次。长期随访结果表明质子和 X 线混合线束高剂量照射是一种有效的治疗方法。

2009 年 Fraser 报道了一组射波刀辅助治疗的 18 名颅底脊索瘤患者,平均总放射剂量 35Gy(分 5 次进行),中位随访 46 个月,结果显示射波刀治疗能有效减小术后残余或原发肿瘤的体积。2011 年 Kano 等总结了北美 6 个中心 71 例脊索瘤患者的伽马刀治疗效果,平均肿瘤容积 7.1cm$^3$(0.9 ~ 109cm$^3$),平均周边剂量 15.0Gy(9 ~ 25Gy)。中位随访时间为 5 年。23 例患者死于肿瘤进展,5 年生存率 80%。其中 50 例伽玛刀治疗前未行常规放疗,21 例治疗前行常规放疗。总的 5 年肿瘤控制率为 66%(伽马刀前未放疗组控制率 69%;伽马刀前行放疗组控制率 62%)。目前在一些大放疗中心,有粒子放疗等技术的应用,如氢离子和碳离子等,但其疗效仍处于观察阶段。

## 四、脊柱原发性骨淋巴瘤

原发性骨淋巴瘤(primary bone lymphoma,PBL)是指发生于骨骼系统,或伴有周围软组织浸润,而排除了全身其他部位病变的淋巴瘤。原发性骨淋巴瘤较少见,占非霍奇金恶性淋巴瘤结外淋巴瘤病变的 5%,原发性骨肿瘤 7%,平均发病年龄约为 45 岁,男女之比为 1.6:1,好发部位为股骨、髂骨、脊椎骨等,可为单发或为多发病变。临床表现为局部骨痛、软组织肿胀或扪及进行性增大的肿块,也可伴发病理性骨折。

本病分期标准与一般的恶性淋巴瘤相同。治疗方针为 I、II 期病变以放疗和化疗的综合治疗为主。III、IV 期患者的治疗以化疗为主,局部放疗为辅。有病理骨折和脊髓神经压迫症状时,需作脊髓减压和内固定手术治疗。本病对放疗高度敏感,化疗 2 ~ 3 个周期后,即可进行放疗。照射范围须包括受累骨及区域淋巴结。照射 40 ~ 45Gy 后,缩小照射野至原病灶处,再追加剂量 10Gy 左右。放化疗也可同时进行。经放化疗后,患者的 5 年生存率可达 66%。

Barbieri 等于 2004 年报道 I、II 期骨原发性非霍奇金淋巴瘤放化疗综合治疗的疗效,15 年无病生存率为 76.6%,总生存率为 88.3%,无局部复发。Fidias 报道 37 例综合治疗的结果,10 年无病生存率为 73%。这些结果提示放化疗比单独放疗好。

## 五、脊柱尤文肉瘤

尤文肉瘤(Ewing sarcoma,ES)是一种较常见的骨原发恶性肿瘤,发病率仅次于浆细胞瘤、骨肉瘤和软骨肉瘤,是儿童恶性肿瘤的第二好发肿瘤,好发于长骨的骨干部和干骺段以及骨盆,原发性脊柱尤文肉瘤占所有患者的 8% ~ 10%。目前的治疗需行包括化疗、手术切除和放疗的综合治疗。尤文肉瘤对放疗极为敏感,是局部治疗的主要措施,尤其当肿瘤发生在脊柱,因解剖位置的不利因素,手术往往仅能达到次全切除,因此原发性脊柱尤文肉瘤更倾向于选择放疗。照射范围包括病变椎体及受累软组织外放 3cm,为避免放疗超出脊髓的最大耐受量,脊柱 ES 的放疗剂量为一般为 45 ~ 50.4Gy,照射 30 ~ 40Gy 就能使肿瘤迅速缩小,疼痛减轻或消失;肿瘤伴肺转移者可考虑行全肺放疗,总量 18 ~ 20Gy,分割剂量 1.5Gy/次;全身放疗一般作为自体造血干细胞移植预处理方案的组成部分,剂量为 12Gy。原发性脊柱 ES 的治疗效果和肢体 ES 的效果相似,大约有四分之三的患者可以达到局部控制。近年来的趋势是以手术治疗为主,手术种类可分为:①根治性切除术:肿瘤所在的全部间室整块切除;②广泛切除:肿瘤、假包膜及间室内肿瘤周围正常组织整块切除;③边缘性切除:肿瘤整块切除,但边缘通过假包膜,可能有显微病变残留;④病变内切除:手术野被污染,有显微或大体肿瘤残留。对于不能手术切除或手术切除不够彻底者,放疗仍是重要的局部治疗手段。当无法完全切除时可术后放疗。文献报道做瘤内切除术者后不做放疗的局部复发率为 28.6%;做术后放疗者复发率降低,为 20.5%;单纯放疗的局部复发率为 22.5%,与做瘤内手术者+术后放疗者相同。因此有作者认为不应做瘤内手术,应做单纯放疗或做术前放疗后再做手术切除残留病灶。

La 等于 2006 年报道 60 例预后不好的尤文肉瘤采用放射治疗的结果。72% 患者原发部位在躯体中央,包括胸壁、盆腔和脊柱等。38% 患者在初治时就有远处转移,52% 原发肿瘤最大径 ≥8cm。全组患者都接受了化疗和放疗(术前、术后及根治性放疗)。其中因肿瘤部分切除或手术切缘阳性做术后放疗者占 43%,52% 患者做了根治性放疗,5% 做了术前放疗。中位随访期 41 个月(2 月 ~ 14.9 年)。全组 3 年局部控制率为 77%,放疗前无转移者局控率 84%,有远处转移组为 61%。放疗前无远处转移组 3 年无病生存率及总生存率为 70% 和 86%,而放疗前就有远处转移者均为 21%。

## 六、脊柱良性血管瘤

良性血管瘤:发生于骨的血管瘤在临床并不少见,好发部位依次为脊柱、颅底、长骨。其中以胸椎和腰椎多见,颈椎和骶椎少见,病理学表现为大量增生的毛细血管及扩张的血窦。临床症状主要是局部疼痛,椎体发生者可压迫脊髓或神经根,引起相应的感觉异常,为神经根痛及束带状的疼痛,严重时甚至出现截瘫。由于血管瘤解剖位置的关系,手术风险大,放疗可达到很好的疗效,可作为首选治疗,适用于神经功能受损症状轻微、病情发展缓慢的患者。手术适用于神经功能损害严重、进展迅速、放射治疗无效的患者。有脊髓压迫者应先做椎板切除减压后再行放疗。放射治疗常选用 4 ~ 6MV-X 射线或 $^{60}$Co-γ 射线,照射野包括病灶椎体及上下各半个椎体,常规分割,每次 2Gy,DT 总量达 30 ~ 40Gy,可明显缓解疼痛,甚至截瘫患者也有不同程度的好转。

Rades 等对文献资料汇总分析有症状的脊柱血管瘤放射治疗的疗效,总数为 117 例,放疗后疼痛完全缓解者达 59%,部分缓解 34%,只有 7% 患者无效。按照射剂量分组研究,照射剂量在 20 ~ 34Gy 组疼痛完全缓解率为 39%,而照射剂量达 36 ~ 44Gy 组疼痛完全缓解率为 82%。因此认为有症状血管瘤做放疗时,照射剂量以 2Gy/次,总量 40Gy 为宜。

## 七、脊柱朗格汉斯细胞增生症

椎骨嗜酸性肉芽肿对放射线中度敏感,采用 20 ~ 30Gy,对制动治疗失败、局部复发或出现新病灶者,仍可获得较满意疗效。Bertram 等指出对于制动治疗不能缓解症状或病变进展者,可选放射治疗。

有报道对 12 例经病理证实的脊柱嗜酸性肉芽肿患者行放射治疗,具体为 6MV X 线或 6 ~ 12MeV 电子线,放射野包括病灶外 1.5cm;常规分割,每周 5 次,每次 2Gy,总量均为 30Gy,随访 1.5 ~ 6 年,11 例患者治愈,1 例复发后再行放疗治愈。但是也有学者指出放疗有可能发生放射性骨炎,放疗后骨缺损更难修复,且易破坏脊柱生长的潜能甚至出现恶变。Jiang 等的一项研究发现放疗患者中仍可观察到椎体重建和椎体高度的恢复,认为小剂量的放疗对于椎体单发的朗格汉斯细胞增生症是有效且安全的,且不影响儿童椎体骨骺的发育。

# 第四节　脊柱转移性肿瘤的放疗

## 一、概述

骨转移瘤是指原发于其他各种器官的肿瘤,通过淋巴系统或血液系统循环转移到骨骼所产生的继发性骨肿瘤。有 30% ~ 70% 的恶性肿瘤会发生骨转移,常见于乳腺癌、前列腺癌、肺癌、肾癌和甲状腺癌,而肿瘤患者如果出现疼痛,70% 是由于出现骨转移所致。

脊柱椎体骨转移是恶性肿瘤最常见的转移部位,也是癌症患者疼痛的主要原因之一。据统计,约 40% 的骨转移发生在椎体,5% ~ 10% 可能因椎体转移出现脊髓压迫症状,常见病因为肺癌、乳腺癌、鼻咽癌、前列腺癌等。可以是成骨性或溶骨性或为混合性,转移部位多发生在红骨髓,血流缓慢是其中的一个因素。肿瘤细胞停留在转移部位生长并释放细胞因子,激活破骨细胞增生,使骨组织溶解破坏、导致塌陷和骨折,并产生一系列症状、体征。

脊柱转移瘤临床表现为进行性加重的腰背部疼痛,如果肿瘤侵犯脊神经也可表现为前胸、腹部带状疼痛、感觉异常,脊柱转移病变部位可有触痛或叩痛,腰背痛是脊髓压迫最常见的初期症状,出现率高达 96%。放射痛根据肿瘤部位的不同而不同,在颈椎出现率达 79%,腰、骶椎 90%,胸椎仅 55% 出现。腰背痛和放射痛出现的部位与脊髓造影所显示的病变部位接近。肌力减退、感觉缺失及大、小便功能障碍等都是脊髓或马尾神经受压的常见的临床表现。

晚期肿瘤患者易发生脊柱转移,常引起脊髓压迫(图 28-4-1)或马尾神经压迫(图 28-4-2),这在临床并不少见,常严重影响患者的生存质量。可发生在脊髓外脊柱转移病灶引起的压迫、也可由于脊髓转移引起的压迫。由髓外肿瘤引起的占 95%,脊髓原发肿瘤(胶质瘤、室管膜瘤、血管瘤等)少见,主要为骨的原发肿瘤(淋巴瘤、骨髓瘤)或骨转移性肿瘤压迫脊髓(如肺癌、乳腺癌、前列腺癌等转移)。

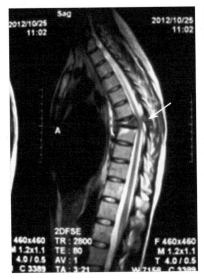
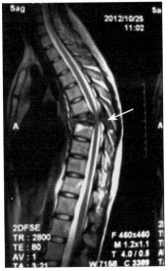

图 28-4-1　$T_7$ 转移性肿瘤压迫脊髓

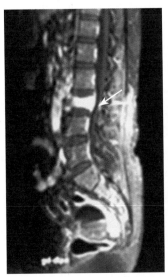
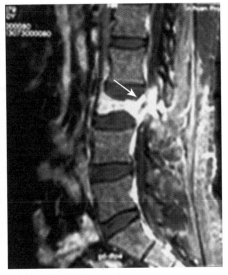

图 28-4-2　$L_3$ 转移性肿瘤压迫马尾

骨转移性肿瘤的诊断标准,需同时具备以下两项诊断条件:①原发病灶经组织病理学或细胞学检查诊断为恶性肿瘤,或骨病灶穿刺活检或细胞学诊断为恶性肿瘤骨转移;②骨病灶经 X 线片或 MR 扫描或 CT 扫描或 PET-CT 扫描诊断为恶性肿瘤骨转移。有条件者均应做脊柱 MRI 检查,不仅可以准确定位,明确病变范围及周围组织的关系,还可以发现多发病灶,以及对硬膜外、硬膜内、髓内病变做出鉴别。

## 二、放射治疗

以放射治疗的方法治疗脊柱椎体骨转移瘤具有起效快、效果好、提高生存质量高、延长患者生存期等优点。经放疗后,80% ~ 90% 的癌性疼痛可达到止痛的目的;对放射线敏感的脊柱转移性肿瘤甚至可达到根治效果。脊髓压迫症状明显,应先进行手术减压、固定;通常手术减压后均需行放射治疗,以减少复发。手术加放疗可取得 82% 的缓解率,而单纯手术治疗者及单纯放疗者的缓解率均为 39% 。

### (一) 放射治疗剂量和分割方式

1. 原发肿瘤未完全控制时,止痛治疗以短期快速治疗为原则,如 3Gy×10 次与 4Gy×5 次连续治疗。

2. 在原发肿瘤得到控制的情况下,骨转移瘤放射治疗止痛可采用常规分割,总剂量 40Gy 或 60Gy,每周 10Gy/5 次。

一般来说,对骨转移瘤施行姑息性治疗,采用单一的或平行相对照射野的简单方案已经足够。治疗技术和治疗剂量在不同的医疗单位差别很大，没有哪一个方案在缓解疼痛方面更有优势。50%以上的患者在放疗后1~2周疼痛就有明显的缓解，多数患者可停服止痛药，生活质量有了明显的改善，并能减缓病理性骨折的发生，脊柱转移性肿瘤1年与3年局控率分别为87.5%与52.5%。放疗中，需要注意的是，照射1~2次后，由于局部受照组织发生水肿，常导致患者感觉疼痛加重，如继续放疗下去，则疼痛可逐步缓解。

### （二）放射治疗技术

脊柱转移性肿瘤的放射治疗技术一般有普通外照射、三维适形放射治疗和调强适形放射治疗三种方式。普通外照射通常在模拟定位机下进行，设野简单易行，颈1~4椎体的转移病灶采用二侧野对穿照射，避免直接照射颈前气管、食管等器官；颈5以下可采用前后对穿、三野或四野照射，需注意的是脊柱颈曲、腰曲突向前，而胸曲和骶曲突向后，在照射野设计时适当调整各射野剂量权重。三维适形放疗采用CT模拟定位，将CT扫描图像传输至专门的治疗计划系统，在可视状态下设计照射野，通过调整各射野权重和MLC形态，优化剂量分布，减少敏感器官（肺、肾和胃肠道）受照剂量；偏心性病灶或椎体周围软组织肿块还可设计楔形野照射，剂量分布更为合理，使高剂量区集中在靶区。常规放疗时，椎管内的重要器官脊髓要受到同等于靶区处方剂量的照射，易发生放射性脊髓损伤，因此限制了治疗剂量的提高。调强适形放疗通过反复优化条件，优化剂量分布，处方剂量能完整包绕靶区，获得较好的适形度，在三种治疗技术中该方法脊髓所照剂量最低，对预计有较长生存期的患者可选用调强放射治疗，既可缓解疼痛、控制肿瘤，又可减少脊髓损失。故临床上宜根据患者预计生存期、病理类型、转移部位选择照射技术。

治疗方法：首先进行CT扫描，扫描范围包括病灶及上下各外放1个椎体，扫描层厚3~5mm，将扫描图像传输至治疗计划系统，CT图像上脊柱转移瘤和周围软组织病变为大体靶区（GTV），将GTV上下均各外放5~10mm，前方及左右各外放5mm为临床靶区（CTV）。考虑到器官的运动以及日常治疗摆位的误差将临床靶区（CTV）外10mm扩为计划靶区（PTV），勾画脊髓、肺、肝、心脏、肾脏等重要器官的

轮廓，设计5~7个照射野，要求95%的等剂量线包括PTV，并将正常组织受照射剂量控制在可耐受范围之内，制定出最优的治疗方案。

### （三）立体定向放射治疗

对于脊柱转移性肉瘤等放射低敏感性肿瘤，一般常规剂量照射40~45Gy在局部控制率、疼痛缓解方面仍不理想，采用立体定向单次大剂量（SRS）24Gy或高分割（SRT）28.5Gy/3~5次治疗，1年局控率（LC）分别为90.8%和84.1%，SRS似乎优于SRT，患者耐受性良好，没有发生3级以上毒性反应。

### （四）脊髓压迫症的治疗

脊髓压迫症是肿瘤急症，需立即对病情做出评估，采取相应措施，最大挽救患者神经功能，提高生活质量，治疗前肢体功能和膀胱括约肌功能良好者治疗后仍保留这些功能，疗前已有明显功能障碍者功能恢复差，轻瘫者58%有效，完全瘫患者只有16%有效。不同病理类型疗效也有所不同，恶性淋巴瘤、骨髓瘤所致的脊髓压迫症疗效较好，有效率为50%~80%。前列腺癌、乳腺癌所致的脊髓压迫症疗效次之，为25%~65%，肺癌和肾癌所致者疗效最差，为10%~40%。因此脊髓压迫一旦确诊应尽早治疗，治疗包括大剂量激素、手术和放疗。

1. 大剂量皮质激素治疗　激素可减轻肿瘤压迫脊髓引起的水肿，从而减轻压迫，缓解肿瘤对脊髓的损伤，为随后的手术和放疗争取机会，放疗期间使用激素还可减轻放疗初期引起的水肿，一般每日使用地塞米松10mg以上；静脉滴注，同时应用西咪替丁或雷尼替丁，以预防应激溃疡。症状好转后激素可逐渐减量至停用。

2. 放射治疗　照射野包括病灶的上下半个椎体，野宽5~8cm，颈椎用左右两侧野对穿照射，胸、腰和骶椎病灶行前后对穿照射或后野单野源皮距照射，可大剂量低分割短程放疗：DT3Gy/次，每天1次，5次/周，总剂量DT30~36Gy，或常规剂量DT 2Gy/d，5次/周，总剂量40Gy。放疗期间同时辅以脱水剂和激素可减轻或预防脊髓水肿，改善临床症状，有助于神经功能恢复，20%甘露醇250ml加地塞米松10mg静脉滴注，每天1~2次；伴有椎体转移的第一天予唑来磷酸4mg静脉滴注，4周后重复，或伊班磷酸6mg，静脉注射，每3~4周重复。

# 第五节　脊髓肿瘤的放疗

脊髓肿瘤也称椎管内肿瘤，分为髓内肿瘤、髓外硬脊膜下肿瘤、硬脊膜外肿瘤三大类。椎管内脊膜瘤占椎管内肿瘤的9%～22%，好发于胸段，其次为颈段，此类肿瘤一般生长缓慢，病程较长。按细胞成分的不同又分为脑膜内皮型脊膜瘤、成纤维细胞型脊膜瘤、过度型脊膜瘤、血管型脊膜瘤和恶性脊膜瘤。神经鞘肿瘤可发生于椎管内任何部位，但几乎平均分布于颈、胸和腰段，骶部很少见，大部分神经鞘肿瘤是良性的。由于椎管内空隙狭窄，脊髓被表面附着结构和神经根所牵连而相对固定，其活动范围有限，一旦肿瘤压迫脊髓超过其代偿、适应能力，脊髓受压症状立刻加重。髓内肿瘤占所有脊髓肿瘤的25%，其中室管膜瘤和星形细胞瘤占大多数。星形细胞瘤是最常见的髓内肿瘤，好发于颈胸段，多见于儿童和青少年，占髓内肿瘤的40%～45%。和室管膜瘤不同，脊髓星形细胞瘤的预后主要决定于肿瘤的病理分级。

绝大多数椎管内肿瘤的治疗，手术应作为首选，既能减压又能获得病理，但因脊髓肿瘤部位特殊，多数患者只能行次全切除或活检术。放疗作为辅助治疗，适用于无法手术或手术切除不彻底或手术后复发的患者。除多灶性分化差的恶性室管膜瘤和恶性淋巴瘤外，一般用局部扩大野照射，镜下肿瘤区外放3～5cm，每次1.8Gy，每周5次，总剂量54Gy。

室管膜瘤是成人最常见的髓内肿瘤，其预后主要决定于手术切除程度，完全切除者的复发率大约为10%，而次全切除患者的复发率高达70%，次全切除后辅以放疗可使复发率降低到30%。脊髓内恶性室管膜瘤和良性多发性室管膜瘤，需全中枢照射，每次1.8Gy，每周5次，总剂量45Gy，然后在肿瘤残存区域局部加量至50.4～54Gy。

星形细胞瘤的预后与其病理分级有关，其放疗效果存在争议，还有学者认为放疗可能会加重脊髓损伤，且影响二次手术。对于术后有残留的低度恶性恶性细胞瘤，推荐行术后辅助放疗，而对于高度恶性的星形细胞瘤，放疗则仅作为姑息治疗方式。

脊膜瘤、低度恶性神经鞘瘤、神经纤维瘤：如完全切除，可不予术后放疗。次全切除或部分切除则需术后放疗。椎管内恶性脊膜瘤和恶性神经鞘瘤、神经纤维瘤术后需做放疗。照射方式采用常规分割，每次1.8Gy，总剂量DT50.4～54Gy。

脊髓肿瘤的预后与病理类型有关，室管膜瘤的预后好于星形细胞瘤，前者5年生存率可达86%，而星形细胞瘤5年生存率约52%。低恶性星形细胞瘤术后放疗的五年生存率为50%～91%。相对而言，高恶性星形细胞瘤的预后就非常差，手术加术后放疗或不加放疗的生存率平均仅为6～8个月。

# 第六节　放疗的早期反应与晚期并发症

### （一）放疗的早期反应

放疗的早期反应，一般从第二个星期开始，放疗反应与照射部位、照射野大小、照射剂量、每次分割剂量以及是否合并化疗等因素有关。常见的早期反应如下：

1. 全身反应　主要表现为疲乏、头晕、失眠、恶心、呕吐、食欲减退、白细胞减少和血小板减少。

2. 皮肤反应　照射区域皮肤可能发生红斑、皮炎、皮肤脱屑、水疱、渗出等。

3. 黏膜反应　上颈椎肿瘤照射后，可较早出现口腔干燥、眼疼，剂量较大可出现黏膜溃疡。

4. 肺部反应　胸椎肿瘤照射后可发生放射性肺炎，主要表现咳嗽、发热、胸痛、呼吸困难，X线片上显示肺炎的范围与照射野一致。治疗主要用抗生素、激素、支气管扩张剂。

5. 肠道反应　腰椎肿瘤照射后，放射线对肠道的损伤与照射剂量和照射体积呈正相关，可表现肠黏膜充血、水肿、溃疡、出血等。

6. 盆内脏反应　盆腔照射野较大时（>10cm×10cm），照射40～50Gy后可出现肠鸣音亢进、尿频、大便次数增加等，予以对症治疗后缓解。

7. 脊髓反应　脊髓受照≥45Gy，早期即可出现脊髓充血、水肿、脱髓鞘病变，临床上患者在低头弯腰时四肢远端出现电击样感觉，反复数次后症状明显减轻、消失,休息后能再次出现,此症状一般为可逆,2个月后神经再髓鞘化,上述症状可消失。

**（二）晚期并发症**

1. 皮肤及皮下组织的改变 皮肤及皮下组织的改变出现较晚,也比较少见。表现为照射区皮肤色素沉着;多次大剂量照射(>60Gy)可造成皮肤纤维化、挛缩,进而缺血、坏死;偶尔可见放射性溃疡,尤以骶骨肿瘤放疗后常见,要严格预防。要选择合适的放疗设备,正确掌握时间剂量因素,照射范围要适当,在一定剂量照射后根据肿瘤消退情况缩小放射野,避免放射野重叠形成超量区。

2. 对内脏的损伤 放射线对肠道、泌尿系等内脏系统均有影响。对于肠道可出现肠黏膜充血、水肿,进而形成溃疡、出血甚至穿孔成瘘,尤以腰椎肿瘤患者的小肠为多见。对泌尿系的影响,主要是由于盆腔照射时的放射性膀胱炎,主要症状为尿血。

3. 对骨骼的影响 放射线剂量越高、射野越大、年龄越小造成的损害越大。损害的临床表现有:生长发育期的骨、软骨和肌肉发育受限、生长畸形、发育停止,甚至萎缩,可出现脊柱侧弯、骨盆倾斜等;成年期的骨及软骨出现组织萎缩、自发性骨折、坏死、纤维化;骨髓失去造血功能而被纤维组织代替;这些损害多数是长期和终生的。

4. 放射后继发恶性肿瘤 是指在原放射区域内,经组织学证实,有相当的潜伏期,并能排除复发或转移的肿瘤。

5. 放射后延迟神经损害 放疗后数月可发生脊髓病,臂丛神经和周围神经病变。

**（三）放射性脊髓病**

脊柱肿瘤放疗必须考虑的很重要的因素就是放射线对脊髓的影响,放射性脊髓病又称放射性脊髓炎,是正常脊髓受到过量照射后产生的一系列神经病变,是放疗最严重的并发症。根据脊髓损伤出现的时间分为急性放射性脊髓病和慢性放射性脊髓病。正常脊髓的耐受量为40～50Gy,超过此限值放射性脊髓损伤就会明显增加。脊髓晚期效应是经过4～6个月潜伏期后,脊髓失去少突胶质细胞和周围神经失去施万细胞,脊髓白质可出现局灶性坏死、液化灶和囊性变,光镜下可见继发性血管损伤,血管壁增厚、血栓形成,神经细胞凝固性坏死,胶质细胞增生,脊髓继发性萎缩等。脊髓属于晚反应组织,其损伤程度与受照射长度和分次剂量有关,受照长度和

照射剂量增加、分次剂量加大,脊髓放射耐受性降低,脊髓损伤的潜伏期缩短,放射损伤愈重。

1. 放射性脊髓病的发病机制有3种可能 ①放射性直接损伤神经细胞;②放射线作用于血管内皮细胞,造成局部充血、水肿,血管腔狭窄闭塞、血栓形成,导致神经细胞缺血和坏死;③免疫损伤:放射线作用于机体组织,使机体结构发生改变,产生新的抗原,引起自身免疫反应。

2. 放射性脊髓病的临床表现 当分次照射脊髓累积量≥45Gy,就可能出现放射性脊髓损伤,放射性脊髓病的诊断首选MRI,MRI表现照射野内椎体$T_1W$信号增强;早期因为脊髓水肿,显示脊髓增粗,$T_1W_1$为低信号,$T_2W$呈条状或斑片状高信号,Gd-DTPA增强扫描可表现为周边环形强化。慢性期脊髓大小正常,或萎缩变细,病变段脊髓信号不均,液化坏死灶或囊性变不被强化。放射性脊髓损伤,根据症状出现的时间和临床表现分为:

（1）急性放射性脊髓损伤:急性起病,在数小时或数天内发生截瘫或四肢瘫,以后病情处于静止状态,是由于放射诱导的脊髓梗死所致,为上运动损伤元损伤,表现为肌张力增高,腱反射亢进,病理反射阳性,受损伤平面以下深浅感觉障碍。

（2）慢性进行性放射性脊髓损伤:是最常见的类型,起病隐匿,常出现为一侧或双侧下肢感觉障碍,如肢体麻木、刺痛、触电感、烧灼感、乏力等,以后出现病情进展出现运动障碍,脊髓半切损伤或完全横贯性损伤。

（3）肌萎缩性放射性脊髓损伤:较少见,主要因脊髓前角细胞损伤所致,临床表现为双下肢迟缓性瘫痪,属于下运动神经元损伤,无明显感觉和括约肌障碍。

（4）短暂型放射性脊髓损伤:主要表现为感觉异常以及低头曲颈触电征(Lhermitte征),一般发生于放射治疗后1～6个月,经休息和药物治疗后可完全消失,个别严重者也可发展为慢性进行性放射性脊髓损伤。

3. 放射性脊髓病处理原则 脊髓放射性损伤一旦发生,往往是不可逆的,故重在预防,在放疗计划设计阶段采用适形调强技术,使脊髓受照剂量不要超过正常耐受量,发生放射性脊髓损伤,采取以下综合性治疗措施。

内科治疗:加强营养,给予高蛋白和富含维生素

饮食,保持水、电解质和酸碱平衡。对 Lhermitte 征,应给予积极治疗,主要使用糖皮质激素,甲泼尼龙是当前治疗急性脊髓损伤临床最常用的一种药物,其抗炎作用是氢化可的松的 5 倍,作用时间更长。甲泼尼龙在体内经过肝脏酯酶代谢成为游离内固醇,可通过血-脑屏障产生神经保护作用。其他内科措施包括使用血管扩张药、血管活性药物、神经营养药等,以促进局部血液循环、抗血栓、消除水肿,促进神经损伤的恢复。出现瘫痪应加强护理。

手术治疗:对上运动神经元受损导致的肢体痉挛性瘫痪,肌张力明显增高时可选择脊神经后根性切断术。

# 第七节　质子束放射治疗

## (一) 质子束概述

质子(proton)是原子核的组成部分,1919 年由 Ernest Rutherford 首次得到证实,质子带 $1.602 \times 10^{-19}$ 库仑(C)正电荷,质量 $1.6726231 \times 10^{-27}$ kg,是电子质量的 1836.5 倍。质子属于重离子,由两个上夸克和一个下夸克通过胶子在强相互作用下构成。在放射治疗中,可利用回旋加速器或直线加速器产生用于治疗的质子束。

线性能量传递(linear energy transfer,LET)是指单位长度上的能量转换,即粒子在介质中每单位长度上的平均能量损失,通常用水中 MeV/μm 表示。分为低 LET 和高 LET,临床常用的 X 射线、β 射线和 γ 射线属低 LET,中子、质子、α 粒子、碳离子等属高 LET。

高 LET 的物理学特点是具有 Bragg 峰,粒子进入介质一定距离后,接近射程末端时能量急剧增加形成布拉格峰(Bragg Peak),峰后能量迅速跌落为零,这样,峰值以外剂量很小,能更好地降低周围正常组织的剂量。由于单能质子束的 Bragg 峰太窄,对于体积较大的肿瘤,不能覆盖大部分靶区,为了得到所需宽度的 Bragg 峰,可将不同能量的若干射线束叠加以展宽 Bragg 峰,以获得更宽的 Bragg 峰以覆盖靶区。同样,通过调节质子束能量和强度,使高剂量区与肿瘤形态相适形,达到适形治疗的效果。

质子射线放射生物学特点:由于不同类型的射线在相同剂量时产生不同的生物效应,为此引入相对生物效应概念。以 250kV X 射线为参照,产生相等生物效应所需的 X 射线剂量与被测试射线的剂量之比。相对生物效应与放射线类型、质量、剂量分割等因素有关,其中重要的因素是 LET,LET 越高,产生的 RBE 越大,带电粒子的 LET 在射程末端 Bragg 峰范围内达到最大,相对生物效应也最大。用于医学目的的质子束其相对生物学效应(RBE)为 1.00~1.25,氧增比(OER)与 X 线相似为 1.00 左右。

哈佛大学的 Robert Wilson 在 1964 年提出用加速的高能质子来进行放射治疗。1965 年,Tobias 和他的同事在加州大学 Lawrence Berkeley 实验室首次利用质子束治疗患者,目前全世界有超过 50 000 患者接受质子束治疗。质子束、电子线和 X 射线性能比较(图 28-7-1)。

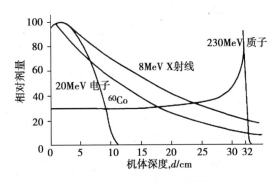

图 28-7-1　质子束、电子线和 X 射线性能比较

## (二) 质子束治疗的临床应用

1. 脊索瘤　脊索瘤因病变部位多位于骶骨、颅底以及脊柱,部位深,周围紧邻重要神经、血管,手术完全切除困难,对常规放疗敏感性低,常在 2~3 年复发。质子束治疗因其独特的物理学特征,使其高剂量曲线包绕靶区的同时,周围正常组织剂量明显降低。山东淄博万杰肿瘤医院陈继锁等比较了质子和光子治疗颅底脊索瘤,结果质子组和光子组 3 年无瘤进展生存率分别是 87.1% 和 59.4%,5 年无瘤进展生存率为 60.5% 和 28.6%,质子治疗优于光子。日本学者用粒子束(含碳粒子和质子束)治疗骶尾部脊索瘤,3 年局部控制率、总生存率和无瘤进展生存率分别为 94%、83% 和 68%,二种粒子束治疗效果相当。

2. 原发性肝癌  由于肝脏放射耐受性限制,肝癌放疗剂量难以提高,总的治疗效果难尽人意。质子放疗与三维适形放疗相比,当质子放疗的总剂量比 3DCRT 提升 20%～30% 时,其肝脏的平均剂量仍明显低于 3DCRT,患者易耐受,质子束治疗原发性肝癌靶区剂量 50～70Gy,2 年生存率为 46%,5 年生存率为 20%。

3. 脉络丛黑色素瘤  传统的治疗方式为眼球摘除术和放射性核素治疗,对患者造成极大的痛苦,质子治疗眼保存率为 84%,并能较好地保存视力,15 年局部控制率为 95%。青少年患者(<21 岁)10年相对生存率为 93%,成年人 65%,10 年转移发生率青少年 11%,成年人为 34%。

4. 儿童肿瘤  Hug 等治疗 29 例 1～19 岁儿童多种颅底肿瘤,恶性肿瘤包括脊索瘤 10 例,软骨肉瘤 3 例,横纹肌肉瘤 4 例和其他肉瘤 3 例,中间性巨细胞瘤 6 例,良性肿瘤包括血管纤维瘤 2 例和成软骨细胞瘤 1 例。肿瘤局部控制率为脊索瘤 60%,软骨肉瘤 100%,横纹肌肉瘤 100%,其他肉瘤 60%,除了 1 例巨细胞瘤局部未控外,剩余良性肿瘤得到很好的局部控制,其疗效明显优于光子治疗。Fitzek 合用 X 线和光子治疗 5 例儿童颅咽管患者,中位随访时间 13.1 年,无 1 例肿瘤复发,1 例患者出现学习困难和发育延迟,其余 4 例均发育正常。

(付波  贺丹  叶璐)

## 参 考 文 献

1. 郭卫. 中华骨科学·骨肿瘤卷. 北京:人民卫生出版社,2010

2. 王凤玮,朱思伟,姚嫱,等. 三维适形放疗在骨与软组织肉瘤转移中的肿瘤作用. 中国骨肿瘤骨病,2010,9:272-275

3. 王一曼,高雷,张曼,等. 骨转移瘤 53 例放射治疗疗效临床观察. 临床医药实践,2010,19(2):441-443

4. Barbieri E. Primary non-Hodgkin's lymphoma of the bone:treatment and analysis of prognos for stage Iandstage II. Int J Radiat Oncol Biol Phys,2004,59(3):760-764

5. Caudell J. J. Radiotherapy in the management of giant cell tumor of bone. Int J Radiat Oncol Biol Phys,2003,57(1):158-165

6. 李晔雄. 原发于骨的非霍奇金淋巴瘤. 中华放射肿瘤杂志. 1992,1:156

7. 殷蔚伯,余子豪,徐国镇,等. 肿瘤放射治疗学. 第 4 版. 北京:中国协和医科大学出版社,2007

8. La TH,Meyers PA,Wexler LH,et al. Radianation therapy for Ewing's sacoma:Results from Memorial Sloan-Kettering in the modern era. Int J Radiat Oncol Phys,2006,64(2):544-550

9. Liang Jiang,Xiao Guang Liu,Hui Shu Yuan,et al. Diagnosis and treatment of vertebral hemangiomas with neurologic deficit:a report of 29 cases and literature review. The Spine Journal,2014,14:944-954

10. Park L,Delaney TF,Liebsch NJ,et al. Sacral chordomas:Impact of high-dose proton/photon-beam radiation therapy combined with or without surgery for primary versus recurrent tumor,Int J Radiat Oncol Biol Phys,2006,65(5):1514-1521

11. Rades D. Is there a dose-effect relationship for the treatment of symplomatic vertebral hemangioma? Int J Radiat Oncol Riol Phys,2003,55(1):178-181

12. Swift PS. Radiation for spinal metastatic tumors. Orthop Clin North Am,2009,40(1):133-144

13. Patchell RA,Tibbs PA,Regine WF,et al. Direct decompressive surgica;resection in the treatment of spinal cord compression caused by metastaic cancer:a randomised trial. The Lancet,2005,366:643-648

14. 刑文阁,郭志,王军,等. 椎体转移瘤椎体成形术与放射治疗的临床研究. 中华医学杂志,2010,90(11):743-747

15. Folkert MR;Bilsky MH;Tom AK. Outcomes and toxicity for hypofractionated and single-fraction image-guided stereotactic radiosurgery for sarcomas metastasizing to the spine. Int J Radiat Oncol Biol Phys. 2014,88(5):1085-1091

16. Michael C,Michael E,Matthew Z,et al. Adjuvant radiotherapy delays recurrence following subtotal resection of spinal cord ependymomas. Neuro-Oncology,2013,15(2):208-215

17. Amichetti M,Cianchetti M,Amelio D. Proton therapy in chordoma of the base of the skull:a systematic review. Neurosurg Rev,2009,32(4):403-416

18. Jeanna Kahn,Jay Steven Loeffler,Andrzej Niemierko,et al. Long-term outcomes of patients with spinal cord Gliomas treated by modern conformal radiation techniques. Int. J. Radiation Oncology Biol. Phys,2011,81(1):232-238

19. 陈继锁,杨玉霞,胡祥华,等. 质子照射治疗颅底脊索瘤疗效初探. 中华神经医学杂志,2012,11(9):895-898

20. Zachary D,Shalini Moningi,George I,et al. Management of Pediatric spinal cord astrocytomas:outcomes with adjuvant radiation. Int. J. Radiation Oncology Biol. Phys,2013,85(5):1307-1311

21. Katarzyna Pedziwiatr,Anna Skowronska-Gardas,Marzanna Chojnacka. Spinal cord ependymoma In children-results of postoperative radiotherapy. Radiotherapy and Oncology,2013,106:181-185

22. Petrovic A;Bergin C;Schalenbourg A;Goitein G;Zografos L. Proton therapy for uveal melanoma in 43 juvenile patients:long-term results Ophthalmogy,2014,121(4):898-

904

23. Mima M,Demizu Y,Jin D,et al. Particle therapy using car-
bon ions or protons as a definitive therapy for patients with
primary sacral chordoma. Br J Radiol,2014,87（1033）:

20130512

24. Wackernagel W;Holl E;Tarmann L. Local tumour control
and eye preservation after gamma-knife radiosurgery of cho-
roidal melanomas. Br J Ophthalmol,2014,98（2）:218-223

# 第二十九章 脊柱肿瘤的立体定位技术

## 第一节 发 展 历 程

至今立体定位技术的发展已有 100 余年历史，1891 年 Zernovz 将制成的脑测量仪（encephalometer）最早应用于立体定位手术。1908 年 Horsly 和 Clarke 首次采用三维笛卡儿（Descartes，法国哲学家和数学家）坐标原理，即空间任一点位置都可从三个平面直角相交组成的立体三维坐标系中求出，制成一套复杂的立体定向框架并置于实验动物猴的头部，进行脑穿刺。框架上装有三维定位尺，以毫米计算，并通过连续切片的方法制作猴脑立体定向图谱，由此被公认为三维立体定位系统的创始人。但 Horsly 和 Clarke 从动物实验获得的立体定位图谱是以颅骨表面为标志进行的测量，准确度较差，无法指导人类颅内靶点穿刺。1948 年，Spiegel 和 Wycis 采用颅内参考标志解决了这一问题。他们首先应用气脑造影或阳性造影剂脑室造影得到 X 线片，选择 Monro 孔-松果体连线作为参考标记，随后选用正中矢状面的 Monro 孔-后联合线，最后采用前后连线，以脑室标志为基础，制成带有刻度的人类三维立体定位图谱。这一研究成果极大地推动了临床立体定位技术的应用和推广，各种立体定位框架也相继研制成功。目前常用的立体定位框架有 Leksell、CRW、BRW、Fischer ZD、Kelly McGill、Laitihen 等。

## 第二节 运 用 原 理

立体定位技术具有定位准确而创伤小的优点，最初于 1948 年由治疗帕金森病开始。1979 年，Brown 应用立体定向框架与 CT 配合，大大提高了颅内病变和功能核团的定位准确性。立体定位技术问世以来，已作为神经外科实验研究及临床治疗的重要方法。该技术是利用影像学定位和定向仪引导，将微电极、穿刺针等显微器械置入脑内特定靶点，通过记录电生理、留取组织标本、产生毁损灶、去除病灶等方法，诊断和治疗中枢神经系统的各种疾病。随着影像学、计算机技术、电生理技术、微电极技术、放射肿瘤学技术的不断进步，使得立体定向技术在神经外科学科中的应用越来越广泛。

利用立体定位技术原理与其他技术设备相结合应用于临床，如结合放射技术形成立体定位放射外科体系；结合内镜可增加导入的精确性，同时直视下有选择性的多处活检，可提高活检的阳性率；结合 MRI 脑立体定向技术，以轴位、冠状位及矢状位任意角度扫描，颅后窝及脑干病变得以良好显示；通过 CT、MRI 直接测出靶点后结合术中电生理验证，定位达到细胞水平；结合电阻抗监测技术，由阻抗值可准确反映活检针的位置，选择最佳手术入路；结合脑血管造影定向技术。根据图像上各血管与头架标记点的位置、距离关系，经计算机处理可获取脑血管三维结构影像。传统立体定位技术应用脑室造影方法进行定位，方法单一，精确度差。现代立体定位技术以先进的影像学定位为基础，与电生理、电阻值相配合形成的多元化定位方法，有效地提高了手术有效率，降低了手术并发症的发生率。三维重建和手术计划系统使手术靶点更加直观，重建后图像可以帮助术者正确了解分析手术靶点的毗邻结构,设计手术思路,尤其是一个骨孔进行多个靶点的手术入路,以避开重要结构,有效地减少了手术并发症的发生,减轻了患者的术后反应。

# 第三节　应　用　范　围

立体定向神经外科应用的设备包括有框架式立体定向仪和无框架神经导航系统两种,治疗的疾病包括功能性和器质性神经外科疾病。功能性神经外科疾病主要包括帕金森病、扭转痉挛、舞蹈病、手足徐动症、投掷综合征、精神疾病、癫痫和疼痛等病症。对于这些疾病,CT 及 MRI 等检查手段一般很难发现靶点部位的结构变化,因此需要根据传统图谱所确定的坐标将不可视靶点转变为可视靶点,再将靶点坐标转换成框架坐标。治疗方法主要有三种:一是对靶点进行射频毁损,术中常需配合电生理记录;二是脑的深部电刺激术;三是脑的重建手术,即在脑内靶点进行脑组织移植或将某些生长因子或治疗基因注入靶细胞。立体定向神经外科治疗器质性疾病的方法主要包括脑内病变活检、异物摘除、高血压脑出血的血肿抽吸、颅内占位性病灶切除,以及脑肿瘤局部射频热凝、冷冻、微波加热和放射性核素植入、药物注入等方法。

框架式立体定向系统精确度高、重复性好,可为神经外科医师提供良好的术中定位及定向,以减少正常脑组织暴露和切开范围,从而缩短手术时间,降低手术并发症。无框架神经导航系统代表了影像导向神经外科的最新进展。这种影像手术一体化的导向系统不但能在手术前、手术中精确地实时定位、自由移动,使神经外科医师有更多的操作空间,而且可将手术中的信息及时反馈给术者,使其能更好地了解解剖结构与病灶之间的位置关系,选择最佳手术入路,准确到达靶病灶,同时还使探测过去未涉及区域的可能性成为现实。

# 第四节　在脊柱肿瘤的应用

脊柱是一个动态结构,其解剖关系是在不停地变化的,在应用标准计算机辅助技术时,如果每个解剖标志没有重新实时定位,则有可能损伤相应的结构。在脊柱中应用影像定位技术的主要问题是如何维持精确的定位坐标系。脊柱节段间的实时运动限制了影像定位系统在颈椎外科中的应用,经过一些改进,脊柱可能最终适宜于精确的实时计算机辅助影像技术。脊柱是由多个坚硬独立的椎体所组成的,这些椎体具有特定的解剖结构,无论时间差怎么样,这些结构在所采集的影像和术中所见是相一致的。在术中,虽然相邻椎体的空间关系由于体位的变化而可能发生改变,但其各自的特定结构仍保持不变(如棘突、横突及椎弓根之间的空间关系)。椎体的这些组成部分具有明显的解剖标志(基准点),在手术中可以提供确切的解剖定位(解剖世界与影像世界的结合)。这些(解剖)基准点使外科医师在摄影前不必放置标记物,而在颅脑外科中放置标记物是常规。最后,由于椎体很小,在 CT 及 MRI 中采用较小视野就可以进行观察,而较小的观察视野使图像更精细,定位更准确。由于显示脊柱所谓的"隐藏"结构很困难,人们认识到脊柱三维成像的重要应用价值。脊柱解剖结构的准确定位在很大程度上依赖于外科医师的经验、解剖知识及三维空间想象能力。

1965 年 Rand 等首先报告应用立体定位手术低温脊髓毁损术治疗顽固疼痛。此后随着立体定向仪的不断改进,其临床应用范围逐渐扩大。延颈髓交界处行立体定向外丘系脊髓切开术(stereotactic extralemniscus myelotomy,SEM)可用于缓解周身疼痛;立体定向射频毁损三叉神经脊束核用于治疗顽固性三叉神经痛;脊髓中央区切开术主要用于治疗顽固性中央或双侧疼痛,也用于呼吸过浅、中枢性疼痛状态等;SEM 也用于脑瘫、脑损伤等所致的强直痉挛状态(spasticity),甚至用于骶髓毁损治疗神经源性膀胱。

瑞典著名的神经外科专家 Leksell 于 1949 年提出了立体定向神经外科(stereotactic radiosurgery,SRS)的概念,并于 1951 年首次用回旋加速器对一精神病患者成功施行内囊前支毁损术。1968 年世界第一台 γ 刀在瑞典问世并应用于临床。80 年代

Colombo 等将改造的直线加速器引入立体定向放射外科。随着立体定向放射外科的发展和计算机的应用,颅外肿瘤的立体定向高剂量放射治疗的方法已经问世。立体定向放射外科将立体定向技术和外科技术融为一体,是指应用立体定向技术将大剂量高能射线精确地(一次或分次)汇聚于某一局限的靶点组织,使靶点受到不可逆毁损。靶点周围结构所接受的射线剂量锐减,从而达到治疗病变的目的,而又不造成靶点周围组织损害,它既不同于常规外科手术,也不同于常规的放疗和间质放疗。由疗效和并发症之间的平衡来决定放射剂量,剂量过大可能会损害神经功能,剂量过小则缓解神经疼痛的效果不佳。

立体定向放疗(stereotactic body radiotherapy,SBRT)为非共面、多角度、聚焦式照射,有着精确定位、精确计划、精确治疗的特点。不仅可对多处肿瘤同时进行 6~30Gy、分 1~5 次集中放疗,保护重要组织器官、减轻症状、提高局部转移瘤控制率,还可缩短治疗总疗程,有利于活动不便者。关于脊柱转移瘤的 SBRT 剂量方案,有单次的也有多次的,单次的 8~24Gy。Ryu 发现较高剂量(≥14Gy)更有利于疼痛的控制。Yamada 等也认为不管肿瘤为何病理类型,单次 24Gy 的放疗可有效控制肿瘤。多次照射的方案则包括 20~30Gy、分 2~5 次。将立体定向放射治疗技术用于治疗脊柱转移性癌性疼痛可以达到标本兼治的目的,疗效确切、满意,尤其适用于一般状态差、不能耐受手术、放疗、化疗者或多处转移者。其治疗癌性疼痛的机制可能有以下几个方面:①将规划的大剂量的伽马射线集中照射于癌肿部位,杀伤癌组织细胞,使肿瘤体积减小,减轻了肿瘤的张力或对周围神经的刺激与压迫;②杀伤癌细胞,减少或终止了 5-羟色胺、缓激肽、前列腺素等致痛因子的释放;③癌瘤体内或癌旁血管微血栓的形成或纤维化,使致痛因子通透受阻;④癌瘤周围神经末梢传导功能性电生理阻滞或神经鞘变性,阻断了疼痛传导通路。能实现 SBRT 的放疗机器主要有两类:"赛博刀"(CyberKnife)和基于多叶光栅的常规加速器,质子加速器目前还尚未用在脊柱转移瘤的治疗上。

脊髓是颅外受呼吸运动影响最小的靶器官,适合放射外科治疗。目前主要用于脊柱恶性肿瘤、血管病变等。Gibbs 等建议要限制脊髓受照超过 8Gy 的体积。Sahgal 等将 5 例 SBRT 后发生脊髓病的患者与 19 例未发生脊髓病患者做比较,把脊髓最高耐受量及其他脊髓体积剂量相关指标转换成统一的生物等效剂量(biologically effective dose,BED)后进行统计分析,结论是单次照射脊髓最高限量 10Gy 是安全的,5 次以内照射脊髓受量≤30~35Gy 发生脊髓病的风险也比较低。对接受再放疗后发生脊髓病的风险,Nieder 等经过对文献报道过的 40 例患者的分析,推断当脊髓累积 BED≤135.5Gy,2 次放疗间间隔≥6 个月且每疗程脊髓 BED≤98Gy 时,发生脊髓病的几率很小。Kirkpatrick 等认为曾接受过全脊髓常规 2Gy/d 外照射者,脊髓耐受量在 6 个月后再照射时能增加至少 25%。单次 SBRT 脊髓最高量≤13Gy 或 3 次 SBRT 最高量≤20Gy,发生脊髓损伤的几率<1%。Sahgal 等对曾接受过常规外照射失败后进行 1~5 次 SBRT 的脊柱转移瘤患者进行研究后认为在常规照射后间隔至少 5 个月来进行脊髓受量≤20~25Gy,累积 BED≤70Gy 的 SBRT 是安全的,还要注意 SBRT 贡献的 BED 不要超过累积 BED 的 50%。

Hideyuki Kano 等采用 SRS 技术利用伽马刀治疗脊索瘤患者 71 例,年龄 45 岁(7~80 岁),肿瘤体积 7.1cm³(0.9~109cm³),放射剂量 15.0Gy(9~25Gy)。平均随访 5 年,23 例患者死于肿瘤进展,全组 5 年总体精准生存率 80%,治疗肿瘤 5 年控制率 66%。年龄小、初步诊断与 SRS 之间间隔时间长、少于两支脑神经受损、肿瘤体积小有助于延长患者生存期。老年、肿瘤复发、肿瘤体积较大等因素导致肿瘤控制率较差。立体定向放射外科对于小脊索瘤而言是一种优先选择的术式,特别是对于年轻患者以及在可能的情况下进行手术切除时作为多管齐下的一部分。

影响骶骨嵴索瘤患者生存期一个最重要的因素是能否做到沿周围正常组织边缘的肿瘤整块切除。而沿正常组织边缘进行切除则十分具有挑战性。而术中导航可能有助于做到此点。Hormuzdiyar H. Dasenbrock 等采用影像引导对三位平均年龄为 58.7 岁的患者采用整块切除。没有患者有任何术中或术后并发症。两个肿瘤较小(5cm)的患者切缘阴性,而第三个肿瘤患者(11.5cm)有临界切缘。平均随访 44 个月,没有肿瘤复发的患者。这是第一个无框架立体定向导航引导部分骨切除术的报告。无框架立体定向导航在骶骨肿瘤整块切除中是安全可行的。对于术前影像学以及外科医师的解剖知识,无框架立体定向导航是一种很有用的辅助技术。影像引导应用于降低截骨术中相邻重要结构破坏以及损伤肿瘤包膜的可能性、尝试广泛或边缘切除时尽可能地保留周围正常组织具有重要意义。

脊柱肿瘤是常见的疾病，约占全身骨肿瘤的6.6%。但由于其部位深，临床特征较少，故多数患者以腰背痛就诊。由于脊柱组织的解剖特点，转移瘤常生长此部位，占脊柱肿瘤的70%。而脊柱肿瘤的诊断常需要临床、影像、病理三结合，采取手术、放疗、化疗综合治疗措施。病理学检查在脊柱肿瘤的诊疗过程中具有极其重要的作用。手术方法的选择，特别是放疗、化疗方案的设计，都对病理学检查有很大的依赖性。由于脊柱肿瘤位置深，与神经血管等重要器官连接紧密，因而手术活检创伤危险性大。但在CT引导下穿刺活检，可避开重要的组织器官，安全准确地到达病灶部位，不仅取材满意、创伤小、并发症少，而且技术操作简单。

# 第五节　导航技术在脊柱肿瘤的应用

自第1台计算机问世（1946年）以来，不仅使医学影像学取得了重大进步，同时计算机软件也不断更新，计算机工作站对图像的传输和处理不断改进，为神经导航系统的出现打下了良好基础。导航技术是立体定向技术的延伸和扩展。手术导航系统是经典（框架）立体定向技术、现代影像诊断技术、微创手术技术、电子计算机技术和人工智能技术相结合的产物。在手术导航中，术前或术中获取的影像学图像就好比是GPS中的数字地图，外科导航系统的核心部件是追踪器，它可以识别专用手术器械并同时判定其位置。外科追踪系统对目标的定位依赖的是电磁、声音或光信号，目前最常用的是发光二极管（LED）光信号追踪及反光球反光盘的被动反射追踪，追踪器在手术过程中接受LED上及手术器械上的LED或被动反射球发出的信号，这样就可以显示手术器械在目标骨上的位置。非基于放射影像的解剖结构重建技术目前主要用于关节手术，其导航图像不是传统的放射影像，而是模拟的立体几何图像，术中以指点器点选解剖结构的特征点和面，与模拟图像的旋转中心或关节轴线进行配准，其典型应用为膝关节置换术，可以更精确地设计置换关节的力线。

手术导航系统所采用的立体定位技术，其原理与目前广泛应用的全球定位系统（GPS）相似，是世界坐标系（术中解剖结构的三维坐标系）与虚拟坐标系（导航影像的三维坐标系）的结合。立体定位技术是联系虚拟与现实的桥梁，可以应用于外科导航手术的立体定位技术主要包括光学定位法、机械定位法、超声波定位法和电磁定位法。光学定位法是目前应用最普遍和立体定位精度最高的方法，实际手术过程中系统红外线摄像头动态追踪手术器械相对患者解剖结构的当前位置并显示在患者的二维或三维影像资料上，手术医师通过高解像度的显示屏从各个方位（轴向、矢状位、冠状位、术野前方透视层面等）观察到当前的手术入路及各种参数（角度、深度等），从而最大限度地避开危险区，在最短的时间内达到靶点病灶，大大减少患者的失血量与手术创伤及并发症，完成真正意义上的微创手术。肿瘤往往破坏和扰乱正常解剖结构，使我们难以定位，常规参考正常解剖标志不易放置器械。导航系统依赖于术前或术中成像，并有助于三维结构定位。导航技术通过对手术器械的追踪、显示提高了手术的精确度和器械的可信性，促使手术器械向更精确的方向发展。

20世纪90年代随着影像导航技术的发展，有作者采用无框架立体定向技术辅助椎弓根螺钉内固定的钉道定位，临床效果肯定；也用于行脊髓前侧柱切断术（cordotomy）、三叉神经脊束切断术（trigeminal tractotomy）、硬膜内囊肿开窗等。现代脊柱外科计算机导航系统主要使用的是红外线光学导航，该系统分辨率高、可以三维定位，不受手术室内其他设备的干扰，但是也有一定局限性，需要有光学观感设备随时交换信息，不能直接面对阳光，根据不同的图像采集方法，目前脊柱外科常用的导航模式包括以下三种：①C形臂透视二维图像导航；②CT三维图像导航；③电动C形臂术中即时三维图像导航。

透视导航：操作简单，不需术前获取图像，术中不需选取有特征的骨性参考点进行手动注册，主要适用于较粗大的腰椎椎弓根手术尤其是多次手术后的病例，局部解剖标志结构不清。应用该导航方法辅助可以节省手术时间，而且置钉准确率更高（图29-5-1），在进行无明显畸形的腰椎椎弓根螺钉内固定时，也可应用该技术进行经皮微切口操作。缺点是不能进行术前设计，无三维图像参考，图像分辨率差。

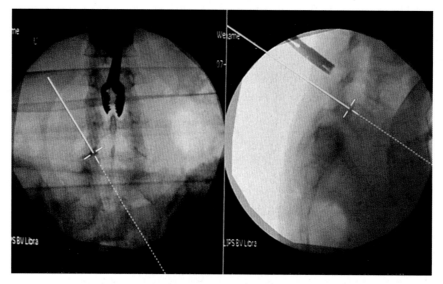

**图 29-5-1　C 形臂机透视导航辅助腰椎椎弓根螺钉内固定**

CT 三维导航操作直观形象,可以清晰显示骨性结构。对于严重胸腰椎畸形、过度肥胖、脊椎肿瘤等病例、颈胸椎后路椎弓根螺钉内固定手术中,术中透视常不理想,尤其适用该技术。在黄韧带骨化灶切除减压或经椎体楔形截骨手术中,术中可以使用导航系统帮助精确判断减压范围或截骨的程度和深度。CT 导航系统可以进行术前计划,了解椎弓根形态有无变异,设计螺钉型号和置入方向,但患者 CT 资料只能在术前获取,如术中体位变化明显,则虚拟三维图像不能真实反映三维关系,有误导术者的可能。需要手动注册是 CT 三维导航的另一个缺点,在注册过程中,因为参考点选择和人工操作的误差,增加了手术时间并有可能降低导航精确度,此外,手动注册需要选取明显的骨性解剖结构作为参考点,对于缺乏骨性标志点的齿状突螺钉内固定术和经皮椎弓根螺钉内固定术,该技术也不适用。

术中即时三维导航可以获取术中即时三维重建图像并自动传输到导航系统,可像透视导航一样进行自动注册和图像实体融合,基本继承了透视导航和 CT 导航两种方法的优点,克服了他们的缺点,可以满足对骨性结构精确定位的需要。由于不需要术中直视下找到骨性结构作为参考点,在齿状突内固定和椎弓根发育异常、经皮椎弓根螺钉内固定术中,该技术也可得到很好地应用,提高置钉准确率(图29-5-2)。缺点是:三维图像分辨率较差、设备昂贵、摄像范围有限。

目前,国际上对导航技术研究热点为:①利用导航技术定位精确和三维引导功能,将这一技术用于经皮椎弓根螺钉内固定手术;②将导航技术应用于

脊柱内镜手术,进一步发展微创脊柱外科技术;③将导航技术应用于脊柱外科椎弓根螺钉内固定以外的其他复杂手术,如脊柱肿瘤、脊髓畸形、脊髓肿瘤等手术。

胸腰椎椎弓根螺钉目前在临床上应用极为广泛,尽管临床医师对其操作经验日益丰富,但文献报道椎弓根固定失败的比率仍在 21% ~31%,大量研究报道证实导航技术可显著提高椎弓根螺钉的准确性。Steinmann 等率先将手术导航系统应用于脊柱外科,提出导航系统的应用是脊柱外科发展的一个重要里程碑。Steinmann 报道了一组腰骶段手术病例,使用导航后椎弓根螺钉位置安置不准确、螺钉穿破骨皮质的几率由之前的 21% ~31% 下降至5.5%。1992 年 Foley 等首次将 StealthStation 导航系统应用于腰椎椎弓根钉植入手术。Merloz 等采用传统传统方法打入 66 枚椎弓根螺钉中 30 枚位置不佳,而导航下仅有 4 枚位置不佳。2000 年,Laine 等进行了一项临床随机对照研究,以评估计算机导航与传统方法在胸腰椎椎弓根螺钉置入的精确度,传统方法组的椎弓根穿透率为 13.4%,而计算机导航组的椎弓根穿透率为 4.6%,两组之间有显著性差异,其中传统方法组有 4 枚螺钉错位超过 4mm,而导航组没有这种情况。

上颈椎手术解剖复杂,毗邻重要血管、神经和高位颈髓,手术难度大,风险高,导航技术在这一部位的手术中,不仅可以提高手术的安全性和准确性,甚致使一些以往认为技术上不可能进行手术的病例有了手术的可能。Veres 等利用 HALO 固定架固定颈$_{1~2}$,借助 CT 神经外科导航系统完成了 3 例经口

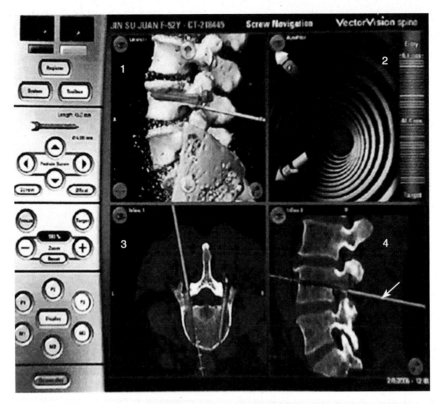

图 29-5-2　术中即时三维导航辅助椎弓根螺钉内固定,可以根据三维导航图
像引导,进行个体化螺钉置入

齿状突切除术;Welch 等采用无框架 CT 导航的立体定向系统做了 11 例上颈椎手术,包括经口齿状突切除、经 $C_1 \sim C_2$ 螺钉内固定寰枢椎后路融合及脊髓肿瘤切除。在每一例患者,无框架立体定向系统都用来设计切口、确定切除边界、决定器械操作的方向。Vougioukas 等在导航下成功行 2 例枕颈交界处脊索瘤切除。影像导航能够在术前、术中精确地实时定位靶点位置,实时显示电极或螺钉与周围结构的位置关系,避免神经损伤(尤其是脊柱畸形者),使手术的安全性和有效性得到更高的保证,影像导航技术以其精确性替代了 X 线摄片或直接透视导引。

导航技术在提高定位精度的同时,可以提高术者对脊柱解剖结构的辨认能力,对于脊柱肿瘤特别是突向脊柱侧方的病变或经过脊柱小关节的手术中,导航技术有利于准确定位于髓内或局限于椎间孔内的较小的病变。王涛等利用计算机导航辅助切除骨样骨瘤手术 26 例,全部病例均获随访,平均随访 20.6 个月(12 ~ 35 个月),未见肿瘤复发和疼痛复发。Haberland 等应用 CT 导航行 11 例胸腰椎肿瘤手术,术后 8 周随访卡氏评分由 63% 提高到 72%。天坛医院神经外科应用 Stealthstation system CT 导航系统进行了 14 例椎管内外肿瘤切除手术,全部达到全切、术后恢复良好,无致残。将计算机导

航技术应用于骨样骨瘤的外科治疗,不仅使术中瘤巢定位更精确,而且对于复杂部位瘤巢的切除可以达到骨结构微创治疗的目的。目前计算机导航技术已被广泛应用于各个学科,而且已有文献报道其在骨肿瘤手术中的应用。计算机导航手术的最大优势在于不仅能够术中实时、精确地显示解剖位置和手术刀的位置,并且能够实时显示手术刀与肿瘤边缘的盖系,可以实现理想的切除范围,同时还能指导、验证术者术前的手术计划和术中的操作结果。对于骨样骨瘤这种以去除微小瘤巢为治疗目的的肿瘤,微创手术可避免重要骨结构的过度受损,同时最关键的是肿瘤囊内切除或边缘切除也符合良性骨肿瘤外科分期的治疗要求,而计算机导航技术尤其是术中实时导航为此类手术提供了便利条件,用于术中定位和确认切除边界。另外 Saghir 等还将导航技术用于治疗类风湿性脊柱畸形,获得了满意的治疗效果。

导航技术具有使隐蔽解剖结构可视化、术前可进行详细手术计划,提高手术精确性、及时评价和调整手术方法、显著减少术中辐射等优势。但也存在形成的图像质量取决于透视投照的质量、依然存在职业性放射线暴露、注册过程复杂耗时、学习曲线较长、各种原因造成的图像漂移、定位失准等不足。建

议根据脊柱不同部位的解剖结构、病变性质等综合考虑选择合适的导航技术。

影像引导下射频消融术是通过各种实时影像技术的引导将射频电极置入肿瘤组织中,射频电极头发出射频波,使电极周围肿瘤组织中的离子振荡产生摩擦热,引起电极周边一定范围内肿瘤组织产生热损伤而凝固坏死,达到杀灭肿瘤细胞的目的。现已有学者将其用于治疗脊柱骨样骨瘤、溶骨性脊柱转移癌的姑息治疗、复发难治性原发脊柱肿瘤(脊索瘤)等脊柱肿瘤。射频消融术用于脊柱肿瘤的治疗要明显晚于四肢长骨。对于神经脊髓热损伤的担忧是其主要原因。许多学者对此类病例做了积极的尝试。例如麻醉方法上采用短效静脉麻醉药咪达唑仑及芬太尼的基础麻醉联用局部浸润麻醉,保证患者操作过程中清醒的状态并得到良好的镇痛。若射频消融过程中患者主诉有放射痛、麻木等神经热损伤征象则立即停止消融过程或降低消融能量,以避免对邻近脊髓神经组织的肿瘤进行射频消融。在射频区域周围设置温度监控电极或介入灌注方法降低射频靶组织周围神经脊髓结构温度,在防止脊髓热损伤方面可取得较好效果。

在脊柱脊髓肿瘤手术中,为准确判断肿瘤切除范围,单纯的 X 线影像导航不能满足临床需要。X 线三维影像和磁共振影像(MRI)的融合技术,可以在导航影像中同时显示清晰的肿瘤边界和骨性结构,目前已经开始相关临床研究。

# 第六节　存在的问题与展望

目前所采用的立体定位技术都是以术前影像引导来定位,若手术中体位改变、应用脱水剂、脑肿胀或水肿、术中空气进入硬脑膜下腔、脑脊液流失或肿瘤切除等均可使脑组织移位,从而影响定位的准确性。术中 CT 和 MRI 实时成像对手术室环境和手术器械的要求较高且价格昂贵,超声实时成像清晰度较差,将来需要改进影像成像技术或采用其他设备,如与内镜、显微镜结合使用,以使肿瘤完整切除。随着影像成像技术的不断改进,以及影像传递技术的发展,将有可能形成远距离神经外科。

影像导航系统在颅脑外科手术中的作用是很明显的,而在脊柱外科中的应用则面临很大的挑战。与头颅不同,脊柱是一个动态结构,其解剖关系在不停变化,在应用标准计算机辅助技术时,如果每个解剖标志没有重新实时定位,则有可能损伤相应的结构。如果基准点定位与光学追踪技术的精确度提高的话,无论是在术中采用更精确的跟踪方法,还是采用 CT 或 MRI,脊柱手术的安全性都会大幅度提高。虽然脊柱影像导航技术尚处于起步阶段,但其发展前景是很广阔的,将来有可能不需要接触,即可经皮进行定位。

（贾云兵　孔清泉）

## 参 考 文 献

1. 邱贵兴.骨科学高级教程.北京:人民军医出版社,2010

2. 庄婷婷,陈志坚.脊柱转移瘤的立体定向放疗进展.中华放射肿瘤学杂志,2012,21(6):579-582

3. 王晓峰,李拴德.现代立体定向技术在精神外科中的应用进展.立体定向和功能性神经外科杂志,2002,15(4):237-239

4. 段新民,杨勇,苏义拉图,等.计算机导航在腰椎椎弓根内固定术中的应用.内蒙古医学杂志,2013,45(3):336-337

5. 姜燕,李亢.辅助骨肿瘤切除手术的计算机导航系统设计与实现.电子设计工程,2013,21(7):41-43

6. 刘峰,张勇,李智,等.计算机导航辅助经皮椎弓根螺钉固定.中国实用医药,2013,8(20):56-57

7. 李亢,姜燕.非基于影像的计算机导航系统在骨关节手术中的应用.电子设计工程,2013,21(9):75-77

8. 田丰德,赵德伟,郭林,等.计算机导航指导下髓芯减压治疗股骨头坏死的临床研究.中国医学工程,2013,21(4):34-35

9. 戴文超.立体定向影像系统在脊柱外科中的应用进展.山西职工医学院学报,2005,15(3):67-69.

10. 王涛,张清,牛晓辉,等.计算机导航辅助骨样骨瘤的外科治疗.中华外科杂志,2011,49(9):808-811

11. 张清,牛晓辉,王涛,等.计算机导航系统在骨肿瘤切除和重建中的应用.中国医药生物技术,2009,4:114-118

12. 王永凯,王学华,于益民,等.CT 引导穿刺活检脊柱肿瘤 27 例报告.山东医药,2001,41(20):54

13. 李建国,只达石,杨玉山.立体定向技术发展概况.现代神经疾病杂志,2002,2(1):49-50

14. 祝斌,刘晓先.影像引导下应用射频消融术治疗脊柱肿

瘤的进展.中国脊柱脊髓杂志,2010,20(6):507-510

15. 陈礼刚,孙小川.神经外科学教程.北京:人民卫生出版社,2009

16. 叶晓健,袁文.脊柱外科聚焦.北京:人民军医出版社,2007

17. Sahgal A,Bilsky M,Chang EL,et al. Stereotactic body radiotherapy for spinal metastases: current status,with a focus on its application in the postoperative patient. J Neurosurg Spine,2011,14:151-166

18. Glossop ND,Hu RW,Randh JA. Computer—aided pedicle screw placement using frameless stereotaxis. Spine,1996,21(17):2026-2034

19. Takahashi S,Morikawa S,Egawa M,et al. Magnetic resonance imaging-guided percutaneous fenestration of a cervical intradural cyst. Case report. J Neurosurg,2003,99(3 Suppl):313-315

20. Foote M,Letourneau D,Hyde D,et al. Technique for stereotactic body radiotherapy for spinal metastases. J Clin Neurosci,2011,18:276-279

21. Welch WC,Sunach BR,Pollack IF,et al. Frameless stereotactic guidance for surgery of the upper cervical spine. Neurosurgery,1997,40:958-963

22. Kondziolka D,Laconis B,Niranjan A,et al. Histological effects of trig eminal neve radiosurgery in a primates model: Implications for trigeminal neuralgia radiosurgery. Neurosurg,2000,46:971-976

23. Rwigema JC,Heron DE,Ferris RL,et al. Fractionated Stereotactic Body Radiation Therapy in the Treatment of Previously-Irradiated Recurrent Head and Neck Carcinoma: Updated Report of the University of Pittsburgh Experience. American Journal of Clinical Oncology,2010,33(3):286-293

24. Pollock BE,Foote RL,Stafford SL,et al. Results of repeated gamma knife radio-surgery for medically unresponsive trigeminal neuralgia. J Neurosurg,2000,93:162-164

25. Nicol B,Regine WF,Courtney C,et al. Gamma knife radiosurgery using 90Gy for trigeminal neuralgia. J Neurosurg,2000,93:152-154

26. Chawla S,Schell MC,Milano MT. Stereotactic Body Radiation for the Spine: A Review. American Journal of Clinical Oncology,2013,36:630-636

27. Hideyuki Kano,Fawaad O. Iqbal,Jason Sheehan,et al. Stereotactic Radiosurgery for Chordoma: A Report From the North American Gamma Knife Consortium. Neurosurgery,2011,68:379-389

28. Hormuzdiyar H. Dasenbrock,Michelle J. Clarke,Ali Bydon, et al. En Bloc Resection of Sacral Chordomas Aided by Frameless Stereotactic Image Guidance: A Technical Note. Neurosurgery,2012,70(1):82-88

29. Gottfried ON,Omeis I,Mehta VA,et al. Sacral tumor resection and the impact on pelvic incidence. J Neurosurg Spine,2011,14(1):78-84

30. McGirt MJ,Gokaslan ZL,Chaichana KL. Preoperative grading scale to predict survival in patients undergoing resection of malignant primary osseous spinal neoplasms. Spine J. 2011,11(3):190-196

31. Brian Hood,Michael Y. Wang. Stereotactic Spinal Radiosurgery for Metastases. Contemporary Spine Surgery,2012,13(10):1-6

32. Gibbs IC,Patil C,Gerszten PC,et al. Delayed radiation-induced myelopathy after spinal radiosurgery. Neurosurgery,2009,64(2 Suppl):A67-A72

33. Fehlings MG,David KS,Vialle L,et al. Decision making in the surgical treatment of cervical spine metastases. Spine (Phila Pa 1976),2009,34(22 Suppl):S108-S117

34. Rajasekaran S,Kamath V,Shetty AP. Intraoperative Iso-C three-dimensional navigation in excision of spinal osteomas. Spine,2008,33:E25—E29

35. Yamada Y,Bilsky MH,Lovelock DM,et al. High-dose, sinde-fraction image-guided intensity-modulated radiotherapy for metastatic spinal lesions. Int J Radiat Oncol Biol Phys,2008,71:484-490

36. Ryu s,Rock J,Rosenblum M,et al. Patterns of failure after single-dose radiosurgery for spinal metastasis. J Neurosurg,2004,101(3):402-405

37. Benedict SH,Yenice KM,Followill D,et al. Stereotactic body radiation therapy: the report of AAPM Task Group 101. Med Phys,2010,37:4078-4101

38. Sahgal A,Bilsky M,Chang EL,et al. Stereotactic body radiotherapy for spinal metastases:current status,wjth a focus on its application in the postoperative patient. J Neurosurg Spine,2011,4:15l-166

39. Gibbs IC,Patil C,Gerszten PC,et al. Delayed radiation-induced myelopathy after spinal radiosurgery. Neurosurgery,2009,64(2):67-72

40. Sahgal A,Ma L,Gibbs I,et al. Spinal cord tolerance for stereotactic body radiotherapy. Int J Radiat Oncol Biol Phys,2010,77:548-553

41. Sahgal A,Ma L,Fowler J,et al. Impact of dose hot spots on spinal cord tolerance following stereotactic body radiotherapy:a generalized biological effective dose analysis. Technol Cancer Res Treat,2012,11:35-40

42. Nieder C,Grosu AL,Andratschke NH,et al. Proposal of hu-

man spinal cord reirradiation dose based on collection of data from 40 patients. Int J Radiat Oncol Biol Phys,2005,61:851-855

43. Kirkpatrick JP,van der Kogel AJ,Schultheiss TE. Radiation dose-volume effects in the spinal cord. Int J Radiat Oncol Biol Phys,2010,76(3):42-49

44. Sahgal A,Ma L,Weinberg V,et al. Reirradiation human spinal cord tolerance for stereotactic body radiotherapy. Int J Radiat Oncol Biol Phys,2012,82:107-116

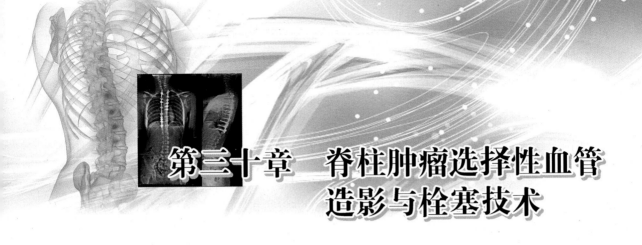

# 第三十章　脊柱肿瘤选择性血管造影与栓塞技术

## 第一节　概　述

由于脊柱的特殊解剖结构和毗邻解剖关系,肿瘤特别是恶性肿瘤常导致脊柱稳定性失效、神经系统受到压迫或侵袭、肢体感觉运动功能障碍和括约肌功能障碍,出现进行性加重的截瘫以及来自于肿瘤的"恶性"疼痛和神经性疼痛等。上述主要的病理变化和临床过程严重影响脊柱肿瘤患者的生活质量和总体治疗效果。脊柱肿瘤的总体化疗效果较差,放疗和手术成为目前治疗的最常用方法。手术切除肿瘤是首选的治疗方法。对于容易达到手术完整切除和脊柱重建的肿瘤、或放疗不敏感的肿瘤、或放疗后肿瘤继续变大、或已出现脊柱失稳、或出现神经系统受压症状,在一般条件许可的情况下都可考虑手术治疗。特别是随着现代脊柱外科技术和理论的进步和提高,一期彻底性的肿瘤切除和重建变为现实,如 En block 全脊椎切除术,大大提高了脊柱肿瘤患者的生存率和治愈率。

脊柱肿瘤的特殊解剖在于肿瘤位置深,血供丰富,周围的神经、血管、脏器等组织器官解剖复杂,导致术中出现难以将肿瘤完整切除、或难以控制的出血、或难以避免的神经系统和脏器的副损伤、或肿瘤切除后难以实施的脊柱重建等,导致术中、术后死亡率和并发症较高。

在脊柱外科技术发展和肿瘤综合治疗技术逐渐融合的时代,如何把过去不能实施的手术变为现实?如何把过去困难的手术变为容易?如何把过去高发或难以控制的出血或因出血而带来的各种并发症降低到可控制的局面?如何把过去认为必须手术才能延长生命变为采用微创或介入同样能达到或更好达到治疗目的?

早在 1964 年,Djindjian 和 Dichiro 就介绍了脊柱选择性血管造影(selective spinal cord angiography)。但是,早期适应证非常局限,仅限于髓内血管病变的诊断。到 19 世纪 70 和 80 年代,伴随设备的改进及脊柱肿瘤的治疗理念不断向扩大化和根治化发展,适应证和应用范围才不断扩大。1974 年,Benati 等首先报道脊柱肿瘤的经动脉栓塞治疗。此后,报道逐渐增多。在过去 20 年里,伴随导管系统及新型栓塞材料的研发,数字减影成像技术的进步,脊柱肿瘤的术前栓塞治疗已经成为一种标准化处理程序和临床常规。

最突出的进步便是可变刚度的微导管和栓塞材料的改进。前者是导管近端的刚度大于远端的刚度,普通的导管具有这一特性后,导管尖端变得很细、很软,可以向远端进入更细的血管。这种微导管的出现,便于术者经皮通过血管通路,到达只有外科手术才能暴露的区域,甚至到达外科手术无法暴露的区域。这样,通过血管路径注入栓塞剂变为可能。在高质量的可变刚度的微导管出现不到 20 年的时间里,血管造影和栓塞技术得到了快速发展,使超选择性动脉栓塞技术(transcatheter arterial embolization,TAE)在脊柱肿瘤的治疗中得到广泛应用,发挥重要作用。

当今的术前超选择性血管造影(superselective spinal cord angiography)和栓塞技术(embolization techniques)可以提高手术的成功率和患者的生存质量,甚至作为独立的治疗技术,如椎体的血管瘤通过 PVP 技术来进行治疗,就是一种介入的栓塞治疗。术前血管造影可帮助脊柱外科医师充分了解肿瘤的供血情况、交通汇流和侵犯范围,准确估计术中的出血和预定对策以及切除的难度和困难;

判断有无根髓动脉供应脊髓动脉,以免手术时误伤而造成脊髓缺血性损伤;术前超选择性动脉栓塞(superselective transcatheter arterial embolization)一方面可以显著降低肿瘤组织及周围组织的血供,明显减少术中出血量,有利于术野的暴露,达到完整切除的目的;另一方面可以使肿瘤细胞坏死,瘤体缩小,有利于肿瘤与硬脊膜和椎体的分离,减少周边正常结构的损伤,使手术危险性降低,减少输血量及因输血引起的各种并发症等;经过栓塞治疗后,术前认为无法切除的肿瘤,术中可能被完整切除;对于脊柱某些良性肿瘤及无法切除的肿瘤,选择性动脉栓塞也可以作为姑息性治疗,减小肿瘤体积,缓解疼痛,缓解脊髓压迫,改善神经症状,并可以延缓肿瘤生长速率。

像任何医疗技术一样,脊柱肿瘤的血管造影和栓塞技术同样也是一把双刃剑,有严格的技术要求。在对脊柱肿瘤施行 TAE 之前,必须对脊柱脊髓解剖,特别是血供解剖有清楚的认识,还必须严格掌握血管造影和栓塞治疗的适应证、禁忌证、栓塞技术及潜在的并发症和处理对策,这样才可以有效、安全地实施血管造影和栓塞治疗。

总之,术前选择性血管造影和栓塞技术是一种简便、安全、可靠、有效的脊柱肿瘤的辅助治疗措施。

# 第二节　脊髓的血供应用解剖

## 一、脊髓前后动脉

人体的脊髓由 3 条纵形血管供血:一条脊髓前动脉(anterior spinal artery,ASA),两条脊髓后动脉(posterior spinal arteries,PSA)。ASA 从枕骨大孔到脊髓圆锥水平走行于脊髓前正中沟,是全身最长的血管,也是各层面脊髓的主要供血动脉,提供脊髓前 2/3 的血供。两条 PSA 在脊髓的后外侧表面平行伴行,提供脊髓后 1/3 的血供。ASA 的最头端由一侧或者双侧椎动脉的细小分支供血,PSA 的最头端起源于椎动脉或者小脑后下动脉的细小分支(图 30-2-1)。ASA 和 PSA 是脊髓的主要供血动脉,如若被栓塞,可导致脊髓急性或迟发性缺血或梗死,造成严重后果。所以,脊柱肿瘤在行栓塞治疗前,一定要在血管造影图上仔细辨别是否存在 ASA 和 PSA,降低术后并发症的发生。

## 二、根髓动脉

在走行的过程中,ASA 和 PSA 都接受来自根髓动脉(radiculomedullary arteries)的脊髓支汇入(图30-2-2)。根髓动脉还供应脊髓的神经根,硬脊膜及椎管的骨性结构。根髓动脉分为前、后根髓动脉,分别与前、后神经根相伴行。有 6~8 条前根髓动脉与 ASA 相汇合,11~16 条后根髓动脉汇入 PSA。在脊髓正中线位置,每一前根髓动脉分为升支和降支,相互吻合形成 ASA。前根髓动脉的降支同正中的 ASA 相汇合,形成"发卡"样结构,这可以在脊髓血管造影中表现出来。后根髓动脉同 PSA 的吻合也形成典型的"发卡"样结构,但是吻合处偏离中线。

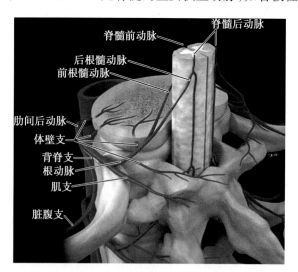

图 30-2-1　脊柱脊髓血供(Efe Ozkan, Tech Vasc Interv Radiol, 2011)

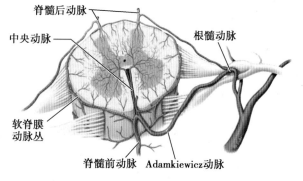

图 30-2-2　脊髓横截面血供分布

在颈段,根髓动脉起源于椎动脉、颈升动脉和颈深动脉。颈膨大动脉是比较明显的根髓动脉,位于 $C_5$ 或 $C_6$ 水平。该动脉起源于椎动脉。然而,在变异的情况下,它也可以起源于肋颈干和甲状颈干,其余的属支也有来源于通过枕动脉和咽升动脉与颈外动脉的吻合支。

在胸腰段,根髓动脉起源于肋间上动脉、肋间后动脉和腰动脉。骶骨和马尾的血供来源于髂内动脉的分支:骶外侧动脉和髂腰动脉,也有一小部分来源于骶正中动脉。ASA 和 PSA 在脊髓圆锥水平形成类似于"筐形"的吻合血管网。

根髓动脉提供 ASA 和 PSA 的血供,在脊柱肿瘤栓塞治疗过程中,起到了关键性作用。在栓塞治疗术前,一定要在血管造影图上仔细辨认根髓动脉,特别是 Adamkiewicz 动脉,它是胸腰段最大的根髓动脉,是下胸段和上腰段 ASA 的主要供血来源,若术前没有辨认出该动脉,会导致术后脊髓缺血或梗死,引起截瘫。在不同的脊柱节段,根髓动脉起源不同,术前根据肿瘤所在的位置,进行超选择性动脉血管造影,来判断根髓动脉是否显影,再决定是否进行栓塞治疗。

## 三、节段动脉

肋间后动脉和腰动脉起源于主动脉的后壁,又被称为节段动脉(segmental arteries)。这些节段动脉向后弯曲,在横突水平分为脏腑支和背脊支(图30-2-3)。在节段动脉的主干发出细小分支,从前表面穿入椎体供血。脏腑支延伸为肋间动脉和腰动脉,提供横突和肋骨的血供。背脊支在神经孔水平

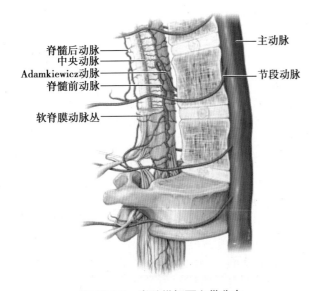

脊髓后动脉　　　　主动脉
中央动脉
Adamkiewicz动脉
脊髓前动脉　　　　节段动脉

软脊膜动脉丛

图 30-2-3　脊髓纵切面血供分布

分为根动脉和肌支。肌支延伸至神经孔后方,提供椎旁肌肉组织血供。根动脉通过神经孔进入椎管,分为前、后根髓动脉,在脊髓表面又进一步分为升支和降支。同时,根动脉还发出体壁支,提供神经管前后骨壁的血供。

节段动脉延续为根髓动脉,进而向 ASA 和 PSA 供血。同时,节段动脉间也存在广泛的吻合支。所以,脊柱肿瘤栓塞术前,通过血管造影检查肿瘤所在的脊柱节段及其上下两个脊柱水平的节段动脉,仔细辨认是否存在显影的节段动脉同肿瘤的供血动脉相通。

## 四、临床应用

ASA 和 PSA 的血管管径在走行的不同脊髓平面有变化。通常情况下,在脊髓的 $T_4$ ~ $T_8$ 区域,血管管径最细。在这一区域,经常只有一根根髓动脉向 ASA 供血,这根根髓动脉常常起源于 $T_4$ 或者 $T_5$ 水平。$T_{4\sim5}$ 区域位于胸中段和胸腰段的交界处,如果这根根髓动脉闭塞,该节段的脊髓会发生缺血、梗死。这提示在临床上如果一次性栓塞了过多的根髓动脉,有可能导致相应节段的脊髓急性缺血或迟发性缺血性损害,故须加谨慎!

节段动脉在椎体的前外侧及横突附近存在吻合支,相邻的节段动脉通过这些吻合支相通。因此,在行血管栓塞治疗脊柱肿瘤时,必须先行血管造影检查与瘤体所在的脊柱节段相邻的上下两个脊柱水平的节段动脉,以排除要栓塞的目标节段动脉与脊髓动脉之间是否存在潜在的吻合,如有吻合,须格外谨慎!

Adamkiewicz 动脉是胸腰段最大的前根髓动脉,是下胸段和上腰段 ASA 的主要供血来源。该动脉的远端与 ASA 形成特征性的"发卡"样弯曲连接。对于大多数人来说,Adamkiewicz 动脉从 $T_9$ 到 $T_{12}$ 水平发出,多起源于左侧。当发出位置高于 $T_8$ 或者低于 $L_2$ 水平,那么,就有第二个主要的根髓动脉向 ASA 供血。在对 178 例患者的血管造影的回顾性研究中,48% 的患者拥有两根前根髓动脉提供胸腰段的血供,头端的动脉位于 $T_6$ ~ $T_{10}$ 水平之间,尾端的动脉位于 $T_{12}$ 或者以下脊柱水平;45% 的患者拥有一根前根髓动脉,通常位于 $T_9$ 水平;7% 的患者拥有三根前根髓动脉提供胸腰段的血供。在行椎体肿瘤栓塞前必须先行血管造影,观察是否有 Adamkiewicz 动脉显影,如误栓此动脉,可能发生严重脊髓缺血性损伤。

双侧下腰段的血供共同来源于中线处的血管干。另一个变异是存在共同的段间干,经常发生在脊髓胸段。也就是说:两个相邻的椎体的血供由同

侧的相同的节段动脉来提供。在完整的段间血管干，每一个节段动脉都发出背脊支，然而，在不完整的段间血管干，背脊支不从节段动脉发出，而直接从主动脉发出。辨认从主动脉直接发出的背脊

支很重要，因为背脊支延伸为根髓动脉，其为 ASA 的血供来源。提供根髓动脉血供的肋间动脉可能同支气管动脉一同起源于肋间支气管干，而且通常位于右侧。

# 第三节　脊柱肿瘤血管造影

数字减影血管造影(digital subtraction angiography,DSA)是通过电子计算机进行辅助成像的血管造影方法，Nuldelman 于 1977 年获得了第一张 DSA 图像，是一种崭新的 X 线检查新技术。它是应用计算机程序进行两次成像完成的。在注入造影剂之前，首先进行第一次成像，并用计算机将图像转换成数字信号储存起来。注入造影剂后，再次成像并转换成数字信号。两次数字相减，消除相同的信号，把血管造影片上的骨与软组织的影像消除，仅在影像片上显示血管的一种摄影技术。

这种图像较以往所有的常规血管造影所显示的图像，更清晰和直观。DSA 的成像方式分为静脉注射数字减影血管造影(intravenous digital subtraction angiography，IVDSA)及动脉注射数字减影血管造影(intrarterial injection digital subtraction angiography, IADSA)。前者指经静脉途径置入导管或套管针，注射对比剂行 DSA 检查，可分为非选择性 IVDSA，即导管置入外周静脉或上腔静脉内显示动脉影像，及选择性 IVDSA，即导管头置于受检静脉或心腔内注射对比剂显影。后者也可分为非选择性动脉造影及选择性动脉造影。非选择性 IADSA 是指经动脉途径穿刺插管后，将导管头端置于靶动脉的主动脉近端注射对比剂作顺行显影；而选择性 IADSA 是指将导管头端进一步深入到靶动脉的主干或主干的分支内进行造影。

血管造影是实施术前栓塞的一个重要步骤。大多数脊柱肿瘤血供丰富，由于位居中线邻近大血管，血管内压力高，瘤体供血比较复杂，交通支多。术前 DSA 可帮助脊柱外科医师了解脊柱肿瘤部位、肿瘤侵犯范围、肿瘤供应血管、新生的肿瘤血管、肿瘤与重要血管及器官的关系，有无动静脉瘘。更重要的是：DSA 可以帮助术前判断有无供应脊髓的根髓动脉显影，以免手术时误伤而带来脊髓的缺血性损伤，从而慎重地制定手术方案。血管造影的应用使脊髓根髓动脉，特别是 Adamkiewicz 动脉的显影率大大提高，为脊柱肿瘤术前供血动脉的选择性栓塞、手术切除及防止肿瘤血管漏栓和供应脊髓的 Adamkiewicz 动脉误栓提供客观依据。如若术前血管造影

上 Adamkiewicz 动脉显影，则不宜行栓塞治疗，以免造成脊髓急性或迟发性缺血或梗死，同时也提示手术中予以恰当的保留，特别在处理中胸段脊柱肿瘤时要予以重视。

## 一、血管造影的适应证

1. 富血供的脊柱肿瘤(表 30-3-1)；

表 30-3-1　富血供的脊柱肿瘤

| 原发良性 | 原发中间性 | 原发恶性 | 转移性 |
| --- | --- | --- | --- |
| 血管瘤 | 动脉瘤样骨囊肿 | 骨肉瘤 | 肾细胞癌 |
| 软骨瘤 | 骨巨细胞瘤 | 软骨肉瘤 | 甲状腺癌 |
| 骨样骨瘤 | 血管外皮细胞瘤 | 尤文肉瘤 | 肝细胞癌 |
| 骨软骨瘤 | 骨母细胞瘤 | 浆细胞骨髓瘤 | 乳腺癌 |
| | | 淋巴瘤 | |

2. MRI 增强扫描提示：肿瘤内部高流速血流；
3. 栓塞术中及术后观察手术效果及栓塞剂是否进入正常组织；
4. 无法切除的脊柱肿瘤拟行栓塞治疗；
5. 脊柱原发良性肿瘤拟行多次动脉栓塞治疗；
6. 肿瘤出血较多，难以止血；
7. 脊柱肿瘤手术切除前，对脊髓供血动脉的定位；
8. 需做栓塞及化疗栓塞的肿瘤；
9. 发生脊髓休克后，判断责任供血动脉的分布；
10. 脊柱脊髓的动静脉畸形。

## 二、血管造影的禁忌证

1. 对碘造影剂过敏者；
2. 严重的心、肝、肾功能不全者；
3. 近期有心肌梗死和严重心肌疾患、心力衰竭及心律不齐者；

4. 有严重出血倾向者；

5. 甲状腺功能亢进及糖尿病未控制者；

6. 严重高血压,舒张压大于 14.63kPa(110mmHg)者；

7. 老年性动脉硬化者需慎用。

### 三、血管造影前的影像学检查

影像学检查与评估:在准备实施脊柱血管造影及栓塞治疗前,必须进行影像学检查与评估。平片可以初步判断肿瘤的位置、大小、范围和毗邻,椎体、椎弓根或肋骨等骨质的破坏情况,可以帮助确定要进行血管造影的具体位置。CT 和 MRI 扫描可以帮助进一步判断肿瘤的具体位置、大小、范围与性质,及是否侵犯到椎管,神经是否受压。增强 CT 和 MRI 扫描还可以判断肿瘤的血供是否丰富、肿瘤的供血动脉、根髓动脉和脊髓动脉及它们的起源,从而辅助血管造影及栓塞。然而,Ruth 等对 104 位脊柱肿瘤的患者准备行血管造影前行 MRI 增强扫描,来评价肿瘤的血供,比较 MRI 增强和血管造影的相关性,结果提示:二者无明显相关性。Prabhu 等报道 19 例 MRI 增强提示血供不丰富的患者,有 15 例术前血管造影提示肿瘤供血丰富。笔者认为可能是患者在术前行放射治疗,将肿瘤组织的微血管破坏,而大血管不受影响,所以 MRI 增强的信号减弱,而血管造影提示血供丰富。作者建议:对所有的被认为是富血供的脊柱肿瘤(表 30-3-1)和 MRI 增强扫描提示血供丰富的肿瘤,都应该考虑实施血管造影和栓塞治疗。

在完成上述影像学的实施和评估后,脊柱外科医师应该将患者的诊断、计划实施的手术意图和方案翔实地与介入科医师沟通和交流,让介入科医师清楚了解和明白患者将要实施脊柱脊髓血管造影和栓塞的具体目的,这样才能保证该项有创检查和治疗的安全和效果。

### 四、脊柱肿瘤术前血管造影

#### (一) 术前准备

高分辨率的 DSA 对于充分了解脊柱肿瘤血供、分布及毗邻和术前辨认根髓动脉(如 Adamkiewicz 动脉)和脊髓动脉十分重要。

造影前的特殊训练是非常必要的。在图像采集过程中,患者被要求屏住呼吸,以消除伪影,因为这些伪影可能会干扰结果的判断,特别是根髓动脉和脊髓动脉的判断。因此,要求患者在造影前要充分了解本次造影的意义和程序,并予以配合,特别是要求患者在造影前屏住呼吸(憋气)的训练。

保持造影时患者体位的维持和安静也是高质量造影的必要条件。在施行脊柱肿瘤术前血管造影和栓塞过程中,有些学者建议常规全身麻醉,尽量减少患者的活动及肠道的蠕动,以消除伪影,有些学者建议局部麻醉,在患者保持清醒的状态下,配合静脉输注咪达唑仑和芬太尼,以达到抗焦虑、镇静、镇痛、肌肉松弛的作用。这样可以在操作过程中密切监测患者的神经状态,以降低栓塞治疗的并发症。但是,对于小孩、无法平躺及不能配合的患者,建议给予全身麻醉。决定是否需要麻醉,要根据医师的习惯、医院的条件、患者的合作程度、患者的具体病情、造影的复杂程度和操作的时程等因素来决定。

#### (二) 血管造影术

造影的时间:血管造影术可以是单独的检查,也可以作为配合外科手术的辅助检查,目的之一是为了减少术中切除肿瘤时的出血和良好的解剖、显露,这就要求造影或栓塞治疗要选定和安排在外科预定手术前期某个特定的时间内实施和完成。我们通常建议在术前 48 小时以内完成。

1. 局麻或全麻下,用 Seldinger 技术经股动脉置管,建立动脉通道。使用 DSA 装置进行观察。

2. 股动脉内置入 5F 导管鞘,使更换导管变得容易。同时,对于主动脉及髂动脉存在广泛动脉粥样硬化的患者来说,置入导管鞘使导管操作更易控制。

3. 在透视下将导管经导管鞘插入动脉通道,根据术前的影像学检查评估,行脊柱肿瘤的超选择性动脉造影。一些学者建议先行主动脉造影来确定肿瘤血管染色,进而获得肿瘤供血动脉全貌。但在临床上,除非选择性肋间动脉及腰动脉插管无法实施时,才选择主动脉造影。主动脉造影提供的脊髓血管分布图像并不优质,而且需要大量的造影剂,对于肾功能受损的患者来说,并不建议常规使用或要慎用。

4. 在导丝帮助下将导管尽可能逐支超选择地插入需栓塞的肿瘤供血动脉,注射非离子型造影剂(non-ionic contrast agent)证实导管位置无误,明确肿瘤染色的位置、大小、范围、供血动脉及其与周围组织的毗邻关系,明确栓塞范围内无供应脊髓的根髓动脉(如 Adamkiewicz 动脉)显影,无造影剂反流,无引流静脉、动静脉瘘。在透视监视下开始栓塞靶血管,缓慢注射与造影剂混合的栓塞剂,直至肿瘤供血动脉血流完全停止。分别对左右两侧动脉进行造影和栓塞。

5. 栓塞过程中及结束后要多次进行血管造影检查,了解栓塞效果及是否有 Adamkiewicz 动脉显影。若肿瘤尚存在其他供血动脉,逐支插管造影和栓塞,并作造影复查。若存在根髓动脉显影,无法避开时,终止栓塞。

在造影过程中,除了常规的监测以外,如患者的神志和生命体征,还要重点监测患者的四肢神经系统的变化,有条件的中心或机构利用脊髓体感诱发电位和运动诱发电位进行脊髓功能的检测,更为安全、可靠,特别是对于胸段脊柱肿瘤的造影栓塞更是如此。

### (三)超选择性血管造影

为了更精确了解脊柱靶部位血供,同时减少不必要的造影和栓塞范围以降低相关的并发症,超选择性血管造影是优于普通脊柱脊髓血管造影的更为先进的技术和方法。

一般来说,脊柱不同层面血供来源不同。这可以帮助我们了解脊柱肿瘤的血供来源,便于行超选择性动脉血管造影及栓塞。

对于上颈椎来说,要对颈外动脉和颈内动脉,向上直到 Willis 环进行选择性造影评价;

对于颈椎来说,要对椎动脉、甲状颈干、肋颈干、肋间上动脉进行选择性造影评价,其他的来源可能通过枕动脉和咽升动脉起源于颈外动脉,也要进行造影评价;笔者在自己的临床中,曾对一名上颈椎前后路联合手术的患者实施了颈外动脉的选择性造影,以试图了解一侧咽升动脉的出血情况(图30-3-1)。

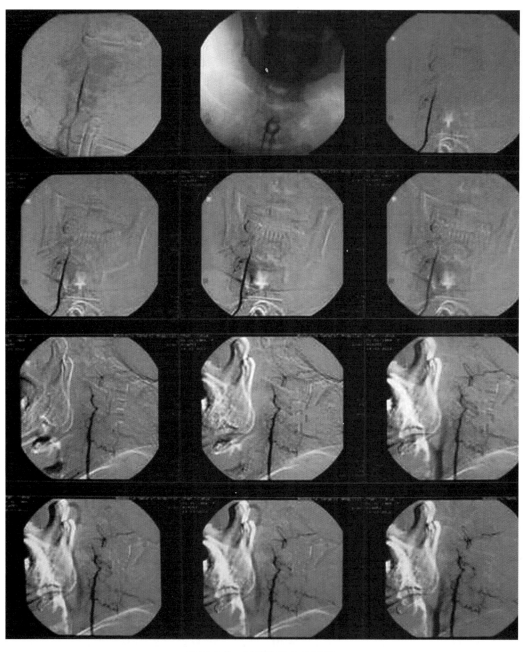

图 30-3-1 咽升动脉血管造影

对于上胸椎来说,要对肋间最上动脉、甲状颈干、肋颈干进行选择性造影评价;

对于下胸椎和腰椎来说,要对受累椎体的双侧的节段动脉进行选择性造影评价;同时,也要对受累椎体上下相邻的 1 到 2 个椎体的节段动脉进行评价,来辨别可能存在的肿瘤供血动脉;

对于下腰椎和骶椎来说,要对髂内动脉、髂腰动脉、骶外侧动脉、骶正中动脉进行选择性造影评价。

从笔者临床经验来看,脊柱的颈段和腰骶段是肿瘤的好发部位,如骨巨细胞瘤、脊索瘤等。由于存在重要血管毗邻,肿瘤往往体积较大,血运丰富,肿瘤完整切除和脊柱重建复杂、困难。术前充分了解肿瘤的血供分布、范围及周围重要器官的血供及预判对血管处理后所造成的影响,对手术的顺利实施十分重要。特别是对颈椎肿瘤的处理中,要判断椎动脉在手术野的走行,对肿瘤血供的影响,肿瘤供血动脉与椎动脉基底环及大脑 Willis 环的关系,及手术中是否处理椎动脉等,都关系到手术的成败(图30-3-2)。

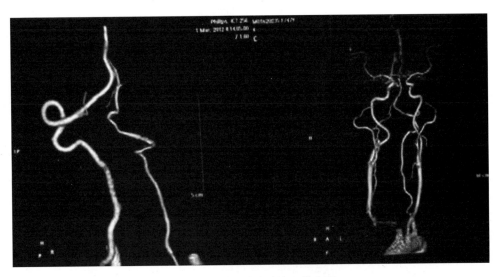

图 30-3-2 椎-基底动脉血管造影

**(四)造影导管的选择**

造影导管是经皮血管造影的关键设备,应具有良好的透 X 线性能、形状记忆能力好、管壁光滑、造影性能高、血栓形成性能较低等优点。导管的粗细用 F 来表示导管外周径。导管的选择依赖于操作者的经验和偏好。但是,对于每一个患者,必须依据选择性插管所选择的动脉及主动脉的口径来行个体化选择。常用的导管包括:Cobra 1-2,Chuang 2.5,Chuang B 和 C(Cook Medical Inc,Bloomington,IN),Hockey Stick 1-2(Terumo Corp,Somerset,NJ),Mikaelsson,Simmons 和 SOS 1-2(AngioDynamics,Queensbury,NJ)。

**(五)临床应用**

选择性动脉造影是通过注射 3~5ml 非离子型碘造影剂来完成。DSA 具有大视场、高帧率(6/s)特点,在前后位投照时开始,持续至引流静脉显影。大视场不仅可以看清楚肿瘤的供血动脉,也可以显示脊髓动脉的分布。在需要时,也可以采用侧位或斜位。血管造影可以确定肿瘤染色的部位及肿瘤的供血动脉。操作者应该尽力去寻找、辨认可能存在的根髓动脉和脊髓动脉,进而判断肿瘤的供血动脉是否同根髓动脉相通,若相通,终止栓塞。根髓动脉在血管造影上典型的特点是:在其与脊髓动脉汇合处形成"发卡"样结构。ASA 是一根细长的中轴血管,PSA 为成对的纵向平行走行的血管,比 ASA 管径细,位置更偏外侧(图 30-3-3)。拥有 C 形臂机 DSA 系统的锥束体积 CT 可以提供关于肿瘤、肿瘤的供血动脉、根髓动脉和脊髓动脉的详细的解剖学信息,有利于脊柱肿瘤的超选择性血管造影及栓塞治疗的实施。

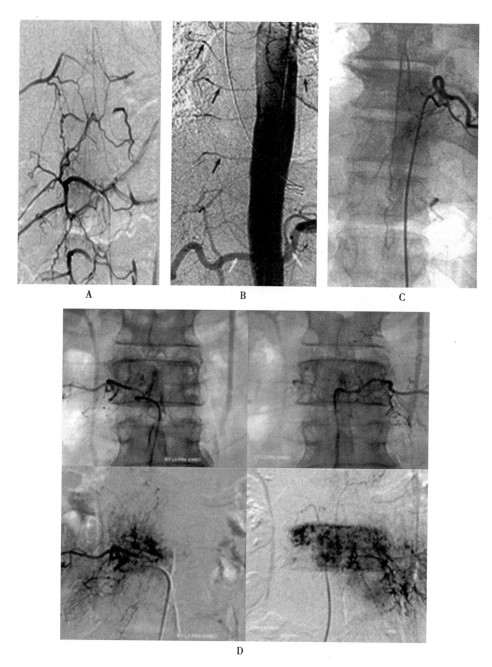

**图 30-3-3　脊髓血管造影**
A. 所示为 DSA 处理后的脊髓血管造影；B. 所示为血管造影显影的节段动脉；C. 所示为根髓动脉与脊髓动脉汇合所形成的典型的"发卡"样结构；D. 脊髓血管造影，显示椎体肿瘤丰富的血供

# 第四节　脊柱肿瘤血管栓塞术

脊柱肿瘤术前超选择性血管栓塞治疗可以减少术中出血，使肿瘤组织缩小、坏死，有利于完全切除肿瘤，操作简便，安全可靠，是外科手术切除前行之有效的辅助治疗措施。为获得良好的栓塞效果，必须了解血管栓塞的适应证和禁忌证，掌握栓塞技术、不同栓塞剂的选择和使用、栓塞治疗术后监测及并发症的防治。

## 一、血管栓塞的适应证

脊柱肿瘤的超选择性血管栓塞治疗已经被广泛应用于富血供的原发性良性、恶性肿瘤及脊柱转移瘤。适应证主要包括以下几点：

### （一）术前栓塞

最常见的适应证是术前行肿瘤血管栓塞以减少术中出血。脊柱肿瘤通常需要行椎体切除术，需要前后联合入路来完成，如巨大的骶骨肿瘤；或一期后路手术，如椎体的 En-bloc 手术等。术中出血多，输血需求大，甚至会威胁生命。同时，术中出血增加，使术野不清晰，干扰外科医师视线，导致手术时间延长，术中、术后并发症发生的风险增加，术后椎管内血肿发生的几率增加，伤口延迟愈合。有时，大量的失血还会迫使手术暂停或肿瘤难以切除。实施超选择性血管栓塞后，可以减少术中出血，提高术野的清晰度，减少围术期的并发症，缩短手术时间。因此，脊柱肿瘤的术前选择性血管栓塞治疗可以使手术变得更安全，更简单；笔者在临床上，常常在脊柱复杂

肿瘤和巨大肿瘤切除术前 24 小时实施血管造影和栓塞术，术中将肿瘤完整切除，行坚强内固定治疗（图 30-4-1）。骶骨肿瘤术前 1 天行髂内动脉栓塞（30-4-2），然后行骶骨肿瘤切除。

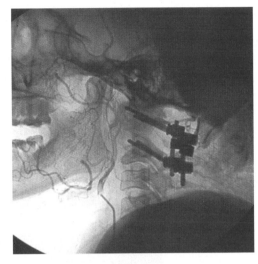

图 30-4-1　颈椎肿瘤行血管栓塞治疗后，行坚强内固定治疗

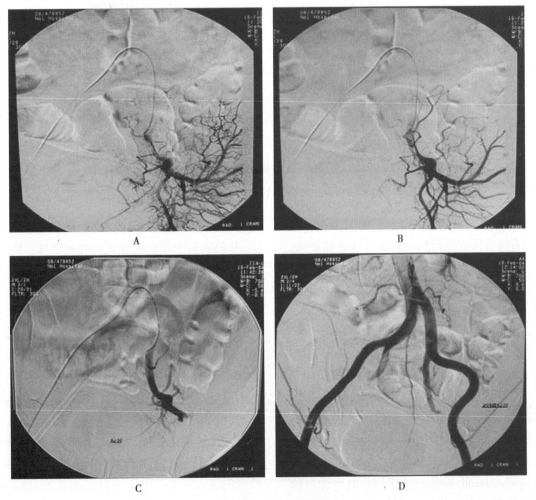

图 30-4-2　髂内动脉栓塞

## （二）协同治疗

无法切除的肿瘤在行肿瘤血管栓塞治疗后,可能被完整切除。

## （三）姑息治疗

脊柱肿瘤治疗无效或失败后,肿瘤血管栓塞可以减轻症状。对于患有无法切除的脊柱肿瘤的患者来说,在化疗和放疗无效的情况下,姑息性栓塞可以减轻疼痛,改善神经压迫症状。栓塞可以造成肿瘤组织坏死、瘤体缩小,使肿瘤体积减小,进而缓解脊髓受压症状。

## （四）辅助治疗

少数情况下,肿瘤血管栓塞可作为没有完整切除的脊柱肿瘤的辅助治疗。

## （五）终极治疗

对于一些良性或中间性的脊柱肿瘤来说,如骨巨细胞瘤、动脉瘤样骨囊肿及血管瘤等,栓塞治疗可作为一种确定性或终极性治疗,连续的超选择性动脉血管栓塞可作为单一的治疗方法。目前,在临床上对较大椎体血管瘤实施的椎体成形术,从治疗的基本原理上来看,就属于终极性的脊柱肿瘤的栓塞技术(图30-4-3)。

## 二、血管栓塞的禁忌证

脊柱肿瘤的超选择性血管栓塞治疗的禁忌证是:

1. 术前血管造影图上发现在肿瘤供血动脉的近端存在脊髓供血的根髓动脉。如果没有辨认出这根动脉,术者会不慎栓塞脊髓动脉,造成灾难性的后果,如:瘫痪、麻木、膀胱和肠道功能失控及性功能障碍;

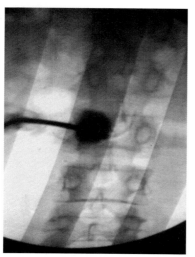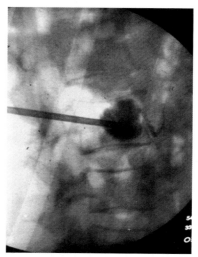

图30-4-3　PVP技术治疗脊柱血管瘤,可见椎体前缘血管瘤粗大的交通血管

2. 血管栓塞的相对禁忌证包括:肿瘤内存在动静脉分流、通过节段动脉段间吻合支发现根髓动脉;

3. 无法纠正的凝血功能障碍及肾衰竭;

4. 对造影剂过敏;

5. 严重的心血管问题。

## 三、血管栓塞

### （一）血管栓塞术

当确定行栓塞治疗时,对肿瘤组织的供血动脉实施超选择性血管造影并缓慢注入栓塞剂可以显著降低术后并发症的发生。具体方法为:利用5F导管循血管通路进入,在此基础上,利用3F微导管对肿瘤组织的供血动脉进行超选择性插管,通过获得放大的血管造影图来了解肿瘤的供血情况和侵犯范围,并辨别有无根髓动脉供应脊髓动脉。同时,栓塞前的血管造影还可以帮助判断栓塞剂注入的速度,使其不会反流至正常的血液循环。由于肿瘤供血动脉的数量和管径大小千差万别,所以并不是所有的供血动脉都可以实施超选择性插管。对于无法实施超选择性插管的供血动脉来说,可以将微导管跨过肿瘤供血动脉,在下游动脉内置入微线圈,来阻止栓塞剂对肿瘤组织下游正常组织的栓塞。然后,选择合适的栓塞剂,透视监视下在肿瘤供血动脉的近端缓慢注入栓塞剂,直至血流速度变慢或被阻断,避免栓塞剂反流至正常血管内,以免造成严重并发症。栓塞剂注入时通常采用流量控制技术,通过血管灌注压和血流将栓塞剂带入远端的肿瘤组织。栓塞结

束后常规行血管造影复查,以评价栓塞效果。

**(二)栓塞剂的选择**

栓塞剂具有栓塞肿瘤血管的功能,促进肿瘤的缺血、坏死。为了可以完全阻断富血供脊柱肿瘤的血供,获得最佳的肿瘤缺血和坏死效果,栓塞剂应该可以穿透肿瘤毛细血管床,沉积在肿瘤实质内,阻断毛细血管前动脉、毛细血管,甚至周围组织的引流静脉,造成永久的血管闭塞。

栓塞剂有多种类型,包括:钢圈,液体栓塞剂(如乙醇、N-丁基腈基丙烯酸酯 NBCA、Onyx)、颗粒型栓塞剂[如吸收性明胶海绵、聚乙烯醇(PVA)颗粒、trisacryl 明胶微球]。

钢圈是早期栓塞常用的材料,但因其颗粒较大,一般只能阻断主要的供血动脉,不能进入肿瘤组织内,易出现侧支循环的建立。Berkefeld 等报道:单独行钢圈栓塞治疗的患者和没有实施栓塞的患者相比,术中出血量没有明显的差异,认为即使钢圈阻断了所有的主要供血动脉,仍然有可能因为早期再通导致栓塞失败。他们发现:血供非常丰富的脊柱肿瘤,如肾细胞癌脊柱转移瘤,有节段动脉间侧支吻合,在栓塞后几个小时内就会开放。同时,研究还证实:对肿瘤供血动脉行颗粒栓塞后,再增加钢圈栓塞并不会提供更多的益处。另外,钢圈阻塞血流可以用于肿瘤复发、二次手术及重复栓塞。钢圈可以被用来控制进入正常组织的血流,进而保护肿瘤供血动脉下游的正常组织不被栓塞。钢圈还可以被用来阻断危险的节段动脉间的吻合支。因此,单独使用钢圈进行肿瘤血管的栓塞是不够的,一般与吸收性明胶海绵或 PVA 联合应用以加强栓塞效果,同时钢圈栓塞较大的血管可能会导致正常组织的坏死。

液体栓塞剂具有快速、永久栓塞及可以深层次渗透肿瘤组织的优点。然而,由于其为液体的特性,所以难予控制,容易造成非目标血管的栓塞。液体栓塞剂的使用需要经验和专业技术。否则,会导致神经并发症及皮肤和肌肉组织的坏死。

乙醇可以引起血管内膜硬化和炎症反应发生,对红细胞和肿瘤细胞都具有毒性作用,会造成广泛的肿瘤组织坏死。Sundaresan 等报道:利用无水乙醇对 17 例肾细胞癌脊柱转移瘤成功施行术前栓塞治疗。为了避免术后并发症的发生,作者推荐对肿瘤的供血动脉实施超选择插管,栓塞过程需要缓慢输注乙醇,而不是静脉直接推注。

常用于脊柱肿瘤栓塞治疗的液体栓塞剂是 NB-CA 和一种新型的栓塞剂 Onyx。NBCA 是一种作用

迅速、不可吸收的黏附性液体栓塞剂。与血液或生理盐水接触后,就会快速聚合为一种固体物质。由于快速聚合,使得微导管容易同聚合物黏附,甚至在移出导管时,会将供血动脉撕脱。所以,在注射 NBCA 时必须迅速,这就可能降低栓塞的精确性。Onyx 是一种新型栓塞剂。同 NBCA 最大的区别在于:Onyx 是非黏附性栓塞剂,可避免微导管与血管的黏附,在栓塞结束后,微导管撤出更容易且安全;渗透能力强,可以到达更细小的分支血管中,从而达到病灶完全栓塞的可能;其次,Onyx 不会迅速聚合堵住导管,医师可以在聚合之前将微导管移到另外的靶血管,继续进行栓塞治疗。而 NBCA 是黏附性栓塞剂,微导管很容易同聚合物及血管黏附,难以拔出,而且一根微导管只能注射 NBCA 一次。因此,Onyx 栓塞剂能够长时间注射而不粘管,易于控制,可视性佳,并发症低,栓塞效果可靠,是理想的栓塞剂。不足之处:首先是价格较贵;其次,Onyx 中的溶剂 DMSO 有一定的血管毒性,操作中要缓慢注射达到有效闭塞病灶;栓塞剂具有一定的腐蚀性,可使普通导管变形或损坏,所以要求使用特殊的配套微导管;第三,Onyx 的使用对操作者要求较高,否则栓塞正常的血管可能导致严重的并发症。George M 等报道 28 例富血供的脊柱转移瘤的患者,术前行栓塞治疗,其中 Onyx 组术中失血量最少,住院天数最短,术后并发症最少。该笔者认为对于富血供的脊柱转移瘤,利用 Onyx 行术前栓塞治疗是一种理想的治疗方法。

颗粒型栓塞剂是脊柱肿瘤栓塞治疗最常用的栓塞剂。理想的颗粒型栓塞剂应该具备不可降解、形态可变、大小和形状均一的特性。较小粒径的颗粒在术前阻断肿瘤血管方面更有效,因为它们可以渗透到血管的更远端。然而,直径小于 100μm 的颗粒不被推荐使用,因为缺血性并发症的发生率增加,如:脊髓缺血或皮肤和肌肉组织坏死。此外,研究发现:使用 PVA 颗粒小于 250μm 和大于 250μm 进行栓塞治疗时,术中失血量没有显著的统计学差异。

吸收性明胶海绵是早期脊柱肿瘤栓塞治疗常用的栓塞剂,它具有两种形式:粉末状和条状。粉末状的吸收性明胶海绵包含直径介于 40~60μm 大小的颗粒,其微粒可以通过超选择性微导管,进入肿瘤组织毛细血管床,使栓塞更为彻底。但是,由于颗粒太小,大大增加了脊髓缺血和皮肤、肌肉组织坏死的风险。条状可以被切割成不同的大小,用来阻塞肿瘤近端的营养血管,相当于手术中结扎肿瘤的供血动

脉,类似钢圈的用法。对于肿瘤组织毛细血管床不能完全阻塞时,可用于保护远端正常组织不被栓塞,也可用于血管内结扎处理来达到止血目的,以及用于远端已经过微粒栓塞后的较大血管的处理。然而,吸收性明胶海绵可以被机体的酶所降解,是一种暂时性的栓塞剂,只是临时阻塞血管,血管再通率很高。

直到现在,PVA 颗粒是使用最为广泛的栓塞剂。它是一种永久性栓塞物质,颗粒直径可以准确控制,多在 $150 \sim 500\mu m$ 之间。因为它们具有以下优点:惰性、不可吸收、在毛细血管床及其近端阻塞肿瘤血管,可用于栓塞肿瘤组织内的微小血管,不易产生侧支供血,栓塞效果良好。注射 PVA 颗粒应在透视下进行,注射动作应非常缓慢,注意观察血流流速、病灶内栓塞剂的沉积、有无反流,并注意感受手推注射器的压力变化。发现颗粒进入正常血管增多时就应停止注射,以免正常组织缺血坏死。然而,PVA 颗粒具有不规则的表面,在造影剂里浸泡后会出现明显的肿胀。这些因素可能导致颗粒的聚集、结块,进而引起导管堵塞、血管近端阻塞及毛细血管床的再通。

与此相比,trisacryl 明胶微球具有以下优点:不可吸收、形状可变、精确校准的颗粒具有相同的形状、微球不会聚集、在血管内的渗透深度明显超过PVA 颗粒。因此,作者更倾向于使用 $300 \sim 500\mu m$ 的 trisacryl 明胶微球来行脊柱肿瘤的栓塞治疗。因为 Trisacryl 明胶微球透射线,在使用时,应该与非离子型的碘造影剂进行混合。栓塞应该在透视下进行,慢速脉冲式注入栓塞剂,直至血流速度变慢或被阻断。同时,在栓塞过程中,要反复行血管造影检查,来监测与脊髓动脉可能的吻合支的开放,并监测血流是否流向脊髓。

**（三）临床应用**

肿瘤的供血动脉位于根髓动脉起始处的近端是栓塞的禁忌证。如果根髓动脉起始端与肿瘤供血动脉有足够的距离,可考虑远离根髓动脉起始端,对肿瘤供血动脉实行超选择性插管。这样可以保证相对安全的栓塞,但是必须要预防栓塞剂的反流。如果在栓塞过程中出现栓塞剂的反流或患者的神经功能状态发生改变,必须立即停止栓塞。栓塞治疗的过早终止可能会导致肿瘤供血血管的不完全栓塞。但是,有研究表明即使是不完全栓塞也可以明显降低术中的失血量。有学者建议:在进行肿瘤栓塞时,可以在根髓动脉的起始端放置钢圈来保护正常组织不

被栓塞。但是,仍然会出现脊髓缺血,特别是脊髓的侧支血供被栓塞时更易发生。

有时,在超选择性插管行栓塞的节段动脉的上一或下一脊柱水平,通过节段动脉间的吻合支可以辨认出根髓动脉。如果肿瘤的供血动脉与节段动脉间的吻合支距离太近,禁忌栓塞。动静脉分流是栓塞的相对并发症,可以使肺栓塞和全身栓塞的风险增加。如果在血管造影上存在明显的动静脉分流,可以尝试用较大颗粒的栓塞剂或钢圈阻塞分流部位,如果分流仍然存在,禁忌栓塞。

有条件的医院或机构可采用刺激性测试或监测诱发电位,即 MEP 和 SSEP,来判断栓塞治疗中脊髓缺血状况,特别是在胸段。刺激性测试采用巴比妥酸盐和利多卡因来进行。在刺激性测试中,神经状态的改变或 SSEP 的振幅突然下降都是脊髓缺血的早期征象。如果出现这种情况,栓塞立即终止,退出导管,恢复脊髓血供。然而,脊髓供血的侧支循环在栓塞过程中可能开放,这在栓塞前的血管造影中是很难预计的。当巴比妥酸盐或利多卡因流入血流量丰富的肿瘤组织而未进入脊髓供血血管时,刺激性测试就出现假阴性。在部分患者可以出现迟发性的因缺血而造成的脊髓损害,因此使用脊髓诱发电位检测时需要有合理的观察时域或延迟追踪,有的可以延长至数小时。然而,有学者认为,在栓塞过程中,进行仔细的血管造影分析,并行神经症状监测,来保证栓塞治疗的安全进行。

颈椎肿瘤的动脉血供复杂及神经并发症的风险较高,栓塞治疗技术要求很高。为了保护脑组织和脊髓的血供,肿瘤供血动脉必须行超选择性插管。如果椎动脉或颈总动脉的分支不能被高选择性插管,可以选用球囊置于肿瘤供血动脉的远端进行临时阻塞,来保护脑组织供血血管不被栓塞。如果肿瘤已包裹椎动脉或颈总动脉,可使用钢圈或可脱性球囊行永久性闭塞,以便于将肿瘤在术中完整切除。当椎动脉或颈总动脉无法保留时,大脑 Willis 环的代偿能力必须进行评估。球囊闭塞试验可以评价患者对永久性动脉闭塞的耐受性。与可脱性球囊相比,钢圈可以闭塞更长的动脉血管段。可脱性球囊操作起来比较复杂,而且具有放气和移位的倾向。

**（四）血管栓塞术后监测**

栓塞治疗后要立即进行如下的观察:①神经功能评价来判断可能出现的并发症;②生命体征:血压、呼吸、脉搏变化;③局部:穿刺部位用沙袋压迫,防止出血和血肿形成。患者当晚要留院密切观察神

经症状,因为栓塞治疗后可能会出现肿瘤肿胀和脊髓受压症状。一些患者会出现"栓塞后综合征",如低热、胸腹疼痛、恶心、呕吐及白细胞数升高。这是自限性的并发症,一般持续几天,通过保守治疗后消失。

手术最好选在栓塞后 24 小时内进行,以减少肿瘤通过侧支循环再血管化的可能性。侧支循环数目(支)随栓塞时间的延长而逐渐增多,手术时间的拖延可能导致术中失血量增加。Gellad 等报道 2 例用吸收性明胶海绵栓塞后 3 天或更长时间后才行手术治疗的患者,术中大量失血(平均 9450ml)。该作者将术中出血增加的原因归因于吸收性明胶海绵栓塞剂具有生物可降解性,被体内蛋白分解酶降解、吸收,导致栓塞血管再通。一些作者推荐:如果手术时间在栓塞后超过 1 周,可重复实行血管栓塞治疗。

### (五)血管栓塞治疗的并发症

脊柱肿瘤血管栓塞治疗是比较安全的治疗策略,由于现用的非离子型造影剂对血管刺激小,使用造影剂量减少、浓度降低,因此超选择性血管栓塞极少引起并发症,但是存在风险。

最常见的并发症是栓塞后低热、腰背部不适、酸胀,原因可能为肿瘤组织和正常背部肌肉组织一过性缺血、肿瘤组织发生坏死引起,一般通过抗感染和镇痛处理数天后即能缓解,不需要特殊处理。

最严重的并发症为脊髓缺血,栓塞剂反流引起其他脏器的误栓,特别是误栓血管造影图上没有辨认出的根髓动脉,导致脊髓缺血或梗死,引起截瘫。尽管该并发症很罕见,但是一旦发生,后果很严重。Cloft 等报道一例肾细胞癌脊柱转移的患者,经过栓塞治疗后,出现肢体瘫痪,腰以下感觉功能障碍,大小便失禁。栓塞后行血管造影证实:一根较大的前根髓动脉在栓塞前的血管造影图上被掩蔽,因为造影剂都流向了血流丰富的肿瘤组织。当栓塞减少了肿瘤的血供后,栓塞剂(150～300PVA 颗粒)反流向血管造影上未显影的根髓动脉。Berkefeld 等报道一例用吸收性明胶海绵颗粒栓塞右侧 $L_1$ 动脉后,出现

短暂的瘫痪。通过对术前血管造影图进行回顾,发现在栓塞的节段动脉的上方 $T_{12}$ 水平存在一根很细小的供应 ASA 的根髓动脉。经术中没有被辨认的节段间动脉的吻合支进行反流,是造成脊髓缺血的原因。该患者的症状在几天后消失。Finstein 等报道一例骨巨细胞瘤栓塞治疗后出现瘫痪及感觉异常。在栓塞前后的血管造影上均未发现根髓动脉。脊髓动脉受影响的唯一迹象是:患者在栓塞治疗的过程中出现腓肠肌和比目鱼肌的痉挛。这与 Dimar 等报道的 SSEP 改变出现的短暂症状相似。然而,在 Dimar 等的病例中,栓塞被终止,患者症状消失,并未出现神经功能受损。所以,仔细分析栓塞前血管造影对辨别和保护根髓动脉和脊髓动脉来说非常重要,可以极大地降低并发症的发生。负责脊髓供血的根髓动脉和危险的节段动脉间的吻合支都不能遗漏。在栓塞过程中,要频繁行血管造影来监测血流是否流向栓塞前血管造影上未显影的根髓动脉。同时,还要密切监测患者的神经症状或 MEP、SSEP。术中谨慎操作,当发现可疑脊髓动脉供血血管时,要终止栓塞治疗,这样可以预防与脊髓缺血相关的并发症。

对于颈椎肿瘤来说,栓塞剂误栓可能造成患者脑卒中。Wilson 等报道一例肾细胞癌转移累及 $C_6$ 到 $T_1$ 椎体的患者行栓塞治疗后,发生急性脑卒中,出现辨距不良、步态失调及共济失调。MRI 扫描提示:右侧小脑梗死。在以往报道的颈椎肿瘤病例中,有作者建议:如果肿瘤的供血动脉不能被高选择性插管行血管栓塞,那么,应该临时用球囊在栓塞部位的远端阻塞椎动脉和颈动脉来保护脑循环。

如果节段动脉远端被广泛栓塞的话,就会出现皮肤和肌肉坏死。Wirbel 等报道 2 例因腰大肌坏死而导致的切口愈合不良。这种并发症需要行手术翻修、肌肉清创及引流来治疗。

一些病例报道脊柱肿瘤栓塞治疗可能导致的并发症还包括:由于肿瘤肿胀导致的皮节区的感觉异常及短暂性脊髓病。

# 第五节　病　例　荟　萃

脊柱肿瘤术前栓塞治疗的数据都来自于回顾性研究和病例报道。需要随机、前瞻性研究来证实栓塞治疗的有效性。然而,在实验设计中将患者随机分为接受栓塞治疗和不接受栓塞治疗组,不符合伦理要求。因为脊柱肿瘤如果术前不做栓塞治疗,术中就会大量出血,导致失血增加,死亡率增加。在肾

细胞癌脊柱转移的病例报道中,未做肿瘤血管术前栓塞行手术治疗,术中出血大于 10L。在出血无法控制时,手术可能要被终止。严重的并发症如硬膜外血肿导致截瘫也有报道。

大量的回顾性研究已经表明术前行栓塞治疗的患者术中失血量比未行栓塞的患者显著下降。对多种原发性和继发性脊柱肿瘤来说,术前未行栓塞治疗的患者,术中失血量估计在 4350 ~ 8750ml,根据笔者多年的临床经验看,来自肝癌、胰腺癌、甲状腺癌或其他腺癌的脊柱转移肿瘤血供丰富,特别是肾细胞癌脊柱转移的患者,术中失血量更多。术前行栓塞治疗的患者,术中失血量估计可以降低到 300 ~ 4300ml。一般认为:术前行栓塞治疗的患者与未行栓塞治疗的患者相比,术中的失血量下降 30% ~ 50%。然而,Jackson 等却得出不同的结论:术前栓塞并不能减少术中的失血量,作者将此归因于筛选患者时存在偏倚,肿瘤体积较大的患者选择术前栓塞治疗,体积较小的患者没有选择栓塞。大量的研究已经证实对于肾细胞癌脊柱转移的患者行栓塞治疗后,术中失血量明显减少,对于其他来源的脊柱转移瘤及原发性肿瘤,如黑色素瘤转移,甲状腺、乳腺和肝细胞癌的转移瘤,肉瘤,浆细胞瘤,副神经节瘤,骨巨细胞瘤,动脉瘤样骨囊肿和血管瘤,术前栓塞也会明显减少术中的出血量。然而,Robial 等报道:对于肾细胞癌脊柱转移的患者,栓塞治疗可以显著降低术中出血,而乳腺癌、肺癌及甲状腺癌脊柱转移的患者,这种效果不明显,该结果与患者选择偏倚和手术复杂程度有关。普遍认为:在行椎体切除前,要对所有的转移瘤实施术前血管造影,对血供丰富的肿瘤实施栓塞治疗。

肿瘤的大小、范围、施行手术的复杂程度及栓塞是否完全都影响着术中的失血量。一篇关于脊柱肿瘤术前栓塞治疗的综述报道:50% ~ 86% 的患者可获得完全栓塞。与不完全栓塞相比,完全栓塞可显著降低术中的失血量。Quraishi 等却报道完全栓塞可以增加术中的出血量,作者将此归因于术前栓塞后,医师采取了更彻底的切除肿瘤的手术方式,使得术中出血增加;肿瘤组织出现"再灌注"的反弹现象;或者存在动静脉分流。同时,作者还发现术前转移瘤造成脊髓受压程度越重,术中失血就越多。

不完全栓塞最常见的原因是在肿瘤供血动脉附近存在根髓动脉。其他的原因包括:导管或导丝引起供血动脉夹层出现、导管位置不稳定、无法对供血动脉实施超选择性插管,特别是对于存在广泛的动

脉粥样硬化和血管迂曲或供血动脉发育不全的患者。然而,即使是不完全栓塞,术中失血量也明显减少。即使这样,术中大出血仍可能发生在完全栓塞后,特别是通过前路进入术野的过程中。椎旁或硬膜外静脉和邻近的动脉是栓塞后残存出血的主要来源。

病例报道和病例系列研究得出的结论认为:对于无法切除的脊柱肿瘤行栓塞治疗,可以快速缓解疼痛及改善神经功能症状。这种作用在栓塞后 24 小时内起效,并可持续 3 ~ 9 个月。Smit 等报道:4 例甲状腺滤泡癌脊柱转移的患者出现急性脊髓压迫症状,施行栓塞治疗后,所有的患者症状立即改善,肌肉力量恢复,疼痛减轻。O'Reilly 等报道 4 例肾细胞癌单一椎体转移的患者在行栓塞治疗后,也出现相似的结果。患者在 24 小时内出现神经症状改善,并持续 12 周。Kuether 等报道一例肾细胞癌转移的患者在栓塞治疗后一月,出现肌肉力量和感觉功能的改善。该患者 MRI 检查提示:脊髓受压明显减轻。在另一项回顾性研究中,25 例累及脊柱和骨盆的溶骨性转移的患者,在手术、放化疗治疗失败后,实施化疗栓塞。卡铂是选择性的化疗药物,吡柔比星和 PVA 颗粒进行混合用于化疗栓塞,83% 的患者出现明显的疼痛缓解,平均临床反应持续时间为 12 个月。Chen 等报道:11 例富血供脊柱转移瘤导致疼痛的患者,混合表柔比星和 PVA 颗粒实施化疗栓塞,术后疼痛明显减轻,无神经症状及皮肤、肌肉组织坏死。

对于良性的无法切除的脊柱肿瘤,姑息性栓塞也被证实是一种有效的治疗方法。Chuang 等对 10 例无法手术切除的脊柱骨巨细胞瘤或动脉瘤样骨囊肿实施栓塞治疗,7 例患者疼痛缓解,5 例患者肿瘤治愈,瘤体钙化增加。总之,6 例患者对治疗反应良好,其中 5 例患者在随访 14 ~ 55 个月后,没有任何症状。

另外,对于像骨巨细胞瘤和动脉瘤样骨囊肿这样的中间性肿瘤,连续栓塞治疗可以作为主要的和确定性治疗方法,可以缓解症状,促进肿瘤钙化。Lackman 等报道了 5 例骶骨骨巨细胞瘤的患者,将连续动脉栓塞作为最初的治疗方法。4 例患者症状缓解,功能完全恢复,肿瘤生长受到抑制。在随访的 4 ~ 17 年里,患者没有出现肿瘤生长、复发或者转移。Lin 等报道 18 例骶骨骨巨细胞瘤的患者,行连续动脉栓塞治疗。14 例患者的疼痛和神经症状得到改善,影像学检查提示:肿瘤大小固定,发生钙化。

Hosalkar 等报道 9 例较大的骶骨骨巨细胞瘤的患者接受连续动脉栓塞治疗,所有的患者疼痛明显缓解。在 3.8～21.2 年随访的时间里,7 例患者肿瘤没有变化。

DeRosa 等报道 2 例腰椎动脉瘤样骨囊肿的患者接受栓塞治疗。在随访的 24～30 个月内,两个患者都没有任何症状。CT 扫描提示:动脉瘤样骨囊肿缩小,并出现钙化。Koci 等报道一例胸椎动脉瘤样骨囊肿的患者接受连续栓塞治疗。在 4 年后,患者仍然没有症状,神经功能检查完全正常。CT 和 MRI 扫描提示:肿瘤组织内含软组织和囊性成分,伴随弥漫性的钙化。

有学者报道对有症状的椎体血管瘤的患者实施栓塞治疗,可以明显缓解疼痛。但是,通常情况下,这种作用只是暂时的。然而,在栓塞治疗后,症状改善,就可以避免手术治疗。目前,脊柱血管瘤的治疗推荐先行栓塞治疗,如果症状持续,再行手术治疗。

笔者认为,目前的 PVP 手术也是或更是一种非常微创和有效的脊柱椎体瘤的有效治疗方式,我们通常先行责任椎体的造影,充分了解血管瘤的血供及交通情况,对于进行栓塞时预防远处栓塞并发症,如肺栓塞、椎管内"骨水泥"的侵入意义重大,在此基础上本着低压、缓慢、匀速、适量与同步监测的原则,完成椎体血管瘤的充填,即栓塞。

（伍骥　张金康　黄蓉蓉　郑超）

# 参 考 文 献

1. Berenstein A,Lasjaunias P,TerBrugge KG. Tumors of the spinal column and spinal cord//Berenstein A,Lasjaunias P,Ter-Brugge KG. Surgical Neuroangiography. vol 2. Clinical and Endovascular Treatment Aspects in Adults. Berlin: Springer,2004:874-877

2. Martirosyan,Feuerstein,Theodore,et al. Blood supply and vascular reactivity of the spinal cord under normal and pathological conditions. J Neurosurg Spine,2011,15:238-251

3. Gailloud P. Arterial anatomy of the spine and spinal cord//Mauro MA,et al. Image Guided Interventions. Philadelphia:PA,W. B. Saunders,2008: 335-350

4. Siclari F,Fasel JH,Gailloud P. Direct emergence of the dorsospinal artery from the aorta and spinal cord blood supply. Case reports and literature review. Neuroradiology,2006,48:412-414

5. Thiex,Harris,Sides,et al. The role of preoperative transarterial embolization in spinal tumors. A large single-center experience. Spine J,2013,13:141-149

6. Vaidya,Tozer,Chen. An overview of embolic agents. Semin Intervent Radiol,2008,25:204-215

7. Hurley MC,Gross BA,Surdell D,et al. Preoperative Onyx embolization of aggressive vertebral hemangiomas. AJNR Am J Neuroradiol,2008,29: 1095-1097

8. Bhatia KD,Wang L,Parkinson RJ,et al. Successful treatment of six cases of indirect carotid-cavernous fistula with ethylene vinyl alcohol copolymer (Onyx) transvenous embolization. J Neuroophthalmol,2009,29:3-8

9. Mindea SA,Eddleman CS,Hage ZA,et al. Endovascular embolization of a recurrent cervical giant cell neoplasm using N-butyl 2-cyanoacrylate. J Clin Neurosci,2009,16:452-454

10. Gore P,Theodore N,Brasiliense L,et al. The utility of onyx for preoperative embolization of cranial and spinal tumors. Neurosurgery,2008,62: 1204-1212

11. Rangel-Castilla,Shah,Klucznik,et al. Preoperative Onyx embolization of hypervascular head,neck,and spinal tumors: experience with 100 consecutive cases from a single tertiary center. J Neurointerv Surg,2014,6:51-56

12. Ghobrial,Chaloui,Harrop,et al. Preoperative spinal tumor embolization: an institutional experience with Onyx. Clin Neurol Neurosurg,2013,115:2457-2463

13. Bendszus M,Klein R,Burger R,et al. Efficacy of trisacryl gelatin microspheres Retrospective analysis of preoperative embolization of spinal tumors. AJNR Am J Neuroradiol,2010,31:656-660

14. Ozkan,Gupta. Embolization of spinal tumors: vascular anatomy,indications,and technique. Tech Vasc Interv Radiol,2011,14:129-140

15. Finstein JL,Chin KR,Alvandi F,et al. Postembolization paralysis in a man with a thoracolumbar giant cell tumor. Clin Orthop Relat Res,2006,453:335-340

16. Wirbel RJ,Roth R,Schulte M,et al. Preoperative embolization in spinal and pelvic metastases. J Orthop Sci,2005,10:253-257

17. Zhou,Yang,Chen,et al. Surgical treatment of giant cell tumors of the sacrum and spine combined with pre-operative transarterial embolization. Oncol Lett,2013,6:185-190

18. Yang,Zhu,Ebraheim,et al. Surgical treatment of sacral chordomas combined with transcatheter arterial embolization. J Spinal Disord Tech,2009,23:47-52

19. Yang,Chen,Wang,et al. Pre-operative transarterial embolization for treatment of primary sacral tumors. J Clin Neurosci,2010,17:1280-1285

20. Ammirati,Spiliopoulos,Epstein,et al. Preoperative direct percutaneous embolization of spinal metastasis from renal cell carcinoma. J Neurointerv Surg,2011,3:297-299

21. Robial,Charles,Bogorin,et al. Is preoperative embolization a prerequisite for spinal metastases surgical management? Or-

thop Traumatol Surg Res,2012,98:536-542

22. Quraishi,Purushothamdas,Manoharan,et al. Outcome of embolised vascular metastatic renal cell tumours causing spinal cord compression. Eur Spine J,2013,22:27-32

23. Chiras J,Adem C,Vallée JN,et al. Selective intra-arterial chemoembolization of pelvic and spine bone metastases. Eur Radiol,2004,14:1774-1780

24. Chen,Yan,Wang,et al. Transarterial chemoembolization for pain relief in patients with hypervascular painful metastatic spinal tumors refractory to percutaneous vertebroplasty. J Cancer Res Clin Oncol,2013,139:1343-1348

25. Hosalkar HS,Jones KJ,King JJ,et al. Serial arterial embolization for large sacral giant-cell tumors:Mid-to long-term

results. Spine,2007,32:1107-1115

26. Acosta,Sanai,Chi,et al. Comprehensive management of symptomatic and aggressive vertebral hemangiomas. Neurosurg Clin N Am,2008,19:17-29

27. Bai J,Bakula A,Fellows D W,et al. Novel application of 3-dimensional rotational C-armconebeam computed tomography angiography for metastatic hypervascular tumor mass in the spine. Spine,2014,39:300-303

28. Hudak I,Stefanits J,Kaso G,et al. Preoperative embolisation of spinal metastases. Magy Onkol,2013,57:275-281

29. Pikis S,Itshayek E,Barzilay Y,et al. Preoperative embolization of hypervascular spinal tumors:current practice and center experience. Neurol Res,2014,36:502-509

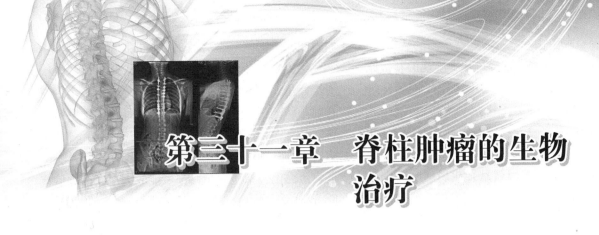

# 第三十一章 脊柱肿瘤的生物治疗

## 第一节 概 述

手术、化疗、放疗是恶性肿瘤的主要治疗方法。脊柱肿瘤占全身骨肿瘤的 6%～10%，各种类型的骨肿瘤几乎都可以在脊柱见到，如骨肉瘤、骨样骨瘤、动脉瘤样骨囊肿，而转移性骨肿瘤则占脊柱肿瘤半数以上。手术治疗脊柱恶性肿瘤由于病变部位深在、解剖结构复杂、手术难度大，肿瘤的切除常存在一定的危险，所以很难进行根治性切除。手术甚至根治性手术也只能解决局部的肿瘤，不能解决全身的转移。内科治疗常用于转移瘤的治疗，目的是最大可能地改善生活质量。尽管随着这些治疗方法的进步，患者的长期存活率有所提高，但众多患者治疗效果仍不能完全满意，肿瘤的复发或转移仍然是临床经常面对的难题。而且，化疗、放疗对肿瘤组织的杀伤作用缺乏特异性，造成毒副作用大，患者耐受性差，且长期的化疗、放疗尚可损伤机体的免疫系统诱发新的癌变。因此，肿瘤的治疗需要开辟新的思路。近年来兴起的肿瘤生物治疗为许多肿瘤患者提供了额外的治疗机会，显示出其具有良好的发展前景。

肿瘤生物治疗可追溯到 100 多年前。19 世纪末，欧美的医师观察到肿瘤患者合并了严重感染，感染被成功控制后，肿瘤也明显缩小，提示机体具有抗肿瘤功能。根据这些观察，William Coley 开始采用混合的细菌毒素（Coley 毒素）来治疗恶性肿瘤，也取得一定疗效，这是肿瘤生物免疫治疗的起源。

肿瘤免疫学是肿瘤学和免疫学相互交叉渗透建立起来的一门学科，它应用免疫学的基本理论和基本技术方法，力图解决肿瘤学中的免疫学问题，其研究目的：①探讨肿瘤的抗原性；②肿瘤的发生发展与机体免疫功能的相互关系；③机体对肿瘤的免疫应答、抗肿瘤免疫效应机制以及④肿瘤的免疫诊断和治疗。

机体免疫系统的一个重要功能是监控机体免受内源的或外源的"异己"物质或是异常转化细胞的损害。肿瘤细胞与病毒、细菌等病原体并不一样，它与正常细胞具有很大的相似性，免疫系统似乎并不能很好地识别恶性转化的肿瘤细胞。这就涉及免疫系统的识别机制，以及肿瘤细胞的免疫耐受。我们有必要对肿瘤细胞的免疫原性以及肿瘤细胞是如何逃逸机体免疫的问题作出必要的说明与解释。因为前者是肿瘤免疫学的理论依据，而后者是肿瘤免疫学面对的最大挑战。

### 一、肿瘤抗原

长久以来，人们一直设想肿瘤细胞具有与正常细胞不同的抗原性，免疫系统可以区分肿瘤细胞与正常细胞。这个设想很长一段时间都饱受争议。肿瘤起源于正常细胞，在机体内生长浸润，机体似乎并未对肿瘤细胞产生免疫反应，肿瘤细胞似乎并不存在引起机体免疫反应的特殊物质。20 世纪 50 年代，学者们最先在近交系小鼠移植瘤模型中证实肿瘤细胞表面存在肿瘤抗原。学者先用化学致癌剂甲基胆蒽诱发小鼠皮肤发生肉瘤，当肉瘤生长至一定大小时予以手术切除。将此切除的肿瘤移植给正常同系小鼠后可生长出肿瘤。但是，将此肿瘤植回原来经手术切除肿瘤的小鼠，则不发生肿瘤，表明该肿瘤具有可诱导机体产生免疫排斥反应的抗原。之后，随着免疫学的兴起，分子生物学和基因工程技术逐渐在肿瘤学研究中得到广泛应用，人们已经能够深入地认识肿瘤抗原性，肿瘤与机体的免疫交互作用,从而对肿瘤抗原这一基本问题有了新的认识。

肿瘤抗原是指细胞恶性变过程中出现的新抗原(neoantigen)物质的总称。肿瘤细胞在恶性转化过程常常涉及许多不同的分子机制。例如,病毒是人类肿瘤的主要原因之一。致瘤性病毒如 HBV、HPV 感染细胞引起恶性转化常伴有病毒本身抗原基因的表达,而这些病毒抗原基因就是转化后的肿瘤细胞抗原的直接来源。肿瘤细胞常出现基因重排或点突变,肿瘤细胞由此而获得新的表型得到生长优势。而现在已经知道这些基因重排或点突变产生的异常蛋白以及由此产生的新表位,能够被机体免疫系统识别,这就产生了新的肿瘤细胞抗原。此外,肿瘤细胞由于存在染色体不稳定性,细胞内的许多蛋白,特别是一些具有较长糖链的蛋白质,可以因为随机发生的突变影响其空间结构,从而暴露出原来被屏蔽的抗原决定簇。肿瘤细胞常常表达一些相应正常细胞不应表达的蛋白质分子,例如一些胃癌细胞异常表达血型抗原 ABO,又如成人肝癌细胞异常表达胚胎时期表达的蛋白 AFP。得益于生命科学的整体进步,我们已经能从基因表达的根源上理解肿瘤抗原的来源,这也推动我们有机会去寻找新的肿瘤抗原。

通常,根据肿瘤抗原的特异性,可将肿瘤抗原分为肿瘤特异性抗原(tumor specific antigen,TSA)和肿瘤相关抗原(tumor associated antigen,TAA)。

### (一)肿瘤特异性抗原

肿瘤特异性抗原是指只存在于肿瘤细胞表面而不存在于相应正常细胞或其他种类肿瘤细胞表面的新抗原。由于此类抗原常通过肿瘤在同种系动物间的移植而被证实,故也称为肿瘤特异性移植抗原或肿瘤排斥抗原。

在人类肿瘤中找到肿瘤特异性抗原其难度要远远超过近交系动物。致瘤性病毒所引发的肿瘤中,常常能检测到病毒基因组成分以及病毒蛋白产物,这类病毒抗原物质往往具有强烈的抗原性。然而,人类发生的肿瘤大部分仍然是所谓的"自发性"肿瘤,这类肿瘤并无明显的病毒病因,也不可预见其抗原物质从何而来,这是一个相当困难的问题。这个问题,只有随着免疫学及分子生物学技术和方法的进步才逐渐得到解决。现在已经能够从肿瘤患者的肿瘤组织、血液或引流淋巴结中分离到具有肿瘤杀伤活性的 T 淋巴细胞,再通过生物化学等手段去了解这些淋巴细胞所识别的抗原表位是什么。这样我们就能知道这些"自发性"的肿瘤抗原是什么了。

免疫学的进步,也使我们能有机会更清楚地阐明抗原呈递的过程。抗原分子要首先降解为十个左右的小肽,这些小肽结合于细胞表面的主要组织相容性复合物(MHC)分子表面的沟槽中,然后被 T 细胞所识别。肿瘤细胞的任何异常基因表达产物,除了膜蛋白也包括胞内蛋白都可能成为潜在的肿瘤抗原,这样就大大地扩展了我们搜索肿瘤抗原的范围。

需要指出的是,尽管我们已经肯定了肿瘤特异性抗原的存在,但它在肿瘤免疫治疗中的应用价值仍然极为有限。这是因为,人类绝大多数肿瘤中存在的肿瘤特异性抗原丰度都极低并且免疫原性弱,难以由 MHC 分子呈递,从而难以激发有效和强烈的细胞免疫和体液免疫反应。

### (二)肿瘤相关抗原

肿瘤相关抗原指存在于肿瘤组织或细胞,同时正常组织或细胞也可表达的抗原物质。此类抗原在肿瘤细胞的表达量远超过正常细胞,包括胚胎抗原、分化抗原和过度表达的癌基因产物等。

1. CT 抗原 此类抗原在黑色素瘤、膀胱癌、乳腺癌等多种肿瘤细胞上都有表达,但正常组织细胞除了睾丸外均未发现表达,故称为癌睾抗原。癌睾抗原是最早发现的一类抗原,其成员包括 MAGE-1、MAGE-2、MAGE-13、BAGE、GAGE、NY-NSO-1 等。

2. 分化抗原 分化抗原是机体器官和细胞在发育过程中表达的正常分子。恶性肿瘤细胞通常停留在细胞发育的某个幼稚阶段,其形态和功能均类似于未分化的胚胎细胞,称为肿瘤细胞的去分化(dedifferentiation)或逆分化(retro-differentiation),故肿瘤细胞可表达其他正常组织的分化抗原,如胃癌细胞可表达 ABO 血型抗原,或表达该组织自身的胚胎期分化抗原。Melan-A、gp100 和 tyrosinase 等属于此类抗原。

3. 过表达抗原 某些基因在正常组织呈静息状态或低水平表达,当细胞恶性转化时表达量显著增加。

(1)胚胎抗原:正常情况下胚胎抗原(fetal antigen)仅表达于胚胎组织,发育成熟的组织并不表达。常见的胚胎抗原有甲种胎儿球蛋白(AFP)、癌胚抗原(CEA)、胚胎性硫糖蛋白抗原(FSA)等。胚胎抗原是最早用于肿瘤免疫学诊断和免疫学治疗的靶抗原。由于个体发育过程中对此类抗原已形成免疫耐受,故难以诱导机体产生针对胚胎抗原的杀瘤效应。

(2)癌基因过表达抗原:组织细胞发生癌变后,多种信号转导分子的表达量远高于正常细胞。这些信号分子可以是正常蛋白,也可以是突变蛋白,其过度表达还具有抗凋亡作用,可使瘤细胞长期存活。这类抗原包括 ras、c-myc 等基因产物。原癌基因编码的跨膜蛋白 Her-2 是表皮生长因子家族成员之一,存在于乳腺癌、卵巢癌、非小细胞肺癌等多种肿瘤中,其基因异常扩增导致 HER-2 蛋白表达水平比正常细胞高约 50 倍。

近年来,肿瘤间质或肿瘤微环境越来越受到重视。肿瘤微环境在肿瘤的发生、维持、侵袭过程中发挥不可或缺的重要作用。肿瘤与微环境的相互作用正在成为肿瘤学研究中的热点之一。微环境中重要蛋白也是 TAA 的重要来源。例如,肿瘤微环境中的微血管,可以表达一些相应正常组织间质不表达或仅在病理条件下短暂表达的抗原,这些抗原可以作为肿瘤分子预警、诊断、预后的指标之一。所以肿瘤血管表达的抗原可以作为肿瘤免疫治疗的靶标。此外,微环境中的成纤维细胞所扮演的角色也日益受到重视,其相关分子也能成为肿瘤相关抗原,为肿瘤免疫治疗提供好的靶标。已经有相当数量的实验研究很好的证实了这样的预想。

## 二、机体抗肿瘤免疫机制

机体的免疫功能和肿瘤的发生发展有密切关系。机体免疫系统在对抗肿瘤发生中并非无所作为。通常认为机体免疫功能低下或受到抑制时,如艾滋病患者的免疫力低下或移植术后长期应用免疫抑制剂或肿瘤患者接受放化疗后,肿瘤发生率增高。

肿瘤发生后,机体免疫系统仍然发挥对抗肿瘤的作用。机体抗肿瘤免疫的效应机制包括细胞免疫和体液免疫两方面。一般认为,细胞免疫是机体抗肿瘤免疫的主要方式,体液免疫在抗肿瘤免疫中只起辅助或协同的作用。随着美罗华、何赛汀等抗肿瘤单克隆抗体药物的上市并在临床应用中取得确实的疗效,我们对体液免疫在抗肿瘤免疫中的地位已经有了极大的转变。体液免疫在抗肿瘤免疫中或许也扮演着重要的角色。需要指出的是,两种效应机制并不是孤立存在、单独发挥作用的,它们是相互协调共同起作用的。很难想象体内会存在细胞免疫单独起作用的情况,反之亦然。

### (一)细胞免疫

实际上,免疫系统的各种细胞成分都参与了抗肿瘤免疫。各种效应机制都发挥了不同的作用,但依据各种具体的肿瘤或肿瘤微环境不同,某些机制其作用更为明显。

1. T 细胞　毫无疑问,T 细胞在抗肿瘤的免疫应答中起着最重要的作用。其作用不仅是直接杀伤肿瘤细胞,同时也能够活化调节免疫系统。T 细胞是不均一的群体,不同群体的 T 细胞通常具有不同的表面标志和功能。依据细胞表面标志与 CD 分子的不同,将成熟 T 细胞分成 $CD_4^+$ 辅助性 T 细胞和 $CD_8^+$ 细胞毒性 T 细胞,其中 $CD_4^+$ T 细胞主要通过分泌多种细胞因子对免疫系统起调节作用,$CD_8^+$ T 细胞主要作为效应细胞特异性的杀伤肿瘤细胞,同时也有维持抗肿瘤免疫记忆的功能。

$CD_4^+$ T 细胞与抗原呈递细胞相互作用,通过一系列分子事件后充分活化,分泌 IL-2 等细胞因子,这些细胞因子可以与相应受体结合发挥生物学效应,这称为 Th 细胞的极化。Th 细胞可极化为 Th1 细胞,主要分泌 IL-2、IFN 等细胞因子,与细胞免疫相关;Th2 细胞则分泌 IL-4、IL-6 等可促进体液免疫。$CD_8^+$ T 细胞可发育成为细胞毒性 T 细胞(CTL),是最主要的免疫效应细胞。CTL 杀伤靶细胞的机制主要通过释放穿孔素和颗粒酶,使靶细胞溶解;也可通过细胞表面表达的 Fas 配体诱导靶细胞的凋亡。

2. NK 细胞　自然杀伤(NK)细胞是淋巴细胞的一个亚群,属于非特异性细胞免疫。通常认为,NK 细胞在肿瘤早期发挥作用,是机体对抗肿瘤的第一道防线。

NK 细胞对靶细胞的杀伤作用不受 MHC 分子限制,不依赖抗体,因而称为自然杀伤细胞。NK 细胞识别靶细胞的机制近来有所阐明。NK 细胞识别靶细胞表面的 MHC-1 分子结合的抗原多肽,这种识别与结合对 NK 细胞杀伤活性产生抑制作用,从而避免对自身正常细胞的杀伤。而肿瘤细胞的 MHC-1 分子常常是表达下调的,或者 MHC-1 分子表面呈递的抗原有所改变不同于正常细胞,因而激活 NK 细胞的杀伤活性。NK 细胞具有 IL-2 受体,可在 IL-2 刺激下发生增殖反应,其杀伤效率大大提高。

3. 抗原呈递细胞　抗原呈递细胞（APC）是一大类免疫细胞，至少包括树突状（DC）细胞、B 细胞、巨噬细胞等，它们表面组成性的 MHC-Ⅱ类分子，能够向 Th 细胞呈递抗原。免疫反应的产生首先是由 APC 捕获抗原，经加工处理后将抗原信息传递给淋巴细胞，从而诱发特异性免疫应答。因此，APC 是机体免疫反应的首要环节，能否进行有效的抗原呈递直接关系到免疫激活的诱导。

DC 是目前已知的机体内最强的专职性 APC，因其成熟时伸出许多树突样或伪足样突起而得名。有别于其他 APC，DC 最大的特点是能够显著刺激初始型（naive）T 细胞增殖，因此 DC 是机体免疫反应的始动者，在免疫应答的诱导中具有独特的地位。

**（二）体液免疫**

1. 抗体　最初仅仅是偶尔发现肿瘤患者血清中能检测到肿瘤反应性的免疫球蛋白（抗体），这提示体液免疫可能在肿瘤免疫中具有一定的作用。现在已有更多的技术能够更敏感地检出肿瘤患者体内存在的肿瘤反应性抗体，这使我们了解到肿瘤反应性抗体并不少见。这些抗体识别的肿瘤抗原也多种多样，可以是肿瘤细胞表面的膜抗原，也可能是肿瘤细胞胞浆或者核蛋白。

B 细胞是机体内唯一能产生抗体的细胞。B 细胞除能够作为 APC 处理呈递抗原给 T 细胞协助细胞免疫之外，也能在相应抗原刺激下或 T 细胞辅助下活化增殖并分化为浆细胞，产生免疫球蛋白。抗体具有识别相应抗原的高度特异性和高度亲和性，但其本身并无直接杀伤活性。一般的，抗体通过几种方式杀伤肿瘤细胞。

抗体依赖细胞介导的细胞毒作用（ADCC）：抗体与肿瘤细胞表面抗原结合后，通过其抗体分子 Fc 段与免疫效应细胞的 Fc 受体结合而激活效应细胞，包括巨噬细胞、NK 细胞等，最终裂解破坏肿瘤细胞。

补体介导的细胞溶解作用（CDC）：细胞毒性抗体和某些 IgG 亚类与肿瘤细胞结合，可激活补体系统而溶解肿瘤细胞。

抗体使肿瘤细胞的黏附特性改变或丧失：抗体与肿瘤抗原结合后，可修饰其表面结构，使肿瘤细胞黏附特性发生改变甚至丧失，有助于控制肿瘤细胞的转移生长。

抗体可封闭肿瘤细胞上的某些受体，从而抑制肿瘤细胞生长。

2. 细胞因子　此类细胞因子包括白介素（IL）、干扰素（IFN）、肿瘤坏死因子（TNF）及各种造血相关细胞因子等。它们主要通过复杂的方式作用调节免疫系统，发挥非特异性抗肿瘤效应。后文将简要介绍临床上实际应用的一些细胞因子。

## 三、肿瘤免疫逃逸机制

免疫系统能够对体内发生的某些肿瘤提供监视功能，特别是那些由致瘤病毒引起的肿瘤。但是，免疫系统识别外源性病原微生物的能力远远高于自发性肿瘤细胞。前已述及，许多肿瘤患者并没有因为免疫系统的监视功能而防止肿瘤发生。肿瘤的发生可能反映了免疫监视功能的缺陷，在肿瘤的演进中免疫应答能够被检测到，但这种应答常常是无效的。肿瘤免疫学的一个重大问题就是力图阐明肿瘤细胞是如何逃逸机体免疫功能的，以及如何能够改进方法诱导出有效的免疫应答。

目前，很多研究结果提示肿瘤细胞可能是被免疫系统长久忽视的免疫赦免组织，这种免疫赦免可能是肿瘤细胞通过多种主动或被动诱导机制获得的。另一方面，机体免疫系统也表现出一些相应的功能"缺陷"。许多因素影响肿瘤免疫耐受，但大致归结为肿瘤因素和机体因素。

**（一）肿瘤因素**

肿瘤细胞是一种能不断表达"异常"抗原的机体自身组织细胞。肿瘤免疫耐受是肿瘤细胞逃避机体的免疫系统监控的主要机制之一。导致肿瘤免疫耐受的因素较多而且复杂，但主要原因可能是由于肿瘤细胞缺乏一种或多种成分，导致其免疫原性低下，而这些成分是有效刺激机体免疫系统所必需的。

1. 肿瘤抗原的封闭、隔离与表达下调　肿瘤细胞可释放可溶性抗原分子，这些游离抗原与抗肿瘤抗体结合成复合物，复合物可通过抗体的 Fc 段与淋巴细胞及 NK 细胞等 Fc 受体结合，封闭 Fc 受体从而妨碍 ADCC 效应。

肿瘤细胞表面通常比正常细胞表达更多的糖脂和糖蛋白，导致其表面肿瘤抗原被糖分子所遮蔽，成为隐匿抗原，使免疫细胞无法识别肿瘤抗原。

此外肿瘤细胞还能通过下调或关闭相应的肿瘤抗原而逃避机体免疫系统的识别，这是针对肿瘤的免疫治疗所要面对的一个重要问题。

2. MHC 分子的低表达　通过免疫组织化学检测及分子生物学技术分析,组织样本及培养的肿瘤细胞表面 MHC 分子表达有不同程度的下降,且 MHC 分子的表达似乎与肿瘤的恶性程度呈负相关,分化差的肿瘤细胞表达更弱,转移灶的肿瘤细胞最弱甚至消失。另外,绝大部分肿瘤细胞均不表达 MHC-Ⅱ类分子,也就不能有效地激活 Th 细胞。

3. 共刺激分子的缺乏　共刺激分子 B7 主要表达在活化的 B 细胞表面,在 DC 细胞上也有表达,但在肿瘤细胞表面的表达缺失。T 细胞膜上 CD28 与配体 B7 结合为启动 T 细胞的活化提供第二信号。肿瘤细胞由于缺乏共刺激分子 B7,因而不能激活 T 细胞,导致了 T 细胞免疫无应答,这就是许多免疫功能正常的宿主机体不能有效地清除体内有免疫原性的肿瘤的主要原因。此外,肿瘤细胞可能还缺乏其他共刺激分子如 ICAM-1、IFA-3、VCAM-1 或 HSA。

4. 肿瘤细胞 Fas-FasL 功能异常　Fas 及 FasL 属于肿瘤坏死因子受体和配体家族成员之一。Fas 和 FasL 结合能传递死亡信号,诱导表达 Fas 的细胞凋亡。肿瘤免疫逃逸常涉及肿瘤细胞 Fas-FasL 功能异常。肿瘤细胞高表达 FasL,而 Fas 不表达或低表达,因而肿瘤表现出对免疫效应细胞致死效应的抵抗和利用 FasL 进行"反击"的能力。肿瘤细胞抗拒 Fas-FasL 介导的凋亡不仅普遍存在,而且可能是肿瘤进展的基础。这种抗拒能力的获得涉及肿瘤细胞 Fas-FasL 信号调节通道及编码基因的异常改变。

5. 肿瘤细胞分泌免疫抑制因子　肿瘤细胞可自分泌或诱导邻近炎性细胞释放一些抑制性细胞因子,这可能在肿瘤免疫耐受也是一个重要原因。例如,转化生长因子-β(TGF-β)。TGF-β 是 CTL 分化的潜在抑制因子,还能抑制一些重要的免疫调节细胞如 IL-2 和 IL-12 的产生,并阻断这些细胞因子启动的信号转导。多种肿瘤细胞能自分泌 IL-10,IL-10 对多种免疫指标有抑制效应,对于抗肿瘤免疫反应的启动和维持有很大的负性作用。

（二）机体因素

研究表明肿瘤患者外周血获得的 DC 细胞其抗原呈递功能往往有障碍,表明肿瘤患者的 DC 在从骨髓释放到体内的成熟过程中受到了机体内某些因素的干扰而削弱了对肿瘤抗原的呈递作用。

在小鼠肿瘤模型中发现,$CD_8^+$CTL 其杀伤活性是有效抗肿瘤免疫反应的关键,而 $CD_4^+$T 细胞对 CTL 的功能起着重要的调节作用。Th1 细胞能产生或促进抗肿瘤免疫反应,而 Th2 细胞分泌的细胞因子有削弱或抑制免疫反应的作用。Th 细胞异常极化可能也是肿瘤细胞免疫耐受的重要原因。

最近,调节性 T 细胞(Treg)成为研究的热点。这是一群负性调节免疫反应的 T 细胞,其重要标志物是 $CD_{25}^+$。现在发现 Treg 在许多生理或病理条件发挥着重要作用。其在肿瘤免疫中的作用也正在得到深入阐明。

肿瘤免疫耐受是一个极其复杂的过程,对于不同的肿瘤或同一肿瘤的不同发展阶段,其免疫耐受的机制可能不尽相同。但是,肿瘤细胞的免疫逃逸不是绝对的,在某些情况,这种免疫耐受是可以被打破的。如有发现人体淋巴细胞在鼻咽癌的微环境内能直接杀伤癌细胞。这种免疫耐受的相对性为肿瘤免疫治疗提供了可能性。

肿瘤的免疫生物治疗就是建立在上述的肿瘤免疫学的基础上,利用机体对肿瘤细胞在一定状态下能打破免疫耐受,通过机体免疫系统杀伤清除肿瘤细胞,达到治疗肿瘤的目的。肿瘤的免疫治疗是具潜力的抗肿瘤手段。为了克服肿瘤抗原免疫原性较弱以及存在肿瘤免疫逃逸问题,已经提出了许多治疗的策略。大致来说,肿瘤的免疫治疗可以分为两大类,非特异性免疫治疗和特异性免疫治疗。前者通常是指采用非特异性的免疫刺激物和细胞因子等治疗。后者主要包括肿瘤疫苗,过继性细胞治疗和单克隆抗体治疗。以下简要介绍这几类治疗方式。由于目前对脊柱肿瘤的免疫治疗研究还很有限,本章内容并不囿于脊柱肿瘤而是包括实体肿瘤(其中很多实体肿瘤均为脊柱转移性肿瘤常见的原发肿瘤)。这些免疫治疗的原理和策略对于脊柱肿瘤而言是通用的。随着这些治疗方式的发展和成熟,相信这些治疗方式将很快应用于脊柱肿瘤的治疗。以下介绍的肿瘤免疫治疗方式对于脊柱肿瘤的治疗将会有好的借鉴意义。

## 第二节  非特异性免疫刺激与细胞因子治疗

### 一、非特异性免疫刺激物

最早应用的免疫刺激物是 Coley 毒素（多种细菌毒素混合物），此后发展了多种非特异性免疫刺激剂，如卡介苗（BCG）、棒状杆菌（C. parvum）、细胞壁骨骼（CWS）、内毒素、脂质 A、海藻糖、胸腺肽、OK432、KLH（keyho lelimpet hemocyanin）、左旋咪唑等。其中应用最成功最广泛的是 BCG。

膀胱内灌注 BCG 治疗膀胱癌能使肿瘤明显缩小，延长无病生存期，取得突出疗效。在 Ta，$T_1$ 或 Tis 期的膀胱癌，术后采用 BCG 灌注能使约 70% 的患者达到完全缓解。一项 Meta 分析纳入 5 项随机临床试验，术后加用 BCG 灌注高危复发患者随访 2～60 个月，有 70% 患者仍然保持无病状态，而对照组只有 31%。Meta 分析的结果证实膀胱内灌注 BCG 治疗膀胱癌，其疗效超过很多化疗药物如噻替哌、多柔比星和丝裂霉素等。而在噻替哌和丝裂霉素治疗失败的患者，仍能取得 50% 以上的完全缓解。另一较为成功的应用是左旋咪唑联合氟尿嘧啶（5FU）治疗 Dukes C 期结肠癌，其 5 年生存率增加 15%～17%，死亡率降低 33%。近年来，也试将多聚核苷酸用于肿瘤的免疫治疗。一项随机临床研究纳入 300 例乳腺癌患者，使用多聚核苷酸联合化疗能改善总生存，8 年生存率为 71%，而单用辅助化疗组为 57%。

### 二、细胞因子

细胞因子是一种小分子蛋白（<80kDa），由淋巴细胞、单核-吞噬细胞等免疫活性细胞和相关细胞如成纤维细胞、内皮细胞等产生，能通过自分泌或旁分泌调节细胞状态，在抗肿瘤免疫反应的诱导、效应与维持中起重要作用。一般认为，细胞能通过以下机制发挥抗肿瘤效应：①抑制肿瘤细胞的生长，促进分化；②调节机体的免疫应答；③对肿瘤细胞的直接毒性作用；④抑制肿瘤新生血管生成；⑤刺激造血功能，促进骨髓功能恢复。自20

世纪 80 年代基因工程可大量生产细胞因子以来，多种细胞因子进入了临床试用，如 IL-2、IFN、GM-CSF、IL-4、IL-6、IL-12、TNF-α 等，其中 IL-2 及 IFN-γ 应用最为广泛。

#### （一）白介素-2（IL-2）

IL-2 是由单个核细胞或 T 淋巴细胞在抗原刺激下产生。人 IL-2 含有 133 个氨基酸残基，具有糖原修饰，相对分子量为 15kDa。IL-2 的生物学作用复杂，包括：①刺激活化的 T 细胞生长和分化，增强 T 细胞的杀伤活性；②刺激白血病细胞的增殖和产生免疫球蛋白，促进 B 细胞表达 IL-2 受体；③刺激单核-吞噬细胞的细胞毒活性；④促进 NK 细胞增殖，增强 NK 细胞的杀伤活性；⑤体外扩增和激活 LAK 细胞和 TIL 细胞所必需；⑥对少突神经胶质细胞也有刺激增生和促进分泌细胞因子的作用。IL-2 能通过激活多种免疫活性细胞，如 CTL 细胞、巨噬细胞、NK 细胞、LAK 细胞和 TIL 细胞的细胞毒作用并诱导免疫细胞分泌 TNF 等细胞因子而发挥抗肿瘤作用。

IL-2 治疗最敏感的肿瘤是黑色素瘤及肾细胞癌。美国国立癌症研究所（NCI）自 1985～1993 年期间采用大剂量 IL-2 治疗了 283 例转移性黑色素瘤及肾细胞癌，其中 283 例黑色素瘤的有效率（完全缓解+部分缓解）为 17%，缓解期可维持 9～91 个月；转移性肾细胞癌的有效率为 19%。其他的临床试验疗效与之相似。对 IL-2 治疗有反应的其他肿瘤有乳腺癌、卵巢癌、结肠癌、小细胞肺癌、淋巴瘤、急性髓性白血病等，但缓解期一般不持久。膀胱癌、肝癌、肉瘤、胰腺癌、神经母细胞瘤、慢性淋巴细胞白血病往往对全身性的 IL-2 治疗反应差。IL-2 在腹腔、胸腔、颅内、肝动脉、膀胱内局部应用对结肠癌、卵巢癌、恶性胸腔积液、膀胱癌、间皮瘤、头颈部癌有一定疗效。

IL-2 对肿瘤细胞无直接的抗肿瘤活性。为提高疗效，也可将 IL-2 试用于局部治疗，如肿瘤内直接注射，胸腔内注射等。此外，IL-2 常被用于联合 LAK 细胞或 TIL 细胞的过继性输注细胞免疫治疗，以进一步提其抗肿瘤效应。

IL-12 是另一种较有前景的白介素。IL-12 能促进细胞介导的免疫应答，增强 NK 细胞毒活性，扩增 CTL 细胞，激活巨噬细胞，在抗肿瘤免疫中可能发挥重要作用。动物实验表明，IL-12 具有广谱的抗肿瘤活性，其抗肿瘤活性主要与激活 T 细胞有关，增强 NK 细胞的杀伤活性和 TIL 的细胞毒作用，还通过 IFN-gamma 从而间接抑制肿瘤新生血管生成。其毒性小于 IL-2。IL-12 可望在临床得到更广泛的应用。

### （二）干扰素（IFN）

IFN 是由细胞对病毒感染或双链 RNA，抗原，丝裂原的刺激而诱导产生的一组蛋白，主要由 alpha、beta、gamma 三类及亚型组成，具有广泛的调节作用。生物活性主要有诱导细胞抗病毒，调节免疫系统和细胞生长分化等。IFN 治疗恶性肿瘤的作用与以下效应有关：抗增殖效应，诱导细胞分化，上调肿瘤细胞的 MHC 分子表达，降低原癌基因的表达，激活巨噬细胞等。几种干扰素的作用有所不同，IFN-alpha、beta 具有较强的抗病毒作用，但是免疫调节作用明显比 IFN-gamma 弱；IFN-gamma 的抗病毒作用较弱，但是可作用于免疫系统的多个环节，是调节免疫系统的主要细胞因子，其主要的作用为上调 MHC 分子的表达和激活巨噬细胞，IFN 可抑制肿瘤细胞增殖，诱导 NK、CTL 等杀伤细胞，协同 IL-2 增强 LAK 活性，上调瘤细胞上的 MHC Ⅰ类分子表达，增强对杀伤细胞的敏感性。

大量临床试验显示 IFN-alpha 治疗毛细胞白血病、慢性髓性白血病，IFN-gamma 治疗非霍奇金淋巴瘤、黑色素瘤、肾细胞癌等有一定的疗效。IFN-gamma 治疗转移性黑色素瘤及肾细胞癌的有效率多为 10%～20%，高危黑色素瘤患者在手术后较长期使用 IFN-gamma 可延长生存期。

### （三）肿瘤坏死因子（TNF）

TNF 包括 alpha 和 beta 两型，其中 alpha 由激活的单核-吞噬细胞产生，而 beta 型由活化的 T 淋巴细胞产生。TNF 具有广泛的生物学活性，具有抗肿瘤，调节免疫效应细胞，调节机体代谢及诱导细胞分化，刺激细胞生长，诱导细胞抗病毒等多种生物学活性。然而全身应用 TNF-alpha 的临床试验结果令人失望，疗效低，尚可引起严重的毒副作用。TNF-alpha 局部应用，包括局部灌注、在肿瘤部位直接注射、腹腔内注射、胸腔内注射、膀胱内滴注、动脉内注射等对一些肿瘤有效，表明局部高浓度的 TNF-alpha 具有较好的抗肿瘤作用。TNF-alpha 最成功的应用是隔离式肢体灌注治疗肉瘤及黑色素瘤，采用 IFN-gamma+TNF-alpha+马法兰肢体灌注治疗黑色素瘤及肉瘤的有效率可高达 90%、100%。Rath 等报告 TNF-alpha 经腹腔注射治疗恶性腹水有较好的疗效，包括卵巢癌、胃癌、胰腺癌、子宫内膜癌、乳腺癌、肝癌，有效率分别达 76%、100%。在肿瘤部位直接注射 TNF-alpha 治疗胃肠道腺癌、肝癌、颅内胶质细胞瘤、黑色素瘤、非霍奇金淋巴瘤、软组织肉瘤、头颈部鳞癌、小细胞肺癌、卡波西肉瘤等的有效率为 0～50%，其中以卡波西肉瘤的疗效最为显著。

## 三、细胞因子基因治疗

由于全身应用细胞因子副作用较大、失效快、在肿瘤局部的浓度低、疗效差，近年很多研究试采用基因治疗的方式，将细胞因子基因经不同载体导入体内，以使其在肿瘤局部小量缓慢释放，从而增加疗效，减少全身毒副作用。Wang L 等将 GM-CSF 和 P16 基因以腺病毒为载体皮下接种荷瘤小鼠，发现 GM-CSF 和 P16 基因可有效诱导宿主的抗肿瘤免疫，抑制肿瘤生长。Nemunaitis J 等将 IFN-gamma 反转录病毒注射到肿瘤局部治疗转移性黑色素瘤，部分患者局部可获得 IFN-gamma 有效表达。Chen B 等将 P53、IL-2 和 IL-12 基因以牛痘病毒为载体联合治疗神经胶质瘤小鼠模型，可使外周血 NK 细胞、Mac-1+细胞、NKT 细胞明显增多，肿瘤细胞表达 IFN-gamma 和 TNF-αlpha，抑制肿瘤细胞的生长。Lattime 等将携带 GM-CSF 基因的病毒直接注射到肿瘤部位治疗了 3 例晚期黑色素瘤患者，全部注射部位及部分未注射的肿瘤发生炎症反应，随后肿瘤缩小（部分缓解）。Fong 等将 IFN-gamma 反转录病毒注射到肿瘤局部治疗了 15 例转移性黑色素瘤，3 例获得局部疗效。美国匹兹堡大学医学中心将 IL-2 基因转染的成纤维细胞在肿瘤部位注射治疗了 33 例转移性肿瘤，其中 12 例（包括黑色素瘤、头颈部癌、乳腺癌）的肿瘤缩小。总的来说，细胞因子基因治疗方式还处于摸索阶段，还很不成熟，还有很长的路要走。

# 第三节　过继性免疫细胞治疗

过继性细胞免疫治疗是通过输注具有抗肿瘤活性的免疫细胞达到治疗肿瘤目的的一种治疗方式。通过这种治疗方式,肿瘤患者被动输入具有特异性或非特异性抗肿瘤活性的免疫细胞,直接或间接的增强及修复机体免疫功能,从而清除肿瘤细胞。自20世纪80年代美国学者 Rosenberg 最先应用 LAK 细胞治疗肾细胞癌以来,过继性细胞免疫治疗已经成为肿瘤生物治疗中最活跃的领域之一。

## 一、淋巴因子活化的杀伤细胞治疗

淋巴因子活化的杀伤细胞 LAK 是一群在体外经过 IL-2 诱导活化的淋巴细胞,具有广谱抗肿瘤活性,对肿瘤细胞的杀伤不受 MHC 分子限制。LAK 细胞的前体细胞主要是 NK 细胞和具有类似 NK 细胞活性的部分 T 淋巴细胞。LAK 细胞与肿瘤细胞接触后,释放细胞毒颗粒及穿孔素等活性物质。穿孔素在钙离子作用下在肿瘤细胞膜表面,形成跨膜通道,导致肿瘤细胞液体外渗而杀伤细胞。LAK 细胞治疗对肾细胞癌,黑色素瘤,结直肠癌,非霍奇金淋巴瘤等免疫原性强的肿瘤有一定疗效。然而由于机体内 LAK 前体细胞数量少,扩增能力较低,杀伤力有限,LAK 细胞在临床工作取得的疗效有限。一项前瞻性临床研究采用随机对照比较了 LAK 细胞联合高剂量 IL-2 与单用 IL-2 治疗晚期实体肿瘤的疗效,结果发现联合 LAK 细胞后并不提高单用 IL-2 治疗的效果。

## 二、肿瘤浸润淋巴细胞治疗

与 LAK 细胞相比,T 淋巴细胞数量更多,体内寿命更长,能特异性杀伤肿瘤细胞,在肿瘤的细胞过继治疗方面更具有优势。从浸润在肿瘤间质中分离纯化出的淋巴细胞称为肿瘤浸润淋巴细胞(tumor infiltrating lymphocyte,TIL),在体外经 IL-2 激活后大量扩增,对自身肿瘤细胞具有很强的特异杀伤活性。TIL 细胞的前体细胞主要浸润于肿瘤间质的 $CD_4^+$ 和 $CD_8^+$T 淋巴细胞及小部分 MHC 非限制性 T 细胞和 NK 细胞。TIL 细胞治疗已用于恶性黑色素瘤,肾细胞癌、卵巢癌,乳腺癌等实体肿瘤的治疗,其中疗效较好的是恶性黑色素瘤和肾细胞癌。Rosenber 报道用 TIL 细胞治疗 86 例转移性黑色素瘤患者,有效率可达 34%,且副作用少。也有报道将 TIL 细胞用于非小细胞肺癌的术后辅助化疗,3 年生存率及局部控制率均优于常规化疗组。但应指出 TIL 来源于浸润于肿瘤间质的 T 淋巴细胞,可能含有更多具有抗肿瘤活性的 T 细胞,但这部分细胞在 TIL 中所占的比例仍然较低,这限制了 TIL 的临床疗效。

## 三、肿瘤特异性 T 细胞克隆

肿瘤抗原的发现,特别是 T 细胞抗原的识别,为过继性细胞免疫治疗带来了新的希望。免疫学技术的进展,使我们能够在体外生产足够数量用于过继性细胞治疗单一 T 细胞克隆。在一项 I 期临床研究中,恶性黑色素瘤患者首先接受肿瘤抗原 gp100 免疫刺激。接着将患者的外周血淋巴细胞或肿瘤浸润 T 细胞筛选抗原特异性 T 细胞克隆。这些克隆能在体外对抗原 gp100 产生应答,产生如 IFN 及 GM-CSF 等细胞因子,并能在体外以 MHC 限制性方式杀伤肿瘤细胞。将这些 T 细胞克隆扩增后过继回输患者体内,观察抗肿瘤效应。共有 11 例患者接受了治疗,有 1 例患者达到微效(MR),但没有一例出现客观有效(ORR)。另有一项临床研究,采用肿瘤抗原 MART-1 和 gp100 特异性 T 细胞克隆,体外扩增后过继回输治疗晚期黑素瘤患者。结果观察到患者有出现转移灶退缩,MR 和稳定(SD),但仍未能观察到 ORR 出现。以上研究提示,采用肿瘤特异性 T 细胞克隆过继细胞治疗未能取得理想效果。究其原因,认为可能系过继输入的 T 细胞在体内存活时间太短,两项研究中,回输的 T 细胞只能于 2 周内被检测到,这影响了疗效。

## 四、机体淋巴细胞清除

采用特异性 T 细胞克隆过继回输,仍未能取得理想效果,其中主要问题是回输的淋巴细胞体内存活的时间太短。究其原因可能是机体内存在的抑制免疫的细胞因子及免疫细胞清除了外源输入的"多余的"淋巴细胞。为克服这个难题,学者提出可采用淋巴细胞清除的策略去除机体内可能存在免疫抑制因子及细胞,为过继输入的 T 细胞准备"空间"。

最早的研究仍然是在恶性黑色素瘤患者中开展。给患者先用细胞毒性化疗药物如环磷酰胺(每日 30 ~ 60mg/kg,连用 2 天)联合氟达滨(每日 25mg/m², 连用 5 天)进行非清髓性的化疗清理患者体内原有的淋巴细胞,造成患者处于"无淋巴细胞"状态。然后输入经过体外筛选扩增的对肿瘤细胞高度特异性识别的 T 细胞克隆。经过这种治疗,部分患者的转移灶略有缩小,但仍未有患者达到 ORR 标准。但通过本研究,证实了非清髓性化疗后的"无淋巴细胞"状态对患者是安全的,患者可以很好地耐受。同时指示非清髓性化疗"预处理"在细胞过继免疫治疗中是一种行之有效的策略。

体外筛选扩增高特异性的 T 细胞克隆是很繁琐费时费力的工作,技术难度大。为克服这个难题,也有研究采用其他方式制备肿瘤特异性 T 细胞群。如学者 Powell 采用肿瘤抗原 gp100 预先免疫患者,再采取外周血单个核细胞,用相同的抗原肽段体外刺激,再行过继回输。采用这种策略制备的 T 细胞群落,含有对抗原高度敏感的 CD$_8^+$T 细胞,并且输入体内后能测到机体淋巴细胞明显增高,伴有产生的 IFN 明显升高。共 9 例患者接受治疗,有 2 例能测到机体的免疫应答,但仍未能观察到 ORR。

Mackensen 等则采用抗原 MART 冲击致敏的树突状(DC)细胞体外反复刺激患者外周血制备的淋巴细胞,再将这些淋巴细胞分批过继回输。11 例患者,观察到 1 例完全缓解(CR),1 例部分缓解(PR),而且没有严重不良事件出现。

总的来说,非清髓性化疗"预处理"在细胞过继免疫治疗中是一种安全的策略,但效果仍不能令人满意,还需要作新的探索尝试。

## 五、TIL 联合淋巴细胞预清除

肿瘤特异性 T 细胞克隆体外筛选扩增技术难度大,过继回输到体内后存活时间短,抗肿瘤效果不佳。而之前的大量 TIL 细胞回输确能在临床中观察

到部分患者取得疗效,但在体外扩增培养足够数量的 TIL 细胞难度较大。经过前期的研究,患者接受非清髓性淋巴细胞清除是一种安全的治疗方式,因此如果将淋巴细胞预清除与 TIL 细胞过继回输相结合起来,能有效克服 TIL 细胞大量培养困难的技术难题,是一种有前景的细胞治疗策略。一项临床研究纳入 13 例黑色素瘤患者,采用非清髓性淋巴细胞清除后回输肿瘤高反应性 TIL 群落,结果发现回输后的淋巴细胞能在体内持续增殖并归巢到肿瘤部位。13 例患者有 6 例出现转移灶的退缩,及角膜炎白癜风等自身免疫样损伤,后者常常提示体内对黑色素细胞免疫的强烈激活。

基于探索性研究得到了令人鼓舞的结果,后期又陆续纳入了共计 35 例难治复发的转移性黑色素瘤患者,经过相同治疗方式后,有 18 例(35%)达 ORR,其中 3 例达到 CR 并且维持时间超过 3 年。肿瘤退缩的转移灶部位包括肺,肝,皮下结节和脑。毒副作用通常为急性发作的与化疗相关的骨髓抑制,常为一过性,能在 2 周之内恢复。

动物实验的研究结果支持强烈的化疗"预处理"方案能使细胞过继治疗取得更好的效果。这个结果在人体能否重现? 学者开展了新的临床研究,对患者时行环磷酰胺联合氟达拉滨化疗同时进行全身照射 TBI,用造血干细胞回输进行支持,再行 TIL 过继回输。共纳入 25 例难治复发的转移性黑色素瘤患者,经过这种治疗方式后,有 13 例(52%)达到 ORR,其中 2 例达到 CR。特别需要提出的是,研究中观察到内脏,骨,脑的大包块退缩,这是常规治疗手段难以达到的效果。治疗毒副作用常表现为化放疗后强烈的骨髓抑制,并且出现 1 例治疗相关性死亡,但总体而言,毒副作用是短暂的,常能于 2 周内恢复。

## 六、基因修饰的 T 细胞

淋巴细胞清除后过继回输 TIL 细胞在临床研究中取得令人鼓舞的结果。但在体外扩增培养大量的肿瘤反应性 TIL 细胞仍然技术难度大,费时费力。在临床工作中,大约只有一半患者的肿瘤组织中来源的淋巴细胞能培养出足够数量的 TIL 细胞。随着分子生物学技术的快速发展,为解决这个难题提供了新的机会。T 淋巴细胞主要靠细胞表面的 T 细胞

受体(TCR)行异性识别靶细胞。以下举例说明其原理。研究人员从对肿瘤抗原 MART-1 高反应性 T 细胞克隆中克隆获得其 TCR 基因片段(包括 alpha 和 beta 两个亚基),将基因片段装入反转录病毒载体。将病毒载体体外大量转染 T 细胞群落,即将 MART-1 高反应性 TCR 广泛转移到各个 T 细胞中,使各 T 细胞都获得对 MART-1 的特异性识别能力。研究表明,通过这种方法能使超过 50% 的体外培养 T 细胞获得外源基因。经过基因修饰的 T 细胞与表达 MART-1 肿瘤细胞共培养时,能分泌高水平的 γ 干扰素和 GM-CSF,表明已经获得对 MART-1 的高反应性。通过相同的方式,研究人员也得到对抗原肽 gp100 高反应的 T 细胞群落。

基因修饰后的 T 细胞疗效如何? 随后开展了新的临床研究。从 17 例转移性恶性黑色素瘤患者外周血分离得到单个核细胞(主要是淋巴细胞),经过上述的基因转染修饰后,回输到患者体内。结果观察到回输的淋巴细胞能在体内持续存在超过 2 月,其水平超过淋巴细胞总数的 10%。其中有 2 例患者过继回输的细胞在回输 1 年后仍能被检测到,这两例患者均出现 ORR。

过继性细胞免疫治疗是一个快速发展的领域,研究新进展可谓层出不穷。总的来说,过继性细胞免疫治疗在这几方面可能会有所突破。①患者的预处理,现在采用非清髓性化疗方案,现在也有临床研究在探索采用化疗联合全身照射(TBI)方式进行清髓性治疗。②细胞过继输注后,需要同时给细胞因子刺激维持其活性,现在常用的是 IL-2。随着更多新型的细胞因子陆续被发现,它们可能比 IL-2 具有更好的生物活性。现在已有研究将这些细胞因子试用于过继性细胞免疫治疗。③除了 CTL 以外,其他细胞类型也在临床试用于肿瘤过继免疫治疗。如采用肿瘤特异性 CD4+T 淋巴细胞回输治疗了一例复发的转移性黑色素瘤患者取得 CR,而且采用这种方式不需要给患者用 IL-2,CD4+T 细胞回输后能引发体内产生多克隆的抗肿瘤 CD8+T 细胞活化。④基因治疗是很有前景的治疗方式。用 TCR 转移的方法已经取得一些好的结果。如能将其他的基因转移结合进来,可能取得更好的效果。如免疫增强因子或靶向其他肿瘤抗原的 TCR 分子。

除了自体 T 细胞回输以外,异基因 T 细胞过继也是过继性细胞免疫治疗的一个分支。异基因 T

细胞过继的发现,源于异基因骨髓移植。过去的报道表明移植的骨髓中的含有异基因 T 细胞能有效降低移植后肿瘤复发。现在,接受骨髓移植的慢性粒细胞白血病患者常用供者淋巴细胞输注(DLI)的方法,用于移植后的复发。也有一些研究将 DLI 试用于实体肿瘤如肾细胞癌的治疗。

## 七、肿瘤疫苗

疫苗是一类能刺激机体免疫系统产生抗特异性靶物质发生免疫反应的物质。疫苗在天花,麻疹,乙型肝炎等感染性疾病的预防和治疗上已经获得了巨大的成功。同样的,科学家一直努力研发新的疫苗用于治疗恶性肿瘤,这就是肿瘤疫苗。所谓肿瘤疫苗,又称为肿瘤的特异性主动免疫治疗,是利用肿瘤细胞或肿瘤抗原物质诱导机体的特异性细胞免疫和体液免疫反应,增强机体的抗瘤能力,阻止肿瘤细胞的生长、扩散和复发。

随着肿瘤免疫学的进展,现在已经证实肿瘤细胞存在能被机体 T 细胞识别的抗原,并且已经有一系列抗原分子被鉴定并克隆成功,这为肿瘤疫苗的设计和研究打下了基础。并且现在的研究成果已经证实肿瘤相关抗原具有免疫原性,在一定条件下能诱发机体细胞及体液免疫反应,并能造成相应的肿瘤被机体所排斥。其中 CD8+T 细胞可能是主要的效应细胞。

早期的肿瘤疫苗研究尝试将自体或异体的肿瘤细胞经多种方式(如射线照射、化疗药物处理或固定剂固定等)灭活后制备疫苗,然后给患者接种,但疗效欠佳。现在已经知道,肿瘤细胞中含有能诱导机体免疫反应的抗原物质是极其微量的,而且通常抗原性很弱,如果单用整个肿瘤细胞作为抗原,则有效的抗原成分往往被忽略。如肿瘤细胞或其溶解物与免疫佐剂如卡介苗等联合应用,可取得一定的有效率,但疗效的重复性差。

### (一) 肿瘤疫苗的分类

近年来肿瘤疫苗的研究取得了令人鼓舞的进展,各种新型疫苗如多肽疫苗、核酸疫苗、全蛋白疫苗、抗独特性抗体疫苗、重组病毒疫苗、细菌疫苗、基因修饰的肿瘤细胞疫苗、DC 疫苗等得到广泛研究。从肿瘤疫苗实施的策略来看,可以大致分为以下几类。

1. 多肽或蛋白疫苗　已经有大量的肿瘤相关抗原被识别纯化及克隆表达。这些抗原蛋白或其中的表位肽片段是理想的疫苗成分。采用多肽或蛋白疫苗合成或纯化容易，易于大量生产，与核酸或细胞疫苗相比安全性高。合成的多肽可以直接与 APC 的 MHC 分子结合，从而激活 CTL。但合成的多肽疫苗分子量小、免疫源性差、在体内的半衰期短，易被蛋白降解酶迅速降解。一些实验尚显示如果肿瘤抗原与非职业性 APC 或与未激活的 APC 的 MHC 分子结合，可引起抗原特异性免疫耐受。

2. 肿瘤核酸疫苗　包括 DNA 疫苗和 RNA 疫苗。是由携带编码抗原基因的真核表达质粒制成，直接输入组织细胞内，使之在体内表达相应抗原而诱导机体产生相应特异性免疫反应。核酸疫苗既能激发免疫反应，又具有亚单位疫苗的安全性，具有制备简单、接种方便、保护期长等优点，部分核酸疫苗已获准进入Ⅰ期临床试验。它的不利之处在于，被接种的肌肉细胞呈递抗原后导致免疫无能或免疫耐受，因此必须设法把 DNA 质粒转化到肌肉组织的抗原呈递细胞上。

3. 抗独特性抗体疫苗　肿瘤抗原可诱导抗体（Ab1）产生，该抗体可变区的独特性决定簇具有免疫源性，可诱导抗体 Ab2 产生，称为抗独特性抗体。在这些 Ab2 中，有的可模拟原来的抗原结构诱导抗原的特异性免疫反应，又称为内影像抗原，可作为肿瘤疫苗应用。抗独特型肿瘤疫苗是由抗独特型抗体制成的疫苗，其抗独特型抗体 Ab2 具有模拟肿瘤抗原和免疫调节的双重作用，可打破机体对肿瘤抗原的免疫状态。抗独特性疫苗的优点在于不含抗原或抗原片段，制备起来经济，可大量人工合成。抗独特性抗体的分子量小，其免疫源性往往不完全，故需与免疫载体结合。

4. 细胞疫苗　尽管随着免疫学的发展，越来越多的肿瘤抗原正在和已经被发现出来，但绝大多数肿瘤抗原仍然是未知的。肿瘤细胞含有全部肿瘤抗原，能够避免肿瘤抗原不清的问题。因此采用肿瘤细胞作为抗原物质的细胞疫苗，可能会是有希望的肿瘤疫苗治疗方式。

（1）基因修饰的肿瘤细胞疫苗：为增强肿瘤细胞的免疫原性，通常用基因转移的方式对肿瘤细胞进行修饰—将编码免疫应答的关键分子的基因转入肿瘤细胞。给患者以基因修饰的肿瘤细胞疫苗进行

免疫，能改变体内局部宿主——肿瘤的微环境，增强机体的免疫力。肿瘤细胞能下调其细胞表面的共刺激分子，从而逃避机体免疫。缺乏共刺激分子，常造成 T 细胞的免疫应答无能及免疫忽略。将编码共刺激分子 B7 和 ICAM 的基因导入肿瘤细胞能克服 T 细胞的免疫不应答。同样，某些肿瘤细胞表面的 MHC 分子表达下调，造成 T 细胞不能有效的识别这些肿瘤细胞。将 MHC 基因对肿瘤细胞进行修饰，再将修饰后的肿瘤细胞作为疫苗，在临床前研究中显示了一定治疗效果。最常见的基因修饰方式是转移细胞因子基因，如 GM-CSF、TNF、IL-2、IL-3 及 IL-12 等，造成肿瘤细胞周围高水平的细胞因子环境。各种细胞因子转入后，显示出不同水平的抗肿瘤免疫力。其中，GM-CSF 可能是效果较好的一类细胞因子。除了自体肿瘤细胞作为肿瘤疫苗，也有尝试将异体肿瘤细胞进行基因修饰后作为肿瘤疫苗。

（2）DC 疫苗：树突状细胞疫苗（DC 细胞）是近年来肿瘤细胞疫苗领域的热点。DC 细胞是目前所知的最有效的抗原呈递细胞，细胞表面高表达 MHC Ⅰ类和Ⅱ类分子，以及 CD28 和 ICAM 等共刺激分子。DC 细胞也能高效地捕获、处理、呈递肿瘤抗原分子。目前采用 GM-CSF、IL-4、TNF-α、Fit3-L 等细胞因子培养患者的外周血或骨髓单个核细胞可获得大量的树突状细胞，肿瘤抗原可以基因、多肽、蛋白，甚至完整细胞的形式负荷给 DC，因此 DC 细胞疫苗的制备明显比基因修饰的肿瘤细胞疫苗容易，因而促进了 DC 疫苗进入临床试验。

（3）融合细胞疫苗：用肿瘤细胞与抗原呈递细胞融合，制备融合细胞疫苗，是肿瘤细胞疫苗发展的另一思路。制备的融合细胞含有肿瘤细胞中的肿瘤抗原物质，又具有抗原呈递细胞的多种共刺激分子，可望为肿瘤细胞疫苗的研发带来新的希望。我国学者郭亚军教授等首先用大鼠肝细胞癌细胞株与活化 B 细胞融合后免疫大鼠，经免疫后的大鼠能抵抗肝癌细胞接种。

5. 异种疫苗　就是利用异种生物的细胞、蛋白、多肽或基因作为抗原制备的疫苗，这是一种新型概念的肿瘤疫苗。异种同源基因在进化过程中所形成的细微差别可用来打破免疫耐受，增强免疫原性，诱导肿瘤细胞的自体免疫反应进而达到抗肿瘤的目的。其作用机制可能涉及抗原分子模

拟。我们的研究曾用牛内皮细胞经固定后免疫小鼠。结果证实小鼠机体产生针对肿瘤内皮细胞的体液及细胞免疫反应，能达到治疗小鼠肿瘤的目的。

### （二）肿瘤疫苗的研发现状

近年来，肿瘤疫苗的临床前研究可谓方兴未艾，新进展新动向层出不穷。这些进展也极大地推动了肿瘤疫苗的临床研究的发展。从 1990～2006 年间，在美国 1111 个肿瘤治疗性药物候选项目中，肿瘤疫苗有 191 个（约占 1/5）。目前，肿瘤疫苗中 92 个在进行临床研究，1 个在评议中，98 个已被终止。数量名列前三的肿瘤疫苗分别是天然疫苗（40%）、合成肽（20%）和基因疫苗（15%），其中 70% 的天然疫苗来自于细胞疫苗（修饰的树突状细胞或肿瘤细胞）。肿瘤疫苗的发展已经露出一些曙光。目前，在美国肿瘤疫苗 1 期研究没有任何项目进入快速通道，但 3 期则有 67% 进入快速通道。人们期望着有更多的安全有效的肿瘤疫苗应用于临床，为临床肿瘤患者的治疗带来新的希望。以下介绍一些有临床应用前景的开发中的肿瘤疫苗。

Theratope 疫苗（Biomira 公司）是由合成的黏蛋白相关唾液酸 Tn 表位（sialyl-Tn，STn）和载体分子血蓝素 KLH 抗原（keyhole limpet hemocyanin）连接组成的疫苗，该疫苗注射到人体后可以诱导产生针对 STn 的抗体以及黏蛋白特异性的 T 细胞免疫反应。一项临床 II 期研究纳入 45 名结直肠癌患者（10 名转移性直肠癌患者和 35 名结肠癌患者），随机接受三种不同剂量的疫苗接种（剂量分别为 1、10 及 100U），经疫苗接种后，患者的中位生存时间为 14.2 个月。其中 27 名患者在此之前已经接受了一线化学治疗，这个亚组的中位生存时间为 12.5 个月。全身的毒性反应轻微，15 个患者报告了轻微的肌肉痛，一小部分患者报告了感冒样症状。Theratope 疫苗用于治疗乳腺癌和结直肠癌的 III 期临床研究正在进行。

Oncophage 疫苗是通过分离患者自体肿瘤组织中的热休克蛋白（HSP）而制备的个体化疫苗。意大利的一项 II 期临床试验将 Oncophage 用于治疗结直肠癌。29 名患者中肝转移者达 67%，治疗后总的生存时间为 18 个月，和传统的化疗效果类似。Oncophage 都表现了很好的耐受性，副作用轻微。

Immunogen 是一种由人促胃液素 17 的氨基末端的氨基酸和白喉毒素分子连接而成的针对促胃液素的肿瘤疫苗。英国的一项 II 期临床试验将 Immunogen 治疗 30 例胰腺癌患者。患者中位生存时间为 187 天，体内产生了抗促胃液素 17 抗体的患者的中位生存时间为 217 天。另一项试验中，37 名接受 Immunogen 免疫的胰腺癌患者的平均中位生存时间为 297 天，而支持治疗的患者的平均中位生存时间只有 109 天，有显著差异。疫苗耐受性良好，无严重的全身副作用。

自体细胞 GM-CSF 基因修饰的肿瘤疫苗 GVAX（Cell Genesys 公司）是将 GM-CSF 基因转入灭活的肿瘤患者自体肿瘤细胞所制备。将 GVAX 治疗晚期复发非小细胞肺癌（NSCLC）多中心 I/II 期临床试验结果令人鼓舞，22 名 III-IV 期的 NSCLC 患者，12 名患者病情进展，但有 3 名患者获得了完全反应（CR），其中包括一名 72 岁的难治性、多病灶的老年妇女，1 人达到部分反应（PR），2 人达到混合反应（MR）。另有 4 名患者病情稳定（SD）。GVAX 也在其他实体肿瘤如前列腺癌、肾癌、黑色素瘤、胰腺癌等进行试用，耐受性良好，无严重的副作用。

关于 DC 细胞疫苗的临床研究也有不少新进展。斯坦福大学的研究人员给患者使用 Flt3-ligand 来刺激患者自体体内树突状细胞的增殖和分化。采用这种方式治疗 9 名结肠癌患者、1 名直肠癌患者和 2 名肺癌患者。所有患者均为有转移灶，经多种治疗失败。4 名结肠癌患者病情有了好转，其中 2 名患者的肿瘤完全消退。这 4 名患者中，1 名患者 1 年以后仍无瘤生存，1 名患者 10 个月后肿瘤复发，另外两名患者病情稳定了 6 个月后肿瘤复发。所有的病例都没有出现严重的不良反应。

日本的研究人员做了树突状细胞肿瘤疫苗治疗胃癌的尝试。这项研究采用 HER-2/neu 来源的多肽体外冲击致敏的 DC 细胞疫苗，共治疗 9 名患者。1 名患者达到部分反应，1 名患者病情稳定。

Therion 公司和美国国立癌症研究院（NCI）联合开发的 vaccinia-CEA 和 ALVAC-CEA 疫苗用于治疗各种表达 CEA 的肿瘤，包括结肠癌、胃癌、胰腺癌、食管癌、乳腺癌和宫颈癌等。来自美国乔治城大学的 I 期临床试验结果。9 名患者首先接受 vaccinia-CEA 免疫，随后再接受 3 次 AVAC-CEA 加强免疫，结果其中 5 名患者接受疫苗治疗后生存了两年。Therion 公司正在和安万特巴斯德公司联合开发另一疫苗产品 ALVAC-CEA/B7.1,目前正在进行Ⅱ期临床研究。

2008 年 6 月,古巴宣布治疗肺癌的疫苗 Cima Vax EGF 上市。该药联合标准化疗方案,可将肺癌患者的生存期延长 4～5 个月甚至更久。作为世界上第一个上市的肺癌疫苗,它目前也正在我国进行临床研究。

前列腺癌中的 DC 疫苗 Sipuleucel-T(商品名 Provenge)采用患者自身 DC 细胞负载融合抗原,包括 PAP 和 GM-CSF 分子,制备肿瘤疫苗。在一项纳入 512 名激素治疗无效的转移性前列腺癌患者的随机、双盲、安慰剂对照、多中心试验中,接受 Provenge 治疗的患者较未接受该药治疗者,其总体生存期增加 4.1 个月。接受 Provenge 治疗的患者的中位生存期为 25.8 个月,而与之相对照的未接受该药治疗患者的中位生存期则为 21.7 个月。该疫苗被认为是肿瘤疫苗发展史上的一个里程碑。

**(三)肿瘤疫苗与其他治疗方式的联合**

迄今为止,单用肿瘤疫苗治疗恶性肿瘤的疗效依然欠佳。究其原因,现纳入肿瘤疫苗临床研究的多为晚期肿瘤患者,肿瘤负荷大,且往往已经经过多种治疗方案均失败,机体免疫功能明显受损。此外,肿瘤细胞也能产生免疫抑制因子,使 T 细胞免疫应答无能。肿瘤细胞表面的 MHC 分子及 TAA 分子表达下调,肿瘤细胞数量远远超过肿瘤特异性 T 细胞,这些因素均可影响肿瘤疫苗的临床疗效,造成肿瘤疫苗治疗失败。

为克服这些问题,近年研究人员也在探索如何改进肿瘤疫苗给药方式以增强其疗效。其中,将肿瘤疫苗与其他治疗方式联用是一个行之有效的办法。

局部放疗能直接杀灭肿瘤细胞,是控制肿瘤生长的有效方式之一。临床前研究表明低剂量的放疗射线就能改变肿瘤细胞基因表达模式,改变细胞表面的分子表型,上调如 Fas、MHC Ⅰ 类分子、ICAM-1 等表达,使肿瘤细胞更易于受到 T 细胞的免疫杀伤。因此,最近的一项Ⅱ期随机研究评价了肿瘤疫苗联合放疗治疗晚期前列腺癌的疗效。19 例患者接受放疗加疫苗,11 例患者接受单纯放疗。主要终点是免疫学反应,次要终点是安全性和临床有效性。初次免疫用 PSA 疫苗联合共刺激分子 B7,以后用

PSA 进行加强免疫。共有 17 例患者完成总共 8 次免疫,有 13 例患者的 PSA 特异性 T 细胞升高了至少 3 倍。而对照单纯放疗组患者无一例出 PSA 特异性 T 细胞升高。联合组还发现患者出现了针对其他肿瘤抗原特异性的 T 细胞。疫苗安全性良好,没有出现与疫苗相关的 3 度以上不良事件。这是第一个临床研究证实肿瘤疫苗与局部放疗联用治疗前列腺癌的安全性,为以后放疗联合肿瘤疫苗的治疗模式打下了基础。

除了放疗以外,化疗也是目前治疗实体的主要方式之一。现在的研究认为肿瘤疫苗与化疗也能很好的联用,可能与化疗有协同作用。现在知道有些化疗药物能上调肿瘤细胞表面的 MHC Ⅰ 类分子和 TAA 的表达。临床前研究表明多柔比星、环磷酰胺、紫杉醇及多西他赛能增强肿瘤疫苗的疗效。环磷酰胺能清除机体内 CD25+ 调节性 T 细胞,增强机体免疫反应。而多柔比星除能直接诱导肿瘤细胞凋亡,也能促进肿瘤细胞抗原物质被抗原呈递细胞摄取,进而加强免疫机体免疫应答。这些证据均支持化疗与肿瘤疫苗的联用。

一项Ⅱ期临床研究比较了肿瘤疫苗联合多西他赛与单用疫苗治疗雄激素非依赖性前列腺癌的疗效。疫苗治疗方案为 PSA 联合 B7 作首次免疫,以后用 PSA 加强免疫。主要终点是给药后第 85 天的 PSA 特异性 CD8+T 细胞数目。结果发现,两组的 PSA 特异性 CD8+T 细胞均增加了大约 3.3 倍。有 11 例单用疫苗的患者进展交叉到化疗组。联合组的中位无进展时间是 6.1 个月,与历史对照相比,多西他赛的中位无进展时间为 3.7 个月。这个研究说明多西他赛与肿瘤疫苗联用不会抑制机体免疫反应,与肿瘤疫苗联用可能会促进化疗的疗效。

肿瘤局部环境的免疫抑制因子会抑制免疫反应,影响肿瘤疫苗的效果。一种改进方式就是阻断免疫细胞的负性调控信号,例如采用单克隆抗体(ipilimumab)封闭 T 细胞表面的 CTLA-4 分子,造成活化 T 细胞群的扩增。一项研究纳入 14 例恶性黑色素患者,采用 gp100 肽疫苗联合 ipilimumab 治疗,结果有效率为 21%,其中 2 例达 CR,1 例达 PR。可惜的是,有 43% 的患者出现 3～4 度自身免疫样疾病,如肠炎、肝炎等。

# 第四节 单克隆抗体治疗

最早的抗体治疗肿瘤的报道可追溯到2个世纪以前。1895年,Charles Richet和Jules Hericourt将人的肉瘤免疫狗,再将狗的抗血清应用于进展期肿瘤患者,尽管产生了明显的抗异种蛋白的免疫反应,但仍有部分患者的病情得到了改善。20世纪50年代,人们将多克隆抗体试用于肿瘤的免疫治疗和放射免疫治疗,但因为其异质性和药学特性不适宜而被淘汰。

直到1975年Kohler和Milstein利用杂交瘤技术成功制备出单克隆抗体,成为20世纪生物领域的一大技术革命。随着单克隆抗体在制备技术和应用方面的发展,单克隆抗体在肿瘤的诊断和治疗方面发挥了重要作用。早期的鼠源性抗体应用于人体后会产生强烈的人抗鼠抗体反应(HAMA),鼠源单抗与人补体系统的亲和力较差,因而限制了鼠源抗体的临床应用。

Neuberger等利用基因工程的方法构建了人鼠嵌合抗体。嵌合抗体为鼠源抗体的可变区与人源抗体恒定区融合构成,完全保留了鼠源抗体的亲和力,同时去除了产生免疫原性的主要片段Fc,并增强了抗体Fc段的效应功能。

嵌合抗体出现后不久,Greg Winter等利用点突变技术将鼠源抗体中决定抗体特异性的高变区或互补决定簇区(CDR)移入人源抗体的框架区,构建成人源化抗体。

尽管嵌合抗体、人源化抗体减少了鼠源成分,有效地减轻了人抗鼠抗体反应,但这两类抗体在不同程度上仍保留有鼠源成分。Greg Winter制备人源化抗体不久后又致力于全人抗体的研究。利用人源抗体库、转基因鼠及利用抗体工程技术去除导致T细胞反应的肽段等技术制备的全人抗体,100%为人源序列。利用噬菌体抗体库制备的全人抗体现已上市。

近十年来,随着基因工程技术的发展与成熟,嵌合抗体,人源化抗体,全人抗体和单链抗体技术等新技术已经发展成熟。单克隆抗体成为肿瘤免疫治疗研究的主流。迄今为止,已经有100多个治疗性单抗进行了临床研究,美国食品药品监督管理局已批准18个治疗性单抗上市。

## 一、单克隆抗体药物的分类

目前临床应用的单克隆抗体大致可分为两大类,"裸抗体"(抗体分子不带有杀伤性药物)和修饰的抗体(抗体分子耦联有抗肿瘤药物)。以下简要介绍两类抗体药物的作用机制。

### (一)裸抗体

裸抗体主要通过抗体依赖性细胞介导的细胞毒作用聚集和活化宿主的效应细胞、通过CDC效应、阻断受体-配体的相互作用以及诱导细胞凋亡等机制杀伤肿瘤细胞。

1. 通过活化宿主的免疫系统杀伤肿瘤细胞 抗体的Fc段对于免疫系统的活化十分重要。补体与结合在靶细胞表面抗体的Fc段结合后可介导CDC效应,使靶细胞溶解并吸引效应细胞至肿瘤局部。结合于靶细胞表面IgG的Fc段结合效应细胞表面的Fc受体,可介导ADCC效应,导致靶细胞的溶解或吞噬。曲妥珠单抗、利妥昔单抗及阿伦祖单抗均可通过这些机制杀伤靶细胞。

2. 抑制增殖信号的传导 识别生长因子或相应受体的单克隆抗体可以阻断内源性配体与受体结合,抑制受体蛋白酪氨酸激酶的磷酸化,从而抑制下游的信号转导。通过该机制发挥作用的单克隆抗体包括:曲妥珠单抗,靶抗原为HER-2;贝伐单抗,靶抗原为VEGFR,阻断了受体的血管生成信号。

### (二)修饰的抗体

部分抗体自身并不能杀伤肿瘤细胞,但可以运载放射性核素、毒素、药物、酶等至肿瘤局部。将细胞毒性物质特异靶向于肿瘤细胞,使肿瘤局部达到高浓度,减轻全身应用带来的副作用及由此导致的剂量限制。放射性核素修饰的单抗可将核素运至肿瘤局部。常选择可以发射高能射线的核素如$^{90}$钇和$^{131}$碘等用于治疗。放射性核素修饰单抗的毒性取决于局部抗体的药物代谢动力学及核素的保留。正常组织,特别是骨髓,也会因高能射线而受到影响。已上市的此类单抗有$^{90}$钇-Ibritumomab tiuexetan

($^{90}$钇标记的抗 CD20 单抗),$^{131}$碘 Tositumomab($^{131}$碘标记的抗 CD20 单抗)。植物及细菌生物毒素(如蓖麻毒素、白喉毒素、假单孢杆菌毒素)可直接耦联于单克隆抗体。一旦抗体与靶细胞结合,会内化进入细胞,耦联的毒素在很低浓度下就可以阻断细胞蛋白的合成。但这些毒素通常也会诱发人体强烈的免疫反应,因此限制了毒素的重复应用。药物如多柔比星和 calicheamicin 也可用于单抗修饰,通过类似的机制杀伤肿瘤细胞。单克隆抗体与化疗及放疗有协同作用。多种单抗联合应用或与其他生物制剂也可能产生协同作用而改善临床的疗效。

## 二、单克隆抗体在肿瘤治疗中的应用

近 10 年来,单克隆抗体的基础研究、产品研发和临床转化性研究取得了突飞猛进式的发展,已经成为日常临床实践的一部分,是目前肿瘤免疫治疗研究的主流和热点。下面简要介绍几种已进入临床常规应用的几种治疗性单克隆抗体及其在抗肿瘤治疗中的应用情况。

### (一) 利妥昔单抗

利妥昔单抗(美罗华)是美国 FDA 于 1997 年 11 月份批准的首个抗肿瘤单抗,用于复发性、难治性的低分化 B 细胞淋巴瘤。其靶抗原 CD20 为 33 ~ 37kDa 的非糖基化跨膜蛋白,表达于前-B 细胞和成熟 B 细胞膜上,同时有超过 90% 的 B 细胞非霍奇金淋巴瘤细胞也表达 CD20,而浆细胞、造血干细胞及 T 细胞则无 CD20 的表达。CD20 可能对 $Ca^{2+}$ 的跨膜运输、B 淋巴细胞的分化、增殖具有调节作用。在血清中无游离 CD20 存在,最重要的是 B 淋巴细胞上的 CD20 很少内化和脱落,是 B 淋巴细胞瘤免疫导向治疗的理想靶点。

鼠源抗 CD20 单克隆抗体为 CD20 阳性的人 B 淋巴细胞免疫小鼠后筛选获得。利妥昔单抗为利用基因工程技术将鼠源 CD20 抗体的可变区与人 IgG1 恒定区连接构成。淋巴瘤患者免疫功能低下,而且利妥昔单抗可以清除正常的 B 细胞,因而 HAMA 反应轻微。利妥昔单抗通过 CDC 及 ADCC 效应杀伤肿瘤细胞,还可以直接诱导肿瘤细胞产生 caspase 非依赖性凋亡,这些机制在体内发挥协同效应。Rituximab 诱导细胞凋亡的机制还未完全阐明,但可能与淋巴瘤细胞原凋亡分子 Bax 的表达上调及抗凋亡分子 Bcl-xl 的下调有关。

在Ⅲ期临床试验中对 166 例复发性、难治性和滤泡型 NHL 进行治疗观察,每周的治疗剂量为 $375mg/m^2$,经过 4 周治疗,有效率为 48%,其中完全缓解率为 6%,部分缓解率为 42%。肿瘤体积缩小的患者 126 例,占总数的 76%,平均药效持续时间为 11.6 个月。联合其他的化疗药物进行治疗的Ⅱ期试验中,40 例患者接受利妥昔单抗和 CHOP 方案的联合治疗 6 周,结果表明 35 例患者有效率为 100%,其中 CR 为 63%,PR 为 37%。平均药效持续时间为 39.7$^+$个月。运用 PCR 技术分析发现 8 例 bcl-2 阳性患者经治疗后 7 例患者转阴,这些治疗效果是单一使用 CHOP 方案达不到的。目前,利妥昔单抗已在临床广泛运用。

### (二) 曲妥珠单抗

HER-2/neu 是一种原癌基因,位于人染色体 17q21,编码 185kD 的跨膜糖蛋白受体,具有酪氨酸激酶活性,属于表皮生长因子受体家族。已发现 20% ~ 30% 的晚期乳腺癌患者 HER-2/neu 过度表达和扩增,同样在卵巢癌、前列腺癌、肺癌、胃癌、膀胱癌中也有表达。在乳腺癌的研究中发现 HER-2 的过表达与预后不良有关,有资料表明 HER-2 过表达的乳腺癌患者缓解率和生存率降低,复发率增高。而且 HER-2 的过表达的乳腺癌具有抗药性,研究表明这类肿瘤对激素治疗缺乏反应,特别是他莫昔芬联合化疗药如 CMF 治疗时效差。

曲妥珠单抗(何赛汀)为鼠源抗 HER2 单抗 4D5 的 CDR 区移植入人 IgG1 的框架区构成的人源化单抗,是美国 FDA 批准的第一个用于实体瘤的单抗,该抗体靶向结合 HER2 蛋白的细胞外区。

曲妥珠单抗通过以下机制诱导 HER2 高表达肿瘤消退:

1. 抑制受体信号转导　HER2 可以活化多种信号转导通路,包括 PI3K、MAPK 等。曲妥珠单抗减少了这些信号通路的传导,将细胞阻滞于调定点,诱导细胞凋亡。受体信号转导的降低是由于曲妥珠单抗介导的 HER2 受体内化及降解。

2. 通过调节 p27kipl 阻滞细胞于 G1 调定点　曲妥珠单抗处理的细胞被阻滞于 G1 调定点,细胞增殖减少。细胞阻滞于 G1 调定点与细胞周期依赖的激酶抑制蛋白 p27kipl 相关。

3. 诱导细胞凋亡　体内研究表明曲妥珠单抗

可以诱导乳腺癌细胞凋亡,凋亡的发生与 Ki67 的表达无关。

**4. 抑制血管形成** 高表达 HER2 的肿瘤细胞新生血管及 VEGF 的表达显著增加。体内研究结果显示曲妥珠单抗处理后,乳腺癌肿瘤体积减小,微血管密度降低;体外研究表明曲妥珠单抗处理后,内皮细胞的迁移能力下降。

**5. 免疫效应机制**:体外研究表明曲妥珠单抗可以通过抗体依赖性细胞介导的细胞毒作用杀伤多种乳腺癌细胞系。进展期转移性乳腺癌患者免疫功能受到抑制,并不适合进行这一方面功能的研究。

**6. 抑制 HER2 细胞外区的脱落** HER2 高表达的细胞通过缓慢的蛋白酶解作用,全长的 HER2 受体酶切产生 110kDa 的细胞外区,在 HER2 阳性细胞的培养上清中可以检测到 HER2 细胞外区的存在。截短的 95kDa N 末端膜相关片段激酶活性提高。进展期乳腺癌患者血清 HER2 细胞外区水平升高与预后不良、高转移率、激素及化疗抵抗相关。体外研究证实曲妥珠单抗可以阻断 HER2 细胞外区的酶解及脱落。

**7. 抑制 DNA 修复** 体外研究显示可与许多化疗药物产生协同效应。曲妥珠单抗或联合化疗药物促进 DNA 损伤,并抑制 DNA 的修复,最终导致细胞凋亡。

在 II 期临床试验早期单一使用曲妥珠单抗对 43 例 HER-2 阳性的已有远处转移乳腺癌患者进行治疗,结果总有效率为 12%,其中 CR1 例,PR4 例。在后期的临床试验对 222 例同样的患者进行的治疗观察,总有效率为 15%。其中 CR8 例,PR26 例,治疗效果持续时间为 9.1 个月,其他患者中 30% 病情稳定无恶化,优于使用二线化疗药物治疗的结果。在 III 期临床试验中,对 HER-2 阳性的转移性乳腺癌患者进行治疗,曲妥珠单抗与蒽环药物联合治疗和单一用蒽环药物相比有效率分别为 52%、43%;联合紫杉醇和单一使用紫杉醇相比有效率分别为 42%、16%。联合治疗效果优于单一使用曲妥珠单抗治疗。曲妥珠单抗作为靶向药物治疗 HER-2 阳性转移性乳腺癌取得了可观的疗效。无论单用还是联合运用,都能产生理想的临床效果。

**(三)西妥昔单抗**

EGFR(也称为 ERBB1 或 HER1)是分子量为 170kD 的跨膜蛋白,其胞内部分为酪氨酸激酶域。

许多上皮来源的肿瘤高表达 EGFR,这些肿瘤包括来自于头颈部、乳腺、结肠、肺、肾、前列腺、脑、膀胱和胰腺等。EGFR 的高表达与不良的预后相关,但同时也提供了通过阻断这一通路而改善疗效的策略。

西妥昔单抗(爱必妥)是嵌合的 IgG1 单抗,可与内源性的配体竞争结合 EGFR 的胞外区。抗原抗体结合后的复合物内化,而并不活化内在的酪氨酸激酶活性,同时下调了细胞表面的受体。因此,这一信号转导通路被阻断,从而抑制肿瘤的生长并导致肿瘤细胞凋亡。还有一些其他的机制包括:抑制血管生成因子的产生,介导 ADCC 效应以及与放疗及化疗的协同作用。

近年开展的一项国际多中心 III 期临床研究(EPIC 试验)旨在观察西妥昔单抗加伊立替康对既往以奥沙利铂为基础治疗失败患者的疗效。该研究结果显示,西妥昔单抗联合伊立替康可显著改善转移性结直肠癌 mCRC 患者的 PFS 和 RR,并可更好地维持患者的生活质量。西妥昔单抗+伊立替康组 (n=648) 在 PFS(HR:0.69,$P<0.0001$)、RR(16.4% vs. 4.2%,$P<0.0001$)方面优于单用伊立替康组(n=650)。

另外一项随机 III 期临床试验 CRYSTAL 比较了西妥昔单抗联合 FOLFIRI 方案一线治疗转移性结直肠癌的疗效。结果显示,西妥昔单抗与 FOLFIRI 联合使用可显著增加患者 RR,显著延长接受一线治疗 mCRC 患者的 PFS,降低疾病进展相对危险约 15%。联合治疗的相关副作用是已预料到的中度腹泻和与单纯 FOLFIRI 相比更多的皮肤反应。

西妥昔单抗在其他实体肿瘤的治疗也占一定地位。一项多中心、随机 III 期研究结果显示,在铂类一线治疗的基础上加用西妥昔单抗,可延长复发或转移性头颈部鳞状细胞癌(SCCHN)患者的生存时间。另一项 III 期临床研究证明了在长春瑞滨+顺铂方案的基础上加入西妥昔单抗能延长晚期非小细胞肺癌一线治疗的生存时间,风险比(HR)为 0.87(95% CI:0.76～1.0,$P=0.044$)。中位生存时间较单纯化疗组相比延长了 1.3 个月。

**(四)贝伐单抗**

VEGF 通过表达于血管内皮细胞表面的两种受体——VEGFR1 及 VEGFR2 发挥作用。缺氧、原癌基因及细胞因子会上调 VEGFR 的表达,该受体的表达与不良预后相关。贝伐单抗是人源化单克隆抗体,该抗体靶向结合 VEGF,阻断 VEGF 与 VEGFR1 及 VEGFR2 的结合,从而阻断了血管生成的信号。

2003 年的一项随机Ⅲ期临床研究报告了贝伐单抗联合 IFL 方案治疗晚期大肠癌疗效显著,引起高度关注。结果在 IFL 方案+安慰剂组可评价的 412 例中,RR 有 35%;而 IFL+贝伐单抗组可评价的 403 例中,$RR$ 有 45%($P=0.0029$);缓解持续时间为 7.1:10.4 个月($P=0.0014$);中位生存期为 15.6 个月:20.3 个月($P=0.00003$);TTP 为 6.24 个月:10.6 个月($P<0.00001$)。2005 年另一项研究证实贝伐单抗也能与 FOLFOX-4 方案配合,治疗复治的晚期大肠癌。与单纯 FOLFOX-4 化疗组相比,中位生存期为 12.5 个月:10.7 个月($P=0.0024$),无进展生存期为 7.4 个月:5.5 个月($P=0.0003$)。在 2005 年 ASCO 年会上,ECOG 4599 号研究对非鳞癌性非小细胞肺癌的前瞻性Ⅲ期随机研究结果首次证实了贝伐单抗加紫杉醇和卡铂与单纯化疗比能提高中位生存期 2.3 个月,12.5 个月:10.2 个月($P=0.007$),无进展生存期为 6.4 个月:4.5 个月($P<0.0001$),有效率为 27.2%:10.0%($P<0.0001$)。

**(五)其他**

其他临床应用的抗肿瘤单克隆抗体还包括阿仑珠单抗(alemtuzumab)和依屈洛单抗(edrecolomab)。阿仑珠单抗是清除淋巴细胞的人源化单克隆抗体,用于治疗慢性淋巴细胞性白血病。阿仑珠单抗靶向结合 $CD_{52}$,后者为高表达于正常的 T、B 淋巴细胞以及恶性淋巴细胞表面的糖蛋白,但在造血干细胞表面不表达。美国 FDA 于 2001 年批准阿仑珠单抗用于烷化剂及氟达拉滨治疗失败的慢性 B 细胞性淋巴细胞性白血病患者。依屈洛单抗是鼠源性的 IgG2a 单克隆抗体,靶向结合表达于上皮细胞表面的细胞黏附分子糖蛋白 17-1A,该黏附分子表达于上皮组织及数种肿瘤组织,包括:结肠、直肠、乳腺、肺(非小细胞)及前列腺等来源的肿瘤。依屈洛单抗通过 CDC 及 ADCC 效应导致靶细胞死亡。

CTLA-4 抗体和 PD-1 抗体是近年来受到高度重视的新型抗体,在临床研究中已证实其抗肿瘤活性。CTLA-4 和 PD-1 是免疫调节中两类重要的旁路刺激分子,同相应受体结合后抑制免疫效应活化。肿瘤通过此信号途径抑制机体抗肿瘤免疫,而采用单抗封闭这两个分子,则能活化机体抗肿瘤免疫。抗 CTLA-4 抗体已在黑色素瘤中初步证实其具有很好的抗肿瘤活性,而 PD-1 抗体在肺癌中也已初具疗效。

除了上述的裸抗体以外,还有一些耦联了抗肿瘤药物的抗体也在临床得到应用。

放射性核素标记的 CD20 抗体可以显著增加杀伤肿瘤细胞的效应。CD20 靶向的放射性治疗可以杀伤分裂及非分裂的 CD20 阳性的肿瘤细胞。现已有两种不同的 CD20 放射性靶向治疗的单抗上市,90Y-ibritumomab tuxetan 及 131I-tositumomab。131I-tositumomab 是鼠源抗 CD20 单抗 B1 耦联 131I 获得,131I 价廉,易获取,半衰期较长(8.1 天),可用于影像诊断及治疗。美国 FDA 于 2003 年 6 月批准 131I-tositumomab 用于化疗后复发 rituximab 难治性滤泡状非霍奇金淋巴瘤。90Y-ibritumomab tuxetan 是放射性核素与小鼠抗 CD20 单抗(ibritumomab 或 2B8)的结合物。FDA 于 2002 年快速批准该药物以满足临床治疗复发性、难治性低分化滤泡淋巴瘤或转化的 B 细胞性非霍奇金淋巴瘤,为 FDA 批准的首个用于肿瘤的放射性靶向单抗。吉妥单抗是耦联化疗药物靶向结合 CD33 的人源化单抗。80% 的急性髓性白血病患者的髓系未成熟细胞表达 CD33,在成熟的造血祖细胞表面也表达,但正常的干细胞不表达。吉妥单抗是由 calicheamicin 通过连接片段与抗 CD33 单抗耦联构成。该药物与 CD33 结合后被细胞迅速内化,在溶酶体的酸性 pH 条件下释放出活性药物。Calicheamicin 是一种可以裂解双链 DNA 的有效的抗癌抗生素。

(丁振宇)

## 参 考 文 献

1. Ding ZY, Wei YQ. Cancer microenvironment and cancer vaccine. Cancer Microenvironment,2013,111(111):111-122

2. Kantoff PW, Higano CS, Shore ND, et al. Sipuleucel-T immunotherapy for castration-resistant prostate cancer. N Engl J Med,2010,363(5):411-22

3. Robert C, Thomas L, Bondarenko I, et al. Ipilimumab plus dacarbazine for previously untreated metastatic melanoma. N Engl J Med,2011,364(26):2517-2526

4. Hamid O, Robert C, Daud A, et al. Safety and tumor responses with lambrolizumab (anti-PD-1) in melanoma. N Engl J Med,2013,369(2):134-144

5. Wolchok JD, Kluger H, Callahan MK, et al. Nivolumab plus ipilimumab in advanced melanoma. N Engl J Med,2013,369

（2）：122-133

6. Verma S,Miles D,Gianni L,et al. Trastuzumab emtansine for HER2-positive advanced breast cancer. N Engl J Med,2012, 367（19）：1783-1791

7. Goss PE,Smith IE,O'Shaughnessy J,et al. Adjuvant lapatinib for women with early-stage HER2-positive breast cancer：a randomised,controlled,phase 3 trial. Lancet Oncol, 2013,14（1）：88-96

8. Sobrero AF,Maurel J,Fehrenbacher L,et al. EPIC：phase Ⅲ trial of cetuximab plus irinotecan after fluoropyrimidine and oxaliplatin failure in patients with metastatic colorectal cancer. J Clin Oncol,2008,26（14）：2311-2319

9. Tejpar S,Celik I,Schlichting M,et al. Association of KRAS G13D tumor mutations with outcome in patients with metastatic colorectal cancer treated with first-line chemotherapy with or without cetuximab. J Clin Oncol, 2012, 30（29）： 3570-3577

10. Martins RG,Parvathaneni U,Bauman JE,et al. Cisplatin and radiotherapy with or without erlotinib in locally advanced squamous cell carcinoma of the head and neck：a randomized phase II trial. J Clin Oncol,2013,31（11）：1415-1421

11. Miller K,Wang M,Gralow J,et al. Paclitaxel plus bevacizumab versus paclitaxel alone for metastatic breast cancer. N Engl J Med,2007,357（26）：2666-2676

12. Bear HD,Tang G,Rastogi P,et al. Bevacizumab added to neoadjuvant chemotherapy for breast cancer. N Engl J Med, 2012,366（4）：310-320

# 第三十二章 脊柱肿瘤疼痛的治疗

## 第一节 疼痛的产生

### 一、骨科疼痛的产生

疼痛是由体内外伤害性刺激引起的一种复杂的心理生物学过程,是临床上某些疾病常见的一种症状,既是生理学的一种感觉类型,又是心理学的一种不愉快的情绪活动,常伴有内分泌、代谢、免疫或精神心理改变。根据国际疼痛研究会(IASP)对疼痛的定义:"一种不愉快的感觉和实际的或潜在的组织损伤所引发的情感经历;或者就这一损伤所做的描述",疼痛属于一种不愉快的生理体验;广泛出现于各种疾病的病程中,是临床最为常见的主诉之一,已成为继体温、脉搏、呼吸、血压之后的第五生命体征。

疼痛形成的神经传导基本过程可分为:伤害感受器的痛觉传感→一级传入纤维、脊髓背角、脊髓-丘脑束等上行束的感觉传递→皮质和边缘系统的感觉整合→下行控制和神经介质的痛觉调控。急性疼痛为伤害感受性疼痛。伤害感受性疼痛的发生机制是疼痛形成的神经传导基本过程。机体受到物理、化学或炎症刺激后产生急性疼痛的痛觉信号,并通过神经传导及大脑的分析而感知。皮肤、躯体(肌肉、肌腱、关节、骨膜和骨骼)、小血管和毛细血管旁结缔组织和内脏神经末梢是痛觉的外周伤害感受器。体表刺激通过皮肤的温度、机械感受器传递疼痛。皮肤痛感受器又分为高阈机械痛感受器和多觉型痛感受器。前者只对伤害性机械刺激发生反应。多觉型痛觉感受器可对多种伤害性刺激发生反应。持续性伤害性刺激可使上述两种感受器的阈值降低,形成痛觉过敏。

创伤和疼痛可导致复杂的外周和中枢敏化进而使急性疼痛会转变为慢性疼痛。外周敏化的机制主要和外周神经的下述改变有关:损伤神经持续异位放电;第二信使系统和钾、钠、氯,钙等相关的离子通道改变,受损神经末梢出芽,交感神经轴突长入脊髓背根神经节;炎性介质大量释放,致敏伤害感受器。中枢敏化的机制主要和下述改变有关:外周神经冲动传入脊髓使 N-甲基-D-天冬氨酸(NMDA)受体活化,钙离子内流,脊髓背根神经元兴奋性增高;炎性和免疫改变,胶质细胞激活,MAPK 和 P2X4 受体过度表达。从上述理论上分析,制止了外周和中枢敏化,就可以防止急性疼痛转变为慢性疼痛或形成神经病理性疼痛。

疼痛是组织损伤或潜在损伤所引起的不愉快的主观感觉和情感体验,是临床最常见的症状之一,被世界疼痛学会列为第五大生命体征。临床实践中,骨科患者的疼痛症状普遍存在,而且强度一般较高,有的持续时间较长或反复发作,对患者的身心健康造成严重的负面影响,是患者生活质量降低的重要原因之一。对患者的疼痛进行正确认识与评估是医务工作者面临的重要课题,这对于疾病正确的诊断治疗,对于减轻患者病痛,提高患者生活质量和促进患者早日康复意义深远,临床工作中对患者的疼痛正确认识并进行分级评分是临床医师进行疾病诊治及合理治疗的重要条件。

### 二、脊柱肿瘤疼痛的产生

#### (一)因肿瘤生长产生的伤害性刺激

1. 肿瘤破坏骨溶解和骨重建 肿瘤在浸润和

破坏骨结构时,在局部产生前列腺素。前列腺素为脂源性类花生酸类物质 eicosanoids,是花生四烯酸在氧化酶(COX)同工酶(COX-1 和 COX-2)作用下合成的,已证实其通过结合伤害性感受器表达的受体,来参与致敏和直接活化伤害性感受器,临床上患者表现为对疼痛的"放大"效应,痛阈降低,同时前列腺素也参与一系列生化和病理过程,包括介导疼痛和炎症刺激、骨质稳态及肿瘤生成。

2. 肿瘤致感觉神经重新分布 骨膜的感觉和交感神经丰富,传入神经的密度最高,即使肿瘤长在骨内,也可以引起正常分布瘤骨的初级传入神经损伤导致骨痛,肿瘤生长所致组织受压、缺血、局部酸中毒或肿瘤出血、坏死都可能参与骨痛的产生。

3. 肿瘤源性致痛物 肿瘤基质由多种细胞组成,包括巨噬细胞、中性粒细胞和 T 淋巴细胞,他们分泌的多种因子可导致敏或直接活化初级传入神经元,包括前列腺素、TNF-α、内皮素、IL-1、IL-6、内皮生长因子、转化生长因子 β、血小板源性生长因子(PDGF),在初级传入神经元上均发现有这些因子受体的表达。尽管这些因子不同肿瘤的疼痛中发挥各自的重要作用,目前只有靶向前列腺素和内皮素的药物用于癌痛治疗。

### (二)病理骨折导致的机械性疼痛

随着骨破坏的继续,骨的机械力遭到损害,最终会发生病理骨折。骨承受的机械压力也会使骨发生结构不稳和扭转,从而兴奋骨膜上的机械敏感纤维,引起显著的运动诱发痛。肿瘤对脊髓、神经根或神经丛的压迫和侵蚀刺激神经根导致放射痛。

## 第二节 疼痛的评估与治疗原则

### 一、肿瘤疼痛性质的评估

#### (一)通过患者对疼痛的描述可以帮助评估疼痛的性质

1. 局部恒定性疼痛 常为肿瘤病变椎节区域持续性钝痛或酸胀痛。最初往往较轻微,较局限,发展较慢,甚至不引起注意,在轻微外伤的作用下产生病理性骨折时才发现肿瘤的存在;

2. 机械性疼痛 椎体变形,结构不稳,活动时疼痛,咳嗽、打喷嚏、用力或其他使腹内压增加的动作可使疼痛加重;

3. 神经根性疼痛 随着肿瘤的发展,疼痛进行性加重,当肿瘤压迫或侵犯神经根时会出现相应神经支配区域的放射痛,电击样、烧灼样或痛性麻木,较弥散且游走不定,夜间疼痛明显,休息与制动无效。

#### (二)不同椎骨节段肿瘤表现的放射性疼痛

1. 颈椎($C_{1~6}$)肿瘤 常以枕部和颈后部疼痛起病,伴有枕大神经分布区域的放射痛,经枕部放射到头顶部。由于 $C_{1~2}$ 部位椎管较宽,早期患者并没有脊髓的压迫症状,此时疼痛可为唯一的症状。典型的表现为患者用手扶持头部以缓解疼痛。在早期疼痛较轻,呈间歇性,逐渐变为持续性钝痛或酸痛。旋转活动颈部易诱发疼痛,屈颈产生触电样麻木痛;

2. 颈胸段($C_7~T_2$)肿瘤 肩及上肢有放射痛,疼痛可从一侧或双侧肩后部经上臂内侧达肘部、前臂或手的尺侧痛伴环小指麻木无力,手内在肌、伸腕伸指肌、肱三头肌失用性萎缩;

3. 中胸段($T_3~T_{10}$)肿瘤 疼痛由胸背部向胸前放射性肋间痛伴束带感,甚至与胸绞痛相似;

4. 胸腰段($T_{11}~L_2$)肿瘤 疼痛可放射到腹前壁,与阑尾炎、胆囊炎或肠梗阻相似,也可放射到骶髂部,髂前上棘或腹股沟,产生膀胱直肠症状;

5. 下腰椎($L_{3~5}$)肿瘤 可产生坐骨神经痛与腰椎间突出症相似;

6. 骶椎肿瘤 常为腰骶痛或腿痛,向下肢或会阴放射痛,随坐位或卧位加重。上述疼痛部位常有助于病变部位的定位诊断。

### 二、肿瘤疼痛强度的评估

脊柱肿瘤疼痛强度评估多采用单元评估方法,即口述评分法(verbal rating scale,VRS)、数字分级法(numeric rating scale,NRS)、视觉模拟评分法(visual analog scale,VAS),对于表达能力有障碍或学龄前儿童可以使用 FLACC 评分法。

#### (一)疼痛口述评分法

临床上最常用的是 0~5 级评分法,0 代表无痛;1 代表轻度疼痛,可忍受,能正常生活和睡眠;2 代表中度疼痛,轻度影响睡眠,需用止痛药;3 代表重度疼痛,影响睡眠,需用麻醉药或止痛剂;4 代表剧烈疼痛,影响睡眠较重,伴有其他症状;5 代表无法忍受的疼痛,严重影响睡眠,伴有其他症状。此评分方法比较简单,最常应用于临床简单的定量评分测疼痛强度,适用于老年人、儿童、文化程度低的患者、骨科手术后患者的疼痛评估以及观察术后镇痛药物治疗效果方面。VRS 评分法描述疼痛程度时使用文字描述,患者较易理解,护士比较容易宣教,其缺点是分度不够精确,缺乏灵敏度,较少应用于研究性疼痛评估测量工作。

### （二）疼痛数字分级法

是用数字计量评估疼痛强度的一种常用方法。是将疼痛程度用 0～10 这 11 个数字表示;患者选择一个数字来代表他感觉到的疼痛程度,其中 0 分表示"无痛",10 分表示想象中"最痛"的程度。相应的 1～3 分为轻度疼痛,4～6 分为中度疼痛,7～10 分为重度疼痛。NRS 常用于骨科腰腿疼痛评估,围术期疼痛评估,类风湿关节炎疼痛评估等方面。

NRS 的信度与效度被证明均比较高,易于记录,适用于文化程度较高的患者,有报道文化程度高者在各种疼痛评估工具中倾向于选择 NRS,其中高中以上文化程度的患者 50% 选择 NRS。临床工作中 NRS 的适用性,应答率及依从性较高。但是由于 NRS 的刻度较为抽象,在临床工作中向患者解释 NRS 的使用方法比较困难,不适合文化程度低或者文盲患者,同时 NRS 较为抽象的刻度使部分患者有时找不到与自己疼痛对应的分值,所以应用 NRS 疼痛评估方法时因患者个体理解随意性较大,有时会造成评估结果不够准确。

### （三）疼痛视觉模拟评分法

通常用 100mm 长的直尺,0mm 的一端表示"无痛",100mm 的一端表示"难以忍受的剧烈疼痛"。患者将自己感受的疼痛强度标记在直尺上相应的部位做记号,从无痛端至记号之间的距离即为痛觉评分的分数。每次测定时让患者在无标记复制图线上重新做标记,以避免患者比较前后标记而产生主观性误差,其中 1～3 分为轻度疼痛,4～6 分为中度疼痛,7～10 分为重度疼痛。使用 VAS 方法进行评分简单、快速、精确、易操作,临床工作中多用于评估疼痛治疗的效果,即测定疼痛的缓解程度。

VAS 疼痛评分结果信度较高,同时又具有较高的效度,有报道指出 VAS 评分法与数字疼痛评分法有较高的相关性;VAS 的评估术后急性疼痛的灵敏度高于 NRS 评分法。

VAS 作为一种测量疼痛强度的方法,主要优点是它的比率衡量性质,它更适合准确表达多个时间点或从多个独立体样本获得的 VAS 测量间的百分率差异。VAS 主要缺点是它需要抽象思维,评分时需要必要的感觉,运动及知觉能力,而且它不能对患者之间的疼痛进行比较,而只能对患者治疗前后做评价;另外,它与患者的文化素质密切相关,许多患者对 VAS 感到不可理解,这也增加了不成功应答率,因此,VAS 不适合文化程度较低或认知能力有损害的患者,资料显示它应用于老年人时不成功应答率亦较高;VAS 临床上用于儿童的资料报道亦较少,有人认为学龄前以下的儿童组不能完整的理解疼痛程度与 VAS 间的思维联系,只有学龄儿童以上才能达到此要求,而且临床上当儿童处于疼痛刺激状况下,他们很难完全配合医护人员进行疼痛评分及其他工作。

### （四）面部表情评分法（faces rating scale, FRS）

该方法用从微笑至疼痛哭泣 6 种面部表情来表达疼痛程度,此法适合于任何年龄的患者疼痛评分,没有特定的文化背景或性别要求且易于掌握。对于急性疼痛,老人,表达能力丧失者特别适用。FRS 评分法比较客观,使用方便,它是在视觉模拟评分方法的基础上发展起来的,使用从快乐到疼痛哭泣的 6 个不同表现的面容进行疼痛评分,简单易懂。使用时向患者的解释次数不会受到性别、年龄和文化程度的影响,在不同状况的人群中有更强的适应性,即使不能完全用语言来表达清楚的儿童也可参考使用。FRS 评分法的实用性和有效性已经得到证实,有人认为 FRS 的面部表情除了反映疼痛程度外,还可以表达与疼痛有关的其他不愉快感,这些感觉患者有时无法用其他评分法的数字或词语来形容。

### （五）FLACC 评分

FLACC 是 5 项观察指标 face、leg、activity、cry、console 的字首（表 32-1-1）,每个观察指标分 0～2 级,满分为 10 分,0 分代表无痛,1～3 分为轻度疼痛,4～6 分为中度疼痛,7～10 分为重度疼痛。

## 三、疼痛的治疗原则

疼痛是临床最常见的症状之一,疼痛性疾病的病因复杂,症状表现多样化,且常伴有其他并发症、抑郁症、睡眠障碍及其他心理问题,导致疼痛的疾病种类复杂,其治疗方法各异,因此,在治疗疼痛之前,必须进行正确的诊断和鉴别诊断。

表 32-2-1　FLACC 评分

| 项目 | 0分 | 1分 | 2分 |
| --- | --- | --- | --- |
| 1. 面部 | 微笑 | 偶尔皱眉,面部扭歪,淡漠 | 下颌颤抖或紧咬 |
| 2. 下肢 | 放松体位 | 紧张,不安静 | 腿踢动 |
| 3. 活动 | 静卧或活动自如 | 来回活动 | 身体屈曲,僵直或急扭 |
| 4. 啼哭 | 无 | 呻吟,呜咽,偶哭 | 持续哭,哭声大 |
| 5. 安慰 | 不需要安慰 | 轻拍可安慰 | 很难抚慰 |

1. 病因学治疗　疼痛性疾病治疗之前,首先要明确诊断,针对病因进行治疗,如不能明确诊断,则只能给予对症处理,缓解患者的疼痛症状,并进行必要的临床检验、影像学和病理检查,以明确诊断。

2. 制订个体化的超前镇痛和多模式镇痛方案　根据患者疼痛强度、镇痛要求、适应证、依从性、经济状况以及医疗保险体制等,联合应用不同作用机制的镇痛药物或者不同镇痛措施,通过多种机制产生镇痛作用,使副作用降到最少,并能获得更好的镇痛效果。

3. 监测镇痛药的副作用　在治疗过程中积极监测药物的副作用,及时给予治疗,提高患者的医疗质量。

# 第三节　脊柱肿瘤疼痛的病因学治疗

疼痛病因学治疗是最有效最根本的治疗。

**(一) 原发良性肿瘤疼痛病因治疗**

1. 放射治疗　对临床有疼痛症状、射线又敏感的骨血管瘤等,可根治性放疗,以消除疼痛。

2. 微创治疗　有疼痛症状或有侵袭性影像学征象的骨血管瘤,若椎体后壁完整无明确神经受压症状或体征者,可行经皮椎体成形术或与射频消融联用,对椎体后壁突入椎管,有脊髓神经压迫症状的骨血管瘤,可选择性动脉栓塞后再手术,以消除疼痛。

3. 手术治疗　对肿瘤发展易引起病理骨折、脊柱不稳定或向椎管内生长易引起脊髓神经受压而疼痛者,如向椎管内生长的骨软骨瘤,宜早行肿瘤边缘性切除;对已有截瘫和病理骨折致脊柱不稳定引起疼痛者,应尽早行肿瘤切除,脊髓减压,充分植骨与坚强的内固定,以解除对脊髓的压迫,恢复脊髓功能,重建脊柱的稳定性,以消除疼痛。

**(二) 原发中间性肿瘤疼痛病因治疗**

1. 放射治疗　对临床有疼痛症状,在发展,对射线又敏感的动脉瘤样骨囊肿和郎格汉斯组织细胞增生症等,可根治性放疗,以消除疼痛。

2. 手术治疗　对脊柱骨巨细胞瘤、骨母细胞瘤、动脉瘤样骨囊肿和朗格汉斯细胞组织细胞增生症等,有病理骨折、截瘫和脊柱不稳定而疼痛者。应作肿瘤切除、脊髓减压、椎间大块嵌入植骨或用内固定器加植骨,恢复神经功能,重建脊柱稳定性,以消除疼痛。

3. 双磷酸盐治疗　对脊柱骨巨细胞瘤可用双磷酸盐有效控制骨溶解骨破坏,消除疼痛。

**(三) 原发恶性肿瘤疼痛病因学治疗**

1. 放、化疗　对放、化疗敏感的肿瘤,如浆细胞骨髓瘤、恶性淋巴瘤、尤文肉瘤等,应以放、化疗为主要治疗手段,镇痛效果明显。只在有截瘫或脊柱不稳定时,才手术切除肿瘤,脊髓减压,内固定重建脊柱稳定性。手术前、后辅助放疗或化疗。

2. 微创治疗　浆细胞骨髓瘤等椎体溶骨性病变,有椎体压缩骨折,局部剧烈疼痛,活动受限而椎体后壁皮质完整无损时,可行经皮椎体成形术,能立即缓解疼痛,增加脊椎的强度和稳定性,提高生活质量,有利于进一步的化疗和放疗。

3. 双磷酸盐治疗　帕米磷酸盐与唑来磷酸盐用于治疗浆细胞骨髓瘤和孤立性浆细胞瘤。

4. 手术治疗　对射线和药物均不敏感者,应广泛切除肿瘤,术后免疫治疗;对肿瘤组织或病理骨折块压迫脊髓致截瘫或濒临截瘫者,应切除肿瘤,解除脊髓压迫,改善瘫痪,手术前、后辅助放疗或化疗;对肿瘤破坏椎骨致脊柱不稳定者,应在切除肿瘤的同时重建脊柱的稳定性,手术前、后辅助化疗或放疗。

**（四）转移性肿瘤疼痛病因学治疗**

1. 积极治疗原发瘤 原发瘤不明者，要在处理转移瘤的同时寻找原发瘤，对找到的原发瘤实行根治性或姑息性切除，不能手术切除者可根治性放疗或微创治疗。去除原发灶，避免原发癌瘤继续向全身转移。

2. 综合治疗转移瘤

（1）全身化疗：不管原发瘤是否切除或复发，均可联合运用对原发瘤有效的化疗药物，以消灭亚临床病灶和微小转移灶，降低转移率。

（2）局部放疗：原发瘤已根治的单发转移瘤对射线敏感者可根治性放疗；晚期无法手术与化疗者，可姑息性放疗。

（3）放射性核素治疗：脊柱多发性转移瘤，放、化疗无效而疼痛剧烈者可用 $^{89}$Sr（锶）或 $^{153m}$EDTMP（钐）治疗。

（4）激素治疗：乳腺癌转移者可切除卵巢，绝经前患者，一线药他莫昔芬，二线药氟维司群，三线药芳香化酶抑制剂，绝经后患者，一线药芳香化酶抑制剂，二线药他莫昔芬，三线药氟维司群；前列腺癌转移者可切除双侧睾丸，抗雄激素治疗可进一步提高药物或手术去势患者的生存率。

（5）微创治疗：椎体溶骨性转移瘤，椎体变形引起严重疼痛，但椎体后缘完整，无神经根受压的症状和体征者，可行经皮椎体成形术，以缓解疼痛。

（6）手术治疗：适用于原发瘤不明的单发转移瘤；对放、化疗不敏感的单发转移瘤；转移瘤致截瘫或濒临截瘫者；转移瘤致病理骨折、脊柱不稳定者；存在非手术治疗无效的难以忍受的疼痛者；需要明确病理诊断者。手术必须具备的条件是全身情况和各器官功能，能耐受手术，且预期寿命大于3个月。

（7）双磷酸盐治疗：乳腺和前列腺癌脊柱转移用唑来磷酸盐不但可以缓解骨痛和降低并发症，同时还可以抑制肿瘤生长。

# 第四节 脊柱肿瘤手术后的镇痛治疗

**（一）脊柱肿瘤术后疼痛的特点**

脊柱肿瘤术后疼痛是肿瘤本身及手术创伤对机体产生的一种复杂生理反应，是多种因素综合作用的结果。生理性疼痛属机体保护性机制，是对伤害性刺激的预警，是伤害性刺激导致外周伤害感受器的激活；病理性疼痛分为炎症性痛和神经病理性痛。手术后疼痛 NRS 根据手术类型不同可以达到6～10分，属于中、重度和剧烈疼痛。很多患者术前即合并比较严重的疼痛，因此术后疼痛的强度可比未服用镇痛药的同类手术患者大。持续时间3～10天，甚至更长，手术造成的局部组织损伤可以直接诱导或通过释放细胞因子[白介素（IL）-6、IL-1、肿瘤坏死因子（TNF）-α 等]、有丝分裂原和生长因子引起炎症反应，这些细胞因子具有较强的外围或中枢神经系统致痛作用，同时还可以刺激环氧化酶（COX）-2以及前列腺素 $E_2$（$PGE_2$）等大量释放，促使炎症性疼痛的发生。炎症性疼痛的特点是对伤害性刺激敏感性增强和反应阈值降低的"痛觉过敏"和非同刺激（如触摸）引起的"触诱发痛"，以及在炎症区域有"自发痛"。炎症性"痛觉过敏"包括损伤区的原发痛和损伤区周围的继发痛。神经病理性痛是神经直接受损所致，二者均可引起末梢和中枢神经的可塑性变化，即痛阈降低，有外周痛觉和中枢痛觉过敏的特点，进一步加重疼痛。

**（二）脊柱肿瘤术后疼痛对患者的影响**

术后疼痛可影响：①呼吸功能下降，排痰能力降低，可致肺不张等；②影响心血管，使血压升高，心律失常，心肌缺血等；③影响神经内分泌，引起电解质紊乱等；④影响胃肠道，出现恶心、呕吐、腹胀等；⑤影响凝血机制，纤溶功能降低，使机体处于高凝状态，增加深静脉血栓，心肌梗死和脑血栓的发生率；⑥引起免疫功能下降；⑦引起恐惧、紧张、易怒、失眠和焦虑。

**（三）脊柱肿瘤术后镇痛的方法**

1. 静脉镇痛 多采用持续输注＋患者自控（PCA）模式，术毕如无禁忌给予氟比洛芬酯 1mg/kg，镇痛泵药物配制选择吗啡为 1mg/ml，或者芬太尼 10μg/ml，或者舒芬太尼 1μg/ml，药物容量为100ml。如无禁忌泵中可以加入氟比洛芬酯 2mg/（kg·d）。镇痛泵设置：持续输注速度 2～3ml/h，PCA 为 2～3ml，间隔时间为 10～15分钟，一般镇痛时间为 72 小时。

2. 口服镇痛药物 脊柱肿瘤手术对胃肠功能影响较小，术后6小时即可进食，所以可采用口服给药的镇痛方式。主要药物有阿片类（羟考酮缓释片 10～20mg，每6小时1次，或硫酸吗啡缓释片 30mg，每12小时1次)、非甾体抗炎药(布洛芬缓释胶囊、双氯芬酸钾片)、选择型环氧化酶2抑制剂(塞来昔布胶囊200mg,每日2次)等,也可以用复合制剂,如氨酚羟考酮2片,每日3次。

**(四)脊柱肿瘤术后镇痛管理**

1. 多模式镇痛　脊柱肿瘤手术术后疼痛强度大,特别是术后第一夜,另外,术后局部和全身炎症反应剧烈,单纯一种镇痛药物或镇痛方式有时很难达到满意的镇痛效果,且副作用大,必须采用多模式镇痛。

2. 预防性镇吐　脊柱肿瘤手术失血有时较多,且患者大多是高龄,术后贫血和低血容量性低血压比较常见,另外因疼痛强度较大,阿片类药物用量较大,使得术后恶心、呕吐发生率进一步增加。当出现恶心、呕吐时首先应确定是否存在低血容量性低血压,补充血容量后需增加镇吐治疗,建议常规应用预防性镇吐措施。常用药物有5-HT$_3$受体拮抗剂,如昂丹司琼4～8mg、地塞米松5～10mg、氟哌利多1mg,必要时可3种药物合用。

3. 序贯镇痛　脊柱肿瘤手术后将疼痛持续可达到3～10天,因此,镇痛泵停用后患者会出现明显疼痛,应及时给予序贯镇痛,加用口服药物。我们推荐镇痛泵停用当日起复合给予泰勒宁(盐酸羟考酮5mg+对乙酰氨基酚325mg)1～2片,每日3次;塞来昔布胶囊200mg,每日1次。

4. 总剂量的控制　NSAIDs是治疗脊柱肿瘤疼痛常用药,所以NSAIDs和解热镇痛药对乙酰氨基酚是有镇痛峰顶效应的,必须注意总剂量的控制。特别是同时使用口服和静脉给药途径或复合氨酚羟考酮和洛芬待因制剂时要控制总剂量。

5. 药物副作用的处理

(1) 呼吸抑制:呼吸抑制是阿片类药物最重要的不良反应,处理不及时可致缺氧甚至窒息死亡。约有0.25%的患者在应用阿片镇痛泵时发生呼吸抑制,尤其在静脉给药时,以及儿童和青少年中更易发生。当呼吸频率≤8次/分或SpO$_2$<90%时,应立即给予治疗。治疗方法包括:强疼痛刺激;吸氧;建立人工气道或机械通气;静脉注射纳洛酮,参考剂量为每次0.1～0.2mg,少量多次,一般单次给药≤0.4mg。

(2) 尿潴留:尿潴留的总体发生率为23%～30%。一般硬膜外应用阿片类药物和腰骶段的神经阻滞相关,应用吗啡时尿潴留发生率较高。目前比较肯定的是μ受体介导了尿潴留的发生。预防措施主要是使用合适的药物剂量并与其他镇痛药物联合减低阿片类药物的剂量来降低尿潴留的发生率。对可能发生术后尿潴留的高危患者,应当留置尿管。纳洛酮0.1～0.2mg静脉注射或肌内注射对尿潴留有一定疗效。部分学者认为抗胆碱酯酶药有一定治疗效果,如新斯的明,参考剂量为0.5～2mg,静脉注射或肌内注射,使用时必须注意心动过缓等不良反应。

(3) 恶心、呕吐:术后镇痛恶心、呕吐发生率可达30%,阿片类药物、曲马多、NSAID、年轻女性可增加恶心、呕吐的发生率。恶心、呕吐的机制目前阐述并不特别明确,对恶心的发生机制的阐述相对更少。恶心作为一种主观不适,只能通过人体试验进行研究,无法通过动物研究确定其发生机制。但恶心时常会伴有唾液分泌增多以及吞咽运动,提示其发生可能与自主神经系统相关。恶心呕吐的程度与手术方式、术中麻醉药、焦虑、疼痛等许多因素有关。

恶心呕吐的治疗:①降低恶心、呕吐风险;采用丙泊酚诱导维持麻醉;手术补充足够氧和液体;尽量减少挥发性麻醉剂使用;尽量减少术中、术后阿片类药量少用新斯的明。中高危患者建议常规使用预防镇吐治疗。②药物治疗:由于引起呕吐的原因是多方面的,因此采取复合应用不同镇吐机制的药物可取得更好的治疗和预防效果。主要药物有5-HT拮抗剂,如昂丹司琼4～8mg,静脉注射,或托烷司琼5mg,静脉注射,或格拉司琼0.35～1mg,静脉注射;地塞米松5～10mg,静脉注射;氟哌利多0.625～1.25mg,静脉注射。三联镇吐治疗是指上述三种药物联合应用,其中氟哌利多不超过1mg。另外还需要注意的是血容量不足,低血压也可引起恶心、呕吐,因此在给予镇吐治疗前应该保证血容量和血压在正常范围。若镇痛效果好,可适当减少背景输注剂量。

(4) 瘙痒:皮肤瘙痒主要由阿片类药物引起,部位多集中在前胸部、上肢、面部。皮肤表面外观正常,无红疹。应用阿片类药物时皮肤瘙痒的发生率为55%～60%,硬膜外给予吗啡时发生率最高。

瘙痒的治疗:①改变给药模式:比如患者采用的是连续输注复合PCA的给药模式,可停用连续输注,改为单次给药即PCA模式。②药物治疗:如果患者瘙痒严重,或改变给药模式后仍不能有效缓解症状时可用药物治疗。常用药物为小剂量纳洛酮静脉注射,0.02～0.04mg/次,间隔时间为2～3分钟,直至瘙痒缓解。或丙泊酚 10mg/次静脉注射,但维持时间短。每 1mg 吗啡中加 1μg 氟哌利多可有效减少瘙痒的发生。组胺拮抗剂有时也可奏效。③若上述方法仍不能缓解瘙痒时,需改用其他镇痛药物。

# 第五节　晚期脊柱转移瘤的镇痛治疗

## 一、疼痛流行病学

中国每年有新发癌症 150 万 ~ 200 万人,80% ~ 90% 晚期癌症患者常伴有严重影响生活的重度癌痛,骨转移是继肝、肺之后第三常见的恶性肿瘤转移部位,5% ~ 10% 恶性肿瘤患者会发生骨转移,常见肿瘤包括乳腺癌、前列腺癌、肺癌、肾癌、甲状腺癌和结直肠癌。脊柱是最常见的转移部位。脊柱转移瘤 80% 的患者会发生疼痛,其中 50% 属于剧烈疼痛,30% 为难以忍受性疼痛,颈胸腰骶背痛常是患者首诊的主诉;90% 硬膜外转移的患者首发症状是背部钝痛,之后会逐渐发展为较剧烈的神经根痛,首发症状 6 ~ 7 周后,可能会出现神经功能缺失,当出现肠、膀胱和感觉功能变化时提示脊髓受压。但少数的肿瘤即使发生了脊柱转移,也不一定出现疼痛,如晚期乳腺癌患者近 80% 会出现溶骨性骨转移,但约 2/3 是无痛的。骨转移是影响发病率和病死率的主要因素,其导致的骨重建、疼痛和贫血会显著降低患者的生存率和生活质量。骨痛不仅是晚期肿瘤最常见的疼痛,也是提示肿瘤已发生骨转移的最常见症状。虽然骨不是最重要的生命脏器,但是常见肿瘤都容易转移到骨,骨转移是影响转移癌患者发病率和病死率的重要因素,因为肿瘤骨内生长导致贫血,易感染、疼痛、骨折、活动受限和心血管功能紊乱会显著降低患者的生存率和生活质量。绝大多数骨转移的患者会经历疼痛,但经过治疗后其中 23% ~ 54% 患者的疼痛只能得到暂时缓解,通常达不到持续缓解疼痛,这也是临床医师面临的巨大挑战。肿瘤引起的骨痛是一种复杂的疼痛状态。

## 二、疼痛的临床特点

1. 疼痛出现的时间和性质　许多患者可能在早期即出现疼痛,并不一定都出现在肿瘤晚期,80% 的乳腺癌和前列腺癌患者的疼痛是由骨破坏引起的。癌性骨病的性质多为持续性进行性加重的钝痛。随着骨重建的发展,会频发剧烈、自发性疼痛,由于这种疼痛多为急性和不可预知的,因此会严重降低患者的功能状态和生活质量。

2. 疼痛部位　颈椎受侵时,疼痛可放射至颅后,还可伴有上肢感觉和运动缺失;当胸椎受侵时,患者会伴有后背部钝痛伴紧缩感,平卧、负重和咳嗽可加重疼痛。当胸脊髓受侵时,可表现为沿肋间神经根区域烧灼、电击样疼痛,呼吸和运动时加重;疼痛有可能并不局限于转移部位,有些患者可能表现为全身疼痛,主要原因是骨溶解后引起的高钙血症。

3. 爆发痛(breakthrough pain)　是一种在原有疼痛基础上发作的短暂的剧烈疼痛。据研究统计,有 30% ~ 94% 的癌痛患者存在偶发性爆发痛,28% ~ 45% 的癌痛患者存在自发性爆发痛。

## 三、强效镇痛药

### (一)药物镇痛治疗遵循以下基本原则

1. 已减轻疼痛和最大限度提高生存质量为目标。

2. 按阶梯给药,联合用药,多模式镇痛,绝对不用安慰剂。

3. 尽可能长时间非介入治疗:首选经口,其次是经直肠,皮下,静脉,椎管内。

4. 按时给药:按照规定时间间隔给药,超前镇痛,而非按需给药,以保证疼痛连续缓解。

5. 个体化给药:阿片类药物无标准剂量,凡能使疼痛缓解的剂量即为正确剂量。

### (二)五阶梯疗法

WHO 推荐的三阶梯疗法为国际上广泛接受的药物治疗方法。即根据疼痛程度由弱到强按阶梯方式选择镇痛药物,首选第一级非阿片类药物(以非甾体抗炎镇痛药阿司匹林为代表);若疼痛不缓解或继续加剧,则升高到第二级,弱阿片类药(以可待因为代表);如果疼痛仍未能控制或继续加剧,则进入第三级,强阿片类药(以吗啡为代表)。第二、三级均可同时加用非阿片类药物,以加强镇痛效果。目前将此三阶梯扩展为五阶梯,即神经镇痛装置的植入和神经介入损毁治疗。

### （三）非甾体抗炎药（NSAIDs）（表32-5-1）

肿瘤细胞和巨噬细胞内均有高水平COX（环化酶）同工酶的表达，因而生成大量前列腺素。治疗在浸润和破坏骨结构时，在局部也会产生前列腺素。NSAIDs作为环氧化酶抑制剂，可有效抑制前列腺素的合成和分泌，降低骨痛相关的炎性反应，是治疗癌性骨痛首选药。NSAIDs既抑制COX-1也抑制COX-2，虽然能有效缓解急性非肿瘤性骨痛，但是不推荐长期用于肿瘤患者，因为其副作用较多，如果肠道溃疡、中性粒细胞减少症、出血和肾损伤。选择性氧化酶2（COX-2）抑制剂与NSAID的镇痛效能相似，但肠胃道副作用更少。研究显示在骨内瘤2472癌痛模型中，长期应用COX-2抑制剂能显著减轻骨痛和神经系统的神经化学改变。另外，前列腺素已被证实参与肿瘤生长、存活和血管生成以及缓解癌痛，COX-2抑制剂也能延迟骨内肿瘤生长。长期应用选择性COX-2抑制剂能显著减缓骨肉瘤生长，因此也可能减少肿瘤细胞释放的活化初级传入神经的因子，短期或长期应用选择性COX-2抑制剂可能减少前列腺素对感觉神经元或脊髓的活化，长期应用也可能同时减少成骨细胞生成、骨重吸收和肿瘤生长。总之，选择性COX-2抑制剂多在个位点抑制前列腺素的合成和释放，可改善癌性骨痛患者的生存率和生活质量，在治疗癌性骨痛方面有双重优势，因而只要患者能够耐受副作用，对于这类患者应常规应用。虽然单独应用COX-2抑制剂有时不能有效缓解剧烈的骨痛，但可有效协同阿片类药物或曲马多的镇痛作用。

表32-5-1　常用非甾体抗炎药

| | 药　　物 | 常用剂量（mg） | 用　　法 | 每日最高剂量（mg） |
|---|---|---|---|---|
| 非甾体抗炎药 | 对乙酰氨基 | 500~1000 | P.o.,q4~6h | 2000 |
| | 阿司匹林 | 250~1000 | P.o.,q4~6h | 4000 |
| | 布洛芬 | 200~400 | P.o.,q4~6h | 2400 |
| | 吲哚美辛 | 25~50 | P.o.,q4~6h | 100 |
| | 萘普生 | 250~500 | P.o.,bid~tid | 1250 |
| | 酮洛酸 | 15~30 | P.o.,iv,im,q6h | 150 |
| | 双氯芬酸钾 | 50~100 | P.o.,tid | 200 |
| | 双氯芬酸钠 | 50 | P.o.,tid | 150 |
| | 美洛昔康 | 7.5~15 | P.o.,qd | 15 |
| | 塞来昔布 | 200 | P.o.,qd | 400 |
| | 氟比洛芬酯注射液 | 50~100 | iv,bid | |

注：P.O.口服；q4~6h：每4~6小时1次；iv：静脉注射；im：肌内注射；tid：每日3次；q6h：每6小时1次；qd：每日1次；bid：每日2次

### （四）阿片类药物（表32-5-2~32-5-4）

阿片是常用的、有效的治疗疼痛晚期骨癌疼痛的药物。阿片类药物的选择主要根据药物效能、半衰期、副作用和患者可用的给药途径而定。阿片类制剂有缓释短效制剂（表32-5-2）、缓释长效制剂（表32-5-3）和复合制剂（表32-5-4）可根据患者疼痛情况选择相应制剂，如患者的疼痛仅在某种特定的动作或姿势才发作，则可使用短效药物；如果患者的疼痛会持续整天或整夜，则需要使用长效制剂。选用即释片滴定至有效剂量（疼痛评分≤3分），然后将24小时总用量的2/3作为缓释片总剂量。

复合制剂的优点是利用药物协同机制，镇痛效能增强，副作用相对小，但应注意，NSAIDs具有封顶效应，当应用复合制剂同时希望加用其他NSAIDs药物时，一定要避免总体剂量过量，否则会增加NSAIDs相关副作用。

1. 用药方法　2011年卫生部新颁布的癌痛诊疗规范中推荐了初始剂量的滴定方法。对于初次使用阿片类药物止痛的患者，按照如下原则进行滴定：使用吗啡即释片进行治疗；根据疼痛程度，拟定初始固定剂量5~15mg，每4小时1次；用药1小时后疼痛不缓解或缓解不满意，滴定吗啡剂量增加50%~100%（表32-5-2），密切观察疼痛程度及不良反应。第一天治疗结束后，计算第二天药物剂量：次日总固定量=前24小时总固定量+前日总滴定量。第二天治疗时，将计算所得次日总固定量分6次口服，次日滴定量为前 24 小时总固定量的 10% ~ 20%。依法逐日调整剂量,直到疼痛评分稳定在<3 分。如果出现不可控制的不良反应,疼痛强度<4 分时应该考虑将滴定剂量下调 25%,并重新评价病情(表 31-5-

5)。当用药剂量调整到理想止痛及安全的剂量水平时,可考虑换用等效剂量的长效阿片类止痛药。

对于未使用过阿片类药物的中、重度癌痛患者,推荐初始用药选择短效制剂,个体化滴定用药剂量。

表 32-5-2　即释阿片类药物

| 名称 | 等效剂量(mg) | | 初始口服剂量 | | 注意事项 |
| --- | --- | --- | --- | --- | --- |
| | 口服 | 非肠道 | 成人(mg) | 儿童(mg/kg) | |
| 吗啡 | 30 | 10 | 5 ~ 15,q4h | 0.3 | 有呼吸抑制、支气管哮喘、颅压增高肝功异常患者慎用 |
| 氢吗啡酮 | 7.5 | 1.5 | 4 ~ 8,q4h | 0.06 | 同上 |
| 美沙酮 | 20 | 10 | 5 ~ 10,q4h | 0.2 | 血浆半衰期长,容易蓄积 |
| 芬太尼 | | 0.1 | | | 仅用于静脉和皮下 |
| 可待因 | 200 | 130 | 15 ~ 60,q4h | 0.5 ~ 1 | 每日最高剂量 3600mg |
| 羟考酮 | | | 15 ~ 10,q4h | | |
| 曲马多 | | | 50 ~ 100,q4h | | 不属于阿片类药,但为部分阿片受体动剂,镇痛效能与可待因相近,每日最高剂量 400mg |

q4h:每 4 小时 1 次

表 32-5-3　缓释长效制剂

| 药　名 | 首次剂量 | 注意事项 |
| --- | --- | --- |
| 硫酸吗啡释剂 | 10 ~ 30mg,q12h | 对于未应用阿片药者首剂 100mg,应用过吗啡者首剂 30mg |
| 双氢可待因(双克因,DHC Contin) | 60 ~ 120mg,bid | |
| 盐酸可待因缓解片(尼可康) | 45mg,bid | |
| 盐酸羟考酮控释片(奥施康定,oxycontin) | 10mg,q12h | 非癌痛从未使用过阿片的患者首剂推荐 5mg |
| 芬太尼透皮贴剂(多瑞吉) | 4.2mg/贴<br>8.4mg/贴 | 起效慢,4 ~ 6 小时,每 72 小时换一帖 |
| 曲马多缓解释剂(奇曼丁) | 100mg | 每日剂量不超过 400mg |

q12h:每 12 小时 1 次;bid:每日 2 次

表 32-5-4　复合制剂

| 药　名 | 主要成分 | 用　法 |
| --- | --- | --- |
| 氨酚羟考酮片(泰勒宁) | 盐酸羟考酮 5mg,对乙酰氨基酚 325mg | 成人:口服 1 ~ 2 片/次,3/日,每日不超过 6 片 |
| 氨酚待因 | 对乙酰氨基酚 500mg,磷酸可待因 8.4mg(Ⅰ号)<br>对乙酰氨基酚 300mg,磷酸可待因 15mg(Ⅱ号) | 成人:口服 1 片/次,3 次/日,一日不超过 4 片;7 ~ 12 岁儿童:0.5 ~ 1 片/次,3 次/日,一日不超过 2 ~ 4 片;7 岁以下儿童不宜使用,老年人慎用 |
| 氯芬待因片(舒尔芬) | 双氯芬酸钠 25mg,磷酸可待因 15mg | 成人每次 1 片,每日 3 次。疼痛剧烈,每次 2 片。儿童每日 3.5 ~ 6mg/kg(每片 40mg 计算)。连续使用不超过 7 天 |
| 氨酚曲马多片(及通安) | 盐酸曲马多 37.5mg,对乙酰氨基酚 325mg | 成人:口服 1 ~ 2 片/次,3 次/日,一日不超过 6 片。16 岁以下儿童不宜使用 |

**表 32-5-5　剂量滴定增加幅度参考标准**

| 疼痛强度（NRS） | 剂量滴定增加幅度 |
| --- | --- |
| 7～10 | 50%～100% |
| 4～6 | 25%～50% |
| 2～3 | ≤25% |

2. 个体化镇痛　不同患者对疼痛和镇痛药物的反应的个体差异很大，因此镇痛方法因人而异，不可机械的套用特定的配方。个体化镇痛的最终目标是追求最佳的镇痛效果且尽可能减少并发症。

3. 暴发性疼痛的治疗：基础疼痛是存在于 1 天内大部分时间的疼痛，而爆发疼痛则为在基础疼痛背景上短暂的疼痛加剧，爆发疼痛治疗的目的是降低爆发疼痛的发作次数，以及每次爆发痛的强度和对患者的不良影响，最终提高癌痛患者的生活质量。即释型口服阿片类药物目前已广泛用于爆发痛的治疗，但其起效时间及作用持续时间长的特点并不适合治疗大部分的爆发痛。相比之下一些芬太尼制剂，如芬太尼透黏膜口含剂、芬太尼口腔泡腾片、芬太尼舌下含片和芬太尼鼻喷雾剂等。对于癌痛患者需要有基础用药与解救药。多在可能发作爆发痛前（如更换某种体位、洗漱或换衣服等活动前）30～40 分钟应用速效、短效阿片药，如即释吗啡、芬太尼口腔黏膜含剂、静脉或皮下阿片药等进行补救治疗，剂量为全天药量的 5%～10%；如果爆发疼痛发作频繁，每天超过 2 次，应增加每日镇痛药剂量。

4. 阿片类药物的副作用及治疗

（1）便秘：阿片类药治疗过程中便秘的发生率为 90%～100%，可持续阿片药治疗全过程。其他可引起便秘的药物有 5-HT$_3$ 拮抗剂如曲马多、三环类抗抑郁药、抗惊厥药等。多食入纤维食物，适量饮水和适当运动有一定防便秘的作用。应用阿片类药物治疗期间应同时预防性给予通便药物治疗，轻度便秘时可使用刺激性泻剂，如番泻叶（1～2 片必要时使用或每日 2 次）、麻油或酚酞，以及软化剂如蜂蜜、蓖麻仁润肠丸等。便秘比较严重时，在刺激性泻药基础上加用渗透性泻药，如乳果糖（15～30ml/次，每日最多 3 次）和聚乙二醇 4000 等。

（2）恶心呕吐：阿片类药物恶心呕吐的发生率约为 30%，多发生在治疗的第 1 周期内，之后会逐渐耐受，程度减轻。其他可引起恶心呕吐的药物有 NSAID、曲马多等。正在进行化疗或放疗的患者，以及脑转移的患者也伴有恶心呕吐等症状，服用上述镇痛药有可能使恶心呕吐加重。应用阿片类药物是建议同时预防性使用止吐药，如甲氧氯普胺（10mg，每日 3 次），症状缓解后停药。呕吐明显时，可用昂丹司琼（4～8mg，静脉注射或口服，每日 3 次）治疗。若恶心呕吐严重，超过 1 周，患者难以耐受则需改变治疗方式，如减少药量，或更换药物，或改变给药途径。

（3）嗜睡：多见于阿片类药和曲马多治疗初期或合用抗惊厥药、镇静药治疗期间。若患者是在阿片类药物治疗一定时间后才出现嗜睡和过度镇静，应警惕是否出现了引起嗜睡和意识障碍的其他原因，如脑转移、电解质紊乱（高钙血症）等。若出现长时间嗜睡甚至过度镇静，应适当调整镇痛剂量。治疗包括减少阿片类药量同时辅助非阿片类药物、更换治疗药物或给药途径。

**（五）协同镇痛药**

最常见的协同镇痛药为抗惊厥药和抗抑郁药，当出现神经侵犯或压迫后的疼痛。表现为点击样、抽搐样疼痛、麻刺感，伴或不伴感觉和运动障碍，可加用抗惊厥药加巴喷丁或普瑞巴林。

1. 常用抗惊厥类药物　卡马西平、加巴喷丁、普瑞巴林。加巴喷丁 100～300mg 口服，每日 1 次，逐步增量至 300～600mg，每日 3 次，最大剂量为 3600mg/d；普瑞巴林 75～150mg，每日 2～3 次，最大剂量为 600mg/d。主要用于神经损伤所致的撕裂痛、放电样痛及烧灼痛。

2. 常用三环类抗抑郁药　阿米替林、度洛西汀、文拉法辛等。阿米替林 12.5～25mg 口服，每晚 1 次，逐步增至最佳治疗剂量。主要用于中枢性或外周神经损伤所致的麻木痛、灼痛，该类药物也可以改善心情、改善睡眠。

**（胡豇　胡云洲）**

## 参 考 文 献

1. 冯艺. 临床麻醉系列丛书：疼痛分册. 北京：北京大学医学出版社，2010

2. 中华医学会. 临床诊断指南：疼痛学分册. 北京：人民卫生出版社，2007

3. 郭卫. 骨转移性肿瘤外科学. 北京：人民卫生出版社，2013：85-96

4. 郭艾，马立峰. 选择性环氧化酶抑制剂在骨科围术期超前镇痛中的应用. 中国临床医生，2014，42（2）：4-6

5. 孙燕，管忠霞，廖美琳，等. 肺癌骨转移诊疗专家共识（2014 版）中国肺癌杂志，2014，17（2）57-68

6. Kranke P. Effective management of postoperative nausea and

vomiting:let us practise what we preach！Eur J Anaesthesi-ol,2011,28:152-154

7. Rades D,Schild SE,Abrahm JL,Treatment of painful bone metastases,Nat Rev Clin Oncol,2010,7:220-229

8. Schneider G,Voltz R,Gaertner J. Cancer Pain Management and Bone Metastases：An Update for the Clinician. Breast Care(Basel),2012,7:112-120

9. Caraceni A,Hanks G,Kaasa S,et al. Use of opioid analgesics in the treatment of cancer pain:evidence-based recom menda-tions from the EAPC. Lancet Oncol,2012,12(2):e58-e68

10. Mangaryan G,Mattioli C,Madinic M,et al . Neuroprotection of locomotor networks after experimental injury to the neo-natal rat spinal cord in vitro[J]. Neuroscience,2010,165(3):996-1010

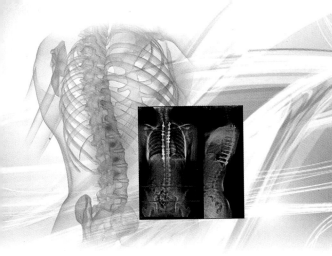

# 第五篇　并发症与再手术和预后

# 第三十三章　脊柱肿瘤治疗中的并发症

脊柱解剖复杂，又毗邻许多重要脏器，因此脊柱手术复杂、危险性大。近20年来脊柱外科蓬勃发展，开拓了许多新的领域，同时新的理论、技术、器械不断涌现，手术治疗效果也有很大提高，但伴随而来的手术并发症也逐年增多。这些并发症轻者影响疗效，重者造成患者终生残疾甚至死亡。由于解剖结构复杂和椎动脉的存在，上颈椎肿瘤的全脊椎切除不仅对手术技术要求高，而且术后并发症较多也较为严重，Rhines等报告1例$C_{2\sim4}$脊索瘤整块全脊椎切除手术，术中牺牲右侧椎动脉，结扎右侧$C_{2\sim4}$神经根造成右侧膈肌麻痹，导致术后呼吸困难，需借助呼吸机辅助呼吸12周；另外，植入的异体腓骨移位，行二次手术翻修；咽后壁伤口不愈合，于术后4个月行前臂游离皮瓣移植。Bailey等也报道了1例上颈椎的整块全脊椎切除手术，术后患者发生感染中毒性休克和急性呼吸抑制综合征。韦峰等2014年报道上颈椎原发肿瘤行全脊椎切除术23例，术中5例发生一侧椎动脉损伤出血；1例发生脊髓损伤；2例硬膜撕裂；2例发生喉上神经损伤。术后死亡2例；迟发性椎动脉破裂出血1例；深部伤口感染6例；咽后壁并发症8例；内固定失败3例；植骨融合于倾斜位置3例；前方植骨吸收5例。

Wise等报道治疗脊柱转移性肿瘤手术并发症约25%，早期并发症有术中血管损伤大出血，神经根损伤，硬膜损伤，切口感染，脑积液漏，深静脉血栓等。李丽莉回顾性分析302例骶骨肿瘤术后并发症，切口延迟愈合46例（15.2%），切口感染31例（10.3%），脑脊液漏18例，内脏损伤12例，术后大出血11例，多脏器功能衰竭2例。徐辉等2014年报告胸腰椎转移瘤外科治疗42例中，早期并发症有术中前方奇静脉大出血死亡1例，切口感染2例，神经损伤1例，肋间神经痛2例，深静脉血栓1例；晚期并发症有内固定失效1例。

随着脊柱肿瘤新技术和高难度手术的开展，手术并发症和治疗中的并发症也相继增多，在医疗技术高度发展的今天，脊柱肿瘤治疗中相关并发症也无法绝对避免，但我们认为，脊柱外科医师应该力争做到以下几点：

1. 准确的诊断是一切有效治疗的前提；

2. 严格掌握各种手术方式的适应证与禁忌证，全面评价患者全身情况及肿瘤特点，制定适合患者个体化的合理治疗方案；

3. 在保证脊柱稳定性的前提下，不随意扩大内固定的指征和节段；

4. 开展高难度手术应当循环渐进，不断学习和提高操作技巧；

5. 对待新技术首先要掌握其设计理念和适应证审慎地开展，避免盲目创新；

6. 对每例患者术前认真准备，术中精细操作，术后仔细观察，这是外科医师减少一切失误和并发症的根本；

7. 加强医患沟通，使医师、患者及家属齐心协力为了一个共同目的，让患者获得最好的治疗结果。

我们在为脊柱脊髓肿瘤发展不断探索和创新的同时，要重视医疗工作中某些失误、教训或认识不足的总结，多思考、多比较、多总结，最大限度地降低手术并发症的发生率，真正提高医疗水平，以造福于更多的脊柱脊髓肿瘤的患者。

# 第一节　脊　髓　损　伤

脊髓损伤是脊柱脊髓肿瘤手术中最严重的并发症,其直接后果是导致患者瘫痪,高度伤残,应尽力避免其发生,1%的发生率也是不能允许的。脊髓损伤多由术中操作不当器械直接损伤及误扎血管使血供受损引起,目前,采用脊髓诱发电位监测等方法,对防止术中脊髓损伤有一定价值,但它必定只能在脊髓损伤后才会表现出来。对于牵拉或压迫所致的损伤可较好得以挽救:对于器械的直接打击伤和刺伤是不可逆的损伤,即使早发现也是无法补救。因此,最重要的预防措施还在于提高对脊髓损伤的认识。

## 一、损伤原因与预防措施

### (一) 从肿瘤病变的特点预测脊髓损伤的可能性

如果术前就对可能导致或加重脊髓损伤的情况有充分的预见和警惕,做到心中有数,术中就能采取相应的保护措施,防止其发生。如肿瘤浸润硬脊膜压迫脊髓,硬膜外间隙已消失,以任何最精致小巧的器械操作都可能对脊髓增加额外的压迫与损伤,减压应尽量从两侧或受压较轻的部位开始,使四周得以彻底减压后,再行最重的区域减压。若肿瘤切除椎管减压时,操作粗暴,各种手术刀、骨刀、剥离器、咬骨钳、髓核钳等器械均可误伤脊髓;若在刮除肿瘤时用力过大,可挫伤脊髓。总之思想上要高度警惕。肿瘤切除和椎管减压时应万无一失。手术操作轻柔,要准、稳、熟练,关键部位不能图快,更不能失手。

### (二) 维持术中脊柱的稳定性

后路全脊椎整块切除术中脊髓和神经根的损伤主要存在于以下4个步骤:

1. 在病椎全切除前应尽可能先置椎弓根螺钉并用预弯棒连接、固定,以保持病变椎体切除时的局部稳定;

2. 线锯切割椎间至后缘时,可将线锯和骨刀前后联合使用,避免通常担忧的线锯由前向后切割在脊椎后缘不易控制而潜在损伤脊髓的风险。在椎板下穿过线锯时,先以神经根钩沿椎板下适当分离,线锯以聚乙烯保护套保护下,仔细穿过;在进行椎间盘切割前将硬膜与椎管内壁分离;进行椎间盘切割时,

上位线锯适当压低;

3. 取出瘤椎时,应严格遵循将分离与硬膜囊腹侧无粘连的病椎向腹侧推离硬膜囊 6～10mm 的原则,以获得旋转的余地,再轻轻推向一侧并围绕硬膜囊缓缓旋转取出;

4. 椎体间置钛网时,首先要选择恰当直径和长度的钛网,植入时尽可能自外侧方植入,避免强行自后方挤入而压迫脊髓,植入后检视其头尾侧有无倾斜突入椎管,要求其后缘与硬膜腹侧的距离至少5mm,可经透视确认。适当加压短缩脊柱 5～10mm,一般不超过单椎节的 2/3,根据研究认为 1/3 以内为安全范围,1/3～2/3 则为警惕范围,超过 2/3 属危险范围。全脊椎切除术的脊髓环形(360°)减压时,要防止干扰、误伤和牵张脊髓,在椎弓根切除时,要避免手术器械对脊髓和邻近神经根组织结构的无意损伤。当脊柱没有作稳定性手术时,任何使脊柱过度活动的动作,都可能加重脊髓损伤,包括变换体位、搬床、翻身等,必须保持脊柱轴线稳定。

### (三) 规范而精细的操作避免误伤

选择合适的器械,掌握正规的使用方法,要求术者有良好的基本功。显露清楚,止血良好,保持手术野清晰,所有在椎管区域的操作均宜在直视下进行:

1. 手术中常使用吸引器来保持手术野清晰,应选用带侧孔的吸引头。使用中吸引口不能紧贴硬脊膜,必须靠近硬脊膜吸引时应开放侧孔以减低负压;

2. 剥离椎板时,尽可能用双手握持骨膜剥离器避免滑入椎管,尤其在已做过肿瘤椎板切除术和有椎板破坏者。咬骨钳和椎板咬骨钳应保持刀口锋利,咬除骨质时,如有软组织相连,需予切断,不能用力强行拉出,以免撕伤硬脊膜伤及脊髓;

3. 在使用刮匙刮除病变组织或骨质时,应选用头部角度适当、匙缘锋利的刮匙,动作要稳,始终保持向上提动作,逐块刮除,不能操之过急;

4. 在使用磨钻时,如不冷却,可因局部过热,烫伤脊髓,所以要冷却;磨钻把持不稳,或下磨太深,也可损伤脊髓,因此把持要稳,下磨不能太深;高速钻头使用方便,但在斜面较大、质地坚硬的骨赘上磨切时,容易发生难以控制的滑动而失手造成意外;用骨刀凿骨时,患部要垫实,避免滑移;

5. 冲洗椎管时,若直接对着硬脊膜喷有一定压

力的水可致脊髓损伤,应冲在别处后让水缓慢流入骨槽内,用柔软吸引头,轻轻滑动吸引;

6. 术中止血不彻底,术后引流不畅,局部形成大血肿可压迫脊髓,因此,术中止血要彻底,术后引流要通畅;

7. 行椎体强化术时,若骨水泥渗漏至椎管内可烫伤或压伤脊髓,因此要防止骨水泥渗漏,操作时要用水冲洗降温。

#### (四) 正确使用脊柱内固定与矫形器械

脊柱脊髓肿瘤切除后存在脊椎骨缺损、脊柱不稳定,需要使用各种内固定器械重建脊柱的稳定性。虽然同类器械的原理大同小异,但是不同生产厂家与公司的器械操作要领不完全相同,应在充分理解其原理与设计理念,熟练掌握其操作技巧的基础上,才能做到正确的选择与使用。绝不能盲目地追求使用自己不熟悉的所谓新器械。在使用这些器械和内固定材料时可能牵张脊髓或因椎体前后瞬间移动幅度过大,挤压脊髓致伤,因此手术部位要稳定。椎间使用钛网或骨块植骨时,钛网与骨块过长或过短,可进入椎管压迫脊髓;内固定时,椎弓根螺钉或侧块螺钉,可误入椎管内刺伤脊髓,术中可用细金属探子探查螺钉孔道是否穿破椎弓根,或使用 C 形臂机透视、避免螺钉误入椎管。

#### (五) 避免损伤脊髓血液供应

脊髓的血液供应十分丰富,吻合支多,很少因单一根动脉损伤而影响脊髓供应,发生瘫痪。但如果损伤了根动脉的吻合支,则有可能出现脊髓功能障碍。特别在 $T_3$(第 4 ~ 5 胸髓节段)和 $T_{10}$(第 1 腰髓节段)平面存在两个侧支循环欠佳的血供危险区。在这段脊髓的供血中,最大根动脉起着十分重要的作用。在已有血液循环损伤的情况下,一旦术中损伤结扎了该血管,就可能发生脊髓缺血坏死。最大根动脉一般来源于 $T_9$ 附近的一支根动脉,多位于左侧,术中应避免损伤。该动脉起点变异甚大,必要时需作肋间动脉造影确定。

在胸段和腰段宜在椎体的侧前方结扎节段血管,避免干扰椎间孔处的血管吻合。不宜在椎间孔处电凝止血,以免损伤神经根的伴行血管。但真正因手术中结扎椎体节段血管而导致脊髓血供受损瘫痪者实属罕见。椎管内出血时,若盲目钳夹止血,可使脊髓钳夹伤或挫伤,宁可放慢手术速度,先压迫止血,在术野清晰的情况下进行下一步操作。椎管静脉丛出血时,若用普通电凝,可灼伤脊髓,应用双极电凝止血,电流量要小,刚好凝闭裂口即可,也可采用吸收性明胶海绵或可吸收止血纱布轻轻填入骨槽内,加等渗盐水棉片轻轻压迫片刻后去除棉片。椎管内止血不彻底,血肿形成,除直接压迫脊髓外,还可加重脊髓血供障碍,导致脊髓损伤。因此,彻底止血也是防止脊髓血供障碍的措施之一。

### 二、临床表现与处理方法

1. 脊髓从轻度损伤到重度损伤,主要表现为从四肢无力、感觉减退、大小便困难、不完全四肢瘫或截瘫到四肢肌力和感觉消失、大小便失控,完全性四肢瘫或截瘫。术中估计对脊髓干扰较大时,建议采用体感诱发电位监测,可出现脊髓损伤异常电位改变,此时必须停止手术,待异常波形恢复正常后再手术。即便如此,如非脊髓震荡伤,许多时候亦难改变脊髓损伤的现实。术中适当使用甲泼尼龙或地塞米松减轻脊髓水肿反应。

2. 若术后患者出现脊髓损伤的表现:如感觉、运动及大、小便功能障碍或原有脊髓损伤加重,有时属于不可逆性损伤,对患者的影响较大。如为脊髓震荡伤,一般可以自行恢复或部分恢复。对于严重脊髓损伤,一旦发现,立即应用甲泼尼龙大剂量冲击治疗。

3. 术后血肿压迫,脊髓损伤症状呈逐渐加重趋向。复查 MRI:如证实为血肿压迫者,立即手术清除血肿,密切观察神经体征,使用消除水肿和营养神经药物。

4. 估计手术对脊髓有干扰者,术后常规予以地塞米松、甘露醇、高压氧以及营养神经药物。

# 第二节 血 管 损 伤

脊柱肿瘤手术中并发血管损伤并不少见。由于脊柱毗邻均为重要血管,一旦损伤,后果甚为严重。须熟悉解剖关系,术中认真而仔细操作,避免发生大血管损伤。脊柱肿瘤手术引起血管损伤的原因有器械误切、误刺及过度牵拉发生血管撕裂伤。在血管因肿瘤病灶推移失去正常解剖位置时,更易发生。

当血管壁因肿瘤组织侵蚀而已有损伤、粘连或老年血管壁硬化而失去弹性的情况下，一个并不过分的牵拉也可损伤血管，对此必须高度警惕。

## 一、损伤原因与预防措施

### （一）颈椎肿瘤椎动脉损伤原因与预防

文献报道颈椎手术出现椎动脉损伤的原因有很多，主要包括手术操作失误和椎动脉解剖结构变异所致。椎动脉在颈椎横突孔内上行，距离椎体中线两侧 1.5~2cm。颈椎肿瘤特别是前后路联合全脊椎切除术：

1. 前路肿瘤椎体切除椎管减压，在剥离椎体和行颈椎侧前方减压，锐性剥离颈长肌时，尖刀、神经剥离子或骨膜剥离器等误入上、下两个横突间，易伤及椎动脉，特别是肿瘤包绕椎动脉的情况下，更容易损伤椎动脉。失血量大，速度快，随时有生命危险。因此，颈椎肿瘤前路手术中，手术椎间减压时，减压范围不要偏外，刮匙刮除间盘组织时，操作过于偏外是损伤椎动脉的常见因素；任何切骨器械一旦偏向侧方，超过颈长肌界限时，就有损伤椎动脉的可能，应以双侧颈长肌和钩椎关节内侧作为任何手术解剖和分离的内侧和外侧标志。

2. 后路肿瘤椎弓切除，手术行侧块螺钉固定时，穿刺椎弓根、攻丝或安装螺钉时，钻头偏外是损伤椎动脉的常见危险因素；椎动脉解剖变异，可能导致减压或安装内固定物时损伤椎动脉。术前要充分准备，对于可能存在椎动脉解剖异常的患者，术前可行颈-椎动脉 CT 血管造影检查，进一步了解骨、血管的结构及其相互关系，熟悉和研究椎动脉的走行和周围的解剖关系，了解双侧椎动脉的状态和代偿情况。

3. 寰枢椎肿瘤切除，寰枢椎螺钉或侧块螺钉内固定时可伤及椎动脉，因此，螺钉方向应避开椎动脉，进针头解剖定位准确。由于双侧椎动脉供应脑部 10%~20% 的血液，结扎一侧椎动脉后可由对侧椎动脉代偿供血，因此一侧椎动脉损伤的患者经直接压迫结扎一侧椎动脉后，大多数患者不会发生脑缺血、栓塞等神经系统后遗症。但若患者存在一侧椎动脉变细甚至缺如等解剖变异或损伤造成供血障碍，则在另一侧手术操作时，一定要慎之又慎，椎动脉不能有任何损伤，否则后果极为严重。寰椎后弓剥离或切除时，如果对于血管位置和可能的变异没有充分的认识，对寰椎后弓向两侧剥离超过 1.5~

2.0cm 安全范围，则有可能伤及椎动脉，因此，剥离切勿超过 1.5cm。

### （二）胸腰椎肿瘤大血管损伤的原因与预防

整个胸段脊柱的左前方有胸主动脉，防止损伤的关键在于显露椎体时，剥离在骨膜下或靠进肿瘤包膜进行，避免使用暴力和盲目剥离及器械失手损伤。胸腰椎肿瘤突破到椎体前方软组织形成肿块，行肿瘤整块切除时易伤及大血管，特别是单一后侧入路进行椎体前方钝性剥离时极易损伤前方大血管和节段血管。因此，须熟知椎体和内脏器官、大血管、节段血管及其脊髓支之间的解剖关系。尸体标本研究发现在 $T_1$~$T_4$ 节段，椎体前方剥离时不易损伤胸主动脉和奇静脉。在 $T_5$ 节段水平以下，在切除椎体前须小心分离节段动脉，先要从椎体上剥离横膈膜。

### （三）腰骶椎肿瘤大血管损伤的原因与预防

腰段脊柱左前方为腹主动脉，右前方为下腔静脉，在 $L_4$ 椎体下缘分为髂总血管。在腰椎手术时，因腹主动脉和下腔静脉紧贴椎体，须极其小心地分离，避免损伤。若肿瘤侵蚀大血管或包绕大血管，这应是全脊椎整块切除的手术禁忌。术前应通过 CT 或 MRI 或血管造影片上明确肿瘤与大血管的关系。腰椎前路手术中，应在直视下进行，大血管损伤发生较少，但在 $L_5S_1$ 椎体区域操作时，可能损伤位于椎体前方的骶中动脉，常止血困难，应先行结扎、切断。

## 二、临床表现与处理方法

1. 临床表现　椎动脉损伤术中可见减压部位出血凶猛，呈喷射状，患者血压下降、脉搏增快。如经填塞止血等控制急性出血后，放开加压止血再次重复上述表现者，即为椎动脉损伤。其处理原则为控制局部出血，防止椎基底动脉急性缺血，防止脑血管栓塞等。

2. 一般处理　发生医源性椎动脉撕裂损伤后，应立即采用局部填塞、压迫等控制出血，或停止手术，或改变手术方案；螺钉孔内出血时，立即将螺钉拧入；快速补充血容量；同时将患者头部恢复到中立位，以免对侧椎动脉的血供亦受到影响。

3. 局部填塞　在指压等暂时控制出血后，可以采用大量吸收性明胶海绵、骨蜡、棉片等局部加压填塞，用量要大且应为固体，这样可以避免血管内栓塞形成，小块骨蜡或颗粒物应避免使用。填塞后在填塞物处边吸引，边观察出血情况。单纯填塞治疗后,患者可能会有出现迟发性脑血管栓塞、再出血,以及形成局部动静脉瘘等并发症的危险,有条件者在局部填塞控制出血后进一步处理椎动脉。对损伤性椎动脉动静脉瘘的处理,可用血管内栓塞治疗。

4. 椎动脉结扎　一侧椎动脉损伤后,如果对侧椎动脉也存在血流不足的患者就极为危险,因此必须考虑到椎动脉的解剖因素和对侧椎动脉代偿功能,应充分考虑到椎动脉结扎的危险性。如果术前通过血管造影已确认双侧椎动脉的直径,若术侧椎动脉直径小于或等于对侧,则可以结扎。椎动脉结扎应同时结扎损伤处的远、近端,单纯近端椎动脉结扎较易出现再出血以及局部动脉瘤形成。临床上椎动脉结扎方法有 2 种:一种是非直视下在损伤部经椎动脉的深面通过缝线后结扎,但有损伤位于椎动脉后方脊神经根的危险;另一种则需在损伤血管的上下各一平面咬除横突孔的前环骨质后,充分暴露椎动脉,在直视下进行血管结扎。

5. 椎动脉直接修复与重建　能够直接修复椎动脉是最理想的结果,其并发症较少,但要在良好术野暴露的前提下进行。术中如果能顺利暴露损伤部上下各一平面,则应尝试进行椎动脉直接修复。在此过程中应注意补充丢失的血容量,保持血流动力学的稳定。对于局部椎动脉损伤非常严重,难以采用直接修复方法者,可采用椎动脉重建手术。

6. 骶正中动脉和腹主动脉的分支腰血管需要小心的分离出来,不要误切,结扎要牢固,否则因邻

近血压很高的腹主动脉而引起大量出血,很难控制。静脉结构的游离应极小心地操作,对他们的游离应限于最小限度,因为静脉壁菲薄而易被损伤。在应用刀片切断纤维环时应非常小心,刀刃的朝向应背向血管,以免横行损伤椎前大血管。Quraishi 报道 10 年间发生需要修复的大静脉损伤占 4.6%、大动脉损伤占 1.6%。

7. 大血管损伤处理　颈动静脉、锁骨下动静脉、奇静脉、胸腹主动脉、上下腔静脉及髂总动静脉等所有大血管损伤,均会立即喷出鲜血,瞬间血压下降,脉搏消失,心跳很快停止,必须争分夺秒地止血,快速输血输液,全力抢救患者生命。文献有上胸椎转移瘤行 En-bloc 全脊椎切除术中奇静脉破裂大出血死亡的报告,所以估计有大血管损伤可能的手术,主刀和助手,必须高度集中精力,小心谨慎,精心操作,目视术野,一见有鲜血喷出,必须快速反应,立即用手抓捏住血管,或强压住血管,吸净积血,看清血管破口后暂时用血管钳钳夹止血,快速输血输液保住生命,以免死在手术台上。待血容量恢复,血压脉搏平稳后,酌情缝合修补缺口,或自体血管或人工血管移植。小的损伤慢性出血会形成动静脉瘘及假性动脉瘤而出现一系列症状。随着影像技术的发展,对于血管损伤并发症的诊断准确率也有了很大的提高。现代 CT 技术已能发现直径<0.5cm 的动静脉瘘,但血管造影术仍然是诊断的金标准,对慢性出血的处理,可采用介入技术,选择性地栓塞血管以制止出血,并经皮血管内置入支架治疗动静脉漏和假性动脉瘤。

# 第三节　神经根和周围神经损伤

## 一、损伤原因与预防措施

脊柱良性肿瘤和交界性肿瘤的手术治疗中应保护神经根,避免损伤神经根;脊柱恶性肿瘤,有时肿瘤很大,甚至肿瘤已包绕或侵蚀神经根,为彻底切除肿瘤,特别是要整块或完整切除肿瘤,以保证肿瘤切除的边界,避免肿瘤复发,此时要权衡每个节段神经根的功能,对功能影响不大的神经根,可不保留神经根而将神经根和肿瘤一起切除;对神经功能影响较大的,要保留神经根避免其损伤,要权衡利弊,在利和弊之间找到平衡点。

1. 直接损伤　是手术中由于解剖不熟或操作粗暴引起的,如肿瘤切除时误切伤,内固定钉进入椎间孔的刺伤,神经根管出血时盲目钳夹伤,全脊椎切除术剥离神经根时的撕裂伤等,因此,术者要选择好入路,熟悉神经根的位置,保持术野清晰,避免误伤神经根。骶骨肿瘤需保留骶$_{1\sim3}$神经根者,可先解剖,游离出神经根加以保护,再切除肿瘤。行椎体强化手术时,穿刺要准确,避免穿破椎弓根到椎间孔损伤脊髓神经根,同时也要避免骨水泥渗漏到椎间孔烫伤或挤压神经根。

2. 间接损伤　是破坏了神经根的血供,间接造成神经功能的丧失。蛛网膜下腔操作时更需小心,

当切开硬膜囊行齿状韧带切断或粘连松解时，要细心保护神经，切勿用力牵拉或挤压，手术始终沿着神经走向分离，避免对神经的牵拉。

3. 喉上神经损伤　喉上神经位于颈血管鞘深面，$C_{2\sim3}$ 水平斜行穿过术野。支配咽、喉及会厌部的黏膜，杓状软骨肌、环甲肌及下缩肌。上颈椎（$C_{1\sim2}$）前入路可引起喉上神经损伤，左侧较长，不易伤及，一般右侧易损伤，损伤后声门感觉迟钝、疲劳、声音嘶哑，容易发生误吸；当上颈椎的切口波及高位咽后部时，舌下神经像一根较粗的血管，横过切口下方。易误作血管而将其结扎，此致影响吞咽功能；在剥离颈椎椎体时，向外不超过横突范围，可避免损伤交感神经和星状神经节。

4. 喉返神经损伤　在颈椎前路手术分离暴露下颈椎（$C_{6,7}$ 及 $T_1$）椎体的过程中，较易损伤的是喉返神经，右侧入路更易损伤。单侧喉返神经损伤术后表现为声音嘶哑。双侧喉返神经损伤，术后双侧声带麻痹，发生失声及严重的呼吸困难。避免方法是术前熟悉解剖结构。在手术暴露过程中，手术切断颈阔肌，将二腹肌及胸锁乳突肌牵开后，其下方为十分疏松的结缔组织，用手指稍许分离，由肌肉间隙的疏松结缔组织进入，即达椎体前方，不需要用锐性分离或电凝。这样钝性分离容易，出血少且手术野清晰，不使用锐性分离和电凝止血以减少损伤机会。若有可能行 $C_{6,7}$ 及 $T_1$ 段前路手术时采用左侧入路，以减少损伤几率。喉返

神经在甲状腺下动脉处，多从动脉分支中穿过。因此，在结扎甲状腺下动脉时，应在离开甲状腺下极的主干处进行。

## 二、临床表现与处理方法

1. 神经根损伤临床表现为术后剧烈地患侧根性疼痛和神经功能受损症状，有时可出现神经分布区域感觉障碍，肢体出现部分运动障碍，骶神经损伤可出现鞍区感觉与大小便功能障碍。

2. 有临床症状，经 CT 或 MRI 证实为螺钉致伤时则需手术更换致压螺钉，无明显致压物者可对症处理，必要时手术减压。

3. 估计对神经根骚扰较大的患者术中适当使用地塞米松或甲泼尼龙可减轻神经根的水肿，发现症状后立即应用甲泼尼龙冲击治疗，术后用脱水药物和高压氧治疗。

4. 单侧喉返神经损伤术后表现为声音嘶哑。双侧喉返神经损伤，术后双侧声带麻痹。发生失声及严重的呼吸困难；喉上神经损伤后声门感觉迟钝，容易发生误吸，术后声音嘶哑及饮水呛咳。

过度牵拉和长时间压迫导致神经损伤多为暂时性，术后可逐渐恢复。若为手术刀剪的误切、误剪伤以及单极电凝时的烧灼伤多为远久性，一般很难和不能恢复，故应尽量避免喉上与喉返神经损伤。

# 第四节　硬脊膜损伤

## 一、损伤原因与预防措施

脊柱肿瘤手术中最常见的并发症是肿瘤侵犯硬脊膜，手术时引起硬脊膜损伤。随着一些复杂手术器械的使用以及手术采用不同的入路，特别是为了切除肿瘤椎骨，重建脊柱稳定性，手术中经常需要将硬脊膜拉向一边，手术者一些较小的失误即可导致硬脊膜的损伤，出现脑脊液漏。硬脊膜撕裂导致的脑脊液外漏可引起以下几种后果：①导致伤口崩裂，可能出现感染和蛛网膜炎；②假性脑脊膜膨出的形成有时合并有神经成分在其中，可能引起难治性的疼痛，但很少有神经损害症状；③如果脑脊液漏没有及时正确处理，可能会导致顽固性头痛。为避免硬

膜损伤的发生，应根据损伤的原因采取以下相应措施：

1. 仔细分离肿瘤与硬膜粘连　椎骨和椎管内肿瘤与硬膜常有粘连，在切除肿瘤时，手术技巧和手术操作不熟练或不谨慎，粗暴拉扯造成粘连的硬膜撕裂。因此，应小心谨慎，仔细分离肿瘤组织和硬膜的粘连。直视下操作，注意松解粘连带，术中不要强行分离粘连的硬脊膜。手术时先分离没有粘连的部分，在周围都分离清楚后再分离粘连的组织。对粘连非常严重的患者，也可以首先沿椎管周围的骨性结构分离，可以切除部分骨性结构，因为在骨性结构和硬膜之间一般界限清楚，沿骨性结构逐渐向瘢痕分离。如果将瘢痕两侧都分离清楚了，最后再处理中间的瘢痕就相对容易。

2. 防止内固定器的刺破伤 在内固定时，放置钩或椎弓根螺钉时，各种螺钉误入椎管内，刺破硬膜。因此，对于操作不熟练者，术中用 C 臂 X 线机透视，避免螺钉误入椎管，同时在安装各部位的内固定器材时，不要使用锐利的器械。放入器械时的角度、力量要合适，绝对避免粗暴操作。

3. 防止切开硬膜时撕裂伤 在切开硬膜囊前行定点缝合固定时，如牵拉过大，缝线及缝针过粗等亦可引起硬膜撕裂。因此，要避免牵拉过大。在任何情况下，手术中应该始终采用一些措施来保护硬膜，如在表面覆盖的棉片，但不要填塞，轻轻覆盖即可，防止对脊髓产生压迫。

4. 防止菲薄硬膜的破裂 脊柱脊髓肿瘤使硬膜囊长时间受压引起部分缺损或菲薄者，难以避免硬膜会有破裂。因此，对于硬膜缺损或菲薄的病例在施术时应力争保持蛛网膜的完整，并在蛛网膜表面敷以吸收性明胶海绵或椎旁组织加以保护。

## 二、临床表现与处理方法

硬膜损伤者，术中可见清亮脑脊液溢出。术后有持续脑脊液漏，可有低颅压表现，也可形成硬膜囊肿。因此，如术后患者出现伤口流出清澈的液体、明显的皮下积液、站立位时出现逐渐加重的头痛、有感染的典型症状和体征，则可以诊断为脑脊液漏。

1. 姑息处理 术中发现硬膜裂口较小，显露困难，不易缝合者，可先将外流的脑脊液吸净，然后用吸收性明胶海绵覆盖好，关闭切口时肌肉分层严密缝合，加压包扎，切口内可不放引流管，多数患者脑脊液不再漏，伤口能愈合，但个别患者脑脊液仍漏，影响伤口愈合，因此，也有很多作者主张在用吸收性明胶海绵覆盖、深筋膜或肌肉覆盖后放置引流管，由距切口 5 ~ 10cm 处的正常皮肤戳孔引出，持续负压引流，使有脑脊液漏就从引流管引流出来，不至于从切口溢出，以保证手术切口愈合。

2. 早期修复硬膜 许多脊柱背侧的脑脊液漏因手术医师操作不慎产生，特别当用线锯穿过椎板下方对椎管或椎间孔减压时，非常容易造成硬膜的损伤。当然，放置拉钩或椎弓根螺钉时，特别是老年患者也容易发生硬膜损伤，这种损伤不容易发现。但大多数硬膜破裂可以直视下看清楚，可直接修复。修复第一步是扩大破裂硬膜周围的范围，以便硬膜破裂处完全可以看见，并且可以在直视下进行修复。如发现有多处硬膜破裂，则应该将破裂处完全暴露，并逐一修复。修复时一般用 6-0 血管缝线，针距 3mm，边距 2mm。缝合后如果硬膜仍有漏出，则进行第二步，使用纤维蛋白胶覆盖，或者覆盖吸收性明胶海绵，几分钟后这些小的漏出处可以粘合。如撕裂口较大，可试用深筋膜、肌片修补，以及硬膜内脂肪块堵塞等。

3. 脑脊液分流 如果术后持续脑脊液渗漏，可应用腰部蛛网膜下腔脑脊液分流以降低脑脊液压，有助于控制脑脊液漏，一般用 3 ~ 4 天，最多不超过 7 天。腰部蛛网膜下腔引流可能并发新问题，如水电解质紊乱、低颅压、神经根激惹、脑疝、感染、脑脊膜炎加重甚至死亡。控制脑脊液引流量在 240ml 以下甚至更低能及时终止切口内脑脊液漏，无脑疝发生。此期间患者卧硬床，同时给予抗生素预防感染。如无效，则需手术治疗。

4. 运用纤维蛋白胶 出现脑脊液漏不宜缝合时，在嵌入植骨块前，将硬脊膜外液体吸尽后，于裂口表面覆盖两层可吸收止血纱布，再喷纤维蛋白胶，最后将骨块嵌入。纤维蛋白胶对于脑脊液漏既可以用来预防，也可以用于治疗。适当地使用这种蛋白胶不仅可以在硬膜及周围立即形成一种屏障，而且在组织愈合过程中可以起到抗炎的作用，最后还可以在该处形成一种坚硬的纤维蛋白瘢痕，覆盖在硬膜的外侧密封伤口。对于一些手术前就判断不可能达到完全理想修复的硬膜损伤患者，手术中应用这种密封剂可以起到增强修复的能力，减少恶性脑脊液漏的产生。

5. 直接放引流管 为了避免感染，一般在伤口内放置引流管，可以直接放到蛛网膜下，患者平卧 72 ~ 96 小时，如果伤口干燥可以拔除引流管，如果仍然有渗液，继续留置引流管。一般来说，引流管留置时间最长可达 1 周，而且应该预防性使用抗生素，防止伤口感染。

6. 皮下积液的处理 如颈胸腰骶局部有皮下积液，可穿刺抽尽液体后局部加压，裂口可被渐渐生长的肉芽组织封闭。

# 第五节　手术部位感染

脊柱肿瘤手术多为Ⅰ类切口,感染根据解剖层次分为浅层组织感染、深层组织感染和椎管内感染。术后手术部位感染的发生率依手术节段和手术方式而异,感染率较低,一般为1.9%~5%。随着抗菌药物、手术技术和围术期处理的进步和发展,脊柱术后感染的发生率正逐步下降,但感染仍是术后常见且较为棘手的并发症,对患者的预后有重要影响。由于切口与椎管相通,常有内固定器械及植骨块,一旦感染,可造成内固定失败、假关节形成、永久性神经功能障碍,甚至败血症、死亡等严重后果。因此在急性感染中,感染确诊越早,使用抗生素的疗效越显著。

## 一、危险因素

手术部位感染的许多危险因素已被人们所认知,这些危险因素的认知有利于高危患者的识别和手术部位感染的防治。

1. 患者方面的危险因素　①全身因素有高龄、体弱、抽烟、糖尿病、慢性肾病、免疫抑制、机体抵抗力低下、贫血、低蛋白血症、营养不、肥胖症、放化疗患者或 AIDS 患者、未重视患者术后营养及全身支持、机体抵抗能力下降等;②局部因素有毛囊炎和身体其他部位有潜在的感染病灶等,都容易发生术后切口感染。

2. 手术方面的危险因素　有手术室的接种菌和手术中各个环节污染、手术部位皮肤消毒不严、运用带菌器械或植入物、手术技术差、手术持续时间长、术中输血等。术中无菌操作不严格、切口污染、又未进行有效的处理;切口渗血敷料湿透、失去隔离作用、未及时更换敷料;术后引流管未及时拔除导致逆行感染;切口血肿未及时处理。

## 二、临床表现

手术部位切口感染多发生在术后3~5天,临床表现为体温升高、白细胞增多、中性粒细胞比例增加、核左移、血沉和C反应蛋白升高。局部切口疼痛加重,出现红肿、渗出、硬结。切口分开后有分泌物流出或局部穿刺抽出脓液即可确诊。深部感染还会出现相应的神经症状,切口局部压痛、肿胀。相关病原生物样本的获取有利于针对性地应用抗生素。包括用干拭子从伤口取样,脓性分泌物的获得和发热患者的血生化样本。最好在抗生素应用之前获取病原微生物样本作细菌培养和药物敏感试验,找出致病菌,选择对病原菌敏感的抗生素。

## 三、感染的治疗

### (一)有效抗生素的应用

临床上多根据感染病例的致病菌对抗生素的敏感程度来选择最敏感或较敏感的抗生素。在静脉使用广谱抗生素前留取切口分泌物或引流液送检细菌培养和药敏试验,待细菌培养和药敏结果明确后调整抗生素。脊柱肿瘤术后手术部位感染中,病原菌以革兰阳性菌为主,其次是革兰阴性菌和厌氧菌。1/4~1/2的感染为多种微生物的混合感染,致病菌包括金黄色葡萄球菌42%、表皮葡萄球菌29%、肠球菌17%、大肠埃希菌6%、绿脓假单胞菌6%、链球菌3%,其他病原菌有粪肠球菌、假单胞菌属、变形杆菌、阴沟肠杆菌,不动杆菌、类白喉菌和产气荚膜梭菌等,在治疗葡萄球菌感染感染时,利福平和喹诺酮类抗生素联合应用疗效显著。有研究建议静脉给予抗生素4~6周后持续口服抗生素至C反应蛋白降至正常后1个月。

随着临床耐药菌的不断增多,推荐静脉滴注抗生素(万古霉素、达托霉素、利奈唑胺或克林霉素)联合利福平口服,其后长期口服抗生素,静脉滴注及口服抗生素治疗的最佳疗程不明确,但口服抗生素应维持到C反应蛋白降至正常1个月以后,以防感染复发。

### (二)及时行清创术

1. 浅层组织感染　指局限于皮肤、皮下组织的感染。局部处理为立即拆除所有感染区域的缝线,敞开伤口,清除脓液。用盐水纱条局部引流。可在盐水中加入有效抗生素局部应用。待无明显分泌物,肉芽生长良好时,可考虑Ⅱ期缝合。

2. 深层组织感染　指深筋膜下、椎旁组织、椎体或附件感染。一经确诊,原则上均应再手术,彻底清除坏死组织,创面用大量抗生素盐水冲洗。在创腔安放引流管,由距切口 5～10cm 处的正常皮肤引出负压吸引,闭合创面。也可安放一根冲洗管进行抗生素盐水灌注冲洗,另一根引流管进行负压吸引,达到局部灌注冲洗的目的。至体温、血象恢复正常,局部引流液清亮时,停止灌注。观察 1～2 天无异常情况出现,可拔除引流管,继续全身应用抗生素 7～10 天。

3. 椎管内感染　包括硬膜外间隙及蛛网膜下腔感染。多由深部组织感染处理不当引起,为一严重并发症,必须高度重视积极处理。椎管感染时,应调整全身抗生素的应用,选择能透过血脑脊液屏障的药物,加强全身支持和对症治疗。除局部清创、灌注冲洗等措施外,在硬膜外间隙的感染不能控制时,可行椎板切除术,利于局部引流,避免感染沿椎管继续向上、下蔓延。蛛网膜下腔感染时不宜缝闭硬脊膜破口,可进行脑脊液引流,避免蛛网膜下腔粘连。

**(三) 植入物保留与否**

对使用了脊柱内固定器械的患者,术后感染的处理是一个比较困难的问题,尤其在内固定器械的取留问题上,应权衡利弊,多方讨论后慎重决定。一般情况下,经过全身应用强有力的抗生素、局部彻底清创、灌注冲洗,对口置管冲洗引流,根据感染部位、体温、切口渗液、切口红肿、切口疼痛、神经体征和引流液培养结果决定冲洗量及拔除冲洗管和引流管的时间。对于脊柱内固定术后感染一般都能控制或局限。只有在经过这些处理,特别是当清创次数达二次仍然无效,感染有扩大和加重的趋势时,才考虑取出内固定器械,以利于有效地控制感染。

## 四、预防措施

1. 术前严格检查与控制全身的潜在感染病灶,如慢性咽炎、支气管炎、间质性肺炎等感染灶的控制;对糖尿病、慢性肾病、贫血、低蛋白血症、营养不良和高血压的患者,术前应控制在正常范围。

2. 术前严格检查与控制局部的潜在感染病灶,如皮肤毛囊炎、疖和蜂窝织炎等,认真检查手术部位有无潜在的感染病灶。

3. 术中严格无菌操作,仔细止血,关闭切口前反复无菌盐水冲洗,放置引流管;分层、对位缝合,消灭无效腔。

4. 术前、术中和术后合理使用抗生素;术后常规引流 24～48 小时,保持引流通畅,渗血多的患者可酌情使用止血药。

5. 术后严密观察,若伤口有大血肿形成者,根据情况则多需手术探查止血并清除积血。

# 第六节　脑脊液漏

脑脊液漏在脊柱肿瘤手术中并不少见,其总发生率为 0.4%～9.1%。近年来其发生率有明显增加趋势,而且处理并不尽如人意。由于部位特殊,处理比较困难。若早期处理不当,很可能导致切口延迟愈合、不愈合、切口感染,严重者导致椎管内感染,化脓性脊膜炎、脑膜炎,甚至瘫痪、死亡等。应该引起临床医师重视,做到尽量早期发现,及时处理。

硬脊膜撕裂导致的脑脊液外漏可引起以下几种后果:

1. 导致伤口崩裂,可能出现感染和蛛网膜炎;

2. 假性脑脊膜膨出的形成有时合并有神经成分在其中,可能引起难治性的疼痛,但很少有神经损害症状;

3. 如果脑脊液漏没有及时正确处理,可能会导致顽固性头痛。

## 一、脑脊液漏发生的原因及诊断

发生脑脊液漏的主要原因是硬脊膜损伤,导致硬脊膜损伤的常见因素有:

1. 脊柱肿瘤,如椎管内、外肿瘤使硬膜受压或受侵犯,手术中需切开或切除部分与肿瘤壁粘连或受累的硬脊膜,分离过程中容易伤及硬膜;

2. 复杂的脊柱肿瘤病理骨折造成脊柱后凸或侧弯畸形,因局部解剖结构的异常而导致术中硬脊膜的损伤;

3. 脊柱肿瘤翻修术中,由于瘢痕组织与硬脊膜表面粘连紧密,显露过程中易在瘢痕与硬脊膜粘连的边界部分撕裂硬膜;

4. 术者经验不足,操作的不熟练也易导致硬脊膜的医源性损伤;

5. 腹压的突然升高也会导致术后局部薄弱的硬脊膜破裂。

脊柱肿瘤手术发生脑脊液漏早期发现并不困难,手术中及时观察,手术操作中硬脊膜撕裂或未察觉到损伤硬脊膜,在闭合伤口前、冲洗伤口后,若术野出现清亮的脑脊液溢出,即可明确诊断。对疑有硬膜囊损伤者,术中可将硬膜损伤部位降低,增加硬膜囊内压力,一旦有清亮脑脊液流出则诊断成立。术中未发现,术后24小时引流液持续增多,且引流液呈清亮或淡红色,或切口纱布被浅红色或无色液体浸透者,应该确定为脑脊液漏。MRI检查对诊断有帮助,可以显示损伤的位置、范围和内部特征,还可显示囊鞘的交通情况。

## 二、脑脊液漏的危害及处理

### (一) 脑脊液漏危害

脊柱肿瘤手术脑脊液漏,若脑脊液流量比较少、压力小者多数可以愈合;发生假性脑脊膜膨出时可能有神经纤维一并膨出,引起难治性疼痛,但很少有神经损害的症状;若不即时处理可导致切口崩裂、延迟愈合或不愈合,还可能引起切口感染;严重者可引起蛛网膜炎、化脓性脊膜炎、脑膜炎,甚至瘫痪、死亡等。因此,术中发现有硬膜损伤、脑脊液漏时,原则上应立即修补,以防止术后脑脊液漏的发生。脊柱肿瘤后路手术在进行椎管减压、放置钩或椎弓根螺钉等内固定时容易导致硬膜损伤,这种损伤不易发现硬膜裂口,也不宜修复。但大多数硬膜破裂可在直视下直接进行修复。

### (二) 术中处理

术中若发现硬膜损伤,应该确定脑脊液漏部位,如果有多处硬膜破裂,则应该将破裂处完全暴露,并逐一修复。首先要扩大破裂硬膜周围组织,以便硬膜破裂处完全暴露,可以在直视下操作修复。一般用4-0的无创缝合针线缝合,针距3mm,边距2mm,间断或连续缝合均可。硬膜缺损缝合后调整呼吸,仔细检查缝合处是否紧密。如果仍有脑脊液漏,则可继续缝合或使用纤维蛋白胶粘合,几分钟后小的漏出处可以粘合。

由于脊柱肿瘤前路视野小、切口深、操作空间局限,硬膜损伤修复比较困难,对于缺损较大者,则取腰背筋膜或肌肉组织修补缺损,进行封堵填塞处理时必须注意:①切取的筋膜应大于硬膜缺损范围,保证有效覆盖缺损区;②硬膜表面避免覆盖过多的吸收性明胶海绵等物,以免脊髓遭受压迫;对于腹侧的硬膜损伤,因难以直接修补,给予吸收性明胶海绵填塞漏口,均逐层严密关闭切口,尤其是深筋膜层,并常规置管引流,及时导出漏出的脑脊液,以免从手术切口渗出或积于皮下,影响伤口愈合。硬膜损伤的范围小,而且不能定位时,可以利用吸收性明胶海绵轻压,直到伤口干燥。伤口引流管的放置时间,有学者主张于24小时内尽早拔出引流管,避免椎管内感染;但更多的学者主张延长置管时间在7~14天,以引流袋中脑脊液引流量小于24小时30ml为引流管拔出标准。只要严格无菌操作,勤换引流袋,可避免逆行性感染的发生,同时脑脊液引流的通畅也有利于伤口的愈合,减少因脑脊液漏侵入周围软组织,形成假性硬膜囊肿的可能。对于侧方不能看见和缝合的小裂口,可以采用补丁技术,即将小的脂肪或肌肉与缝线捆到一起,直接固定到裂口处,对裂口进行直接压迫。完成硬膜修补后,还应在麻醉控制不同呼吸状态下,检查是否仍然有脑脊液漏。

术中硬膜损伤处理后,使用引流管是安全有效的,不但可以引流切口中的淤血,同时也有利于术后观察,是否存在有脑脊漏,以便及时处理和防止血肿形成,术后脑脊膜囊肿,脑脊液从切口渗出。引流管放置切口深层,但不能放在椎管内负压吸引,同时,引流时间不能太长,容易导致大量脑脊流失,颅内压过低。引流管从切口旁斜行穿过竖脊肌后从皮肤穿出,拔除引流管后用一次性皮肤缝合器缝合引流管口。

如果切除致压物或肿瘤组织时造成较大范围硬膜撕裂或缺损时,应该在无张力状态下缝合,有些因肿瘤组织直接破坏的硬膜,直接缝合困难时可以二期处理。如果修复困难,使用一些辅助材料加固修复是必要的。采用局部组织瓣可以完成对硬膜撕裂的修复;利用椎旁肌的筋膜比较方便,先将移植片一边固定,修剪筋膜的大小,使之稍大于硬膜缺损,缝合后不应太紧,但也不宜太松。纤维蛋白胶对脑脊液漏既可以起到预防作用也可达到治疗作用,适当利用不仅可以在硬膜和周围立即形成一种屏障,而且在组织愈合过程中可以起到一种抗炎的作用,最后可以在该处形成坚硬的纤维蛋白瘢痕,覆盖在硬膜的外侧密封伤口。

### (三) 术后处理

手术后发生脑脊液漏应合理使用抗生素、维持水电解质平衡、适当补充蛋白,同时令患者卧床,采用局部砂袋压迫法,及时更换伤口敷料保持伤口干燥,对多数脑脊液漏,5~7天即可获得愈合。脑脊液引流量多,压力大时,可采用脑脊液引流法。如果遇到严重的脑脊液漏,采用经腰椎蛛网膜下腔持续引流是比较简便有效的方法。通常采用侧卧位,取$L_{3,4}$椎间隙穿刺,有脑脊液通过导管流出后,拔出套针,留置导管,与密闭式无菌引流袋连接。每日收集脑脊液量200~400ml为宜。若引流过程中出现头晕、头痛、恶心、呕吐等症状,应调慢引流速度。同时应注意切口肿胀情况,每天对收集的脑脊液作细胞计数及分类,并测定糖、蛋白水平,以判断是否发生脑膜炎。一般引流管放置7~14天后,损伤的硬膜便可愈合,取出引流管后再令患者保持仰卧位24小时即可。

对脊柱肿瘤术后发现的脑脊液漏应高度重视。伤口均予以无菌棉垫加压包扎。颈椎手术患者术后行头高脚低位,胸椎术后患者行平卧位,腰骶椎手术患者行头低脚高位,均卧床至少2周,并给予静滴20%甘露醇脱水,以降低局部脑脊液压力。常规应用抗生素预防感染,控制咳嗽、便秘,以减轻腹压,降低硬膜压力。部分体质虚弱患者,给予全身支持疗法。保持引流管通畅,进行常压持续引流。若患者出现低颅压症状,可适当增加每日补液量。根据脑脊液细菌培养、药敏试验结果选用抗生素预防、控制感染。只要术中修补硬脊膜,严密缝合伤口,术区持续引流,术后正规保守治疗,均可实现伤口的一期愈合。尤其是延长伤口引流管的放置时间,是一种不增加新的创伤又有利于伤口愈合的简易方法。

### 三、脑脊液漏的预防

医源性脑脊液漏大多数是可以预防的,预防脑脊液漏的措施包括:

1. 术前充分评估致压物与硬膜的粘连程度,术中如需切除受累的后纵韧带和硬化肿瘤骨时,应备有超薄型冲击式钳或者高速磨钻,耐心操作;如果术中使用钻头,钻头要始终保持从中线向外侧方向,防止钻头滑脱时直接造成硬膜或脊髓损伤。术中时刻注意保护硬膜,如在表面覆盖薄的棉片,但不要填塞,轻轻覆盖即可,防止对脊髓产生压迫。

2. 在切除肿瘤、椎间盘、骨块、后纵韧带等致压物时应仔细分离致压物与硬膜之间的粘连;分离粘连的硬膜时,应在充分止血、视野开阔的情况下用小棉球慢慢地边推边分。在切开韧带时不宜使用锐利的器械,使用器械时要轻轻剥离,避免粗暴操作。

3. 保持术野良好照明,彻底止血,保持术野清晰;在术中操作时必须注意:确认需要切除的结构必须在直视下进行,必须确认这些结构与硬膜之间没有粘连。

4. 对椎管内外肿瘤切开硬膜后应严密缝合,切除部分硬膜后应妥善修补缺损;必要时准备生物材料或取自体筋膜行硬膜修补准备。

5. 发现局部硬膜缺损时,应注意保护裸露的蛛网膜,尽量避免撕裂蛛网膜而引起脑脊液漏。

6. 对于一些再次手术者,术前充分准备、熟练的技术至关重要。先分离没有粘连的部分,在周围组织分离清楚后再逐步分离粘连组织。对粘连非常严重者,也可以首先沿椎管周围骨性结构分离,先切除部分骨性结构,因为在骨性结构和硬膜之间一般界限清楚,沿骨性结构逐渐分离瘢痕,将瘢痕两侧分离清楚,再处理瘢痕就较为容易。

总之,脊柱肿瘤手术时应该尽量避免因为手术操作导致医源性脑脊液漏,以防为主;对脑脊液漏的治疗,最好的办法是通过熟练的手术技巧采用手术缝合方法对硬膜损坏处进行修复。

# 第七节　术后切口裂开

## 一、切口裂开的原因

脊柱肿瘤手术后切口裂开原因较多,主要因素有:①感染因素:是手术后伤口裂开的最主要的因素;②非感染性因素:多见于年老体弱、过度肥胖患者或伴有恶病质、糖尿病、黄疸、尿毒症、低蛋白血症、贫血及维生素缺乏等各种疾病,组织愈合能力减弱;③张力因素:手术后切口张力增高,如腹内压增高,如伴有呕吐、呃逆、剧咳、严重腹胀及排便排尿困难等;④技术因素:术中缝合技术上的缺陷、术后切口处理错误致切口污染等。

### (一)切口裂开与感染的关系

切口裂开,无论何种原因,其基本病理变化相同,局部的病理变化均为炎性反应过程。文献报道脊柱转移癌手术后伤口裂开和感染发生率较高,绝大多数的脊柱手术后切口裂开均是由于切口感染所致,其感染的主要原因为:全身营养状况差、术中无菌操作不严格、内固定的使用、术后切口处理不恰当、切口污染、术后营养支持不到位等。国外文献报道的脊柱手术后的切口感染率从 0.7% ~ 11.9%,据 Massie 等报道:脊柱手术中,椎间盘切除术的切口感染率不足 1%,不使用内固定装置的椎体融合术的感染率为 1% ~5%,而使用了内固定装置的椎体融合术的感染率将大于 6%,而感染的菌种中金黄色葡萄球菌的比例超过 50%,其次是表皮葡萄球菌、阴沟肠杆菌及拟杆菌属。脊柱手术后的切口感染的危险因素包括:老年人、卧床时间较长、肥胖、糖尿病、免疫力低下等,而导致切口感染的手术风险因素包括:手术时间较长(大于 5 小时)、手术室内人员过多及使用内固定装置等;术后的风险因素为:卧床时间较长、切口污染、引流管离切口太远等。Weinstein 等报告的 2391 例脊柱手术(包括脊柱转移癌病例)的切口感染率为 1.9%,金黄色葡萄球菌的比率高达 63%。感染的最易发生于使用椎间融合装置及转移癌的患者。目前已统一认识到切口感染的最大风险因素是椎间融合,使用内固定装置也将增加感染的几率。

#### (二)切口裂开与营养及疾病的关系

伤口的愈合包括结缔组织的修复,伤口收缩和上皮再生三个主要过程,上皮再生是伤口临床愈合标志,而任何影响胶原纤维聚合,新生血管形成的因素都将影响伤口的愈合过程。如果蛋白质、脂肪、糖类、维生素和矿物质的缺乏,则胶原不能形成,则伤口的愈合较差。此外,切口裂开常与患者的营养缺乏性疾病密切相关。贫血、低蛋白血症、尿毒症、肝功能衰竭、肥胖、营养不良、糖尿病、腹腔积水、呕吐、癫痫发作及酒精戒断综合征等疾病使切口局部组织愈合能力低,易导致切口愈合不良而致切口裂开。

#### (三)切口裂开与外科缝合技术及张力因素的关系

伤口愈合的张力强度和胶原纤维的含量密切相关,创面缝合后最初 3 ~5 天,切口内变化是血浆成分的渗出和白细胞浸润,而切口张力强度仅限于凝血块粘合两侧创面,此时则必须依赖缝合线维持伤口对合,因此提高手术缝合操作技巧对于切口的愈合极为重要。由于脂肪组织内大都为水分,皮下脂肪不能很好耐受缝合,几乎无抗张强度,如缝扎不

当,致组织缺血坏死,引起切口渗液,继而发生无菌性炎症,影响切口愈合,甚至切口裂开。随着纤维组织的增生,术后 6 ~12 天,成纤维细胞迅速增加,成纤维大量出现和胶原纤维形成,切口张力强度大增,疼痛、体位不正确、腹内压增高等各种因素可使切口张力增高,均可使切口处于一种不稳定状态,此时切口缝线将失去作用而致切口裂开。

### 二、切口裂开的处理

对于感染引起的切口裂开,最有效的处理应是早期诊断、外科换药及灌洗、选用敏感抗生素治疗(不少于 6 周)。及时进行扩创术,浅层感染可采用闭合伤口放置引流管,深层感染则采用灌洗治疗,待感染控制后,二期处理可根据切口的具体情况采用直接闭合切口或皮瓣转移。如浅层感染蔓延至深层,引起了椎间隙或椎管内感染,需行扩创灌注冲洗,以防止感染的继续蔓延。对于使用脊柱内固定者,如在经上述处理后仍无法控制感染,则可考虑取除。如果为非感染因素引起的切口裂开,在条件允许情况下可切口胶布固定或直接缝合。

### 三、切口裂开的预防

1. 治疗原发病并加强营养　对年老体弱、营养不良、低蛋白血症等切口组织愈合能力较差的患者,应加强围术期处理,加强营养支持,积极纠正营养不良,促进切口的愈合。

2. 预防性使用抗生素　围术期预防性使用抗生素能有效地降低感染率。

3. 降低切口张力　术前、术后均应及时地采取有效措施防治咳嗽和呃逆,如止咳化痰、止吐、以减少术后腹内压增加尤其是突然增加的机会,预防和减少切口裂开的发生;术后注意保持正确的体位、止痛、切口保护、防止咳嗽及呕吐等措施以尽量降低切口的张力。

4. 正确地掌握操作技术　缝合时要避免结扎过紧或缝合过密造成组织缺血坏死;严格地进行无菌操作,减少伤口感染;在缝合过程中要尽量减轻组织损伤,不要反复切割,止血要彻底,皮下脂肪内不要留过多的止血结扎丝线线头,缝合切口时要使切口对齐尽量照原解剖对齐,不留无效腔缝合的各层组织间,不要留有较大的间隙以避免切口积液、积血;合理使用电刀,以避免灼伤过多。

# 第八节　急性呼吸窘迫综合征

## 一、概述

急性呼吸窘迫综合征（acute respiratory distress syndrome，ARDS）现已称为急性肺损伤（acute lung injury，ALI）及急性呼吸窘迫综合征（ALL/ARDS），是以顽固性低氧血症为特点的急性进行性呼吸衰竭。该病起病急骤，发展迅猛，预后极差，病死率达32%～50%。

引起 ARDS 的原发病因较多，可分为直接肺损伤和间接肺损伤，前者如吸入胃内容物，肺挫伤、严重肺部感染等，后者如脓毒血症、严重非胸部创伤、急性胰腺炎和大面积烧伤等。脓毒血症和多发性创伤是 ARDS 为最常见病因。ARDS 发病有 40%～60% 由脓毒症、20%～35% 由多发性创伤所致。此外包括肝功能不全/肝硬化、器官移植、脑或肺损伤、体外循环等也是增加 ALI/ARDS 病死率的危险因素。脊柱肿瘤患者常因为剧烈疼痛或神经功能缺陷而活动受限、卧床时间长，肺部感染率高，肿瘤手术创伤大、胸椎前路手术开胸激惹肺组织、术后胸腔积气、积血、肺复张不全，以及高龄、肿瘤晚期肺转移、肺功能较差等因素都是发生急性呼吸窘迫综合征的重要原因。同时脊柱肿瘤常引起脊髓损伤使呼吸功能受损，$C_4$ 以上水平损伤者，膈肌功能丧失，$C_4$ 和 $C_5$ 损伤者，膈肌功能受损，在 $C_5$ 以下颈椎及胸椎水平损伤者，辅助呼吸肌肉和肋间肌的神经功能丧失，造成呼吸功能损害，因此易引起 ARDS。

脊柱肿瘤治疗后引起的 ALI/ARDS 主要的风险表现为：

1. 肿瘤患者的免疫功能紊乱导致机体防御机制对创伤刺激所产生的应激反应降低，出现异常应激反应，更容易诱发感染。

2. 脊柱肿瘤术后交感神经和副交感神经系统失衡，支气管平滑肌收缩，气道分泌物增加，使痰液易于肺部坠积，易于并发肺炎和肺实变。

3. 高位脊柱肿瘤患者可能由于肿瘤对椎管内的侵犯，或术后脊柱失稳，导致脊髓高位损伤，致使膈肌、呼吸辅助肌功能也丧失，加重了呼吸衰竭的发生。

4. 脊柱肿瘤术后患者换气不足，肋间肌麻痹影响吸气、咳嗽能力降低等，造成功能性残气量降低而引起低氧血症。

## 二、发病机制

ALI/ARDS 共同的病理基础是肺泡-毛细血管的急性损伤。其主要病机为：

1. 肺的直接损伤，导致肺微循环障碍。

2. 炎症细胞的迁移及炎症介质的释放　在创伤、脓毒血症、理化刺激或体外循环等情况，由于内毒素脂多糖（LPS）、C5a、白介素-8（IL-8）等因子作用，参与炎症的主要细胞多核白细胞（PMN）在肺毛细血管内大量聚集，经跨内皮移行到肺间质，然后藉肺泡上皮脱屑而移至肺泡腔。此肺泡巨噬细胞（Ams）也是炎症反应的重要效应细胞，可激活释放 IL-1、肿瘤坏死因子-α（TNF-α）和 IL-87 等炎症介质释放，也促使 PMNs 在肺趋化和聚集，损伤肺泡毛细血管。

3. 肺微血管内皮和肺泡上皮损伤　近年发现肺毛细血管和肺泡上皮细胞等结构细胞不单是靶细胞，也能参与炎症免疫反应，在 ARDS 在次级炎症反应中具有特殊意义。本病中内皮损伤和血管通透性增加形成肺水肿，肺泡上皮损伤通过维持和调节毛细血管结构完整性和通透性的成分（细胞外基质、细胞间连接、细胞骨架）以及胞饮运输来与细胞底物进行相互作用。ARDS 的直接和间接损伤对上述每个环节都可以产生影响，从而改变了膜屏障的通透性。

4. 纤溶和凝血　ARDS 的发生与肺泡和肺间质中凝血活动增强和纤溶活动减弱有关，从而导致血管内、外纤维蛋白沉积，肺泡内高凝血/低纤溶状态下的细胞和分子机制尚不清楚，有待于进一步深入研究。

## 三、病理改变

各种病因所致的 ARDS 病理变化基本相同，可以分为渗出、增生和纤维化三个相互关联和部分重叠的阶段。

1. 渗出期　见于发病后第 1 周。肺呈暗红或暗紫的肝样变,可见水肿、出血。重量明显增加。24小时内镜检见肺微血管充血、出血、微血栓,肺间质和肺泡内有蛋白质水肿液及炎症细胞浸润。72小时后由血浆蛋白凝结、细胞碎化、纤维素形成透明膜,灶性或大片肺泡萎陷不张。

2. 增生期　损伤后1~3周,肺Ⅱ型上皮细胞增生覆盖剥落的基底膜,肺泡囊和肺泡管可见纤维化,肌性小动脉出现纤维细胞性内膜增生,导致血管腔截面积减少。

3. 纤维化期　损伤后3~4周,肺泡隔、气腔壁、肺血管床发生纤维化,动脉变形扭曲,肺血管扩张。

## 四、临床表现

常见症状为急性发作性呼吸急促、吸气费力、感胸部紧束、呼吸频率快、发绀、常伴有烦躁、焦虑不安等,如上述病情继续恶化,呼吸窘迫和发绀继续加重,出现呼吸性碱中毒。吸氧也不能纠正顽固性发绀。晚期出现脑神经障碍。肺部体征无特异性,急性期双肺可闻及湿啰音或呼吸音减低。

## 五、辅助检查

1. 胸片　早期胸片常无明显改变。病情进展后,可出现肺内实变,表现为双肺野普遍密度增高,透亮度减低,肺纹理增多、增粗,可见散在斑片状密度增高阴影,即弥漫性肺浸润影。

2. 肺功能测定　肺容量和肺活量,残气,功能残气均减少;肺顺应性测定降低。

3. 动脉血气分析　$PaO_2$降低,是ARDS诊断和监测的常用指标。根据静动脉血分流($Qs/Qt$)进行病情分级,以高于15%、25%和35%分别划分为轻、中、重不同严重程度。呼吸指数参照范围0.1~0.37,>1表明氧合功能明显减退。>2常需机械通气。氧合指数参照范围为53.2~66.7kPa(400~500mmHg),ARDS时降至26.7kPa(20mmHg)。

4. 肺血管通透性和血流动力学测定　①肺水肿液蛋白质测定:肺水肿液蛋白质含量与血浆蛋白含量之比值>0.7,考虑ARDS;②肺泡-毛细血管膜通透性(ACMP)测定:应用双核素体内标记技术,分别算出$^{113}$铟、$^{99m}$锝的肺心放射计数比值,观察2小时的变化得出血浆蛋白积聚指数。健康人参考值为$0.138×10^{-3}/min$;③血流动力学监测:ARDS患者平均脉动脉压增高>2.67kPa,肺动脉压与肺毛细血管楔压差(PAP-PCWP)增加(>0.67kPa),PCWP一般<1.18kPa(12cmH_2O)。

## 六、诊断标准

### (一)1994年欧美ARDS会议确定的诊断标准

1. 动脉血氧分压($Pao_2$)/吸入氧浓度($FiO_2$)≤26.6kPa(200mmHg),不管有无呼吸末正压(PEEP)以及PEEP水平多高;

2. 胸片表现为双侧肺浸润,可与肺水肿共同存在;

3. 临床上无充血性心衰,证据为应用肺动脉导管测定肺动脉楔压<2.39kPa(18mmHg)。

### (二)1999年9月中华医学会呼吸病分会提出的ARDS诊断标准为在此基础上加上

1. 有发病的高危因素,如创伤、休克、严重感染等;

2. 急性起病,呼吸频数和(或)呼吸窘迫。凡符合以上五项可诊断ARDS。

## 七、治疗

### (一)治疗原发病

目前对于ARDS尚无特异性、有效的治疗方法。主要是积极治疗原发疾病,控制病因,预防和早期治疗感染,制止炎症反应进一步对肺的损伤,及时纠正严重的缺氧,保护重要器官功能,防止并发症发生。

### (二)呼吸支持治疗

1. 氧疗　纠正缺氧刻不容缓,可采用经面罩持续气道正压(CPAP)吸氧,但大多需要借助机械通气吸入氧气。一般认为$FiO_2$>0.6,$PaO_2$仍<8kPa(60mmHg),$SaO_2$<90%时,应对患者采用呼气末正压通气PEEP为主的综合治疗。

2. 肺保护性通气策略　目前提出的肺保护性通气策略:①应用合适的PEEP:最佳PEEP是一个既能防止呼气末肺泡萎陷,又能避免肺泡过度膨胀的平均值。以静态或准静态P-V曲线LIP压力为参考,以高于LIP压力2~3cmH_2O的压力为最佳PEEP已被多数学者认可。②使用小潮气量,气道平台压低于2.94kPa(30cmH_2O),限制呼气末气道峰压在3.92kPa(40cmH_2O)以下的通气策略。③允许性高碳酸血症通气和气管内新鲜气体吹入通气（TGI）：由于使用小潮气量通气，可发生 $PaCO_2$ 高于正常水平，在个别患者 pH 低于 7.2 时可使用碳酸氢钠。TGI 是允许性高碳酸血症通气的补充，保持正常的 $PaCO_2$。④俯卧位通气和部分液体通气：适用于氧合障碍的患者，主要通过背侧通气改善，肺内通气重分布，通气血流比值更加匹配，使血流与水肿液的重分布，增加功能残气量来提高 $PaCO_2$ 和 $SO_2$，从而可减少因高浓度吸氧所造成的肺损伤。是机械通气的补充方法，临床试验初步取得较好效果，但尚需大量的临床研究。

### （三）肺表面活性物质（PS）

ARDS 时肺泡 II 型细胞合成和分泌 PS 减少，导致肺泡-毛细血管膜通透性增加，渗出到肺泡腔的血浆蛋白和炎症介质抑制了 PS 功能，最终引起或加重肺泡萎陷和肺水肿。在 ARDS 早期，选择合适的 PS 制剂，增加治疗剂量，采用恰当的给药途径，PS 仍然有望改善 ARDS 患者的病情，甚至提高患者存活率。由于给药的途径、PS 的性质不同，临床结果尚存差异。

### （四）肾上腺皮质激素

糖皮质激素大剂量应用仍存在争议，有早期应用（发病 7 天内）和晚期应用（发病 7 天后）两种观点。目前多以 ARDS 发病第 7 天或之后使用适宜，它有保护毛细血管内皮细胞、稳定溶酶体膜、保护肺 II 型细胞分泌表面活性物质、抗炎和促使肺间质液吸收、抑制后期肺纤维化等作用。以地塞米松 60 ~ 80mg/d，或氢化可的松 1000 ~ 2000mg/d，每 6 小时 1 次，连用 2 天，有效者继续使用 1 ~ 2 天停药，无效者尽早停用。ARDS 伴有败血下或严重呼吸道感染忌用激素。

### （五）血管扩张剂

氧化亚氮（NO）是强力的血管扩张剂，可通过吸入分布到肺血管结构中，而不引起系统血管扩张，吸入 NO 初期氧合指数虽可增加，但并不能降低患者病死率，目前尚不能将 NO 作为常规治疗手段，仅对严重危及生命的低氧血症患者给予 NO 吸入，且治疗前难以预测患者对 NO 的反应性。

### （六）营养支持

ALL/ARDS 患者处于高代谢状态，应及时补充热量和高蛋白、高脂肪营养物质。应尽早给予强有力的营养支持，鼻饲或静脉补给，保持总热量摄取 83.7 ~ 167.4kJ（20 ~ 40kCal/kg）。

### （七）预防及控制感染

感染可以诱发、加重 ARDS，促使 ARDS 发展为多脏器衰竭甚至死亡，因此在 ARDS 的治疗中，应高度重视预防、发现和治疗感染。应及时清创，加强呼吸道管理，使用呼吸机时仍应注意对患者及时叩背吸痰。

## 八、并发症

急性呼吸窘迫综合征由于急性呼吸窘迫综合征患者防御肺部感染的能力低下，在其患病过程中常继发肺部多重细菌感染，尤其是革兰阴性细菌（如克雷白杆菌、假单孢菌和变形杆菌属）和革兰阳性菌金黄色葡萄球菌，尤其是耐甲氧西林菌株；若 ARDS 病情未缓解，可由于氧供不足引起出现其他器官的并发症，最终引起严重的并发症如多器官衰竭而死亡；经适当治疗的严重 ARDS 的生存率为 60%；如 ARDS 严重的低氧血症未被认识和治疗，90% 的患者可发生心脏功能停止；治疗很快见效的患者通常极少残留下肺功能不全；$FiO_2>50\%$ 长期通气支持的患者常发生肺纤维化。

## 九、预后及预防

ARDS 的预后除与抢救措施是否得当有关外，常与患者原发病、并发症以及对治疗的反应有关。如严重感染所致的败血症得不到控制，并发多脏器功能衰竭则预后极差。且预后与受累器官的数目和速度有关，如 3 个脏器功能衰竭持续 1 周以上，病死率可高达 98%。经积极治疗后，若持续肺血管阻力增加，示预后不良。刺激性气体所致的急性肺水肿和 ARDS，一般脱离现场，治疗及时，亦能取得较好的疗效。另 ARDS 患者若经 PEEP 0.98kPa（$10cmH_2O$）治疗后，$PaO_2$ 明显上升，预后较好。ARDS 能迅速得到缓解的患者，大部分能恢复正常。

对高危的患者应严密观察，加强监护，一旦发现呼吸频速，$PaO_2$ 降低等肺损伤表现，在治疗原发病时，应早期给予呼吸支持和其他有效的预防及干预措施，防止 ALL/ARDS 进一步发展和重要脏器损伤。

# 第九节　深静脉血栓

## （一）发生的原因

深静脉血栓（deep venousthrombosis,DVT）形成是骨科术后严重并发症之一。下肢血栓部分或全部脱落后随血液循环进入肺动脉,可继发肺栓塞（pulmonary embolism,PE）,引起血流动力学不稳定及右心功能不全,致残,致死率高。预防和治疗血栓栓塞病在骨科围术期至关重要。发生 DVT 的危险因素可分为遗传性因素及获得性因素。遗传缺陷在 DVT 的发生中可能起一定作用,然而有研究表明各种获得性因素对 DVT 的预防更具临床意义。1946年 Virchow 提出静脉血流缓慢、静脉内膜损伤和血液高凝状态是造成 DVT 形成的三大因素,至今仍被广泛认同,全麻、感染、高龄、高脂血症、骨转移伴病理性骨折、卧床时间长、纤维蛋白源水平增高、有 DVT 病史及心血管疾病史是骨科术后 DVT 发生的高危因素。肥胖、有内科并发症、凝血功能异常、输血、术后卧床时间长等因素可使脊柱术后 DVT 的发生率增高。脊柱术后 DVT 的发生还可能与以下因素有关:①术前即存在下肢运动障碍;②术中长时间俯卧位,髂静脉或股静脉受到压迫;③内置物包括椎弓根螺钉和椎间融合器对血管的刺激;④合并神经损伤或术中刺激自主神经导致下肢静脉失去肌肉泵作用和血管舒缩反射,导致血流缓慢、外周静脉扩散;⑤$L_5$、$S_1$椎体前方手术术中髂血管的过度牵开可能导致深静脉血栓的形成;⑥围术期卧床时间长。

## （二）DVT 的预防

脊柱肿瘤手术使患者的下肢回流受到一定影响,比较容易出现下肢静脉血栓,最严重的是栓子的脱落,造成肺动脉栓塞,导致患者生命危险。手术后静脉血栓的预防,已经引起广泛的重视,临床上大都采用①术中俯卧位时保持腹部悬空,以避免对下腔静脉及髂静脉的压迫;②术中严密监测并保证充足的血容量;③使用坚强内固定提高病变脊椎的即刻稳定性,从而缩短卧床时间;④术后运用弹力袜;早期应用抗凝药物、空气压力泵、床上肢体主动运动等方式预防下肢静脉血栓形成。联合运用药物和机械性预防措施,可进一步降低术后下肢深静脉血栓形成的发病率。

临床上可根据患者手术后出现下肢静脉血栓的危险程度,分为 3 级:①低危患者（40 岁以下、30 分钟以内的小手术,或者年龄超过 40 岁但无其他危险因素）:只采用循序减压弹力袜;②中危患者（40 岁以下做大手术者、口服避孕药者、40 岁以上做任何手术者）:可联合采用循序减压弹力袜加低分子肝素,或者选用循序减压弹力袜加患肢间断气囊压迫,后者尤其适用于禁用肝素的患者,如手术范围广泛、血小板降低、肝素诱发的血小板减少症等;③高危患者（60 岁以上做任何手术者、有深静脉血栓形成史和非梗死史者、有其他危险因素者）:可联合采用弹力袜加间断气囊压迫加小剂量肝素或低分子肝素。

北美脊柱协会（North American Spine Society,NASS）提出只有对于脊柱大手术,如前后联合入路手术,或患者有已知的 DVT 高危因素（脊髓损伤、恶性肿瘤和高凝状态等）,才考虑应用抗凝药物。

在各种预防措施中,低分子肝素的使用率最高,出血风险最小,且低分子肝素不通过肝脏代谢,肝功能不全患者也可应用。

# 第十节　肺　栓　塞

## 一、概述

肺栓塞（pulmonary embolism,PE）是指内源性或外源性栓子（以血栓最常见）堵塞肺动脉或其分支引起肺循环障碍的临床和病理生理综合征。其发病率高,漏诊率较高,病死率亦高,目前美国每年发病率约 60 万人以上,死亡于 PE 的达 20 万。PE 是骨科常见的并发症,在骨科手术后无症状型、症状型及致死型 PE 的发生率分别为 25%、1% ~2%、0.1%。

肺栓塞是下肢深静脉血栓（deep vein thrombosis,DVT）的严重并发症,有时肿瘤的脱落组织也是形成肺栓塞的原因。据报道引起肺栓塞的栓子51% ~71% 来源于下肢深静脉血栓,有 15% 创伤患者并发肺栓塞,约6%肿瘤患者发生肺栓塞,此外慢性心肺疾病肥胖、脱水、代谢性疾病、长期卧床或制动等也是肺血栓栓塞的主要危险因素。脊柱手术时PE的发生率较低,而有临床症状者更少,更容易被漏诊。文献报道脊柱手术后PE发生率为1.7% ~ 2.3%。DVT的形成的条件是静脉淤滞、静脉血管内膜损伤、高凝状态。脊柱肿瘤患者多患有一些基础和伴随疾病,全身情况多已较差,转移癌患者原发病变所在脏器的功能储备已经很差,加上手术创伤大、时间长、出血多,静脉血管常处于高凝状态,脊柱手术的俯卧位对下腔静脉、髂静脉、股静脉的压迫,术中骨水泥、内固定等对血管内膜的损伤,合并下肢瘫痪及术后的长期制动使得静脉淤滞,以上因素均可诱发下肢深静脉血栓形成。文献报道的脊柱肿瘤术后的DVT发生率为11%。此外高龄、手术时间长、脊柱前路手术及围术期活动减少等也会增加其发生率。

## 二、病理生理

1. 栓子阻塞肺动脉及其分支达一定程度后,通过机械阻塞作用,使肺循环阻力增加而导致肺动脉高压。

2. 肺动脉高压致右室后负荷增高,右室扩大,可引起右心功能不全,心排出量下降,进而可引起体循环低血压或休克。

3. 栓塞部位肺泡表面活性物质分泌减少,毛细血管通透性增高,间质和肺泡内液体增多或出血,肺体积缩小并可出现肺不张。

4. 栓塞部位肺血流减少,肺泡无效腔增大,肺内血流重新分布,通气血流比例失调。此外神经体液因素引起支气管痉挛,肺泡萎陷,呼吸面积减小,肺顺应性下降。

以上因素导致呼吸功能不全,出现低氧血症和代偿性过度通气(低碳酸血症)或相对性低肺泡通气。由于肺组织同时接受肺动脉、支气管动脉和肺泡内气体三重氧供,如存在基础心肺疾病或病情严重影响到肺组织的多重氧供,则可能导致肺梗死。

## 三、临床表现

### (一)症状

呼吸困难及气促(80% ~ 90%)是最常见的症状,尤以活动后明显;胸膜性疼痛为邻近的胸膜纤维

素炎症所致,可向肩或腹部放射,突然发生者常提示肺梗死。慢性肺梗死可有咯血。其他症状为焦虑,可能为疼痛或低氧血症所致。晕厥常是肺梗死的征兆。

### (二)体征

常见的体征为呼吸增快、发绀、肺部湿啰音或哮鸣音,肺血管杂音,胸膜摩擦音或胸腔积液体征。循环系统体征有心动过速,$P_2$亢进及休克或急慢性肺心病相应表现。约40%患者有低至中等度发热,少数患者早期有高热。

### (三)辅助检查

1. 实验室检查 血浆D-二聚体(D-dimer)> 500μg/L。动脉血气分析:常表现为低氧血症,低碳酸血症,肺泡-动脉血氧分压差[ $P(A-a)O_2$ ]增大。

2. 心电图 典型的心电图表现为:$S_1Q_{III}T_{III}$征(即I导S波加深,III导出现Q/q波及T波倒置)、电轴右偏、完全或不完全右束支传导阻滞等急性肺心病表现,但更为常见的是窦性心动过速、T波倒置和ST段下降包括$V_1$ ~ $V_4$的T波改变。

3. 胸片 表现为心脏和肺动脉影扩大、肺栓塞区域肺纹理稀少,仅肺梗死时出现典型的三角形密度增高影。

4. 超声心动图 显示肺动脉增宽,右心室扩大及室间隔左移,近端肺动脉扩张;三尖瓣反流速度增快;下腔静脉扩张,吸气时不萎陷。

5. 核素肺通气/灌注扫描(V/Q) 是PTE重要的诊断方法。典型征象是呈肺段分布的肺灌注缺损,并与通气显像不匹配,若其征象表现为至少一个或更多叶段的局部灌注缺损而该部位通气良好或X线胸片无异常则高度怀疑。

6. 螺旋CT和电子束CT造影 PTE的直接征象为肺动脉内的低密度充盈缺损,部分或完全包围在不透光的血流之间(轨道征),或者呈完全充盈缺损,远端血管不显影(敏感性为53% ~ 89%,特异性为78% ~ 100%);间接征象包括肺野楔形密度增高影,条带状的高密度区或盘状肺不张,中心肺动脉扩张及远端血管分支减少或消失等。

7. 磁共振成像(MRI) 对段以上肺动脉内栓子诊断的敏感性和特异性均较高。

8. 肺动脉造影 选择性肺血管造影是目前诊断PE最准确的方法,阳性率达85% ~ 90%,直接征象有肺血管内造影剂充盈缺损,伴或不伴轨道征的血流阻断;间接征象有肺动脉造影剂流动缓慢,局部低灌注,静脉回流延迟等。

9. 下肢血管超声检查 肺栓塞的栓子来自下肢深静脉,下肢彩超检查可进一步明确。

## 四、治疗

大块型 PE 的高危时段是脊柱手术后 1~2 周,病情进展迅速、死亡率很高(达 45.5%),脊柱手术后大块肺栓塞的发病急骤,抢救时机非常宝贵,肺动脉造影后可以即刻进行碎栓、取栓治疗,这为抢救患者争得了更多的机会。

**(一)内科治疗**

1. 一般处理 对高度疑诊或确诊 PTE 的患者,应进行严密监护,监测呼吸、心率、血压、静脉压、心电图及血气的变化,对大面积 PE 可收入重症监护治疗病房,为防止栓子再次脱落,要求绝对卧床,保持大便通畅,避免用力;对于有焦虑和惊恐症状的患者应予安慰并可适当使用镇静剂;胸痛者可予止痛剂;对于发热、咳嗽等症状可给予相应的对症治疗。

2. 呼吸循环支持治疗 对有低氧血症的患者,采用经鼻导管或面罩吸氧。

3. 溶栓治疗 溶栓治疗主要适用于大面积 PE 病例。对于次大面积 PE,即血压正常但超声心动图显示右室运动功能减退或临床上出现右心功能不全表现的病例,若无禁忌证可以进行溶栓。对于血压和右室运动均正常的病例不推荐进行溶栓。溶栓治疗的时间窗为 7 天之内,常用的溶栓药物有尿激酶(UK,首量:20 000U/k)、链激酶(SK)和重组组织型纤溶酶原激活剂(rt-PA)。溶栓治疗的绝对禁忌证有活动性内出血、近期(14 天内)自发性颅内出血。

4. 抗凝治疗 为 PE 和 DVT 的基本治疗方法,可以有效地防止血栓再形成和复发,同时机体自身纤溶机制溶解已形成的血栓。目前临床上应用的抗凝药物主要有普通肝素、低分子肝素和华法林。

**(二)外科治疗**

1. 可采用各种滤网成形术防止肺栓塞。

2. 肺栓子切除术。

3. 腔静脉阻断术:主要预防栓塞的复发以及危及肺血管。

## 五、预防

1. 术中预防 术中患者处于俯卧位时应保持腹部悬空,尽量避免对下腔静脉及髂静脉的压迫。术中严密监测并保证充足的血容量。

2. 物理方法 术后早期活动、弹力袜、间断充气加压袜、足底静脉泵等。术后患者应保持大通畅,下床活动应循序渐进,避免突然下蹲或起立,防止剧烈咳嗽。

3. 药物预防 采用抗凝治疗仍为目前较常采用的预防措施,使用阿司匹林、右旋糖酐-40、华法林、肝素、低分子肝素等可防止血液高凝状态。脊柱肿瘤围术期针对上述因素进行预防治疗非常重要。

# 第十一节 脂肪栓塞

## 一、概述

脂肪栓塞综合征(fat embolism syndrome,FES)是以呼吸困难、意识障碍、皮肤黏膜出血以及进行性低氧血症为主要表现的临床综合征。是骨科创伤及手术后严重的并发症,有近 20% 的死亡率,呼吸衰竭、DIC 是其致死的主要原因。

脂肪栓塞综合征的主要病因为创伤,尤其是长骨干骨折、多发骨折、骨盆骨折或合并休克时发生率较高。而骨科手术如长骨骨折髓内钉固定、髋、膝关节置换术也易引起 FES,脊柱手术引起的 FES 较少。脊柱椎骨中含有大量的黄骨髓及脂肪成分,骨质的破坏可能使脂肪成分进入血液,尤其是脊柱肿瘤手术中骨水泥的应用增加脂肪栓塞的风险。大量实验研究和临床报告证实椎体中注入骨水泥引起椎体内压力变化可导致脂肪栓塞。

FES 的发病机制目前尚未统一,主要有以下几种观点:

1. 机械阻塞学说 骨折或软组织受创伤后,骨髓腔的脂肪细胞或脂肪组织破裂形成脂肪滴进入血液循环,机械性阻塞肺微血管。栓塞的直接影响则是使血流迟滞或中断,使肺泡的通气-灌流比例失调。

2. 生化学说 创伤时使肾上腺素、去甲肾上腺素、胰高血糖素等分泌增加,激活脂肪酶,水解生成具有较强的毒性的游离脂肪酸,从而导致肺内皮细胞和肺细胞的直接损伤。

3. 凝结理论 创伤后的应激反应使血液流变学发生改变,血脂乳化不稳定所析出的脂质颗粒等,均可聚集于脂滴的表面,使脂质增大导致肺内微血管压力增高,血流缓慢,出现红细胞、乳糜微粒、血小板在肺微血管内淤积。活化的血小板,继而激活凝血-纤溶系统产生级联反应,进一步可发生 DIC,因而形成脂栓,在肺停留形成栓子。

## 二、病理生理

脂肪栓子到达肺部,肺内栓子数量不断增加并阻塞肺微血管及肺泡,肺泡的血液灌流发生障碍,以至肺泡通气/血流比例失调,气体弥散率降低,肺泡无效腔增大,无效通气量增多,因而出现严重的低氧血症。发生脂肪栓塞时,蓄积的血管活性物质和游离脂肪酸的化学毒素作用会抑制 II 型细胞产生表面活性物质。加重了肺泡表面损伤,肺泡毛细血管通透性增加,继而发生肺水肿、出血、肺不张和纤维蛋白沉积,形成肺实变,使低氧血症发生恶性循环。

## 三、临床表现

不同类型的脂肪栓综合征临床上有各自的表现。

1. 暴发型 创伤后突然发生,早期就出现脑部症状,进展迅速,经常在伤后数小时内死亡,病死率高,通常最后尸检才能做出诊断。主要特点是急性呼吸衰竭,急性神经系统症状。

2. 典型型 多在创伤后 48 小时内发生,以呼吸急促、呼吸困难、发绀等呼吸系统症状及头痛、烦躁不安、惊厥、脑水肿等脑神经障碍为主要表现。第 2~3 天,50% 的患者出现颈、前胸部及双肩部、腋前臂、结膜出血点。肺部 X 线片:肺野呈"暴风雪"样改变。血气分析提示低氧血症;血红蛋白定量及血小板计数急性进行性减少,血浆白蛋白明显降低。

3. 非典型型 有骨折外伤史,伤后 6d 后发生,表现为轻度发热,心动过速、呼吸快等非特异症状,大多数数日可以自愈,临床上此型较为多见。

## 四、诊断标准

主要标准:①呼吸功能不全;②中枢神经受累;③皮肤黏膜出血点和瘀斑。次要标准:①发热:通常 >39℃;②心动过速:心率>120 次/分;③视网膜改变;④黄疸;⑤肾脏改变:少尿或无尿;⑥贫血:血红蛋白下降超过 20%;⑦血小板减低:血小板值下降超过 50%;⑧红细胞沉降率上升:ESR >71mm/h;⑨脂巨球蛋白血症。在此标准中,主要标准有 2 项或主要标准 1 项,次要标准 4 项以上者可确定临床诊断。

## 五、治疗

治疗重点是对重要脏器(肺组织和脑组织)的保护,纠正缺氧和内环境紊乱,防止发生并发症。

(一)纠正低氧血症

目前认为呼气末正压通气是治疗 FES 最重要也是最有效的方法。给氧是一种有效的预防和治疗措施。但氧气具有一定的毒性,氧浓度不要太高,应使动脉血氧分压维持在 9.31 ~ 10.64kPa(70 ~ 80mmHg)。此外高压氧治疗可以提高动脉血氧分压,纠正组织缺氧,改善心、肺、脑等重要脏器的氧储备。

(二)药物

1. GIK 疗法 通常在抗休克及预防脂肪栓塞综合地同时给予 GIK 疗法,剂量为:G:10 ~ 15g/h,300 ~ 700g/d。I:每 3 ~5g 糖配普通胰岛 1U。K:根据 $G_0I_0$ 用量及组织操作情况而定。

2. 肾上腺皮质激素 对机体有保护作用,减少肺损伤致炎症反应,降低血浆游离脂肪酸和提高氧分压。短期内用量要大,地塞米松 20 ~40mg/d。

3. 抑肽酶 抑肽酶是纤溶蛋白拮抗剂,可降低创伤后的一过性高脂血症,防止创伤后血液的高凝状态,并能够稳定血压。抑肽酶的用量要大,最初 2 天每日可静脉滴注 100×104U,然后每日应用 50×104U。

4. 扩容 用低分子右旋糖酐但可在短时间内增大血容量,增加脏器的血液灌注。

5. 肝素 肝素可以抑制蛋白酶的释放,减少早期脂肪栓子的形成。

6. 低温疗法 最好用冰帽或冰袋。可以降低脑代谢,对高热患者有一定的使用价值。

## 六、预防

到现在为止,还没有一种能溶解和消除脂栓子

的有效药物,主要还是以预防为主,主要预防措施为:

1. 脊柱肿瘤手术出血多,创伤大,易导致休克,因此要积极纠正低血容量,预防休克的发生。

2. 要积极保护肺功能,合理用氧,是预防的基本措施。

3. 术中预防:脊柱肿瘤手术采用俯卧位时,必须保持腹部中空,防止腹腔受压,以防止脂栓的脱落。术中应尽量减少创伤,降低出血。

4. 药物预防:预防性应用右旋糖酐-40、抑肽酶及血管扩张剂等药物。

# 第十二节　多脏器功能衰竭

## 一、概述

多器官功能衰竭(multiple organs failure,MOF)现已称为多器官功能障碍综合征(multiple organs dysfunction syndrome,MODS),是指机体在经受创伤、严重感染、休克等后发生两个或两个以上器官功能障碍,甚至功能衰竭的综合征,病死率高达50%~90%,是全身炎症反应综合征(systemic inflammatory response syndrome,SIRS)的常见并发症。SIRS是MODS的中间过程,MODS是SIRS发展过程中最严重的阶段,MOF是MODS的终结期。MODS的病死率随衰竭器官的数目增加而增高。累及1个器官者的病死率为30%,累及2个者的病死率为50%~60%,累及3个以上者的病死率为72%~100%。病死率还与患者的年龄、病因和基础病变等因素有关。

1. 严重创伤　多发性创伤、外科大手术等。脊柱肿瘤手术创伤大,易发生MODS。

2. 严重感染　严重腹腔感染、继发于创伤后的感染等。

3. 休克　脊柱手术后的创伤性或失血性休克,常导致各脏器组织灌注不足,也是发生MODS的主要原因。

4. 各种原因引起的低氧血症　如吸入性肺炎及急性肺损伤等。

5. 脊柱肿瘤患者可能存在一些潜在的易发因素　如高龄、免疫功能低下、营养不良、慢性疾病及器官储备功能低下等。尤其脊柱肿瘤晚期,全身重要器官转移,长期卧床常合并肺部感染,多个器官功能受到抑制,机体的免疫功能和单核-吞噬细胞系统功能减弱,未及时纠正组织低灌流和酸碱平衡紊乱、过多过快输液、大量输血或过量应用镇静剂、麻醉剂、严重的手术创伤打击等情况下,更易引起多器官功能衰竭。

## 二、发病机制

MODS的发病机制非常复杂,近年来已证实机体炎症反应失控是导致MODS的根本原因。本质上其病机都是严重的损伤或感染导致炎症反应过度,多种炎症介质失控性释放,形成逐级放大的瀑布样连锁反应出现器官功能障碍。

1. 创伤后激活补体　补体裂解物使多核中性粒细胞聚集,聚集粒细胞产生前列腺素和氧自由基,持续活化补体能使粒细胞溶解释放大量毒性物质,损伤血管内皮细胞,使血管通透性增高,导致组织水肿。

2. 创伤休克反应　创伤后休克导致组织血液灌流不足,微循环障碍,多脏器缺氧损害。

3. 严重细菌感染　内毒素使血流动力学改变,组织微循环障碍,血栓形成而致DIC,或感染性休克加重各器官组织低灌注。

## 三、病理生理

1. MOF病理生理基础
(1) 应激反应。
(2) 氧代谢障碍。
(3) 代谢紊乱。
(4) 凝血机制障碍。
2. 各器官的病理生理特点
(1) 肺功能障碍:肺是MOF发病过程中最容易和最早受到损害的器官。①肺泡毛细血管膜通透性增加;②肺泡Ⅱ型细胞代谢障碍;③肺血管调节功能障碍;④肺微循环障碍。
(2) 肾功能障碍:肾血流灌注不足,以及毒素和炎性介质引起的组织损伤是造成MOF时肾功能障碍的主要原因。

（3）胃肠道功能障碍：其病理生理基础是胃肠道黏膜屏障功能损害，由应激情况下胃肠道的微循环障碍，黏膜上皮细胞缺血，黏膜通透性增加造成。这可促使肠内细菌移位，诱发 SIRS 和加剧 MOF。

（4）肝功能障碍：肝脏在代谢、解毒、免疫、凝血等方面具有重要功能，一旦遭受低血流灌注、炎性介质、细菌及内毒素等损害而发生功能障碍。①代谢障碍；②免疫系统；③凝血系统。

（5）心功能障碍：由于机体的调节功能和心脏本身具有的储备能力，心功能障碍多在 MOF 较晚期时才趋于明显。导致心室功能障碍的主要病理生理因素有：①冠状动脉血流减少；②内毒素对心肌的毒性；③心肌抑制因子；④心脏微循环障碍。

## 四、临床表现

1. 呼吸系统　早期呼吸频率加快，动脉氧分压（$PaO_2$）≤9.31kPa（70mmHg），动脉氧分压与吸入氧浓度之比（$PaO_2/FiO_2$）>300。X 线胸片可正常。中期 R>28 次/分，$PaO_2$≤7.98kPa（60mmHg），$PaCO_2$<4.66kPa（35mmHg），$PaO_2/FiO_2$<300。胸片可见肺泡实性改变（≤1/2 肺野）。晚期则呼吸窘迫，R>28 次/分，$PaO_2$≤6.65kPa（50mmHg），$PaCO_2$>5.99kPa（45mmHg），$PaO_2/FiO_2$<200。胸片肺泡实性改变加重（≥1/2 肺野）。

2. 心脏　由心率增快（体温升高 1℃，心率加快 15～20 次/分）、心肌酶正常，发展到心动过速、心肌酶（CPK、GOP、LDH）升高，甚至室性心律失常、Ⅱ～Ⅲ度房室传导阻滞、室颤、心跳停止。

3. 肾脏　轻度肾功能障碍，在无血容量不足下，尿量能维持 40ml/h，尿钠、血肌酐可正常。进而尿量<40ml/h，使用利尿剂后尿量可增加，尿钠 20～30mmol/L、血肌酐为 176.8μmol/L 左右。严重时无尿或少尿（<20ml/h，持续 6 小时以上），利尿剂冲击后尿量不增加，尿钠 > 40mmol/L、血肌酐 > 176.8μmol/L。非少尿肾衰者尿量>600ml/24h，但血肌酐>176.8μmol/L，尿比重≤1.012。

4. 肝脏　SGPT>正常值 2 倍以上、血清胆红素>17.1μmol/L 可视为早期肝功能障碍，进而血清胆红素可>34.2μmol/L，重者出现肝性脑病。

5. 胃肠道　可由腹部胀气，肠鸣音减弱，发展到腹部高度胀气，肠鸣音消失。重者出现麻痹性肠梗阻，应激性溃疡出血。

6. 凝血　轻者可见血小板计数减少<100×$10^9$/L，纤维蛋白原、凝血酶原时间（PT）及凝血酶原激活时间（TT）正常。进而纤维蛋白原可≥2.0～4.0g/L、PT 及 TT 比正常值延长 3 秒，优球蛋白溶解试验>2 小时。重者血小板计数<50×$10^9$/L，纤维蛋白原可<2.0g/L、PT 及 TT 比正常值延长>3 秒，优球蛋白溶解试验<2 小时，有明显的全身出血表现。

7. 中枢神经系统　早期有兴奋或嗜睡表现，唤之能睁眼，能交谈，能听从指令，但有定向障碍。进而可发展为对疼痛刺激能睁眼、有屈曲或伸展反应，但不能交谈、语无伦次。重者则对语言和疼痛刺激均无反应。

8. 代谢　可表现为血糖升高或降低、血钠降低或增高以及酸中毒或碱中毒。

## 五、诊断

SIRS 的诊断标准：具有以下两项或两项以上者：①体温>38℃ 或<36℃；②心率>90 次/分；③呼吸>20 次/分或 $PaCO_2$<4.26kPa（32mmHg）；④白细胞计数>12.0×$10^9$/L 或<4.0×$10^9$/L 或⑤幼稚杆状细胞>0.10。

MOF 的早期诊断依据为：①诱发因素（严重创伤、休克、感染等）；②SIRS；③器官功能障碍。

MODS 的诊断标准：目前临床上尚无统一的诊断标准，但以下几方面有助于诊断：①呼吸系统：急性起病，动脉血氧分压/吸入氧浓度≤26.7kPa（1kPa=7.5mmHg），胸片示双肺有浸润影，肺动脉嵌顿压≤2.4kPa 或无左房压升高的证据；②循环系统：收缩压低于 12kPa 持续 1 小时以上或需血管活性药维持血压；③肾脏：血肌酐>176.8μmol/L；④肝脏：胆红素>34.2μmol/L，谷丙转氨酶>正常两倍或出现肝性脑病；⑤胃肠：上消化道出血，24 小时出血超过 400ml；⑥血液系统：血小板<50×$10^9$/L 或降低 25%，出现弥散性血管内凝血；⑦中神经系统：哥拉斯格昏迷评分<7 分。

## 六、治疗

### （一）治疗 MOF 的主要措施

1. 消除引起 MOF 的病因和诱因，治疗原发疾病。早期认识 SIRS，通过调控炎症反应阻断其发展,可能为 MODS 的治疗关键。

2. 改善和维持组织充分氧合。

3. 保护肝、肾功能。

4. 营养支持。

5. 合理应用抗生素。

6. 抗氧化剂、自由基清除剂的应用。

7. 特异性治疗。

**（二）MOF 的治疗**

1. 呼吸系统

（1）保持气道通畅。

（2）吸氧。

（3）呼吸机支持疗法。

（4）防治肺水肿

2. 循环系统　维持正常的循环功能,是保证组织血液灌注,恢复各器官功能的基础。

（1）维持有效循环血容量。

（2）应用血管活性药物。

（3）其他循环功能支持疗法。

3. 肝脏　在恢复血容量,保证肝脏血液供应的基础上,加强支持疗法。

（1）供给维生素。

（2）补充热量。

（3）补充新鲜血浆、白蛋白或支链氨基酸,利

于保护肝脏和促进肝细胞合成蛋白。

4. 肾脏

（1）使用利尿药。

（2）透析疗法。

（3）避免应用对肾脏有损害的药物。

5. 血液系统　对于因为血小板或凝血因子大幅度下降引起的出血,可输浓缩血小板或新鲜冰冻血浆。纤维蛋白原下降<1g/L 时,应补充纤维蛋白原。

## 七、预防

1. 积极治疗原发病:原发病是发生 MODS 的根本原因。

2. 控制感染:原发严重感染和创伤后继发感染均可引发 MODS。

3. 改善全身状况:尽可能维持水、电解质和酸碱平衡,提高营养状态等。

4. 及早发现 SIRS 的征象,及早治疗。

5. 及早治疗任何一个首先继发的器官功能障碍,阻断病理的连锁反应,以免形成 MODS。临床经验证明,治疗单一器官功能障碍的疗效,胜过治疗MODS。

# 第十三节　内固定松动、疲劳断裂与假关节形成

脊柱的三柱结构往往由于肿瘤的破坏,影响脊柱的稳定性,同时切除肿瘤后的缺损更加重了稳定性的破坏,经前路、后路或前后联合入路切除肿瘤后常需要用各种内固定器材和内置物来重建脊柱的稳定性,内固定器材和内置物的位置不良,螺钉松动、植骨块、接骨板移位和断裂与假关节形成是常见的并发症之一。

## 一、发生原因与预防措施

1. 后路钉棒使用不当　自从椎弓根固定技术出现以来,因较其他手术方法有着明显的优势,目前运用非常广泛,其松动的原因:①进针点或方向不准确而反复调整或改道使孔道过大,特别是有骨质疏松的患者,拧入螺钉后易发生松动脱出;②多次攻丝形成假道,螺钉的把持力不够;因此,对有骨质疏松者,椎弓根螺钉或侧块螺钉的置入要尽量一次成功。

对有骨质疏松者,不必攻丝;③术中定位不准,螺钉进入植骨块界面或进入椎间隙或螺钉置入骨质破坏区内均可导致内固定松动。因此,要确保螺钉位于正常骨质内,螺钉长度适宜不能过短。

2. 前路钉板操作不当　①钉板装置没有牢固锁紧,术后外固定效果不佳,制动强度或时间不够,均可导致钉板松动、钉脱出;②螺钉过短把持力不够,没有用外固定支具;因此,钉板要锁紧,术后严格制动,辅助外固定支具持续 3 个月,在植骨未愈合前要避免过量活动。

3. 疲劳折断　早期植骨未融合时,过量活动可造成应力集中在内固定物上,引起内固定物疲劳断裂,假关节形成。因此,在植骨未愈合前要避免过量活动。

4. 植骨块松动或脱落　对于前路椎体肿瘤切除与单纯自体髂骨植骨者,尤其是双节段切除开槽植骨者更为常见。为避免植骨块松动脱落,在进行

开槽减压后,应注意植骨床与骨块基本一致,避免上宽下窄,同时植骨块要较骨槽长 2mm,要用撑开器撑开上下椎体,使骨块垂直嵌入骨槽,用骨锤击紧,再加前路植骨板固定。

5. 钛网或人工椎体移位　椎体肿瘤切除后,椎体间常用钛网植骨或人工椎体置换,由于上下固定不牢往往容易移位,若向后方的椎管移位可压迫脊髓或神经根,引起脊髓神经症状甚至瘫痪等严重后果,因此,必须在上椎体的下正中和下椎体的上正中,凿出一个骨性凹形窝,用撑开器使上下椎体适当撑开,将钛网或人工椎体的两端置入正中的凹形窝内,去除撑开器,使上下椎体靠拢牢靠嵌压固定。

6. 肿瘤复发　复发的肿瘤侵犯椎骨,使内置物在肿瘤骨内松动、移位。

## 二、临床表现与处理方法

### (一)临床表现

内固定松动疲劳断裂与假关节形成者,局部可有疼痛,可出现脊柱不稳定和畸形,假关节形成后,局部出现异常活动及不稳,轻者出现机械性疼痛;重者由于软骨与骨性骨赘的形成,造成脊髓和(或)神经根的再次受压,从而出现相应的神经症状。脊柱后路钉棒系统内固定者,钉棒等植入物退到皮下可直接触及。X 线摄片可见螺钉与周围骨质之间有透亮带,螺钉退出。

### (二)临床诊断

要确诊假关节形成,目前使用最多的还是屈伸动力位平片检测,过伸过屈位植骨块和椎体之间,可见植骨块和椎体间有透明线存在,预融合的相邻椎体之间无连续的骨小梁桥接。临床诊断标准:①多数可见骨吸收形象;②术后 12 个月在屈伸动力位 X 线片上椎体与植骨界面间位移大于 2mm;③屈伸的侧位片上显示其较前超过 5°;④植入物折断等。都可以认为有假关节的形成。

### (三)处理方法

对内置物松动移位的处理是限制活动。植骨未融合者,延长外固定时间,仍不融合时,可考虑取出内固定,重新内固定植骨;植骨已经融合者,根据肿瘤具体情况决定是否取出内固定。内固定松动或断裂后,其作用即丧失,一般宜及时取出。如证实有假关节形成而症状明显者,特别是良性与中间性肿瘤复发,有内固定松动、移位,应重新行肿瘤切除、植骨、内固定手术。

(段宏　胡豇　屠重棋　胡云洲)

## 参 考 文 献

1. 王少波,孙宇,刁泽,等.颈椎手术中并发椎动脉损伤的诊断与治疗.中华骨科杂志,2012,32(10):911-915
2. 张竹,翟振国.肺血栓栓塞症溶栓治疗关注的几个焦点问题.中华医学杂志,2013,93(24):1930-1932
3. 韦峰,刘忠军,刘晓光,等.上颈椎原发肿瘤全脊椎切除术的术中及术后并发症.中国脊柱脊髓杂志,2014,24(3):227-233
4. 刘保池,张磊.外科手术部位感染的防治.国际外科学杂志,2013,40(1):70-72
5. 徐辉,肖嵩华,刘郑生,等.胸腰椎转移瘤的外科治疗策略和效果分析.中国骨伤,2014,27(1):25-28
6. 沈慧勇,黄霖,杨睿,等.改良一期后路全脊椎整块切除术治疗胸腰椎肿瘤[J].中华骨科杂志,2011,31(1):7-12
7. 刘少强,齐强,陈仲强,等.影响脊柱术后感染内固定移除的因素分析.中国矫形外科杂志,2014,22(6):552-554
8. Fournell,Tiv M,Soulias M,et al. Meta-analysis of intraoperative povidone-iodine application to prevent surgical site infection[J]. Br J Surg,2010,97(11):1603-1613
9. Clive K,Matrin OD. Graduated compression stockings to prevent venous thromboembolism in hosp evidence from parients with stroke[J]. Pol Arch Med Wewn,2011,121(1):40-43
10. 王圣林,聂颖,王超等.脊柱手术后并发肺栓塞 11 例临床分析.中华外科杂志,2007,45(20):1397-1400
11. SuX,WangL,SongY,et al. Inhibition of inflammatory responses by ambroxol,a mueolytie agent,in a murine model of aeute lung indueed by lipopolysaeehar de Intensive Carewed,2014,30:133-140
12. 李若愚,车武,董建.脊柱术后手术部位感染的治疗进展.中国脊柱脊髓杂志,2012,22(4):366-369
13. Bai CX,Wang XD. Multiple systems dysfunction within the lung:A new angle for understanding pulmonary dysfunction. J Organ Dysfunction,2006,2:2-3
14. Sun JY,Lewis J,Bai CX. Multiple organ dysfunction syndrome in China. J Organ Dysfunction,2006,2:200-208
15. 陈庆,刘登胜,李亚明,等.脊柱外科中脑脊液漏的预防和治疗.临床外科杂志,2011,19(4):273-274
16. Kalyani BS,Roberts CS. Low molecular weight heparin:current evidence for it application in orthopaedic surgery[J]. Cur Vac Pharmacol,2011,9(1):19-23
17. KarelF W,Gerard HS,patrieia GA,et al. Spinal osteotomy in patients with ankylosing spondylitis:complications during first postoperative year. Spine,2004,30:101-107
18. 毛宝龄,钱桂生,陈正堂.急性呼吸窘迫综合征[M].北京:人民卫生出版社,2002

19. Maurtua M, Zhang W, Deognkar A. Massive pulmonary thromboembolism during elective spine surgery. J Clin Anesth,2005,17:213-217

20. 叶曙明,齐新生,茅治湘,等. 脊柱转移性肿瘤的手术治疗及疗效分析[J]. 中国骨伤,2011,24(12):977-981

21. Leung Wai Sang S,Chaturvedi R,Alan A,et al. Preoperative hospital length of stay as a modifiable risk factor for mediastinitis after cardiac surgery. J Cardiothorac Surg,2013,8:45

22. Dipaola CP,Saravanja DD,Boriani L,et al. Postoperative infeetion treatment score for the spine (PTTSS):construction and validation of a predictive model to define need for single versus multiple irrigation and debridement for spinal surgical site infection. Spine J,2012,12:218-230

23. 齐典文,张国川,扈文海,等. 骨转移癌患者下肢深静脉血栓形成的危险因素分析. 中华肿瘤杂志,2014,36(6):469-472

24. Azoulay EI,Lemiale V,Mokart D,et al. Acute respiratory distress syndrome in patients with malignancies. Intensive Care Med,2014,40(8):1106-1114

25. Ahmadzai H,Campbell S,Archis Z,Clark WA. Fat embolism syndrome following percutaneous vertebroplasty:a case report. Spine J,2014,14(4):e1-5

26. Kwiatt ME,Seamon MJ. Fat embolism syndrome. Int J Crit Illn Inj Sci,2013 Jan,3(1):64-68

# 第三十四章 脊柱肿瘤再手术

## 第一节 概 述

目前,对于骨骼系统的良性、中间性和恶性肿瘤及部分转移性恶性肿瘤,以手术切除为基础,多种辅助治疗手段相结合的治疗模式已经得到公认。但是,位于脊柱的肿瘤往往与一些重要的脏器、血管、神经相毗邻,脊柱肿瘤的手术风险及手术难度远大于四肢肿瘤。脊柱外科医师在制定脊柱肿瘤手术方案时往往面临着彻底切除肿瘤和避免脊髓神经损伤两者不能兼顾的问题,为挽救或保留脊髓神经功能,改善生存质量,手术往往不能实现肿瘤的彻底切除,这也是脊柱肿瘤术后复发远高于四肢肿瘤的原因。肿瘤复发压迫脊髓神经是导致二次手术最常见的原因,由于脊柱特殊的毗邻关系,且初次手术使脊柱失去了正常的解剖层次和结构,脊柱肿瘤再手术显得极其复杂而危险。脊柱外科医师应当明确再手术的目的,主要是延长寿命,改善生活质量,而不应盲目地追求肿瘤的彻底切除。术前综合评估患者的全身情况,了解患者本人及家属的期望值、配合情况,制定手术方案应该做到个体化、多学科共同协作。

### 一、再手术的原因

脊柱肿瘤术后早期再手术的原因主要是初次手术相关的并发症,再手术的目的是处理并发症,因而手术相对简单。晚期再手术的主要原因则包括肿瘤因素和脊柱失稳,其中以肿瘤因素最常见,再手术的主要目的是切除复发或残存的肿瘤组织,减轻或控制脊髓神经受压引起的疼痛,挽救脊髓神经的功能,恢复脊柱的稳定性,使致残率及脊髓神经功能损伤程度降到最低,尽可能地延长患者的生存期并提高生活质量。

### (一) 肿瘤残存或复发

肿瘤因素主要为肿瘤性质或手术切除不彻底或切除范围不够所致肿瘤复发或肿瘤残存。具体受以下几方面因素影响:

1. 手术切除方式 行单纯前路或后路手术切除肿瘤时,切口对侧的肿瘤组织往往难以完全显露,不能被完全切除,导致肿瘤残留,这是引起肿瘤术后复发的最主要原因。研究表明,脊柱肿瘤术后是否复发与手术切除边界是否无瘤有直接联系,前后联合入路可以实现较广泛的肿瘤边界暴露,而全脊椎切除术后复发率明显低于分块切除、囊内切除或刮除等手术方式(图34-1-1)。

2. 肿瘤节段 发生于难于暴露的脊柱节段,如上颈椎或颈胸段,由于局部解剖结构复杂,暴露时受毗邻骨性结构阻挡,或紧邻重要大血管、肺尖及脊神经等重要结构,客观上增加了肿瘤切除的风险和难度,容易出现肿瘤切除范围不够,从而导致肿瘤残存或复发。

3. 肿瘤性质和侵犯范围 高度恶性的肿瘤或已侵犯椎骨以外结构的肿瘤行手术切除后复发率高,可能与手术切除边界不易辨认相关。

4. 术前准备不足 术中不能进行有效止血,致术野不清,手术仓促结束致肿瘤残余。

5. 缺乏后续辅助治疗 临床研究表明,根据肿瘤的病理组织类型及生物学特点采用相应的辅助治疗如放疗、化疗、激素治疗及免疫治疗等,可以进一步杀灭或控制残存肿瘤细胞,从而降低肿瘤复发率。

### (二) 脊柱稳定性丧失
脊柱失稳主要有两方面原因:

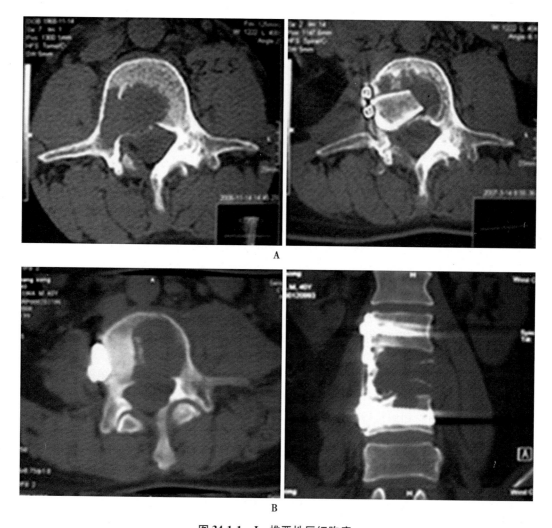

**图 34-1-1　$L_3$ 椎恶性巨细胞瘤**
A. 行经前路肿瘤囊内切除,自体髂骨植骨融合内固定术;B. 术后 19 月 $L_3$ 椎肿瘤复发,$L_3$ 椎
体左侧进一步溶骨样破坏

1. 内固定失败　脊柱外科医师错误的脊柱重建理念或技术失误导致内固定失败,如断钉、断棒等,同时与患者术后活动幅度相关。

2. 肿瘤进展快　侵袭邻近内固定所在椎体导致脊柱失稳。脊柱肿瘤手术重建与创伤、退变不同,其术后潜在的不稳定有继续发展的可能性,因而短节段固定失败的可能性高,提倡进行长节段固定(图 34-1-2)。

## 二、再手术的复杂性

再手术不同于初次手术,手术医师应充分评估手术的难度及风险。肿瘤复发后往往侵袭范围扩大,血供更加丰富,肿瘤边界与瘢痕组织难以区分。脊柱肿瘤切除术后复发往往侵犯重要的脊髓神经及血管组织,这大大降低了再手术时对肿瘤进行彻底切除的可能性,手术医师在制定手术方案时往往面临两难抉择:广泛的病变组织切除可能导致神经功能丧失而得不偿失,而有限切除则可能导致术后早期肿瘤再复发(图 34-1-3)。再手术时病变部位已失去正常的解剖结构,硬膜囊及神经根的显露难度显著增大,由于初次手术行椎板或椎体切除后脊髓漂浮导致位置变异,且硬膜囊及神经根周围被瘢痕组织粘连包裹难以辨认,术中发生脊髓神经损伤的可能性极高,甚至带来灾难性的后果。再手术时血管、胸膜、腹膜后脏器损伤的风险也大大增高。

大多数类型脊柱肿瘤手术切除后都要进行相应的放疗和化疗等后续治疗,这些后续辅助治疗可能导致局部组织粘连和损伤,瘢痕组织形成。瘢痕组织与肿瘤组织分界不清导致肿瘤难以显露和分离,若肿瘤边界分辨不清,肿瘤的广泛切除也就无从谈起。且瘢痕组织往往血供较差,这增加了术后切口

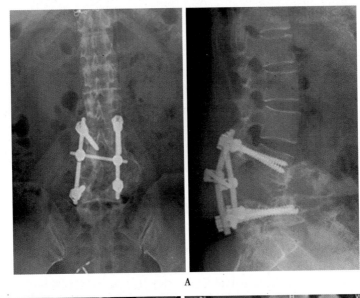

A

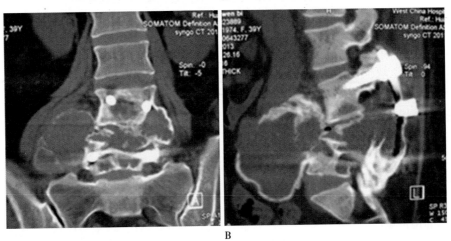

B

**图 34-1-2　L₄ 椎巨细胞瘤术后 7 年复发**

A. 右侧连接棒断裂,局部后凸畸形;B. 肿瘤复发侵犯椎旁软组织,向前包绕腹主动脉,
向后压迫椎管内结构

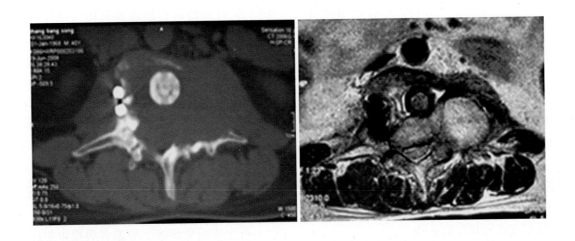

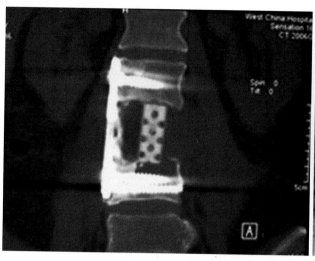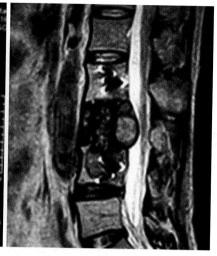

**图 34-1-3　L₃椎恶性巨细胞瘤术后复发**
行经前路肿瘤切除,纳艾康支撑植骨融合内固定术后 2 月 CT、MRI 示 L₃椎体、
双侧椎弓根、椎板、左侧横突破坏,伴椎管内、椎旁软组织肿块

感染、切口延期愈合甚至不愈合等切口并发症的风险。若再手术时进行肿瘤组织广泛切除,还有可能出现局部皮肤软组织广泛缺损,使闭合切口时需要进行复杂的软组织修复重建,甚至需要反复多次手术来进行修复,这大大增加了对机体的耗损,增加了全身性并发症的发生率。

## 三、再手术适应证与手术基本原则

### （一）再手术的适应证

所有施行再手术的脊柱肿瘤患者,都应该以能够耐受手术治疗且预计生存期大于半年,经放化疗等辅助治疗无效为前提。针对以下几类患者可考虑施行翻修手术:

1. 脊柱原发肿瘤手术切除后局部复发,尚未出现全身其他部位转移。

2. 脊柱肿瘤行手术切除后局部复发或残余肿瘤侵袭性生长,导致进行性神经功能损害,经放化疗等保守治疗无效。

3. 初次手术固定方式不当或肿瘤进展致内固定松动、断裂等,引起进行性脊柱失稳,并出现神经功能损害。

### （二）再手术的基本原则

1. 明确再手术的目的,是为了彻底切除肿瘤还是减压神经或者恢复脊柱稳定性。

2. 根据手术目的,设计合理的手术入路及手术方式。

3. 对于原发性脊柱肿瘤,尽可能充分地切除肿瘤,预防术后再次复发。

4. 采取坚强的内固定方案,广泛施行神经减压,解决不稳或神经受压引起的疼痛。

5. 术后采取辅助性抗肿瘤治疗,如放化疗、核素治疗、靶向治疗等。

## 四、再手术的术前准备

术前应对患者全身情况、社会心理因素以及影像学检查进行综合评估,根据评估结果制定包括手术在内的系列治疗方案。

对患者全身情况的评估主要包括年龄、性别、体重、营养状况、精神状态以及相关的实验室及影像检查,这些检查包括胸部平片、心电图、血常规、血沉、肝肾功能、凝血功能、尿常规、碱性磷酸酶、酸性磷酸酶及血电解质、血气分析等,评估的目的是为了判断患者能否耐受手术。在制定手术方案前,必须对患者的病史进行全面回顾和仔细分析,了解肿瘤发展的进程及肿瘤对患者机体的消耗情况,以明确本次手术的目的,评估手术的安全性。对于脊柱转移性肿瘤,应对肿瘤原发病灶或其他脏器转移情况进行评估,以对患者预后进行初步判断。

再手术前要详细了解患者病程中的症状情况。了解患者初次手术前肿瘤大小、病程长短、主要症状体征、术后症状缓解情况以及患者对手术疗效的自我评价。了解患者初次手术前脊髓神经压迫情况，术后有无改善或恶化，以及恶化的时间。对疼痛的性质及原因进行准确的分析评价，明确疼痛是由肿瘤组织压迫脊髓神经引起，还是由于内固定松动、断裂致脊柱失稳，或者是初次手术减压不彻底导致神经症状残留。对于主要症状为疼痛的患者，再手术前应进行正规的阶梯镇痛方案治疗，包括进行放疗。研究表明，放疗对于脊柱肿瘤术后预防复发及镇痛都有明显效果，即使是组织来源对放疗不敏感的肿瘤，局部放疗也有一定的镇痛效果。

充分了解患者的文化水平、职业、家庭成员等社会文化因素，了解患者对自身所患疾病的诊断、疾病的预后的知晓情况，评估患者的精神和心理状态，因为这与手术治疗的效果，如疼痛的缓解情况直接相关，术前应向患者灌输战胜疾病的信心，消除焦虑、抑郁的心境。综合考虑患者及家属对手术治疗的期望，对家属要充分告知手术的风险和并发症，降低家属对手术切除治愈肿瘤的期望值，并有预见性地采取措施尽可能规避可能的医疗纠纷。

影像学检查如 X 线片、CT、MRI、全身骨扫描、PET/CT 等在术前评估中都有其特有的优点。X 线片作为脊柱肿瘤术后随访的基本手段，可以显示肿瘤手术及内固定的方式、内植物的种类、植骨融合的情况、脊柱畸形及手术邻近节段退变或破坏，动力位 X 线片还可以显示脊柱有无失稳或假关节形成。CT 可以精细地显示骨小梁结构和骨皮质的完整性，可直接显示骨髓内肿瘤组织替代脂肪及肿瘤在软组织内的范围。病变节段 CT 三维重建可以充分地显示内植物的精确位置及与神经脊髓有无压迫，同时可用于判断肿瘤组织的解剖位置、范围及与毗邻结构如腹腔脏器、血管、神经之间的关系，为手术方案制定提供依据。虽然 MRI 成像时会因内植物存在而产生伪影，但其对组织病变敏感度高，在肿瘤病变侵犯骨髓早期甚至骨基质受到破坏之前即可发现异常，可以清楚地显示病变组织有无压迫脊髓神经，还有助于鉴别转移瘤或其他原因所致的椎骨塌陷，如椎体形态膨胀、椎弓根信号异常、硬膜外浸润或硬膜外肿块都是转移瘤的征象。骨扫描作为肿瘤骨转移的筛查项目，可用于发现骨病灶的数目及位置。PET/CT 可以用于筛查肿瘤有无全身其他脏器转移，肿瘤局部表现为放射性浓聚（图 34-1-4）。需要强调的是，再手术前必须进行全面的影像学检查，并与患者的症状体征一起进行分析综合，制订治疗方案。

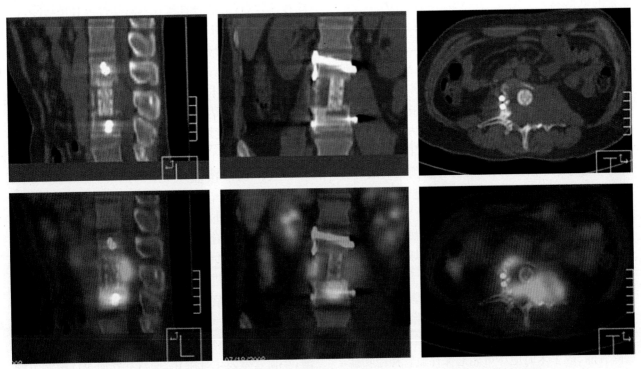

图 34-1-4　L₃ 椎恶性巨细胞瘤手术切除术后 2 月，PET/CT 示 L₃、L₄ 椎均有放射性浓聚，提示 GCT 局部复发侵犯 L₃、L₄ 椎

# 第二节　再手术技术

## 一、再手术目的与要考虑的问题

根据脊柱肿瘤再手术的原因的不同,再手术的目的也不一样,对于脊柱失稳的患者,再手术的主要目的为恢复脊柱稳定性,而对于肿瘤残余或肿瘤复发的患者,再手术的目的包括彻底切除肿瘤或解除脊髓神经根的压迫。

制定再手术方案前进行局部病变活检显得尤为重要,特别是对于在其他医院施行初次手术的患者,再次活检可核实肿瘤病理诊断及组织类型,了解患者所患肿瘤的特性、侵袭性,这是手术方案制定面临彻底性肿瘤切除还是姑息性肿瘤切除的问题时所需要考虑的问题。施行肿瘤切除前,需对肿瘤局部侵犯的节段平面、血管结构以及初次手术时神经结构受损情况进行清晰的了解,病变脊椎节段的 CT 三维重建可以实现对肿瘤横向和纵向侵袭范围的全面了解,而血管造影则可以清楚显示肿瘤组织的血供,提供术前选择性血管栓塞或术中结扎节段血管的依据。

再手术时硬脊膜撕裂的可能性将会明显增大,手术医师应在这方面有一定的经验。初次手术遗留瘢痕组织与硬脊膜粘连或肿瘤组织包裹硬脊膜,使硬脊膜不易区分,将硬脊膜与瘢痕或肿瘤组织分离时可能发生撕裂,一旦发生切口内会很快充满脑脊液,此时切忌直接用吸引器吸破口处,因为硬膜内单根神经纤维可能会被吸入到吸引器官内,并可能造成更广泛的神经根损伤,防治硬脊膜撕裂的最好方法是保证充分的照明,任何时候都要进行严格止血,保持术野清晰。

施行手术前还需要考虑是否牺牲血管神经结构以获得广泛的病灶切除。如果肿瘤病灶与神经根紧密粘连或神经根穿行于瘤体内无法分离,广泛病灶切除就需要牺牲神经根。但当肿瘤组织包裹硬脊膜或脊髓时,则无法施行根治性肿瘤切除。对于肿瘤复发再手术的患者,再手术的目的往往不在于彻底切除肿瘤,故手术时应尽可能地保存血管神经功能。制定再手术方案时,还需要考虑患者预期寿命,不能对肿瘤病灶根除的,再手术应以提高患者剩余时间的生活质量为原则,尽可能地避免施行初次翻修手

术后再次进行翻修手术。

## 二、手术入路

再手术的手术入路应根据手术目的而定。对于初次手术后非肿瘤因素引起的内固定失败导致脊柱失稳,再手术时必须经原手术入路显露,通过延长固定节段来恢复脊柱稳定性。而对于肿瘤相关因素导致的再手术,手术入路应尽可能避开初次手术形成的瘢痕区域,以便术中清楚辨认解剖结构,降低术中损伤重要血管神经结构的几率,同时,对于初次手术后曾施行放疗的患者,再手术入路应尽量避开放疗过的区域,因放疗后局部皮肤软组织损伤,瘢痕形成,不利于切口愈合。

翻修手术应尽可能地将病变部位最大限度地暴露,特别是再手术时仍考虑实施根治性肿瘤切除者,前后联合入路可实现较广泛的肿瘤边界显露,降低单纯前路或后路肿瘤切除时切口对侧存在视野盲区导致肿瘤组织残余的风险(图 34-2-1)。对于复发性脊柱肿瘤,通过前后联合入路施行全脊椎切除,仍有可能实现肿瘤的彻底清除(图 34-2-2)。如再手术仅为了恢复脊柱稳定性或减压脊髓神经根,或患者全身情况较差,则适合行单纯前路或后路手术,因其创伤较小,手术并发症较前后联合入路相对少,通过翻修手术,应达到使患者的疼痛症状消失,神经功能得到最大限度恢复。

## 三、切口覆盖

脊柱肿瘤外科手术治疗后可能会出现伤口感染、伤口延迟愈合甚至不愈合的问题,对于再手术前曾进行放疗的患者,出现伤口感染的几率更高。有研究表明,术前进行放疗的患者约有 10% 发生术后伤口感染,放疗后 6 周内进行手术的患者伤口并发症发生几率大大增加。反复的射线照射会造成局部皮肤和软组织损伤,表现为皮肤和皮下脂肪组织变薄,小血管壁发生纤维化,使营养物质及体液调节物质在局部扩散减少,损伤严重的部位出现闭塞性动脉内膜炎,致组织慢性缺血,同时放疗引起成纤维细胞增殖减少,从而导致胶原生成减少,这些因素都会

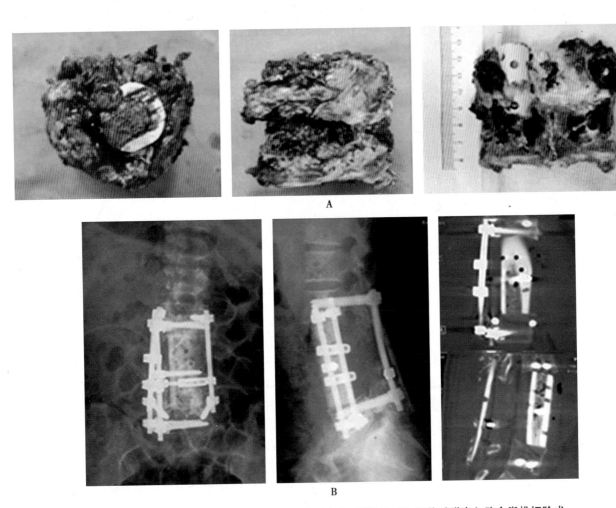

图 34-2-1　L₃ 椎恶性巨细胞瘤囊内切除术后复发，侵犯 L₄ 椎，行前后联合入路全脊椎切除术
A. 切除肿瘤标本，长约 7cm；B. 术后 X 线片及三维 CT 示内固定位置良好

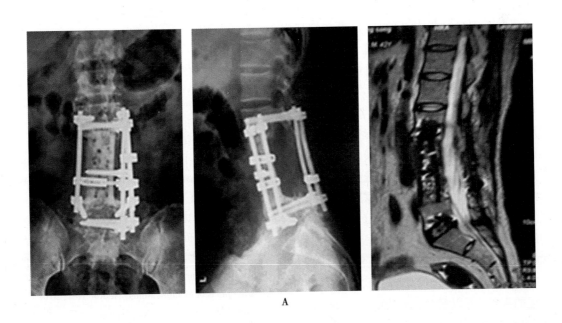

A

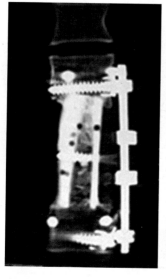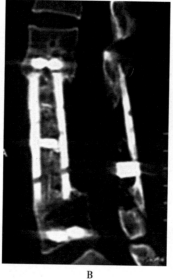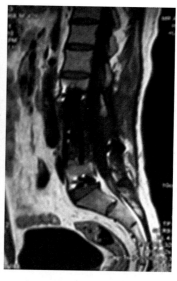

B

**图 34-2-2　L$_{3,4}$椎恶性巨细胞瘤囊内切除术后复发,行前后联合入路全脊椎切除术,术后 5 年随访**
A. 内固定及植骨位置良好,无断钉断棒;B. 三维 CT 示置骨融合良好,MRI 示局部无肿瘤复发征象

影响再手术后伤口愈合的进程,当切口局部受细菌污染时,抗生素在局部难以达到足够的浓度,故容易出现切口感染。因此,当再手术入路无法避免放疗区域或初次手术切口瘢痕时,切口缝合前应彻底清除切口周沿失活组织并对创面进行脉冲式冲洗,切除初次手术的瘢痕,尽量暴露血供相对好的组织,缝合切口时尽可能地轻柔操作,减少对切口周沿皮肤软组织损伤。

放疗区域的手术切口不要强行张力缝合,以免加重切口周沿皮肤缺血,通过广泛皮下剥离来实现无张力皮肤缝合的方法也不可取,可能导致皮缘坏死。对于背部后正中缝合张力高的切口,可在切口两侧做纵向的减张切口,深达肌筋膜,缝合时使肌筋膜瓣随皮肤往中线偏移,减张切口可通过植皮关闭创面。

对于皮肤软组织缺损重的切口,可考虑行肌瓣、皮瓣或肌皮瓣移植,斜方肌和背阔肌的翻转肌瓣、椎旁肌的推移肌瓣常用于填补软组织缺损。脊柱手术后切口不愈合可根据缺损的解剖部位选择不同的修复方式。颈椎肿瘤手术的患者可以根据缺损和颈横动脉的位置选择斜方肌肌瓣或肌皮瓣,下胸椎或者上腰椎的缺损首选背阔肌肌瓣,下腰椎手术的缺损可以首选椎旁肌肌瓣,也可以用臀大肌肌瓣旋转覆盖缺损。对部分切口不愈合的患者,通过肌瓣转移提供有血运的组织,可以避免内植物取出。施行皮瓣转移时,要根据缺损情况合理设计皮瓣形状及位置,严格遵守皮瓣设计及附着的基本原则,尤其是设计的皮瓣濒放疗区域时。对于单纯皮肤张力高而不存在皮下软组织缺损的切口,为避免切口张力高导致皮缘坏死,可行单纯皮瓣移植覆盖切口。

此外,为降低切口不愈合的风险,深层缝合应采用存留时间长的可吸收缝线,针距适当增宽,线头尽量短,以减少异物反应及感染机会。术后延长预防性抗生素使用时间,尽量采取侧卧位避免伤口受到机械性压迫,可使切口周缘血运通畅,也可以降低切口感染几率。

（李柱海　曾建成）

## 参 考 文 献

1. 郭卫,主译. 脊柱肿瘤. 北京:北京大学医学出版社,2010
2. 肖建如. 脊柱肿瘤外科学. 上海:上海科学技术出版社,2004
3. Akbar M,Ayache A,Eichler M,et al. Management of spinal metastases, strategies and surgical indications. Orthopade,2012,41(8):632-639
4. Dunning EC,Butler JS,Morris S. Complications in the management of metastatic spinal disease. World J Orthop,2012,3(8):114-121
5. 石磊,姜亮,刘晓光,等. 胸腰椎骨巨细胞瘤手术治疗后复发的原因分析. 中国 脊柱脊髓杂志,2013,23(9):815-820
6. Kaloostian PE,Gokaslan ZL. Surgical management of primary tumors of the cervical spine:surgical considerations and avoidance of complications. Neurol Res,2014,36(6):557-565
7. Fisher CG,Saravanja DD,Dvorak MF,et al. Surgical management of primary bone tumors of the spine:validation of an

approach to enhance cure and reduce local recurrence. Spine, 2011,36(10):830-836

8. Boriani S,Bandiera S,Donthineni R, et al. Morbidity of en bloc resections in the spine. Eur Spine J,2010,19(2):231-241

9. Cho W,Chang UK. Survival and recurrence rate after treatment for primary spinal sarcomas. J Korean Neurosurg Soc, 2013,53(4):228-234

10. 韦峰,党耕町,刘忠军,等.脊柱原发肿瘤切除术后复发原因的探讨.中华外科杂志,2005,43(4):221-224

11. Chataigner H,Onimus M. Surgery in spinal metastasis without spinal cord compression: indications and strategy related to the risk of recurrence. Eur Spine J,2000,9(6):523-527

12. 韦峰,刘忠军,马庆军,等.脊柱原发肿瘤术后复发的早期诊断及再手术的意义,中华外科杂志,2006,44(12):801-804

13. Ozturk AK,Gokaslan ZL,Wolinsky JP. Surgical treatment of sarcomas of the spine. Curr Treat Options Oncol,2014,15(3):482-492

14. 杨兴海,肖建如,吴志鹏,等.颈胸段脊柱骨肿瘤术后再手术.中华骨科杂志,2010,30(5):454-460

15. Folkert MR,Bilsky MH,Tom AK,et al. Outcomes and toxicity for hypofractionated and single-fraction image-guided stereotactic radiosurgery for sarcomas metastasizing to the spine. Int J Radiat Oncol Biol Phys,2014,88(5):1085-1091

16. Lozupone E,Martucci M,Rigante L,et al. Magnetic resonance image findings of primary intradural Ewing sarcoma of the cauda equina: case report and review of the literature. Spine J,2014,14(4):e7-e11

17. Lee E,Lee HY,Choe G,et al. Extraskeletal intraspinal mesenchymal chondrosarcoma:18F-FDG PET/CT finding. Clin Nucl Med,2014,39(1):e64-e66

18. 曾建成,刘浩,宋跃明,等.瘤椎全切与重建治疗胸腰椎肿瘤伴神经功能障碍.中国修复重建外科杂志,2007,21(5):445-448

19. Chanplakorn P,Chanplakorn N,Pongtippan A,et al. Recurrent epithelioid sarcoma in the thoracic spine successfully treated with multilevel total en bloc spondylectomy. Eur Spine J,2011,20 Suppl 2:S302-308

20. Sakaura H,Hosono N,Mukai Y,et al. Outcome of total en bloc spondylectomy for solitary metastasis of the thoracolumbar spine. J Spinal Disord Tech,2004,17(4):297-300

21. Casadei R,Mavrogenis AF,De Paolis M,et al. Two-stage, combined,three-level en bloc spondylectomy for a recurrent post-radiation sarcoma of the lumbar spine. Eur J Orthop Surg Traumatol,2013,23(Suppl 1):S93-100

22. Ren C,Zeng J,Song Y,et al. Recurrent primary lumbar vertebra chondrosarcoma: Marginal resection and Iodine-125 seed therapy. Indian J Orthop,2014,48(2):216-219

23. Druschel C,Disch AC,Melcher I,et al. Surgical management of recurrent thoracolumbar spinal sarcoma with 4-level total en bloc spondylectomy:description of technique and report of two cases. Eur Spine J,2012,21(1):1-9

24. Mitra A,Harlin S. Treatment of massive thoracolumbar wounds and vertebral osteomyelitis following scoliosis surgery. Plast Reconstr Surg,2004,113(1):206-213

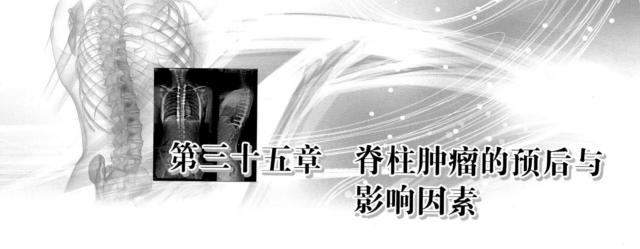

# 第三十五章 脊柱肿瘤的预后与影响因素

## 第一节 原发性肿瘤的预后与影响因素

影响原发性脊柱肿瘤预后的因素错综复杂,年龄、肿瘤的性质、转移情况、肿瘤对放化疗的反应、手术治疗等均常认为是有重要意义的影响因素。

### (一) 年龄

良性肿瘤患者的发病年龄较小,以青少年居多,而恶性肿瘤患者的年龄较大,以成人为主。Thieblement 认为年龄是关系术后复发及生存情况的独立预测因素,发现年龄超过 60 岁的患者术后复发的相对危险度为 60 岁以下的 2.61 倍;年龄超过 60 岁的患者术后总体生存期为 47 个月,而 60 岁以下组为 127 个月。徐炜等通过采用 En-bloc 和分块切除的方式进行全脊椎切除,同时运用双磷酸盐长期治疗活动脊柱巨细胞瘤可显著降低术后复发率;年龄 ≤ 40 岁的患者预后较好。韦峰等在 Enneking 分期相同并采用相同手术方式的前提下,年龄可能是影响活动脊柱节段骨巨细胞瘤术后复发的因素之一,年轻患者预后较好。究其原因,年龄较大者,由于机体免疫力大大下降,故术后复发率明显增加。

### (二) 术后时间

一般肿瘤在手术后 3 个月可见肿瘤复发,脊柱肿瘤复发高峰时期是术后 1 年,术后 24 个月复发率逐渐降低。

### (三) 肿瘤性质

不同类型的脊柱肿瘤的生物学行为不同,疗效和预后不同。原发良性肿瘤疗效和预后最佳,迟发性良性肿瘤的反应区较小,没有新生血管,病情保持静止;而活跃性良性肿瘤有新生血管反应,多呈进行性生长;侵袭性良性肿瘤侵袭;低度恶性肿瘤易侵入反应区但转移率不高,但高恶性度肿瘤常穿过反应区,侵入到正常组织,远处转移率极高,预后较差。

脊柱巨细胞瘤,以及脊索瘤、高分化软骨肉瘤等低度恶性肿瘤的治疗十分困难,以往的治疗结果证实手术切除不易彻底,术后局部复发率高。

### (四) 手术方式

局部复发与手术切除的范围直接相关,扩大切除术后较边缘切除与囊内刮除术的复发率明显较低,York 等发现,扩大切除术后的无瘤生存期为 26 个月,边缘切除与囊内刮除术后的无瘤生存期为 8 个月。国内郭卫等认为降低局部复发的根本措施为广泛切除肿瘤。原因是在边缘切除及囊内刮除患者,由于肿瘤囊壁破损,造成肿瘤术中种植,使术后复发率明显增高。但在脊柱肿瘤实行广泛的切除以实现无瘤边界几乎无法实现,尤其是在颈、胸椎,因为切除脊柱肿瘤比四肢肿瘤复杂得多,前者不仅要求保持脊柱的稳定性,还要避免神经损害,这些方法不能完全切除脊柱恶性病变,常引起复发,因此脊柱肿瘤的术后复发率及生存率较低。Tomita 等认为全脊椎切除术能最大限度地降低脊柱原发恶性肿瘤的复发率,并明显提高患者的生存率。目前脊柱肿瘤切除及重建术是采取单纯的前后路还是联合入路仍有争议,Tomita 主张采用单纯后路手术来完成全脊椎切除术,可以减少肿瘤细胞污染。但国内学者认为行前后联合入路能降低肿瘤残留的几率,并将复发的几率降至最低。此外,许多作者对脊柱肿瘤也采用经肿瘤内的分块切除的方式进行广泛切除肿瘤。韦峰等亦指出,对于部位特殊、范围广泛、暴露困难的肿瘤,切除前没能将肿瘤游离、广泛切除,是造成肿瘤复发的原因,而肿瘤复发可能与分块切除无关。随着脊柱外科技术及内固定的发展,脊柱肿瘤的手术将可获得广泛的根除范围。

### (五) 病灶侵犯范围

若肿瘤侵犯椎体后壁者,进入椎管内,导致神经浸润者,在肿瘤壁及软组织中,难免有残留肿瘤组织和种植的瘤细胞,造成术后复发率明显增高。脊柱肿瘤具有向最小阻力方向生长的特性,因此,椎旁及椎管内是肿瘤易侵袭的部位,而椎旁的重要脏器及血管的浸润则是发生转移的最危险因素,椎管内的侵犯导致神经功能障碍对手术治疗是一个难题,很难保证肿瘤的完全切除,则术后复发的几率极高。恶性脊柱肿瘤,Tomita分型即使是一柱或两柱受累,术中也难以用肉眼鉴别肿瘤的明确界限,应进行全脊椎切除,以减少复发。全脊椎受累的脊柱肿瘤,包括良性肿瘤和瘤样病变,影响到脊髓功能者,均应行全脊椎切除,包括上下相邻的椎间盘、前后纵韧带、黄韧带,以减少和避免复发。

### (六) 放化疗

由于脊柱肿瘤手术难以达到阴性的边界,因此辅助放化疗是获得肿瘤控制的治疗手段。目前治疗脊柱原发性骨肉瘤的最佳方案为联合化疗的全脊椎切除术。局部大剂量放疗的确可以杀灭术后残留的肿瘤细胞,减少局部复发,但术后放疗对患者的全部生存期无明显影响,放疗通常作为行边缘切除或囊内刮除患者术后的辅助治疗措施,脊柱肿瘤常难以被彻底切除,对这些肿瘤和复发的肿瘤,适合进行大剂量放疗。对于对放化疗敏感的骨髓瘤、恶性淋巴瘤和Ewing肉瘤等应以放化疗作为最主要的治疗手段,常取得较好的肿瘤控制。

此外脊柱肿瘤的神经功能障碍情况、肿瘤部位和大小、有无合并病理性骨折等也是影响其预后的因素。

# 第二节　转移性肿瘤的预后与影响因素

脊柱是骨转移癌最常见的部位,占骨转移癌的39%,脊柱转移癌的治疗应以缓解症状、提高生活质量、延长生存期为目的。文献报道的脊柱转移癌的5年生存率由15%～50%不等,其原因主要是影响脊柱转移癌的预后的因素较多,正确地评估其预后是提高疗效的关键。

### (一) 脊柱转移瘤预后评分法对预后的影响

1. Tokuhashi评分法　提出了6项指标的预后评估,具体评分标准为:①全身情况(根据Karnofsky功能评分确定):差0分,中等1分,良好2分;②脊椎外骨转移灶数目:≥3个0分,1～2个1分,0个2分;③受累脊椎数目:≥3个0分,2个1分,1个2分;④主要脏器转移灶:不能切除0分,可以切除1分,无转移灶2分;⑤原发肿瘤部位:肿瘤原发于肺、胃肠道、食管、膀胱和胰腺0分,肝、胆囊、原发灶不明者1分,淋巴、结肠、卵巢和尿道2分,肾脏、子宫3分,直肠4分,甲状腺、乳腺、前列腺5分;⑥瘫痪情况(根据Frankel神经功能分确定):A、B为0分,C、D为1分,E为2分。

6项指标进行综合评分,每个参数的分值为0～2分,总分数越高,则患者的预后越好。Tokuhashi评分≥9分者,应行转移灶切除性手术;≤5分以下者,行姑息性手术。Tokuhashi修正评分对脊柱转移瘤的预后评估和手术指征进行了相对客观量化的描述,评分分值较高者,其生存时间较长,预后较好。

Tokuhashi法综合考虑了脊柱转移癌患者的全身情况、肿瘤恶性程度和转移灶情况,可以较准确判断患者的预后。

2. Tomita评分法　Tomita脊柱转移瘤预后评分法:提出脊柱转移癌的评估系统包括三项预后因素:①原发肿瘤的部位及恶性程度:原发于乳腺、甲状腺、前列腺等生长较慢的恶性肿瘤,1分;原发于肾、子宫等生长较快的恶性肿瘤,2分;原发于肺、肝、胃肠道等生长快的恶性肿瘤以及原发灶不明者,4分。②内脏转移情况:内脏转移灶,0;内脏转移灶可通过手术、介入等方法治疗者,2分;内脏转移灶不可治疗者,4分。③骨转移情况:单发或孤立脊柱转移灶,1分;多发骨转移(包括单发脊柱转移灶伴其他骨转移、多发脊柱转移伴或不伴其他骨转移),2分。计算出三项重要预后因素的分值,以此制定出脊柱转移癌的治疗策略:Tomita评分2～3分者,采取广泛性或边缘性肿瘤切除术以获得肿瘤长期控制;4～5分者,可行边缘或病变内切除以获得中期局部控制;6～7分者,行姑息减压稳定手术;8～10分者,不宜手术,以临终关怀支持治疗为主。而在临床使用中,通过Tomita评分来调控脊柱转移癌治疗,有83%的患者在生存期中局部控制满意,可作为评估生存期的重要指标。

Tokuhashi系统和Tomita系统是根据脊柱转移癌患者的预后来决定手术治疗方案,但两个评估系统均不能兼顾肿瘤病灶的情况及预期寿命,在对脊柱转移癌的预后评判上存在较大差异。

3. KPS 评分 KPS 评分即行为状态评分(Karnofsky performance score),是作为肿瘤患者一般状况量化指标,反映了患者的生活质量,可通过对脊柱转移癌患者一般状况的判断来评估其预期生存寿命。如 KPS 分值较高,说明患者活动能力较好,各脏器的功能较强,则手术后的并发症较少,预后也较好。Klekamp 等认为脊柱转移患者术前离床活动能力与局部复发和生存期紧密相关。国内陈华江等也将术前 KPS 作为影响颈椎转移性肿瘤生存期的主要危险因素。

**(二)原发肿瘤对预后影响**

原发肿瘤的性质对判断患者的预后有密切关系。Finkelstein 等回顾性分析 987 例脊柱转移瘤患者的手术治疗结果,发现肿瘤原发于肺、上消化道者,1 年生存率为 16% 和 7%,肿瘤原发于甲状腺、乳腺、前列腺者,1 年生存率为 73%、48%、40%;Tatsui 等报道 1 年生存率与原发肿瘤的部位及恶性程度密切相关,前列腺癌 83.3%,乳腺癌为 77.7%,肾癌为 51.2%,宫颈癌为 44.6%,肺癌为 21.7%,胃癌为 0;国内曾建成等报道的原发于肺、肝、胃肠道、食管、膀胱和胰腺的原发瘤生长快,1 年生存率均不到 20%,肿瘤原发于甲状腺、乳腺、前列腺,原发瘤生长较慢、恶性程度较低的患者,1 年生存率均在 40% 以上;肿瘤原发于肾脏、淋巴、卵巢和子宫,以及原发灶不明者,生存时间平均为 9.4 月,原发于甲状腺癌的脊柱转移癌的预后最好。因此原发灶不明脊柱转移癌、肺癌脊柱转移、肝癌脊柱转移,均属于快速生长类脊柱转移癌,生存期较短,预后较差。

**(三)手术及放疗对预后的影响**

目前对大多数脊柱转移癌患者而言,放射治疗仍是最主要的治疗手段,44% 的脊柱转移癌可以通过放疗来缓解疼痛,提高生活质量。随着外科手术技术的发展,以及对原发肿瘤治疗的进步,使得脊柱转移癌的预期寿命得到了提高。目前都认为对具有手术条件的患者进行手术并放射治疗,可达到较好的肿瘤控制。晚期无法手术与化疗者,以限制肿瘤生长,缓解症状,减少或避免其他并发症的发生。但有学者认为:90% 在放疗前手术的患者能够行走直到死亡,而 50% 放疗后再行手术者因为肿瘤复发而压迫脊髓,因此放疗前手术更有利于根治肿瘤。需严格掌握手术指征,可以达到缓解症状、提高生存质量、延长生存期的目的。

此外有学者认为:老年、男性和原发肺癌是脊柱转移癌的高危因素,提出将性别及年龄作为脊柱转移癌的预后因素;神经功能缺损、转移灶所在部位、转移数目是脊柱转移癌患者生存期影响因素;椎体转移数是脊柱转移癌的预后参考指标。总之影响脊柱转移癌预后的因素较多,而综合分析患者的全身情况及肿瘤的局部情况才能更加准确地判断其预后。

**(屠重棋 段宏)**

## 参 考 文 献

1. 郭卫,徐万鹏,杨荣利,等.骶骨肿瘤的手术治疗.中华外科杂志,2003,41:827-831
2. 郭卫,唐顺.杨毅等.脊柱原发性肿瘤的手术治疗策略.中华骨科杂志,2006,26(12):793-797
3. 韦峰,党耕町,刘忠军,等.脊柱原发肿瘤切除术后复发原因的探讨[J].中华外科杂志,2005,43(4):221-224
4. 杨兴海,肖建如.脊柱肿瘤的生物学行为及转归.中华外科杂志,2005,15(2),123-125
5. 曾建成,宋跃明,刘浩,等.Tokuhashi 修正评分在脊柱转移瘤患者生存时间预测中的价值.四川大学学报(医学版),2007,38(3):488-491
6. 孙宇庆,蔡栖伯,荣国威,等.脊柱转移癌术前评估系统的比较.中华外科杂志,2003,41(8):570-574
7. 陈华江,贾连顺,肖建如,等.颈椎转移性骨肿瘤预后因素的 Cox 模型分析.中国脊柱脊髓杂志,2003,13(3):168-170
8. Thieblement C,Biron P,Rocher F,et al. Prognostic factors in chordoma:role of postoperative radiotherapy. Eur J Cancer,1995,31A: 2255-2259
9. Kaiser TE,Pritchard DJ,Unni KK. Clinicopathologic study of sacrococcygeal chordoma. Cancer,1984,53: 2574-2578.
10. York JE,Kaczaraj A,Abi-Said D,et al. Sacral chordoma:40-year experience at a major cancer center. Neurosurgery,1999,44: 74-79
11. Catton C,O'Sullivan B,Bell R,et al. Chordoma:long-term follow-up after radical photon irradiation. Radiother Oncol,1996,41: 67-72
12. Krepler P,Windhager R,Toma C,et al. Dura resection in combination with en bloc spondylectomy for primary malignant tumors of the spine. Spine,2003,28: 334-338
13. Tomita K,Kawahara N,Baba H,et al. Total en bloc spondylectomy:a new surgical technique for primary malignant vertebral tumors. Spine,1997,22: 324-333
14. Fourney DR,Abi-Said D,Rhines LD,et al. Simultaneous anterior-posterior approach to the thoracic and lumbar spine for the radical resection of tumors followed by reconstruction

and stabilization. Neurosurg, 2001, 94(2 Suppl) : 232-244

15. Tokuhashi Y, Matsuzaki H, Oda H, et al. A revised scoring system for preoperative evaluation of metastatic spine tumor prognosis. Spine, 2005;30(19):2186-2191

16. Finkelstein JA, Zaveri G, Wai E, et al. A population-based study of surgery for spinal metastases. J Bone Joint Surg, 2003, 85-B(7):1045-1050

17. 徐炜,徐乐勤,李磊,等.脊柱骨巨细胞瘤术后复发的预后因素,中华骨科杂志,2014,34(4):487-493

18. 韦峰,王宇鸣,刘忠军,等.年龄对活动脊柱节段骨巨细胞瘤预后的影响,中国脊柱脊髓杂志,2014,24(6):526-532

19. Klekamp J, Samii H. Surgical results for spinal metastases. Acta-Neurochir-(Wien), 1998, 140(9): 957-967

20. Sioutos PJ, Arbit E, Meshulam CF, et al. Spinal metastases from solid tumors. Analysis of factors affecting survival. Cancer, 1995, 76(8): 1453-1459

21. Chang SS, Luo JC, Chao Y, et al. The clinical features and prognostic factors of hepatocellular carcinoma patients with spinal metastasis. Eur-J-Gastroenterol-Hepatol, 2001, 13 (11): 1341-1345

22. Sundaresan N, Rothman A, Manhart K. Surgery for solitary metastases of the spine: rationale and results of treatment. Spine, 2002, 27(16): 1802-1806

23. Jeffrey J. Wise, Complication, survival rates, and rank factors of surgery for metastatic disease of the spine. Spine, 1999, 24:1943-1951

索 引